AF670089

Hauttransplantation

Priv.-Doz. Dr. med. Christian Ottomann
Dr. med. Bernd Hartmann
Hrsg.

Hauttransplantation

Ein fotografischer Operationsatlas

Mit über 700 Abbildungen

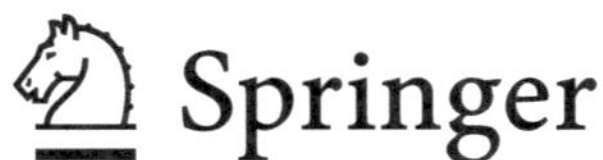

Hrsg.
Priv.-Doz. Dr. med. Christian Ottomann
UnitTransferKlinik
Universität zu Lübeck
Lübeck, Deutschland

Dr. med. Bernd Hartmann
Zentrum für Schwerbrandverletzte
Plastische Chirurgie
Unfallkrankenhaus Berlin
Berlin, Deutschland

ISBN 978-3-662-62059-5 ISBN 978-3-662-62060-1 (eBook)
https://doi.org/10.1007/978-3-662-62060-1

Die Deutsche Nationalbibliothek verzeichnet diese Publikation in der Deutschen Nationalbibliografie; detaillierte bibliografische Daten sind im Internet über http://dnb.d-nb.de abrufbar.

Planung/Lektorat: Diana Kraplow
Umschlagfoto © Priv.-Doz. Dr. med. Christian Ottomann, Lübeck

Springer ist ein Imprint der eingetragenen Gesellschaft Springer-Verlag GmbH, DE und ist ein Teil von Springer Nature.
Die Anschrift der Gesellschaft ist: Heidelberger Platz 3, 14197 Berlin, Germany

Vorwort Fotografischer Atlas der Hauttransplantation, Ottomann

Liebe Kolleginnen und Kollegen,

in Schwellen- und Entwicklungsländern resultieren nach Brandverletzungen nach wie vor massive funktionseinschränkende und stigmatisierende Narben, da keine Hauttransplantationen durchgeführt wurde. Nach zahlreichen Interplast-Einsätzen grübelte ich lange darüber nach, wie in medizinisch unterversorgten Ländern die Durchführung einer suffizienten Hauttransplantation etabliert werden kann.

Macht es wirklich Sinn, für einen begrenzten Zeitraum innerhalb eines Auslandseinsatzes am Fließband Patienten zu operieren und dann nach Hause zu fliegen? Erinnerungen an Patienten mit massiven sternomentalen Kontrakturen oder grotesk entstellten Extremitäten lassen einen nicht mehr los. Diese zum Teil katastrophalen Ergebnisse können mit einer relativ einfachen Hauttransplantation vermieden werden. Aufgrund der oftmals vorhandenen Sprachbarriere vermissten wir bei zahlreichen humanitären Einsätzen detaillierte Fotoserien zur Anleitung der Hauttransplantation.

Dieser Hintergrund führte zu dem vorliegenden fotografischen Operationsatlas, der allen ärztlichen Kollegen weltweit und unabhängig von Ausbildungsstand, Sprache, medizinischer Infrastruktur und Fachgebiet die Kunst der Hauttransplantation Schritt für Schritt erläutert.

Wenn auch nur eine Hauttransplantation – wo auch immer auf der Welt – zur Vermeidung entstellender Narben durchgeführt wird, die ohne dieses Buch nicht erfolgt worden wäre, dann haben wir alles erreicht.

Das Buch ist meinen Sternen Amelie Ottomann, Hanna Glück und Britta Stephan gewidmet – die ich liebe.

Lübeck
Dezember 2022

Christian Ottomann

Vorwort, Fotografischer Atlas der Hauttransplantationen, Hartmann

Berichte über Hautverpflanzungen reichen medizinhistorisch sehr weit in die Vergangenheit. Pioniere wie Wolfe, Krause, Reverdin, Thiersch sowie Tanner und Meek, um nur einige zu nennen, haben bahnbrechende Techniken begründet.

Die Behandlung von tiefen Hautdefekten ist unweigerlich mit der Transplantation von autologer Haut bzw. Anteilen der Haut verbunden, sofern nicht freiliegende Strukturen wie Sehnen, Nerven, Knochen oder auch Osteosynthesematerial den Einsatz der verschiedenen Formen von Lappenplastiken notwendig machen.

Bei den häufigen Läsionen der Haut und des subkutanen Gewebes muss in Abhängigkeit von der Lokalisation und Tiefe der Wunde sowie deren Fläche auf die unterschiedlichen, aktuell verfügbaren Transplantationstechniken zurückgegriffen werden. Jeder Patient erhält einen individuellen Behandlungsplan.

Die Zahl der brandverletzten Patienten nimmt kontinuierlich ab. Dies ist der zunehmenden Sicherheit in vielen Bereichen unseres Arbeitsumfeldes sowie dem hohen Lebensstandart in unserer häuslichen Umgebung zu verdanken.

Mit der sinkenden Fallzahl aber verlieren wir zunehmend die Möglichkeit unsere Assistenten mit den verschiedenen Techniken ausreichend vertraut zu machen.

In vielen Ländern wurde die Transplantation von autologer Haut nie differenziert gelehrt bzw. angewendet und es wird nach wie vor ein streng konservatives Behandlungsregime bis zum Wundverschluss gepflegt. Hohe Infektionsraten und ein katastrophale Narbenbild sind hier der Preis für fehlendes chirurgisches Handeln.

Hier setzt die Idee dieses Buches an. In Form von Bildserien sollen die verschiedenen Techniken der Hauttransplantation Schritt für Schritt beschrieben und darüber hinaus die Indikationen, Schwierigkeiten und Fallstricke aufgezeigt werden.

Wir hoffen, dass auf diese Weise eine differenzierte und den rekonstruktiven Bedürfnissen des Patienten angepasste Hauttransplantation gelehrt werden kann.

Namhafte Autoren wurden aufgefordert ihr Wissen und ihre Erfahrung auch in eine verständliche Bildsprache zu transferieren.

So wünschen wir uns eine Verbesserung und Verbreiterung des Kenntnisstandes auf diesem wichtigen Gebiet der plastischen Chirurgie. Für unsere Assistenten, ausländische Kollegen die bisher nicht mit diesen Techniken gearbeitet haben sowie für die Erfahrenen selbst zum Update sowie zum Zwecke der Lehre.

Berlin
Dezember 2022

Danksagungen

Besonderen Dank gilt den Mitgründern der Forschungsgruppe „SkinDot®", Herrn Priv.-Doz. Dr. rer. nat. Gerhard Buntrock und Herrn Dipl.-Ing. Karsten Gatz für ihren unermüdlichen und leidenschaftlichen Einsatz bei der Realisierung des Skindot®-Verfahrens.

Frau Claudia Belfekroun danken wir für Ihre jahrelange, kontinuierliche Unterstützung unserer SkinDot®-Forschungsgruppe mit Rat und Tat.

Unser herzlicher Dank gilt Frau Sarah Rettig und dem Team der Möller Medical GmbH in Fulda für ihr Vertrauen in unser neues Verfahren.

Herrn Prof. Martin Leucker, Leiter des Instituts für Softwaretechnik und Programmiersprachen an der Universität zu Lübeck, danken wir für sein Vertrauen in unser Forschungsprojekt und sein wertvolles Networking.

Herrn Prof. Christoph Brochhausen danken wir für die histologischen Ergebnisse des neuen SkinDot®-Verfahrens und seine Unterstützung bei den SkinDot-Kongressvorträgen. Herrn Prof. Dr. med. Markus Kleemann, Leiter der Klinik für Gefäßchirurgie an der Universität zu Lübeck, danken wir für die weltweit erste Operation mit dem neuen SkinDot®-Verfahren.

Herrn Dipl.-Ing. Hans -Jürgen Lenz danken wir für die technische Unterstützung bei der Entwicklung der SkinDot®-Devices und für die Vermittlung wichtiger Kontakte.

Der Firma MedSkin Solutions Dr. Suwelack AG danken wir für die spezielle, aufwendige Anfertigung zahlreicher custom made Matriderm® Matrices für das SkinDot®-Verfahren.

Der Firma Integra Life Science danken wir für die Unterstützung unseres Forschungsprojektes durch die Versorgung mit Integra® Matrices.

Frau Sybille Kresse und dem Team von „Medizin im Grünen" danken wir für die leidenschaftliche Unterstützung bei den SkinDot®-Tierversuchen.

Herrn Prof. Westermann und seinem Team am Institut für Anatomie der Universität zu Lübeck danken wir für die Versuche an der Leichenhaut.

Herrn Jürgen Buntrock danken wir für die komplizierte Einrichtung der SkinDot® Cloud und des Webservers.

Besonderen Dank gilt außerdem den Herren Bernhard Hamm (Firma Asclepios) und Theo Klijn (Firma Humeca) für die konstruktiven Beiträge bei der Entstehung dieses Buches.

Einen wertvollen Beitrag hat Herr Wim Buursen (ebenfalls Firma Humeca) geleistet, mit dessen Expertise die historische Entwicklung der Meek-Technik dargestellt werden konnte.

Christine Gonser-Buntrock, Corina Gatz und Britta Stephan danken wir herzlich für die Ratschläge und die Geduld bei der Entwicklung des neuen SkinDot® Verfahrens. Wir hatten unvergessliche Forschungsgruppentreffen.

Herr Dr. med Klaus Seidenstücker danke ich für die gemeinsame Entwicklung des Fachbuchs Maritime Medizin (ebenfalls Springer Medizin Verlag), ohne die dieses Buch nicht entstanden wäre.

Frau Leonie Thiesen danken wir für die Durchführung der intraoperativen Fotostrecken im Unfallkrankenhaus Berlin.

Frau Dr. med. Annett Kleinschmidt danke ich für das prägende Sabbatjahr, ohne das ich die Maritime Medizin nicht entdeckt hätte.

Frau Diana Kraplow, Christiane Beisel und Wilma McHugh vom Springer Medizin Verlag danken wir für ihre ausgesprochene Geduld und ihr Vertrauen bei der Erstellung des Buches, dessen Realisierung doch viel länger als geplant gedauert hat.

Inhaltsverzeichnis

Autorenverzeichnis

Augustinus Bader Center for Biotechnology and Biomedicine, Center for Biotechnology and Biomedicine, University of Leipzig, Leipzig, Deutschland

Beate Blank Klinik für Plastische und Handchirurgie, Klinikum Kulmbach, Kulmbach, Deutschland

Ludwik K. Branski Divison of plastic Surgery, Department Of Surgery, Shriners, Zentrum für Schwerbrandverletzte, Galvaston, USA

Christoph Brochhausen Institut für Pathologie, Universität Regensburg, Regensburg, Deutschland

Gerhard Buntrock Institut für Softwaretechnik und Programmiersprachen, Universität zu Lübeck, Lübeck, Deutschland

Mariella Fleischer Klinik für Dermatologie, Allergologie und Venerologie, UKSH Campus Lübeck, Lübeck, Deutschland

Paul Ch. Fuchs Plastische Chirurgie, Krankenhaus Köln-Merheim, Köln, Deutschland

Daniel Fuge Klinik für Plastische Chirurgie, Klinikum Nürnberg Süd, Nürnberg, Deutschland

Karsten Gatz SkinDot GbR, Lübeck, Deutschland

Jens Gesche Klinik für Kinderchirurgie und Kinderurologie, Universitätsklinikum Marburg, Marburg, Deutschland

Merlin Guggenheim SWISSPARC, Zürich, Schweiz

Christina Irene Günter Klinik für Plastische Chirurgie und Handchirurgie, Klinikum rechts der Isar, München, Deutschland

Herbert Haller UKH Linz der AUVA, ret. Linz, Linz, Österreich

Dr. med. Bernd Hartmann Zentrum für Schwerbrandverletzte Plastische Chirurgie, Unfallkrankenhaus Berlin, Berlin, Deutschland

Viola Haverkamp Klinik für Rehabilitation, konservative und technische Orthopädie, BG-Klinikum Duisburg, München, Deutschland

David N. Herndon University of Texas Medical Branch-Galveston & Shriners Hospitals for Children, Galveston Burns Hospital, Galvaston, USA

Franz Jostkleigreve Klinik für Rehabilitation, konservative und technische Orthopädie, BG-Klinikum Duisburg, München, Deutschland

Lars-Peter Kamolz, Univ., Prof., Dr., M.Sc. Klinische Abteilung für Plastische, Ästhetische und Rekonstruktive Chirurgie, Universitätsklinik für Chirurgie, Medizinische Universität Graz, Graz, Österreich

COREMED - Kooperatives Zentrum für Regenerative Medizin, JOANNEUM RESEARCH Forschungsgesellschaft mbH, Graz, Österreich

Holger J. Klein Kantonsspital Aarau, Klinik für Plastische Chirurgie und Handchirurgie, Aarau, Schweiz

Julian Kricheldorff Krankenhaus Merheim – Kliniken der Stadt Köln, Universität Witten/ Herdecke, Köln, Deutschland

David Benjamin Lumenta, Assoc., Prof., Dr. Klinische Abteilung für Plastische, Ästhetische und Rekonstruktive Chirurgie, Universitätsklinik für Chirurgie, Medizinische Universität Graz, Graz, Österreich

Hans-Günther Machens Klinik für Plastische Chirurgie und Handchirurgie, Klinikum rechts der Isar der TU München, München, Deutschland

Prof. Dr. Henrik Menke Klinik für Plastische, Ästhetische und Handchirurgie - Zentrum für Schwerbrandverletzte, Sana Klinikum Offenbach, Deutschland, Offenbach

Christian Ottomann UnitTransferKlinik, Universität zu Lübeck, Lübeck, Deutschland

Corrado Parodi Sektion für Plastische, Rekonstruktive und Ästhetische Chirurgie, Klinikum Darmstadt GmbH, Darmstadt, Deutschland

Dr. Martin Purschke Wellman Center for Photomedicine, Massachusetts General Hospital / Harvard Medical School, Boston, MA, USA

Matthias Rapp Klinik für Orthopädie, Unfallchirurgie und Sporttraumatologie – Zentrum für Schwerbrandverletzte, Marienhospital Stuttgart, Stuttgart, Deutschland

Bert Reichert Klinik für Plastische, Wiederherstellende und Handchirurgie, Zentrum für Schwerbrandverletzte, Klinikum Nürnberg Süd, Nürnberg, Deutschland

Frank Sander Unfallkrankenhaus Berlin, Zentrum für Schwerbrandverletzte mit Plastischer Chirurgie, Berlin, Deutschland

Volker H. Schmitt Zentrum für Kardiologie, Kardiologie 1, Universitätsmedizin Mainz, Mainz, Deutschland

Stephan Schreml Klinik und Poliklinik für Dermatologie, Universität Regensburg, Regensburg, Deutschland

Celine Seigel Institut für Pathologie, Universität Regensburg, Regensburg, Deutschland

Oliver C. Thamm Klinik f. Plastische u. Ästhetische Chirurgie, Helios Klinikum Berlin-Buch, Berlin, Deutschland

Alexandru Tuca, Dr. Klinische Abteilung für Plastische, Ästhetische und Rekonstruktive Chirurgie, Universitätsklinik für Chirurgie, Medizinische Universität Graz, Graz, Österreich

Paul Wurzer, Dr. Klinische Abteilung für Plastische, Ästhetische und Rekonstruktive Chirurgie, Universitätsklinik für Chirurgie, Medizinische Universität Graz, Graz, Österreich

Hans Ziegenthaler Moritz Klinik GmbH & Co. KG, Reha Zentrum Brandverletzungen, Bad Klosterlausnitz, Deutschland

Teil I

Grundlagen

Geschichte der Hauttransplantation

1

Viola Haverkamp und Franz Jostkleigreve

Inhaltsverzeichnis

1.1 Einführung

Unsere Haut ist ein fantastisches Organ. Sie ist lebensnotwendig, komplex, vielschichtig und erfüllt verschiedenste Funktionen unseres Körpers. Darüber hinaus prägt sie unser Erscheinungsbild und unsere Identität. Sie spiegelt unserer Seele, man spricht ihr ein Gedächtnis zu und sie scheint nichts zu verzeihen.

Wir teilen uns bewusst und unbewusst über sie mit. Wir unterwerfen sie epochalen, kulturellen und künstlerischen Einflüssen. Sie ist Schmuck oder Schmach und unterliegt wie alles an und in uns einem Alterungsprozess. Damit bietet sie auch den optimalen Nährboden für kommerzielle Zwecke wie die der Kosmetik- und Ästhetikindustrie im weitesten und unkommentierten Sinne. Rituelle Körperbemalung subsumiert in der heutigen Zeit Make up, Bodypainting und Tattoos. Aber auch die von vielen Naturvölkern genutzte Eigenschaft der Haut zur Narbenbildung hat in Branding und Scarefikation aktuelle Modetrends geprägt. Unabhängig davon galten und gelten Narben bei Männern als Zeichen der Männlichkeit.

Narben jedweder Art können ebensogut zur eigen- und fremdgesteuerten Isolierung bis zur völligen Verstoßung aus der Gesellschaft führen. Meist handelt es sich dabei aber um Narben, Wunden, Verstümmelungen, die durch äußere Gewalt, Krankheiten und Entzündungen entstanden sind. Ihre Behandlung mit dem Ideal der *restitutio ad integrum* – sich in der eigenen Haut wohlzufühlen – stellten und stellen daher von jeher eine interdisziplinäre Herausforderung dar.

Obwohl sich das Wissen um die biochemischen und physikalischen Prozesse stetig erweitert, war und bleibt vieles empirisch basiert oder glaubensbehaftet und damit äußerst vielfältig. Nicht Salben, Öle, Tee oder Beschwörung werden uns im weiteren beschäftigen, sondern die freie Hauttransplantation.

1.2 Frühe Entwicklungen

1.2.1 Erste Berichte bis zum 19. Jahrhundert

Erste Hinweise führen uns ins Indien des frühen 6. Jh vor Christus. Schriften überliefern Wirken und Schaffen eines Arztes namens **Sushruta.** Ihm werden zahlreiche Operationen und Operationsinstrumente zugeschrieben. Darunter z. B. die Übertragung von Haut anderer Körperstellen auf ein beschädigtes Ohr und die Entwicklung der Nasenplastik. Ohren und Nasen waren nicht nur damals im Kampf besonders gefährdet, sondern fielen auch der Bestrafung von Verbrechen zum Opfer.

In Europa war es auch eine Nase – im Duell abgeschlagen. 1570 soll der italienische Arzt **Leonardo Fioravanti** eben jene erfolgreich replantiert haben. Streng genommen keine reine Transplantation, aber einer Erwähnung würdig.

V. Haverkamp (✉) · F. Jostkleigreve
Klinik für Rehabilitation, konservative und technische Orthopädie, BG-Klinikum Duisburg, München, Deutschland
e-mail: viola.haverkamp@bg-klinikum-duisburg.de; franz.jostkleigreve@bg-klinikum-duisburg.de

C. Ottomann, B. Hartmann (Hrsg.), *Hauttransplantation*, https://doi.org/10.1007/978-3-662-62060-1_1

1804 experimentierte sein Landsmann **Giuseppe Baronio** erfolgreich mit Autotransplantaten bei Schafen.

1817 verpflanzte **Sir Astley Cooper** in London erfolgreich die Haut eines amputierten Daumens auf den entstandenen Stumpf.

Im gleichen Jahr veröffentlichte **Rene Joachim Henri Dutrochet** eine viel diskutierte Fallbeschreibung in der französischen Gazette de Sante. Beschrieben wurde eine erfolgreiche Nasenrekonstruktion in Indien durch ein dreieckiges ,,Hautstück vom Gesäß des Gepeinigten". Die Spenderstelle wurde zuvor so lange mit einem alten Schuh geschlagen, bis eine deutliche Schwellung entstand. Obwohl der Wahrheitsgehalt des Artikels über Jahre angezweifelt wurde, zog er doch enorme Aufmerksamkeit auf sich. Übersetzungen in verschiedene medizinische Zeitschriften untermauern dies.

Wohl inspiriert durch diesen Beitrag gelang **Christian Heinrich Bünger** 1818 eine erfolgreiche Nasenrekonstruktion bei einer 33-jährigen Frau.

Der ventrolaterale Oberschenkel diente als Spender für Cutis und Subcutis und wurde zuvor mit einem Ledergürtel bearbeitet. Er wählte den Oberschenkel aus praktischen Gründen (Pflege, Verbandswechsel, Patientinnenkomfort).

Johann Friedrich Dieffenbach befasste sich mit Vorliebe mit der Problematik der Gewebetransplantation. Davon zeugen zahlreiche Selbst- und Tierversuche u. a. mit Wimpern, Haaren und Federn. Seine Doktorarbeit (1822) trug den Titel „Einiges über Regeneration und Transplantation". Er gilt als der „Vater" der modernen plastischen Chirurgie. Neben zahlreichen Misserfolgen bei Mensch und Tier wird von der geglückten Einheilung einer Nasenspitze und eines Hautlappen beim Kaninchen berichtet. Er war davon überzeugt, dass gut durchblutetes Gewebe für die Transplantation geeignet ist. Der Scrotalhaut sprach er dafür die besten charakteristischen Eigenschaften zu. Ihre Veränderung von Größe und Gestalt nach Entfernung war für ihn Zeichen der Vitalität.

Walter Hanff setzte seine Experimente fort und fokussierte sich auf mikroskopische Untersuchungen des Heilungsprozesses. Möglich wurden sie durch die Entwicklung der histologischen Färbung, von guten Mikrotomen und verbesserten Optiken für die Lichtmikroskope (Dank Ernst Karl Abbe, Carl Zeiss und Otto Schott). Seine Dissertation widmete er 1870 dem Thema der „Wiederanheilung vollständig vom Körper getrennter Hautstücke". Hier einige Kernaussagen:

- Haut degeneriert, bis sich Duchblutung einstellt.
- Anheilungsvorgänge gehen vom Mutterboden aus.
- Seröse Transsudation sollte nicht unterschätzt werden.
- Stimulierungen des Spenders in Anlehnung an die indischen Regeln sind unnötig.
- Die transplantierte Haut muss größer sein als der Defekt.

Er war der erste, der mikroskopische Studien in diesem Gebiet beschrieb.

Leider wurde seine Arbeit kaum beachtet, denn der junge Schweizer Chirurg **Jaques Louis Reverdin** stellte am 08.12.1869 – unterstützt von seinem Lehrer **Jean Felix Guyon –** einen bahnbrechenden Fall bei der Societe imperiale de Chirurgie de Paris vor.

Wie kam es dazu: **Theodor Billroth** beschrieb den Prozess der Wundheilung in seinem „Handbuch der allgemeinen und speziellen Chirurgie" (zusammen herausgegeben 1865 mit **Franz Pitha**) folgendermaßen: „Vernarbung beginnt manchmal von Inseln im Zentrum von Granulationsgewebe." (Dieser Begriff geht auf ihn zurück). Er war der Überzeugung, dass es sich hierbei um Epidermisfragmente handeln muss und Narbenepithel aus Granulationszellen hervorgeht.

In Anlehnung an diese These verpflanzte Reverdin 1 cm^2 große Hautfragmente „greffe epidermique" – im deutschsprachigen Raum spricht man von „epidermalen Pfropfungen" -vom gesunden Arm eines 35 Jahre alten Mannes auf Granulationsgewebe des anderen Armes. Die Fragmente wuchsen zusammen.

Die Reaktionen waren verhalten und kritisch. Die Literatur zu diesem Thema blieb spärlich.

Dennoch verbreitete sich diese Technik über die Grenzen von Frankreich hinaus.

George David Pollock in England wurde durch einen früheren Schüler auf die Methode aufmerksam und führte sie 1871 bei der Behandlung von Brandwunden ein. Seine erste Patientin war ein 8-jähriges Mädchen namens Anne. Er war äußerst erfolgreicher Anwender. Die Technik war einfach und relativ schmerzarm. Reverdin kümmerte weder Antisepsis noch Anästhesie. Er arbeitete mit bloßen Händen und gebrauchte einfache Materialien z. B Nadeln, um die Haut anzuheben. Bevorzugt wurde die Haut der Innenseite des Beines auf Höhe der Tibia und transplantiert wurde auf granulierende Wunden. Manchmal entnahm er auch ein Fragment seiner eigenen Haut, um den Patienten zu demonstrieren, dass dies nicht schmerzhaft ist. Die Haut wurde mittransplantiert. Der Eingriff konnte wie damals durchaus üblich beim Patienten zuhause durchgeführt werden.

Louis Leopold Ollier, Professor in Lyon, verpflanzte 1872 mit Erfolg die ganze Haut umfassende Lappen von 4, 6, 8 und später bis 28 cm^2. Er konstatierte, dass Sekundärheilung so früh wie möglich vermieden werden muss und Defekte vollständig mit Transplantaten bestehend aus Vollhaut bedeckt sein sollten. Er verwendete diese Technik nach Syndaktilietrennung.

Nicht nur die Vertreter, die sich für Vollhaut- und Spalthaut aussprachen, waren gespalten. Diskussionen gab es auch hinsichtlich Größe des Tansplantats, seiner Schichtdicke, der Art der Entnahme, der Spenderstellen und der

Spender an sich sowie der Beschaffenheit des Wundgrundes – um nur einige zu nennen.

Viele präferierten die Oberarminnenseite (da haarlos), den Oberschenkel, aber auch Unterarm, Bauch, Brust und Handrücken des Patienten – durchaus unter Respektierung seiner Wünsche. Selbst Haut von Partnern, Freunden, Amputaten, Kadavern, Tieren und Vorhaut nach Zirkumzisionen wurden verwendet.

Man konnte auch Haut gegen Bezahlung spenden. 1872 variierten die Beträge im Berliner Militär- Hospital zwischen einem Groschen und einer Flasche Bier.

An Instrumenten kamen Pinzetten, Nadeln, Scheren Scalpelle, Zangen und Rasiermesser zum Einsatz. Zur Fixation dienten Pflaster, Verbände oder Nähte.

Relativ schnell kristallisierte sich heraus, dass dünne Transplantate im Vergleich zu dicken früher eine Epithelzone formten. Man war zunächst fasziniert, dass Transplante scheinbar die Epithelialisierung von den Wundrändern her stimulierten.

Lindenbaum konstatierte 1871, dass das Überleben des Tranplantates eng an die Wiederherstellung der Durchblutung gekoppelt ist.

1874 konnte **Thiersch** dies eindrucksvoll bestätigen. Er wies eine Gefäßkommunikation zwischen Wundgrund und Transplantat nach.

Anzahl und Dichte der „Pfropfungen" variierten. Während die einen Vorteile im engen Besatz sahen, argumentierten die anderen, man dürfe ein Beet nicht überpflanzen. Eine dichtere Transplantation in Gelenknähe fand größere Akzeptantz.

Verfechter der Volhaut waren überzeugt, dass subcutanes Fett sorgfältig entfernt werden muss. Eine frühe Einsicht, die bis heute Bestand hat.

Uneinigkeit herrschte über die Beschaffenheit der zu deckenden Wunden: Qualität der Granulation versus frische Wunden. Letztere etablierten sich schließlich in der Lidchirurgie (siehe Exkurs). Die Konstitution der Patienten spielte ebenfalls zunehmend eine Rolle. So setzte man einerseits eine gute Kondition voraus und plädierte andererseits für eine zügige Transplantation, um sie zu verbessern.

Erich Fischer (1880) Dozent für Chirurgie in Straßburg empfahl ein blutarmes Operationsfeld , ein Spannen der Haut, um die Transplantatentnahme zu erleichtern und ein Einschneiden derselben, um eine Drainage zu ermöglichen.

Verbände und Nachbehandlungskonzepte wurden komplexer. Hier legte man Wert auf ein Warmhalten der Transplantate und erkannte die Vorteile einer Immobilisation z. B. mittels Gips, Bettruhe-Hochlagerung und Drahtkörben. Die erste Wundinspektion erfolgte im Mittel nach 2–4 Tagen.

Indikationen

- Brandwunden
- große Wunden nach Verletzungen
- gelenknahe Wunden zur Vorbeugung von Kontrakturen
- Defekte nach Amputationen, Entzündungen, Ulcera, Dekubitalgeschwüren und Tumorentfernung
- Rekonstruktionen bei Kontrakturen nach Verbrennungen

Die Zahl der Transplantationen in der Allgemeinchirurgie nahm zwischen 1874 und 1886 rapide ab. Es gab es kaum Publikationen.

Man legte wenig Wert auf Langzeitergebnisse, zumal sich diese als sehr enttäuschend herausstellten. Die Resultate unterschieden sich kaum von denen nach sekundärer Wundheilung: Schrumpfungen, schlechte Narbenqualität mit Neigung zu Aufbrüchen und Komplikationen wie z. B die Übertragung von Krankheiten bei allogenen Transplantationen (Pocken, Syphilis und Tukerkulose).

Als Ursachen wurden falsche Indikationen, die Techniken, die Wahl der Transplantate und das postoperative Management verantwortlich gemacht.

Ungeachtet dessen ging der medizinische Fortschritt weiter und sollte auch für die Transplantation eine Bedeutung erlangten. Zwischen 1871–75 wurden erste Beobachtungen gemacht, die später als Abstoßungsreaktionen bekannt wurden. Eine Inkompatibilität von Gewebe unterschiedlicher Individuen und Spezies, die frühe Transplantatverluste zum Teil erklärte. **Weiss** wies darauf hin, dass Autografts, wenn möglich, immer zu bevorzugen sind.

Die Ära der Lokalanästhesie hielt Einzug – zunächst rein oberflächlich mit Etherspray (**Benjamin Ward Richardson** entwickelte bereits 1866 den Atherssprayapparat) und Chloräthyl (1880 **Jean Baptiste Rottenstein** ,Paris). In der Ophtalmochirurgie verbreitete sich Kokain, das auch als Leitungsanästhestetikum Verwendung fand.

Reziprok zum Rückgang der Tranplantationen in der Allgemeinchirurgie in o. g. Zeitraum nahmen sie in der Lidchirurgie kontinuierlich zu. Der britische Chirurg **George Lawson** schaffte am 14.10.1870 die erste gut dokumentierte und erfolgreiche Lidrekonstruktion mit einem Vollhauttransplantat, dass er von der Oberarmseite entnahm.

1975 beschrieb sein Landsmann **J.R. Wolfe** (s)eine Augenunterlidrekonstruktion im British medical Journal als Novität. Die Bewunderung war so groß, dass man im englischsprachigen Raum diese Methode als „Wolfe graft" bezeichnete.

In den darauffolgenden Jahren standen die Akzeptanz der Transplantate und ihre Neigung zur Schrumpfung im Vordergrund. Es wurden Transplantate in doppelter Defektgröße gewählt, Inzisionen zur Drainage angelegt und zunehmend auch auf frische Wunden angegangen.

Raehlmann behandelte z. B. 1891 ein verbranntes Augenlid mittels Transplantat 6 Tage nach Verletzung.

Pfalz publizierte 1908 „Über Frühtransplantation bei Verbrennungen der Augenlider". Die Arbeit erhielt nie die Bedeutung, die sie verdient. Aber die folgenden formulierten Prinzipien gelten noch heute:

- Frühe Exzisionen der Nekrosen und Transplantationen zur Verhinderung von Kontrakturen Entfernung von Nekrosen bis zur Entstehung eines blutenden Wundgrundes
- Entnahme dünner Transplantate mit dem Rasiermesser, sofortiges Aufbringen nach Hämostase und Abdeckung mit einem feuchten Verband
- Zurück von der Lid- zur Allgemeinchirurgie

Neben Reverdin gibt es einen zweiten großen Namen, der die Geschichte der Transplantation maßgeblich beeinflusst hat. **Carl Thiersch** hielt auf dem Chirurgenkongress 1886 eine Vorlesung über Hauttransplantation. Zur Verbesserung der Methode hielt er folgende Prinzipien für wichtig:

- Transplantation ausschließlich auf eines frisches Wundbett
- Entfernung des vorhandenen Granulationsgewebes bis auf eine feste, gut blutende Oberfläche
- Verwendung von Spalthaut (streng genommen muss man die sog. Thierschhaut allerdings als dünne Vollhaut bezeichnen)
- ausschließlich autologe Transplantate
- Bedeckung des gesamten Defektes

Er führte als einer der ersten die antiseptische Wundbehandlung nach **Lister** in Deutschland ein: Zunächst erfolgte die Säuberung der Wunden mit Salizylsäure (die damals gängige antiseptische Substanz Karbolsäure war für ihn zu toxisch.), danach die Kürretage und die Abdeckung mit einem Schwamm bis zur Hämostase nach 5–10 min. Als Spender diente aus kosmetischen Gründen der Oberschenkel. Die Haut wurde gespannt und dann mit dem Rasiermesser ein flacher Streifen von 10 × 2 cm entnommen. Man legte Jodoform auf den Spender, der in der Regel nach 8–10 Tagen abheilte. Das hatte den großen Vorteil, dass man ihn mehrmals ernten konnte. Später nutzte man lokale Anästhesieverfahren und ein konkaves Skalpell. Zum Auftragen der Haut diente z. B. eine stumpfe Sonde oder ein Pinsel. Die einzelnen Streifen berührten oder überlappten sich. Anschließend wurden sie mit einem Spatel angepresst, um Blut unter dem Transplantat auszudrücken und die Verklebung zu fördern. Zur Abdeckung diente ein mehrschichtiger Verband, der sich aus feuchten Lagen u. a. zur Bakterienreduktion (Öl, Seidentaft, in Kochsalz getränkte Baumwolle) sowie additiv zur Kompression zusammensetzte.

Die Verbände wurden täglich gewechselt.

Indikationen

- frische postoperative Wunden
- Verbrennungen (nach Nekrosenentfernung und Entwicklung von Granulationsgewebe)
- US-Ulcera
- freiliegender Knochen,Faszien,Muskeln,Fettgewebe und Knorpel

Kontraindikationen

- Sehnen und Aponeurosen
- hoher Blutverlust
- infizierte Wunden

Viele Kliniken in der Schweiz, Frankreich und Amerika übernahmen diese Prinzipien. In den Niederlanden gab es hierzu keinen einheitlichen Standpunkt.

Das Indikationsspektrum erweiterte sich kontinuierlich auf

- Bedeckung von Spenderarealen nach Lappentransplantationen
- Rekonstruktion der Vagina
- Skalpierungsverletzungen

Brandwunden wurden weiterhin erst nach Entstehung eines Granulationsrasens transplantiert und Kontrakturen später korrigiert. Zur Vorbeugung propagierte man eine Schienenbehandlung und Übungen.

1.2.2 Entwicklung im 20. Jahrhundert

Der Wandel zur „Frühtransplantation" vollzog sich in der Allgemeinchirurgie anders als in der Lidchirurgie (s.o.) langsam – obwohl **Wilms** bereits 1901 in seiner Publikation über die Pathologie der Verbrennung erkannte, dass die frühe Exzision und Transplantation die einzige Möglichkeit zu sein schien, dass Leben der Patienten zu retten.

Die Allgemeinanästhesie hielt Einzug und die Vorteile antiseptischer Bedingungen setzten sich durch. Überwiegender Konsens herrschte bzgl. der Anwendung von Autografts und nahezu jeder bedeckte die komplette Wunde.

Die Meinungen über die Entfernung von Granulationsgewebe und die Hautdicke gingen jedoch weiterhin auseinander. Vorzüge für Vollhauttransplantate sah man bei Defekten im Gesicht und an Fingerbeeren. Neu entstanden Diskussionen über offene versus geschlossene Wundbehandlung entbrannten und dementsprechend variierten auch die gebräuchlichen Verbandstechniken.

Die Resultate wurden nun viel kritischer bewertet. Dennoch blieben Berichte über Langzeitergebnisse spärlich und bezogen sich oft nicht mehr als auf ein Jahr.

Einer der ersten, der sich für dafür interessierte, war **Goldmann** 1894.

- Die Narbenqualität ist abhängig von der Anzahl der elastischen Fasern, Infektionen und Blutungen.
- Elastische Fasern können vor Kontrakturen schützen.
- Eine Resensibilisierung ist nach ca. 2–3 Monaten festzustellen. Sie betrifft Berührungsempfinden, thermische Reize und Schmerzreize. Sie verändert sich von der Peripherie zum Zentrum.
- Der Heilungsprozess dauert Wochen bis Monate. In dieser Zeit ist das Transplantat verletzlich und schonend zu behandeln.
- Dünne Transplantate sind zu bevorzugen. Sie können leichter auf unregelmäßigen Wundbetten aufgebracht werden. Die Durchblutung und somit die Heilung sind dann schneller (Bestätigung bereits gewonnener Kenntnis).

Anfang des 20.Jahrhunderts ging die Zahl der Transplantationen erneut weltweit zurück. Ursache waren unverändert die Beschaffenheit der Narben, aber auch die Diskreditierung der Methode durch Missbrauch.

Dennoch gab es einige Entwicklungen:

- 1912 **Müller**: Rekonstruktion von Harnröhrenstrikturen
- 1913 **William S.Halsted**, Baltimore:Tranplantate als Barriere gegen lokale Metastasen der Brust 1913 Amniontransplantate in Amerika
- 1916 **Johannes F.S.Esser** : freie Epidermistransplantate in der Mundhöhle
- 1917 **Wederhake** : Bruchsäcke zur Deckung von Gesichtsdefekten

Procain erlaubte ab 1899 eine gute Anästhesie durch Infiltration der Haut und löste damit nach und nach die gängigen Mittel zur reinen oberflächlichen Betäubung ab.

Der 1. und 2. Weltkrieg sollten die Transplantation wieder beflügeln. Dies betraf diesmal bevorzugt die medizinischen Instrumente. Rasiermesser waren nach wie vor *en vogue* und **Müller Meernach** setzte auf seinen hölzernen Kartoffelschäler für 9 Pfennig. Aber die Nachfrage nach hilfreichem Instrumentarium wuchs. Im Folgenden einige Beispiele:

- 1907 **Hofmann**: Transplantationsmesser mit variabler Klinge (Abb. 1.1)
- 1924 **Hagen**: mechanisches Dermatom angetrieben durch ein Schwungrad Abb. 1.2)
- 1929 **Joynt** entwarf direkt ein ganzes Set (Abb. 1.3)
- 1930 **Flick**: Hautspanner mit K-Drähten und Metallbügeln (Abb. 1.4)

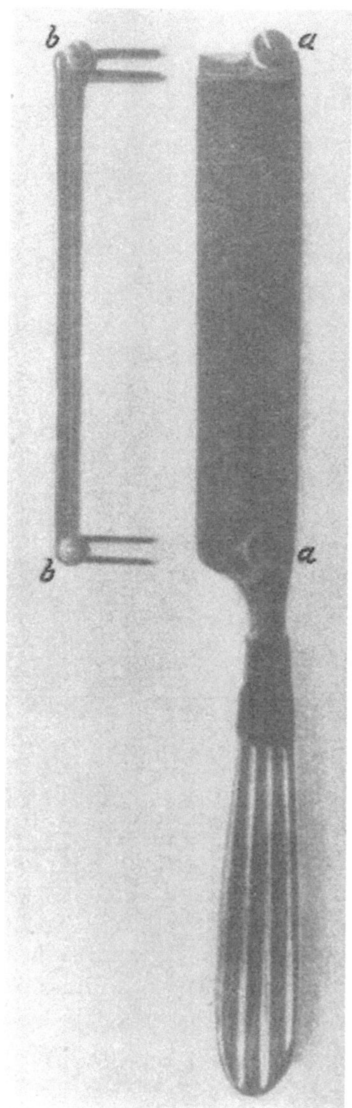

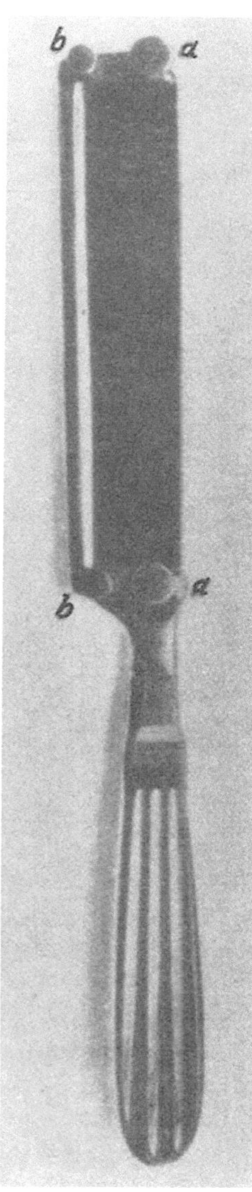

Abb. 1.1 Transplantationsmesser mit variabler Klinge nach Hofmann1907 ([5]. All Rights Reserved)

Besondere Beachtung verdient in diesem Kontext der Schweizer Chirurg **Otto Lanz** (1907). Vorreiter der späteren Mesh-Technik. Sein Ziel war es, nicht nur den Defekt, sondern auch gleichzeitig das Spenderareal zu verschließen. Angeregt durch das Akkordeon seiner Tochter entwarf einen Apparat zur systematischen Anlage keiner längsgestellter Schlitze. Durch zieharmonikaartiges Auseinanderziehen konnte so die Fläche des Transplantates verdoppelt werden. Dies ermöglichte zugleich, Haut zu sparen (Abb. 1.5).

Humby entwarf 1934 einen voluminösen Apparat, der 2 Jahre später sehr vereinfacht wurde und als sog. Humby-Messer stets noch bei uns im Einsatz ist. Das 1. Dermatom erfolgte mit Schlingenfixation am Bein (1934) und das vereinfachte Modell (1936) (Abb. 1.6)

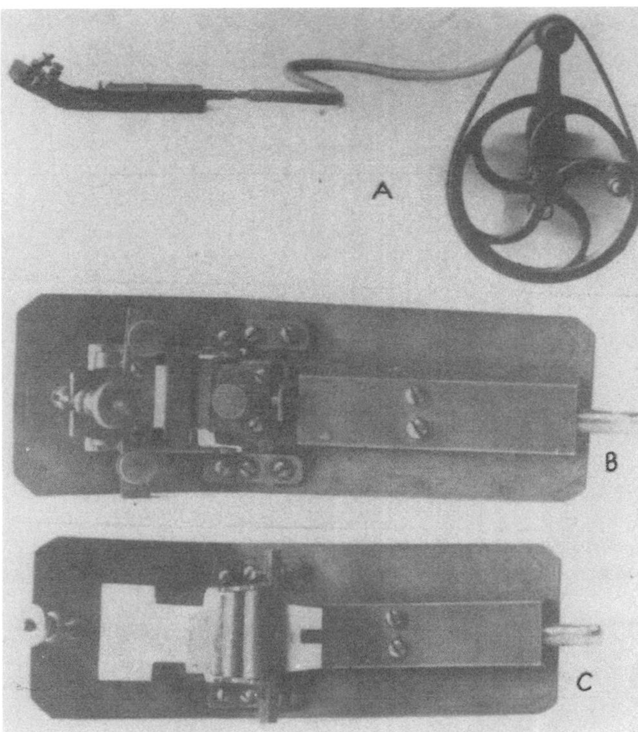

Abb. 1.2 Mechanisches Dermatom nach Hagen 1924 (Aus Henk J. Klasen et al.1981; mit freundlicher Genehmigung von © Springer-Verlag Berlin Heidelberg 1981. All Rights Reserved)

Padgett in Amerika verschwieg nicht seine Schwierigkeiten, Transplantate in regelmäßiger Dicke und vernünftiger Große zu schneiden. Dies war Anlass zur Zusammenarbeit mit dem Ingenieur Hood. Sie entwarfen ein Dermatom. Die erste brauchbare Version erschien 1938 – nach 8 Jahren.

Eine der ersten Versionen des Padgett-Hood-Dermatom (1942) In den 40er-Jahren entwickelte Brown eine elektrische Variante (Abb. 1.7).

Das Thier'sche Prinzip zur Entfernung des Granulationsgewebes lebte auf. Frühe Exzisionen, wie sie 1925 von **Willis** und bereits 20 Jahre zuvor (s. o.) publiziert worden, waren noch keine akzeptierte Routine. Die durchschnittliche Dauer bis zur Transplantation betrug 20–35 Tagen. Die kosmetischen Ergebnisse waren weiterhin oft schlecht. Bei guter Funktion nahm man sie allerdings in Kauf und behielt sich eine spätere Korrektur vor. Man beobachtete Tranplantatschrumpfungen bei Kindern während des Wachstums und eine Kelloidneigung bei kleinen fettleibigen Mädchen. Bestrahlung war bei dieser Form von Narbenbildung unwirksam.

Brown und Mc. Dowell formulierten 1942/43 Kriterien für gute Resultate:

- flexible Narben
- genügend Haut für ungehinderte Bewegung
- normale Sensibilität
- alltägliche Belastung verursacht keine Schädigung der Haut

Hauptindikation für Hauttransplantationen blieben Verbrennungen.

Schlechte Voraussetzungen boten geschwächte Patieten, sei es durch Anämie, Dehydratation, Hypoproteinämie, Infekte oder deren Kombination.

Padget empfahl eine optimale Ernährung mit Vitaminen, Flüssigkeit und Elektrolyten und legte damit den Grundstein für eine moderne Schockbehandlung. Durch eine verbesserte Grundkondition ließen sich nicht nur größere Defekte in einer operativen Sitzung versorgen, sondern auch die Einheilungsquoten erhöhen. Misserfolge führte man auf Hautverschiebung und Verhalt von Flüssigkeit wie z. B. Blut und die Entwicklung von Ödemen zurück. Zur besseren Drainage wurden die Transplantate gezielt gelöchert, man legte Druckverbände an und achtete auf Immobilisation . Durch Druck glaubte man auch, die Infektrate senken zu können.

1907 introduzierte **J. S. Davis** „scarlet red", eine Paste/Salbe mit positiven Einfluss auf die Wundheilung. Nach Applikation auf das Spenderareal erfolgte der 1. Verbandswechsel nach 10 Tagen.

Mitte der 40er-Jahre setzten sich die Wundverbände wie folgt zusammen: 1.Schicht feinmaschige Gaze mit Vaseline („tull gras") und darüber mehrere Lagen Mull. Wider besseren empirischen Wissens blieb Fremdhaut (z. B. von Kadavern, Foeten, Hunden, Fröschen) ein Thema. Der Glaube an reproduzierbare, erfolgreiche Resultate schwand einzelner positiver Publikationen selbst namhafter Kollegen nur langsam.

Was **Weiss** (s. o.) in den 70er-Jahren des 19 Jh. noch nicht erklären konnte, gelang nun **Masson** 1918. Er konstatierte, dass Hauttransplantate dem Prinzip der Blutgruppenverträglichkeit folgen (haben Spender und Empfänger die gleiche Blutgruppe, sind die Ergebnisse mit einer Eigenhauttransplantation vergleichbar).

Erich **Lexer**, Pionier der Transplantationsimmonologie, erkannte 1919 die akute Transplantatabstoßung als das was sie ist eine „Immunitätsreaktion". 1924 entdeckte **Holman** (s. o.), dass das retikuloendotheliale System (RES) hierfür verantwortlich ist. 1937/38 wurde in Amerika Fremdhaut zur temporären Deckung verwendet. **Bettmann** fand heraus, dass die Temperatur beim Patienten sinkt, sich Atmung und Puls verbessern, Wohlbefinden Appetit Kraft und Energie steigen. Als solch biologischer Verband wurden auch Amnion (fördert zudem Wundheilung und besitzt antiseptische Eigenschaften) und Schweinehaut verwendet.

Nicht jeder folgte Thiersch. Inspiriert durch Reverdin arbeitete **John Staige Davis** 1914 mit „small deep grafts" (kleinen dicken Lappen). Er dachte ürsprünglich, er könnte dadurch Kontrakturen vermeiden. Leider war dies nicht der Fall. Die Resultate waren unerfreulich. Es kam zu Hyperpigmentierung, Kontrakturen und Keloiden.

Gabarro setzte 1943 auf Spalthaut in Briefmarkenform. Eine Weiterentwicklung erfuhr diese Methode durch **Nyström** 1959. Sie blieb aber Einzelanwendern vorbehalten.

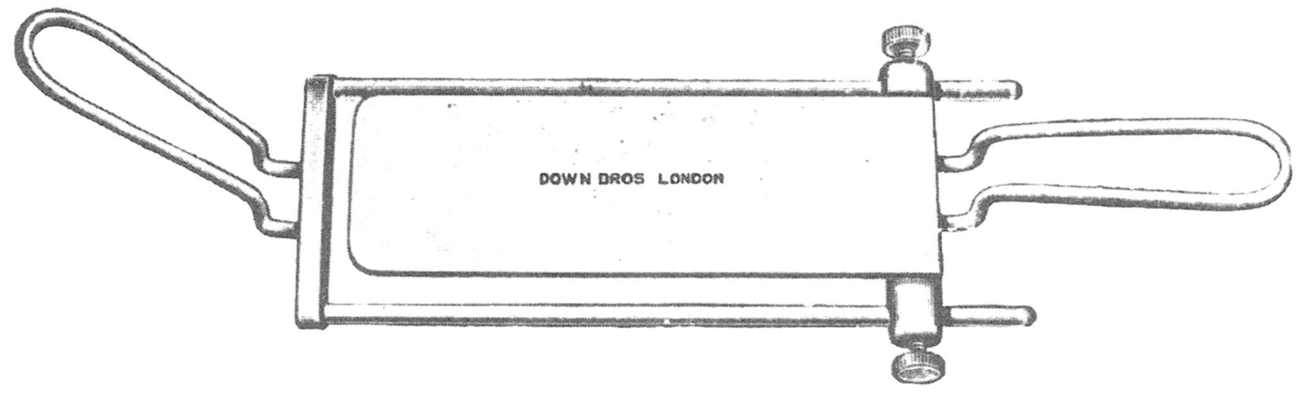

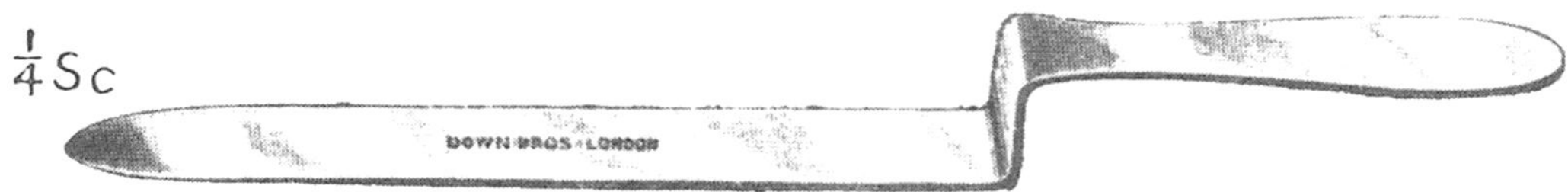

Fig. 3.—Blunt dissector.

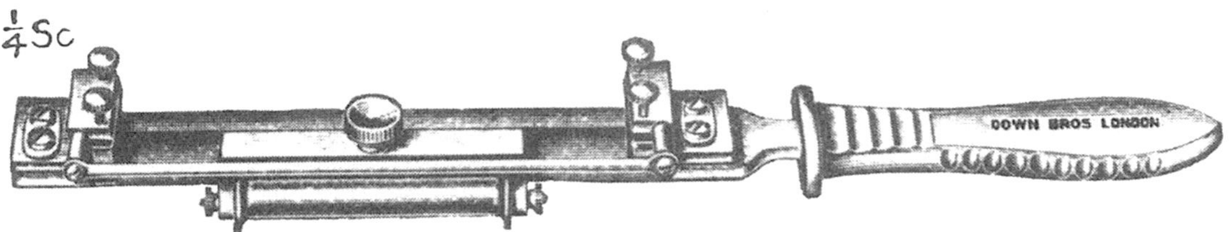

Fig. 4.—Razor with roller guide.

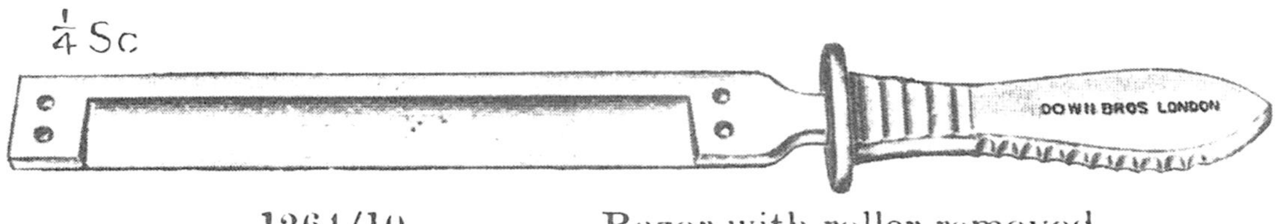

1264/10. Razor with roller removed.

Lane Joynt's Set, for cutting large skin grafts, *stainless steel* (except razor blades), consisting of :—
3 Razors with handles and roller guides, $2\frac{1}{2}$, 3 and 4-in. ; Framework to take Rollers ; 3 Skin-stretching Frames with plates, 3 widths ; 1 Blunt Dissector ; Copper Box for sterilizing blades, with handles for lifting out blades, in plain mahogany box

Abb. 1.3 Messerset von Joynt 1928 (Aus Henk J. Klasen et al.1981; mit freundlicher Genehmigung von)

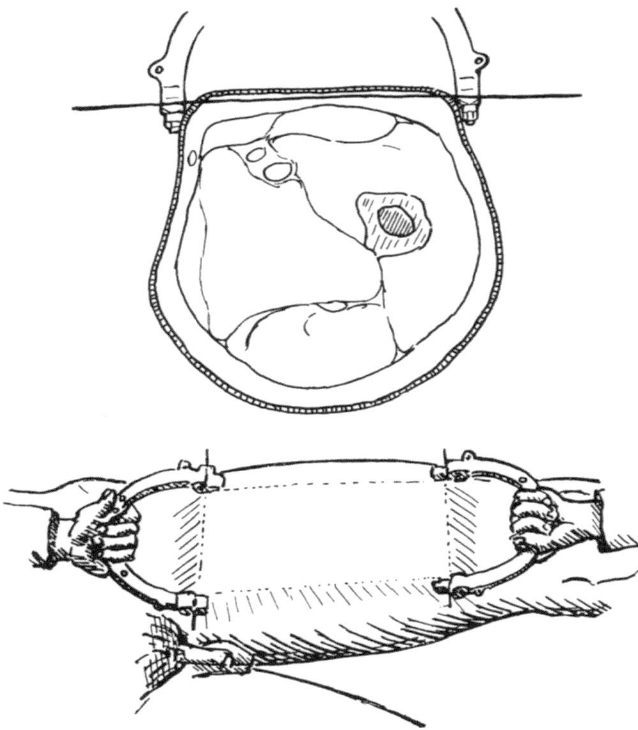

Abb. 1.4 Hautentnahme nach Flick 1930 (Aus Henk J. Klasen et al.1981; mit freundlicher Genehmigung von ©Springer-Verlag Berlin Heidelberg 1981. All Rights Reserved)

C.P. Meek, amerikanischer Chirurg, entwickelte 1958 das Meek-Wall-Dermatom zur Herstellung kleinster Transplantate. Nach Einführung der Mesh-Technik geriet dieses Verfahren in Vergessenheit, um 1993 erneut Einzug zu halten. Zur Herstellung der Meeks benötigt man u. a. ein modifiziertes pressluftbetriebenes Dermatom.

Vorteile begründen sich in der gute Expansionsrate. Es können kleine Stücke und auch ungünstige Spenderstellen verwendet werden. Nachteile liegen im hohen Personalbedarf und Zeitaufwand. Sie sind schwer zu applizieren und auf dem Platz zu halten.

Seit 1964 steht das Mesh-Dermatom von **Norman Cecil Tanner** zur Verfügung. Es erlaubt eine kontrollierte Epithelialisierung. Durch verschiedene Schablonen lässt sich das Verhältnis der Gitterstruktur wählen. Ein Nachteil ist, dass das Maschenbild nach Ausheilung sichtbar bleibt. Platziert man die Inzisionen aber parallel zu den Hautspannungslinien, kann dem vorgebeugt werden.

Zur Deckung kosmetisch exponierter Stellen (Gesicht/Hände) haben sich Spalthautverpflanzungen im Verhältnis 1:1 durchgesetzt. Ob hier eine Skarifizierung wie bei der „Sheet-graft"-Methode Vorteile bringt, scheint unsicher.

Stetige Fortschritte in der Intensivmedizin haben in den jüngsten Jahrzehnten die Überlebensrate auch der Schwerbrandverletzten heraufsetzen können. Mit der Größe der Verbrennungsfläche wuchs aber auch die Not an autologen Transplantaten. Bereits 1975 beschrieben **Rheinwald** und **Green** eine Methode zur In-vitro-Kultivierung von autologen Keratinozyten. Einen ersten klinische Einsatz erfuhren sie durch **O'Connor** 1981. Die Technik hat nicht unherhebliche Nachteile: lange Kultivierungszeit, hohe Kosten und der entstehende Hautsersatz ist aufgrund der fehlenden dermalen Komponente vulnerabel und instabil. Eine mögliche Alternative zu den Keratinozyten-Sheets bietet die Applikation dieser Zellen als Suspension. Diese Zell-Sprays stehen bereits nach 5 Tagen zur Verfügung. Die Ergebnisse konnten bisher nicht überzeugen.

1.2.3 Ausblick

Zur Komplettierung sollen die heute zur Verfügung stehenden alloplastischen Hautersatzstoffe aufgeführt werden. Hierzu zählen z. B. Suprathel, Matriderm, Alloderm und Integra. Letzteres kam in den 1980er-Jahren auf den Markt und dient als Dermisersatz. Es besteht aus vernetztem Rinderkollagen. Mit der entsprechenden Erfahrung und Selektion der Indikationen sind die Ergebnisse auch in funktioneller und kosmetischer Hinsicht erfreulich.

Vieles ist heute möglich. Aber es ist bisher noch keinem gelungen, einen Ersatz zu schaffen, der der natürlichen Haut in all ihren Facetten entspricht. Liegt die Zukunft daher im 3D-Bioprinter?

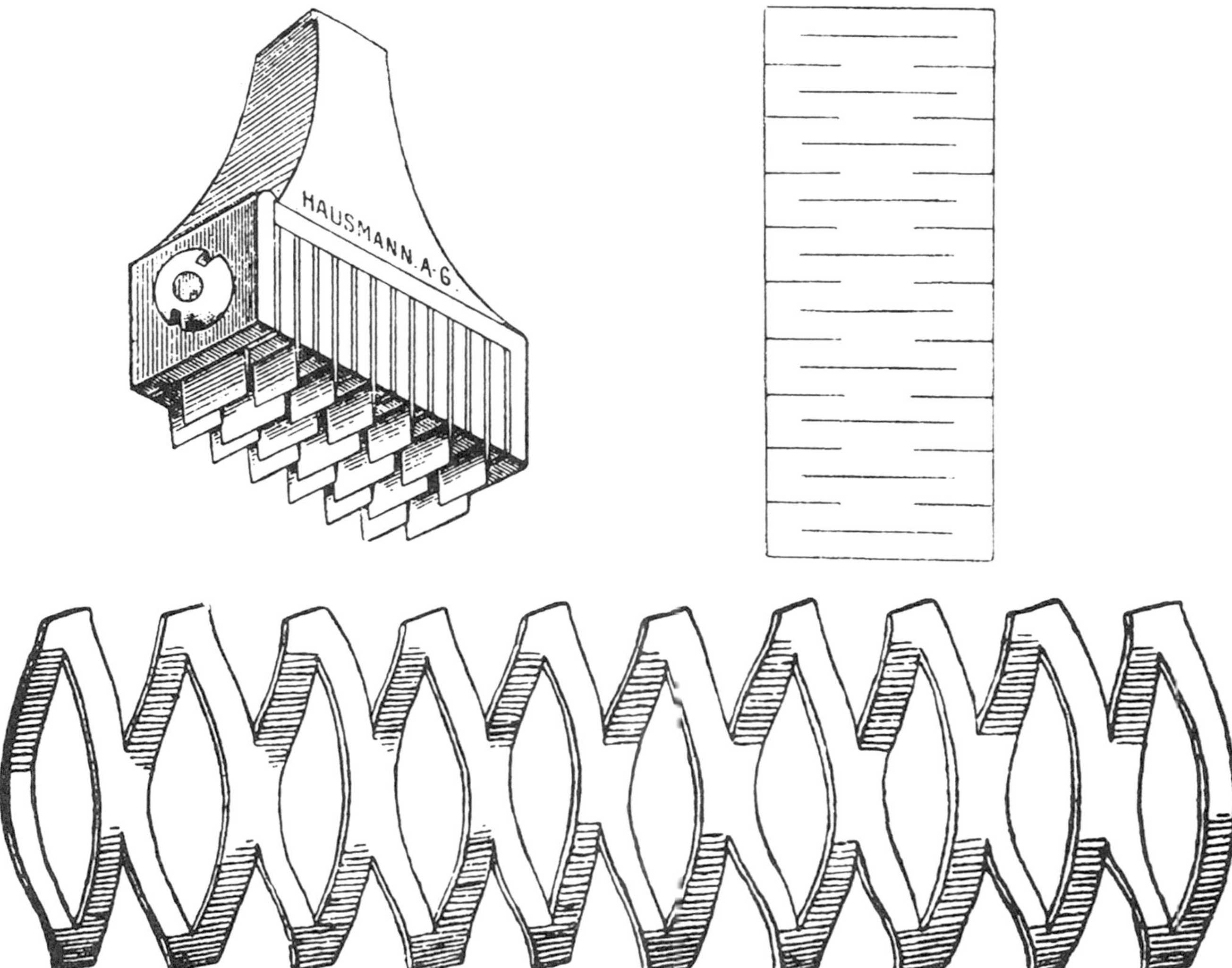

Abb. 1.5 Apparatur von Otto Lanz zur Vergrößerung der Hautoberfläche. (Aus Henk J. Klasen et al.1981; mit freundlicher Genehmigung von ©Springer-Verlag Berlin Heidelberg 1981. All Rights Reserved)

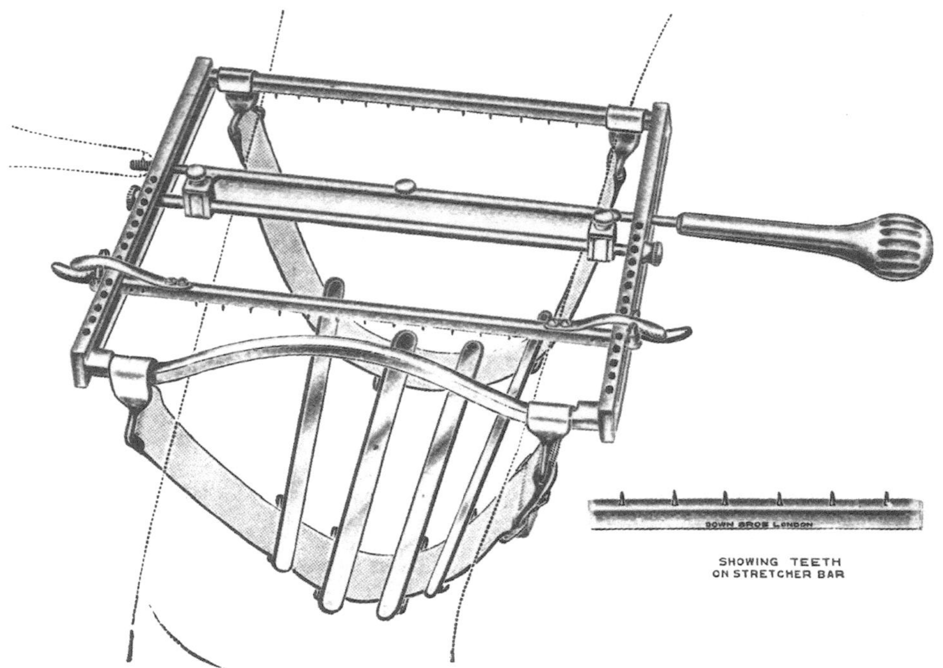

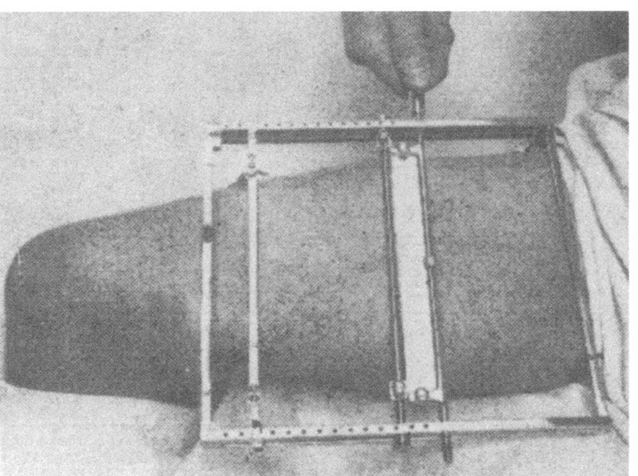

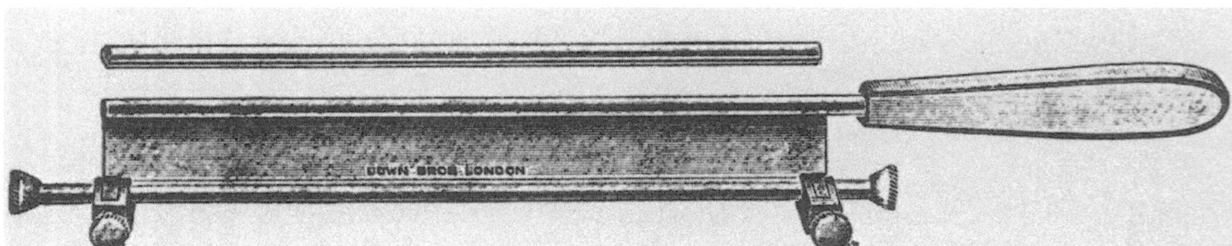

Abb. 1.6 Humby's Messer. (Aus Henk J. Klasen et al.1981; mit freundlicher Genehmigung von ©Springer-Verlag Berlin Heidelberg 1981. All Rights Reserved)

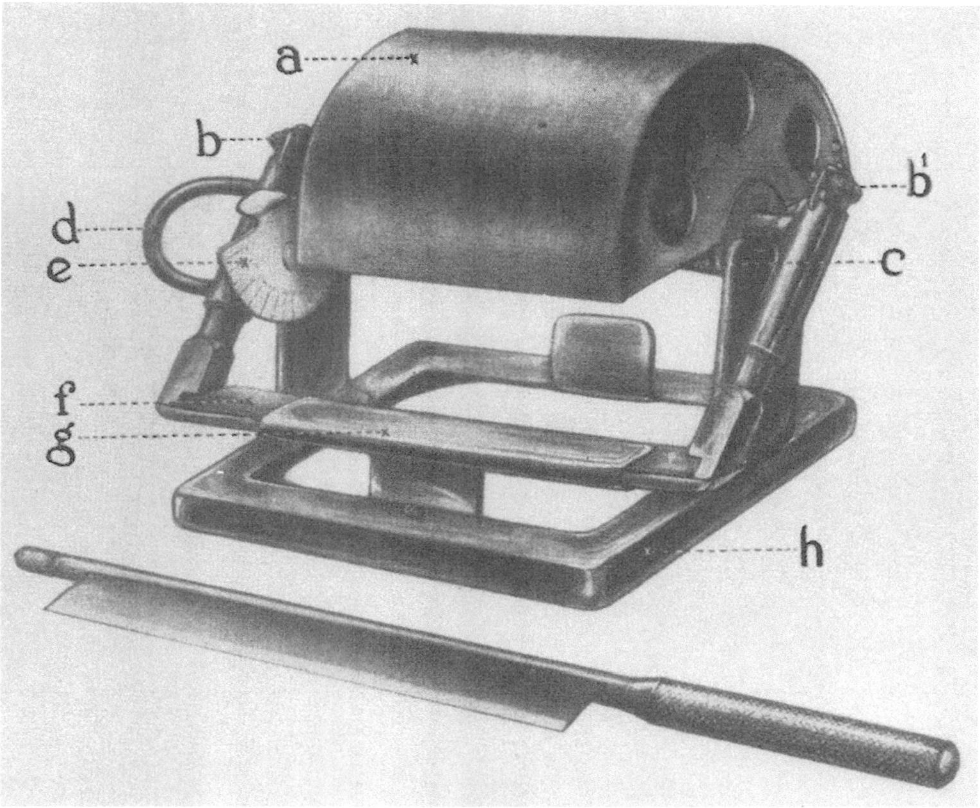

Abb. 1.7 Dermatom von Padget 1942 (Aus Henk J. Klasen et al.1981; mit freundlicher Genehmigung von ©Springer-Verlag Berlin Heidelberg 1981. All Rights Reserved)

Weiterführende Literatur

1. van Aken H, Wulf H (2010) Lokalanästhesie, Regionalanästhesie, Regionale Schmerztherapie. Thieme
2. Berger A, Hirner R (2003) Plastische Chirurgie. Springer, Berlin
3. Karberg S (2014) Organe aus dem Drucker. Technology Review 2
4. Killian H, Dieffenbach JFNeue Deutsche Biographie 3 1957
5. Klasen HJ (1981) History of free skin grafting. Springer, Berlin
6. Klasen HJ (2004) History of burns. Erasmus Publishing, Rotterdam
7. Mittag H (2000) Die Haut im medizinischen und kulturgeschichtlichen Kontext. Universitätsbibliothek Marburg
8. Wappler F, Spilker G (2009) Verbrennungsmedizin. Thieme, Stuttgart

2 Anatomie und Physiologie der Haut

Christian Ottomann

Inhaltsverzeichnis

2.1 Die Haut als Organ

Makroskopisch gibt es zwei Hautarten. Die **Felderhaut**, die den Großteil der Hautoberfläche ausmacht, ist durch feine Furchen charakterisiert, in deren Schnittpunkten die Haarfollikel liegen. Darüber hinaus gibt es die unbehaarte **Leistenhaut**, welche sich an den Handinnenflächen und den Fußsohlen befindet, und über individuelle Muster leistenartiger Textur verfügt. Mikroskopisch setzt sich das Organ Haut aus der Oberhaut (**Epidermis**), der Lederhaut (**Dermis**) und der Unterhaut (**Subcutis**) zusammen. Epidermis und Dermis bilden zusammen die **Cutis** – die Haut im eigentlichen Sinne. Weitere Bestandteile der Haut sind die Hautanhangsgebilde bestehend aus Hautdrüsen, Haaren und Nägeln [1–4]. Epidermis und Dermis sind fest verzahnt. Die Subcutis ist ein Druckpolster und eine Verschiebeschicht aus lockerem Bindegewebe und Fett. Die Haut ist je nach Beanspruchung an verschiedenen Körperstellen unterschiedlich beschaffen. Entwicklungsphysiologisch ist die Epidermis ektodermaler Herkunft. Aus dem einschichtigen Epithel entwickelt sich eine Schicht abgeplatteter Zellen (Periderm), unter der sich die Zellen vermehren und ein mehrschichtiges Epithel bilden. Dermis und Subcutis sind dagegen mesodermaler Herkunft [5].

C. Ottomann (✉)
UnitTransferKlinik, Universität zu Lübeck, Lübeck, Deutschland
e-mail: christian.ottomann@uni-luebeck.de

2.1.1 Epidermis

Die Epidermis ist zwischen 50 µm und 0,2 mm dick, kann jedoch nach Beanspruchung durch Mechanotransduktion eine Dicke von bis zu 1 mm in der Handfläche und an der Fußsohle besitzen. Epidermisverdickungen aufgrund

C. Ottomann, B. Hartmann (Hrsg.), *Hauttransplantation*, https://doi.org/10.1007/978-3-662-62060-1_2

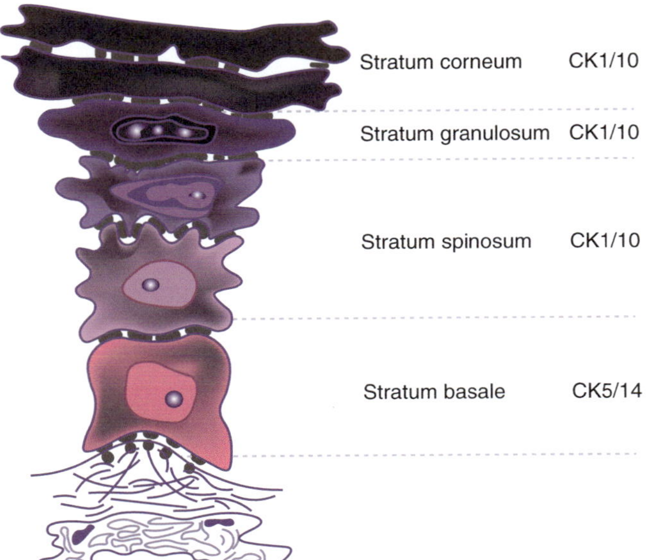

Abb. 2.1 Schematische Darstellung der Zellschichten der Epidermis (Felderhaut) und des Cytokeratin-Expressionsprofils. Basale Keratinozyten exprimieren die Cytokeratine CG5/14, wohingegen in suprabasalen Schichten die Keratine CK1 und CK10 vorzufinden sind [9]

erhöhter Beanspruchung werden als Schwielen bezeichnet. Schwielen können eine Epidermisdicke von bis zu 2 mm erreichen [5]. Die Epidermis ist ein mehrschichtiges, sich selbst erneuerndes, verhorntes Plattenepithel. Über 90 % der epidermalen Zellen sind Keratinozyten, welche ihren Namen aufgrund der Fähigkeit zur Keratin-Synthese erhalten haben. Neben den Keratinozyten finden sich in der Epidermis auch immunkompetente Langerhans-Zellen, Merkel Zellen und T-Lymphozyten sowie Melanozyten zur Hautpigmentierung. Die Epidermis ist frei von Blutkapillaren und wird durch Diffusion aus dem in der Dermis vorkommenden Gefäßplexus mit Nährstoffen versorgt. Mikroskopisch lässt sich die Epidermis in fünf Schichten einteilen, welche den schrittweise ablaufenden Differenzierungs- und Reifungsstadien der Keratinozyten bis zur Abschilferung (Desquamation) entsprechen (Abb. 2.1). Die Differenzierung verläuft mit morphologischen Veränderungen der Zellen, dem Auftreten charakteristischer Strukturen, der Auflösung der Zellkerne und Organellen sowie der Ausbildung der interzellularen Lipidsubstanz unter fortwährender Dehydratation. Zwischen Proliferation und Desquamation besteht unter physiologischen Bedingungen ein Fließgleichgewicht (Homöostase). Die Zeit einer vollständigen Regeneration der Epidermis beträgt etwa 28 Tage [1, 3].

Aufbau

Das Stratum basale enthält Stammzellen, aus denen Keratinozyten hervorgehen. In den Keratinozyten des Stratum spinosum wird niedermolekulares durch hochmolekulares Keratin ersetzt. Ferner beginnt die Filaggrinsynthese und es bilden sich lipidhaltige Körperchen. Im Stratum granulosum werden Keratohyalinkörner sichtbar und es erfolgt die terminale Differenzierung der Keratinozyten. Das Stratum corneum besteht aus organellenlosen geschichteten, verzahnten Platten, die durch Lipide verbunden sind. Die Melanozyten bilden Melanosomen, die in die Keratinozyten gelangen und zur Hautfärbung beitragen.

Schichten der Epidermis

- Stratum basale (Basalzellschicht)
- Stratum spinosum (Stachelzellschicht)
- Stratum granulosum (Körnerzellschicht)
- Stratum lucidum (Glanzschicht)
- Stratum corneum (Hornhaut)

Stratum basale Das Stratum basale (Basalzellschicht; Proliferationszone) bildet die unterste, mitosereiche Schicht der Epidermis, weshalb sie auch den Namen Stratum germinativum trägt. Das Stratum basale ist einlagig und durch isoprismatische bis zylindrische Basalzellen charakterisiert, welche auf der Basalmembran, der Grenzschicht zwischen Dermis und Epidermis, angeordnet sind. Die Basalzellen werden kontinuierlich durch in der Basallzellschicht vorkommende Stammzellen ersetzt. Die hohe mitotische Aktivität der Basalzellen ist durch große Zellkerne mit prominenten Nukleoli und deutlichen Zentriolen gekennzeichnet [6, 7].

Stratum spinosum Das über der Basalzellschicht liegendende Stratum spinosum (Stachelzellschicht, Differenzierungszone) besteht aus 2 bis 5 Zelllagen. Hier tritt eine allmähliche Abflachung der Keratinozyten, verbunden mit einer Volumenzunahme, ein. Die Keratinozyten besitzen eine polygonale Zellform, die durch stachelartige Fortsätze über Desmosomen fest miteinander verbunden sind [6]. Im oberen Bereich des Stratum spinosum treten die sogenannten Odland- bzw. Lamellen-Körperchen auf, welche im Golgi-Apparat der Keratinozyten gebildet werden und u. a. Glykolipide, Phospholipide und Sterole sowie Enzyme (Lipasen, Proteasen, saure Phosphatase) beinhalten. Daneben beginnt die Synthese von Profilaggrin, welches nach posttranslationalen Modifikationen (Dephosphorylierung und Proteolyse) zu Filaggrin umgewandelt wird. Diese posttranslationale Modifikation bewirkt eine Aggregation und Kondensation der Keratinfilamente und der Tonofibrillen [6–8].

Stratum granulosum Das Stratum granulosum besteht aus bis zu drei Zelllagen zur Anordnung der Epithelzellen in eine regelmäßige Säulenstruktur. Die Keratinozyten erhalten basophile Granula, die sogenannten Keratohyalinkörner vor der Verhornung. Lichtmikroskopisch sind im Stratum granulosum Keratinfilamente als basophile Keratohyalingranula, den Vorläufern der Keratinmatrix, sichtbar. In dieser aus ein bis drei Zelllagen bestehenden Schicht laufen Differenzierungsvorgänge der Keratinozyten ab [8]. Neben der Dehydratation und weiteren Abflachung der Zellen erfolgt der Abbau von Zellorganellen und Zellkernen sowie die Ausbildung des „cornified envelope", einer Protein- (u. a. Loricrin, Involucrin) und Lipidverdichtung an der Innenseite der Plasmamembran. Der Zellinhalt der Odland-Körperchen wird über Exozytose in den Interzellularraum abgegeben und führt dort zur Bildung einer starren, zementartigen Kittsubstanz. Diese Substanz dient als Permeabilitätsbarriere gegen transepidermalen Wasserverlust und gegen äußere mechanische Einflüsse [6–8].

Stratum lucidum Das Stratum lucidum ist nur in dicker Epidermis vorhanden, wie sie in der Handfläche und Fußsohle vorkommt. Es dient der Bildung einer besonders resistenten Hautbarriere an stark umweltexponierten Körperstellen. Es erscheint lichtmikroskopisch sehr homogen: Zellgrenzen und Zellkerne sind nicht mehr zu erkennen, die Keratohyalingranula wird zu Eleidin (weiche Keratinvorstufe), einem azidophilen und stark lichtbrechenden Lipoprotein, umgewandelt [7, 9].

Stratum corneum Diese Zellschicht erscheint lichtmikroskopisch homogen und besteht daus 10 bis 20 Lagen fest zusammenhängender, kernloser polygonaler bis zu 30 mm großer Keratinozytenplatten, die Zellsäulen mit Überlappungen und Verzahnungen bilden. Oberflächlich kommt es durch Abbau von Kittssubstanzen zu einer Abschilferung von Einzelplatten und Plattenaggregaten.

Es entstehen die sogenannten Korneozyten, die in einer multilamellaren Lipidschichten eingelagert sind. Die Korneozyten sind kernlos und beinhalten hochmolekulare Keratinfilamente in einer amorphen Proteinmatrix [9, 10]. Keratinfilamente (Cytokeratine) sind wasserunlösliche, mechanisch stabile Strukturproteine und bilden als Intermediärfilamente zusammen mit den Aktinfilamenten und Mikrotubuli das Zytoskelett der Keratinozyten [10, 11]. Bis zu 20 verschiedene Keratinarten werden für humane Epithelzellen angegeben, welche durch ihre Größe in hoch- und niedrigmolekulare Cytokeratine und entsprechend ihrem isoelektrischen Punkt in Typ I- und in Typ II-Keratinketten klassifiziert werden. Keratine bilden Cytokeratinketten, deren Expressionsprofil vom Differenzierungsstatus der Zelle abhängt. Während die niedrigmolekularen Cytokeratine CK5/14 in der Basalzellschicht der Epidermis exprimiert werden, werden diese ab dem Stratum spinosum durch die hochmolekularen Keratinfilamente CK1 und CK10 ersetzt (Abb. 2.1) [9–12].

Epidermis auf zellulärer Ebene
Die Integrität der Epidermis wird über Zell-Zell-Verbindungen und über Zell-Matrix-Verbindungen gewährleistet. Die Keratinozyten untereinander sind über Desmosomen (Maculae adhaerentes) und Adhärenzkontakte (Zonulae adhaerentes) verbunden. Diese Adhäsionsorganellen sind Spezifikationen der Zellwandmembran, welche aus elektronenmikroskopisch sichtbaren plattenartigen Verdickungen (cytoplasmatische plaques) an der Innenseite über intrazelluläre Ankerproteine und transmembrane Adhäsionsproteine gebildet werden und der interzellulären Adhäsion und der Insertion von Intermediärfilamenten dienen [7, 8, 11]. Die Desmosomen besitzen breite Plaques, an deren zytoplasmatischer Seite die Keratinfilamente inserieren und in Desmoplakin verankert sind. Die Transmembranproteine, die für die Adhärenz der einander symmetrisch gegenüberliegenden Plaque verantwortlich sind, werden als sogenannte desmosomalen Cadherine, oder auch Desmoglein und Desmocollin, bezeichnet. Die extrazellulären Domänen der Adhäsionsmoleküle binden homophil an die der Nachbarzelle und halten so die benachbarten Plasmamembranen zusammen. Die intrazellulären Domänen der Cadherine sind über Bindungen mit den Polypeptiden Plakoglobin und Plakophilin sowie des Brückenproteins Desmoplakin mit den lateral einstrahlenden Keratinfilamenten der Zelle verankert (Abb. 2.2) [13, 14].

Über Adhärenzkontakte werden die Aktinfilamente der benachbarten Keratinozyten verbunden. Im Interzellularspalt lagern sich sogenannte *klassische* Cadherine benachbarter Zellen aneinander, deren intrazelluläre Domänen Bindungsstellen für die Plaque-Proteine β-Catenin und p120Catenin tragen. Diese Proteine binden wiederum an α-Catenine, welche ihrerseits mit den Aktinfilamenten der Zelle verankert sind. Im Zell-Zell-Kontaktbereich werden die Aktinfilamente durch Bindungen mit Proteinen wie Vinculin, Vasodilator-stimulierendes Phosphoprotein (VASP) und α-Actinin stabilisiert und vernetzt (Abb. 2.3); [8, 9, 11, 13].

Zur Ausbildung von Zell-Zell-Kontakten benötigen Cadherine extrazelluläre Calcium-Ionen (Ca^{2+}). Die extrazellulären Domänen der Cadherinmoleküle sind meist in fünf oder sechs Cadherin- Einheiten gefaltet. Zwischen diesen Einheiten liegen Bindungsstellen für Ca^{2+}-Ionen, welche daran gebunden eine stabile und steife Stäbchenstruktur des Cadherinmoleküls bewirken. Je mehr Calciumionen an der extrazellulären Domäne gebunden vorliegen, desto stabiler und unbeweglicher wird das Molekül und geht eine homophile Bindung mit benachbarten Cadherinmolekülen ein.

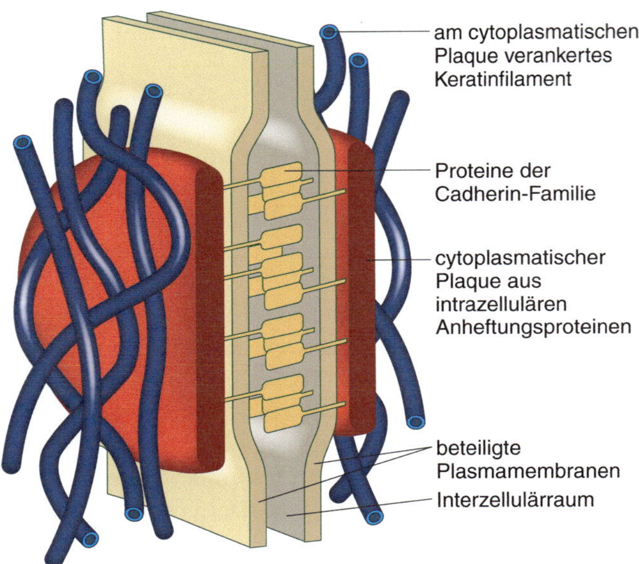

Abb. 2.2 Schematische Darstellung eines Desmosoms. Die Strukturelemente eines Desmosoms: Keratinfilamente sind am zytoplasmatischen Plaque verankert. Transmembrane Ankerproteine der Cadherinfamilie binden homophil mit ihren extrazellulären Domänen an gegenüberliegende Cadherinmoleküle. Keratininfilamente werden zwischen Keratinozyten über Transmembranproteine (Desmocolin, Desmoglein) und Adapterproteine (Plakoglobin, Plakophilin und Desmoplakin) miteinander verbunden

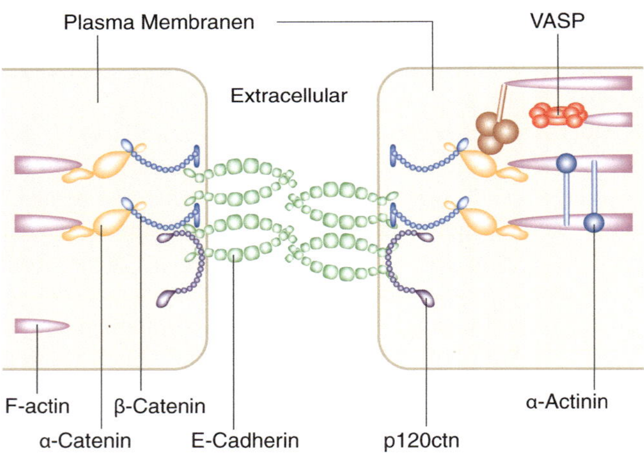

Abb. 2.3 Schematische Darstellung der molekularen Bestandteile eines Adhärenzkontaktes. Aktinfilamente werden miteinander zwischen Keratinozyten indirekt über Transmembranproteine (E-Cadherin) und Ankerproteine (u. a. ß-Catenin, p120Catenin, α-Catenin, Vinculin, α-Actinin) verbunden

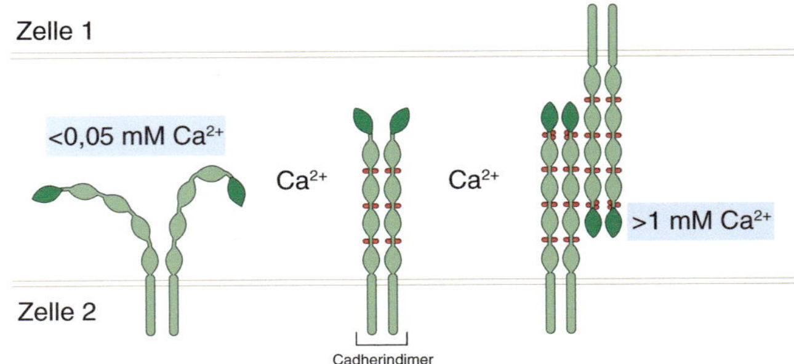

Abb. 2.4 Einfluss der extrazellulären Calciumkonzentration. Hohe Ca^{2+}-Konzentration: Gebundene Ca^{2+}-Ionen linearisieren und versteifen das Dacherinmolekül, benachbarte Cadherinmoleküle werden homophil gebunden. Geringe Ca^{2+}-Konzentration: Die Zelladhäsion wird aufgehoben, das Cadherinmolekül erschlafft und ist für Proteasen abbaubar

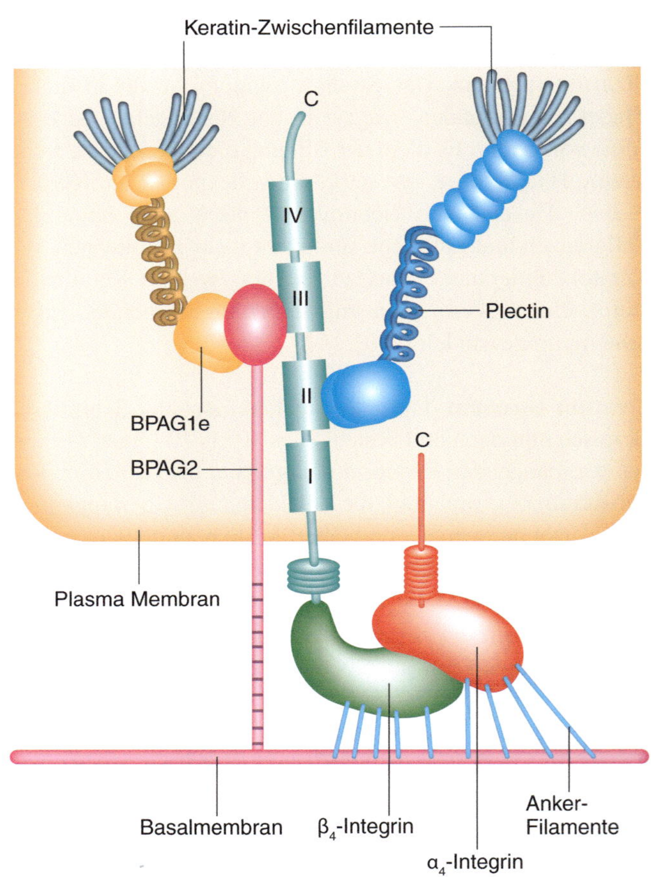

Abb. 2.5 Schematische Darstellung der molekularen Bestandteile der Hemidesmosomen: Hemidesmosomen sind aus mehreren intralzellulären Ankerproteinen (Pletin, BPAG1) und transmembranen Adhäsionsproteinen (Integrin α6β4, BPAG2) aufgebaut und verbinden die Epidermis über Ankerfilamente („anchoring filaments",) mit der Lamina densa (v. a. Kollagen Typ IV) der Basallamina (BPAG1e = bullöses Pemphigoid-Antigen 2)

Liegt dagegen eine geringe extrazelluläre Calciumkonzentration vor bzw. wird Calcium entzogen, erschlafft das Cadherinmolekül und wird schnell von Proteasen abgebaut Abb. 2.4 [10–13].

Die Adhäsion der epidermalen Basalzellen an der Basalmembran wird über Hemidesmosomen gewährleistet (Abb. 2.5). Hemidesmosomen sind Multiproteinkomplexe, die eine Verbindung zwischen dem intrazellulären Keratin-Zytoskelett und den Proteinen der Basalmembran herstellen. Die transmembranen Adhäsionsproteine sind hierbei das Integrin α6β4 und das bullöse Pemphigoid-Antigen 2 (BPAG2, 180 kDa). BPAG2 interagiert intrazellulär mit Integrin α6β4 sowie BPAG1 und bindet extrazellulär mit der Kollagendomäne (Kollagen XVII) an Proteine der Basalmembran. Integrin α6β4 ist durch eine lange C-terminale, zytoplasmatische Domäne der β4-Integrinuntereinheit charakterisiert, die mit den intrazellulären Ankerproteinen Plektin und dem bullösen Pemphigoid-Antigen 1 (BPAG1, 230 kDa) des inneren hemidesmosomalen Plaques interagiert. BPAG1 und Plektin binden wiederum über ihre C-terminalen Domänen an Keratinfilamente und stellen somit die Verbindung zwischen dem Keratin-Zytoskelett und dem Integrin α6β4 her. Die extrazelluläre Domäne des α6β4-Integrins fungiert als Adhäsionsrezeptor für Laminine, welche als Verankerungsfilamente (anchoring filaments) der Verknüpfung der Hemidesmosomen an der Basalmembran dienen (Abb. 2.5) [7–14].

In der epidermal-dermalen Junktion, der die Basalmembran umfassenden Verbindungszone zwischen Epidermis und Dermis, durchqueren feine Verankerungsfilamente von Laminin 5 die Lamina lucida und sind zwischen Lamina densa und den Hemidesmosomen befestigt. Verankerungsfilamente aus TypVII Kollagen und Mikrofibrillen verbinden die Lamina densa mit der papillären Dermis [10, 11].

Integrität der Basalmembran

Die Basalmembran besitzt als Grenzschicht zwischen Dermis und Epidermis stützende, barriereaufbauende sowie zellregulierende Funktionen. Elektronenmikroskopisch stellt sich die Basalmembran mehrschichtig dar und wird von apikal nach basal in eine Lamina rara externa (auch Lamina lucida), Lamina densa, Lamina rara interna und Lamina fibroreticularis gegliedert. Wesentliche Bestandteile der Basalmembran sind Kollagene (v. a. Kollagen Typ III in der Lamina fibroreticularis und Kollagen Typ IV in der Lamina densa), Glykoproteine (Laminin 5 und Fibronektin in der Lamina densa) und Proteoglykane (z. B. Heparansulfat). Verankerungsfilamente aus Typ VII Kollagen und Mikrofibrillen verbinden die Lamina densa mit der papillären Dermis (Abb. 2.6) [11, 14, 15].

Zellen der Epidermis
- Keratinozyten
- Melanozyten,
- Langerhans-Zellen

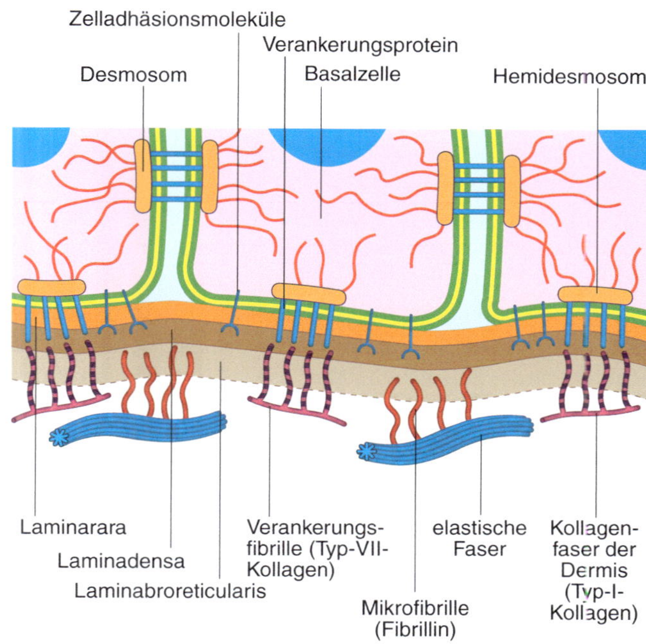

Abb. 2.6 Schematische Darstellung der epidermal-dermalen Junktion [15].

Keratinozyten

Die Keratinozyten der Epidermis, die etwa 90 % der Epidermiszellen ausmachen, sind eine sich kontinuierlich erneuernde Zellpopulation. Sie entstehen aus Stammzellen, die im Stratum basale angeordnet sind. Nach der differenziellen Zellteilung der Stammzellen entstehen jeweils aus einer der Tochterzellen Amplifikationszellen, von denen sich ein Teil in drei bis vier anschließenden Mitosen in basale Keratinozyten umwandelt. Kennzeichnend für Keratinozyten sind Keratin- und Aktinfilamente, die zwei unabhängige Fasernetze bilden und sich an unterschiedlichen Adhäsionsstellen der Zellmembran befestigen, die Keratinfilamente an Desmosomen und die Aktinfilamente an Cadherinen. Außerdem bestehen zwischen Keratinozyten sogenannte Gap junctions. Die Fasernetze haben in den Keratinozyten eine von der Belastung abhängige Anordnung. Durch Migration gelangen basale Keratinozyten in das Stratum spinosum. [5]. Dort werden die niedermolekularen, basalen Zytokeratine durch hochmolekulare Keratine ersetzt. Die Wanderung der Keratinozyten erfolgt einzeln, wobei die Zelladhäsionen jeweils neu gebildet werden. Die Transitzeit eines Keratinozyten durch das Stratum spinosum beträgt etwa 14 Tage. Dann wird das Stratum granulosum erreicht. Die Proliferation der Keratinozyten steht unter dem Einfluss von Wachstumsstimulatoren. Die Induktion geht dabei z. B. von Trauma, UV-Licht aber auch von Zytokinen aus, die autokrin und parakrin wirken. Darüber hinaus produzieren Keratinozyten viele biologisch aktive Moleküle [1–5].

Melanozyten und Hautpigmentierung

Melanoyten liegen im Stratum basale in Kontakt mit der Basalmembran in einem Verhältnis von etwa einem Melanozyt auf 35 Keratinozyten. Melanozyten sind stark verzweigt und nur mit einer histologischen Spezialfärbungen sichtbar. Sie produzieren das braun bis schwarze Pigment Melanin. Die regionale Verteilung der Melanozyten erfolgt nach der Geburt. Die Melaninsynthese ist an das Enzym Tyrosinase gebunden, das in den als Melanosomen bezeichneten spezifischen Granula dieser Zellen reichlich vorkommt [5]. Die Melanosomen werden von den Melanozyten abgegeben und von den umgebenden Keratinozyten durch Endozytose aufgenommen. Das von den Keratinozyten gespeicherte Melanin bewirkt die Hautfarbe. Letztendlich werden die Melanosomen im Stratum spinosum abgebaut. Pro Quadratmillimeter Haut befinden sich 1000 – 15000 Melanozyten. Die Hautfarbe hängt weitgehend von der Melaninpigmentierung und nur zu einem kleinen Anteil von der Hautdurchblutung ab. Bei dunkler Haut ist die Zahl der Melanozyten nicht erhöht, sondern die Melaninproduktion. Die Bräunung der Haut durch UV-Strahlen führt zu einer temporären Erhöhung der Melaninproduktion. Die Anzahl der Melaningranual unterscheidet sichan verschiedenen Körperstellen. Die Handfläche und Fußsohle ist bei dunkelhäuiger Haut weniger pigmentiert. Bei hellhäutiger Haut ist das Gesicht, die Achselhöhle, Brustwarze, Leiste, Genitale und Anus stärker pigmentiert [5]. Bei Albinos ist die Haut pigmentlos. Obwohl Melanozyten vorhanden sind, kann aufgrund eines Gendefekts keine Melaninsythese entstehen.

Langerhans-Zellen

Die Langerhans-Zellen sind immunkompetente Zellen. Sie ordnen sich als verzweigte Zellen über dem Stratum basale an. Sie können mit histochemischen, immunhistologischen und elektronenmikroskopischen Methoden detektiert werden. Langhans-Zellen haben ein helles fibrillenarmes Zytoplasma, einen ausgeprägten Golgi-Apparat und spezielle Organellen, die sogenannten Birbeck-Granula. Sie sind für die Endozytose von Fremdköpern verantwortlich. Außer Langhans-Zellen kommen in der Epidermis dermale dendritische Zellen vor, die ebenfalls zum Immunsystem gehören. Pro Quadratmillimeter Haut finden sich durchschnittlich 700 Langerhans-Zellen [3, 5].

2.1.2 Dermis

Die Dermis gliedert sich in zwei nach Dichte und Anordnung der Fasern differenzierbare Schichten, dem **Stratum papillare** und dem **Stratum reticulare**. Beide Schichten bestehen aus Kollagenfaserbündeln, elastischen Fasern und Matrix. Die Matrix besteht aus Proteoglykanen und Glykosaminoglykanen, in die die Kollagenfasern und elastischen Fasern eingebunden sind.

Durch ihr hohes Wasserbindungsvermögen spielen die Interzellularsubstanzen der Matrix für die Regulierung des Hautturgors eine entscheidene Rolle. In der Dermis überwiegen zahlenmäßig Typ-I-Kollagenfasern. Typ-I-Kollagen bildet mit Kollagen-III und Kollagen-VI lange Faserbündel, die lose miteinander vernetzt sind. Die Kollagenfaserbündel verlaufen je nach Lokalisation in unterschiedlicher Ausrichtung. Durch die Zugkräfte der Kollagenfaserbündel erzeugt ein Stich in die Haut kein rundes Loch, sondern einen Spalt. Die Spaltenlinien des Körpers werden bei der operativen Schnittführung entsprechend beachtet, da Hautschnitte senkrecht zur Verlaufsrichtung der Spaltlinien auseinanderklaffen. Dehnung und Straffung der Haut wird durch die Ausrichtung der Kollagenfaserbündel beeinflusst. Beim Alterungsprozess resultiert eine Hauterschlaffung durch abnehmende Elastizität der Haut. Die elastischen Fasern wirken dem Zug des Kollagenfasergeflechts entgegen. Bei zu schneller Dehnung der Kollagenfasern entstehen die sogenannten Striae distensae (Schwangerschaftsstreifen). Das Stratum papillare ist kapillarreich und enthält zahlreiche Rezeptororgane. Durch die Verzapfungen entsteht eine Oberflächenvergrößerung zur besseren Versorgung der Epidermis mit Nährstoffen. Es finden sich unterschiedliche Ausprägungen der papillaren Verzapfungen zwischen Epidermis und Dermis an verschiedenen Körperregionen. Die Verzapfungen tragen dabei zu einer besseren Verankerung der Hautschichten bei. Die desmoepithelialen Verbindungen beruhen auf Verknüpfungen der Basallamina durch Ankerfilamente mit Hemidesmosomen der basalen Epithelzellen und auf Ankerfibrillen des Stratum papillare der Dermis. Am höchsten und zahlreichsten sind die Bindegewebspapillen in Gebieten starker mechanischer Beanspruchung, z. B. über Knie und Ellenbogen, am schwächsten am Augenlid, wo die Papillen ganz fehlen können. Durch diese Verankerungen entsteht die Hauttextur und ein spezifisches Hautrelief. Beim Hautrelief werden die sogenannte **Felderhaut** und **Leistenhaut** unterschieden, wobei die Haut zum größten Teil aus Felderhaut besteht. Die Felderhaut erkennt man an feine Linien, die die Haut in polygonale Felder teilen (daher der Name Felderhaut). In den Linien liegen eingebettet Talgdrüsen-, Schweiß und Duftdrüsenausgänge. Bei der Leistenhaut ragen die Bindegewebspapillen in eine Epidermisleiste, allerdings fehlen Ausführungsgänge für Schweiß-, Talg und Duftdrüsen. Leistenhaut findet sich besonders an den Fingerbeeren, sowie palmar und an den Zehenballen. Dort bilden sie Schleifen, Bögen, Wirbel und daraus multiple Varianten. Die Leisten sind genetisch festgelegt und so individuell, dass jeder Mensch einen einzigartigen Fingerabdruck hat. Das Stratum reticulare bildet die tiefere und dickere Dermisschicht. Sie besteht vor allem aus kräftigen, fest miteinander verbundenen Kollagenfaserbündeln, wodurch das Stratum

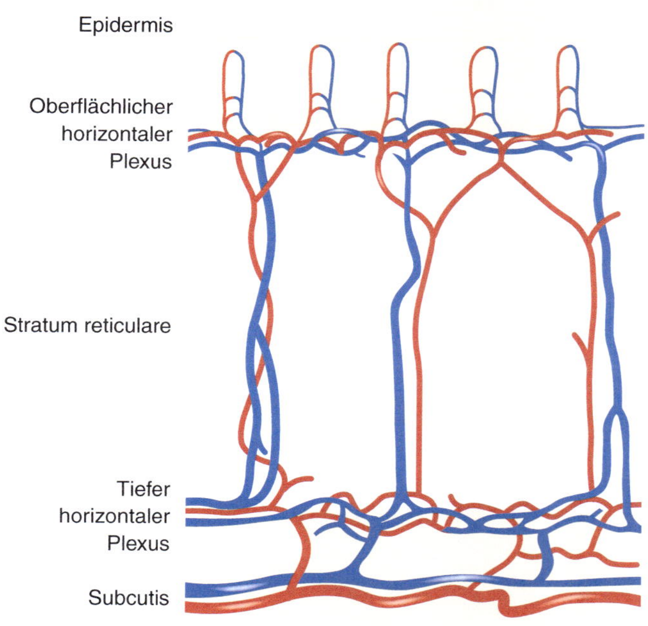

Abb. 2.7 Schematische Darstellung der Dermis mit Gefäßplexus

reticulare der Haut eine sehr hohe Zerreißfestigkeit erreicht. Im Stratum reticulare sind nur wenige Zellen vorhanden. Zwischen die kräftigen, straffen Kollagenfaserbündel sind lange, dicke elastische Fasern eingelagert. Diese Struktur verleiht der Haut die Eigenschaften der Reißfestigkeit und reversiblen Verformbarkeit. [1–5] (Abb. 2.7).

Zellen der Dermis

- Fibroblasten
- Granulozyten
- Lymphozyten
- Monozyten
- Plasmazellen
- Mastzellen

Zahlenmäßig überwiegen in der Dermis zum großen Teil die Fibroblasten. Hauptaufgabe der Fibroblasten ist die Kollagensynthese, allerdings haben sie durch Zell-Zell-Interaktionen Einfluss auf Melanozyten und Haarfollikel. Außerdem wird in den Fibroblasten der Dermis unter Mitwirkung von 5a-Reduktase aus Testosteron 5a-Dehydrotestosteron, die effektivste Form der Androgene, gebildet. Darüber finden sich in der Dermis immunkompetente Abwehrzellen wie Mastzellen, Lymphozyten, dermale dendritische Zellen, Histiozyten, Granulyozyten und Makrophagen.

2.1.3 Subcutis

Die Subcutis (Tela subcutanea) ist aus lockerem, durch Bindegewebsfaserzüge gekammertem, fettgewebsreichem Bindegewebe aufgebaut und verbindet die Haut verschieblich mit der oberflächlichen Körperfaszie. In Abhängigkeit vom Ernährungszustand, Geschlecht und Alter ist das subcutane Fettgewebe individuell und regional unterschiedlich stark ausgebildet und dient als Energiespeicher und zur Temperaturregulation. Als Fettgewebspolster schützt es die inneren Organe vor mechanischen Einflüssen, ist zudem wichtiger Produzent von Hormonen sowie am Fett- und Kohlenhydratstoffwechsel beteiligt. In der Subcutis finden sich die Vater-Pacini-Lamellenkörperchen als Mechanorezeptoren für Vibrations- und Druckempfindung sowie zur Dermis ziehende Nerven, Blut- und Lymphgefäße [1, 5, 11]. In der Subcutis liegen stellenweise glatte Muskelzellen (Tunica dartos des Skrotums, große Schamlippen, Brustwarze).

2.2 Durchblutung der Haut

In der Haut lassen sich drei Gefäßplexus unterscheiden, erstens der Bereich des Zu- und Ableitungssystems in der Subcutis nahe der Grenze zur Dermis, zweitens der tiefe horizontale Plexus im Stratum reticulare nahe der Grenze zur Subcutis und drittens der oberflächliche horizontale Plexus an der Grenze zwischen Stratum papillare und reticulare. Das Zu- und Ableitungssystem verfügt über Arterien und Venen mit Venenklappen. Die Arterien versorgen jeweils spezifische Hautareale. Der tiefe horizontale Plexus besitzt größere Arteriolen und Venen mit einem Durchmesser von ca. 20–30 mm, die sich in vertikalen Verbindungsgefäßen zum oberflächlichen Plexus strecken. Der oberflächliche Plexus ist zur Temperaturregulation sehr kapillarreich. Für das Ausmaß der Wärmeabgabe spielt die Durchblutung der Haut die entscheidende Rolle. Bei kontinuierlichem Druck auf die Haut versiegt die Durchblutung, so dass ein Hautdefekt resultieren kann. Verletzungen der Lymphgefäße bei Scherkräften führen zu den charakteristischen Hautblasen.

2.2.1 Sinnesorgan Haut

Wichtiger Bestandteil der Haut sind freie Nervenendigungen und Rezeptoren, in denen sensorische Fasern enden. Freie Nervenendigungen sind vor allem im Stratum papillare angeordnet. Sie übertragen Informationen der Schmerz, Temperatur-, Vibrations- und Druckempfindung. Als Rezeptoren der Haut dienen Meißner-Tastkörperchen, Ruffini-Körperchen, Merkel-Zellen und Vater-Pacini-Lamellenkörperchen. Meißner-Tastkörperchen dienen als Berührungsrezeptoren, sie bestehen aus mehreren Schwann-Zellen. Die Erregung der Meißner-Tastkörperchen erfolgt durch eine Spannungsänderung der epidermalen Basalmembran, am häufigsten finden sich Meißner-Tastkörperchen an den Fingerbeeren. Ruffini-Körperchen dienen dagegen als Dehnungsrezptoren. Sie liegen im Stratum reticulare der Dermis Merkel-Zellen sind Druckrezeptoren, sie liegen einzeln oder in Gruppen im Stratum basale der Epidermis, während durch Vater-Pacini-Lamellenkörperchen die Vibrationsempfindung entsteht.

2.2.2 Hautdrüsen

Drüsen der Haut sind

- Glandulae sudoriferae eccrinae (Schweißdrüsen)
- Glandulae sudoriferae apocrinae (Duftdrüsen)
- Glandulae sebaceae (Talgdrüsen)
- Glandulae mammariae (Brustdrüsen)

Schweißdrüsen treten nahezu ubiquitär auf. Die Anzahl beträgt zwischen 2 – 4 Millionen. Sie kommen in unterschiedlicher Dichte in allen Hautbezirken vor, vermehrt in der Haut der Stirn, des Handtellers und der Fußsohle. Schweißdrüsen fehlen nur im Lippenrot und im inneren Blatt des Preputium penis. Die Schweißdrüsen sind unverzweigte tubulöse Drüsen, die bis an die Grenze von Dermis und Subcutis reichen und deren Enden zu einem etwa 0,4 mm großen Knäuel aufgewickelt sind [4, 5]. Duftdrüsen finden sich dagegen nur an wenigen Körperstellen, meist mit Haaren konnotiert in der Achselhöhle, im Genitalbereich und perianal. Die Sekretion der Duftdrüsen setzt mit der Pubertät ein und kann bei der Frau zyklusabhängig schwanken. Die Talgdrüsen dienen der Haut- und Haarfettung, wobei Talg auch als Säureschutz dient.

2.3 Physiologische Wundheilung der Haut

Die menschliche Haut erfüllt als Barriere zwischen Organismus und Umwelt eine essenzielle Funktion. Unterbrechungen der Hautkontinuität aufgrund von Verletzungen oder chronischen Wunden können durch vielerlei Mechanismen (Eindringen von pathogenen Mikroorganismen, Mangeldurchblutung durch zu hohen Druck, Verlust von Flüssigkeit etc.) entstehen. Die Kenntnis der Wundentstehung als auch der zellulären und molekularen Mechanismen der Wundheilungskaskade sind essenziell für das Verständnis der physiologischen Wundheilung und deren möglichen Störungen.

2.3.1 Wundarten und Entstehung

Bei Wunden handelt es sich um umschriebene Gewebezerstörungen bzw. -schädigungen. Bei geschlossenem Hautmantel und gleichzeitigem Vorliegen einer inneren Verletzung spricht man von einer geschlossenen Wunde, ist der Hautmantel verletzt von einer offenen Wunde [16].

Akute Wunden

Akute Wunden sind plötzliche, meist durch ein Trauma entstandene Verletzungen zuvor unbeschädigter Haut. Abhängig von ihrem Entstehungsmechanismus werden mehrere Arten von akuten Wunden unterschieden:

Offene Wunden

- Risswunde
- Quetschwunde
- Riss-Quetschwunde
- Schürfwunde
- Schnittwunde
- Stichwunde
- Bisswunde

Geschlossene Wunden

- Prellung
- Quetschung

Thermische Wunden

- Verbrennung und Verbrühung Grad IIa
- Verbrennung und Verbrühung Grad IIb
- Verbrennung und Verbrühung Grad III
- Verbrennung und Verbrühung Grad IV

Risswunde (Vulnus lacerum)

Risswunden werden meist durch grobe Klingen von Kreissägen oder Fräsen verursacht. Sie zeichnen sich durch zerfetzte Wundränder, die zur Wundrandnekrose neigen, aus. Komplizierend treten häufig Verletzungen von Sehnen, Nerven u.a. auf. [16].

Quetschwunde (Vulnus contusum)

Die durch stumpfe Gewalteinwirkung entstehende Quetschwunde zeichnet sich durch tiefe Wundtaschen mit zerfetzten Wundrändern aus. [16].

Riss-Quetschwunde (Vulnus lacero-contusum)
Bei der Riss-Quetschwunde besteht meist kein isolierter Traumamechanisums, sondern eine Kombination aus mehreren mechanischen Einwirkungen [16].

Schürfwunde (Excoreatio)
Diese oberflächliche Verletzung der Haut entsteht durch Reibung an Oberflächen, z. B. bei einem Sturz. Der Blutverlust durch diese Wunden ist für den Laien beeindruckend, aber gering. Die oft starke Verschmutzung erfordert ein radikales Debridement, um bleibende Schmutzeinsprengugen zu vermeiden. Die Ablederung (Decollement) stellt einen Sonderfall der Schürfwunde dar. Durch tangential einwirkende Scherkräfte löst sich der Hautmantel vom subcutanen Fettgewebe und verursacht große, freiliegende Wundareale, die offen oder geschlossen sein können. Als Ursache findet sich oft ein Überrolltrauma im Rahmen eines Verkehrsunfalls [16].

Schnittwunde (Vulnus scissum)
Schnittwunden werden durch scharfe Gegenstände wie Glas, Messer oder Klingen verursacht. Die Wundränder sind glatt und leicht klaffend. Sie neigen zu starken Blutungen, da meist alle drei Gefäßplexus betroffen sind [16].

Stichwunde (Vulnus ictum)
Stichwunden zeichnen sich durch meist kleine Öffnungen aus, wodurch das Ausmaß der inneren Verletzungen unterschätzt werden kann [16].

Bisswunde (Vulnus morsum)
Eine Bisswunde ist meist eine Kombination aus Stich-, Quetsch- und Risswunde mit einem hohen Risiko der mikrobiellen Kontamination. Sie haben meist sehr kleine Wundöffnungen, besitzen jedoch oft eine erhebliche Tiefenausdehnung.

Prellungen (Contusio)
Prellungen entstehen durch eine stumpfe Gewalteinwirkung von außen, die zu einer Schädigung der Weichteile mit Hämatomen und Ödemen führt. In den meisten Fällen sind diese Verletzungen harmlos und heilen folgenlos aus. Kontusionen des Schädels, des Thorax und des Abdomens können vital gefährdende Situationen hervorrufen und sind deshalb von besonderer klinischer Relevanz. Prellungen sollten zusätzlich immer radiologisch abgeklärt werden, um das Vorhandensein von Frakturen auszuschließen.

Quetschungen (Compressio)
Quetschungen können sowohl als offene, als auch als geschlossene Wunden vorkommen. Bei geschlossenen Quetschungen ist die Haut nicht perforiert, die darunter liegenden Strukturen können jedoch erhebliche Verletzungen aufweisen. In diesem Fall stellt die Sonographie die beste und einfachste Methode dar, um die inneren Verletzungen beurteilen zu können.

Thermische Wunden
Ab einer Temperatur von 42°C denaturieren menschliche Proteine. Als Reaktion entsteht eine Koagulationsnekrose. Je nach ihrer Tiefe werden Brandwunden in vier Schweregrade eingeteilt, von einer Verletzung der Epidermis (Grad 1, Rötung) bis hin zur Gewebsnekrose aller Hautschichten mit darunter liegenden Knochen und Faszien (Grad 4).

Chemische Wunden
Chemische Substanzen können abhängig von ihrer Konzentration und der Einwirkdauer zum Gewebeuntergang führen. Säuren führen zu einer Koagulationsnekrose, Laugen zu einer Kolliquationsnekrose.

Aktinische Wunden
Aktinische Wunden entstehen durch die Einwirkung von ionisierenden Strahlen (UV-Licht, Röntgenstrahlung, Strahlentherapie etc.). Durch langfristige (Sonnenbrand) oder intensive (Strahlenunfall) Strahlenexposition kommt es zur Gewebsschädigung, die von einer einfachen Hautrötung bis zur Entstehung von Strahlenulcera und Fibrosierungen führen kann.

2.3.2 Arten der Wundheilung

Per primam intentionem
Unter einer Wundheilung per primam intentionem versteht man den unkomplizierten Heilungsverlauf nicht infizierter, gut adaptierter Wunden. Als Beispiel hierfür ist die Heilung der chirurgischen Inzisionswunde zu nennen. Die Narbenbildung ist meist gering und der Wundverschluss innerhalb ein bis zwei Wochen abgeschlossen.

Per secundam intentionem
Die sekundäre Wundheilung tritt immer dann auf, wenn der Heilungsverlauf gestört wurde. Als lokale Faktoren sind Wunddehiszenz, Infektion oder Mangeldurchblutung, als

systemische Faktoren z. B. Mangelernährung, Immunsupprimierung oder Diabetes mellitus zu nennen.

2.3.3 Phasen der Wundheilung

Es gibt zwei verschiedene Einteilungen der Wundheilungsphasen. In Deutschland hat sich die Einteilung in vier Phasen durchgesetzt [18]:

1. Exsudative Phase
2. Resorptive Phase
3. Proliferative Phase
4. Regenerative Phase

Im angloamerikanischen Sprachraum ist die Einteilung in drei Phasen verbreitet [18]:

1. Inflammation
2. Proliferation (Tissue Formation)
3. Woundmodulation

Entzündung (Inflammation)
Eine Entzündung entsteht als Reaktion des Organismus auf einen Gewebsschaden. Dieser Gewebsschaden muss einen gewissen Grenzwert überschreiten und äußert sich dann klinisch durch die klassischen Entzündungszeichen Calor, Rubor, Dolor, Tumor und Functio laesa [17].

Beinahe jede Wunde verursacht eine Schädigung von Blutgefäßen mit der Folge der Extravasation von Blutbestandteilen. Hierbei erfüllen die Blutplättchen eine besonders wichtige Rolle. Als Akteure der zellulären Hämostase sind sie essenziell für die Bildung des primären Thrombus und setzen außerdem durch Ausschüttung von Mediatoren (unter anderem PDGF-platelet derived growth factor und TGF-β transforming growth factor β) die nachfolgende Entzündungskaskade in Gang. Zusätzlich dient der primäre Thrombus auch als vorübergehende Matrix für die Migration eingewanderter Entzündungszellen [19]. Falls die Gewebeschädigung keine Verletzung von Blutgefäßen verursacht, übernehmen aktivierte Epithelzellen die Sekretion der Entzündungsmediatoren [20]. Die Ausschüttung der Mediatoren bewirkt die Aktivierung der zellulären Immunantwort. Die ersten Immunzellen, die in das Wundgebiet einwandern, sind neutrophile Granulozyten, sie verlassen das Gefäßsystem durch Extravasation. Die Mobilisierung der Granulozyten wird von Zelladhäsionsmolekülen vermittelt, deren Bildung an der Oberfläche des lokalen Gefäßendothels induziert wird. Hier sind drei Strukturfamilien von Adhäsionsmolekülen entscheidend: Selektine (E- Selektin, L-Selektin), Integrine (LFA-1 – Lymphocyte Function-Associated Antigen 1) und Moleküle der Immunglobulin Kaskade (ICAM-1 – Inter-Cellular Adhesion Molecule 1). Die Granulozyten binden zunächst an Selektine, die eine Wechselwirkung mit dem Gefäßendothel erlauben, was zum „Tethering" (Anbinden) und „Rolling" (Rollen) der Leukozyten entlang des Gefäßendothels führt. Nach der Bindung an Integrine, die eine wesentlich stärkere Wechselwirkung und somit auch Adhäsion ans Gefäßendothel erlauben, können Leukozyten extravasieren (Extravasation/Diapedese) (Abb. 2.8) [8, 21].

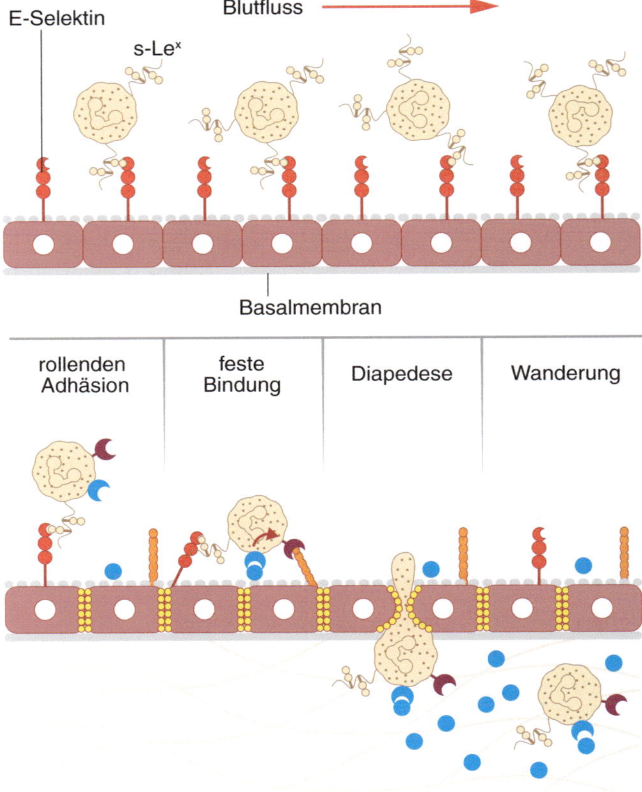

Abb. 2.8 Bei einer Entzündungsreaktion sind die ersten einwandernden Zellen Granulzyten. Nach dem Integrin-vermittelten (E-Selectin, ICAM-1) „Rolling" können Leukozyten durch das Gefäßendothel diffundieren und in das Entzündungsareal einwandern

Granulozyten unter dem Einfluss von Chemokinen wie Interleukin 8, die im entzündlich veränderten Gewebe gebildet werden und einen Konzentrationsgradienten in Richtung Entzündungsherd bilden, diffundieren in das Wundgebiet. Ihre wichtigsten Aufgaben sind die Reinigung des Wundareals durch Phagozytose von Bakterien und Zelldetritus und die Sezernierung zusätzlich bakteriozider Enzyme und weiterer Gewebsmediatoren, um neue Immunzellen anzulocken [20]. Als Reaktion auf Mediatoren wie TGF-β oder MCP-1 (monocyte chemoattractant protein) wandern Monozyten in das Wundareal ein. Dort werden sie zu aktivierten Makrophagen, die essenzielle Wachstumsfaktoren wie PDGF (plateled derived groth factor), VEGF

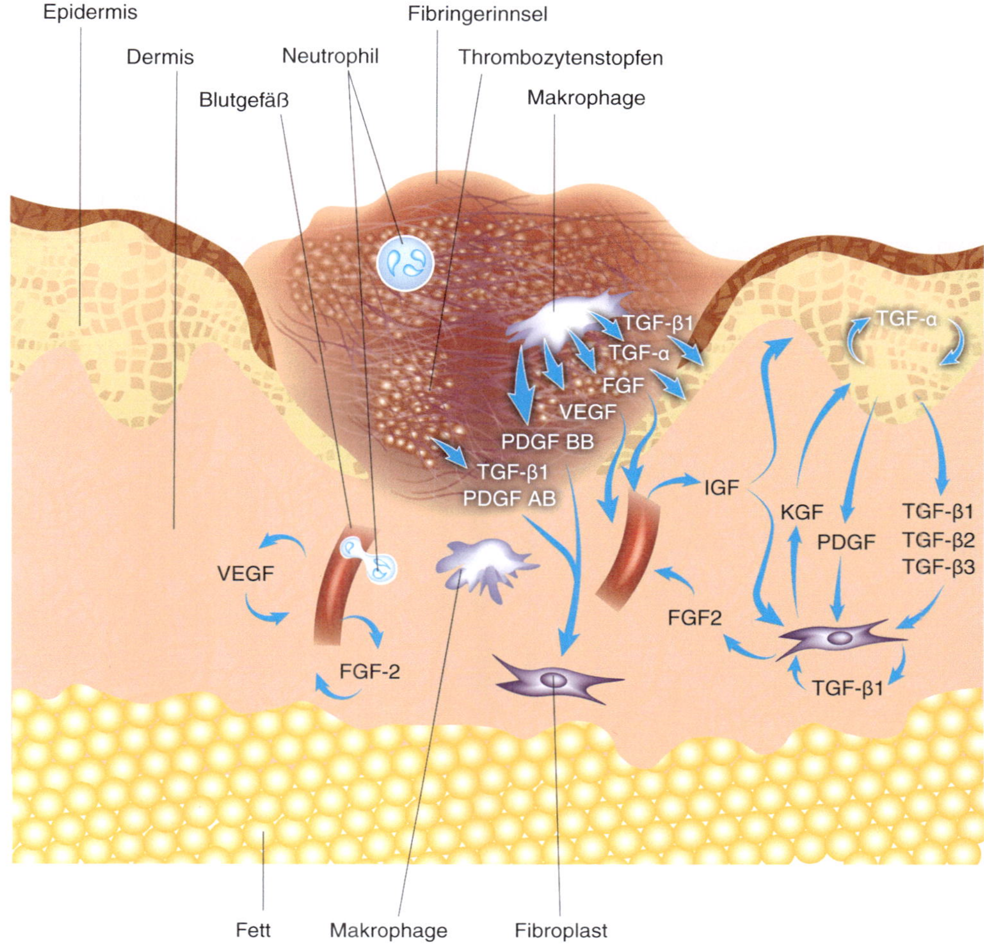

Abb. 2.9 Drei Tage nach Wundentstehung: Es hat sich ein Blutgerinnsel (fibrin clot) gebildet, in das Monozyten einwandern und nach Aktivierung Wachstumsfaktoren sezernieren. Dieser Vorgang stimuliert die Bildung von Granulationsgewebe, welches das Gerüst für die spätere Reepithelisierung bildet

(vascular endothelial growth factor) und TGF-β (transforming groth factor) ausschütten. Diese Wachstumsfaktoren stimulieren die Bildung von Granulationsgewebe, welches das grundlegende Gerüst für die spätere Reepithelialisierung der Wunde bildet (Abb. 2.9) [22]. Makrophagen sind ein zentrales Bindeglied zwischen Entzündung und Gewebsneubildung. [22].

Proliferation (Tissue Formation)

Die Proliferationsphase kann in vier Phasen eingeteilt werden:

1. Reepithelisierung
2. Bildung von Granulationsgewebe
3. Angiogenese
4. Neo-Vaskularisation und Wundkontraktion

Die Reepithelisierung ist die erste Proliferationsreaktion des menschlichen Organismus nach Auftreten einer Wunde. Bereits wenige Stunden nach der Verletzung beginnen Epidermiszellen zu proliferieren. Durch den Verlust von desmosomalen Zell-Zell-Verbindungen lösen sich die Zellen von ihrem Ursprungsort und wandern nach Bildung von intrazellulären Aktin-Filamenten aktiv in das Wundareal ein. Um sich ihren Weg durch die Fibrinmatrix bahnen zu können, sezernieren sie Enzyme, die Bestandteile der extrazellulären Matrix abbauen können (u. a. Matrix Metalloproteinase-1 für den Abbau von Kollagen) [23]. Die so entstehende Schicht von Epithelzellen unterteilt die Wunde in einen äußeren Bereich, der Nekrosen enthält, und in einen inneren Bereich, in dem sich vitales Gewebe befindet [20]. Granulationsgewebe bildet bei sekundär heilenden Wunden das Übergangsgewebe zwischen dem durch Fibrin gebildeten primären und dem epithelisiertem Wundverschluss. Die durch die plasmatische Hämostase gebildete Fibrinmatrix dient als Signal für einwandernde Makrophagen, Fibroblasten und einsprossende Blutgefäße [24, 25]. Die aktivierten Makrophagen stimulieren die Gefäßneubildung und das Fibroblastenwachstum durch die Sekretion von Wachstumsfaktoren wie PDGF BB, VEGF oder TGF-β (Abb. 2.10). Angiogenese ist definiert als das Aussprossen von Endothelzellen aus existierenden Blutgefäßen. Im

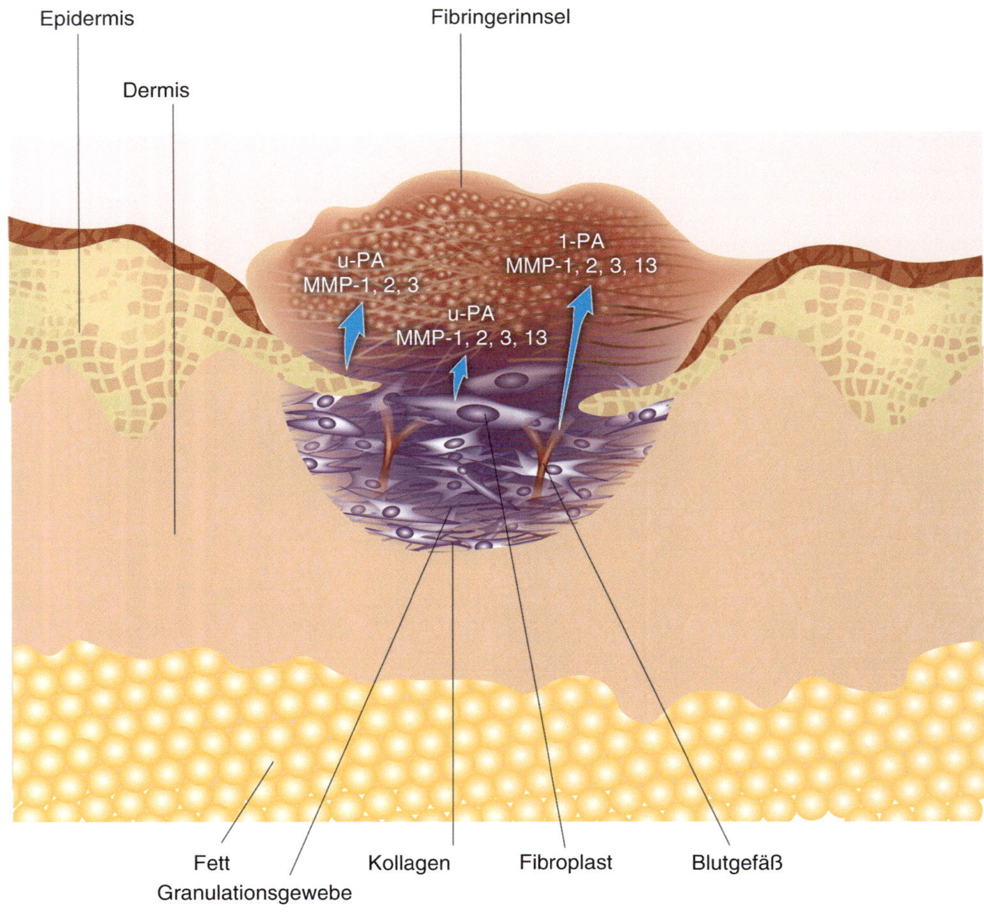

Abb. 2.10 Fünf Tage nach Wundentstehung hat sich Granulationsgewebe gebildet. Es sprossen Blutgefäße ein und das primäre Fibringerinnsel wird durch Proteinasen abgebaut

Gegensatz dazu versteht man unter Vaskulogenese die Bildung von Blutgefäßen aus einwandernden Stammzellen [26]. Aktiviert durch die angeborene Immunabwehr, sind Angiogenese und Vaskulogenese sehr komplexe Mechanismen, die durch die Interaktion von Endothelzellen, Wachstumsfaktoren und Molekülen der extrazellulären Matrix gesteuert werden [26]. Man kennt heute zahlreiche Wachstumsfaktoren, die im Rahmen der Angio- und Vaskulogenese eine Rolle spielen. Allen voran ist diesbezüglich die Proteinfamilie der Vascular Endothelial Growth Factors (VEGF) zu nennen. VEGF wurde erstmals 1989 von Ferrara beschrieben, bis heute wurden sieben Subtypen dieses Proteins isoliert [27]. Als wahrscheinlich wichtigster angio- und vasculogenetischer Faktor wird VEGF als Reaktion auf Gewebshypoxie ausgeschüttet [28]. VEGF fördert die Teilungsrate von Endothelzellen, wirkt chemotaktisch sowohl für die Einwanderung von gefäßbildenden Stammzellen, als auch für die Einsprossung von Endothelzellen. Andere pro-vasculo- und angiogenetisch wirkende Faktoren neben VEGF sind FGF, TGF-β, Angiogenin, Angiotropin und Angiopoietin [29].

Wundmodulation (Tissue Remodelling)
In der Remodellierungsphase wird das temporäre Granulationsgewebe durch Narbengewebe ersetzt. Die Wundmodulation beginnt gleichzeitig mit der Granulationsphase und kann bis zu zwei Jahre andauern [28]. Der in den ersten drei Wochen gebildete Wundverschluss weist nur etwa 20 % der Belastbarkeit des endgültigen Narbengewebes auf. Deshalb baut der Organismus innerhalb der Remodellierungsphase nach und nach das primär relativ schnell gebildete fibrilläre Kollagen ab, und ersetzt es durch neue Kollagenfasern, die sich durch höhere Reißfestigkeit aufgrund besserer Quervernetzung und höhere Faserdicke auszeichnen. So entsteht nach Abschluss der Remodellierungsphase ein narbiges Ersatzgewebe, das bis zu 70 % der Belastbarkeit der normalen Haut erreichen kann [29].

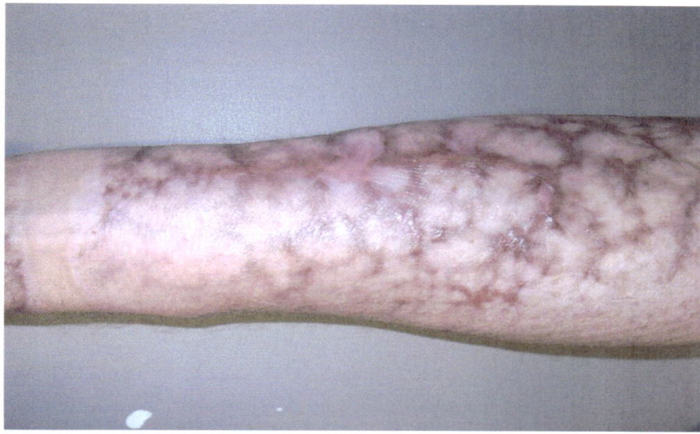

Abb. 2.11 Frische, aktive Narbe mit typischem Erythem

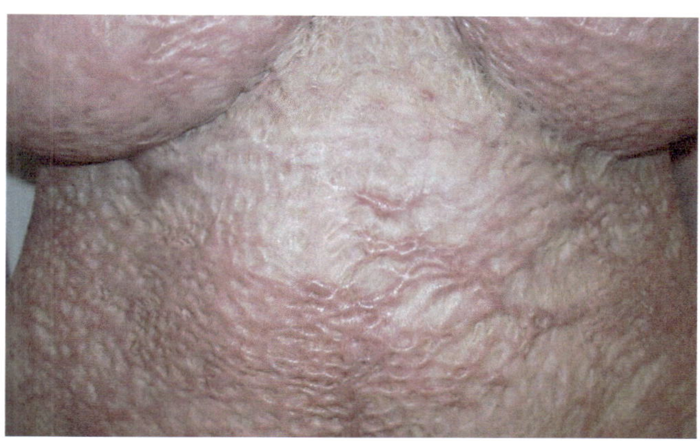

Abb. 2.12 Hypertrophe Narbenstränge am Thorax

2.4 Physiologische Folgen des thermischen Traumas

Verbrennungsnarbe

Die Verbrennungsnarbe stellt das Ergebnis eines physiologischen Reparaturvorgangs mit Ersatz der zerstörten Epidermis und Dermis durch Bindegewebe dar. Oberflächliche Läsionen der Epidermis heilen folgenlos im Sinne einer Restitutio ad integrum. Eine Narbe entsteht bei thermischen Läsionen der Haut nur, wenn dermale Anteile verletzt wurden. Da in das Narbengewebe zu Beginn des Reparaturvorgangs zahlreiche Kapillaren einsprossen, weist die frische Narbe eine rote Farbe auf (aktive Narbe, Abb. 2.11). Mit dem weiteren Umbau reduziert sich die Anzahl der Kapillaren, während der Anteil der kollagenen Fasern zunimmt. Damit steigt die Reißfestigkeit der Narbe und sie hellt sich auf, da im Narbengewebe die Melanozyten (unter Umständen dauerhaft) fehlen [30, 31]. Reste von Haarfollikeln, Talg- oder Schweißdrüsen mit ihren assoziierten Stammzellen spielen eine wichtige Rolle bei der Reepithelialisierung des verletzten Hautmantels durch Produktion neuer Keratinozyten. Sind Hautanhangsgebilde durch eine tiefe thermische Läsion zerstört, werden sie nicht neu gebildet und fehlen in der Folge in einer Narbe dauerhaft. Die Reepithelisierung erfolgt dann nur vom Wundrand und nicht vom Wundgrund [32].

Stadien der Narbenbildung

Initialstadium

- Regenerativ veränderte Epidermis mit Akanthose
- Gemischtzelliges Zellinfiltrat
- Vermehrung von Fibroblasten, Myofibroblasten und kapillären Gefäßen
- Bildung von locker texturierten, feinfibrillären, kollagenen Fasern

Endstadium

- Atrophe Epidermis
- Parallel zur Hautoberfläche angeordnete kollagene Fasern
- Vermehrte Anzahl von Fibroblasten
- Vertikal ausgerichtete kapilläre Gefäße
- Diskretes gemischtzelliges, überwiegend lymphozytäres Infiltrat

Hypertrophe Narbe

Die hypertrophe Narbe ist gekennzeichnet durch eine umschriebene noduläre Proliferation von Fibroblasten mit verdickten, hypereosinophilen und hyalinisiert erscheinenden kollagenen Fasern. Eine hypertrophe Narbe prominiert aufgrund ihrer Erhabenheit (Abb. 2.12) [32].

Narbenkeloid

Beim Narbenkeloid kommt es im Bereich einer bestehenden Narbe zu einer progredienten, tumorösen Fibroblastenproliferation mit besonders ausgeprägter Kollagenfaserneubildung, die die Narbengrenze überschreitet. Die kollagenen Fasern sind hyalinisiert und stark eosinrot (Abb. 2.13) [33].

Störung der Hautpigmentierung

Die Hautpigmentierung bezeichnet den natürlichen, verschieden starken Gehalt der Haut an körpereigenem Pigment (Melanin, Melanoide). Durch UV-Licht- kommt es physiologisch zur Bräunung der Haut. Die häufigste Langzeitfolge von Verbrennungen ist die gestörte Pigmentierung (Hyper- oder Hypopigmentation) [34]. Unabhängig von der Pigmentierung kann es unter Stress, mechanischer Reibung und Hitzebelastung zu einer vermehrten Rötung der Narbe kommen. Verbrennungsnarben verändern sich aufgrund der fehlenden Melanozyten nach UV-Belastung nicht oder nur wenig (Abb. 2.14 und 2.15) [33]

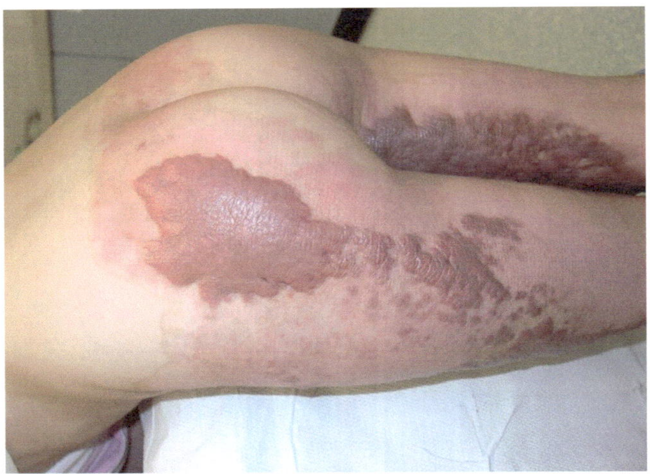

Abb. 2.13 Narbenkeloide an beiden Oberschenkeln und Gesäß

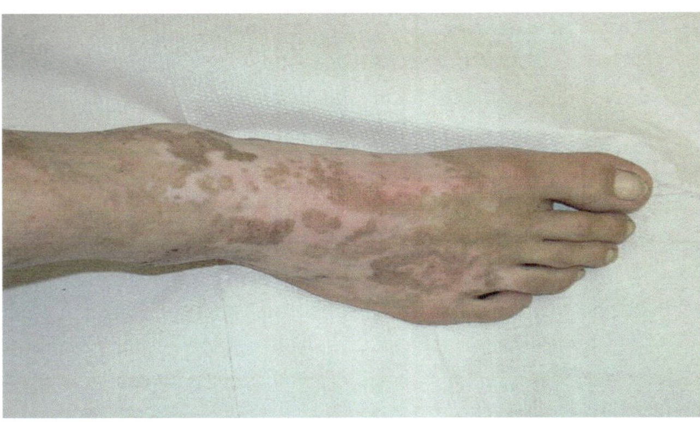

Abb. 2.14 Hypopigmentierung nach konservativer Therapie einer IIa-Verbrennung

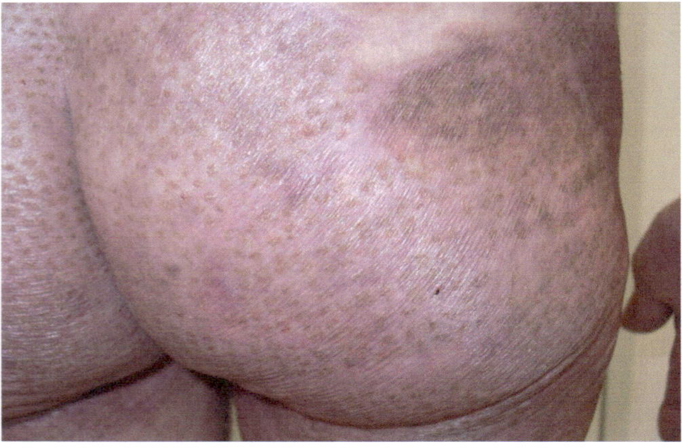

Abb. 2.15 Hyperpigmentierung nach Meek Transplantation am Gesäß

2.5 Störung der Haut

2.5.1 Störungen der Hautsensibilität

Durch die Hautsensibilität verfügen wir über die Fähigkeit, auf Veränderungen der Umwelt zu reagieren. Mechanorezeptoren der Haut ermöglichen auf Berührung und Vibration zu antworten, Thermorezeptoren übertragen das Temperatur- und Nozizeptoren das Schmerzempfinden. Die Hautrezeptoren bestehen aus sensiblen Nervenzellfortsätzen. Diese enden frei in der Haut oder sind in Epithelien bzw. bindegewebige Strukturen eingebettet. Die Erregungen der Rezeptoren werden an die Rindenfelder der Großhirnrinde übermittelt [35]. Verbrennungspatienten weisen einen erhöhten Schwellenwert der Reizleitung auf, es resultiert eine verminderte Sensibilität auf alle drei Rezeptorqualitäten. Dies betrifft bei gestörtem Berührungs- und Vibrationsempfinden die Zweipunktdiskriminierung ebenso wie die Temperaturempfindung. Die Störung der Sensibilität korreliert mit der Verbrennungstiefe. Bei tiefen Verbrennungen kommt es zunächst zu einem kompletten Ausfall der Reizleitung aller drei Qualitäten, wobei die Funktion der Mechanorezeptoren teilweise reversibel ist. Bezüglich der Schmerzübermittlung treten interindividuelle Endergebnisse auf, die von Überempfindlichkeit bis kompletter Asensibilität variieren [35].

2.5.2 Störung der Schweißsekretion

Schwitzen ist eine im Rahmen der Thermoregulation physiologische Funktion des Körpers. Eine stark verminderte oder übermäßige Schweißsekretion (Hypo- oder Hyperhidrosis), die das für die Wärmeregulation notwendige Maß unter- oder überschreitet, die psychische oder organische Symptome auslöst und die Betroffenen in ihren sozialen und beruflichen Aktivitäten beeinträchtigt, ist als Krankheit anzusehen, die einer differenzierten Therapie bedarf [36]. Ein starkes oder gar extremes physiologisches Schwitzen bei körperlicher Arbeit oder Sport ist im Sinne der Definition keine Hyperhidrosis. Die Übergänge vom physiologischen zum pathologischen Schwitzen sind allerdings fließend, da die Schweißabgabe individuell unterschiedlich ist und keine Normwerte existieren. Schweißdrüsen gehören wie Haare, Nägel und Talgdrüsen zu den epithelialen Anhangsgebilden der Haut. Man unterscheidet seit Schiefferdecker [35] nach der Art der Sekretion zwei Typen, die ekkrinen und die apokrinen Schweißdrüsen [37]. Nach drittgradigen Verbrennungen mit Verlust der Schweißdrüsen ist eine Schweißsekretion nicht mehr möglich, gesunde Hautareale des

Körpers zeigen dagegen als Reaktion im Rahmen des Temperaturhaushaltes oftmals eine überschießende Schweißsekretion. Nach großflächigen Verbrennungen kann zudem eine verminderte Hitzetoleranz mit konsekutiver Leistungsminderung resultieren [38].

2.5.3 Juckreiz

Pruritus bezeichnet eine nach thermischer Läsion unangenehme Empfindung der betroffenen abgeheilten Hautareale, die Kratzen provoziert. Der Mediator, der den Juckreiz auslöst, ist Histamin. Chronische Formen des Pruritus nach Verbrennungen sind oft therapieresistent. Die den Juckreiz auslösenden Hautveränderungen stellen sich als Rötungen, Krusten und Pyodermie dar. Der Juckreiz stellt einen unterschwelligen Schmerzreiz der Haut dar, der von denselben Rezeptoren wahrgenommen wird wie das Schmerzempfinden, und über die gleichen Signalwege weitergeleitet wird. Der Juckreiz wird ähnlich wie Schmerz mit dem Gedächtnis verknüpft, daher nehmen Patienten nach thermischen Läsionen mit chronischem Pruritus den Juckreiz schon ab einer niedrigeren Schwelle als Gesunde wahr [36].

2.5.4 Vulnerabilität der Haut nach thermischem Trauma

Im Bereich der ehemals verbrannten Hautareale, vor allem bei transplantierten Arealen, können als Zeichen erhöhter Vulnerabilität der Haut Sugillationen auftreten. Abhängig davon, ob dermale Anteile der Haut beim thermischen Trauma betroffen waren, stellt das Fehlen der dermalen Verschiebeschicht einen weiteren Faktor für eine erhöhte Vulnerabilität der Haut dar, da sie durch mechanische Reize und Scherkräfte leichter verletzlich ist. Zusätzlich treten vermehrt allergisch und entzündliche Hautreaktionen auf. Klinisch finden sich begrenzte, konfluierende Erytheme mit glänzender Oberfläche nach Belastung (Staub, Hitze). Außerdem können erythematöse Papeln, ein Ödem der betroffenen Haut und Schuppung auftreten, bei schweren Verläufe zusätzlich mit Erosionen und Ulcerationen konnotiert. Eine geringe bis mäßige Vulnerabilität ist mitunter an den Spenderarealen zu beobachten. Aufgrund rezidivierender Hautläsionen mit konsekutiven Infektionen können instabile Narben resultieren, die rekonstruktive operative Eingriffe notwendig machen (Abb. 2.16).

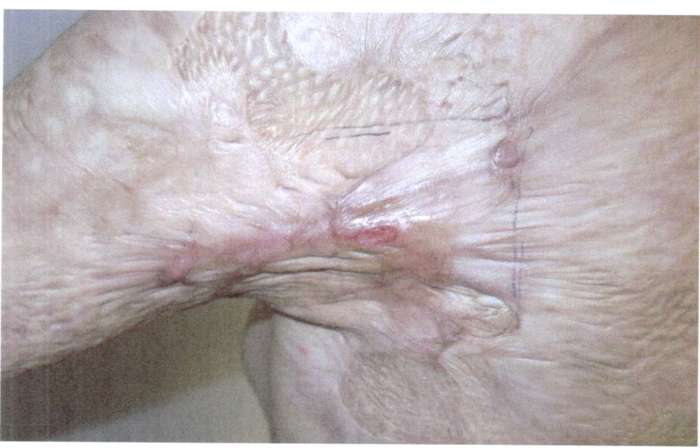

Abb. 2.16 Instabile Narbe innerhalb eines Narbenstranges an der dorsalen linken Axillarlinie

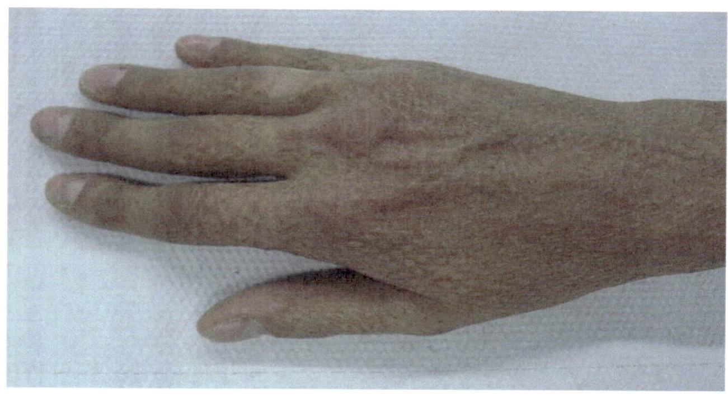

Abb. 2.17 Eingeheilte Meshgraft Transplantate am rechten Handrücken mit typischer Texturveränderung

2.5.5 Kontur- und Texturveränderungen der Haut

Die Qualität der sichtbaren Haut vermittelt einen ersten Eindruck in der interpersonellen Interaktion. Bereits minimale Veränderungen der Hautoberfläche (Oberflächentopografie) infolge des Verbrennungstraumas sind für den Patienten oftmals belastend. Veränderungen der Hauttextur sind besonders im Stirn- und Gesichtsbereich, am Hals sowie am Handrücken besonders stigmatisierend (Abb. 2.17). Hierbei können die Veränderungen in der Eigeninterpretation des Patienten bis zur sozialen Inakzeptanz führen und in einer ausbleibenden sozialen Interaktion resultieren.

Literatur

1. Leonhardt H (1990) Histologie, Zytologie und Mikroanatomie des Menschen, 8. Aufl. Georg Thieme, Stuttgart/New York, S 342–350
2. Spornitz UM (1996) Anatomie und Physiologie: Lehrbuch und Atlas für die Fachberufe im Gesundheitswesen, 2. Aufl. Springer, Berlin/Heidelberg/New York, S 505–518
3. Rassner G (1997) Dermatologie: Lehrbuch und Atlas, 5. Aufl. Urban & Schwarzenberg, München/Wien/Baltimore, S 5–9
4. Faller A (1999) Der Körper des Menschen. Einführung in Bau und Funktion, 13. Aufl. Georg Thieme, Stuttgart/New York, S 664–668
5. Fritsch P (2004) Dermatologie, Venerologie: Grundlagen, Klinik, Atlas, 2. Aufl. Springer, Berlin/Heidelberg/New York, S 3–41
6. Alberts B, Johnson A, Lewis J, Raff M, Roberts K, Walter P (2004) Molekularbiologie der Zelle. Übersetzung herausgegeben von Jaenicke L, 4. Aufl. Wiley-VCH, Weinheim. S. 1237–1265; S. 1469–1478
7. Schiebler TH (2004) Anatomie. Histologie, Entwicklungsgeschichte, Makroskopische und Mikroskopische Anatomie, Topograhie, 9. Aufl. Springer, Berlin/Heidelberg/New York, S 153–159
8. Mevis A, Albrecht J (2006) Intensivkurs Dermatologie, 1. Aufl. Urban & Fischer bei Elsevier, München, S 15–24
9. Bowden PE, Stark HJ, Breitkreutz D, Fusenig NE (1987) Chapter 3: Expression and modification of keratins during terminal differentiation of mammalian epidermis. In: Current topics in developmental biology, vol 22: The Molecular and Developmental Biology of Keratins. Herausgegeben von Moscona AA, Monroy A. Academic Press, Inc
10. Fuchs E (1995) Keratins and the skin. Annu Rev Cell Dev Biol 11:123–153
11. Löffler G, Petrides PE (2003) Biochemie und Pathobiochemie, 7. Aufl. Springer, Berlin/Heidelberg/New York, S 182–186, 779–785
12. Smiley A, Klingenberg J, Boyce S, Supp D (2006) Keratin expression in cultured skin substitutes suggests that the hyperproliferative phenotype observed in vitro is normalized after grafting. Burns 32(2):135–138
13. Green KJ, Jones JCR (1996) Desmosomes and hemidesmosomes: structure and function of molecular components. J Federation Am Societies Exp Biol 10(8):871–881
14. Burgeson R, Christiano A (1997) The dermal-epidermal junction. Curr Opin Cell Biol 9(5):651–658
15. Stevens A, Lowe J (1997) Histologie des Menschen, 2. Aufl. Chapman & Hall, Weinheim, S 355–369
16. Berchtold R, Bruch HP, Trentz O (2005) Chirurgie, 5. Aufl. Urban & Fischer
17. Hantash BM, Zhao L, Knowles JA, Lorenz HP (2008) Adult and fetal wound healing. Front Biosci 13:51–61
18. Böcker W, Denk H, Heitz PU (2004) Pathologie, 3. Aufl. Urban & Fischer
19. Singer AJ, Clark RA (1999) Cutaneous wound healing. N Engl J Med 341(10):738–746
20. Janeway CA, Travers P, Walport M, Shlomchik MJ (2002) Immunologie, 5. Aufl. Spektrum Akademischer, Heidelberg
21. Leibovich SJ, Ross R (1975) The role of the macrophage in wound repair: a study with hydrocortisone and antimacrophage serum. Am J Pathol 78:71–100
22. Mignatti P, Rifkin DB, Welgus HG, Parks WC (1996) Proteinases and tissue remodeling. In: Clark RAF (Hrsg) The molecular and cellular biology of wound repair, 2. Aufl. Plenum Press, New York, S 427–474
23. Auböck: Manual der Wundheilung – Kapitel 1: Biologie der Wundheilung. Springer, Wien 1. Aufl. Jänner 2007
24. Clark RAF, Lanigan JM, DellaPelle P, Manseau E, Dvorak HF, Colvin RB (1982) Fibronectin and fibrin provide a provisional matrix for epidermal cell migration during wound reepithelialization. J Invest Dermatol 79:264–269
25. Eming SA, Brachvogel B, Odorisio T, Koch M (2007) Regulation of angiogenesis: wound healing as a model. Prog Histochem Cytochem 42(3):115–170
26. Ferrara N (2004) Vascular endothelial growth factor: basic science and clinical progress. Endocr Rev 25(4):581–611
27. Detmar M, Brown LF, Berse B et al (1997) Hypoxia regulates the expression of vascular permeability factor/vascular endothelial growth factor (VPF/VEGF) and its receptors in human skin. J Invest Dermatol 108:263–268
28. Desmoulière A, Geinoz A, Gabbiani F, Gabbiani G (1993) Transforming growth factor- beta 1 induces alpha-smooth muscle actin expression in granulation tissue myofibroblasts and in quiescent and growing cultured fibroblasts. J Cell Biol 122(1): 103–111
29. Parry I, Sen S, Palmieri T, Greenhalgh D (2013) Scar management of the face: does early versus late intervention affect outcome? J Burn Care Res 34(5):569–575. [34] Bozkurt M, Kapi E, Acar Y, Bayram Y (2013) Spontaneous healing and treatment alternatives in burns. Arch Clin Exp Surg (ACES) 2(3):186–196
30. Tiede S, Ernst N, Bayat A et al (2008) Basic fibroblast growth factor: a potential new therapeutic tool for the treatment of hypertrophic and keloid scars. Ann Anat (11):88–90
31. Lund T, Onarheim H, Reed RK (1992) Pathogenesis of scar formation in burn injuries. World J Surg (16):2
32. Morawitz P (1934) Pathologische Hautpigmentierung und Pigmentvitamine. J Mol Med 13(9):324–327
33. Van Loey NE, Bremer M, Faber AW, Middelkoop E (2007) Itching following burns: epidemiology and predictors. Br J Dermatol 158:95–100
34. Kreydn OP, Scheidegger EP (2004) Anatomy of sweat glands, pharmacology, and distinctive syndromes associated with burns. Clin Dermatol 22:40–44
35. Schiefferdecker P (1922) Die Hautdrüsen des Menschen und der Säugetiere, ihre histologische und rassenanatomische Bedeutung sowie die Muskularis sexualis. Zoologica (72):162
36. Cheung JS, Solomon BA (2002) Disorders of sweat glands: Hyperhidrosis. Clin Dermatol 2:638–642
37. Demir E, Rahnama R, Gazyakan E et al (2006) Burn reconstruction. Current concepts regarding sensibility. Chirurg 77(4):367–375
38. Van Loey NE, Van Som MJ (2003) Psychpathology and psychological problems in patients with burn scars: management. Am J Clin Dermatol 4(4):245–272

Pathophysiologie der Haut bei thermischen Läsionen

3

Celine Seigel, Volker H. Schmitt, Stephan Schreml und Christoph Brochhausen

Inhaltsverzeichnis

3.1 Hintergrund

Thermische Läsionen sind auf ein breites Spektrum verschiedenster Ursachen zurückzuführen. Dies ist besonders in Bezug auf die Therapieoptionen von entscheidender Bedeutung [1]. Bis heute stellen die Infektion thermischer Wunden und die Narbenbildung große Herausforderungen in der Verbrennungsmedizin dar. Der Schutz vor eindringenden Keimen und die Prävention der Narbenbildung sind wichtige Ansatzpunkte für neuartige Therapiekonzepte der Regenerativen Medizin und des Tissue Engineerings. Um in diesem Zusammenhang in Zukunft gezielte Ansätze in die klinische Anwendung bringen zu können, ist eine differenzierte Betrachtung der zellulären Pathomechanismen durch unterschiedliche thermische Einflüsse entscheidend. Der vorliegende Beitrag diskutiert die aktuelle Literatur zur Pathophysiologie thermischer Läsionen mit Blick auf neue, innovative Therapiestrategien durch die Regenerative Medizin und das tissue Engineering.

3.1.1 Ursachen von thermischen Läsionen

Bei Erwachsenen ist die **Verbrennung durch eine offene Flamme** oder eine **Verpuffung** (rund 50 %) die häufigste Ursache der thermischen Läsion, gefolgt von **Verbrühungen**. Außerdem treten Kontaktverbrennungen durch Feststoffe (ca. 8 %), Explosionen (bis zu 10 %) und Verletzungen durch elektrischen Strom (ca. 6 %) auf. Letztere stellen eine Sonderform der thermischen Läsion dar. Nicht zu vergessen sind außerdem thermische Läsionen mit suizidaler Absicht, die bis zu 10 % ausmachen.

Bei Kindern ist typischerweise die Verbrühung mit rund 75 % die häufigste Ursache der thermischen Läsion [2–5]

C. Seigel
Institut für Pathologie, Universität Regensburg, Regensburg, Deutschland

V. H. Schmitt
Zentrum für Kardiologie, Kardiologie 1, Universitätsmedizin Mainz, Mainz, Deutschland
e-mail: volker.schmitt@unimedizin-mainz.de

S. Schreml
Klinik und Poliklinik für Dermatologie, Universität Regensburg, Regensburg, Deutschland
e-mail: stephan.schreml@ukr.de

C. Brochhausen (✉)
Institut für Pathologie, Universität Regensburg, Regensburg, Deutschland
e-mail: christoph.brochhausen@unimedizin-mainz.de

C. Ottomann, B. Hartmann (Hrsg.), *Hauttransplantation*, https://doi.org/10.1007/978-3-662-62060-1_3

> ▶ Die prozentual häufigste Ursache von thermischen Läsionen ist bei Erwachsenen die Verbrennung durch eine offene Flamme und die Verpuffung, bei Kindern hingegen die Verbrühung.

3.1.1.1 Verbrennungen

Die Verbrennung infolge direkter Flammeinwirkung, also eine durch zu starke Hitze verursachte Schädigung des Gewebes, stellt beim Erwachsenen die häufigste Ursache einer thermischen Läsion dar. Weitere Ursachen für diese lokale Hyperthermie und ihre Folgen können auch Wärmestrahlen oder aber heiße Gase sein. Entscheidend für den Schweregrad und somit auch für die Prognose des Traumas ist die mittlere **Temperatur der Flamme**, sowie die **Dauer der Hitzeeinwirkung**. Sekundär spielen prognostisch außerdem das Patientenalter sowie die Lokalisation der Läsion eine Rolle. Durch die große Variabilität dieser Parameter ist die Verbrennungstiefe und das -ausmaß oft unterschiedlich ausgeprägt. Im Falle einer **Verpuffung** ist die Einwirkzeit beispielsweise meist sehr kurz, weshalb das Verbrennungsausmaß eher beschränkt ist. Das Risiko eines Inhalationstraumas hingegen ist in diesem Fall, aufgrund der schweren Schädigung der Schleimhäute der oberen und unteren Atemweg, sehr hoch [1, 3, 5, 6].

Kommt die Haut in Kontakt mit heißen Gegenständen spricht man von einer **Kontaktverbrennung**. Dabei ist das Ausmaß der thermischen Läsion meist begrenzt, allerdings muss entsprechend der Einwirkdauer und der Temperatur des Gegenstandes mitunter mit sehr tiefen dermalen Läsionen (Grad 3 – 4) gerechnet werden [1].

3.1.1.2 Verbrühungen

Eine ebenfalls häufig auftretende Ursache von thermischen Läsionen ist die Verbrühung mit heißem Wasser, Wasserdampf oder anderen heißen Flüssigkeiten. Das Ausmaß der thermischen Läsion wird in diesem Fall durch die **Dauer der Hitzeeinwirkung** und durch die **Art der Flüssigkeit** bestimmt. Entsprechend dieser beiden Einflussparameter ist der Schaden bei zähen, dickflüssigen Substanzen aufgrund der dadurch oft längeren Einwirkdauer schwerer. Gerade bei Kindern spielt die Verbrühung eine entscheidende Rolle und ist bei dieser Patientengruppe die häufigste Ursache der auftretenden thermischen Läsionen. Durch die kindliche Unerfahrenheit sind besonders Unfälle mit siedendem oder kochendem Wasser häufig [1, 6]. Eine Besonderheit dieser Form der thermischen Läsion besteht darin, dass nach Verbrühungen die sog. Verbrennungskrankheit in der Regel nicht auftritt [7].

3.1.1.3 Elektroschäden

Läsionen der Haut, die durch den Einfluss von elektrischem Strom entstehen, machen mit ca. 6 % einen geringen Anteil an der Gesamtheit aller thermischen Läsionen aus [2, 4, 5]. Entscheidender Faktor bezüglich der pathophysiologischen Auswirkungen von elektrischem Strom auf den Körper ist die Spannung. Nach Unfällen mit **Niederspannung**, also mit Spannungen **< 1000 Volt (V)**, treten meist geringere Verletzungen auf. Unfälle dieser Art ereignen sich oftmals im Haushalt, also mit der gängigen Netzspannung von 230 V. Die Auswirkungen des elektrischen Stroms sind dann in den meisten Fällen lokal begrenzt, systemische Komplikationen treten selten auf und die Verbrennungstiefe ist gering. **Hochspannungsunfälle** hingegen, also mit elektrischen Spannungen von **> 1000 V** führen zu schwerwiegenden lokalen und systemischen Auswirkungen. Entsprechend der Spannungshöhe bildet der Körper bzw. die Hautbarriere einen elektrischen Widerstand, in Folge dessen es zu einer starken Hitzeentwicklung und einer ausgeprägten Nekrose kommt. Neben der lokalen Koagulationsnekrose folgen bei Mitbeteiligung der Muskulatur außerdem ein enormer Anstieg des Myoglobins sowie häufig auch kardiale Komplikationen. Deshalb treten bei Hochspannungsunfällen meist schwere systemische Folgen auf und machen eine intensivmedizinische Betreuung der Patienten mit Volumensubstitution und meist radikal chirurgischen Maßnahmen zwingend erforderlich [1].

> ▶ Entscheidender Faktor für die histopathologischen Auswirkungen nach thermischen Läsionen, die durch elektrischen Strom verursacht werden, ist die Spannung des Stroms. Man unterscheidet deshalb Niedrigspannungsunfälle mit <1000 V und Hochspannungsunfälle mit >1000 V.

3.1.1.4 Verätzungen

Dermale Läsionen, die nicht auf eine thermische Noxe zurückzuführen sind, entstehen durch die Einwirkung von Säuren oder Laugen auf der Haut. Infolge derer kommt es zwar eher selten zur Nekrose der Hautweichteile, jedoch verhalten sich chemische Verätzungen histopathologisch ähnlich den thermischen Läsionen.

Das Ausmaß der Verätzung der Haut entspricht der **Konzentration der ätzenden Substanz**, wobei Säuren zu Koagulationsnekrosen, Laugen hingegen typischerweise zu Kolliquationsnekrosen führen.

> ▶ Bei Verätzungen mit Säure tritt eine Koagulationsnekrose, bei Verätzungen mit Laugen eine Kolliquationsnekrose ein.

3.1.1.5 Erfrierungen

Durch Kälte induzierte thermische Läsionen treten in Zentraleuropa selten auf. Den Angaben aus mehreren westdeutschen Verbrennungszentren zufolge besteht gemessen über einen Zeitraum von 10 Jahren ein Verhältnis von 1 : 35 von kälteinduzierten zu hitzeinduzierten thermischen Läsionen [8].

Entsprechend des Grades der Temperaturminderung und der Einwirkdauer treten Erfrierungen unterschiedlichen Ausmaßes auf. Besonders häufig kommen Erfrierungen an den Akren vor, was nicht selten eine Amputation nötig macht. Verschlimmert wird das Ausmaß dieser Art der thermischen Läsion dabei zusätzlich durch Immobilisation und Nässe [5].

3.1.1.6 Lokale Reaktionen der Haut

Schon scheinbar niedrige Temperaturen ab 45°C führen bei ausreichend langer Applikationsdauer (ab ca. 1 Stunde) zu ersten thermisch bedingten Schädigungen der Haut, wie **Eiweißdegeneration** und **Funktionsverlust von Enzymen**. Bei einer Temperatur von 69°C reicht bereits die Einwirkzeit von 1s, um erste dermale **Zellnekrosen** hervorzurufen [9].

▶ Bereits niedrige Temperaturen ab 45°C führen bei ausreichend langer Applikationsdauer zu nachweisbaren Schäden der Haut.

Dies verdeutlicht, dass das Zusammenspiel aus der Art der schädigenden Noxe und zwei weiteren Faktoren, nämlich der Temperatur und der Einwirkdauer, das Ausmaß der thermischen Schäden der Haut bestimmt.

▶ Die dermalen Schäden nach thermischen Läsionen werden durch die Art der schädigenden Noxe, die Temperatur und die Einwirkdauer bestimmt.

Mit steigender Temperatur, ab durchschnittlich 60°C, kommt es zur Denaturierung körpereigener Proteine, wodurch eine Koagulationsnekrose hervorgerufen wird. Nach primärer Vasokonstriktion folgt eine Dilatation der Blutgefäße und die Stase der Blutzirkulation sowie die konsekutive Bildung von Thromben. Die Extravasation von Flüssigkeit ins Interstitium, der veränderte kolloidosmotische Druck im Plasma und veränderte Kapillarinfiltrationskoeffizienten fördern die Bildung eines starken Ödems. Durch das Ödem wird der Druck im Gewebe erhöht, wobei die Perfusion gleichzeitig verschlechtert wird. Diese geweblichen Veränderungen breiten sich im zeitlichen Verlauf aus und erschweren eine frühe prognostische Aussage [1, 3, 4].

Nach Jackson (1953) unterschiedet man innerhalb der thermischen Läsion drei Zonen, die sich von innen nach außen schalenförmig anordnen: die Koagulationszone, die Stasezone und die Hyperämiezone (Abb. 3.1).

3.1.1.7 Stadieneinteilung thermischer Läsionen

Thermische Läsionen werden unabhängig ihrer zugrundeliegenden Ursache entsprechend der **Verbrennungstiefe** in unterschiedliche Grade eingeteilt. Dabei werden **nach den Schichten der Haut**, also der Epidermis, Dermis und Subcutis, meist drei, vereinzelt auch vier Grade unterschieden. Bei Grad 1 betreffen die pathologischen Auswirkungen der thermischen Läsion die Epidermis, bei Grad 2 die Epidermis und Dermis, bei Grad 3 reichen die Auswirkungen bis ins subkutane Fettgewebe. Zum Teil differenziert man in der Literatur noch einen vierten Grad, bei dem die thermische Läsion in noch tiefergelegene Schichten, so zum Beispiel bis in die Muskulatur, reicht, was auch häufig unter dem Begriff Verkohlung oder Karbonisierung aufgeführt wird.

In Stadium 2 unterscheidet man weiterhin die Untergruppe 2a, bei der obere Dermisanteile betroffen sind und epidermale Stammzellen nahe der Basalmembran sowie nahe der Hautanhangsgebilde erhalten bleiben und die Untergruppe 2b, bei der auch tiefe Dermisanteile beschädigt sind. Den Stadien entsprechend können **klinische und histologische Merkmale** zugeordnet werden, wobei ein fließender Übergang zwischen den Graden besteht (Abschn. 1.2, Histopathologische Veränderungen nach thermischen Läsionen).

Des Weiteren ist der **Schmerzverlauf** für die 3 bzw. 4 Grade charakteristisch. Die Schmerzen nehmen zunächst stark zu, sind ab Grad 2b jedoch in der Regel stark reduziert, da die in der Dermis gelegenen Schmerzrezeptoren beschädigt sind. [1, 3, 4]. Entsprechend dem prozentualen Anteil der verbrannten Körperoberfläche (VKOF) beziehungsweise dem „total body surface area" (TBSA) wird das Ausmaß der thermischen Läsion bestimmt, wobei man differenziert zwischen **leichteren Läsionen** mit einer **VKOF ≤ 15 %** und **schwereren Läsionen** mit einer **VKOF ≥ 15 %** [2].

Gemäß der sog. **Neuner-Regel nach Wallace** [10] teilt man einzelnen Körperpartien einen Anteil von 9 % bzw. einen Anteil eines Vielfachen von 9 % an der gesamten Körperoberfläche zu und kann so das Ausmaß der thermischen Läsion grob abschätzen. Zu beachten ist, dass bei Kindern eine andere Verteilung verwendet wird, da der Schädel im Verhältnis zum restlichen Körper größer ist, man spricht in diesem Fall von der modifizierten Neuner-Regel.

Eine weitere Möglichkeit, um die von der thermischen Läsion betroffene Körperoberfläche abzuschätzen, bietet der Größenvergleich mit der Handinnenfläche (Palm und Langfinger) [1–3].

Erfrierungen werden ebenfalls nach den betroffenen dermalen Schichten in vier Stadien eingeteilt. Dabei wird der Grad der thermischen Läsion erst nach Erwärmen der betroffenen Gewebepartie bestimmt. Weiterhin besteht die Möglichkeit der Einfachheit halber in oberflächliche (entspricht Grad 1 und 2) und tiefe Erfrierungen (entspricht Grad 3 und 4) zu unterscheiden [11].

3.1.1.8 Komplikationen von Hitzeschäden

Verbrennungskrankheit

Nach thermischen Läsionen kommt es durch den Verlust der natürlichen Schutzbarriere der Haut zu einem **starken Flüssigkeitsverlust**. Pro Quadratmeter verbrannter Körperoberfläche gehen rund 3 Liter Flüssigkeit pro Tag verloren. Einen noch entscheidenderen Anteil an diesem Flüssigkeits-

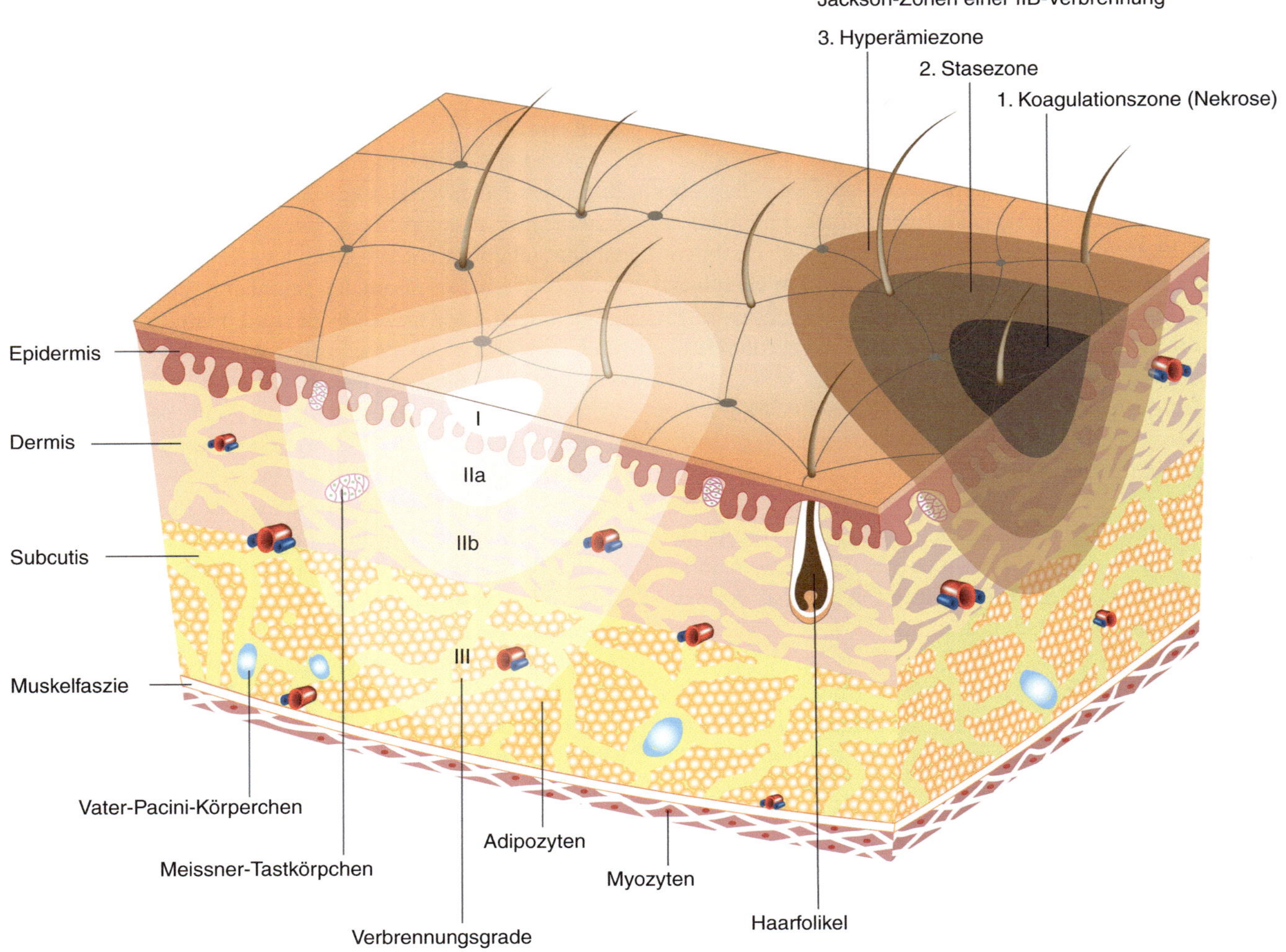

Abb. 3.1 Zonen nach Jackson

verlust hat jedoch die Verbrennungskrankheit, die als systemische Folge von thermischen Läsionen eine entscheidende Rolle spielt. Dabei gilt die Faustregel, dass bei Erwachsenen ab Verbrennungen zweiten Grades und einer VKOF von 20 % mit der Verbrennungskrankheit gerechnet werden muss, bei Kindern bereits ab einer VKOF von 10 %, bei Säuglingen schon ab 5 %. [5]

> ▶ Bei Verbrennungen zweiten oder 3. Grades muss bei
> - Erwachsenen ab einer VKOF von 20 %;
> - Kindern ab einer VKOF von 10 %;
> - Säuglingen ab einer VKOF von 5 %
>
> ▶ mit dem Auftreten der Verbrennungskrankheit gerechnet werden.

Aufgrund der entstandenen Koagulationsnekrose werden verschiedenste Zellfragmente, Mediatoren, Toxine und proteolytische Enzyme freigesetzt. Zum besseren Verständnis der darauffolgenden immunologischen Reaktion kann das „Zwei-Hit-Modell" angewendet werden. Mit dem „First-Hit" ist dabei das Eintreten der thermischen Läsion gemeint. Der „Second-Hit", der eine Vielzahl von körpereigenen Reaktionen des Organismus nach sich zieht, wird durch die Freisetzung der oben beschriebenen Toxine und Mediatoren eingeleitet. Neben dem „Zwei-Hit-Modell" wird ebenfalls das „Modell der posttraumatischen Immunsuppression" häufig diskutiert. Nach diesem wird das Immunsystem durch die thermische Läsion zunächst stimuliert, im weiteren Verlauf allerdings kommt es zur reaktiven Immunsuppression [1, 12].

Durch die Freisetzung der oben genannten Toxine und Mediatoren, vor allem in den ersten beiden Tagen nach dem Trauma, kommt es im weiteren Verlauf zu einer **systemischen Inflammationsreaktion („systemic inflammatory response syndrome", SIRS)** mit den typischen Symptomen einer Entzündung, nämlich der Leukozytose, einer Erhöhung des C-reaktiven Proteins (CRP), Fieber und häufig einer Tachykardie sowie einer Tachypnoe. Außerdem wird eine **gesteigerte Gefäßpermeabilität**

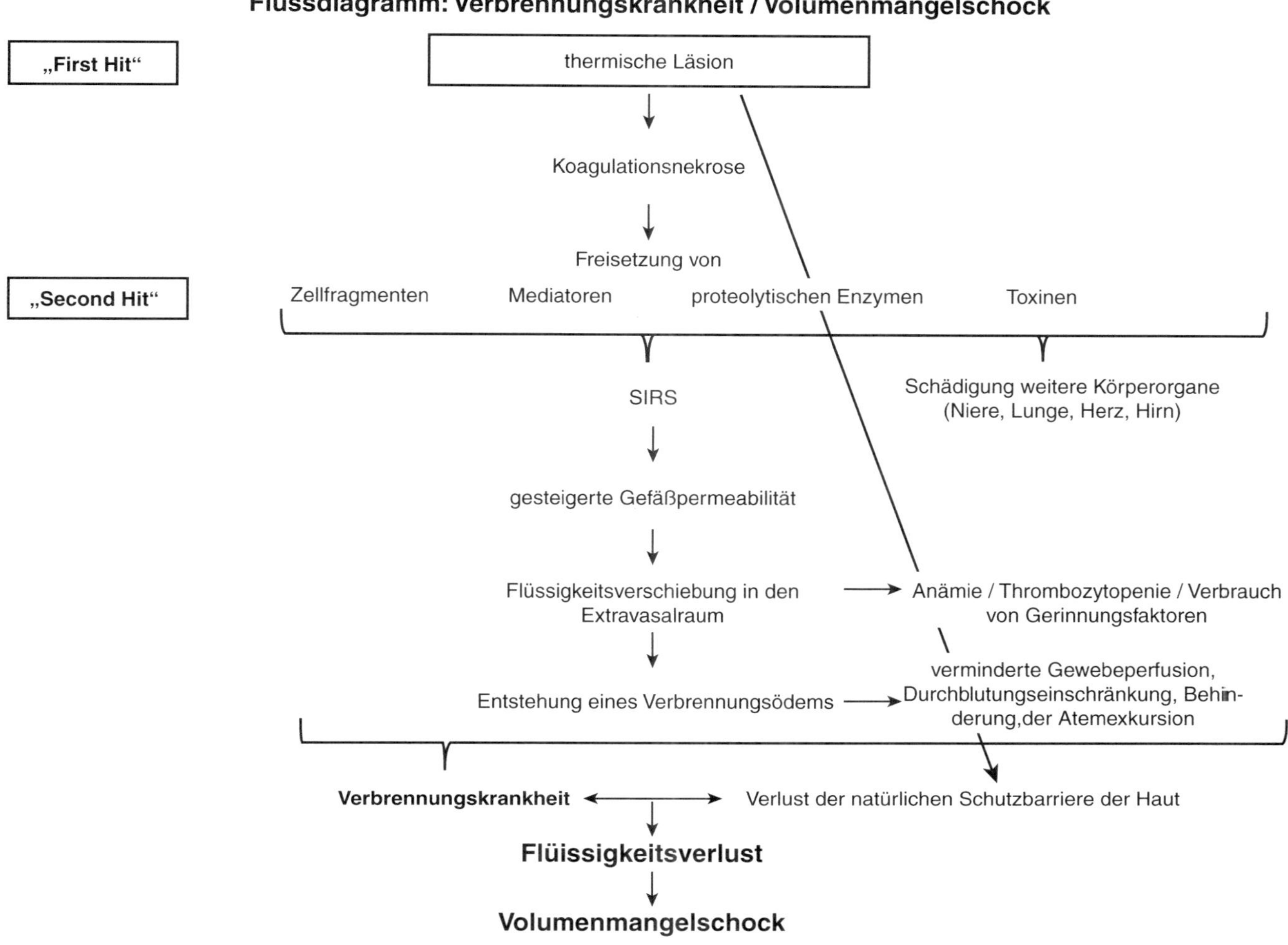

Abb. 3.2 Flussdiagramm Entstehung des Volumenmangelschocks nach thermischen Läsionen

eingeleitet, woraufhin eine **Flüssigkeitsverschiebung** in den Extravasalraum folgt. Das sogenannte **Kapillarleck („capillary leak")** führt zum Verlust von großen Mengen an Flüssigkeit, die aus den Gefäßen ins Interstitium übertreten und so zur Bildung eines **Verbrennungsödems** führen. Durch den nun geringeren Anteil an Wasser im Blut folgt konsekutiv eine **Anämie** und **Thrombozytopenie** sowie eine **gesteigerte intravasale Gerinnung** mit dem **Verbrauch von Gerinnungsfaktoren**. Der enorme Verlust von intravasalem Flüssigkeitsvolumen und der zusätzliche Flüssigkeitsverlust über die verbrannte Körperoberfläche führen zu einem Verbrennungsschock (**Volumenmangelschock**), der einen akut lebensbedrohlichen Zustand darstellt (Abb. 3.2).

Andere systemische Folgen betreffen die Schädigung weiterer Körperorgane, die ebenfalls durch die Freisetzung von Toxinen initiiert wird. So kann es zu renalen, kardialen, pulmonalen oder neurologischen Fehlfunktionen und toxinbedingten Multiorganschäden kommen. Kommt es zudem zu einem schnellen Anstieg der Kreatinkinase und des Myoglobins im Serum, was auf den Zerfall von Skelettmuskulatur zurückzuführen ist, können so die Nierentubuli obstruiert und geschädigt werden: es stellt sich eine akutes, Rhabdomyolyse-assoziiertes, Nierenversagen, eine sogenannte **Crush-Niere**, ein.

In unmittelbarem Zusammenhang mit der Verbrennungskrankheit tritt wie oben beschrieben die **gestörte Reaktionsbereitschaft des Immunsystems** auf („Modell der posttraumatischen Immunsuppression"), die, besonders im Hinblick auf sekundäre Infektionen (Abschn. 3.1.1.8.1), nicht zu unterschätzen ist. Im fortgeschrittenen Stadium können derartig schwerwiegende Folgen der thermischen Läsion zu einem Multiorganversagen und zum Tod des Patienten führen [1, 4, 5, 7, 12].

3.1.1.9 Inhalationstrauma

Bei bis zu 30 % aller schwerwiegenden thermischen Läsionen muss mit einem Inhalationstrauma gerechnet werden. Liegt beim Patienten ein Inhalationstrauma vor, so wird die Mortalität nach thermischen Läsionen entscheidend beeinflusst, was eine frühzeitige Diagnose und den unmittelbaren Therapiebeginn zwingend notwendig machen [13–15].

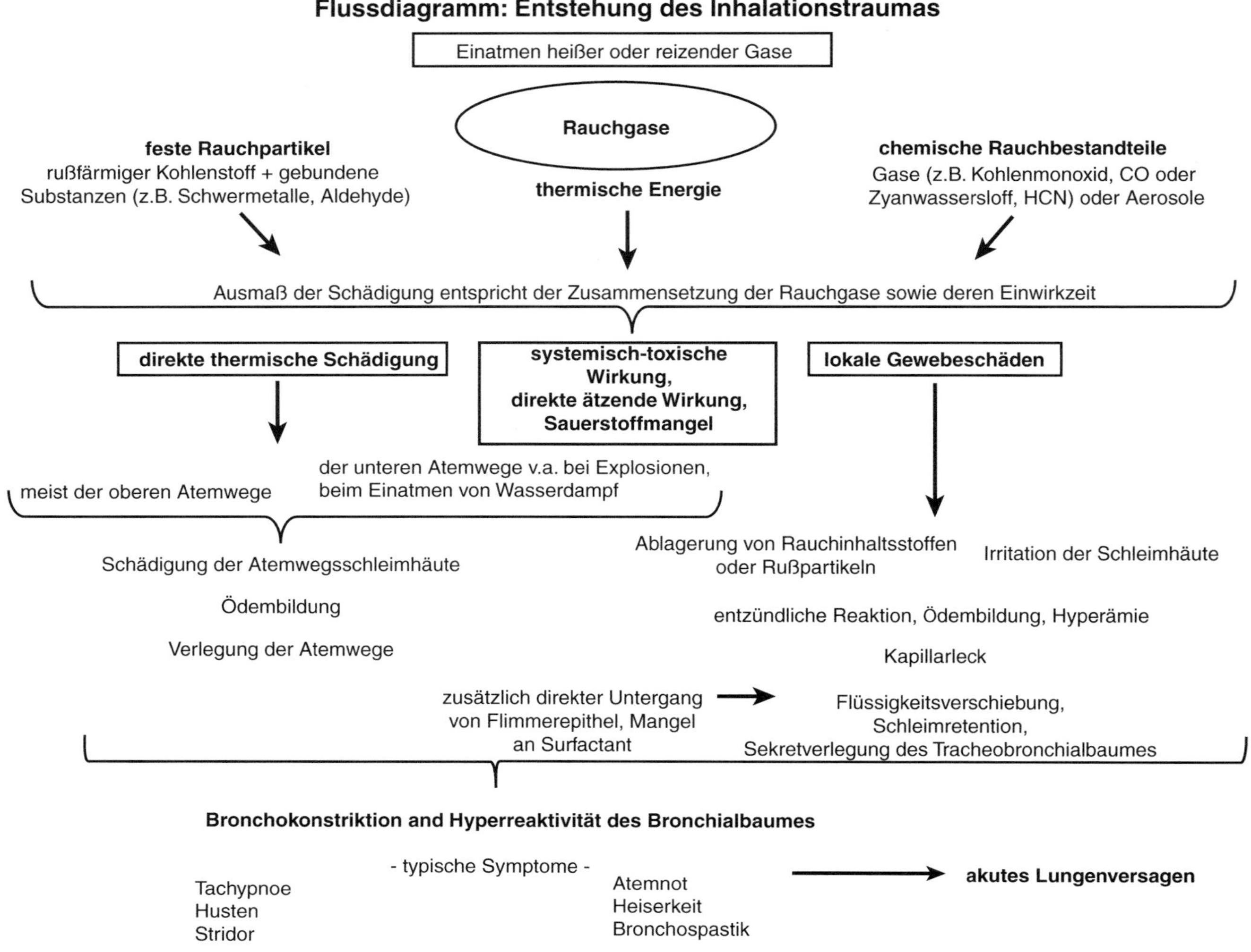

Abb. 3.3 Flussschema zur Entstehung des Inhaltationstraumas

Das Inhalationstrauma wir per definitionem als eine **Schädigung der Atemwege und Lunge durch das Einatmen von heißen oder schädigenden Gasen** beschrieben [16].

Im Falle eines Brandtraumas verursacht das eingeatmete Rauchgas Schäden, die vor allem auf die thermische Energie, aber auch auf chemische Bestandteile und auf feste Partikel des Rauchs zurückzuführen sind. Dabei kommt es zu einer **Schädigung der oberen und unteren Atemwege**. Der eingeatmete Rauch führt dabei typischerweise zu thermisch bedingten Veränderungen der Atemwegsschleimhäute der oberen Atemwege. Sofern eine Explosion die Ursache der thermischen Läsion darstellt oder aber Wasserdampf eingeatmet wird, ist es wahrscheinlich, dass es ebenfalls zu einer subglottischen Schädigung der Schleimhäute kommt. Unmittelbar nach dem Trauma führt häufig eine starke **Ödembildung** zur **Verlegung der Atemwege**, die in vielen Fällen eine zügige Intubation erforderlich macht. Vor allem unterhalb der Glottis kommt es durch chemische Substanzen im Rauchgas und durch Rußpartikel zur Irritation der Schleimhaut. Mit einer Latenz von wenigen Stunden folgt eine **entzündliche Reaktion** mit Ödembildung, die sich durch die Aktivierung von verschiedenen Entzündungskaskaden weiter ausbreitet. Das Kapillarleck führt zu einer Flüssigkeitsansammlung in den Lungen. Es kommt zum **Untergang von Flimmerepithel**, einem **Mangel an Surfactant** und konsekutiv zum Anstieg der Oberflächenspannung, einem **Kollaps der Alveolen** und einem erhöhten Atemwegwiderstande. Zu Beginn äußert sich das Inhalationstrauma in einer bronchokonstriktorisch bedingten Hyperreaktivität der Atemwege unterhalb der Trachea. Es treten unter anderem Heiserkeit, Stridor, Atemnot und Tachypnoe auf. Im weiteren Verlauf des Inhalationstraumas kommt es schließlich zum **akuten Lungenversagen** [1, 17, 18]. Zur Beurteilung des Schweregrades kann eine fiberoptische Bronchoskopie durchgeführt werden [19] (Abb. 3.3).

3.1.1.10 Komplikationen

Eine der wichtigsten und schwerwiegendsten Komplikationen nach thermischen Läsionen ist die **sekundäre Infektion der Wunde**. Etwa 3/4 aller Todesfälle nach Verbrennungstraumata sind auf eine Sepsis und Multiorganversagen zurückzuführen. Dabei ist das Risiko für eine sekundäre Infektion besonders hoch, wenn > 30 % der Körperoberfläche von der thermischen Läsion betroffen sind, die Läsion tief ins Gewebe reicht oder die Wunde eine überdurchschnittlich lange Zeit offenbleibt und die Wundversorgung erst verzögert erfolgen kann [20].

Besonders in den Wochen zwei bis vier nach dem Trauma ist das Risiko einer Sekundärinfektion sehr hoch. Schwerwiegende Sekundärinfektionen mit septischem Verlauf und möglichem Multiorganversagen sollten nach den internationalen Richtlinien zur Behandlung einer Sepsis bzw. eines septischen Schocks [21] mit Breitbandantibiotika oder falls nötig mit Kombinationen aus Antibiotika behandelt werden. Nichtsdestotrotz sind bislang keine generellen Empfehlungen zur prophylaktischen Antibiotikatherapie nach thermischen Läsionen vorhanden. Im Falle einer Pilzinfektion sollte die Therapie mit Antimykotika eingeleitet werden [1, 20].

> Bisher existiert keine generelle Empfehlung zur prophylaktischen Antibiotikatherapie nach thermischen Läsionen.

Besonders nach thermischen Läsionen, die auf den Einfluss von elektrischem Strom zurückzuführen sind und bei Erfrierungen ist das Auftreten des **Kompartmentsyndroms** eine Komplikation, mit der besonders in den ersten 48 h nach dem Trauma gerechnet werden muss. Durch die thermische Noxe bzw. den Einfluss des elektrischen Stroms kommt es zu einem Anschwellen der Muskulatur und einer Ischämie im Muskelgewebe. Bei funktionell intakten Faszien folgt meist eine rasch messbare Drucksteigerung im Gewebe auf über 30 mmHg. Typischerweise klagen betroffene Patienten, solange sie wach und nicht intubiert sind, über zunehmend **starke Schmerzen** im betroffenen Bereich, dabei handelt es sich meist um eine Extremität. Die bei Palpation auftretende **Pulslosigkeit** der Extremität ist ein weiteres Kriterium und spätes Symptom des Kompartmentsyndroms. Ist der Patient nicht ansprechbar muss das medizinische Fachpersonal posttraumatisch zu jeder Zeit mit dem Auftreten des Kompartmentsyndroms rechnen, mögliche Symptome rechtzeitig erkennen und therapeutische Schritte umgehend einleiten. Um ausgedehnte Muskelnekrosen, die typischerweise mit einem im Blutserum deutlich erhöhten Kreatinkinasewert korrelieren, zu vermeiden, ist eine sofortige chirurgische Dekompression durch Spaltung der Muskelfaszie einschließlich angrenzender Kompartimente (Fasziotomie) durchzuführen. Der Wert der Kreatinkinase im Serum kann als prognostischer Anhaltspunkt im Hinblick auf die Überlebenswahrscheinlichkeit des Patienten, aber auch auf die Notwendigkeit einer Amputation der betroffenen Extremität, gewertet werden [1, 22].

> Ein ansprechbarer Patient gibt meist selbst Hinweis auf das Vorliegen eines Kompartmentsyndroms, er klagt über starke Schmerzen im betroffenen Bereich. Bei nicht ansprechbaren Patienten muss das zuständige medizinische Fachpersonal jeder Zeit mit dem Kompartmentsyndrom rechnen, die Symptome erkennen und entsprechende Schritte einleiten.

Grundsätzlich sind bei thermischen Läsionen, im Besonderen aber bei Verätzungen, **Augenschäden** durch einen entsprechenden Facharzt abzuklären.

Wird ein Patient mit Erfrierungen stationär behandelt, muss ebenfalls mit einer Vielzahl von möglichen Komplikationen gerechnet werden. Akut auftreten können unter anderem eine **Hypothermie, Thrombosen, eine akute Niereninsuffizienz** (Crush-Niere) sowie eine **feuchte Gangrän**, die eine **Sepsis** und den **Tod** des Patienten nach sich ziehen kann.

Zu den möglichen Langzeitfolgen nach thermischen Läsionen zählen **periphere neurovaskuläre Dysfunktionen**. Bei Erfrierungen im Kindesalter können auch Störungen des Wachstums durch Schäden der Epiphyse nicht ausgeschlossen werden. Gerade bei Verbrühungen und Verätzungen sind zudem **Keloide** oder **Strikturen** wahrscheinlichere Spätfolgen als bei thermischen Läsionen anderer Genese [5].

3.1.1.11 Prognostische Faktoren

Prognostisch spielt die **Ausdehnung der Verbrennung** eine entscheidende Rolle. Ab einer Ausdehnung von 50 – 70 % der thermischen Läsion auf der Körperoberfläche (die Berechnung erfolgt meist über die Neuner-Regel, Abschn. 3.1.1.7) ist die Prognose des Patienten äußerst kritisch. Ein weiterer entscheidender Faktor mit prognostischem Einfluss ist das **Lebensalter** des Patienten, das addiert mit dem prozentualen Anteil der verbrannten Körperoberfläche den **einfachen Verbrennungsindex** ergibt. Dabei sind Werte über 100 ungünstig. Als dritter der wichtigsten Faktoren, die zusammen die Prognose des Patienten entscheidend beeinflussen, wird das Vorliegen eines **Inhalationstraumas** beschrieben.

Eine noch genauere Aussage über die Prognose des Patienten kann mithilfe des **„Abbreviated Burn Severity Index (ABSI)“** nach Tobiasen et al. [23] getroffen werden. Dabei wird entsprechend dem **Geschlecht**, **Alter**, dem Vorliegen eines Inhalationstraumas, dem **Schweregrad** der Läsion und dem prozentualen Anteil der verbrannten Körperoberfläche ein Wert errechnet, dem eine gute bis infauste

Prognose, sowie eine prozentuale Überlebensrate zugeteilt wird. Ab 10 Punkten muss dabei mit einer Sterberate von > 50 % gerechnet werden.

Neben den bereits genannten Faktoren spielen auch der **allgemeine Gesundheitszustand** des Patienten sowie **Begleiterkrankungen** und mögliche **Begleitverletzungen** eine nicht unerhebliche prognostische Rolle [1, 3, 4, 13].

Einen weiteren Anhaltspunkt zur Überlebenswahrscheinlichkeit des Patienten nach thermischen Läsionen und zum klinischen Outcome kann, besonders im Falle von Erfrierungen und Läsionen, die durch den Einfluss von elektrischem Strom entstehen, der **Serumwert** der **Kreatinkinase** geben [22]. Des Weiteren wird über die Aussagekraft des **Albuminwertes** im Serum nach großflächigen thermischen Läsionen diskutiert. [24].

▶ Einfacher Verbrennungsindex= Anteil der VKOF (%) + Lebensalter (Jahren)

3.2 Histopathologische Veränderungen nach thermischen Läsionen

Die nach Jackson [25] eingeteilten Verbrennungszonen weisen unterschiedliche histologische Charakteristika auf.

3.2.1 Bezug zu den Verbrennungsstadien

Man unterscheidet die Koagulations-, die Stase- und die Hyperämiezone. Die sogenannte **Koagulationszone** charakterisiert das Zentrum der Läsion, als den Bereich, der durch die einwirkende Noxe unmittelbar und irreversibel geschädigt ist. Die Kompensationsmöglichkeiten der Zellen sind zu diesem Zeitpunkt erschöpft, Proteine die anfänglich nur in ihrer Funktion eingeschränkt waren, denaturieren und es kommt zu einer **Koagulationsnekrose**. Histopathologisch treten typische Zeichen einer irreversiblen pathologischen Zellschädigung auf. Der Zellkern ist kaum mehr anfärbbar, er unterliegt Schrumpfungsvorgängen, und da es zur Kondensation des Chromatins kommt (Karyopyknose), deutlich kleiner und dichter. Im weiteren Verlauf kommt es zur Fragmentierung des Chromatins, zum Zerfall der Kernmembran (Karyorrhexis) und unter Umständen zur kompletten Auflösung des Zellkerns (Karyolyse). Die betroffenen Zellen sind nach entsprechender histologischer Färbung azidophil. Die Zelle schwillt an, es entstehen Ausbuchtungen der Zellmembran, schließlich kommt es zu deren Zerstörung. Der Umriss der Zelle bleibt jedoch typischerweise grob erhalten.

Nach außen schließt sich an die Koagulationszone die **Stasezone** an, die aufgrund einer gestörten Gewebeperfusion sowohl Anteile mit deutlich geschädigten als auch mit völlig intakten Zellen aufweist. Die Stasezone ist von großem therapeutischen Interesse und zeigt sich histologisch charakteristisch. Aufgrund der thermischen Schädigung ist die Kapillarperfusion eingeschränkt, es resultiert ein insgesamt verminderter Blutfluss. Geschädigte Zellen, die bereits in ihrer Funktion beeinträchtigt sind, können ein sogenanntes „Abtiefen der Verbrennung" oder „Nachbrennen" auslösen. Dies ist dann der Fall, wenn aufgrund der Freisetzung von Mediatoren eine lokale Entzündungsreaktion ausgelöst wird und zusätzlich, durch eine vermehrte Ansammlung von vasokonstriktorisch wirksamen Substanzen, eine Ischämie eintritt, sodass primär intakte oder nur leicht geschädigte Zellen nekrotisch werden. Unter diesen Substanzen spielen Prostaglandine, Thromboxane und Bradykinin eine wichtige Rolle. [26–28] Es entsteht ein Reaktionskreislauf, der zunächst zu einer lokalen Minderperfusion und schließlich zu einer fortschreitenden dermalen Ischämie mit Untergang der Zellfunktionen führt. Das Zusammenspiel zwischen Endothel, polymorphkernigen Leukozyten und der Freisetzung vasoaktiver Mediatoren wirkt sich auch auf den Gesamtkreislauf des Organismus aus und kann schwerwiegende systemische Folgen nach sich ziehen (Abschn. 3.3.1.3, Komplikationen) [26–29].

Die äußerste Zone definiert Jackson als die **Hyperämiezone**. Zellen in diesem Bereich sind vollständig vital und nicht von der Nekrose betroffen. Durch die starke Vasodilatation kommt es im Gewebe zu einer gesteigerten Durchblutung und einer lokal begrenzten entzündlichen Reaktion. An der Hautoberfläche werden diese Vorgänge durch eine deutliche Hyperämie sichtbar [1].

Kältebedingte thermische Läsionen entstehen pathophysiologisch in vier Phasen. Zunächst kommt es zum **Abkühlen** des Gewebes, einer kältebedingten Vasokonstriktion und zur Gewebeischämie. Durch gleichzeitige neuronale Beteiligung treten Hyper- oder Parästhesien auf. Bei entsprechend langer Expositionszeit bilden sich in der zweiten Phase im Gewebe **intra- und extrazelluläre Eiskristalle**, die Protein- und Lipidveränderungen, Elektrolytshifts, das Dehydrieren der Zelle, Zellmembranlysen und schließlich den Zelluntergang zur Folge haben und so die Freisetzung von Entzündungsmediatoren initiieren.

In der dritten Phase kommt es zur **Stase** der Gefäße. Es schließt sich die vierte Phase der späten **Ischämie** an, in der es dann zur Zerstörung der Mikrozirkulation und Gewebeperfusion und somit zu einem verheerenden Zelluntergang kommt. Diese ischämische Hypoxämie führt letztendlich zur Gewebsnekrose. Ein weiterer Unterschied liegt in der posttraumatischen Angiogenese, die im Falle von Erfrierung deutlich schneller einsetzt als bei ihrem hitzebedingten Pendant [5, 8, 11].

Unabhängig der Verbrennungsursache unterscheidet man außerdem **4 Verbrennungsgrade** (Abschn. 3.1.1.7, Stadieneinteilung), denen ebenfalls histopathologische Charakteristika zuzuordnen sind.

Zunächst tritt im thermisch geschädigten Bereich ein **Erythem** und ein mehr oder weniger starkes **Ödem** auf (**Grad 1**). Typisches Beispiel für eine thermische Läsion ersten Grades ist der Sonnenbrand.

Im weiteren Verlauf bilden sich **flüssigkeitsgefüllte Blasen** (**Grad 2a**). Der Wundgrund erscheint zunächst feucht und unauffällig (re-)kapillarisiert, mit zunehmender Schädigung (**Grad 2b** und **3**) jedoch immer weniger durchblutet und trockener. Im dritten Grad nimmt der Turgor im Gewebe deutlich zu und **Hautanhangsgebilde** sind schwer **geschädigt**. Beim schwersten Grad von thermischen Läsionen (**Grad 4**) liegen **verkohlte Strukturen** frei.

Bei thermischen Läsionen, die auf den Einfluss von **elektrischem Strom** zurückzuführen sind, kommt es ebenfalls zu typischen histologischen Veränderungen. Dabei spielt die Leitfähigkeit des Gewebes eine wichtige Rolle. In biologischen Geweben wird die Leitfähigkeit durch ihren hohen Wasseranteil bestimmt und ist daher vor allem ionisch. Grundsätzlich wird die Leitfähigkeit des Gewebes außerdem mit steigender Frequenz des elektrischen Stroms im Bereich von 10 Hz bis 100 GHz größer [30].

Die beiden Variablen, die letztendlich die histologischen Veränderungen im Gewebe determinieren, sind die Stärke und die Geschwindigkeit der Wärmeentwicklung, die ihrerseits wiederum durch eine Vielzahl von verschiedenen Parametern beeinflusst werden. Dabei spielen unter anderem die Eigenschaften des elektrischen Stroms, also die Spannung, Stromstärke oder Leistung eine wichtige Rolle. Gleichzeitig beeinflusst aber auch der Abstand des Gewebes zur Stromquelle und die Ladungsdichte den Grad der thermischen Veränderungen im Gewebe [31–33].

Bei thermischen Läsionen, die auf den **Einfluss des elektrischen Stroms** zurückzuführen sind, kommt es im Gewebe ebenfalls zu typischen Gewebeschäden und einer Vielzahl von histologischen Veränderungen. Diese sind bei geringeren Temperaturen vergleichbar mit den Veränderungen nach thermischen Läsionen anderer Ursache. Zunächst treten dann vor allem Enzymfunktionsverluste und Denaturierungen, später Zellnekrosen auf. Entsteht die thermische Läsion allerdings unter dem Einfluss einer sehr hohen elektrischen Spannung, kommt es zu einem enorm schnellen Anstieg auf sehr hohe Temperaturen im Gewebe, was zu besonderen histologischen Merkmalen führt. Der intrazelluläre Wasseranteil verdampft ab Temperaturen von über 90°C vollständig (Desikkation). Kommt es zu einem Temperaturanstieg auf über 100°C bersten schließlich die Zellmembranen (Vaporisation). Bei Temperaturen von über 250°C spricht man von einer Verkohlung des Gewebes (Karbonisierung), die Gewebebestandteile werden in ihre elementaren Fragmente zerlegt (Fragmentierung) [34, 35].

Histopathologisch wird eine deutliche Störung der Histoarchitektur der dermalen Schichten bemerkbar. Im Stratum basale tritt typischerweise eine Vakuolisierung auf, da Intra- und Extrazellularflüssigkeiten verdampfen. In der Lamina propria kommt es zur Denaturierung von kollagenen Fasern, wobei der Übergang von beschädigtem Gewebe zu intakten Strukturen fließend erscheint.

Bei hoher Spannung und eher niedriger Stromstärke tritt die sogenannte **Desikkation** ein, also eine Austrocknung des Gewebes. Die histologischen Folgen sind demnach auf den deutlich reduzierten Wassergehalt zurückzuführen. Es kommt zur Zellschrumpfung, Vakuolisierung sowie Kondensierung und Elongation des Zellkerns. Bei eher niedrigerer Spannung und höherer Stromstärke kommt es zur **Koagulation** des Gewebes. Es entsteht dabei eine strukturlose homogene Zellmasse mit hyalinisiertem Erscheinungsbild [36].

Zusammenfassend lässt sich feststellen, dass das Ausmaß thermischer Schäden, die durch elektrischen Strom hervorgerufen werden, mit der Höhe und der Geschwindigkeit des Temperaturanstiegs korreliert. Im Bereich von hohen Temperaturen, kommt es zu einer Koagulationsnekrose, wobei die typische Zellstruktur und Gewebearchitektur verloren geht und eine homogene Zellmasse entsteht. Mit zunehmender Entfernung von der Stromquelle treten im Gewebe weiterhin vereinzelt Vakuolen und elongierte, hyperchrome Zellkerne auf. Außerdem kann mikroskopisch die Einwanderung von Neutrophilen nachgewiesen werden. Diese kommen im Bereich der Nekrose allerdings nicht vor, da hier die vaskulären Schäden die Zellmigration weitgehend verhindern.

► Die Höhe und die Geschwindigkeit des Temperaturanstiegs sind die beiden maßgeblichen Parameter, die das Ausmaß der thermischen Schäden durch den Einfluss von elektrischem Strom bestimmen.

3.2.2 Veränderungen der Gewebefasern

Histologisch sehr interessant erscheint der Einfluss der thermischen Noxe auf die Kollagenfasern der Haut. Das von Fibroblasten produzierte Kollagen ist mit einem Gesamtanteil von rund 25 % das häufigste Protein des menschlichen Organismus. Als natürliches **Strukturprotein** ist es an allen Phasen der Wundheilung beteiligt, stimuliert die zelluläre Migration und ist bei der Neubildung von Geweben von essenzieller Wichtigkeit. Kollagenpolypeptide bauen die 28 verschiedenen Kollagentypen der extrazellulären Matrix (ECM) im menschlichen Körper auf. Dabei werden alle Kollagenpolypeptide intrazellulär innerhalb der Proteinbiosynthese hergestellt. In der Haut kommen überwiegend Kollagen Typ I, III und VII vor. Die Primärstruktur des Proteins besteht aus einer Polypeptidkette, in der repetitive Wiederholungen der Aminosäuresequenz Glycin-X-Y vorkommen, wobei X häufig Prolin und Y häufig Hydroxyprolin darstellt.

Nach acht aufeinanderfolgenden posttranslationalen Modifikationen wird die Vorstufe des Proteins, das Prokollagen, das aus jeweils drei linksgängigen Helices (Sekundärstruktur) aufgebaut ist, welche sich wiederum räumlich zu einer rechtsgängigen **Tripelhelix** (Tertiärstruktur) anordnen, in den extrazellulären Raum freigesetzt. Die Enden des Propeptids werden proteolytisch prozessiert, daraufhin folgt die Bildung der typischen Kollagenfibrillen, die durch kovalentes Crosslinking weiter stabilisiert werden. Durch die Anordnung der Fibrillen nach komplexen Mustern entstehen starke Kollagenfaserbündel, die zusammen mit anderen wichtigen Bestandteilen der ECM, allen voran Elastin, für die Zugfestigkeit und Elastizität der Haut verantwortlich sind.

Unter dem Einfluss von hohen Temperaturen über einen entsprechend langen Zeitraum verlieren Proteine zunächst ihre Funktion. Die Degeneration der ersten Proteine tritt dabei bereits ab Temperaturen von ca. 45°C auf. Im weiteren zeitlichen Verlauf und mit einem zusätzlichen Temperauranstieg folgt dann die irreversible Proteindenaturierung. Dabei werden im Falle von Kollagen die Wasserstoffbrücken, die die drei linksgängigen Helices zur Tripelhelix stabilisieren, aufgebrochen. Kollagen gehört dabei zur Gruppe der eher widerstandsfähigeren Proteine des Körpers; erst ein kontinuierlicher Temperaturanstieg auf über 58 °C bewirkt eine langsame Denaturierung des Strukturproteins [37]. Bei tiefen Verbrennungen kann es außerdem zur hitzeinduzierten Schrumpfung des dermalen Kollagens kommen. Besonders im Bereich der Extremitäten und in thorakalen Bereichen wird so häufig eine ausreichende Gewebedurchblutung bzw. im thorakalen Bereich zusätzlich die Atemmechanik beeinträchtigt. Ein starkes, posttraumatisch entstandenes Ödem fördert diese Begebenheit zusätzlich, sodass in vielen Fällen die notfallmäßige Escharotomie nötig wird.

3.3 Wundheilung nach thermischen Läsionen

Die Wundheilung nach thermischen Läsionen folgt den Grundprinzipien und Phasen der generellen Wundheilung von dermalen Läsionen anderer Ursachen (Abb. 3.4). Diese stellt einen kaskadenartigen Prozess dar, in den zelluläre und humorale Funktionsparameter involviert sind. Dabei kommt es zu einem komplexen Zusammenspiel zwischen ortsständigen Zellen, wie Keratinozyten, Fibroblasten und Endothelzellen sowie eingewanderten humoralen Zellen und Zytokinen. Man unterscheidet mehrere Wundheilungsphasen, infolge derer es entsprechend des Ausmaßes der Läsion zur reparativen Regeneration des Gewebes kommt. Diese Regeneration kann nach oberflächlichen thermischen Läsionen von geringem Ausmaß vollständig erfolgen, was bedeutet, dass die physiologische dermale Histoarchitektur wiederhergestellt wird (restitutio ad integrum). Im Falle von hochgradigen thermischen Läsionen, ab Grad 2b, die tiefere retikuläre Dermisanteile betreffen, kommt es allerdings zu einer unvollständigen Regeneration des Gewebes. Das bedeutet, dass das ursprünglich spezialisierte Gewebe durch einfaches faserreiches und funktionell minderwertiges Narbengewebe ersetzt wird (restitutio cum defectum). So kommt es nach thermischen Läsionen meist zu einer großflächigen Narbenbildung, die funktionelle Einbußen, Schmerzen und für den Patienten kosmetisch nicht akzeptable Ergebnisse mit sich bringt und weitere Therapieschritte zur Narbenkorrektur erforderlich macht.

Das Ausmaß der thermischen Läsion kann klinisch oftmals nur schwer einem Verbrennungsgrad zugeordnet werden. Ein eindeutiger Anhaltspunkt hingegen, um die Verbrennungstiefe zu definieren, stellt die Wundheilungsdauer dar. Ebenso korreliert die Dauer der Wundheilung mit dem Auftreten von hypertrophen Narben. So weisen thermische Läsionen, die innerhalb von 21 Tagen nicht vollständig heilen eine Tendenz zur Hypertrophie auf [38].

3.3.1 Stadien der Wundheilung

Dermale Läsionen heilen in **4 Phasen**. Im Allgemeinen unterscheidet man die primäre Wundheilung, die Wundheilung unter Schorf sowie die sekundäre Wundheilung. Im Falle von thermischen Läsionen liegen die Wundränder meist weit voneinander entfernt und begrenzen einen großflächigen Gewebedefekt. Es erfolgt dann die **Heilung per secundam**, was bedeutet, dass der betroffene Bereich in einem phasenweise ablaufenden Heilungsprozess, der unmittelbar nach der Verletzung einsetzt, zunächst durch Granulationsgewebe und schließlich narbig ersetzt wird. Die Prozesse der Wundheilung lassen sich drei eigenständigen und unterschiedlich langen Phasen zuordnen, die sich zum Teil überlappen. Der **exsudativen Entzündungsphase** (die resorptive Phase ist hier inbegriffen) folgt die **proliferative Phase**, abschließend wird die **Reparationsphase** eingeleitet, die mit der **Narbenphase** der Wundheilung endet. Jegliche Dysregulation einer dieser Phasen kann zu einer verlängerten Heilungsdauer oder verstärkten Narbenbildung führen.

Die dermale Histoarchitektur weist eine sehr hohe Komplexität auf und steht im Mittelpunkt intensiver Erforschung. Um die dermale Wundheilung zu unterstützen und zu verbessern, werden bewährte Methoden des Wundmanagements, wie Hauttransplantate oder Wunddressings, die seit Jahren ihre Anwendung finden, immer mehr von modernen Ansätzen unterstützt. Strategien zum Tissue Engineering und die Therapie mit Wachstumsfaktoren oder Zytokinen erzielen so bereits vielversprechende klinische Ergebnisse, weisen ein sehr hohes Potenzial auf und er-

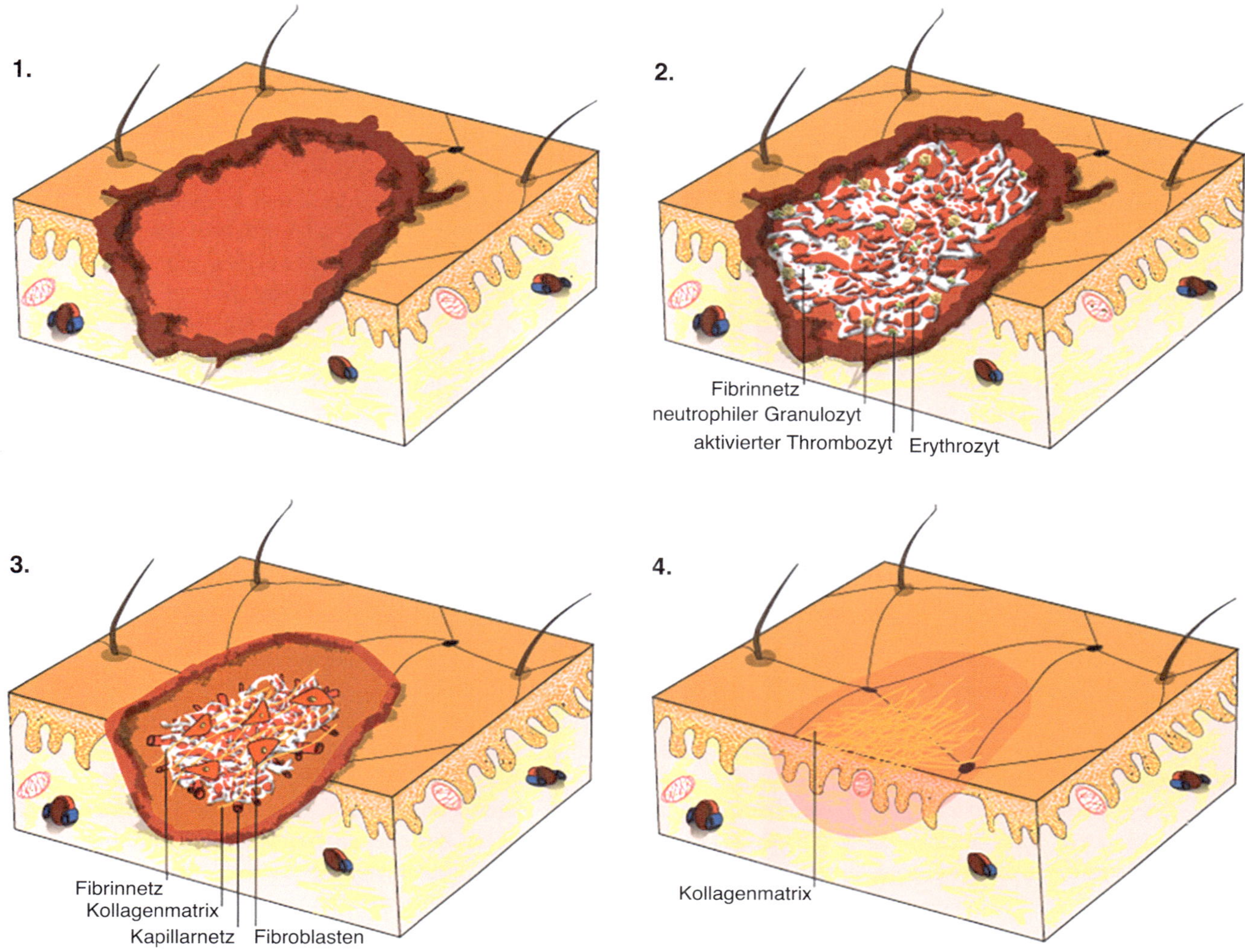

Abb. 3.4 Stadien der Wundheilung

fordern in Zukunft den Nachweis ihres Nutzens durch groß angelegte Studien.

3.3.1.1 Entzündungsphase

Aufgrund der thermisch induzierten Gewebeschädigung kommt es, neben einem Verlust der natürlichen Schutzbarriere der Haut gegen Umwelteinflüsse, auch zu einem Verlust der Hautfunktionen wie beispielsweise der Fähigkeit zur Thermoregulation oder zur Vitamin-D-Synthese. Unmittelbar nach dem thermischen Trauma steht die **Blutungskontrolle** im Vordergrund, was bedeutet, dass die **primäre und sekundäre Hämostase** eingeleitet wird. So kommt es zur Blutstillung und Blutgerinnung [39]. Daran beteiligte Zellen und Moleküle wie Thrombozyten, Kollagen, Thrombin oder Fibronektin setzen Zytokine und Wachstumsfaktoren frei, die dann die erste Phase der Wundheilung, die **Entzündungsphase**, einleiten. Die durch das thermische Trauma entstandene Koagulationsnekrose und der damit verbundene Untergang einer Vielzahl von dermalen Zellen initiieren ebenfalls die Freisetzung von verschiedenen Zellfragmenten, proinflammatorisch wirksamen Mediatoren, Toxinen und proteolytischen Enzymen. Als Chemokine fungierende Substanzen locken nun weitere Zellen ins Wundbett. Das nach abgelaufener Hämostase entstandene Fibrinnetz dient dabei als Gerüst entlang dessen die Migration stattfindet. Keratinozyten setzen beispielsweise vermehrt Interleukin-1 (IL-1) frei und locken so zusammen mit weiteren Mediatoren wie „tumor necrosis factor α“ (TNF-α), „transforming growth factor β“ (TGF-β) oder verschiedenen bakteriellen Molekülen Neutrophile an, die nach ihrer Transmigration durch das Endothel ins Wundbett gelangen. Nach ca. 48 Stunden folgen außerdem Monozyten, die ebenfalls beispielsweise durch Kollagenfragmente, Elastin, Fibronektin oder TGF-β angelockt werden. Diese Monozyten transformieren sich im Gewebe zu Makrophagen. Die eingewanderten Neutrophilen und Makrophagen setzen weitere Entzündungsmediatoren wie Interleukin-4 oder TGF-β frei [40]. Die erste Phase der Wundheilung, nimmt etwa 4 bis 6 Tage in Anspruch.

Die eingewanderten **Makrophagen** beseitigen durch ihre Fähigkeit zur Phagozytose als Teil der zellulären Immunabwehr potenzielle Erreger sowie Zelltrümmer. Durch die Freisetzung von proteolytischen Enzymen (Proteasen) werden Bakterien und zugrunde gegangene Gewebereste verdaut. Intakte Gewebebereiche werden durch Protease-Inhibitoren geschützt. Außerdem sind Neutrophile Granulozyten in der Lage freie Sauerstoffradikale (ROS) zu erzeugen (Myeloperoxidaseweg) und reinigen so das Wundbett. Gehen die Neutrophilen durch Apoptose zugrunde, werden sie von Makrophagen phagozytiert. **Aktivierte Makrophagen** vermitteln außerdem die Angiogenese, eine Fibrosierung und synthetisieren Stickstoffmonoxid (NO).

Die exsudative Entzündung geht nun fließend in die resorptive Phase über. Beendet wird dieses erste Stadium der Wundheilung nicht, wie lange Zeit angenommen, von alleine, sondern durch **spezifische Stoppsignale**, nämlich durch die von Thrombozyten und Leukozyten in einer transzellulären Biosynthese gebildeten Lipoxine (LX). Dazu gehören trihydroxy-tetraenhaltige Eicosanoide. Diese sind in der Lage die zelluläre Antwort des betroffenen Gewebes umzuprogrammieren, sodass nicht mehr fortwährend Entzündungszellen rekrutiert werden, sondern die Unterbrechung des Entzündungsprozesses und die Reparatur und Heilung der Wunde eingeleitet wird [41]. Mit dem Ende der Entzündungsphase wird nun die zweite Phase der Wundheilung, die proliferative Phase, eingeleitet.

3.3.1.2 Proliferative Phase

Nach ca. 3 bis 6 Tagen ist die Entzündungsphase abgeschlossen, nun folgt der Ersatz des traumatisierten und zugrunde gegangenen Gewebes durch **Granulationsgewebe**. Im Mittelpunkt der proliferativen Phase steht die **Epithelialisierung**, die **Angiogenese** und die **Bildung** einer (vorübergehenden) **extrazellulären Matrix**. Die sich im Wundgebiet befindlichen Makrophagen, Bindegewebszellen und Thrombozyten setzen Wachstumsfaktoren frei. Eine wichtige Rolle zur Anregung der epithelialen Proliferation und Chemotaxis spielen die durch Thrombozyten und Makrophagen produzierten „epithelial growth factor“ (EGF) und TGF-α. Die Epithelialisierung beginnt allerdings bereits unmittelbar posttraumatisch nach Anregung durch inflammatorische Zytokine (IL-1 und TNF-α), die die Genexpression von „keratinocyte growth factor“ (KGF)- Genen hochregulieren. Fibroblasten synthetisieren dann „keratinocyte growth factor“ -1 und -2 (KGF-1/-2), sowie IL-6, was die dem Wundbereich benachbarten Keratinozyten zur Migration, Proliferation und Differenzierung anregt. Gleichzeitig wird durch die Wachstumsfaktoren „Vascular Endothelial Growth Factor“ (VEGF) und Angiogenin die **Gefäßneubildung** stimuliert. VEGF wird dabei hauptsächlich von Keratinozyten, aber auch von Makrophagen, Fibroblasten, Thrombozyten und endothelialen Zellen freigesetzt. Es kommt nun zu Endothelaussprossungen aus intakten, dem Wundbett benachbarten Kapillaren und zu deren Vermehrung. Schließlich entstehen ganze Kapillarschlingen und somit ein neues Gefäßnetzwerk.

Auch Fibroblasten werden durch „platelet derived growth factor“ (PDGF) und EGF zur Migration ins Wundbett angeregt. Sie werden aktiviert, beginnen mit der **Kollagensynthese** und proliferieren. Als Reaktion auf ihre Anregung durch PDGF synthetisieren Fibroblasten außerdem die **extrazelluläre Matrix**, die in ihrer vorübergehenden Zusammensetzung hauptsächlich aus Typ-3-Kollagen, Glykosaminoglykanen und Fibronektin aufgebaut wird. Die Hauptaufgabe von TGF-β ist die Steuerung der Produktion der extrazellulären Matrix. Das Zytokin regt so unter anderem Fibroblasten zur Synthese von Typ-1-Kollagen an und fährt die Produktion von Matrix-Metalloproteasen (MMP) herunter [42]. Beendet werden diese Prozesse durch „interferon-inducible protein-10 (IP-10)“. Bei größeren Wunden, wie auch im Falle von thermischen Läsionen, löst TGF-β außerdem durch die Umwandlung von Fibroblasten zu Myofibroblasten die Wundkontraktur aus [43]. Nach der durch Wachstumsfaktoren regulierten Einwanderung von mesenchymalen Stammzellen ins Gewebe werden diese durch proliferative Stimuli in Fibroblasten umgewandelt, die mit der **Kollagenproduktion** beginnen. Die Fibroblasten, die Makrophagen, die neu entstandenen Gefäße, das unreife Kollagen und die extrazelluläre Matrix bilden zusammen das Granulationsgewebe, das den ursprünglichen dermalen Defekt nun ausfüllt. Damit ist die zweite Phase der Wundheilung abgeschlossen.

3.3.1.3 Reparative Phase

In der reparativen Phase (**Remodelling**), die etwa ab dem 8. posttraumatischen Tag einsetzt und einige Wochen bis mehrere Monate dauern kann, steht die Verbesserung der Gewebestabilität im Zentrum [44]. Dazu wird die Bildung einer kollagenfaserreichen extrazellulären Matrix mithilfe des Zytokins TGF-β stimuliert. Das Gewebe wird dann durch das Zusammenspiel aus Matrix-Metalloproteasen und deren Inhibitoren entsprechend seinen Anforderungen modelliert und stabilisiert. Die MMPs werden ihrerseits durch unterschiedliche Konzentrationen von TGF-β, PDGF, IL-1 und EGF reguliert. So soll das primär vorhandene Granulationsgewebe in Narbengewebe umgewandelt werden. Dabei folgt die Reihenfolge der Bildung der ECM einem festen Muster. Zunächst setzt sich die ECM vorwiegend aus Fibrin und Fibronektin zusammen. Fibroblasten synthetisieren dann weitere Bestandteile, die in das Grundgerüst eingelagert werden. Das sind vor allem Glykosaminoglykane, Proteoglykane und andere Proteine. Diese temporäre Variante der ECM wird im zeitlichen Verlauf zunehmend durch die Produktion und Einlagerung von Kollagen verbessert und stabilisiert. Dabei verändert sich der prozentuale Anteil von Typ-1- und Typ-3-Kollagen grundlegend. In der gesunden intakten Haut überwiegt eindeutig Typ-1-Kollagen mit 80–90 %. Granulationsgewebe hingegen weist mit ca. 30 % einen auffällig hohen Anteil an Typ-3 Kollagen auf. Im Rahmen der beschriebenen Remodeling-Prozesse wird Typ-3-Kollagen dann wieder durch Typ-1-Kollagen ersetzt, sodass der Anteil des Typ-1-Kollagens in reifen Narben lediglich 10 % ausmacht. Diese Prozesse des Remodelings sind essenziell für den weiteren Verlauf der Narbenbildung und können bei gestörtem Ablauf Ursache für Wunddehiszenzen oder eine Chronifizierung der Wunde werden. Kommt es zu einer Überproduktion an Narbengewebe sind hypertrophe Narben oder Keloide die Folge (Abschn. 3.3.1.4, Narbenphase) [45].

Fibroblasten differenzieren unter dem Einfluss von TGF-β zu Myofibroblasten und weisen so eine gesteigerte Kontraktilität auf. Sie besitzen die Fähigkeit auf veränderte mechanische Eigenschaften der Matrix adaptiv zu reagieren. So korreliert die Morphologie der Fibroblasten mit der Zusammensetzung der Matrix. Mit Zunahme der zellulären Dichte und Steifigkeit der Matrix bilden Fibroblasten ihr dendritisches Netzwerk zurück und erscheinen eher sternförmig und bipolar. Erst dann kann TGF-β die Fibroblasten stimulieren, sie zu Myofibroblasten transformieren, und es kann eine isometrische Spannung aufgebaut werden, die einen Zustand beschreibt, in dem interne und externen Kräfte ausgeglichen sind und bei Zellkontraktion weder eine Verkürzung noch eine Verlängerung der Zelle auftritt. Fibroblasten werden bei diesen Vorgängen vor allem durch PDGF und Lysophosphatidsäure (LPA) stimuliert [46]. Die gesteigerte Kollagensynthese, die zum einen durch eine erhöhte Anzahl an Fibroblasten, aber ebenso durch eine höhere Produktion von Kollagen pro Zelle zustande kommt, hält posttraumatisch für vier bis fünf Wochen an. Dabei formieren sich die neugebildeten dünnen Fasern primär parallel zur Hautoberfläche. Erst im Verlauf der Zeit werden die Fasern dicker und widerstandsfähiger und ordnen sich annährend ihres ursprünglichen Korbgeflechtmusters an. Die Kollagenzusammensetzung in Narben wird dennoch auch nach jahrelanger Reifung nie ganz der Kollagenzusammensetzung von unverletzter Haut entsprechen. Dementsprechend wird auch die Widerstandskraft der Wunde nie 100 % ihrer ursprünglichen Widerstandskraft erreichen. Neben der Neubildung und Umwandlung des Bindegewebes wird außerdem die **reparative Epithelialisierung** eingeleitet. Im Bereich der basalen Epidermis werden zunächst die festen desmosomalen Zellverbindungen unter dem Einfluss von PDGF und sogenannten „scatter factors", die aus Fibroblasten freigesetzt werden, aufgelockert. Es folgt die **epitheliale Migrationsphase**, in der Epidermiszellen entlang der Wundränder einwandern und im Anschluss unter dem Einfluss von epithelialen Wachstumsfaktoren (EGF) proliferieren. So wird die Wunde allmählich, von den äußeren Rändern ausgehend, nach zentral verschlossen. Sobald das Wundgebiet vollständig reepithelialisiert ist, folgt die **epitheliale Rückbildungsphase**, die durch eine Kontaktinhibition eingeleitet wird. Die Proliferation der Epidermiszellen kommt zum Erliegen, außerdem ordnen sich die Zellen in ihrer typischen dermalen Formation. Die anfängliche Hypertrophie der Epidermis bildet sich allmählich zurück. Durch die apoptotische Rückbildung des Gefäßnetzes verliert die Narbe im zeitlichen Verlauf ihre typische rote Farbe.

3.3.1.4 Narbenphase

Den bisher beschriebenen Stadien der Wundheilung folgt abschließend die **Narbenphase**. Sind nach thermischen Läsionen tiefe Dermisschichten in Mitleidenschaft gezogen, kommt es zu einer Defektheilung (restitutio cum defectum), in deren Folge der betroffene Gewebebereich durch überschießende Reparaturprozesse faserreich ersetzt wird und es zur Entstehung von Narben kommt. Dabei unterscheidet man im Allgemeinen **fibröse** und **sklerotische Narben.** Letztere erscheinen sehr wulstig, hart und unelastisch und neigen im zeitlichen Verlauf zusätzlich zu Schrumpfungen.

Ein typischer Prozess während der Narbenphase ist außerdem der langsame Umbau von Typ-III-Kollagen in das stabilere und strapazierfähigere Typ-I Kollagen. Dadurch nimmt die Zugfestigkeit der Narbe deutlich zu und erreicht wieder bis zu 80 % der Zugfestigkeit von gesunder Haut. Rupturen und Dehiszenzen werden seltener, die Narbe ist deutlich widerstandsfähiger. Diese Umwandlung des Kollagentyps kann beim Erwachsenen bis zu 1,5 Jahre und bei Kindern und Jugendlichen sogar noch deutlich mehr Zeit in Anspruch nehmen.

Je nach Lokalisation und Größe der Narbe kommt es zu **starken funktionellen Einbußen und Schmerzen.** Die Narbentherapie sollte deshalb unbedingt frühzeitig, wenn möglich bereits präventiv, eingeleitet und konsequent über einen längeren Zeitraum durchgeführt werden. Es gibt eine Vielzahl von unterschiedlichen Behandlungsmethoden zur Therapie der verschiedenen Narbentypen. Neben klassischen konservativen Maßnahmen, wie Narbenmassagen, der Druck-, Kryo-, Strahlen- oder Lasertherapie, der Verwendung von Silikonfolien oder medikamentösen Therapieansätzen (zum Beispiel der Injektion von Glukokortikoiden), werden außerdem plastisch-operative Techniken angewandt [47].

► Die Narbentherapie sollte möglichst präventiv eingeleitet und dann konsequent über einen längeren Zeitraum durchgeführt werden.

Nach thermischen Läsionen treten zudem häufig wulstige, scharf begrenzte, **hypertrophe Narben** auf, bei denen es im Gegensatz zu den seltener auftretenden **Keloiden** zu einer spontanen Rückbildung kommen kann. Keloide haben im Gegensatz zu hypertrophen Narben nur ein geringes Rückbildungsvermögen aufweisen. Ihr Wachstum verläuft kontinuierlich über die Wundränder hinaus. So führen sie zu starken kosmetischen und funktionellen Beeinträchtigungen, erzeugen einen quälenden Pruritus, brennen und vermindern die allgemeine Lebensqualität des Patienten. Ihre Pathogenese ist bislang nicht vollständig geklärt. Grundlegend ist aber von einer erhöhten Aktivität der Keratinozyten, Entzündungszellen und Fibroblasten, die vermehrt Zytokine wie TGF-β, PDGF oder CTGF produzieren, sowie deren verminderter Apoptoserate auszugehen. Prinzipiell sollte die Bildung von hypertrophen Narben und Keloiden durch entsprechende präventive Maßnahmen möglichst vermieden werden. Therapeutisch stehen unterschiedliche Behandlungsansätze zur Verfügung, über deren Einsatz beschwerdeabhängig entschieden wird. Primär sollten Keloide und hypertrophe Narben aufgrund ihrer Rezidivhäufigkeit konservativ behandelt werden [48].

Neben den beschriebenen funktionellen Einbußen, die mit einer ausgeprägten Narbenbildung einhergehen, sind auch die **psychosozialen Auswirkungen** von großflächigen Narben nicht zu unterschätzen, sodass eine angemessene und individuelle psychotherapeutische Betreuung, neben der eigentlichen Narbentherapie, von Anfang an eine essenzielle Rolle im Rehabilitationsprozess des Patienten spielt.

3.3.1.5 Komplikationen der Wundheilung

Die Wundheilung nach thermischen Läsionen der Haut kann durch eine Vielzahl von Faktoren negativ beeinflusst werden. Dass unter anderem bei **Rauchern, Diabetespatienten und unter Zytostatikatherapie** mit einer verzögerten Wundheilung gerechnet werden muss, ist allgemein bekannt. Außerdem können andere **Stoffwechselentgleisungen und Störungen der Durchblutung** oder **Blutgerinnung** zu einer verzögerten Reparation führen.

Eine wichtige Rolle spielt außerdem die **Ernährung** nach thermischen Läsionen. Da der Organismus sich in einer katabolen Ausnahmesituation befindet, muss unbedingt auf den Ausgleich des erhöhten Kalorienbedarfs und auf die Nahrungszusammensetzung geachtet werden. Eine unzureichende Nährstoffversorgung führt mitunter zu schwerwiegenden Komplikationen wie einer Immundysfunktion, einer gestörten Wundheilung oder Infektionen. Neben den **Hauptnährstoffen** Kohlenhydrate, Proteine und in begrenztem Maße auch Lipide, ist im Hinblick auf die Heilung besonders auf eine ausreichende Versorgung mit **Vitamin C, Vitamin A, Eisen, Zink und Selen** zu achten.

Besonders im **Alter** muss mit einer verlängerten Heilungsdauer gerechnet werden. Es kommt zu einer generalisierten Gewebeatrophie, einer Verdünnung der Haut und einer abnehmenden Vaskularisierung. Diese intrinsischen Faktoren, die zu einer Veränderung der Zellen und des Bindegewebes führen sowie einige extrinsische Parameter, unter denen besonders der Einfluss von UV-Strahlung zu nennen ist, reduzieren die Widerstandsfähigkeit und das Regenerationspotenzial der Haut im Vergleich zu jungen Menschen deutlich [49].

Des Weiteren können **Wundrupturen, Wunddehiszenzen oder sekundäre Wundinfektionen** als Komplikationen der Wundheilung auftreten. Die **Keloidbildung** spielt nach thermischen Läsionen ebenfalls eine wichtige Rolle. In wenigen Fällen kann die physiologische Wundheilung auch durch die Bildung eines **Seroms**, eines **Granuloms** oder einer **traumatischen Epidermiszyste** beeinträchtigt werden.

3.3.1.6 Chronifizierung von thermischen Läsionen

Die physiologische Wundheilung läuft meist über einen Zeitraum von wenigen Tagen bis ca. zwei Wochen ab, bevor das oft langwierige Narbenstadium eingeleitet wird. Zeigt eine dermale Läsion jedoch keine Anzeichen von Heilungsprozessen, ist **ab einem Zeitraum von 3 Monaten** von einer Chronifizierung auszugehen. Meist sind andere Begleiterkrankungen wie Diabetes, chronische Nierenerkrankungen oder die periphere arterielle Verschlusskrankheit die Ursache dafür, dass die Stadien der Wundheilung nicht regelrecht ablaufen können. Auch bei Rauchern, übermäßigem Alkoholkonsum oder Fettleibigkeit ist mit schlecht heilenden dermalen Defekten oder gar einer Chronifizierung von Wunden zu rechnen. Mit 37 Millionen Patienten weltweit stellen chronische Wunden ein schwerwiegendes Problem dar, führen zu einer signifikant hohen Morbidität und Mortalität und verursachen durch die aufwendige und langwierige Behandlung immense Kosten [50]. Die Wundheilung läuft über komplexe Signalwege als kaskadenartiger Prozess ab und nur das exakte Zusammenspiel aus Wachstumsfaktoren und Zytokinen ermöglicht die regelhafte Regulation der zellulären Antwort auf dermale Läsionen.

> ▶ Zeigt eine thermische Läsion nach drei Monaten keine Anzeichen von Heilungsprozessen, muss von einer Chronifizierung der Wunde gerechnet werden.

Der Entstehungsmechanismus chronischer Wunden ist bislang nicht gänzlich aufgeklärt. Prädisponierende Faktoren sind unter anderem die Wundinfektion, eine Hypoxie des Gewebes, aber auch eine unausgewogene Ernährung. Auffällig erscheint, dass die meisten chronischen Wunden im Entzündungsstadium der Wundheilung persistieren. Dabei werden stark erhöhte Konzentrationen an proinflammatorischen Zytokinen, an Proteasen und ROS gefunden, Faktoren, welche die Entzündung aufrechterhalten.

Histologisch charakteristisch zeigen sich in chronifizierten thermischen Läsionen typischerweise vermehrt neutrophile Granulozyten und Makrophagen. Durch eine anhaltende Freisetzung von Entzündungsmediatoren kommt es dementsprechend zu einer fortwährenden Rekrutierung von Entzündungszellen. Während bei physiologisch ablaufender Wundheilung die exsudative Entzündung zunächst in die resorptive Phase und auf spezifische Stoppsignale hin dann in die proliferative Phase der Heilung übergeht, kommt es bei chronifizierten thermischen Läsionen aufgrund nicht funktionsfähiger intrazellulärer Signalkaskaden zu einem persistierenden Entzündungsstadium. Histologisch auffällig erscheint typischerweise zudem eine gestörte Migration von epidermalen Zellen [51].

In chronischen thermischen Läsionen synthetisieren Fibroblasten zudem weniger bzw. langsamer Kollagenfasern. Die Fibronektinsynthese wird im Gegensatz dazu nicht beeinflusst. Dieses Glykoprotein wird jedoch durch Proteasen vermehrt abgebaut [52]. Der erhöhte Spiegel an proteolytischen Enzymen und das anhaltende entzündliche Milieu im Gewebe beeinträchtigen zunehmend das Zellgleichgewicht, wodurch das Einsprossen von Blutgefäßen ins Wundbett gehemmt und somit die Angiogenese erschwert wird. Dieser Vorgang kommt dem replikativen Alterungsprozess gleich [53] [54]).

▶ Typischerweise persistieren chronische Wunden im Entzündungsstadium der Wundheilung.

Besonders **Matrix-Metalloproteinasen (MMPs)** und die **Elastase** nehmen dabei eine zentrale Rolle ein und weisen erhöhte Gewebekonzentrationen auf. Elastase vermittelt die Umwandlung von pro-MMPs zu funktionsfähigen MMPs, welche bei der proteolytischen Zersetzung von Kollagen beteiligt sind. Zudem bindet Elastase auch direkt an natives Kollagen und initiiert dessen Abbau. Therapeutische Ansätze zielen deshalb auf die Eliminierung der Elastase, um den Chronifizierungsprozess der Wunde so zu unterbrechen.

Des Weiteren ist bei chronischen Wunden das Zusammenspiel zwischen den MMPs und ihren Gewebeinhibitoren gestört. Unter physiologischen Bedingungen ergänzen sich beide und sorgen so für einen dynamischen Auf- und Abbau der ECM. In chronischen Wunden hingegen kommen die Gewebeinhibitoren deutlich seltener vor und die MMPS weisen gleichzeitig erhöhte Konzentrationen auf [55].

Zudem treten in chronischen Wundbereichen vermehrt **alternde Zellpopulationen** von Fibroblasten, Keratinozyten oder Makrophagen, die durch den oxidativen Stress ihre physiologischen Funktionen einstellen, außerdem fällt in diesen Läsionen eine stark verminderte Anzahl an funktionsfähigen Stammzellen auf [56].

Eine ebenfalls wichtige Rolle bei der Chronifizierung von dermalen Läsionen spielt die Dysregulation des JAK-STAT-Signalwegs, der Signale für Hormone, Wachstumsfaktoren und Zytokine umwandelt und die Zellproliferation, Differenzierung und Apoptose reguliert [57]. Neueren Studien zufolge begünstigen bestimmte mikrobielle Spezies, die das Wundbett besiedeln, die Chronifizierung von dermalen Läsionen. So konnten rund 30 verschiedenen Mikroorganismen identifiziert werden, die an deren Pathogenese beteiligt sind [58].

Therapeutisch steht eine Vielzahl von Behandlungsansätzen zur Therapie von chronischen Wunden zur Verfügung. Primär spielen verschiedene Methoden zur Wundsäuberung, also das gründliche Wunddébridement und gegebenenfalls die Abszessdrainage eine wichtige Rolle. Das Wunddébridement erfolgt chirurgisch, autolytisch, enzymatisch, mechanisch oder als Biodébridement. Im Anschluss an die Reinigung des Wundbetts folgt in der Regel der topische oder systemische Einsatz von **Antibiotika** oder von **lokalen Antiseptika**. **Wunddressings** werden stetig weiterentwickelt und optimiert und bieten präventive und therapeutische Ansätze. Außerdem muss immer auf ein ausreichend **feuchtes Milieu** im Wundbereich geachtet werden. Im weiteren Verlauf kommen sekundäre Methoden zum Verschluss der Wunde, wie **Hauttransplantate** oder **Wundauflagen** zum Einsatz. Besonders Wunddressings auf Basis von nativem Kollagen stehen dabei im Mittelpunkt von zahlreichen Forschungsansätzen. Durch unterschiedliche Herstellungsprozesse und verschiedene Zusätze entstehen Wundauflagen mit antiinfektiösen, antiinflammatorischen, antifibrotischen oder analgetischen Eigenschaften, die die Angiogenese fördern und gute Bedingungen für einen physiologisch ablaufenden Heilungsprozess schaffen. Modernere Behandlungsstrategien fokussieren bisweilen außerdem die **Vakuumtherapie** oder die **hyperbare Sauerstofftherapie** [59]. Nach Amputationen kommt zudem der **rekonstruktiven Chirurgie** eine wichtige Rolle zu.

3.3.2 Auswirkung der Pathophysiologie auf die Wundheilung

Thermische Läsionen der Haut entstehen durch eine Vielzahl verschiedener Ursachen. Dabei stellt sich die Frage, ob aufgrund der spezifischen Pathophysiologie der thermischen Läsion eine Aussage über den Heilungsverlauf der Wunde getroffen werden kann und welche Parameter dabei eine entscheidende Rolle spielen. Die klinische Beurteilung des Verbrennungsgrades, also der Tiefe der thermischen Läsion, die als erste Einschätzung im Hinblick auf mögliche Komplikationen und akute Therapiemaßnahmen so früh wie möglich zu erfolgen hat, stellt häufig selbst erfahrene Verbrennungschirurgen vor eine große Herausforderung. Klinisch wird primär deshalb meist eine vereinfachte dichotome Klassifikation in oberflächliche und tiefe dermale Läsionen vorgenommen, bevor dann die Stadieneinteilung nach Jackson erfolgt. Aus diesem Grund werden heutzutage häufig, neben dieser anspruchsvollen klinischen Beurteilung, alternative und objektivere diagnostische Maßnahmen wie Stanzbiopsien mit anschließender histologischer Untersuchung oder verschiedene Perfusionsmesstechniken wie die Thermographie, Vitalfarbstoffe, die Videoangiographie, die Videomikroskopie oder Laser-Doppler-Techniken herangezogen, um den Verbrennungsgrad eindeutig zu bestimmen [60]. Diese Tatsache lässt erahnen, dass sich die Identifikation von Parametern, durch welche Rückschlüsse auf die Verbrennungsursache gezogen werden können, äußerst schwierig gestaltet. Im histologischen Befund lässt sich die Grenze zwischen gesunden und nekrotischen dermalen Schichten und der Verbrennungsgrad der Läsion anhand der Zellvitalität und der Integrität von Geweben klar feststellen. Deshalb gilt diese Methode als Goldstandard zur Beurteilung der Verbrennungstiefe.

Eine weitere Methode, die aktuell primär als eine mögliche Alternative für die Stadieneinteilung von thermischen Läsionen getestet wird, ist die **photoakustische Technik**. Dabei werden kurze Lichtimpulse auf den entsprechenden Gewebebereich gesendet und mithilfe eines Detektors davon reflektierte akustische Wellen aufgezeichnet. So lassen sich die entsprechenden dermalen Schichten charakterisieren. Diese Methode bietet einen interessanten Ansatz zur Beurteilung der Heilungsprozesse und kann möglicherweise zum Monitoring der Wundheilung verwendet werden [61].

Des Weiteren besteht die Möglichkeit anhand von **spezifischen Laborparametern**, beispielsweise Laktat, eine Aussage über die Schwere der Verbrennung und über die damit einhergehende Prognose des Patienten zu treffen. So konnte nachgewiesen werden, dass der Wert des Plasmalaktats unmittelbar nach dem Trauma, sowie die Laktatclearance nach 24 Stunden nützliche Parameter im Hinblick auf die Überlebenswahrscheinlichkeit des Patienten darstellen. Offen bleibt allerdings, ob anhand des Plasmalaktatwertes eine Aussage zur Pathophysiologie der zugrundeliegenden thermischen Läsion getroffen werden kann. Möglicherweise könnte die Messung des lokalen Laktats, also dem Laktatwert innerhalb der thermischen Läsion, einen charakteristischen, mit der Pathophysiologie der Läsion korrelierenden Verlauf ergeben. Entsprechende weiterführende Forschungsansätze sollten in Zukunft bedacht werden [62].

3.3.3 Signalmoleküle und Mediatoren zur Optimierung der Wundheilung

Die Identifizierung von Parametern, die eine Aussage über den Verlauf der Wundheilung treffen lassen, bietet interessante Forschungsansätze hinsichtlich neuer Therapiestrategien zur Optimierung der Heilungsprozesse nach thermischen Läsionen. Die Pathophysiologie der Wundheilung ist dabei relativ gut bekannt. Immer mehr in den Mittelpunkt rücken deshalb Überlegungen zu möglichen Zielmolekülen, die einen Einfluss auf die Wundheilung, insbesondere nach Brandverletzungen unterschiedlicher Ursache, nehmen können.

Wachstumsfaktoren und Zytokine, welche eine essenzielle regulatorische Rolle in allen Phasen der Wundheilung zukommt, bieten einen naheliegenden therapeutischen Ansatzpunkt zur Optimierung der Heilung. Da die Wachstumsfaktoren und Zytokine allerdings relativ schnell durch Proteasen abgebaut werden, sollten sie, um ihr Potenzial im Wundbett voll ausschöpfen zu können, beispielsweise in eine Fibrin-Biomatrix, die als Schutz vor den Proteasen dient [63], oder in ein Gerüst aus Hyaluronsäure, das die Wachstumsfaktoren langsam freisetzt, eingebaut werden [64].

Aktuell liegt ein weiterer Forschungsschwerpunkt auf der Identifikation von Parametern, die eine **Aussage über den Verlauf bzw. das Stadium der Wundheilung** treffen lassen. Hierbei kommen verschiedene Sensoren und Bildgebungsverfahren zum Einsatz, um diese Indikatoren zu bestimmen und so ein ideales Milieu für die Heilungsprozesse zu schaffen oder zu überwachen. Bereits in den 60er Jahren des 20. Jahrhunderts stellte sich heraus, dass Heilungsvorgänge verlangsamt oder verschlechtert werden, wenn die dermale Läsion austrocknet. Dementsprechend ist heutzutage der Erhalt eines **feuchten Milieus** eine essentielle Eigenschaft von modernen Wundauflagen [65]. Weiterhin werden biologische und chemische Eigenschaften des Wundexsudats, aber auch Blut-, Urin-, Schweiß- oder Gewebeproben aus dem Bereich der dermalen Läsion herangezogen, um vorkommende **Bakterienstämme** zu identifizieren, sowie den pH-Wert, die Temperatur, die Oxygenierung oder Enzymaktivitäten zu überwachen [66]. So geben Messungen zur **Wundfeuchtigkeit** beispielsweise Aufschluss über den optimalen Zeitpunkt zum Wechsel eines Hautersatzmaterials. Auf ähnliche Weise kann mithilfe von in das Wunddressing integrierten drahtlosen Sensoren die kontinuierliche Aufzeichnung des Temperaturverlaufs im Wundbett erfolgen, wodurch eine Aussage über den Status der Chronifizierung oder über eine vorliegende Infektion getroffen werden kann. Dabei signalisiert die Temperaturänderung frühzeitig einen entzündlichen Vorgang und kann so den Übergang von einer physiologisch heilenden thermischen Läsion in einen chronischen Prozess detektieren [67]. Durch Messungen des **pH-Wertes** kann die Zuordnung zu einer Wundheilungsphase erfolgen. Außerdem kann ein veränderter pH-Wert Hinweis auf eine mögliche Infektion der Wunde gegeben. Verschiedene Studien legen dar, dass ein pH-Anstieg *in vivo* mit einer Chronifizierung der Wunde assoziiert ist. Außerdem fungiert ein pH-Gradient als zentrale Regulator der Zellproliferation und -migration, nimmt Einfluss auf die Reparation der dermalen Läsion und kann den Wundverschluss bei ungünstigem pH-Wert stören. Auf gleicher Weise kommt es auch bei **Gewebehypoxie** zu einer Störung der Wundheilung [68]. Vielversprechende Ansätze bietet außerdem die exakte Erforschung der Pathophysiologie der **Chronifizie-**

rung von Wunden. So offenbart das detaillierte Verständnis des Ablaufs dieser pathologischen Prozesse therapeutische Ansatzpunkte, um Faktoren zu identifizieren, die einen positiven oder negativen Einfluss auf die Wundheilung nehmen.

Eine zentrale Rolle bei der Chronifizierung von dermalen Läsionen kommt der **Elastase** zu. Diese greift als regulatorisches Enzym in den Auf- und Abbau der ECM ein und erfüllt zwei wesentliche Aufgaben. Zum einen konvertiert das Enzym die Umwandlung von pro-MMPs, einer funktionsunfähigen Enzymvorstufe, zu aktiven Matrix-Metalloproteasen, die am proteolytischen Abbau von nativem Kollagen und Kollagenfragmenten beteiligt sind. Zum anderen bindet die Elastase auch direkt an das Kollagen und induziert so dessen Abbau. Die Eliminierung der Elastase stellt somit einen weiteren potenziellen therapeutischen Ansatz dar und zielt auf ein Schlüsselenzym im Chronifizierungsprozess. Die tatsächliche Umsetzung dieses Grundgedankens und die Identifizierung eines geeigneten Zielmoleküls zur Inhibition oder Eliminierung der Elastase muss weiter erforscht werden [69].

Einige der grundlegenden Erkenntnisse über die Wundheilung ermöglichen bereits den Einsatz von **modernen Hautersatzmaterialien**, die die Wundheilung nachgewiesen fördern oder beschleunigen. Mittels moderner Tissue-Engineering Strategien finden Hautersatzmaterialien besonders auch bei thermischen Läsionen häufig Einsatz, da sie die dermale Wunde abdecken und so vor äußeren Einflüssen schützen. Gängige Beispiele von Hautersatzmaterialien, die nach thermischen Läsionen eingesetzt werden, sind Biobrane®, Alloderm®, Transcyte® oder Orcel®, welche jeweils spezifische Zusammensetzungen und unterschiedliche, indikationsspezifische Eigenschaften aufweisen [70].

Auf molekularer Ebene wurde unlängst außerdem die **microRNA-132** als molekularer Regulator der Wundheilung identifiziert, der den Übergang des Entzündungsstadiums in die proliferative Phase der Heilung einleitet. Gentherapeutische Therapiestrategien bieten so in Zukunft eine weitere potentielle Möglichkeit die Wundheilung zu beeinflussen und zu verbessern [71].

Grundlegend muss festgehalten werden, dass die oben genannten, zum Teil neuen Erkenntnisse ein großes Potenzial zur weiteren Optimierung der Wundheilung aufweisen insbesondere auch bei thermischen Wunden bieten, jedoch weiter erforscht werden müssen, um einen klinischen Nutzen für die Versorgung von thermischen Wunden ziehen zu können.

Literatur

1. Lehnhardt M, Hartmann B, Reichert B (Hrsg) (2016) Verbrennungschirurgie. Springer, Berlin/Heidelberg
2. Arbeitsgruppe Verbrennungsregister der Deutschen Gesellschaft für Verbrennungsmedizin e. V. Verbrennungsregister – Jahresbericht 2017 für den Zeitraum Jan.-Dez. 2016. 2016. https://www.verbrennungsmedizin.de/pdf/2017/Jahresbericht-VR-2017-gesamt.pdf. Zugegriffen am 14.05.2018
3. Berchtold R, Bruch H-P (Hrsg) (2013) Chirurgie, 6. Aufl. Urban & Fischer in Elsevier, München
4. Daigeler A, Kapalschinski N, Lehnhardt M (2015) Therapy of burns. Chirurg 86(4):389–401. https://doi.org/10.1007/s00104-014-2919-3
5. Malisiewicz B, Meissner M, Kaufmann R, Valesky E (2018) Physical and chemical emergencies in dermatology. Hautarzt. https://doi.org/10.1007/s00105-018-4137-2
6. Riede U-N, Werner M, Schaefer H-E (Hrsg) (2004) Allgemeine und spezielle Pathologie, 5. Aufl. Thieme, Stuttgart
7. Reinhold U (2011) Notfälle in Dermatologie und Allergologie: Ein Leitfaden für Dermatologen und Notärzte, 2. Aufl. Thieme, New York/Stuttgart
8. Sachs C, Lehnhardt M, Daigeler A, Goertz O (2015) The triaging and treatment of cold-induced injuries. Dtsch Arztebl Int 112(44):741–747. https://doi.org/10.3238/arztebl.2015.0741
9. Dugan RC, Nance FC (1977) Enzymatic burn wound debridement in conventional and germ-free rats. Surg Forum 28:33–34
10. Wallace AB (1951) The exposure treatment of burns. Lancet 257(6653):501–504. https://doi.org/10.1016/S0140-6736(51)91975-7
11. McIntosh SE, Opacic M, Freer L, Grissom CK, Auerbach PS, Rodway GW et al (2014) Wilderness Medical Society practice guidelines for the prevention and treatment of frostbite: 2014 update. Wilderness Environ Med 25(4 Suppl):S43–S54. https://doi.org/10.1016/j.wem.2014.09.001
12. Ottomann C, Hartmann B (2004) Die Pathophysiologie des Verbrennungstraumas. Intensivmedizin Notfallmedizin 41(6):380–387. https://doi.org/10.1007/s00390-004-0510-8
13. Colohan SM (2010) Predicting prognosis in thermal burns with associated inhalational injury: a systematic review of prognostic factors in adult burn victims. J Burn Care Res 31(4):529–539. https://doi.org/10.1097/BCR.0b013e3181e4d680
14. Shirani KZ, Pruitt BA, JR, Mason AD, JR. (1987) The influence of inhalation injury and pneumonia on burn mortality. Ann Surg 205(1):82–87
15. Tredget EE, Shankowsky HA, Taerum TV, Moysa GL, Alton JD (1990) The role of inhalation injury in burn trauma. A Canadian experience. Ann Surg 212(6):720–727
16. Gahr RH (2007) Handbuch der Thorax-Traumatologie. Einhorn-Presse, Hamburg
17. Demling RH (2008) Smoke inhalation lung injury: an update. Eplasty 8:e27
18. Hunt JL, Agee RN, Pruitt BA, JR. (1975) Fiberoptic bronchoscopy in acute inhalation injury. J Trauma 15(8):641–649
19. American Burn Association (2003) Inhalation injury: diagnosis. J Am Coll Surg 196(2):307–312
20. Rafla K, Tredget EE (2011) Infection control in the burn unit. Burns 37(1):5–15. https://doi.org/10.1016/j.burns.2009.06.198
21. Dellinger RP, Levy MM, Rhodes A, Annane D, Gerlach H, Opal SM et al (2013) Surviving Sepsis Campaign: international guidelines for management of severe sepsis and septic shock, 2012. Intensive Care Med 39(2):165–228. https://doi.org/10.1007/s00134-012-2769-8
22. Kopp J, Loos B, Spilker G, Horch RE (2004) Correlation between serum creatinine kinase levels and extent of muscle damage in electrical burns. Burns 30(7):680–683. https://doi.org/10.1016/j.burns.2004.05.008
23. Tobiasen J, Hiebert JM, Edlich RF (1982) The abbreviated burn severity index. Ann Emerg Med 11(5):260–262
24. Aguayo-Becerra OA, Torres-Garibay C, Macias-Amezcua MD, Fuentes-Orozco C, Chavez-Tostado MG, Andalon-Duenas E et al (2013) Serum albumin level as a risk factor for mortality in burn patients. Clinics (Sao Paulo) 68(7):940–945. https://doi.org/10.6061/clinics/2013(07)09
25. Jackson DM (1953) The diagnosis of the depth of burning. Br J Surg 40(164):588–596

26. Heggers JP, Loy GL, Robson MC, Del Beccaro EJ (1980) Histological demonstration of prostaglandins and thromboxanes in burned tissue. J Surg Res 28(2):110–117
27. Herndon DN, Abston S, Stein MD (1984) Increased thromboxane B2 levels in the plasma of burned and septic burned patients. Surg Gynecol Obstet 159(3):210–213
28. Nwariaku FE, Sikes PJ, Lightfoot E, Mileski WJ, Baxter C (1996) Effect of a bradykinin antagonist on the local inflammatory response following thermal injury. Burns 22(4):324–327
29. Morykwas MJ, David LR, Schneider AM, Whang C, Jennings DA, Canty C et al (1999) Use of subatmospheric pressure to prevent progression of partial-thickness burns in a swine model. J Burn Care Rehabil 20(1 Pt 1):15–21
30. Gabriel C, Gabriel S, Corthout E (1996) The dielectric properties of biological tissues: I. Literature survey. Phys Med Biol 41(11): 2231–2249
31. Brill AI (2008) Bipolar electrosurgery: convention and innovation. Clin Obstet Gynecol 51(1):153–158. https://doi.org/10.1097/GRF.0b013e318161e7ee
32. Tokar JL, Barth BA, Banerjee S, Chauhan SS, Gottlieb KT, Konda V et al (2013) Electrosurgical generators. Gastrointest Endosc 78(2):197–208. https://doi.org/10.1016/j.gie.2013.04.164
33. Wu MP, Ou CS, Chen SL, Yen EY, Rowbotham R (2000) Complications and recommended practices for electrosurgery in laparoscopy. Am J Surg 179(1):67–73
34. Brill AI (1998) Energy systems for operative laparoscopy. J Am Assoc Gynecol Laparosc 5(4):333–345. quiz 347-9
35. Luciano AA, Soderstrom RM, Martin DC (1994) Essential principles of electrosurgery in operative laparoscopy. J Am Assoc Gynecol Laparosc 1(3):189–195
36. Elliott JA Jr (1966) Electrosurgery. Its use in dermatology, with a review of its development and technologic aspects. Arch Dermatol 94(3):340–350
37. Despa F, Orgill DP, Neuwalder J, Lee RC (2005) The relative thermal stability of tissue macromolecules and cellular structure in burn injury. Burns 31(5):568–577. https://doi.org/10.1016/j.burns.2005.01.015
38. Cubison TCS, Pape SA, Parkhouse N (2006) Evidence for the link between healing time and the development of hypertrophic scars (HTS) in paediatric burns due to scald injury. Burns 32(8):992–999. https://doi.org/10.1016/j.burns.2006.02.007
39. Davie EW, Fujikawa K, Kisiel W (1991) The coagulation cascade: Initiation, maintenance, and regulation. Biochemistry 30(43):10363–10370. https://doi.org/10.1021/bi00107a001
40. Clark RA (2001) Fibrin and wound healing. Ann N Y Acad Sci 936:355–367
41. Serhan CN, Chiang N (2004) Novel endogenous small molecules as the checkpoint controllers in inflammation and resolution: Entree for resoleomics. Rheum Dis Clin N Am 30(1):69–95. https://doi.org/10.1016/S0889-857X(03)00117-0
42. Goldman R (2004) Growth factors and chronic wound healing: Past, present, and future. Adv Skin Wound Care 17(1): 24–35
43. Yang CC, Lin SD, Yu HS (1997) Effect of growth factors on dermal fibroblast contraction in normal skin and hypertrophic scar. J Dermatol Sci 14(2):162–169
44. DiPietro LA (1995) Wound healing: the role of the macrophage and other immune cells. Shock 4(4):233–240
45. Ehrlich HP, Krummel TM (1996) Regulation of wound healing from a connective tissue perspective. Wound Repair Regen 4(2):203–210. https://doi.org/10.1046/j.1524-475X.1996.40206.x
46. Grinnell F (2003) Fibroblast biology in three-dimensional collagen matrices. Trends Cell Biol 13(5):264–269
47. Worret WI, Vogt HJ (2004) Narbentherapie in der Dermatologie. Dtsch Arztebl 101(42):2819–2824
48. Butler PD, Longaker MT, Yang GP (2008) Current progress in keloid research and treatment. J Am Coll Surg 206(4):731–741. https://doi.org/10.1016/j.jamcollsurg.2007.12.001
49. Jacobson RG, Flowers FP (1996) Skin changes with aging and disease. Wound Repair Regen 4(3):311–315. https://doi.org/10.1046/j.1524-475X.1996.40305.x
50. Powers JG, Higham C, Broussard K, Phillips TJ (2016) Wound healing and treating wounds: chronic wound care and management. J Am Acad Dermatol 74(4):607–625.; quiz 625-6. https://doi.org/10.1016/j.jaad.2015.08.070
51. Falanga V (1993) Chronic wounds: pathophysiologic and experimental considerations. J Invest Dermatol 100(5):721–725
52. Herrick SE, Ireland GW, Simon D, McCollum CN, Ferguson MW (1996) Venous ulcer fibroblasts compared with normal fibroblasts show differences in collagen but not fibronectin production under both normal and hypoxic conditions. J Invest Dermatol 106(1):187–193
53. Chang E, Yang J, Nagavarapu U, Herron GS (2002) Aging and survival of cutaneous microvasculature. J Invest Dermatol 118(5):752–758. https://doi.org/10.1046/j.1523-1747.2002.01714.x
54. Telgenhoff D, Shroot B (2005) Cellular senescence mechanisms in chronic wound healing. Cell Death Differ 12(7):695–698. https://doi.org/10.1038/sj.cdd.4401632
55. Vaalamo M, Weckroth M, Puolakkainen P, Kere J, Saarinen P, Lauharanta J, Saarialho-Kere UK (1996) Patterns of matrix metalloproteinase and TIMP-1 expression in chronic and normally healing human cutaneous wounds. Br J Dermatol 135(1):52–59
56. Frykberg RG, Banks J (2015) Challenges in the treatment of chronic wounds. Adv Wound Care (New Rochelle) 4(9):560–582. https://doi.org/10.1089/wound.2015.0635
57. Jere SW, Abrahamse H, Houreld NN (2017) The JAK/STAT signaling pathway and photobiomodulation in chronic wound healing. Cytokine Growth Factor Rev 38:73–79. https://doi.org/10.1016/j.cytogfr.2017.10.001
58. Wolcott R, Sanford N, Gabrilska R, Oates JL, Wilkinson JE, Rumbaugh KP (2016) Microbiota is a primary cause of pathogenesis of chronic wounds. J Wound Care 25(Sup10):S33–S43. https://doi.org/10.12968/jowc.2016.25.Sup10.S33
59. Bhattacharya S, Mishra RK (2015) Pressure ulcers: Current understanding and newer modalities of treatment. Indian J Plast Surg 48(1):4–16. https://doi.org/10.4103/0970-0358.155260
60. Monstrey S, Hoeksema H, Verbelen J, Pirayesh A, Blondeel P (2008) Assessment of burn depth and burn wound healing potential. Burns 34(6):761–769. https://doi.org/10.1016/j.burns.2008.01.009
61. Aizawa K, Sato S, Saitoh D, Ashida H, Obara M (2008) Photoacoustic monitoring of burn healing process in rats. J Biomed Opt 13(6):64020. https://doi.org/10.1117/1.3028005
62. Kamolz L-P, Andel H, Schramm W, Meissl G, Herndon DN, Frey M (2005) Lactate: early predictor of morbidity and mortality in patients with severe burns. Burns 31(8):986–990. https://doi.org/10.1016/j.burns.2005.06.019
63. Mittermayr R, Branski L, Moritz M, Jeschke MG, Herndon DN, Traber D et al (2016) Fibrin biomatrix-conjugated platelet-derived growth factor AB accelerates wound healing in severe thermal injury. J Tissue Eng Regen Med 10(5):E275–E285. https://doi.org/10.1002/term.1749
64. Su Z, Ma H, Wu Z, Zeng H, Li Z, Wang Y et al (2014) Enhancement of skin wound healing with decellularized scaffolds loaded with hyaluronic acid and epidermal growth factor. Mater Sci Eng C Mater Biol Appl 44:440–448. https://doi.org/10.1016/j.msec.2014.07.039
65. Winter GD (1962) Formation of the scab and the rate of epithelization of superficial wounds in the skin of the young domestic pig. Nature 193:293–294

66. Becker K, Boykin J, M C, Davis P, D D, Driver V, et al (2009) Diagnostics and wounds: a consensus document. World Council Enterostomal Therapists J 29
67. Armstrong DG, Holtz-Neiderer K, Wendel C, Mohler MJ, Kimbriel HR, Lavery LA (2007) Skin temperature monitoring reduces the risk for diabetic foot ulceration in high-risk patients. Am J Med 120(12):1042–1046. https://doi.org/10.1016/j.amjmed.2007.06.028
68. Schreml S, Meier RJ, Kirschbaum M, Kong SC, Gehmert S, Felthaus O et al (2014) Luminescent dual sensors reveal extracellular pH-gradients and hypoxia on chronic wounds that disrupt epidermal repair. Theranostics 4(7):721–735. https://doi.org/10.7150/thno.9052
69. Barros SC, Martins JA, Marcos JC, Cavaco-Paulo A (2012) Characterization of potential elastase inhibitor-peptides regulated by a molecular switch for wound dressings applications. Enzym Microb Technol 50(2):107–114. https://doi.org/10.1016/j.enzmictec.2011.10.006
70. Zeng R, Lin C, Lin Z, Chen H, Lu W, Lin C, Li H (2018) Approaches to cutaneous wound healing: Basics and future directions. Cell Tissue Res. https://doi.org/10.1007/s00441-018-2830-1
71. Li D, Wang A, Liu X, Meisgen F, Grunler J, Botusan IR et al (2015) MicroRNA-132 enhances transition from inflammation to proliferation during wound healing. J Clin Invest 125(8):3008–3026. https://doi.org/10.1172/JCI79052

4 Tiefe und Ausmaß der Verbrennung, Verbrühung, Erfrierung und Verätzung

Christian Ottomann und Herbert Haller

Inhaltsverzeichnis

Verbrennung und Verbrühung stellen als thermisch Läsion eine häufige Verletzung dar. Die durchschnittliche Anzahl an Patienten mit einer thermischen Läsion beläuft sich auf eine Verbrennung pro 350 Menschen im Jahr. Die Inzidenz leichterer Verbrennungen beträgt 600/100 000 Einwohner, die Inzidenz schwerer Verbrennungen liegt bei 1/50 000 bis 1/60 000 Einwohner [1]. Minimale Verbrennungen werden als Bagatellverletzung häufig durch den Patienten selbst behandelt und bedürfen meist keiner weiteren ärztlichen Behandlung. Hingegen sind großflächigere Verbrennungen, veraltete und infizierte Verbrennungswunden, Verbrennungen im Gesicht, Genitalien und an der Hand und Verbrennungen bei Kindern in einem Verbrennungszentrum zu behandeln, um Folgeschäden wie funktionelle Einschränkungen und stigmatisierende Narben so gering wie möglich zu halten. Die exakte Beurteilung von Ausmaß und Tiefe ist dabei die Grundlage für die erfolgreiche Therapie von thermischen Verletzungen [2].

C. Ottomann (✉)
UnitTransferKlinik, Universität zu Lübeck, Lübeck, Deutschland
e-mail: christian.ottomann@uni-luebeck.de

H. Haller
UKH Linz der AUVA, ret. Linz, Linz, Österreich

4.1 Unfallanamnese

Unter dem Begriff der Verbrennung versteht man eine thermische Verletzung, die zu einer Gewebsschädigung führt. Diese kann durch Flammen, heiße Flüssigkeiten,

C. Ottomann, B. Hartmann (Hrsg.), *Hauttransplantation*, https://doi.org/10.1007/978-3-662-62060-1_4

Dampf, Gase, Strahlung (Sonne, iatrogen), heiße Stoffe oder Kontaktflächen, Explosionen, Reibung sowie durch die Exposition gegenüber elektrischem Strom ausgelöst werden. Auch die Einwirkung chemischer Substanzen wie Säuren oder Laugen können zu vergleichbaren Gewebsreaktionen und Gewebschädigungen führen, sodass deren Behandlung ebenso Teil der Verbrennungsmedizin ist [1].

Das Erheben der Unfallanamnese ist von weitreichender Bedeutung. So kann der Hinweis auf die schädigungserzeugende Noxe und Dauer der Exposition wichtige Informationen auf die zu erwartende Tiefe der Gewebsschädigung enthalten.

Bei der Beurteilung der thermischen Verletzung spielen somit multiple Faktoren für die resultierende Gewebeschädigung eine Rolle:

4.1.1 Faktoren zur Beurteilung einer thermischen Verletzung

- Ort und Unfallursache
- Temperatur und chemische Reaktivität der auslösenden Noxe
- Wärmeleitfähigkeit der auslösenden Noxe
- Dauer der Exposition beeinflusst durch Wärmeretention von Kleidung etc.
- Hautdurchblutung der betroffenen Köperlokalisation
- Vorhandene schützende Schichten (Kleidung, Haare u. a.)
- Lebensalter
- Vorerkrankungen
- Erstbehandlung (Kühlung)
- Umgebungstemperatur (Verdunstungskälte)

Bei Verätzungen ist die Noxe für die weitere spezifische Therapie von erheblicher Bedeutung (Kolliquations- versus Koagulationsnekrose). Bei Verbrennungen im Kindesalter hat die Anamnese im Vergleich zum Verbrennungsmuster bei Erwachsenen eine besondere Bedeutung, um eine eventuelle Kindesmisshandlung zu detektieren. Nicht zuletzt ist die Unfallanamnese wichtig, um Arbeitsunfälle von Privatunfällen abzugrenzen und eine geeignete Behandlung im Rahmen der gesetzlichen Unfallversicherung einzuleiten. Auch können nicht auf den ersten Blick mit dem Verbrennungstrauma konnotierte Begleitverletzungen durch eine suffiziente Unfallanamnese diagnostiziert werden.

4.1.1.1 Zeitpunkt, Ort und Unfallursache der Verletzung

Das Erscheinungsbild der Verletzung verändert sich vor allem in der frühen Phase rasch. Blasenbildungen und Nekrosen müssen primär nicht nachweisbar sein. Daher ist das Alter der Wunde für die Validität der Erstbeurteilung von wesentlicher Bedeutung. Ebenso ist der genaue Zeitpunkt im Hinblick auf die rechtliche Einschätzung und Klassifikation unerlässlich. Verschiedene Verletzungen ungleichen Alters können ein wichtiger Hinweis auf Kindesmisshandlung sein, ebenso wie divergierende Angaben zum Entstehungsort und Zeitpunkt. Das Datum und die Uhrzeit sowie die Entstehungsgeschichte werden benötigt, um Arbeitsunfälle und andere Versicherungsfälle erfolgreich zu dokumentieren.

4.1.1.2 Dauer der Exposition

Für Erwachsene gilt, dass Temperaturen bis zu 45 °C in der Zellkultur keine Schäden verursachen (bei einer untersuchten Einwirkzeit von bis zu 6 Stunden) [2, 3]. Zwischen 42 und 51 Grad verdoppelt sich der Zellschaden mit jedem Grad Steigerung. Für eine Zellschädigung der Haut ist bei 45 °C der Noxe eine Temperatureinwirkung im Bereich von Stunden erforderlich ist, zwischen 45 und 51 Grad im Bereich von Minuten, zwischen 51 und 70 Grad im Bereich von Sekunden und darüber im Bereich von Sekundenbruchteilen. Der Zusammenhang zwischen Temperatureinwirkung, subjektiven Beschwerden, Auftreten einer partiellen und einer drittgradigen Verbrennung wurde von Davies et al. untersucht [4]. Eine Energieeinwirkung von 8,4 – 13,4 Joule/cm^2 verursachen eine Hautrötung, 13,4 – 16,0 J/cm^2 eine partielle Hautverbrennung und 16,4 – 19,7 J/cm^2 die tiefe Verbrennung aller Hautschichten. Individuelle Beschwerden Können durch bestehende Vorerkrankungen beeinflusst werden. Durch Polyneuropathien, besonders häufig bei Diabetes mellitus, kann die Hitzeeinwirkung durch den Patienten erst verspätet wahrgenommen werden.

4.1.1.3 Andere Faktoren

Tiefe Verbrennungen entstehen daher entweder durch eine entsprechend heiße Noxe, durch fehlende Schmerzempfindung (z. B. Polyneuropathie, tiefe Bewusstlosigkeit), durch Immobilisierung des Betroffenen, Einklemmen des Betroffenen in Autos und Maschinen oder durch Kleiderbrand. Eine schnelle Unterbrechung der schädigenden Noxe, Gefahrenabwehr bzw. Flucht aus der exponierten Zone wird dadurch behindert [2].

Kühlung der Verbrennungswunde

Durch die heiße Noxe kommt es zu einer konsekutiven Überhitzung des Gewebes, sodass ein temperaturbedingter Zellschaden resultiert. Köpereigene Abwehrreaktionen wie vermehrte Hautdurchblutung, Ödembildung und Verdunstungskälte wirken der schädigenden Noxe entgegen, sind aber bei hohen Temperaturen limitiert [2]. Durch die

Kühlung der Verbrennungswunde soll erreicht werden, die durch die hohe Temperatur initial ausgelöste Zellschädigung schnell zu unterbrechen. Aufgrund der Wärmespeicherkapazität verschiedener Gewebe wirkt die Hitzeschädigung jedoch auch nach der Entfernung der schädigenden Noxe nach [5]. Der Wärmetransport im menschlichen Gewebe setzt sich zusammen aus verschiedenen Prozessen wie Wärmeleitung (Konduktion) und die durch Perfusion des Blutes bedingte Wärmeübertragung (Konvektion), metabolischer Wärmeentwicklung und externe Wärmequellen. Die Konduktion spielt bei der Temperaturabgabe des Gewebes an die Umgebungsluft praktisch keine Rolle, da sie wegen der geringen Wärmeleitfähigkeit des Körpergewebes (λFett = 0,2 W/mK; λMuskel = 0,4 W/mK) nur einen geringen Einfluss auf die Übertragung der Temperatur nach außen hat. Einen großen Einfluss hat dagegen die Wärmeübertragung durch den Blutkreislauf [6]. Zur physiologischen Temperaturregulierung wird die im Körperinneren produzierte Temperatur durch die Blutgefäße bis an die Körperoberfläche transportiert. Aufgrund der höheren spezifischen Wärmekapazität des Blutes und der großen Oberfläche der Kapillaren im Hautmantel ist der Wärmeaustausch sehr effizient. Eine Steigerung der Blutzirkulation erfolgt durch Erhöhung des Blutgefäßquerschnittes und der Pumpleistung des Herzens. Als Folge steigt die Temperaturabgabe durch Konvektion.

Physikalisch konkludent und in der Laienliteratur empfohlen gelingt eine Absenkung der Gewebetemperatur der Haut durch die Kühlung der verbrannten Areale mit handtemperiertem Wasser [7, 8]. Dass eine Kühlung der Haut auf Werte unter 44° C einen positiven Effekt bringt, ist derzeit wissenschaftlich jedoch nicht bewiesen [2]. Blomgren et al. und Boykin et.al. konnten durch Kühlung zwar eine temporäre Reduktion des Ödems nachweisen, nicht aber eine Reduktion des untergehenden Gewebes [9, 10]. Jandera et al. konnten dagegen eine Stabilisierung der Mastzellen und Reduktion des untergehenden Gewebes durch Kühlung finden [11]. In anderen Arbeiten wurde eine Reduktion von Prostaglandinen sowie eine Stabilisierung von Thromboxan B2 festgestellt [12]. Die zur Kühlung verwendete Wassertemperatur zeigte laut Blomgren im Bereich von 8° C bis 30° C experimentell keinen Unterschied in Hinblick auf Art und Ausdehnung der Nekrose [13]. Demling et al. stellten darüber hinaus fest, dass die Kühlung wirkungslos bleibt, wenn sie später als zwei Minuten nach dem thermischen Trauma einsetzt [14]. Den Daten von Reine et al. zufolge ist eine Kühlung nur innerhalb der ersten 30 Minuten nach dem Unfall sinnvoll [15]. Da kälteres Wasser zu einer Gefäßkonstriktion führt und die Temperaturabgabe primär über Konvektion erfolgt, ist kaltes Wasser kontraproduktiv. Eine prolongierte Kühlung mit Eis führt sogar zu einer Steigerung der Gewebeschädigung [16].

4.2 Tiefeneinteilung der thermischen Läsion

Die Verbrennungswunde wird in vier Grade eingeteilt (Tab. 4.1). Zu beachten ist, dass es meist Mischformen mit fließenden Übergängen sind und eine isolierte Verbrennungstiefe eher selten auftritt.

4.2.1 Grad I

Dieser Grad entspricht einer Hyperämie, die durch ein Erythem erkennbar ist. Zum Teil prädisponiert ein lokales Ödem und Juckreiz (Abb. 4.1 und 4.2). Oftmals kann an den Folgetagen eine leichte Dunkelverfärbung der Haut auftreten. Eine Desquamation findet dann in den nächsten 5 bis 7 Tage statt, im Verlauf erfolgt die restitutio ad integrum.

Tab. 4.1 Gradeinteilung der Verbrennungstiefen

Verbrennungsgrad	I	IIa	IIb	III	IV
Aussehen	Rötung	Deutliche Blasenbildung	Teilweise Blasenbildung	Brandschorf	Verbrannte Haut und Gewebe, freiliegende tiefere Strukturen
Wundgrund	Keine Wunde	Rötlich, hyperöm, feucht	Weißlich, rot, teils thrombosierte Venen	Weiß, bräunlich, lederartig	Denaturierung, Verkohlung
Rekapillarisierung	Ja	Ja	Kaum/nein	Nein	Nein
Algesie	Deutlich	Sehr deutlich	Herabgesetzt	Fehlt	Fehlt
Nadelstichblutung	Sofort	Sofort	Gering	Keine	Keine

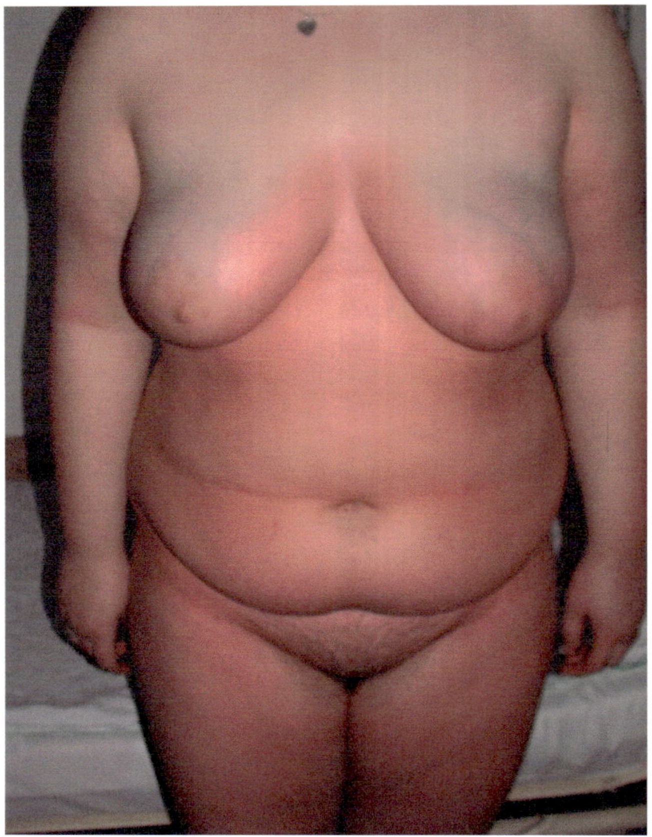

Abb. 4.1 Erstgradige Verbrennung nach UV Exposition (Grad I). Es zeigt sich das typische Hauterythem.

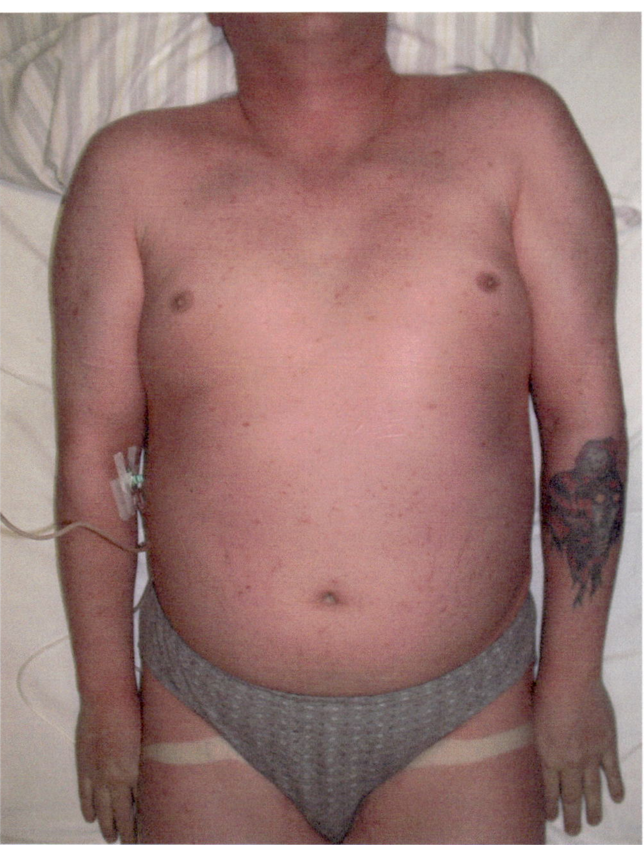

Abb. 4.2 Typisches hyperämes Erscheinungsbild bei Sonnenbrand (Verbrennung Grad I)

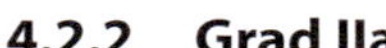

4.2.2 Grad IIa

Grad IIa entspricht der oberflächlich zweitgradigen Verbrennung (Abb. 4.3, 4.4, 4.5, 4.6, 4.7, 4.8, 4.9, 4.10 und 4.11). Grad IIa stellt eine thermische Läsion mit geringer Tiefenausdehnung, mit Verlust der oberen Anteile oder kompletten Verlust der Dermis dar. Meist entsteht eine typische Blasenbildung, wobei die Blasenbildung nicht ausreichend für die endgültige Beurteilung der Verbrennungstiefe ist. Bei oberflächlich zweitgradigen Verbrennungen weist der Wundgrund eine wegdrückbare Hyperämie auf (Rekapillarisierungs-Test positiv). Der Wundgrund ist sehr schmerzhaft. Die Dermis und die Hautanhangsgebilde in den tieferen Anteilen der Dermis sind intakt.

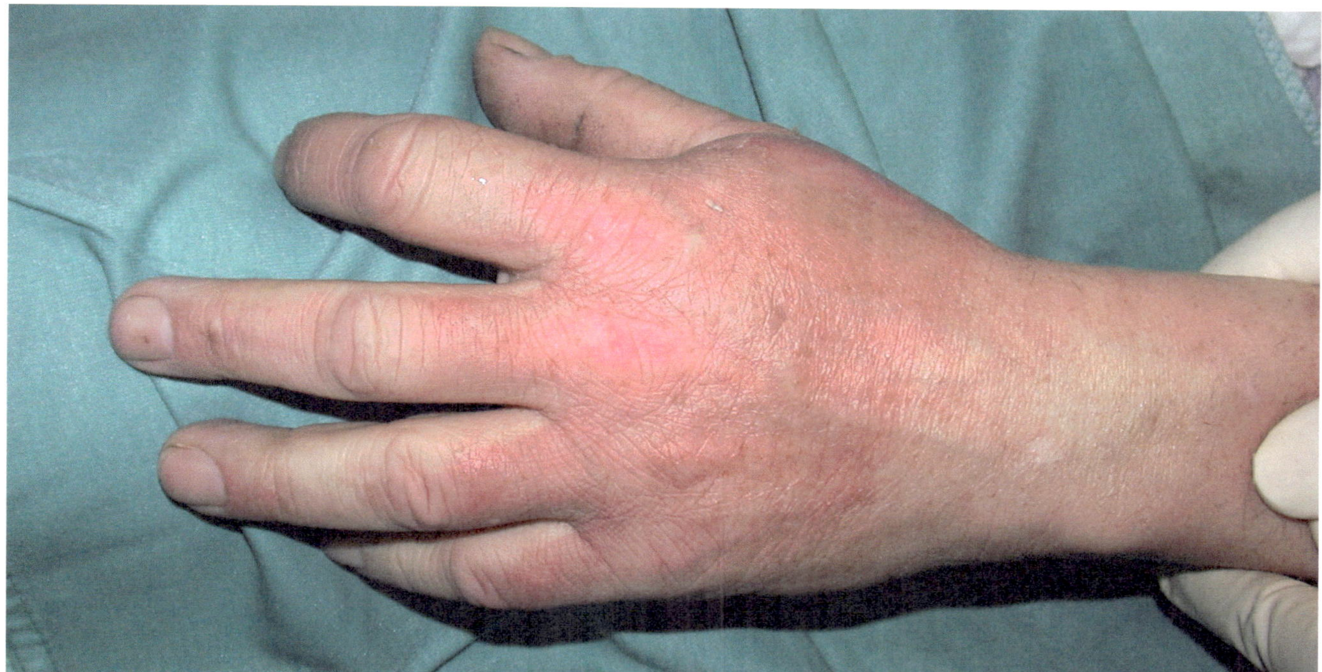

Abb. 4.3 Erstgradige Verbrennung am linken Handrücken

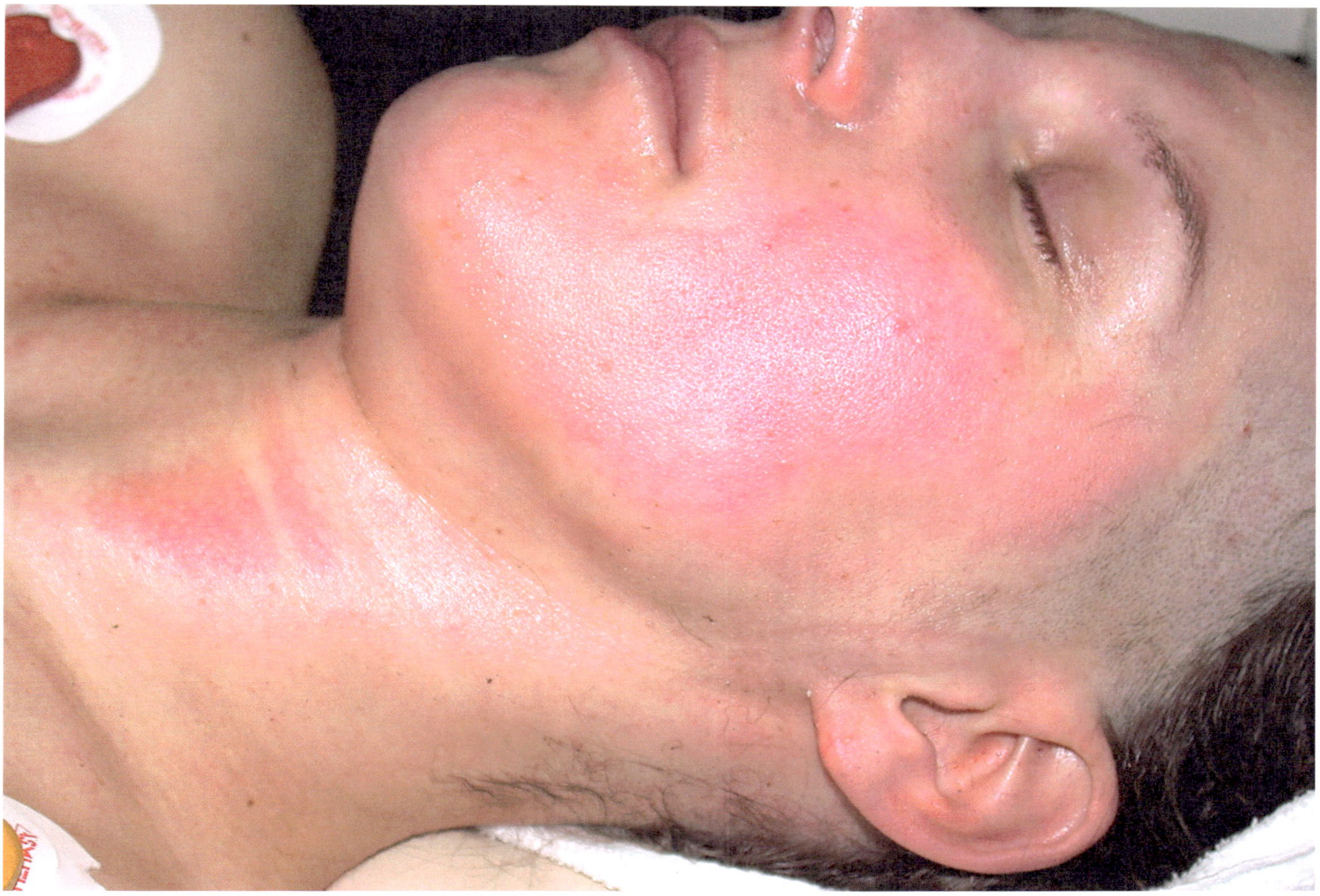

Abb. 4.4 Verbrennung Grad I Gesicht und Hals

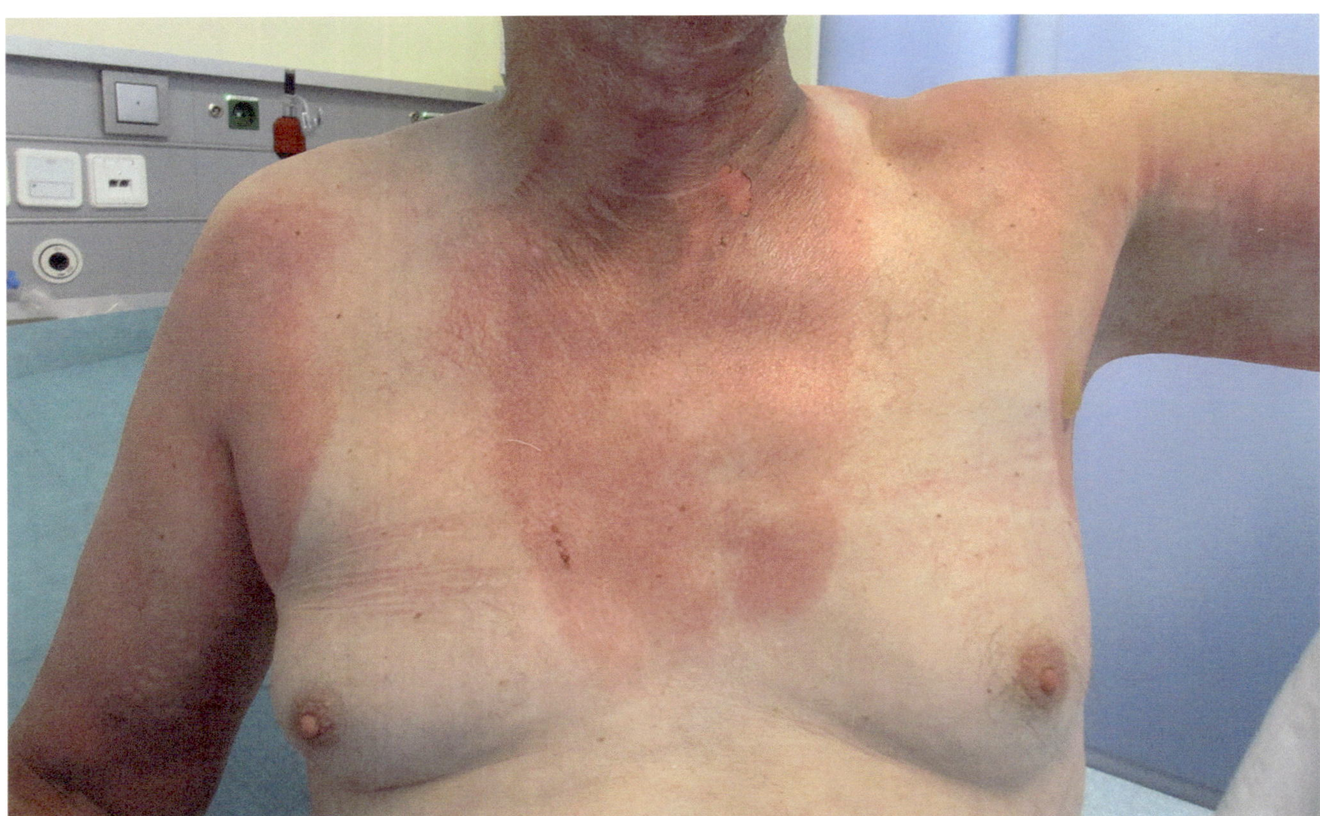

Abb. 4.5 Verbrennung Grad I am Dekolleté und Armen. Kleine IIa°-Läsion am Hals nach Sonnenbrand

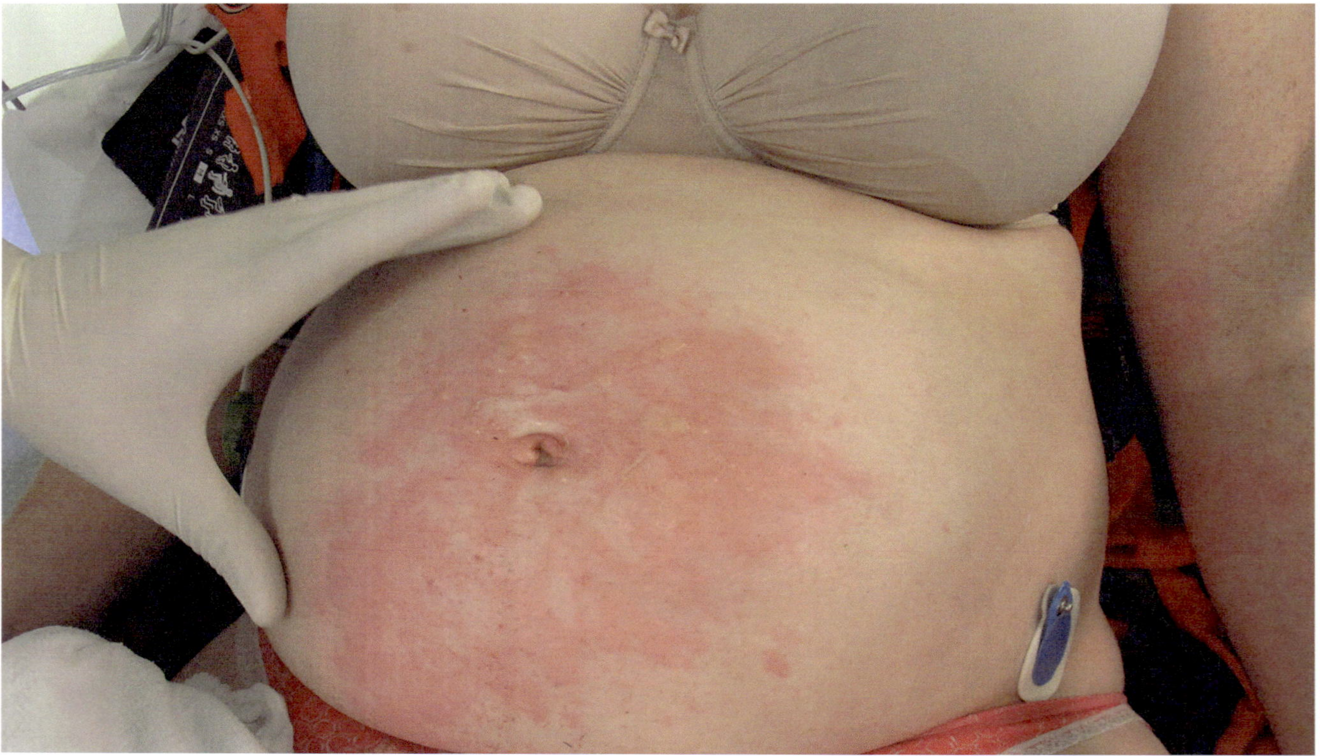

Abb. 4.6 I°-IIa° Verbrühung am Bauch. Typische Blasenbildung der IIa°-Läsion

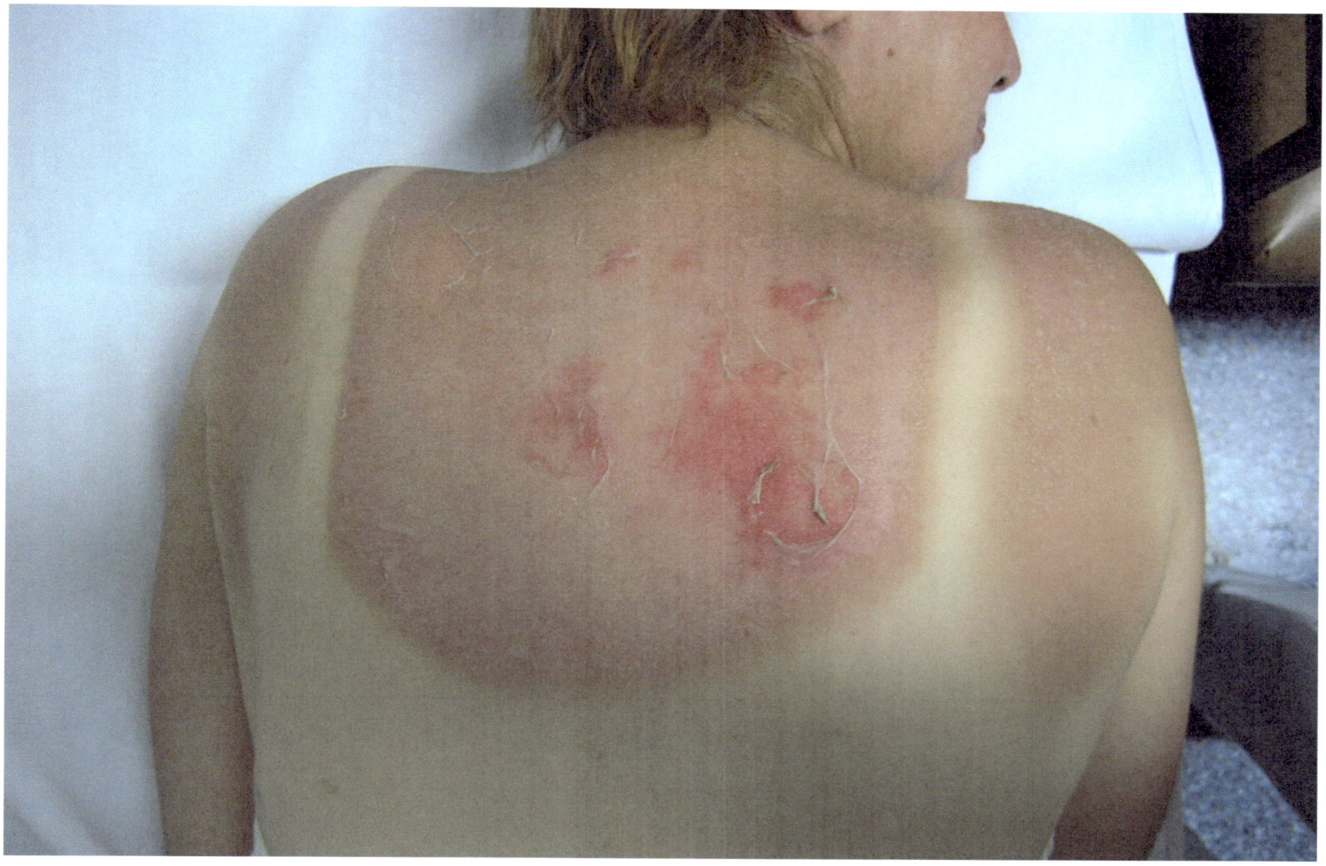

Abb. 4.7 IIa°-Verbrennungen am Rücken nach Sonnenbad

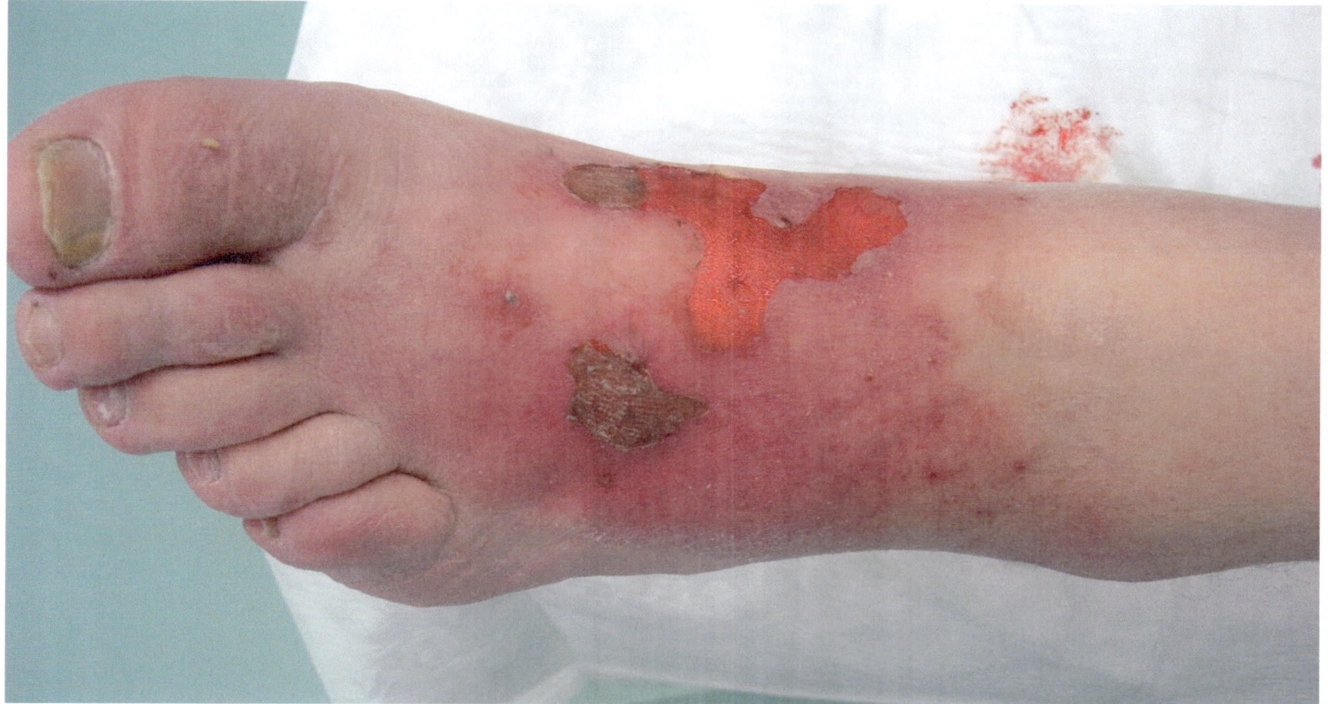

Abb. 4.8 Typische Blasenbildung bei IIa° thermischer Läsion

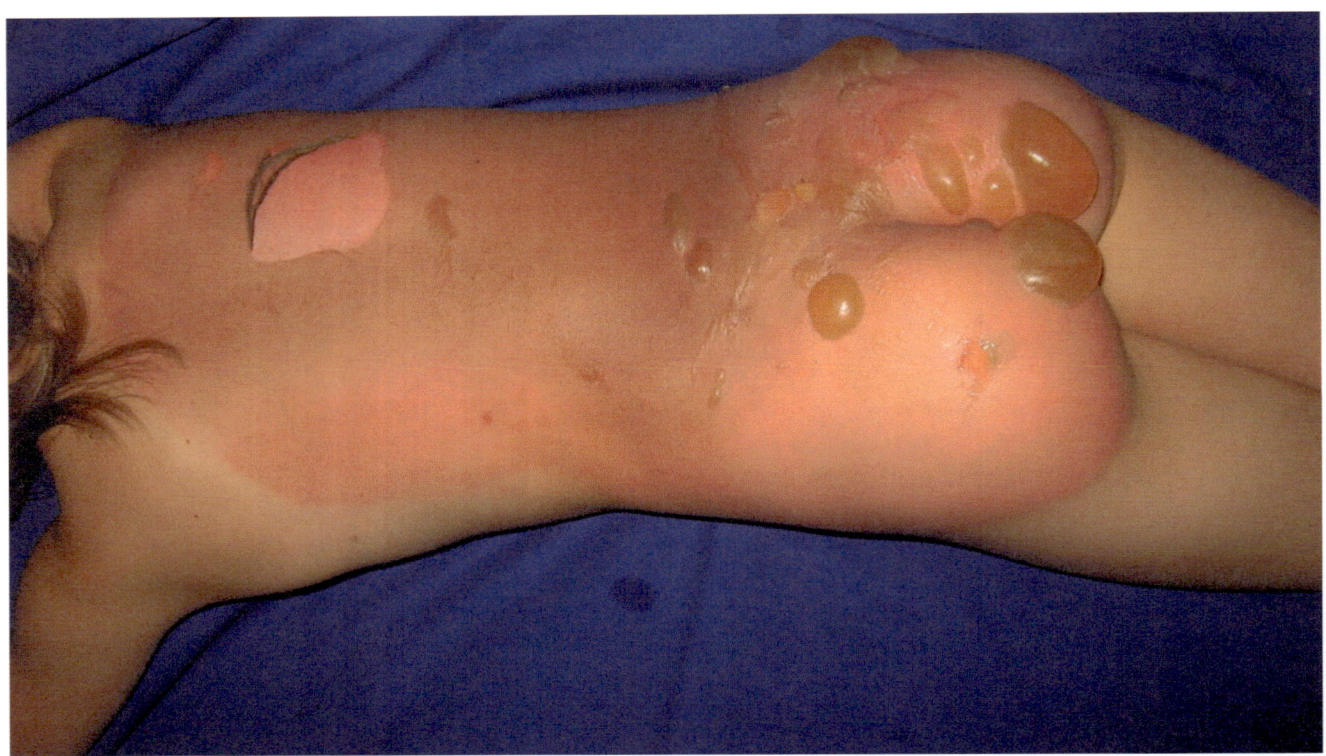

Abb. 4.9 Massive Blasenbildungen am Gesäß und Rücken als Zeichen einer IIa°-Verbrühung

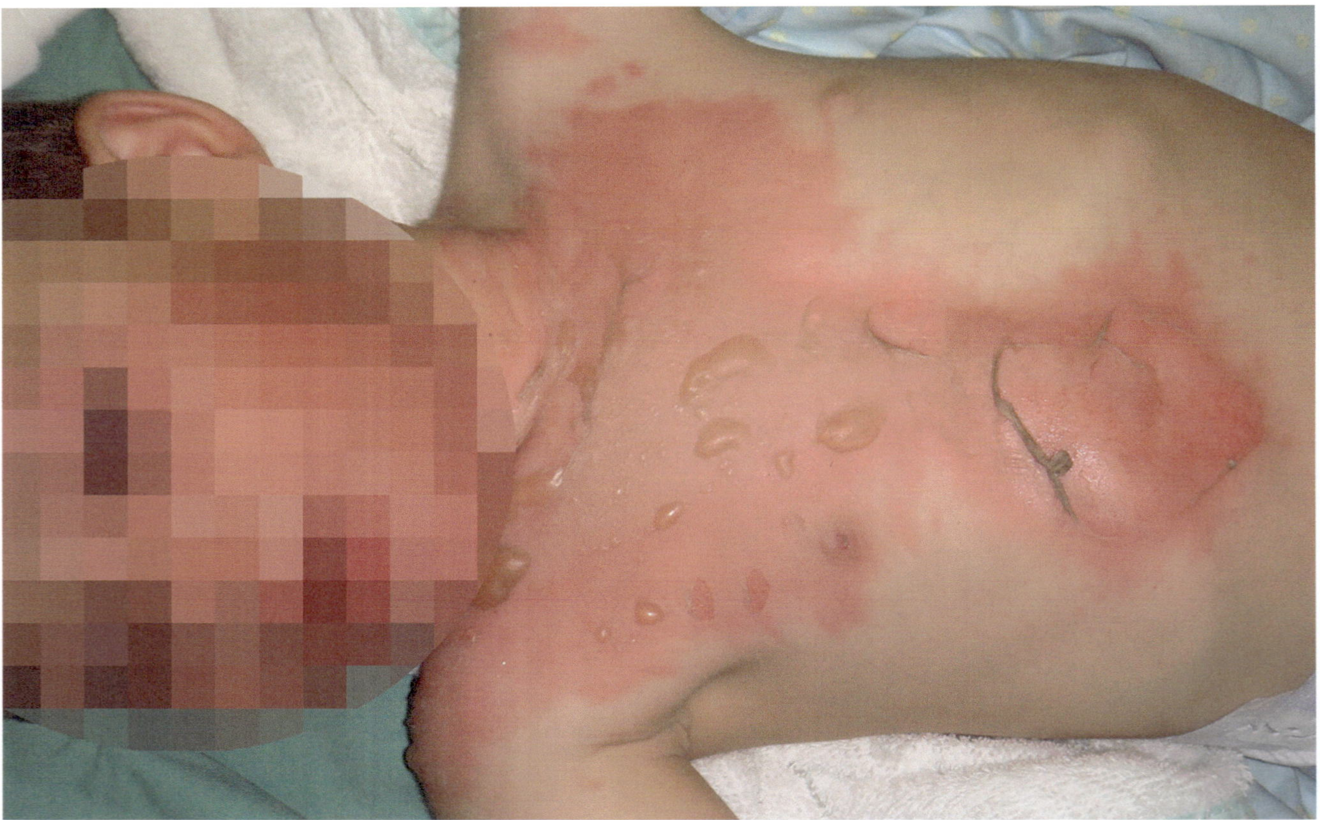

Abb. 4.10 Verbrühung Grad IIa vor Debridement der Blasen

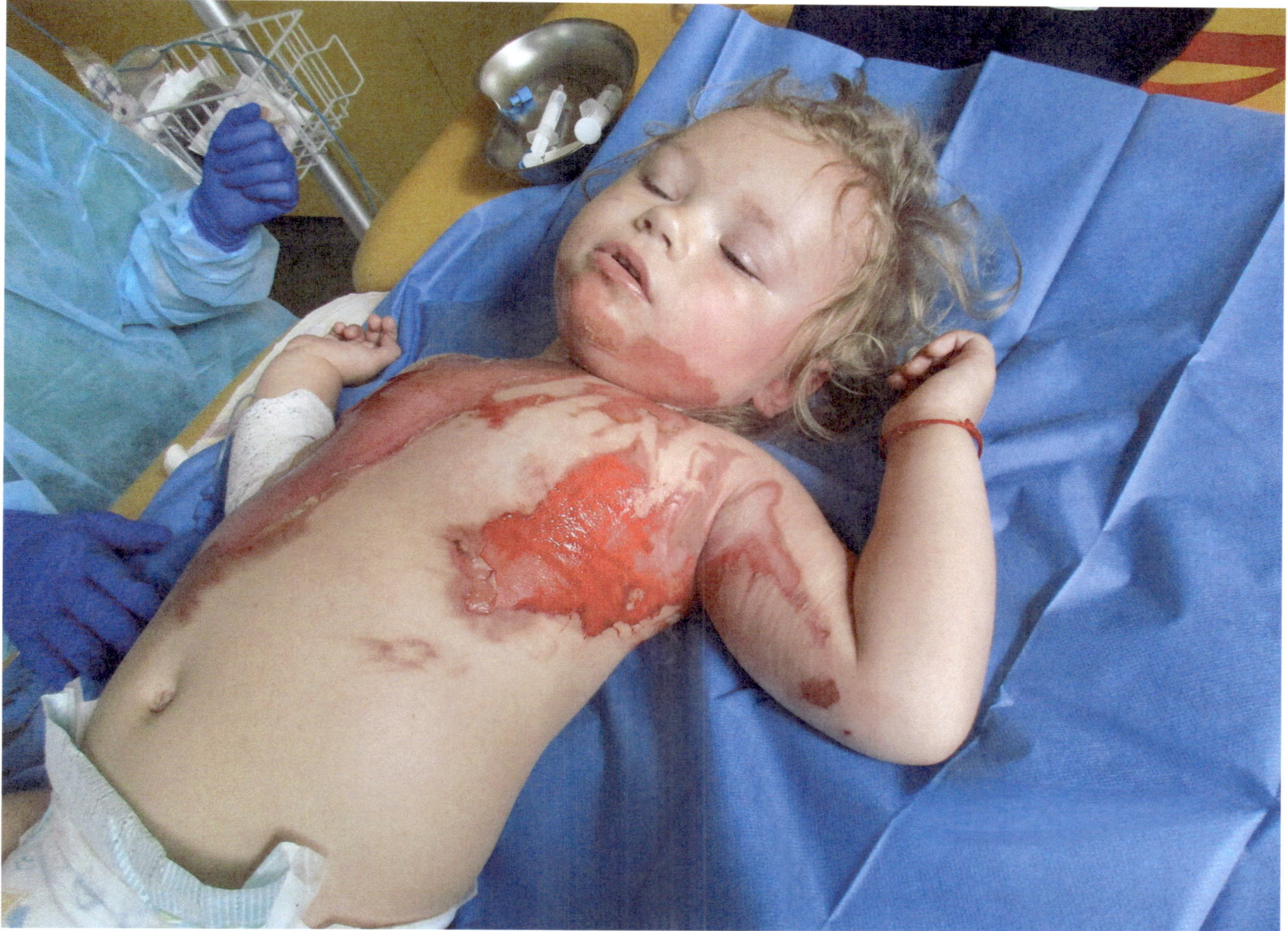

Abb. 4.11 Kindliche Verbrühung Grad IIa am Oberbauch, Brust, Dekolleté, Hals und Kinn. Unvollständiges Debridement

4.2.3 Grad IIb

Grad IIb oder die tief zweitgradige Verbrennung (Abb. 4.12, 4.13, 4.14, 4.15, 4.16 und 4.17) hat eine größere Tiefenausdehnung. Neben dem kompletten Verlust der Epidermis stellt sich eine Gewebeschädigung der Dermis dar. Eine Blasenbildung zeigt sich nur teilweise, da durch die Hitzeeinwirkung die Blasenflüssigkeit evaporiert sein kann. Der Wundgrund ist teils dunkel gerötet, teils weißlich, die Hyperämie ist nicht wegdrückbar (negativer Rekapillarisierungs-Test). Oft besteht ein wechselndes und inhomogenes Bild, das die Befundung der tief zweitgradigen Verbrennung und die Abgrenzung gegenüber der oberflächlich zweitgradigen Verbrennung erschwert. Bei tief zweitgradigen Verbrennungen besteht eine herabgesetzte bis fehlende Schmerzhaftigkeit.

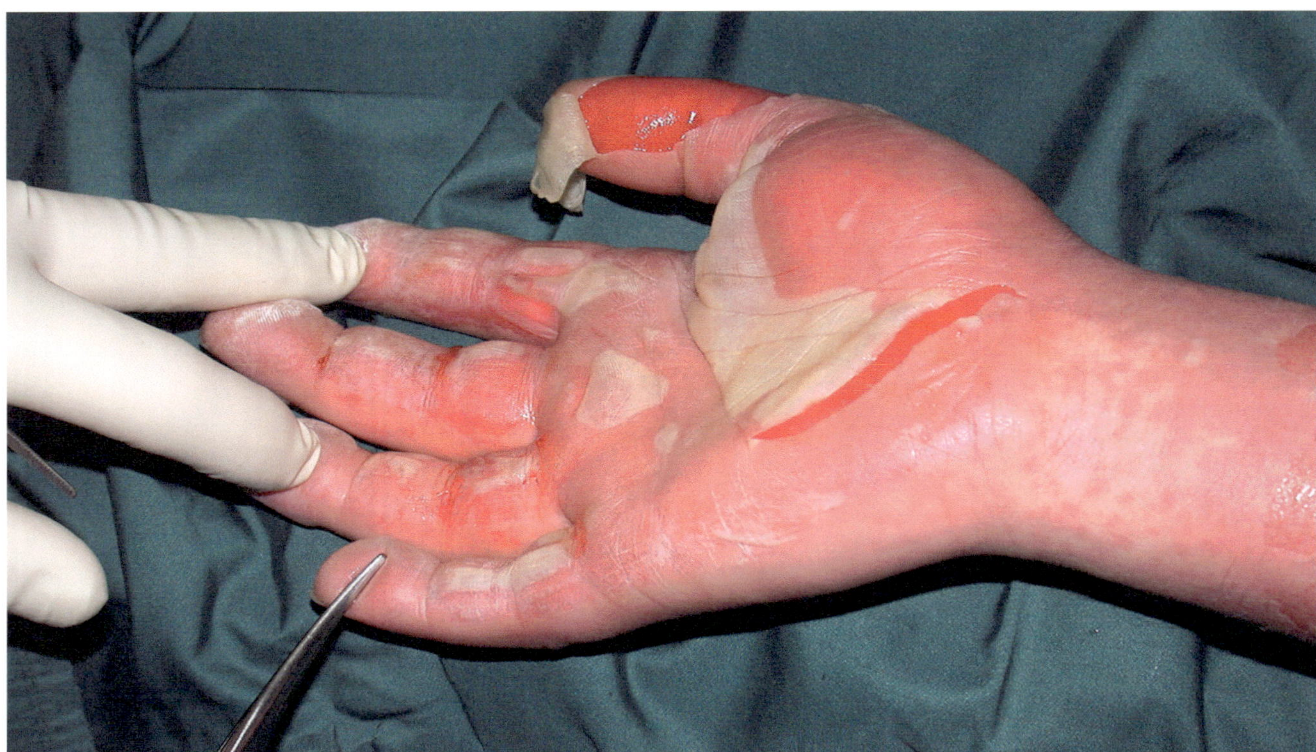

Abb. 4.12 IIa° Verbrennung der Hohlhand

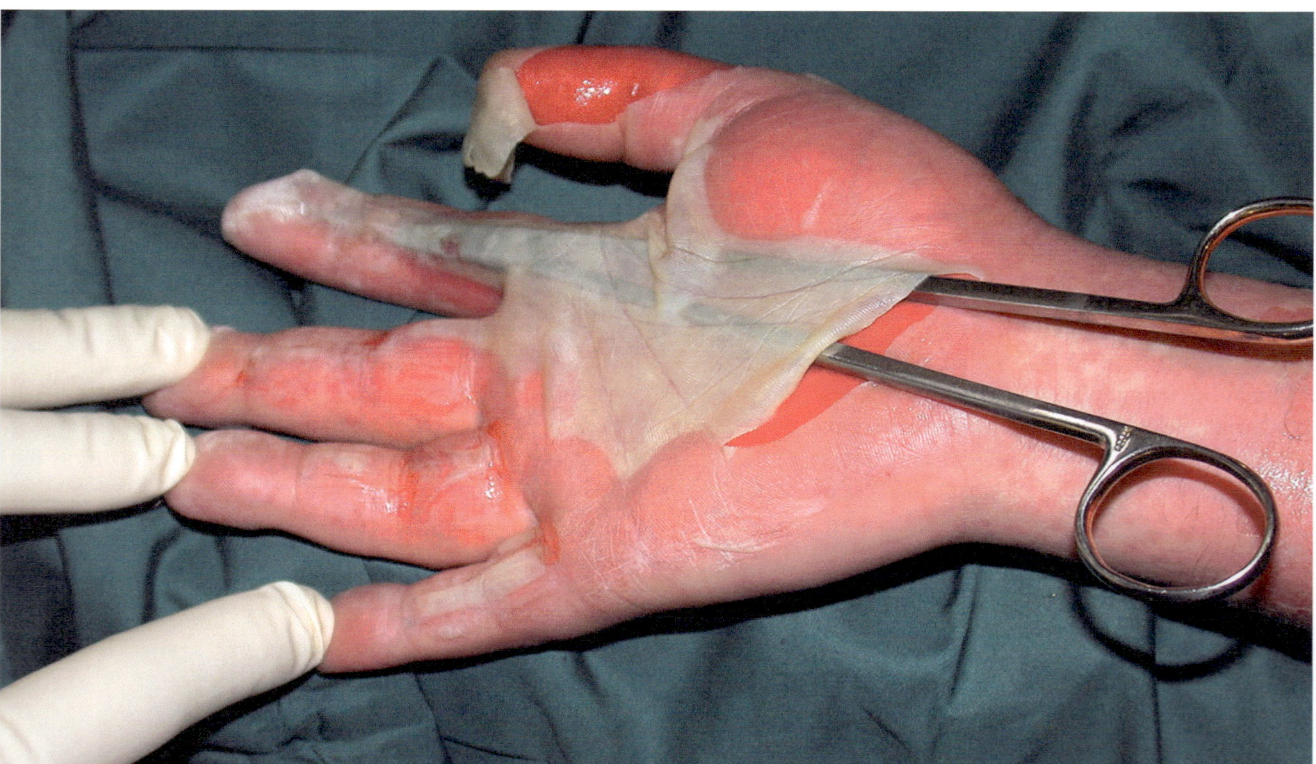

Abb. 4.13 Die Epidermis lässt sich mit der Schere unterminieren

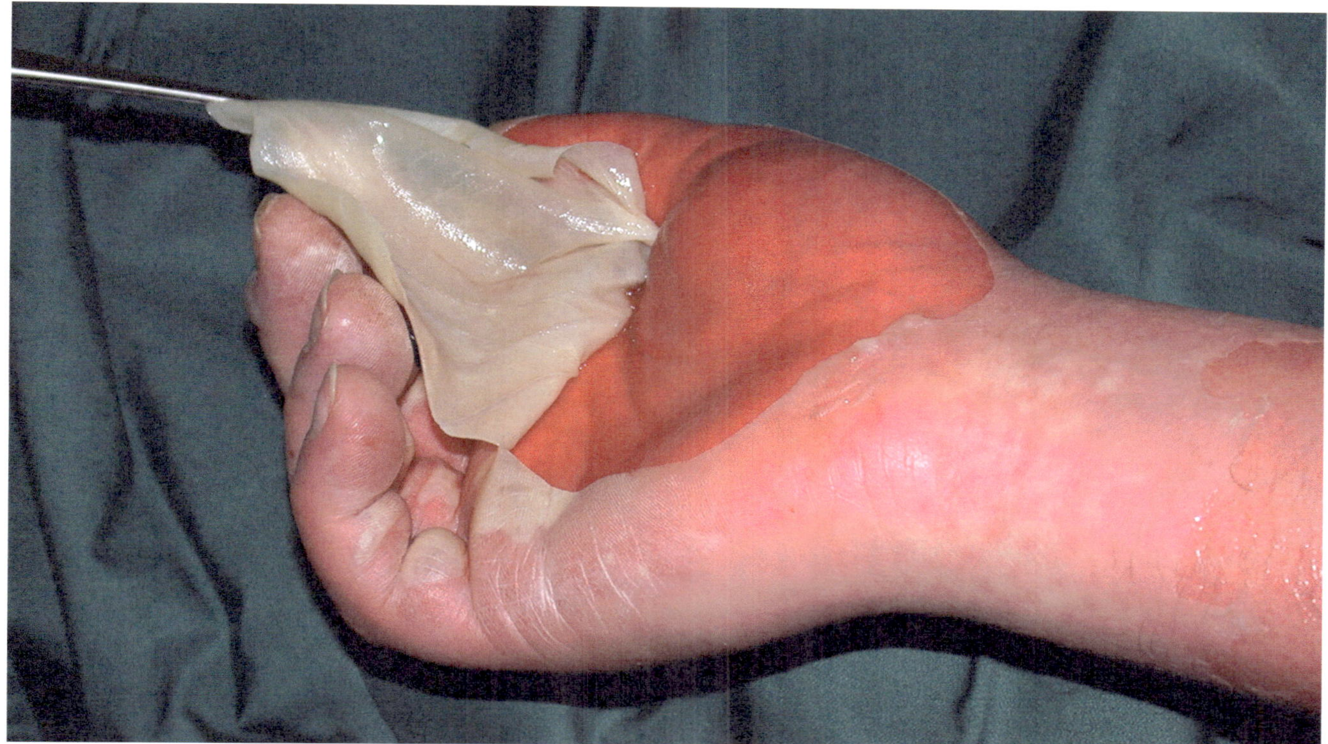

Abb. 4.14 Kompletter Epidermisverlust nach IIa°-Verbrennung

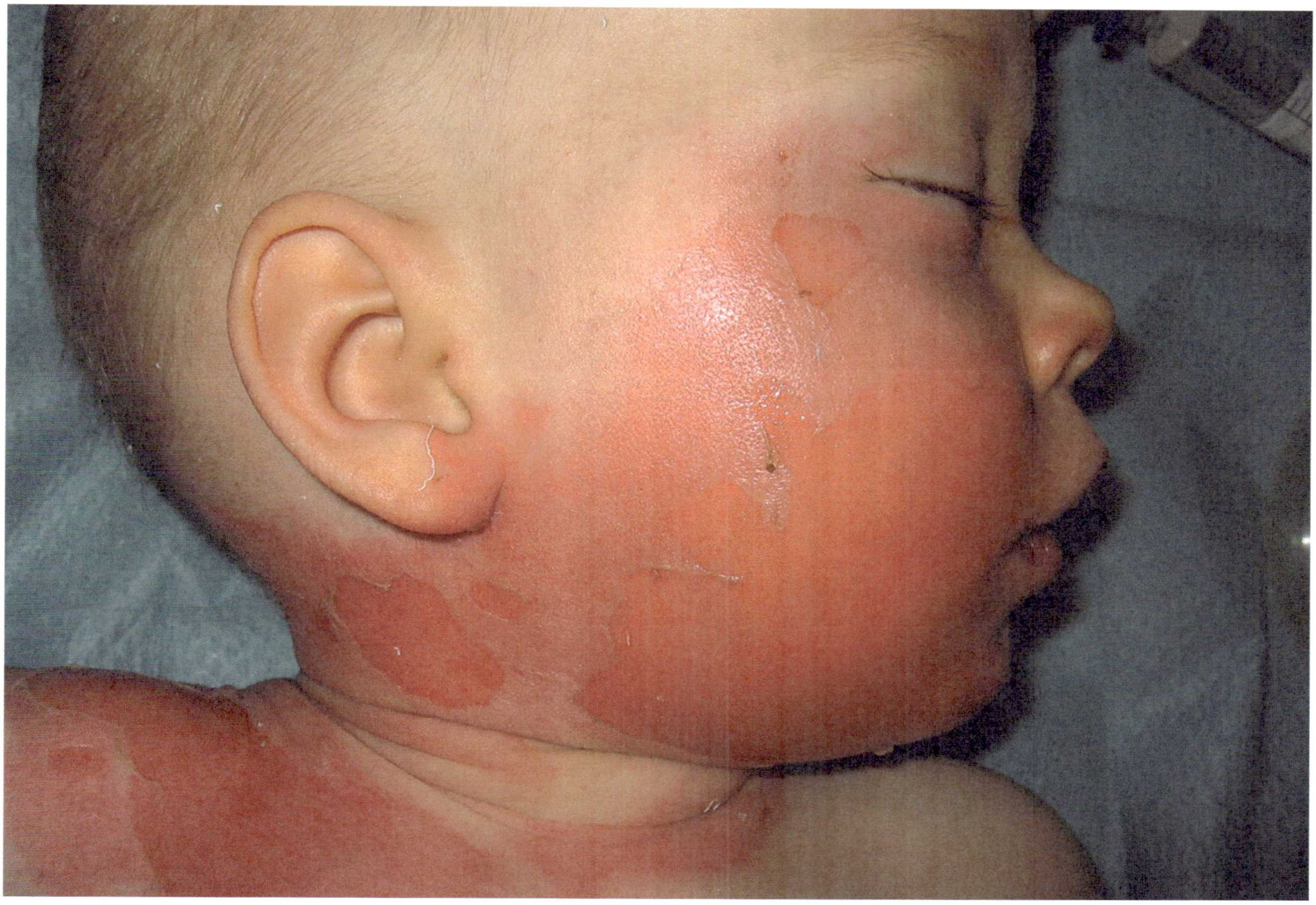

Abb. 4.15 Typische IIa-Verbrühung beim Kind. Eine mögliche Mitbeteiligung des Auges sollte fachkonsiliarisch abgeklärt werden

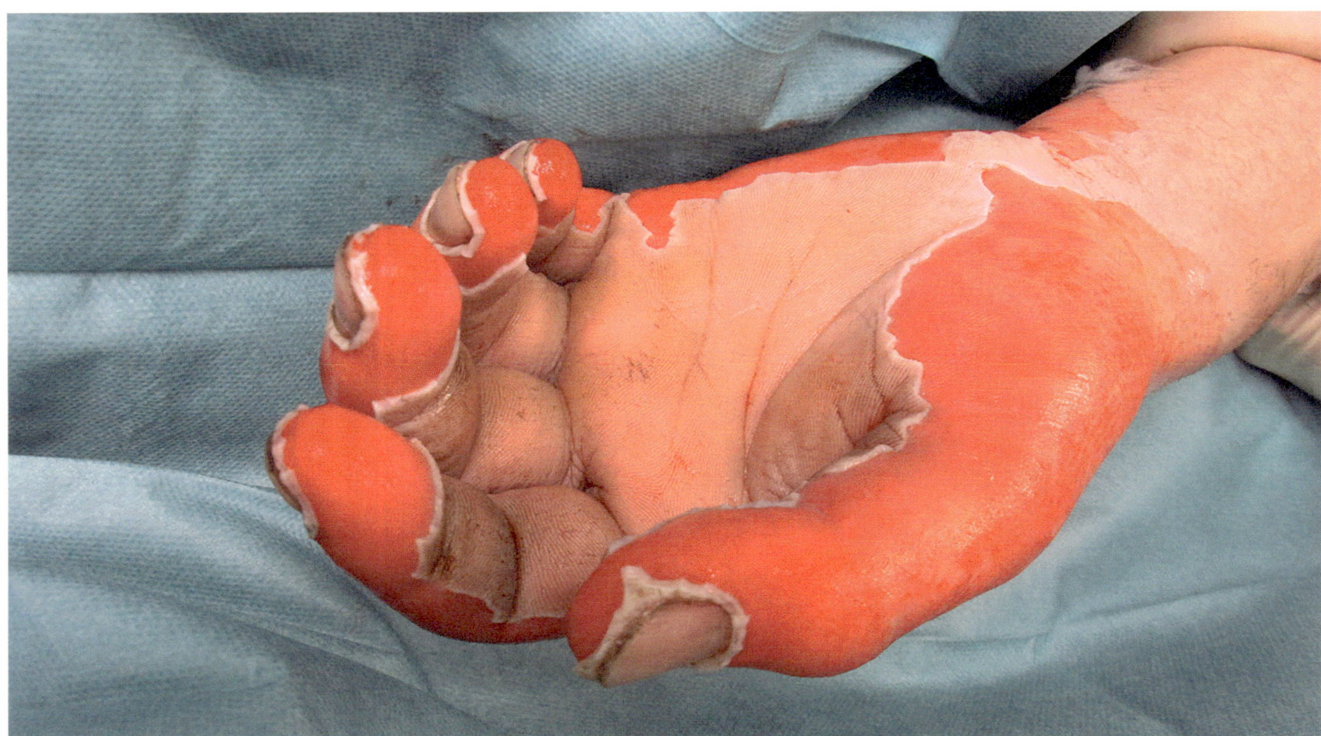

Abb. 4.16 Verbrennung Grad IIa° an der linken Hand. Zustand nach vollständigem Debridement

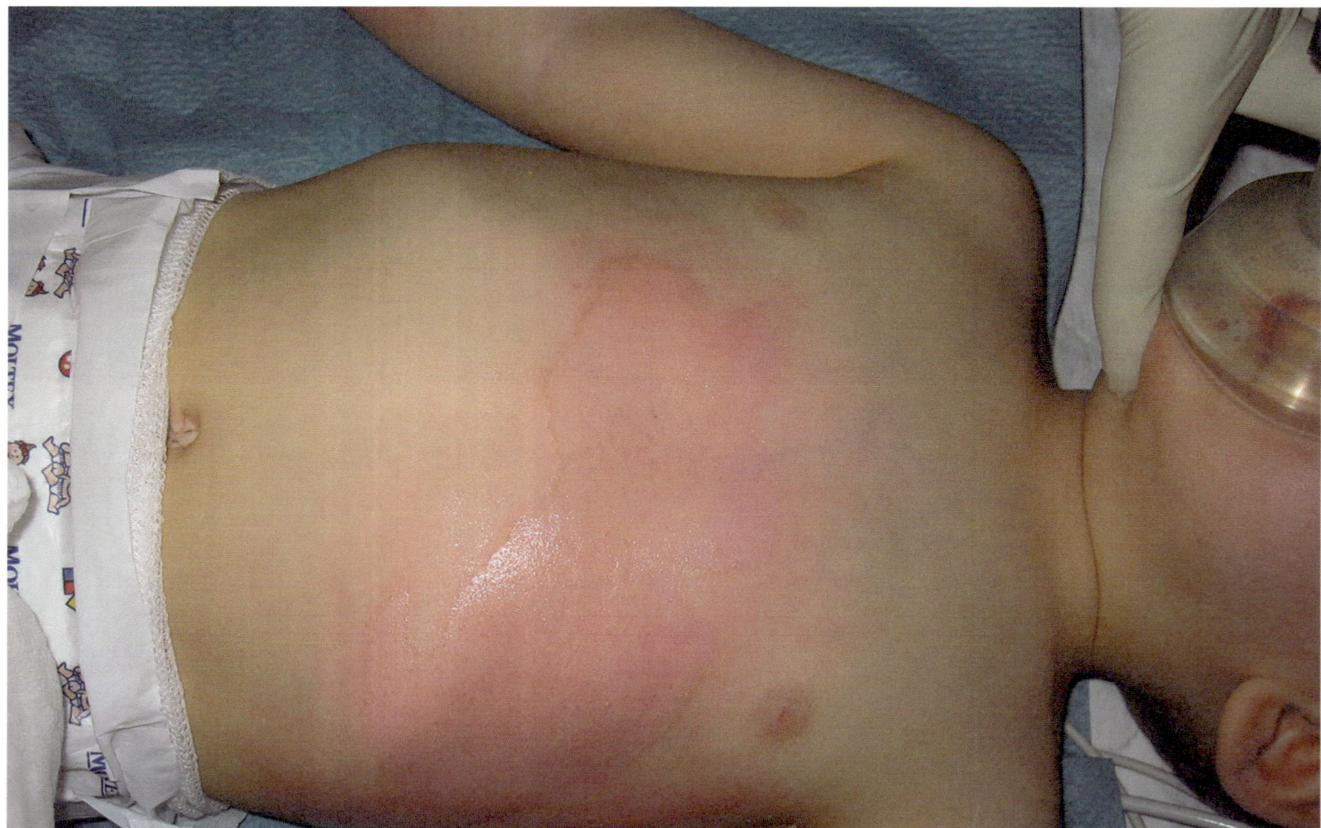

Abb. 4.17 IIa°-Verbrühung nach vollständigem Debridement

4.2.4 Grad III

Grad III oder die drittgradige Verbrennung (Abb. 4.18, 4.19, 4.20, 4.21, 4.22, 4.23, 4.24, 4.25, 4.26, 4.27 und 4.28) stellt eine thermische Läsion dar, bei der alle Hautschichten zerstört sind. Der Wundgrund ist weiß und lederartig, die Schmerzempfindung ist aufgehoben und eine Durchblutung nicht mehr nachweisbar.

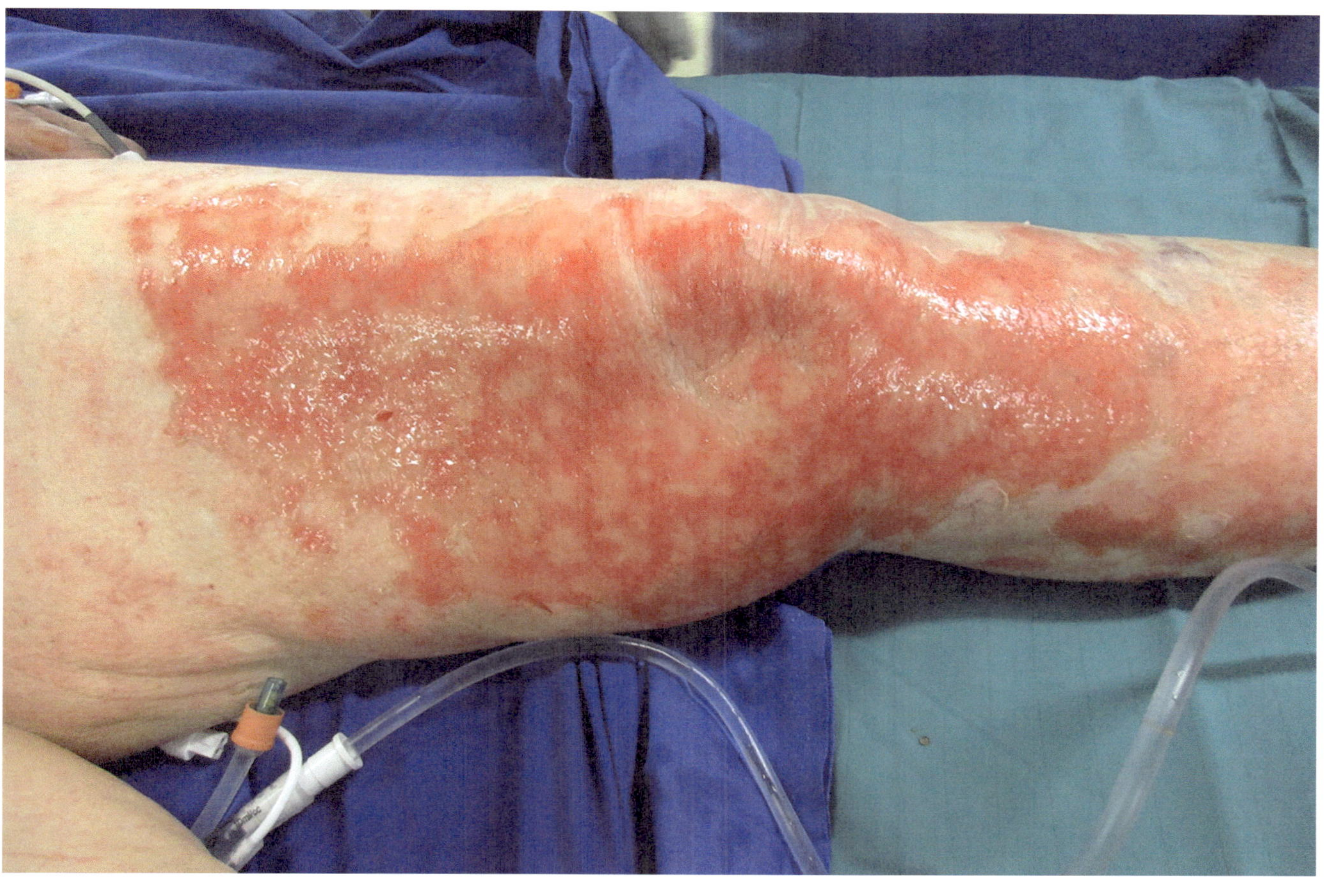

Abb. 4.18 Gitterförmiges Verbrennungsmuster als Hinweis auf eine tief zweitgradige Läsion (IIb°) am ventralen Oberschenkel, Knie und Unterschenkel

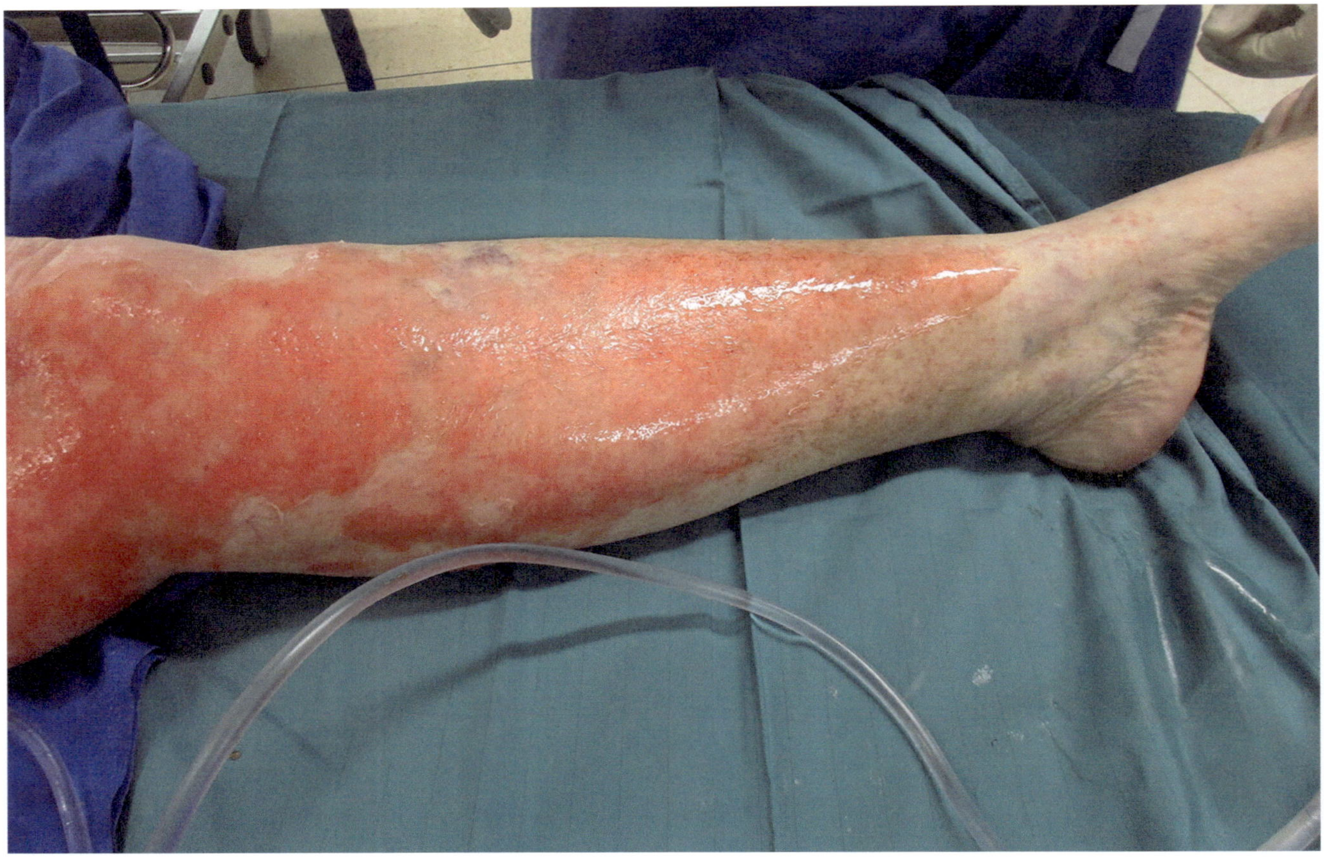

Abb. 4.19 Gleiches Verbrennungsmuster wie in Abb. 4.18, das sich am Unterschenkel fortsetzt

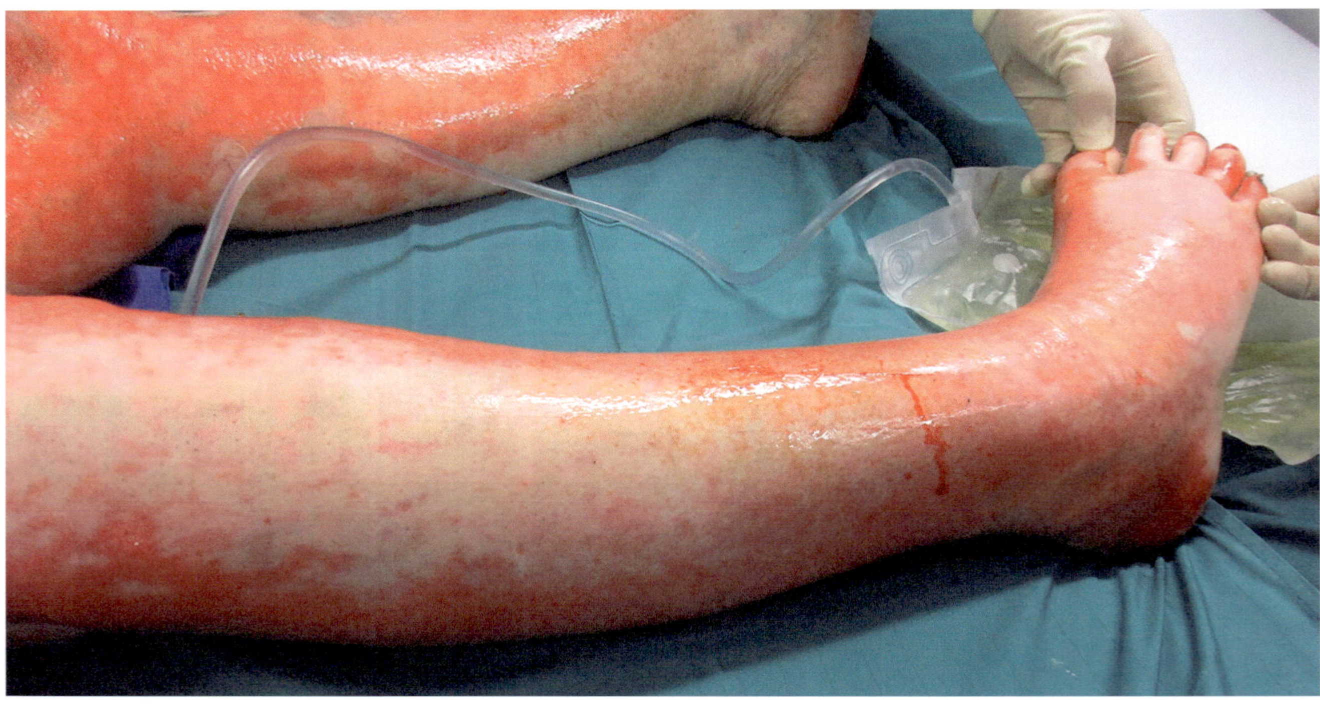

Abb. 4.20 Gleicher Patient wie in Abb. 4.18 und 4.19, IIb-gradige Verbrennungen am rechten Unterschenkel und Fuß

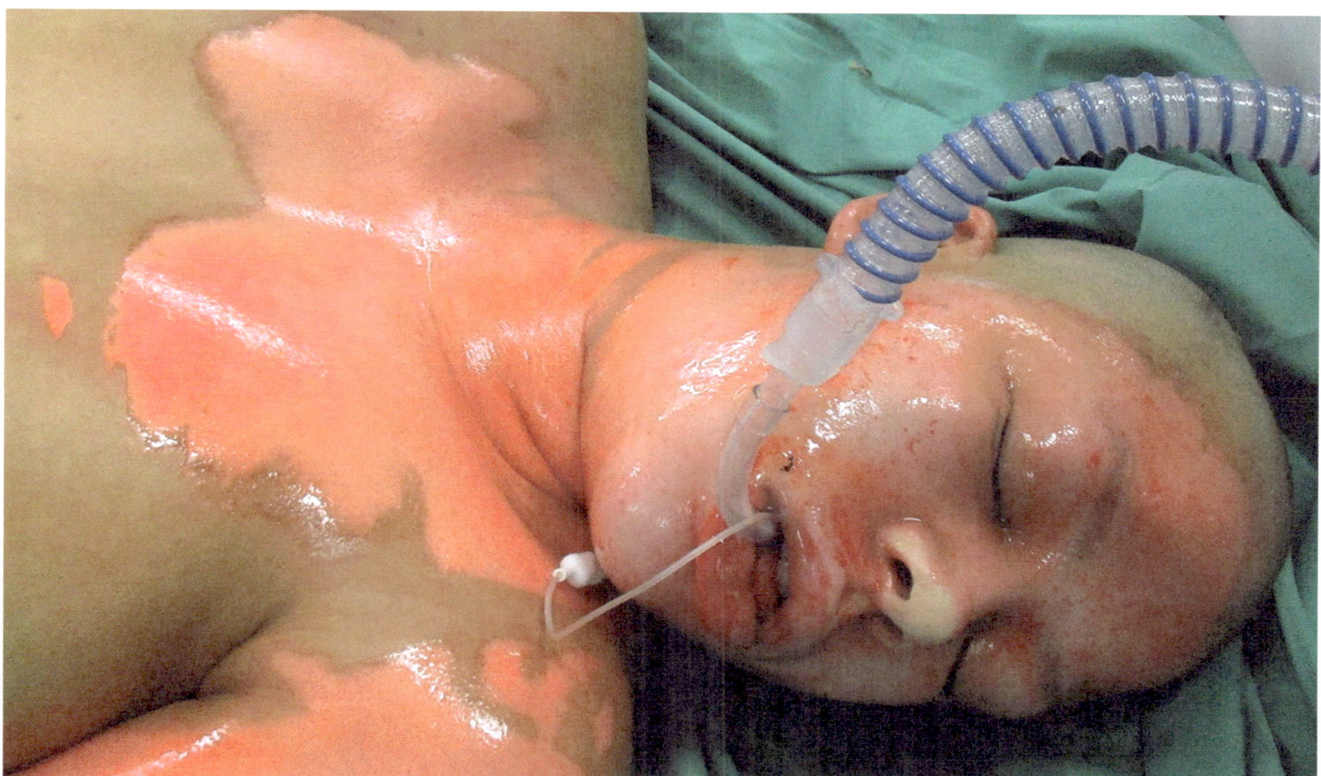

Abb. 4.21 IIa°-Verbrennung am Dekolleté, Hals, Schultern und Stirn. An den Wangen und Kinn sich die typischen weißlichen Areale einer IIb-Verbrennungstiefe. Die Nasenspitze erscheint beige und lederartig im Sinne einer III-Läsion

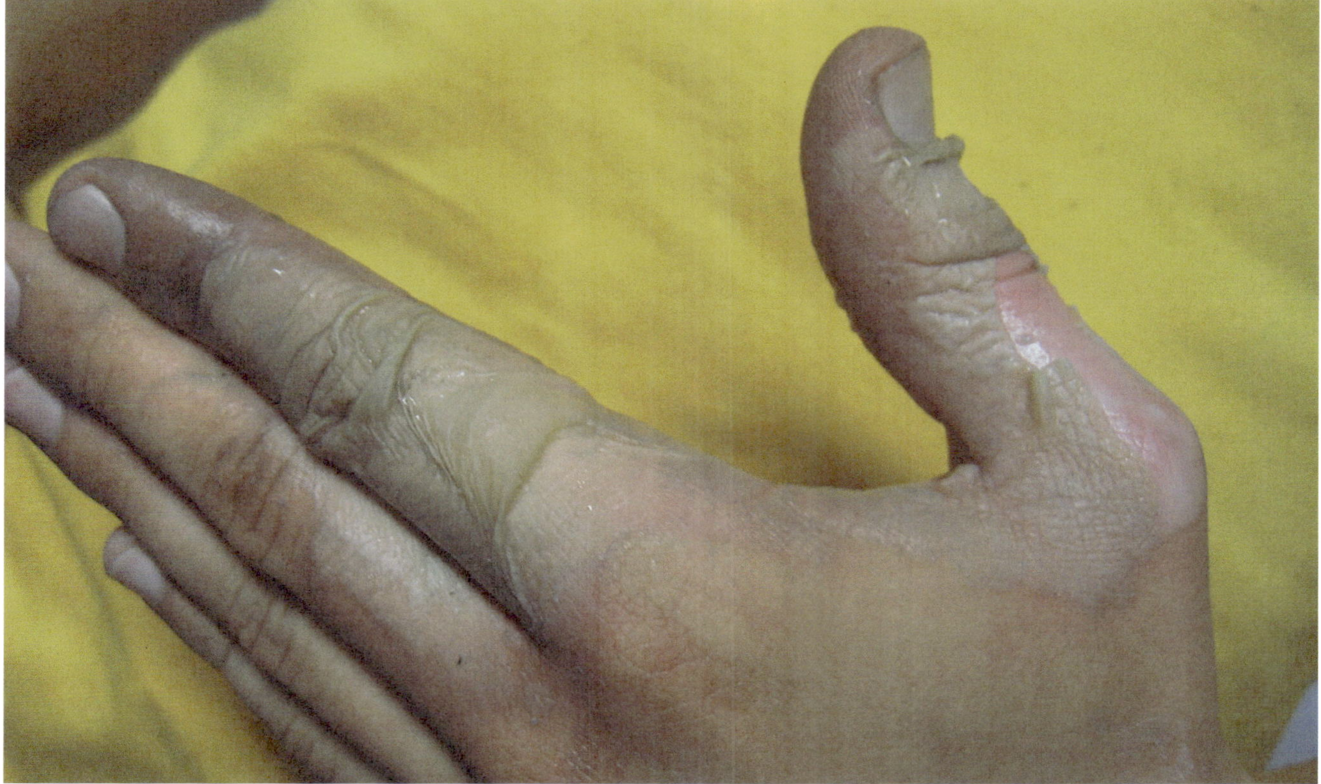

Abb. 4.22 Thermische Läsion vor Debridement. Verbrennungstiefe vor Debridement nicht abschätzbar

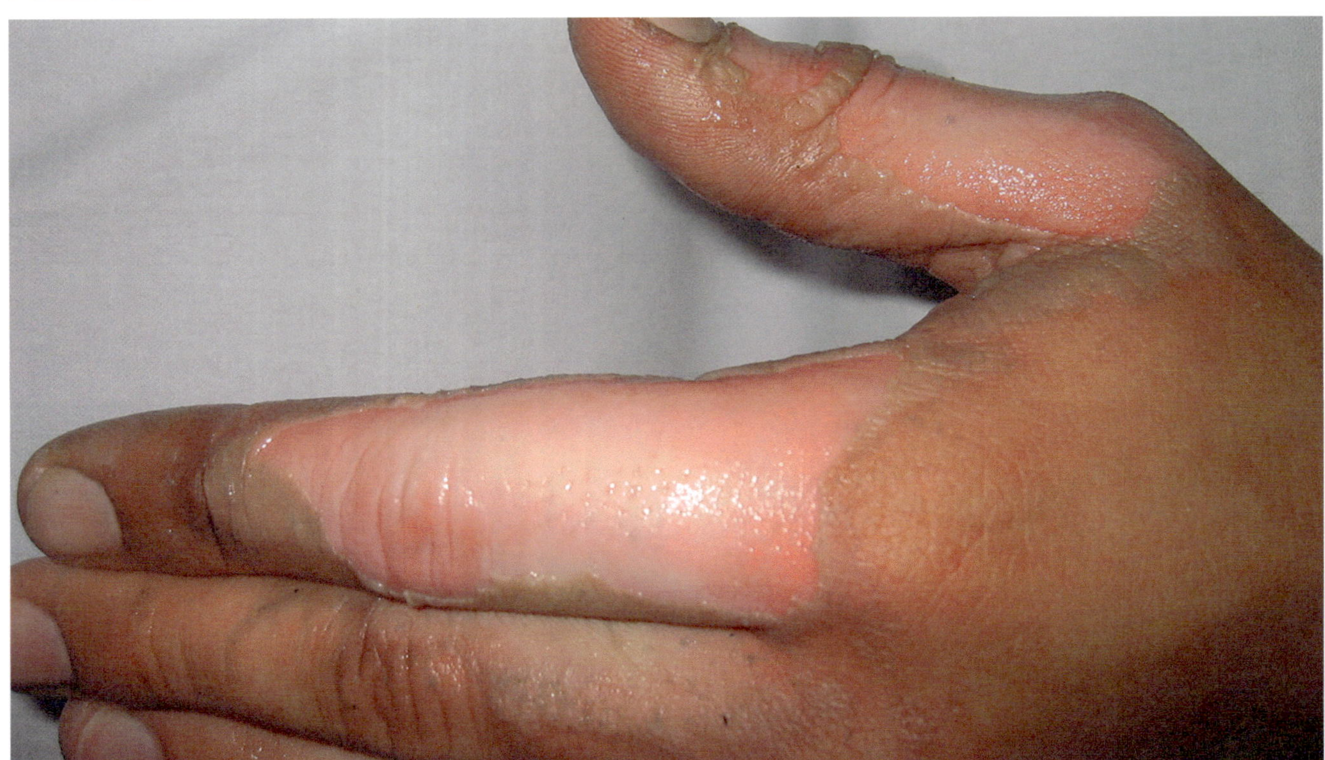

Abb. 4.23 Thermische Läsion aus Abb. 4.22 nach Debridement. Es zeigt sich eine IIb°-Gewebeschädigung

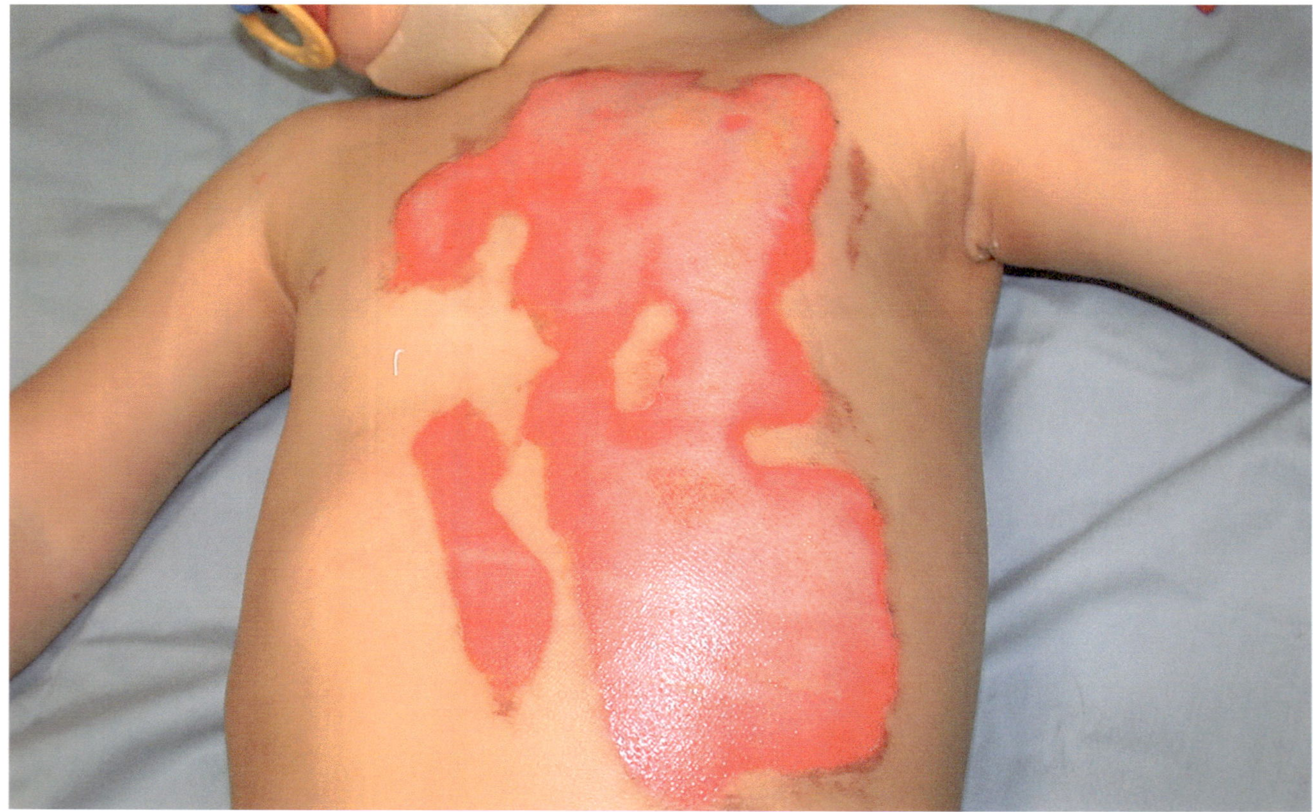

Abb. 4.24 IIa°-IIb°-Verbrühung. Die IIb-Areale sind weißlich tingiert

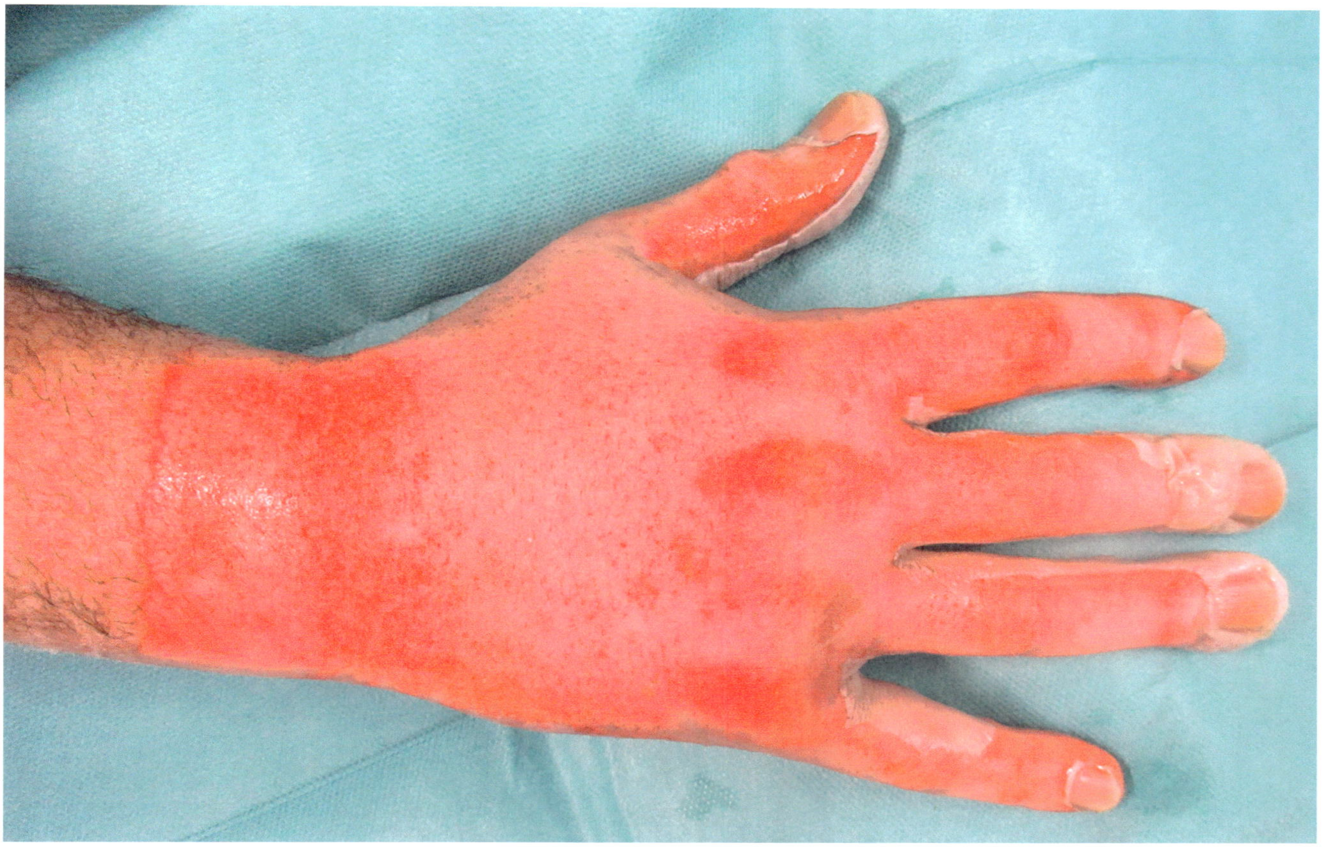

Abb. 4.25 Verbrennung Grad IIb° (superficial dermal) am rechten Handrücken und Streckseiten der Finger

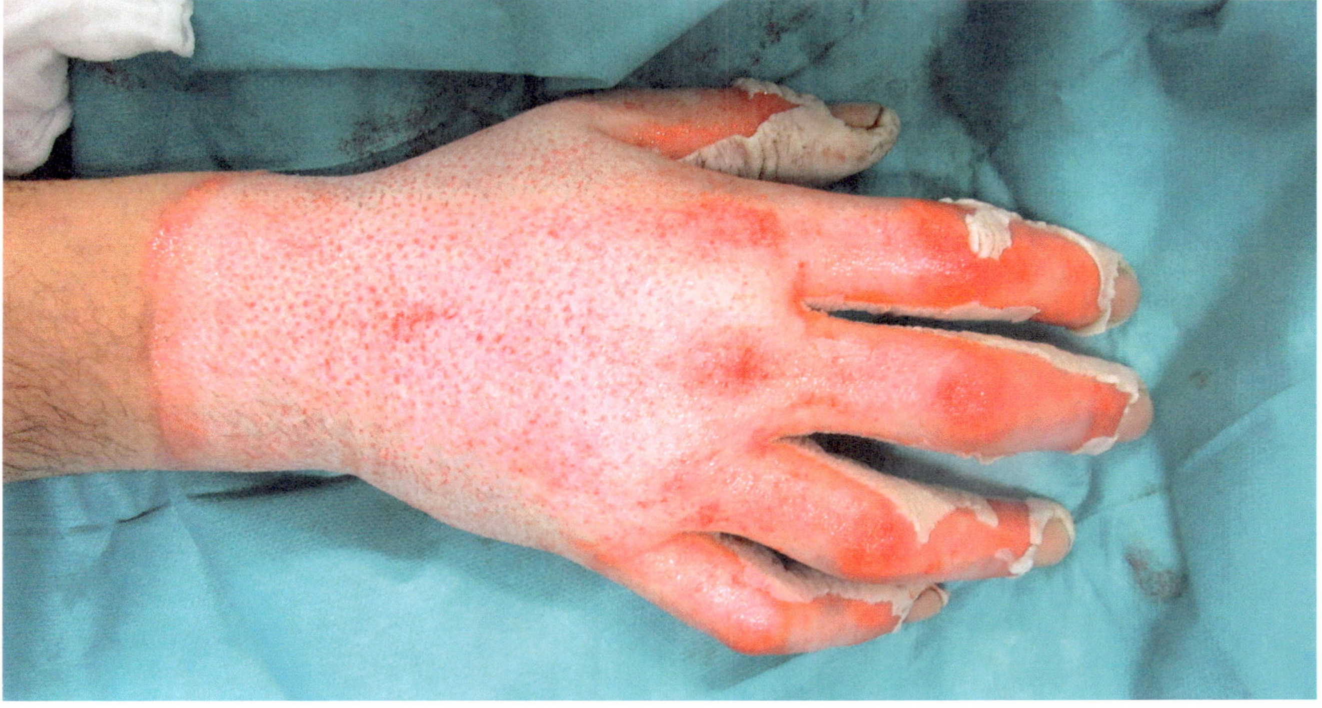

Abb. 4.26 Verbrennung Grad IIb° (deep dermal) am rechten Handrücken und Streckseiten der Finger

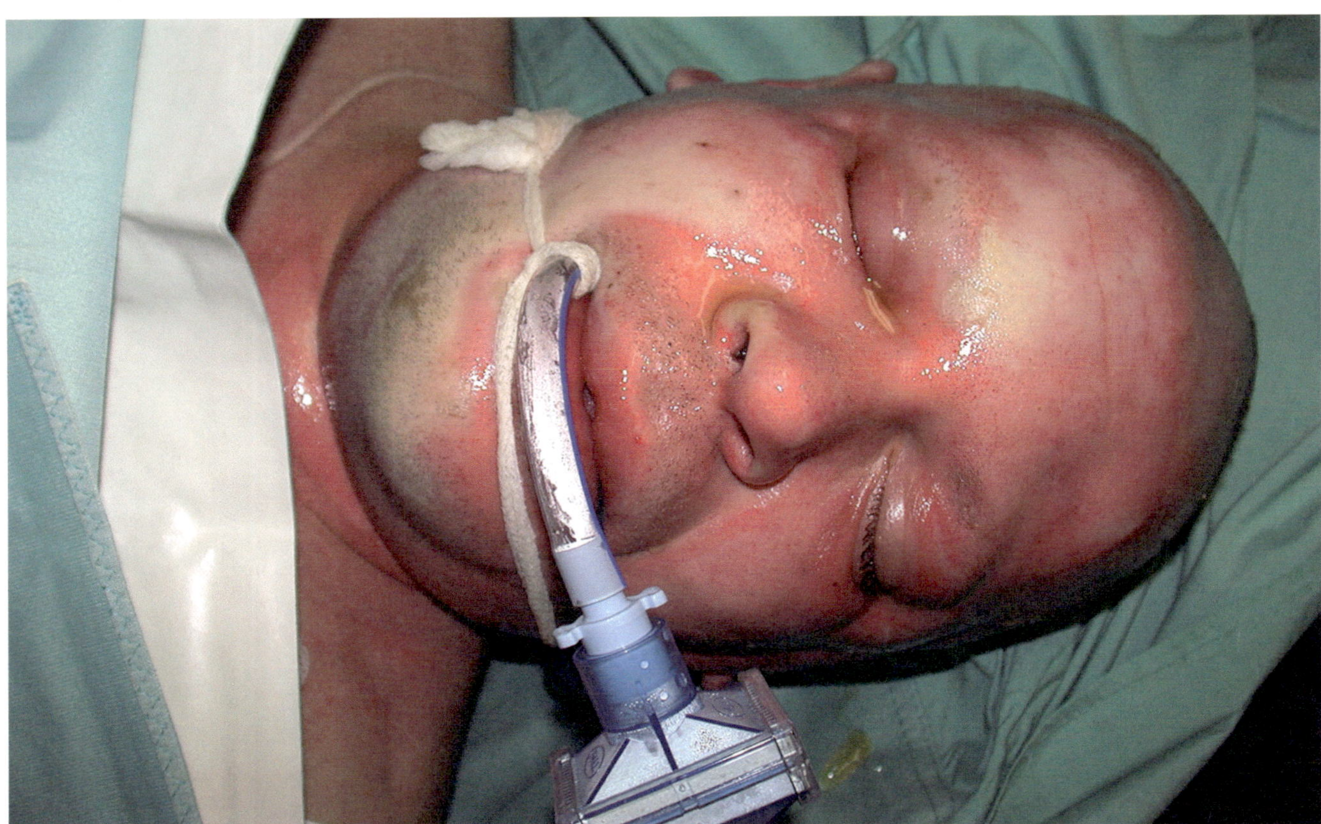

Abb. 4.27 Die IIb° weißlichen Areale sind gut gegen die hyperämen IIa-Areale abzugrenzen

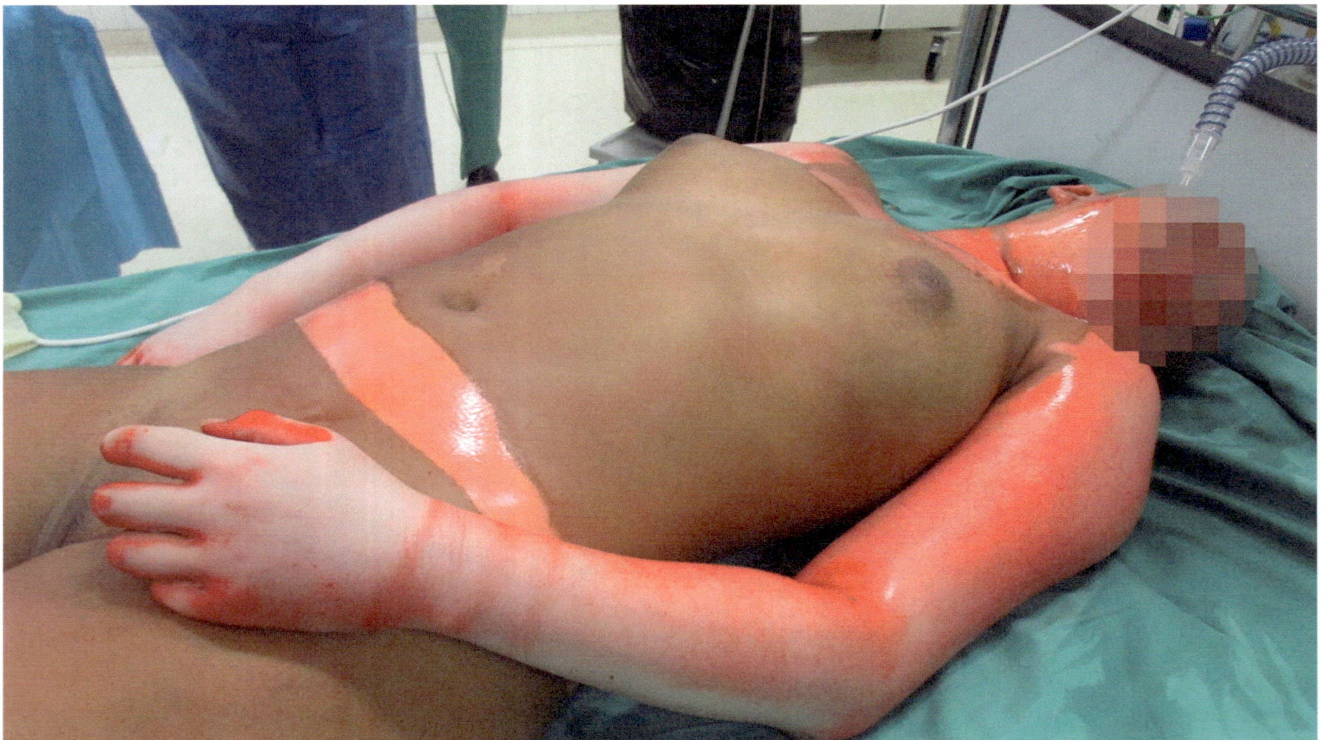

Abb. 4.28 Verbrennungstiefen IIa°-III°. Es zeigen sich IIa°-Läsionen am Unterbauch und linken Oberarm, IIb°-Läsionen im Gesicht und am linken Unterarm. III° Gewebeschädigungen an der linken Hand und am rechten Ober- und Unterarm sowie der rechten Hand

4.2.5 Grad IV

Bei der viertgradigen Verbrennung oder der Verkohlung sind neben der Haut auch Anteile der Unterhaut, Faszien oder Muskelgewebe betroffen und schwer geschädigt (Abb. 4.29, 4.30, 4.31, 4.32 und 4.33).

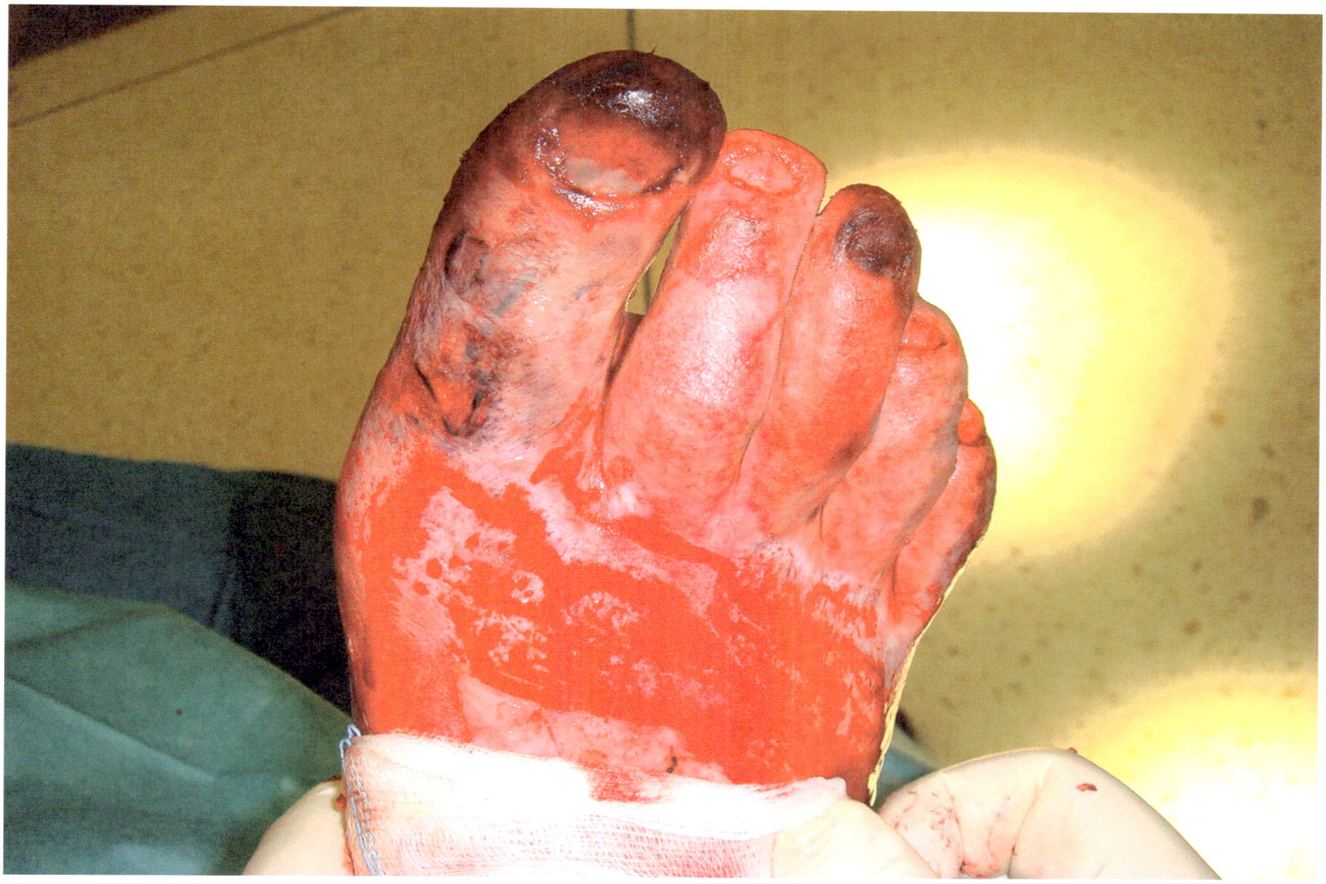

Abb. 4.29 Demarkierte Verbrennung III° am Vorfuß mit thrombosierten Venen und typischem Verlust der Fußnägel

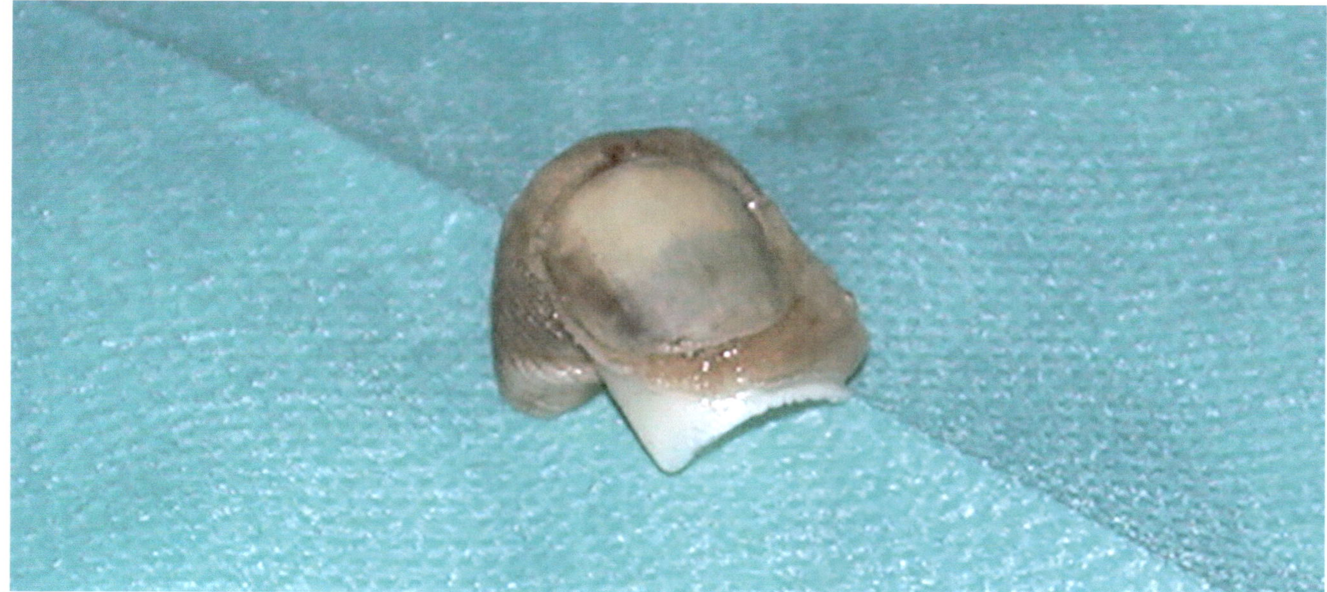

Abb. 4.30 Kennzeichen der III°- und IV°-Verbrennungstiefe ist der Verlust der Nägel

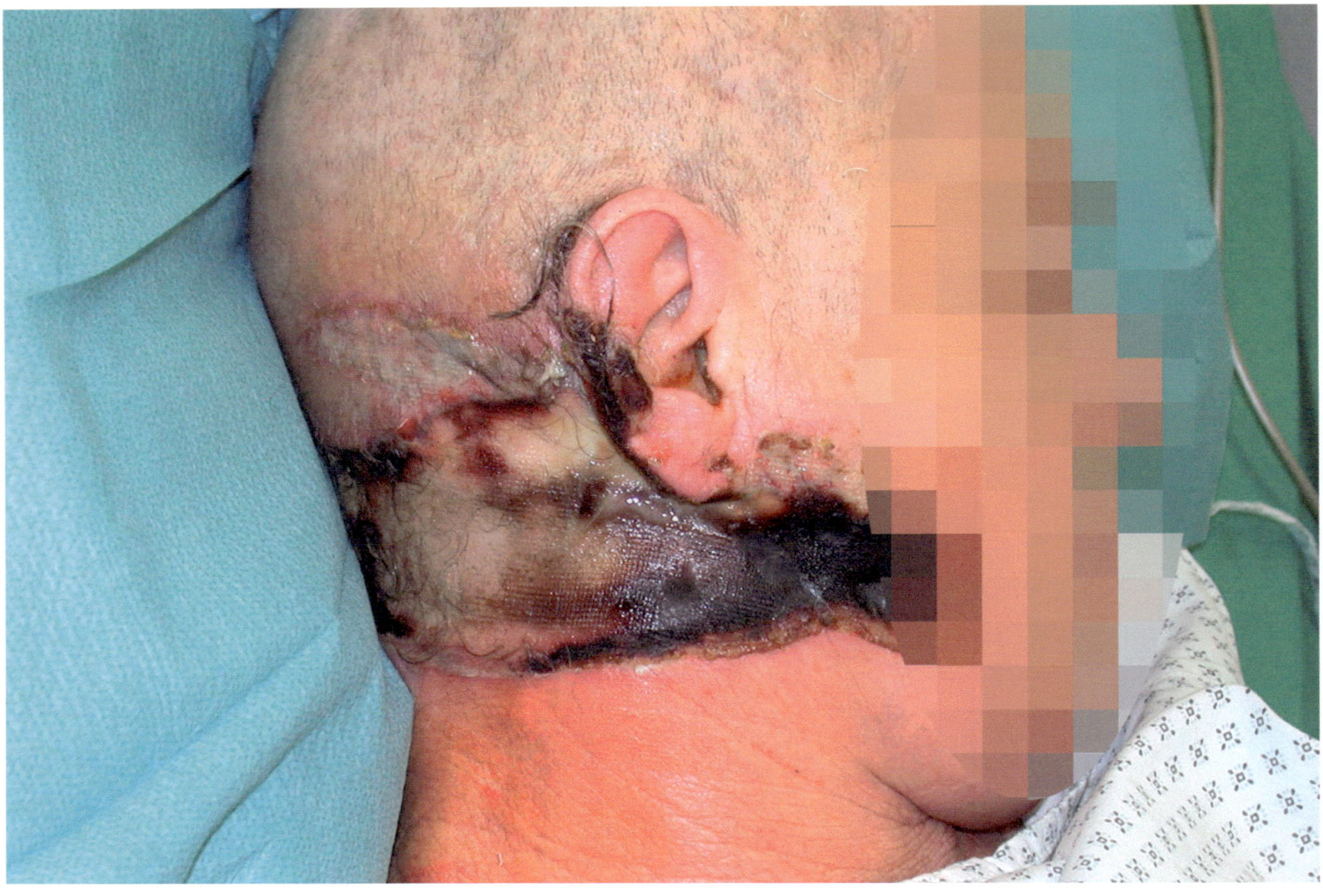

Abb. 4.31 Kontaktverbrennung III° an der rechten Wange, Hals, rechten Ohr und Hinterkopf vor Debridement

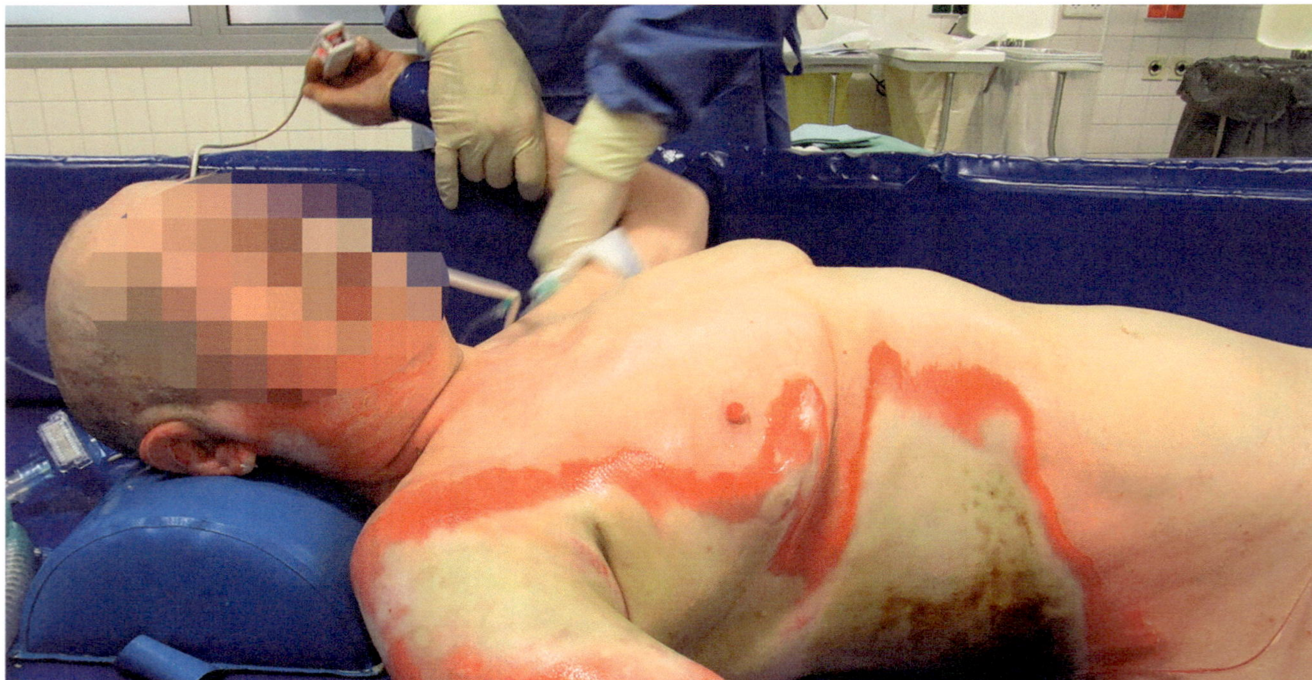

Abb. 4.32 Lederartige Konsistenz und beige Farbe der drittgradigen Verbrennung am rechten Thorax, rechte Axilla und rechte Schulter, umsäumt von einem IIa-Saum nach Debridement

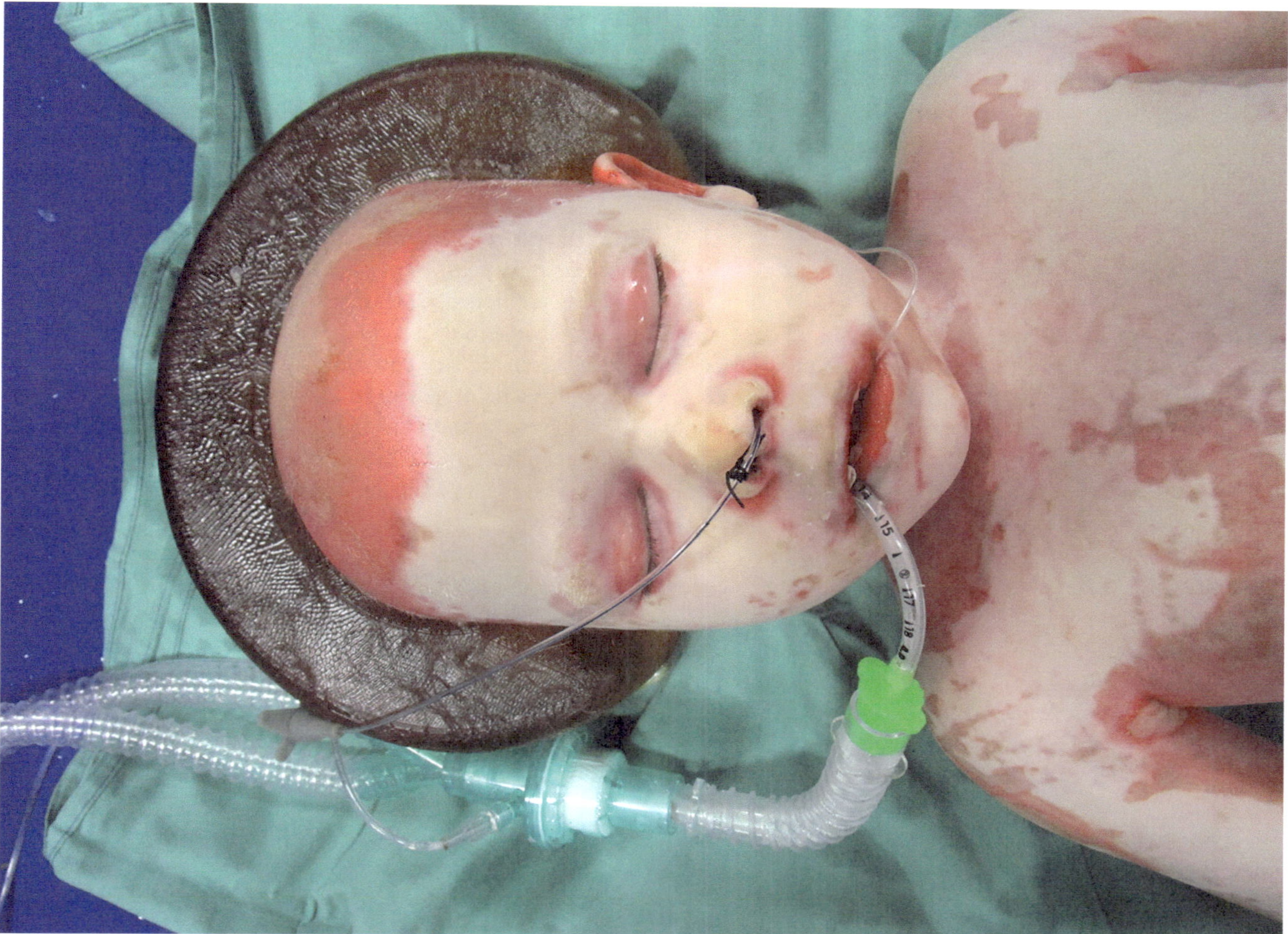

Abb. 4.33 Drittgradige Verbrennungen im Gesicht, Hals und Thorax beim Kind. Zweitgradiger Verbrennungssaum an der Stirn-Haargrenze

4.3 Diagnose der Verbrennungstiefe

4.3.1 Klinische Einschätzung

Die Einschätzung der Verbrennungstiefe erfolgt klinisch anhand der Parameter Rekapillarisierung und Schmerzhaftigkeit sowie bei Routine in der Verbrennungsbehandlung mittels Blickdiagnose. Während die Diagnose einer oberflächlichen (IIa°) und drittgradigen (III°) Verbrennung in aller Regel nur wenig Erfahrung erfordert, ist die Befundung der IIb°-gradigen Verbrennungstiefe von der korrekten Abgrenzung der oberflächlichen zweitgradigen Verbrennung (IIa°) mit der Erfahrung des Untersuchers verknüpft. Diese Abgrenzung ist jedoch von erheblicher therapeutischer Bedeutung, da IIa°-gradige thermische Läsionen konservativ behandelt werden, IIb° Verbrennungen und Verbrühungen aber meistens einer chirurgischen Therapie benötigen.

4.3.2 Partial deep burns

Im angloamerikanischen Raum wird die IIb° thermische Läsion als „dermal" bezeichnet und weiter in „superficial dermal" und „deep dermal" differenziert. Diese zusätzliche Verbrennunsgtiefen-Differenzierung macht insofern Sinn, da die IIb° meistens, aber nicht immer einer operativen Therapie benötigt. Abhängig von der Anzahl der durch die Hitzeschädigung betroffenen Stammzellen, die mit den Hautanhangsgebilden (siehe Kap. 3) konnotiert sind, kann eine IIb° thermische Läsion eine spontane Reepithelialisierung aufweisen. Dies ist insbesondere der Fall, wenn die Basalmembran nur teilweise betroffen ist, da dort die Hautanhangsgebilde mit den Stammzellen lokaliert sind. So können „superficial dermale" IIb° Verbrennungen im behaarten Gebiet vom Wundgrund aus reepithelisieren. Hat die thermische Läsion dagegen die Basalmembran und die dort lokalisierten Hautanhangsgebilde samt Stammzellen geschädigt (deep dermal), ist eine Reepithelialisierung nur noch vom Wundrand möglich. Im Verlauf kommt es dann ohne operative Therapie in Form der Hauttransplantation zur protrahierten Defektheilung mit starker Narbenbildung.

4.3.3 Abtiefen der Verbrennungswunde

Ein anfangs nicht sichtbarer Zellschaden durch das thermische Trauma kann dazu führen, dass eine initial als oberflächlich zweitgradig eingestufte Verbrennung (IIa°) in der Reevaluation einer tief zweitgradigen Verbrennung (IIb°) entspricht. Dieser pathologische Prozess wird als sogenanntes Abtiefen der Verbrennungswunde bezeichnet. Wie lange das Abtiefen der Verbrennungswunde dauert und welche pathophysiologischen Vorgänge dabei ablaufen, ist seit Jahren Gegenstand wissenschaftlicher Forschung. Bei der Betrachtung des Abtiefens muss auf das auf histologische Beobachtungen beruhende Drei-Zonen-Modell von Jackson zurückgegriffen werden [17]. Eine innere Nekrosezone wird umgeben von einer Zone der kapillären Stase, diese wiederum außen von einer Zone der Hyperämie (Kap. 3). Laut Jackson ist der Zelluntergang in der Nekosezone irreversibel, in der mittleren Zone der kapillären Stase jedoch therapieabhängig beeinflussbar. Die hyperäme Zone ist laut Jackson nur temporär geschädigt und zeigt eine Spontanerholung. In der Stasezone ist die Kapillarperfusion eingeschränkt, durch die Temperatureinwirkung wird eine lokale Entzündungs-kaskade mit entsprechender Mediatorenausschüttung initiiert [17]. Es kommt zu einem Circulus vitiosus, da die Mediatorenausschüttung im Rahmen der initialen Reaktion auf die thermische Läsion eine Wundkontraktion auslösen, die mit einer Gefäßkontraktion einhergeht. In der Stasezone resultiert somit ein konsekutiver Zelluntergang primär intakter oder durch die Hitze nur partiell geschädigter Zellen durch die mediatorbedingte Ischämie [18–20]. Ein grundsätzlicher Mechanismus für das Nachtiefen scheint die Apoptose der Zellen zu sein, die bei Verbrennungen mit einer Hochregulierung von Connexin 43 verbunden ist [21]. Gravante beschreibt, dass nahezu die Hälfte der dermalen Zellen in der Zone der Stase innerhalb der ersten Woche der Apoptose anheimfallen und mehr als 20 % in der dritten Woche [22]. Eine Reduktion der Apoptose ist durch anti-apoptotische, Connexin reduzierende Substanzen möglich und führt zu einer schnelleren Wundheilung [23–25]. Laut Gravante ist ein Tieferschreiten der Verbrennungswunde auf Basis der erhöhten Apoptose bis zur dritten Woche möglich und Feng postuliert, dass die Apoptose eine wichtige Rolle beim Nachtiefen der Verbrennungsverletzung spielt.

Hypothese

Das radikale Debridement bzw. die sofortige bis frühe tangentiale Exzision der Nekrose scheint das sogenannte Abtiefen der Verbrennung positiv zu beeinflussen [26, 27]. Neben dieser sofortigen bis frühen operativen Intervention werden weitere, vor allem mechanotransduktorische Therapieoptionen, beschrieben. So konnten Dumville et. al. eine Verringerung des Abtiefens durch Unterdrucktherapie nachweisen [28]. Auch die extrakorporale Stoßwellentherapie scheint einen Effekt auf das Abtiefen der Verbrennungswunde zu haben [29]. Weitere in der Literatur beschrieben Faktoren, die ein Abtiefen der thermischen Läsion beeinflussen und reduzieren können, sind [26]:

- Adäquate Flüssigkeitstherapie [30]
- Nicht steroidale Antiphlogistica (NRSA) [31]
- Topische Antibiose und andere Topika [32]
- Okklusive Wundverbände [33]
- Enzymatisches Debridement [34]

Unabhängig des Zonenmodells nach Jackson und der korrespondierenden Stasezonenhypothese sind zahlreiche Faktoren beschrieben worden, die ein Abtiefen der Verbrennung eskalieren können [26]. Als allgemeine Prädispositionen sind Immunsuppression, Diabetes mellitus und Gefäßvorerkrankungen zu nennen [2]. Weitere Faktoren, die ein Abtiefen der thermischen Läsion negativ beeinflussen können:

- Vasokonstriktion [35]
- Vasodilatation [36]
- Hypoperfusion bedingt durch Hypovolämie [26]
- Ödeme [26]
- Thrombosen [37]
- Wundinfektion [38]
- Austrocknung [39]
- Drucknekrosen [40]
- Wiederholte Ischämie- und Reperfusionsphasen [35]
- Hypoxie [41]
- Schock [41]
- Sepsis [42]
- Metabolische Störungen [43, 44]
- Verminderte Laktatfreisetzung [45]

Die thermische Läsion und ihre physiologischen und pathophysiologischen Folgen sind ein dynamischer Prozess, der nach aktueller Literaturlage bis zu 3 Wochen dauern kann [2, 3, 46].

4.3.4 Histologische und gerätegestützte Objektivierung der Verbrennungstiefe

Die histologische Beurteilung der Verbrennungstiefe wird als Goldstandard angesehen, leidet allerdings darunter, dass die Denaturierung von Eiweiß, die für die histologische Anfärbung erforderlich ist, die Erfassung von nekrotischem, denaturiertem Eiweiß als Parameter für die Verbrennungstiefe erschwert [2, 47]. Die Thermografie zur Objektivierung der Verbrennungstiefe beruht auf der negativen Korrelation zwischen Oberflächentemperatur und Verbrennungstiefe. Bei der Thermographie wird die Infrarotabstrahlung als Temperatur gemessen, allerdings sind sehr gleichmäßige Umgebungsbedingungen erforderlich, um die Methode suffizient anzuwenden [48]. Cantrell et al. wiesen den Unterschied zwischen normalem und denaturiertem Kollagen mittels Ultraschall nach [49]. Bauer et. al. und Brink et. al. konnten Korrelationen zwischen im Ultraschall gemessener Tiefe und Gewebsnekrose aufzeigen [50, 51]. Laser-Doppler-Flowmetrie (LDF) und Laser- Doppler-Perfusionsmonitoring (LDPM) sind Verfahren, die auf der Veränderung der Wellenlänge von Laserlicht bei Auftreffen auf bewegte Erythrozyten beruhen. Wenn eine Sonde direkt auf die Haut aufgebracht wird, geschieht die Messung in 1 mm Tiefe. Die Genauigkeit dieser Methode beträgt 90–97% [52]. Laser Doppler Imaging (LDI) und Laser Doppler Perfusion Imaging (LDPI) stellen Non- Kontakt-Verfahren dar. Nach einem Scan werden Fremdfarbenbilder erstellt, die die Gewebeperfusion darstellen. Das System kann laut Literatur mit einer 99%igen Genauigkeit den Unterschied zwischen Wunden mit Abheilung innerhalb dreier Wochen von solchen, die nicht innerhalb dieser Zeit abheilen, darstellen [53]. Reflexionsoptische multispektralanalytisches bildgebende Verfahren basieren auf der Spektralanalyse von vier charakteristischen Wellenlängen zur Unterscheidung der Verbrennungstiefe. Ein Falschfarbenbild wird aus den Daten errechnet, das die genaue Verbrennungstiefe angibt [54]. Als Methode der Tiefenbestimmung über die klinische Beurteilung hinaus kann das enzymatische und mechanische Debridement angeführt werden, das eine Tiefendifferenzierung ermöglicht [55, 56].

4.3.5 Ausmaß der Verbrennungswunden

Das Verbrennungsausmaß wird als Anteil der verbrannten Körperoberfläche in % der Gesamtkörperoberfläche angegeben. Erstgradige Verbrennungen werden dabei nicht berücksichtigt. Die genaue Einschätzung des Verbrennungsausmaßes ist problematisch [02]. So unterschied sich in einer Studie die Erstbeurteilung des Verbrennungsausmaßes in der Notfallabteilung von der definitiven in 24 von 134 Patienten um mehr als 100%, wobei das Verbrennungsausmaß überschätzt wurde [57]. Folgende Beurteilungskriterien können mit unterschiedlicher Genauigkeit verwendet werden:

4.3.5.1 Handflächenregel

Die Handfläche des Patienten entspricht etwa 1% der Körperoberfläche (verbrannte Körperoberfläche, VKOF). Die Anwendung der Handflächenregel führt allerdings zu einer Überschätzung des tatsächlichen Verbrennungsausmaßes von 10 bis 20 %. Beim Erwachsenen beträgt das Ausmaß einer Hohlhand 0,78 +/– 0,08% der Körperoberfläche (KOF) [58]. Betrachtet man die Unterschiede geschlechtsspezifisch, ergibt eine Handfläche bei Männern 0,8 % und bei Frauen 0,7 % der Körperoberfläche, die isolierte Palma beträgt 0,5 % bei Männern und 0,4% bei Frauen [59]. Bei Kindern beträgt die Hohlhand 0,92 % und die Palma 0,52 %. [60].

4.3.5.2 Neunerregel nach Wallace (Rule of Nines)

Nach Wallace haben die Arme je 9 %, Beine je 18 %, Rumpf, und Rücken jeweils 18 %, Kopf 7 %, Hals 2 %, Hände und Füße, Genitale je 1 % der Körperoberfläche (Abb. 4.34, 4.35, 4.36, 4.37, 4.38, 4.39, 4.40, 4.41, 4.42, 4.43, 4.44, 4.45, 4.46 und 4.47); [61]. Die Neunerregel weist beim 10 bis 80 kg schweren Menschen suffiziente Ergebnisse der Ausmaßbestimmung auf. Sie führt allerdings wie die Handflächenregel zu einer Überschätzung des tatsächlichen Verbrennungsausmaßes, vor allem bei Patienten mit einem erhöhten Body Mass Index [62]. Über 80 kg trifft eher eine 5er Regel zu, unter 10 kg eher eine 8er Regel [62].

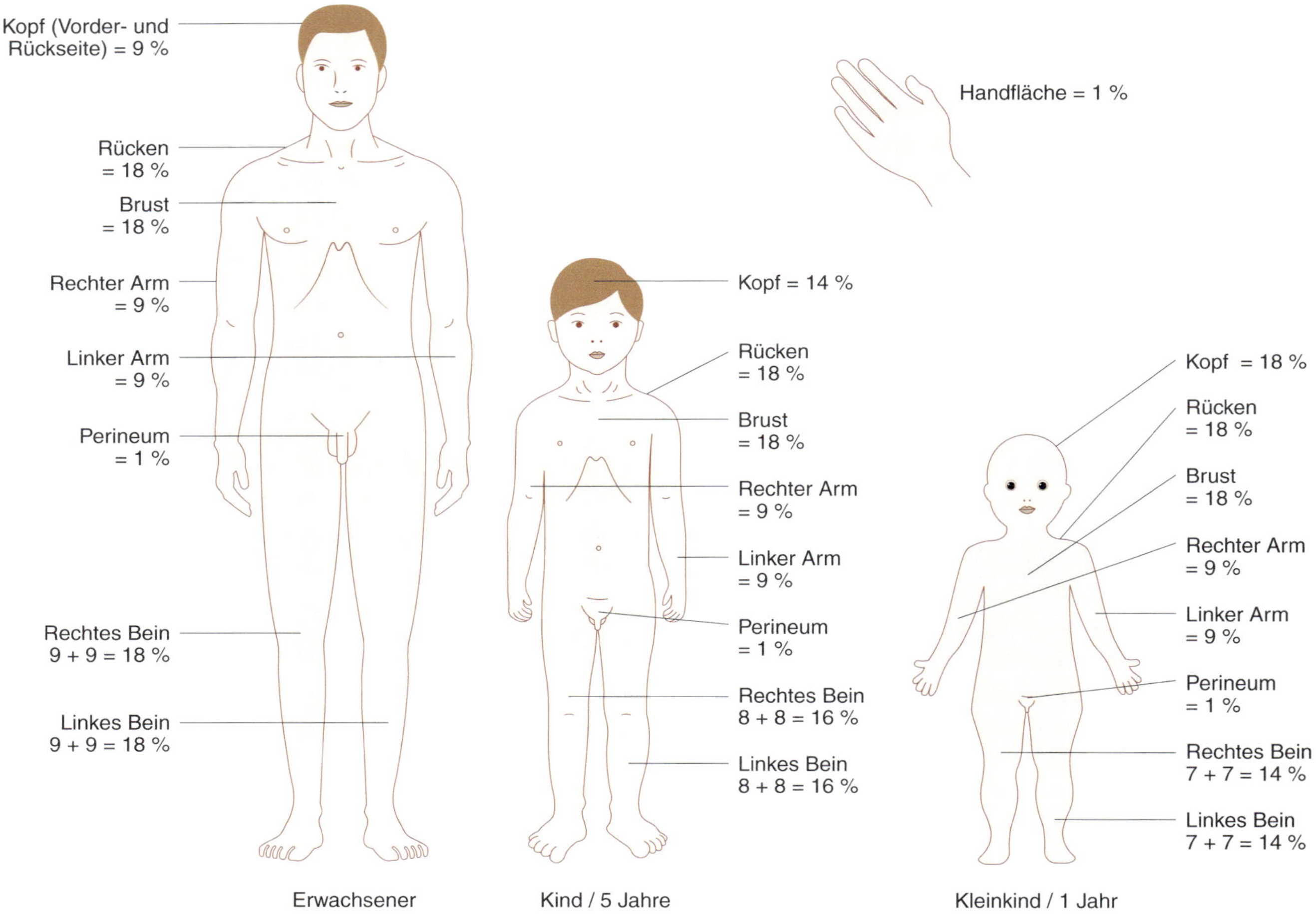

Kopf (Vorder- und Rückseite) = 9 %
Rücken = 18 %
Brust = 18 %
Rechter Arm = 9 %
Linker Arm = 9 %
Perineum = 1 %
Rechtes Bein 9 + 9 = 18 %
Linkes Bein 9 + 9 = 18 %
Erwachsener

Kopf = 14 %
Rücken = 18 %
Brust = 18 %
Rechter Arm = 9 %
Linker Arm = 9 %
Perineum = 1 %
Rechtes Bein 8 + 8 = 16 %
Linkes Bein 8 + 8 = 16 %
Kind / 5 Jahre

Handfläche = 1 %

Kopf = 18 %
Rücken = 18 %
Brust = 18 %
Rechter Arm = 9 %
Linker Arm = 9 %
Perineum = 1 %
Rechtes Bein 7 + 7 = 14 %
Linkes Bein 7 + 7 = 14 %
Kleinkind / 1 Jahr

Abb. 4.34 Wallace-Schablone

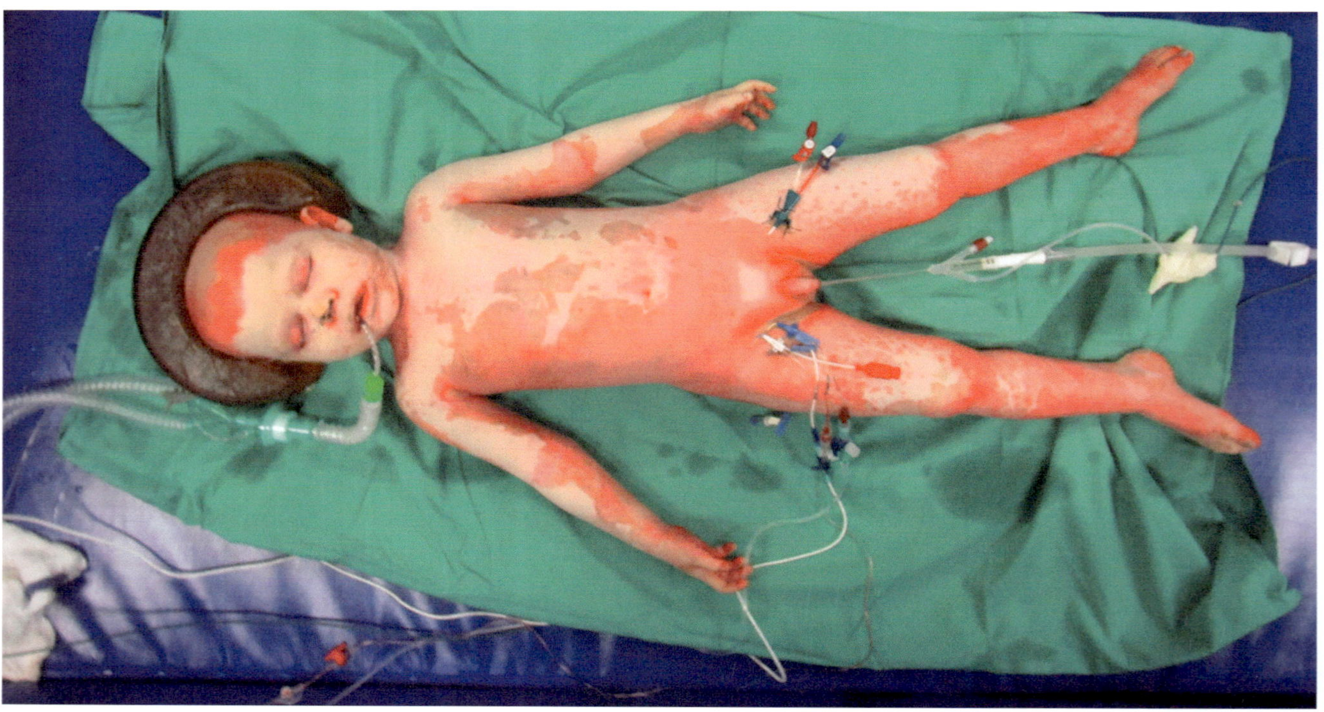

Abb. 4.35 IIa°–III°-Verbrennungen am gesamten Körper. Die zweitgradigen Gewebeschädigungen erscheinen hyperäm

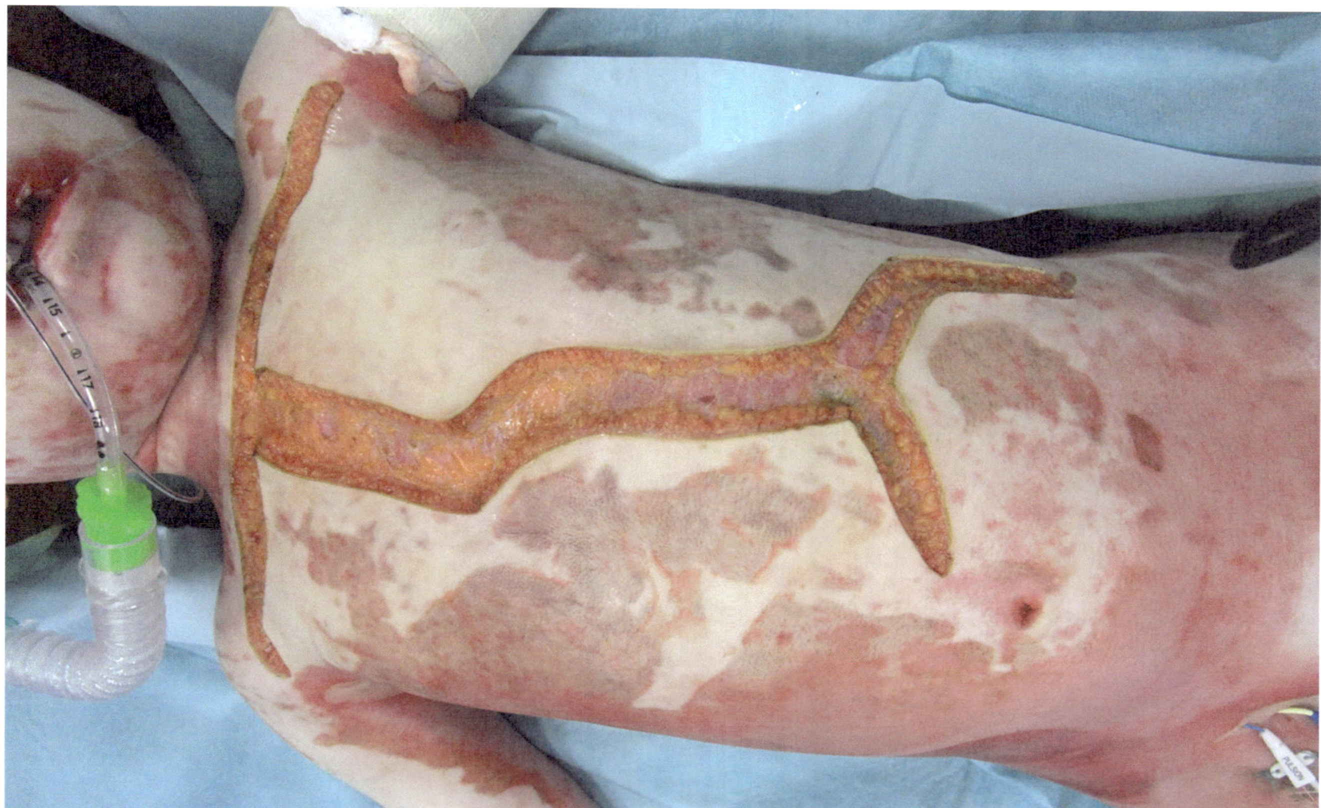

Abb. 4.36 Befund aus Abb. 4.34. Zustand nach Escharotomie am Oberkörper. Durch die Kontraktion der verbrannten Haut wird die Atemmechanik behindert

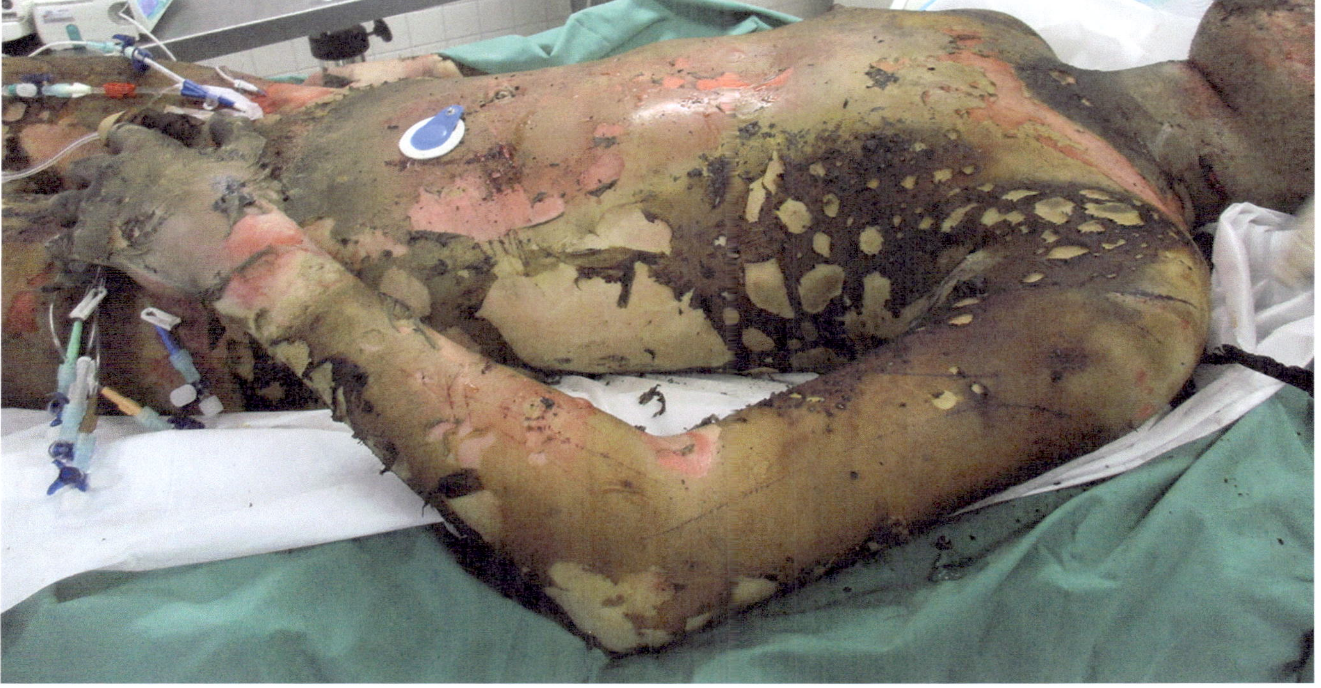

Abb. 4.37 Befund im Schockraum mit III°-Verbrennungen am gesamten Körper, 100% verbrannte Köperoberfläche

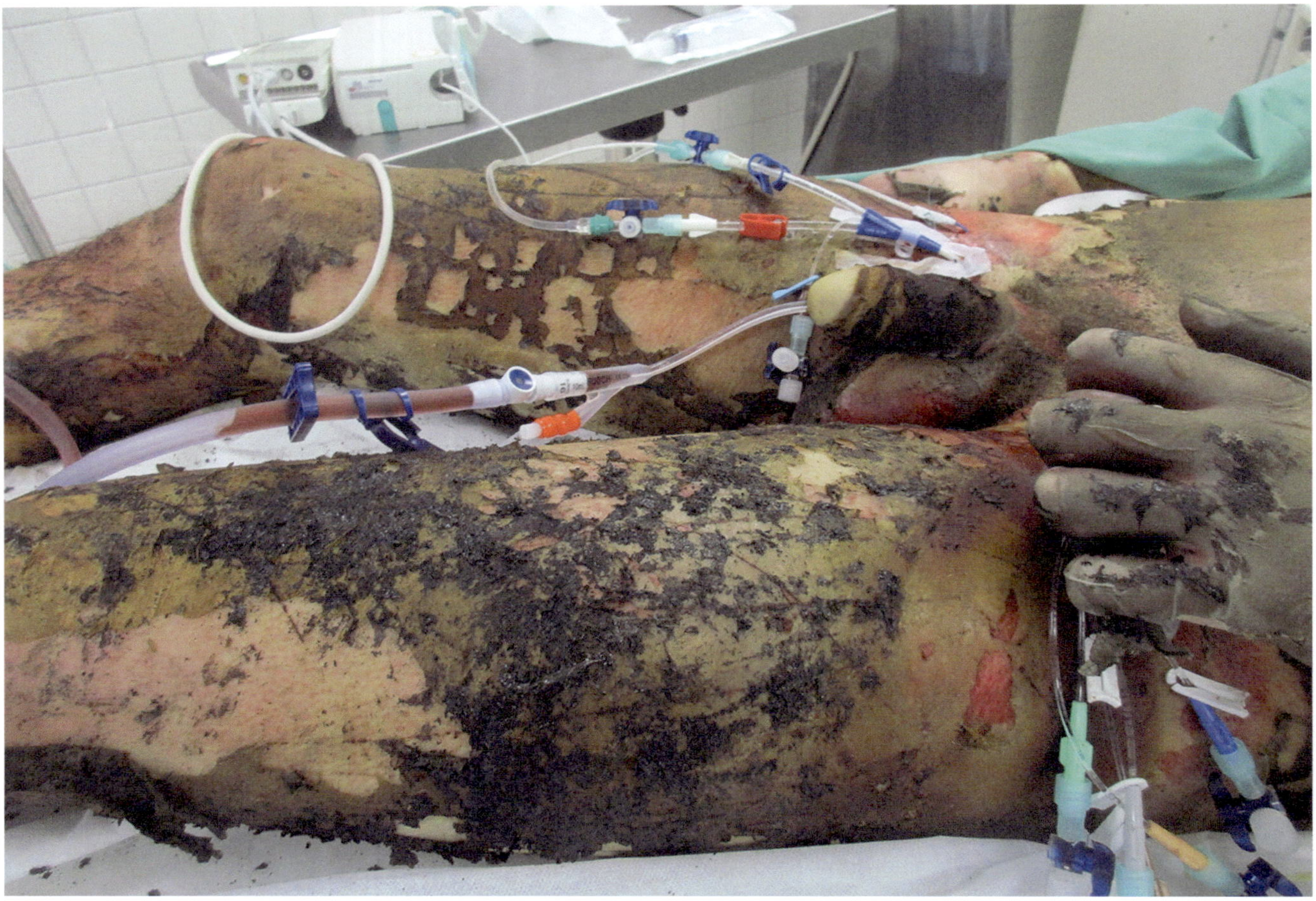

Abb. 4.38 Befund aus Abb. 4.36. III°-Verbrennungen am Unterkörper und Genitale

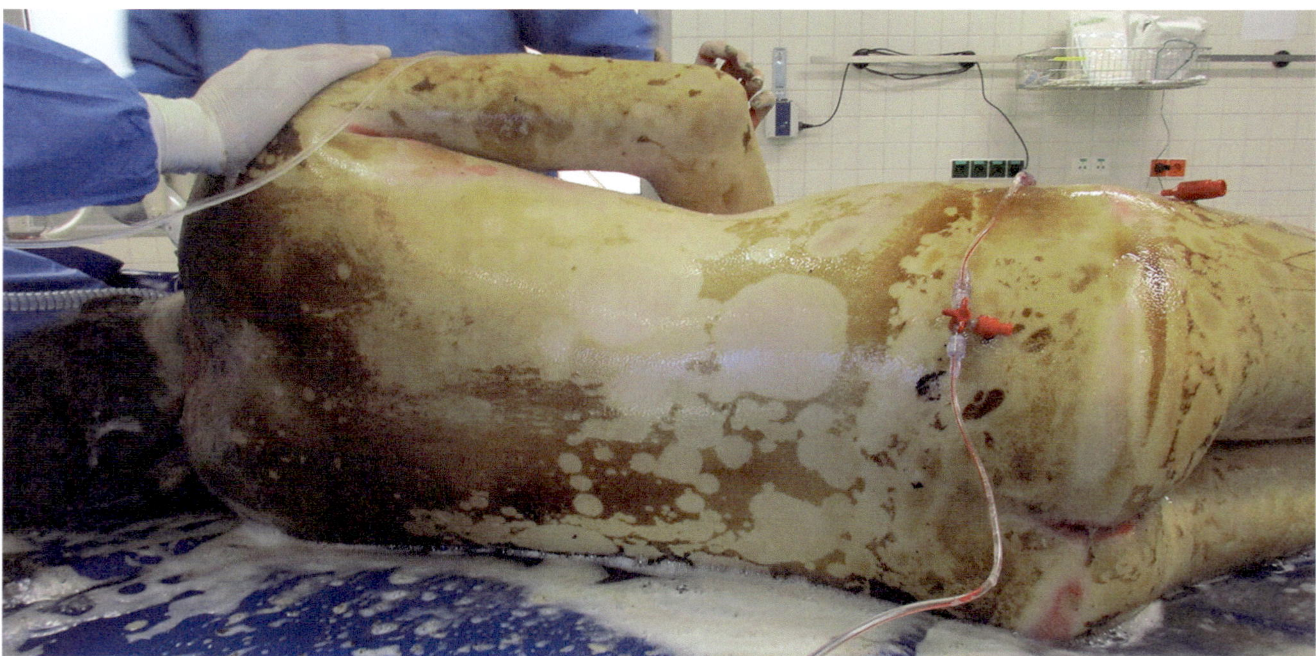

Abb. 4.39 Befund aus Abb. 4.36. III°-Verbrennungen am Rücken und Gesäß

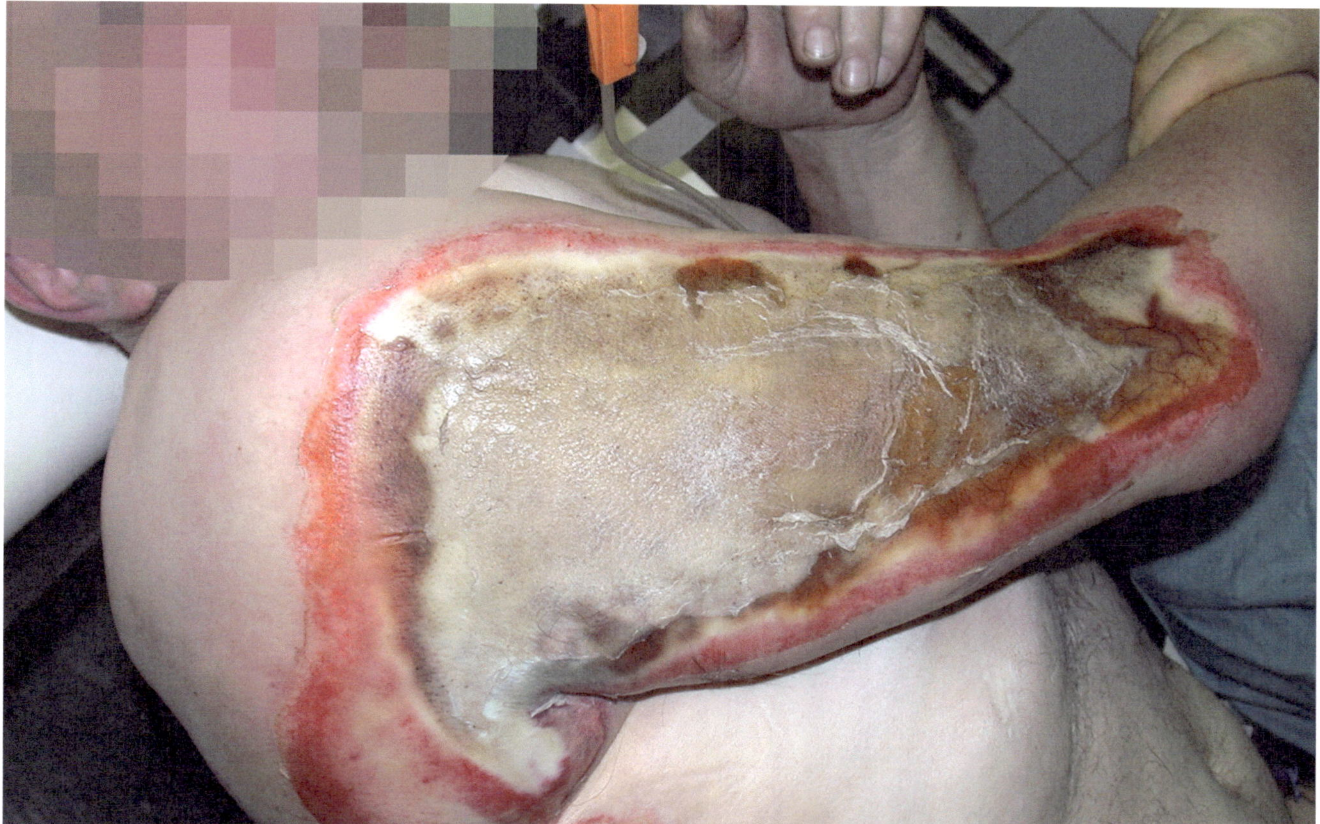

Abb. 4.40 III°-IV° -Kontaktverbrennung an der rechten Schulter und Oberarm. Die thrombosierten Venen weisen auf eine viertgradige Gewebeschädigung hin

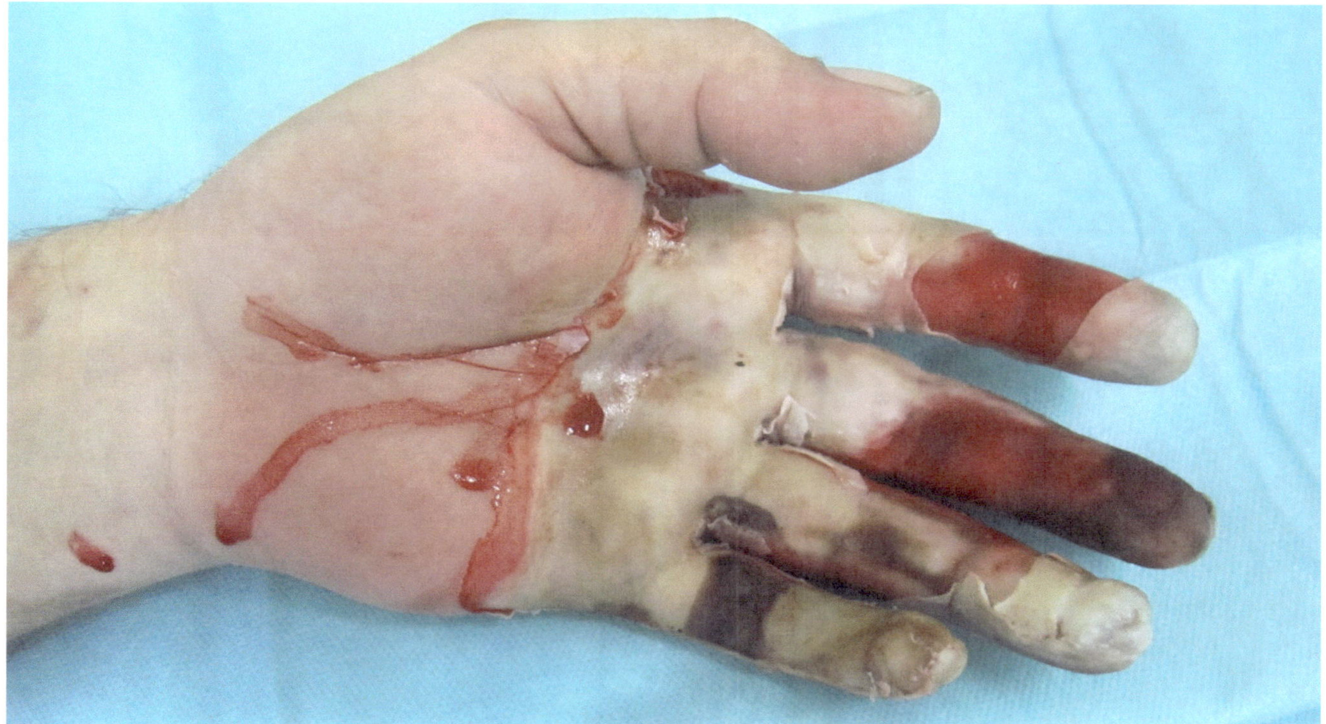

Abb. 4.41 Kontaktverbrennung der rechten Hand mit III°-Verbrennungen am Dig. II-V. am Mittelfinger Endglied und den Dig. IV und V zeigt sich der Übergang zu einer Verbrennung Grad IV°

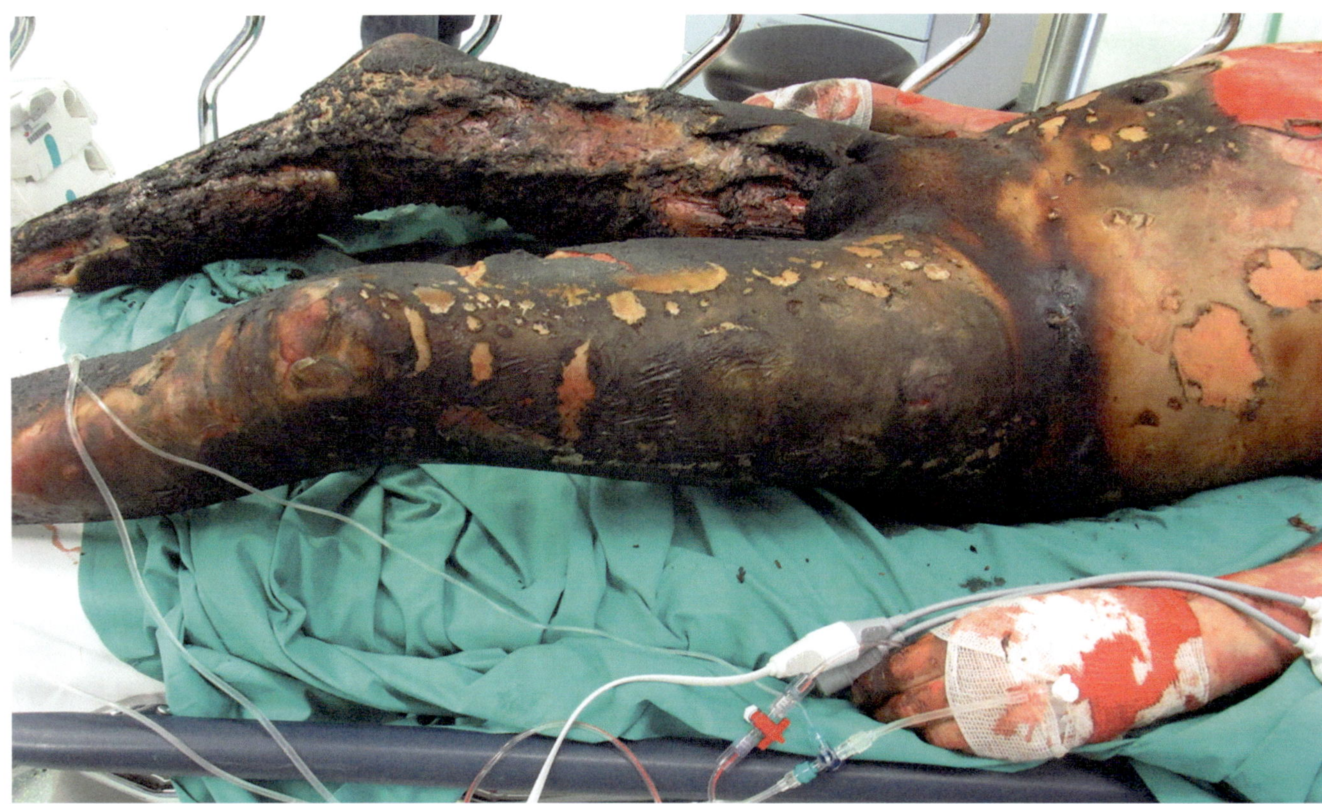

Abb. 4.42 Viertgradige Verbrennung des rechten Oberschenkels mit offenliegender Muskulatur

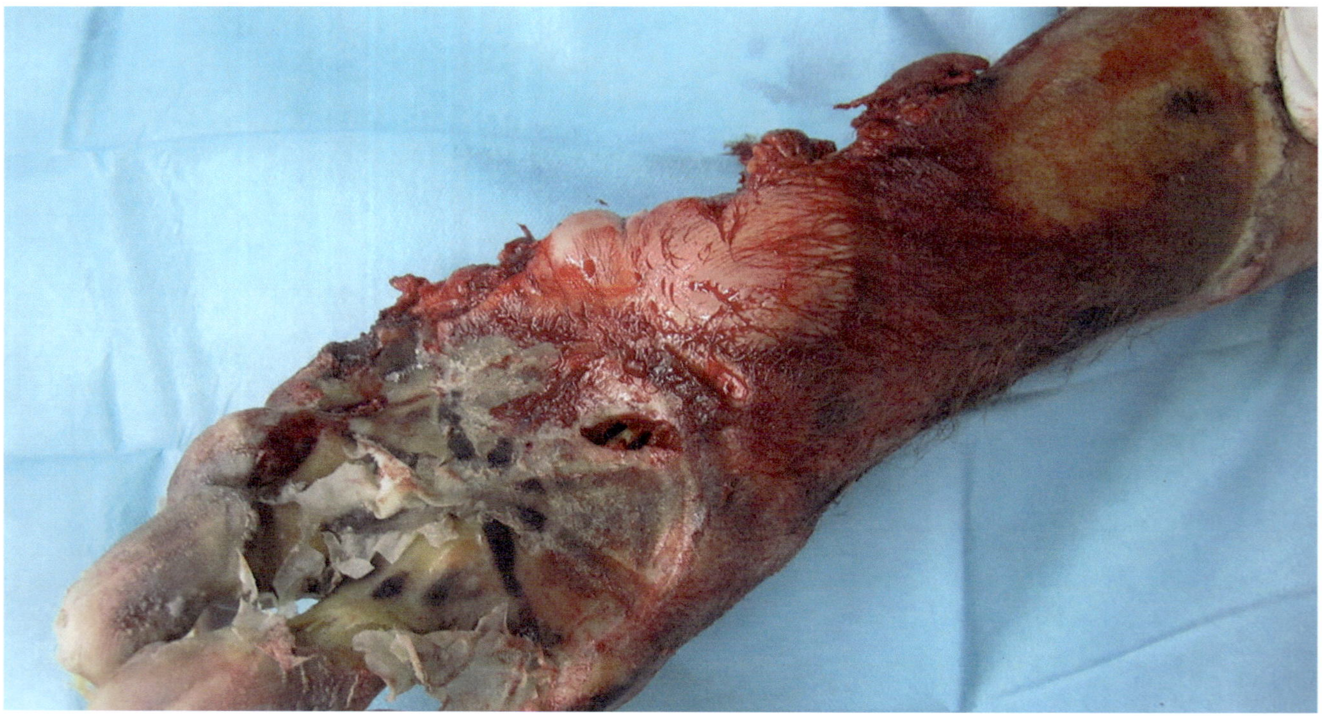

Abb. 4.43 IV°-Verbrennung der rechten Hand mit amputationswürdigem Befund

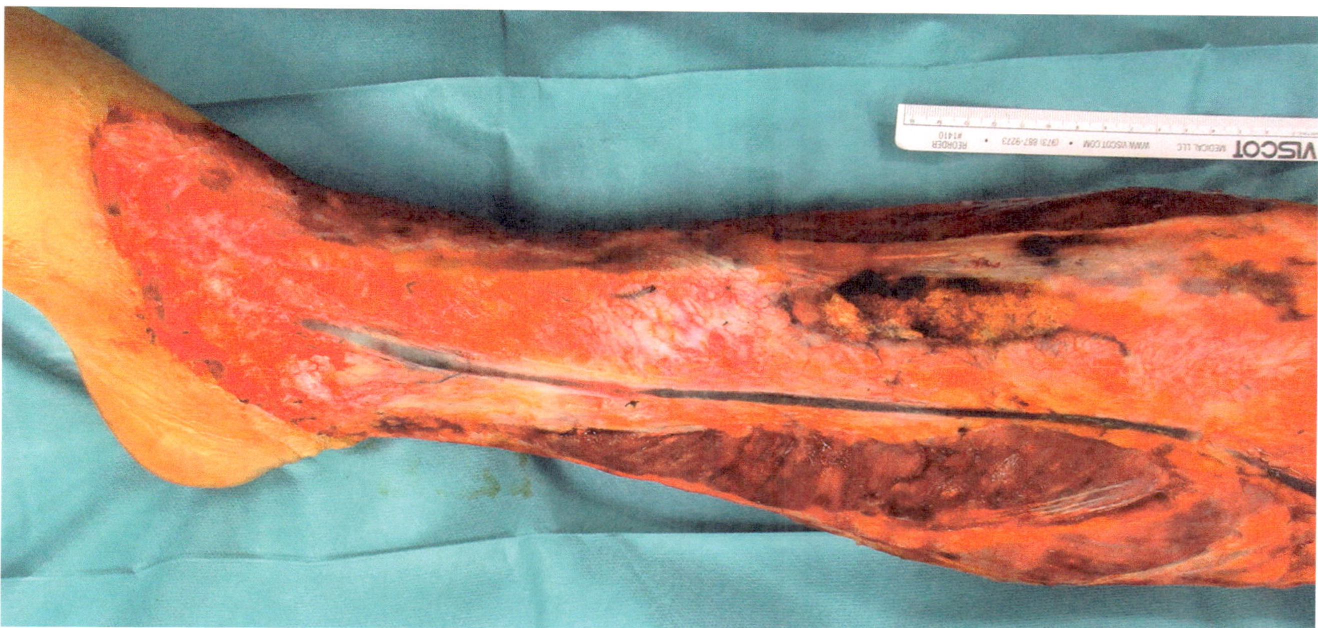

Abb. 4.44 Verbrennung IV°, OP-Situs. V. saphena magna koaguliert, Muskulatur betroffen, zum Teil offen liegende Schienbeinkante

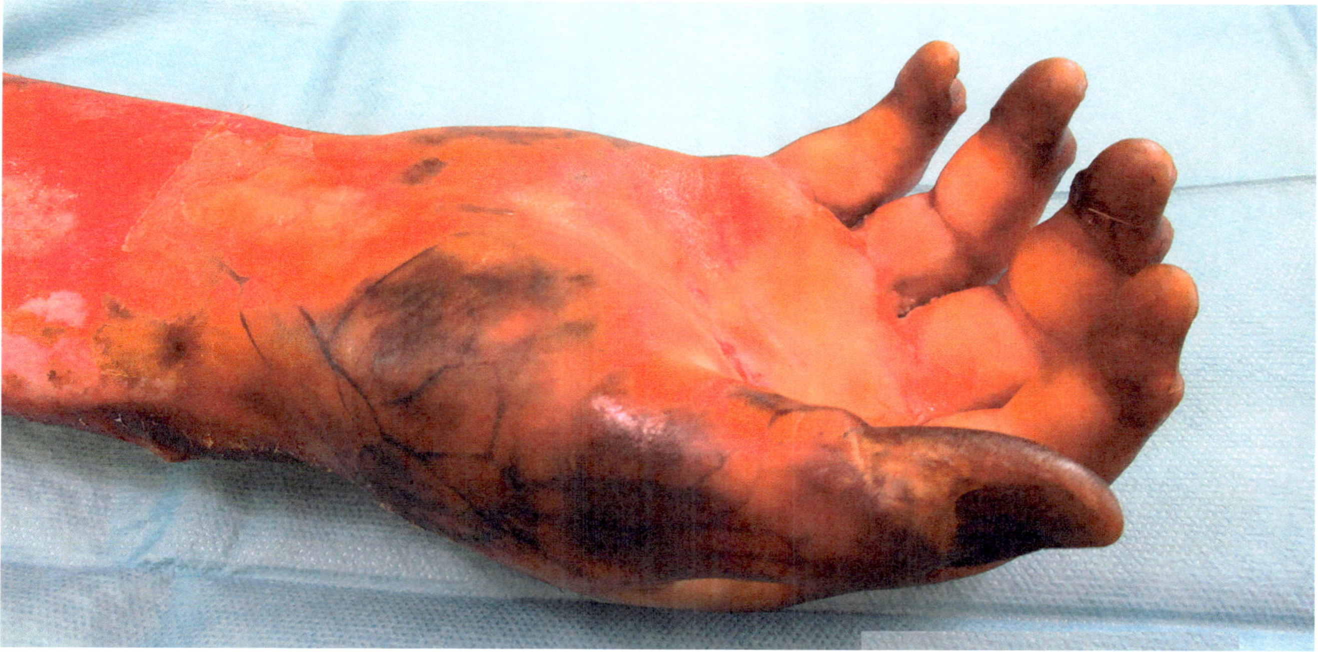

Abb. 4.45 Verbrennung Grad IV des rechten Daumens, Daumenballens und der Fingerspitzen

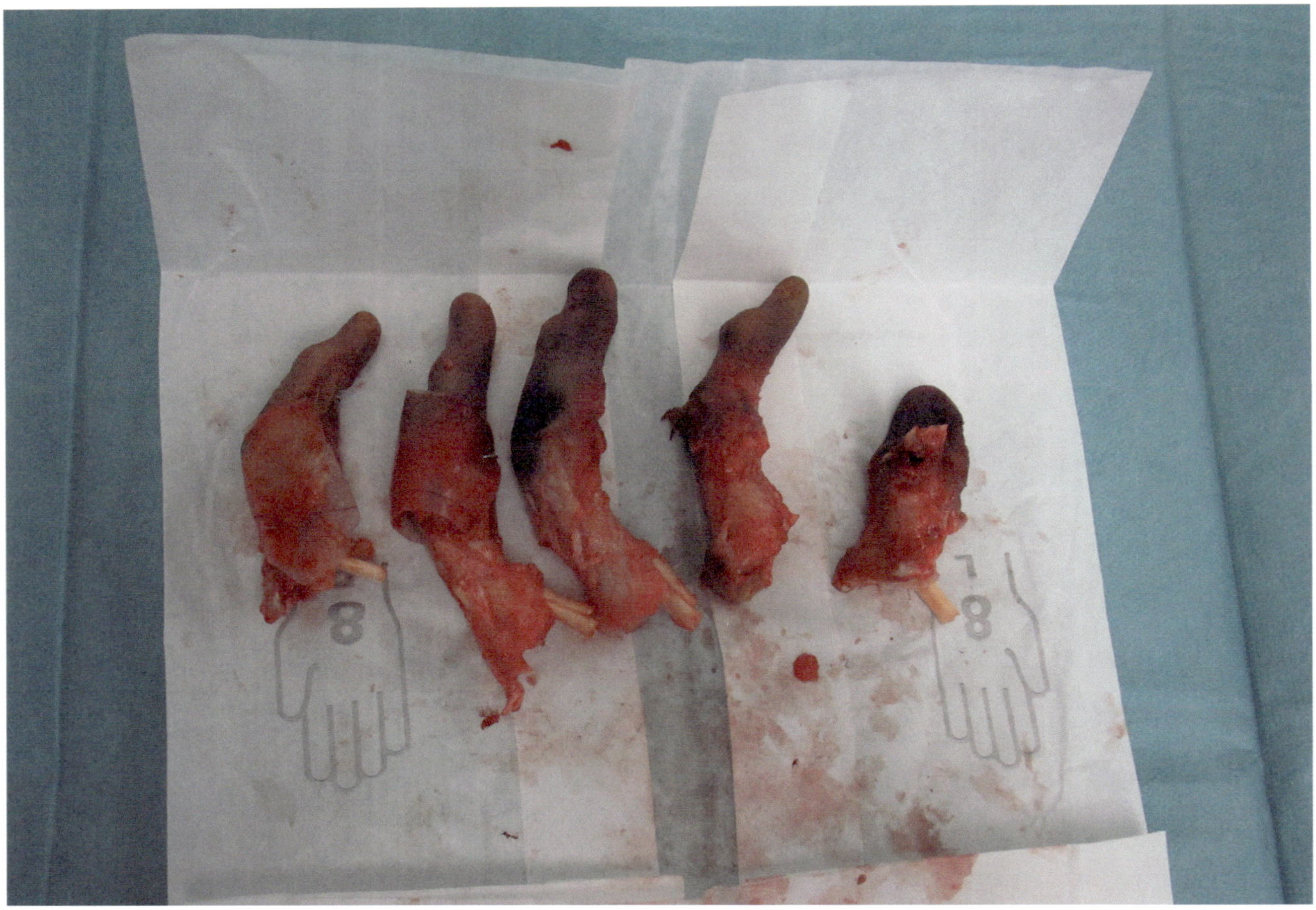

Abb. 4.46 Fingeramputate nach IV°-Verbrennung

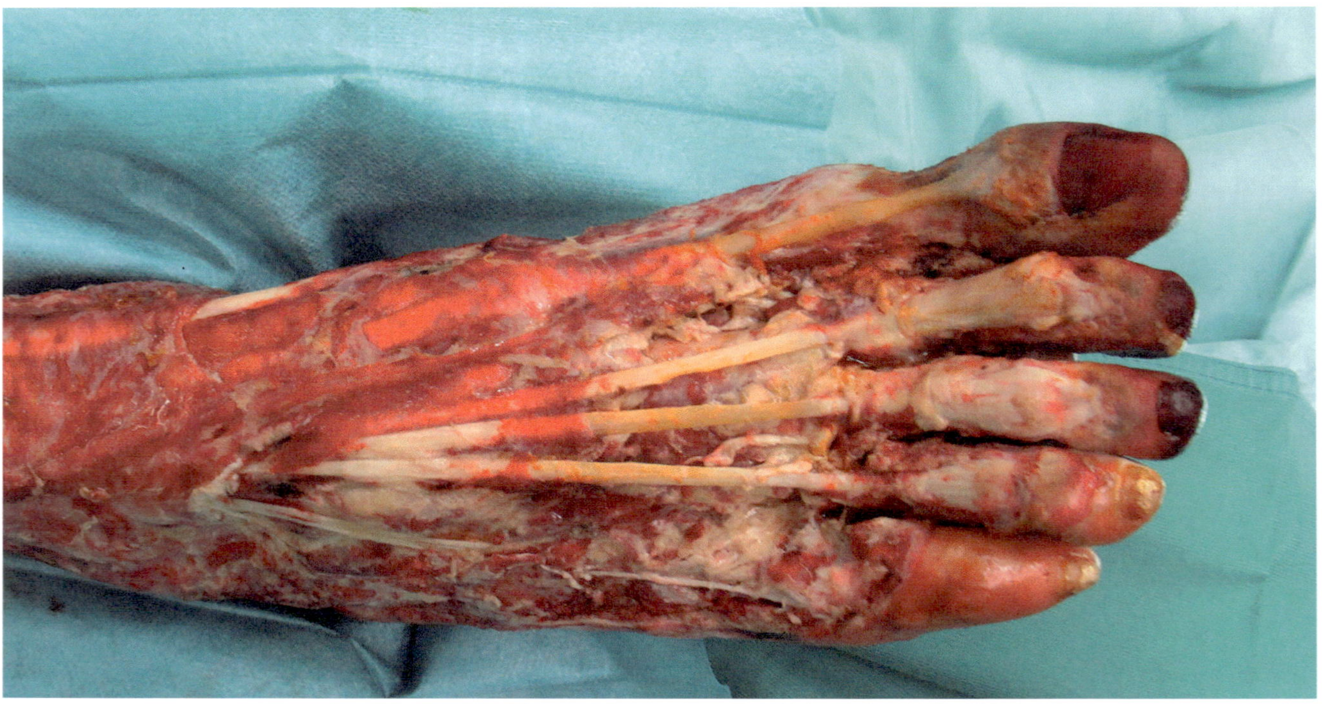

Abb. 4.47 Verbrennung Grad IV rechter Fuß nach Nekrosektomie. Es zeigt sich ein offenliegender

4.3.5.3 Lund Browder Chart

Die Lund Browder Chart wiesen im Jahr 1944 verschiedenen Altersgruppen verschiedene Körperproportionen zu, um die Unschärfe der Neunerregel nach Wallace zu optimieren (Abb. 4.48) [63]. Allerdings neigt auch die Bestimmung der verbrannten Körperoberfläche mithilfe des Lund and Browder Charts zu einer Überschätzung des Verbrennungsausmaßes [63]. Nichter et al. fanden in ihrer Studie in 90 % der Fälle eine Überschätzung des Verbrennungsausmaßes um durchschnittlich von 12,4% VKOF [64].

4.3.5.4 Elektronische und computergestützte Charts

Elektronische Systeme entstanden in den frühen 80er-Jahren und wurden von Siegel, Wachtel und Nichter eingesetzt [63, 64]. Diese Programme basierten auf einer elektronischen Lund Browder Chart als Form der zweidimensionalen Planimetrie. Mit der Software SAGE II konnte erstmals ein System mit Alters-, Größen- und Gewichtsmodifikation eingesetzt werden. Dreidimensionale Systeme wurden erstmals 1994 eingesetzt und sollten heute Aufgrund des Rechnerkapazitäten als Standard angesehen werden [65].

4.3.6 Burn Case 3D

BurnCase 3D ist eine aus einem Forschungsprojekt hervorgegangene und validierte Software, das Verbrennungsausmaß mithilfe dreidimensionaler Körperoberflächenmodelle zu bestimmen [Abb. 4.49; 66]. Für die Berechnung der verbrannten Körperoberfläche verwendet die Software eine Auswahl von vorgefertigten dreidimensionalen Modellen, welche die Grundtypen der körperlichen Staturen in unterschiedlichen Altersstufen repräsentieren. Die Software wählt das am besten zum Patienten passende Standardmodell und adaptiert es unter Berücksichtigung von medizinisch etablierten Körperoberflächenformeln und Parametern wie Geschlecht, Alter, Körpergröße und Körpergewicht bestmöglich an den realen Patienten. Für die Ausdehnung der Standardmodelle an diese Parameter wurden spezielle Anpassungsalgorithmen entwickelt, die es ermöglichen mit geringstem Aufwand eine bestmögliche virtuelle Repräsentation des realen Patienten zu erhalten [67]. Die Diagnose erfolgt durch Übertragen der verbrannten Körperoberflächen mit ihren entsprechenden Verbrennungstiefen durch An-

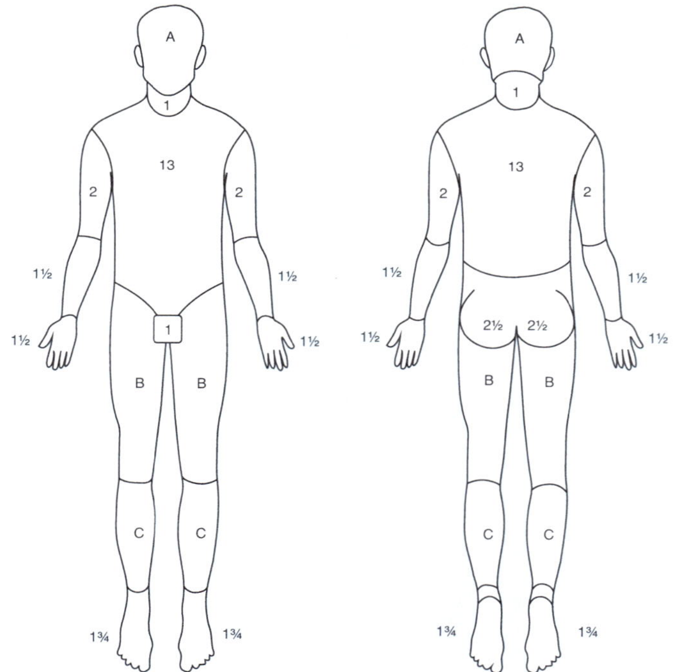

Region	Partial thickness (%) [NB1]	Full thickness (%)
head		
neck		
anterior trunk		
posterior trunk		
right arm		
left arm		
buttocks		
genitalia		
right leg		
left leg		
Total burn		
NB1: Do not include erythema		

Area	Age 0	1	5	10	15	Adult
A = half of head	9½	8½	6½	5½	4½	3½
B = half of one thigh	2¾	3¼	4	4½	4½	4¼
C = half of one lower leg	2½	2½	2¾	3	3¼	3½

Abb. 4.48 Lund and Browder Chart (Aus Notfall Rettungsmed 2014 ; mit freundlicher Genehmigung von ©Springer-Verlag Berlin Heidelberg 1981. All Rights Reserved)

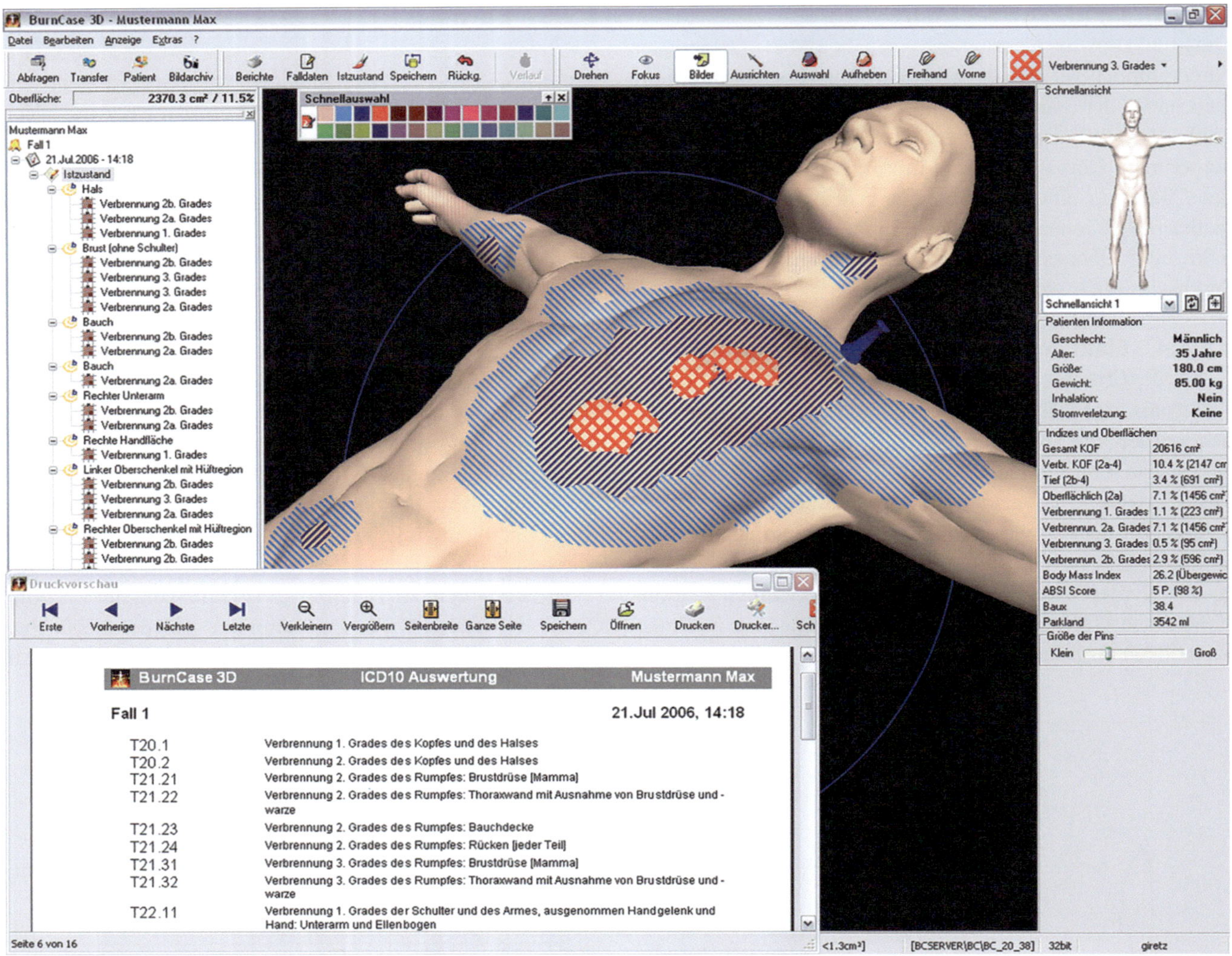

Abb. 4.49 Burn Case 3D-Benutzeroberfläche (mit freundl. Genehmigung von Dr. Michael Giretzlehner, RISC Software GmbH, Research Unit Medical Informatics, Johannes Kepler University Linz)

notieren auf dem dreidimensionalen Modell mit einer Auflösung von einem Quadratmillimeter. Optional bietet eine Machine-Learning-basierte Technik die Möglichkeit das dreidimensionale Modell bezüglich seiner Pose an Fotoaufnehmen des Patienten anzupassen. Dadurch wird eine exakte Überlagerung von Fotoaufnahmen und Modell ermöglicht und die Übertragung der Verbrennungsflächen optimiert (Abb. 4.50). Durch eine Kombination dieser Bildüberblendung mit Verbrennungstiefenmessverfahren, wie z. B. Laser-Doppler oder Lichtspektrumsanalyse kann neben der Verbrennungsgröße auch die Verbrennungstiefe objektiviert werden [68]. Durch unterschiedliche Farb- und Mustercodierungen können Verbrennungsgrade, operative Prozeduren, Verbands-dokumentation oder Pflegeanweisungen zu beliebigen Zeitpunkten auf dem dreidimensionalen Modell eingezeichnet und somit vollständig dokumentiert werden.

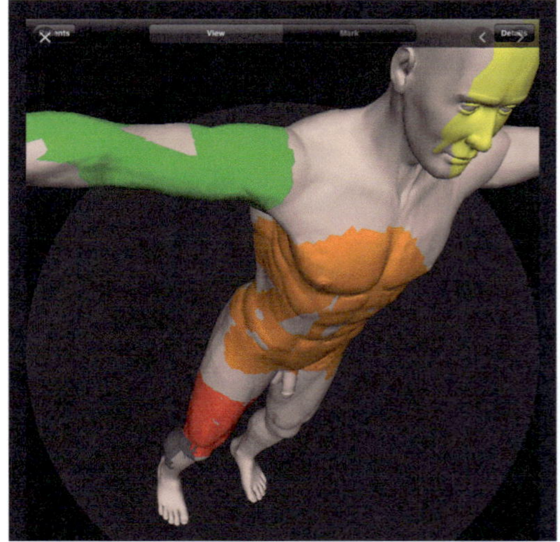

Abb. 4.50 Verbrennungsmodell der Software Burn Case 3D (mit freundl. Genehmigung von Dr. Michael Giretzlehner, RISC Software GmbH, Research Unit Medical Informatics, Johannes Kepler University Linz)

4.4 Tiefe und Ausmaß von Erfrierungen

Durch lokale Einwirkung von Kälte kommt es je nach Expositionsdauer zu einer lokalen Gewebeschädigung. Meist sind besonders exponierte Körperareale betroffen. Die Gewebeschädigung wird vergleichbar der Verbrennungstiefe erfasst. Da es initial jedoch nicht zu einer Denaturierung des Bindegewebes kommt, sondern vielmehr zu einer Ischämie und konsekutiven direkten Zellschädigung des Gewebes, ist die Beurteilung des eigentlichen Gewebeschadens erst nach der kompletten Wiedererwärmung und im Verlauf von Tagen möglich [63]. Die Erfrierung kann mit folgender Gradeinteilung differenziert werden (Abb. 4.51, 4.52, 4.53, Abb. 4.54, 4.55, 4.56 und 4.57).

- Grad 1 ist charakterisiert durch eine blasse Haut und Schmerzen in der betroffenen Region. Nach Erwärmung kommt es zu einer vollständigen Wiederherstellung der Haut.
- Grad 2 ist gekennzeichnet durch eine Rötung, Schwellung und Blasenbildung. Vergleichbar wie bei einer oberflächlichen zweitgradigen Verbrennung heilt diese Verletzung unter konservativen Maßnahmen ab, wobei eine Pigmentveränderung resultieren kann.
- Grad 3 ist durch eine Schädigungstiefe zwischen Dermis und Subcutis charakterisiert. Es bilden sich hämorrhagische Blasen, das Gewebe verfärbt sich dunkel bis schwarz. Nach einiger Zeit demarkiert sich das Gewebe als trockene Nekrose.
- Grad 4 Die Erfrierung bezieht tiefe Strukturen wie Unterhaut, Muskel und Knochen mit ein.

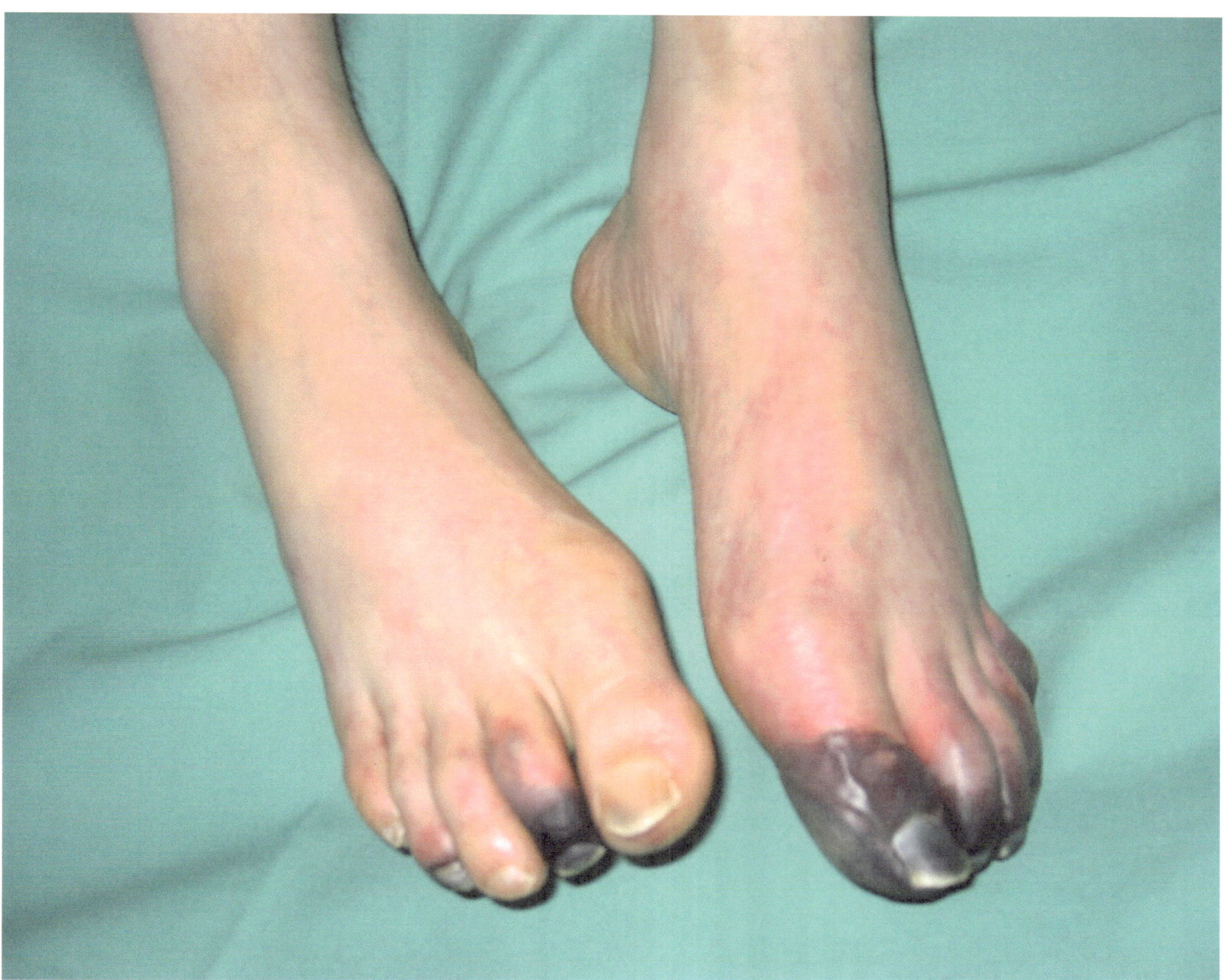

Abb. 4.51 Frische Erfrierung an beiden Füßen. Die Läsionen haben sich noch nicht vollständig demarkiert

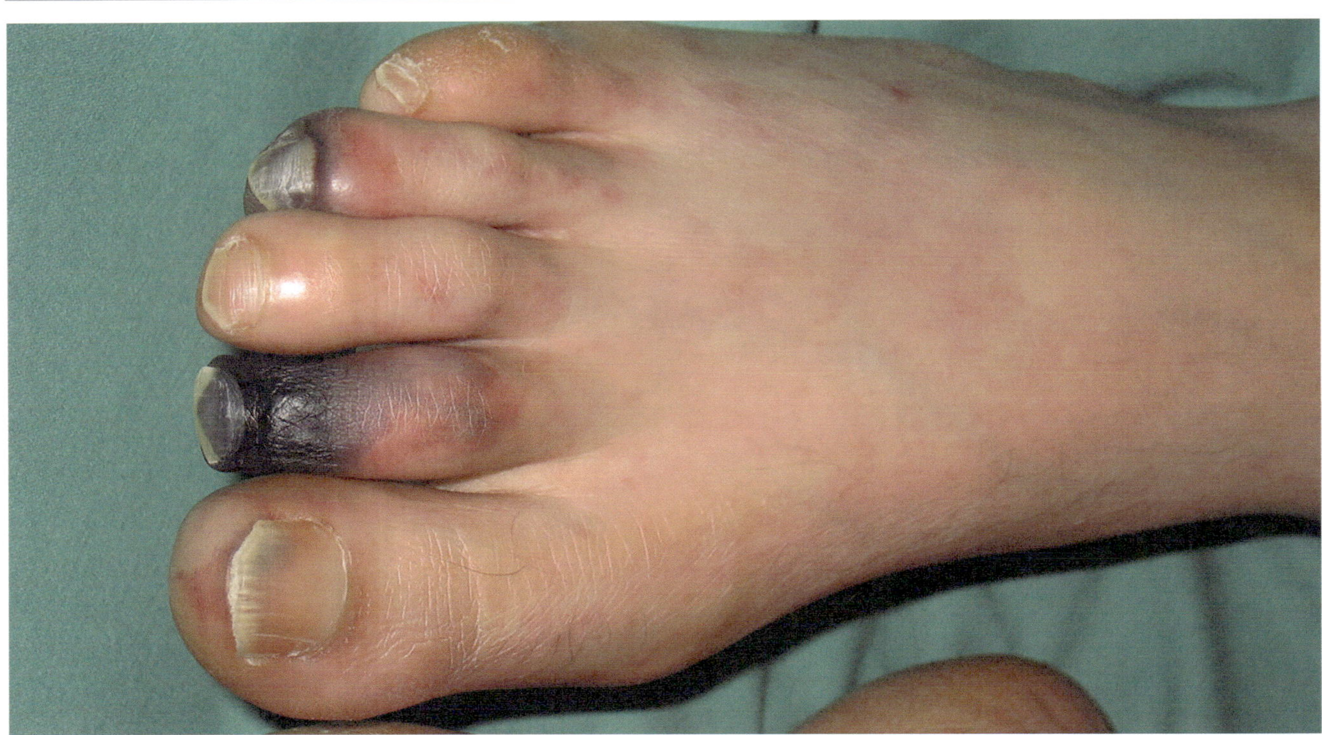

Abb. 4.52 Befund aus Abb. 4.51. Erfrierung Dig. pedis I-V rechter Fuß. An der Spitze des Dig. pedis I zeigt sich eine II° Erfrierung, an Dig pedis II eine III° Erfrierung, an Dig. pedis III eine I°, an Dig. pedis IV eine II-III° Erfrierung und an Dig.pedis V eine I° Erfrierung

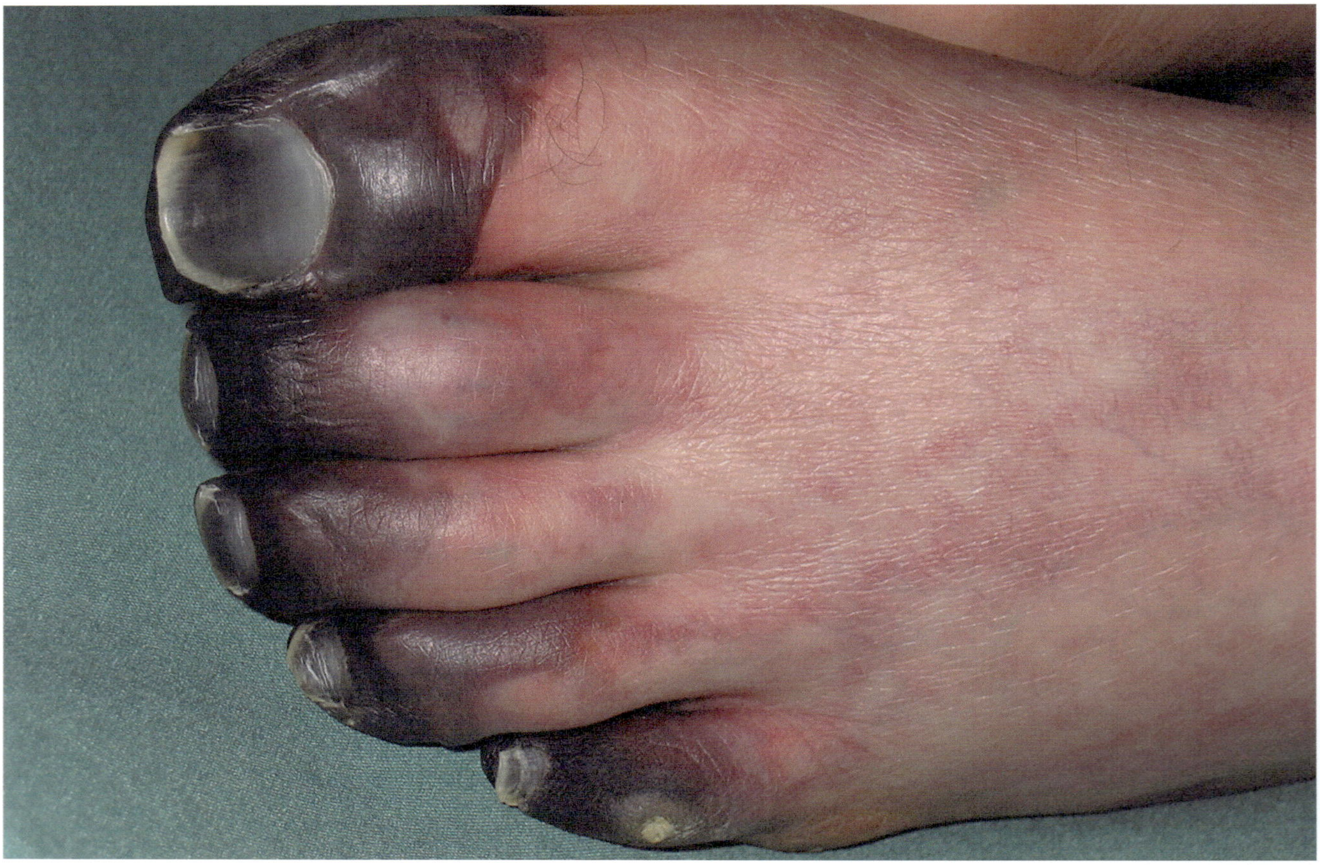

Abb. 4.53 Frische Erfrierung aller fünf Zehen des linken Fuß

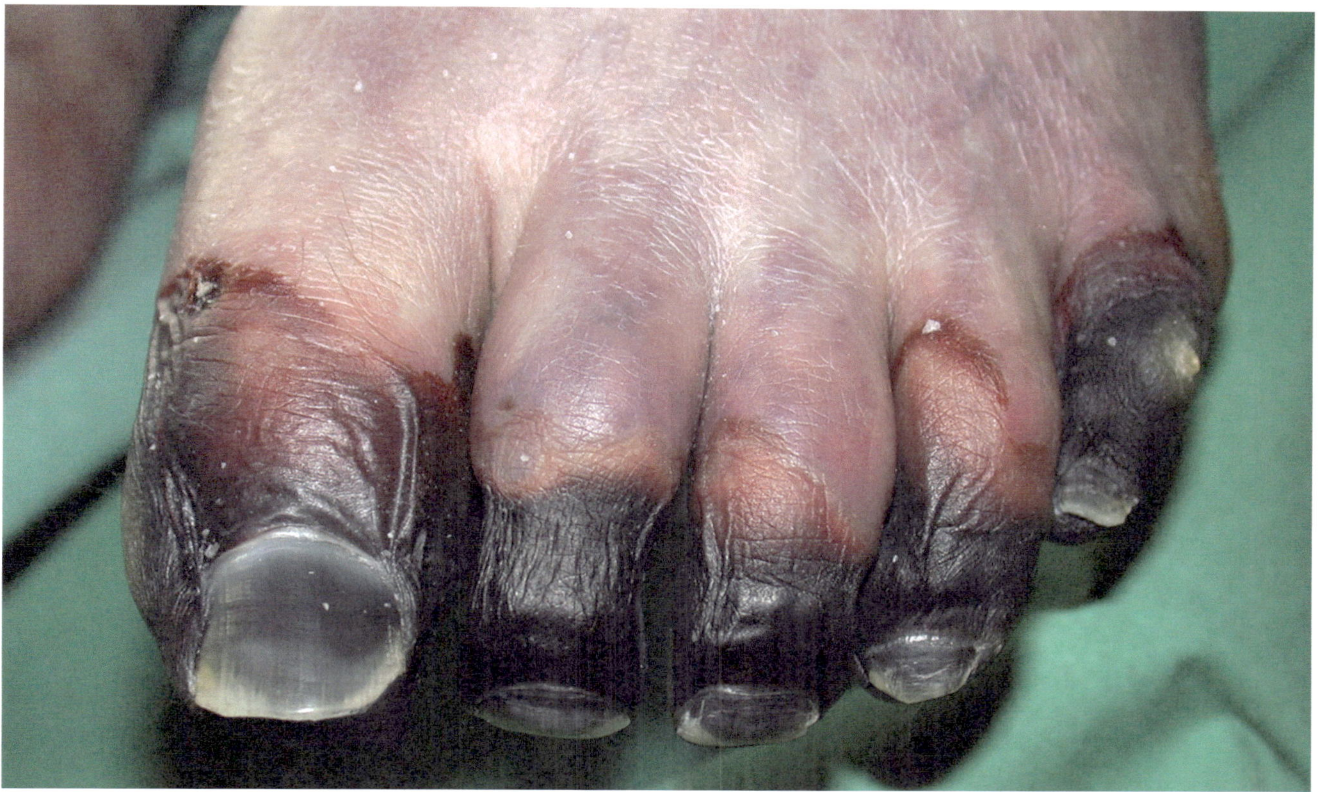

Abb. 4.54 Befund aus Abb. 4.52, Zustand nach Demarkierung. Zunehmende Mumifizierung der avitalen Gewebeanteile

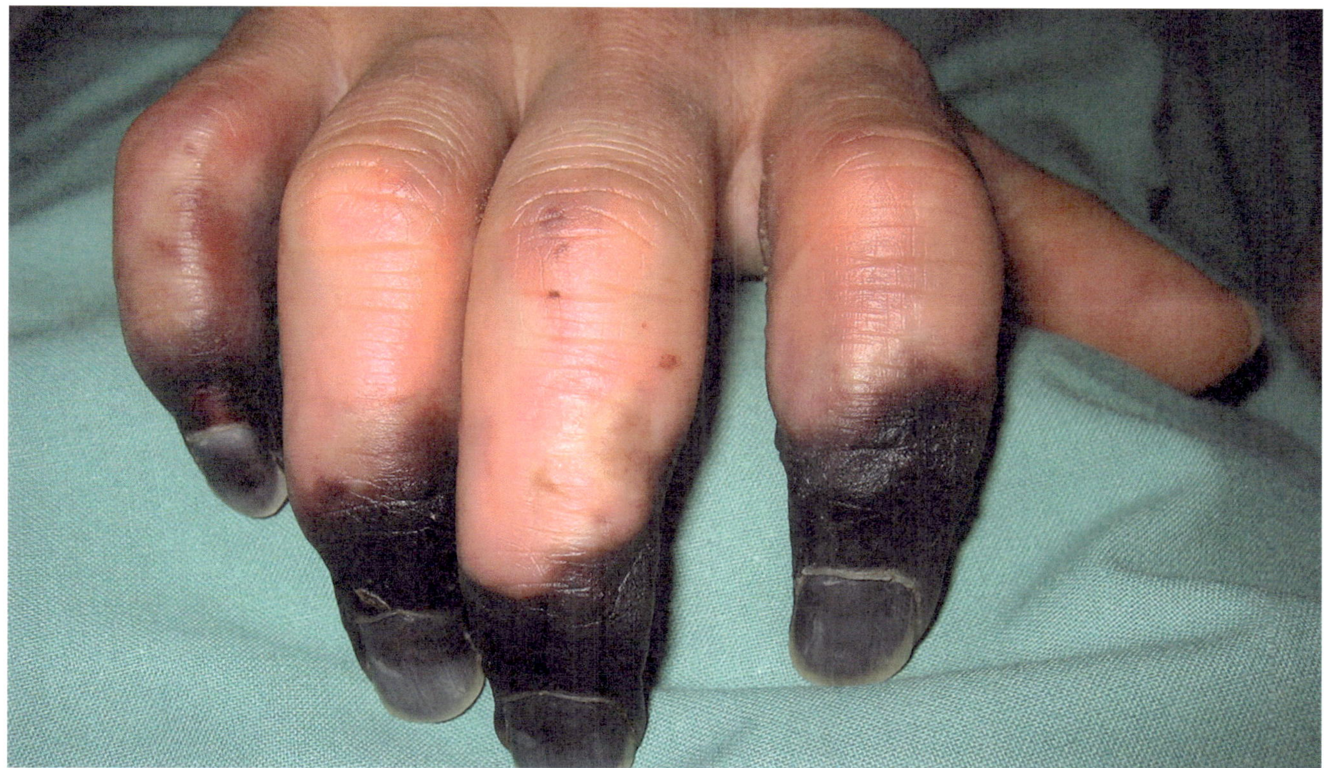

Abb. 4.55 Erfrierung Grad III Dig. II-IV° rechts

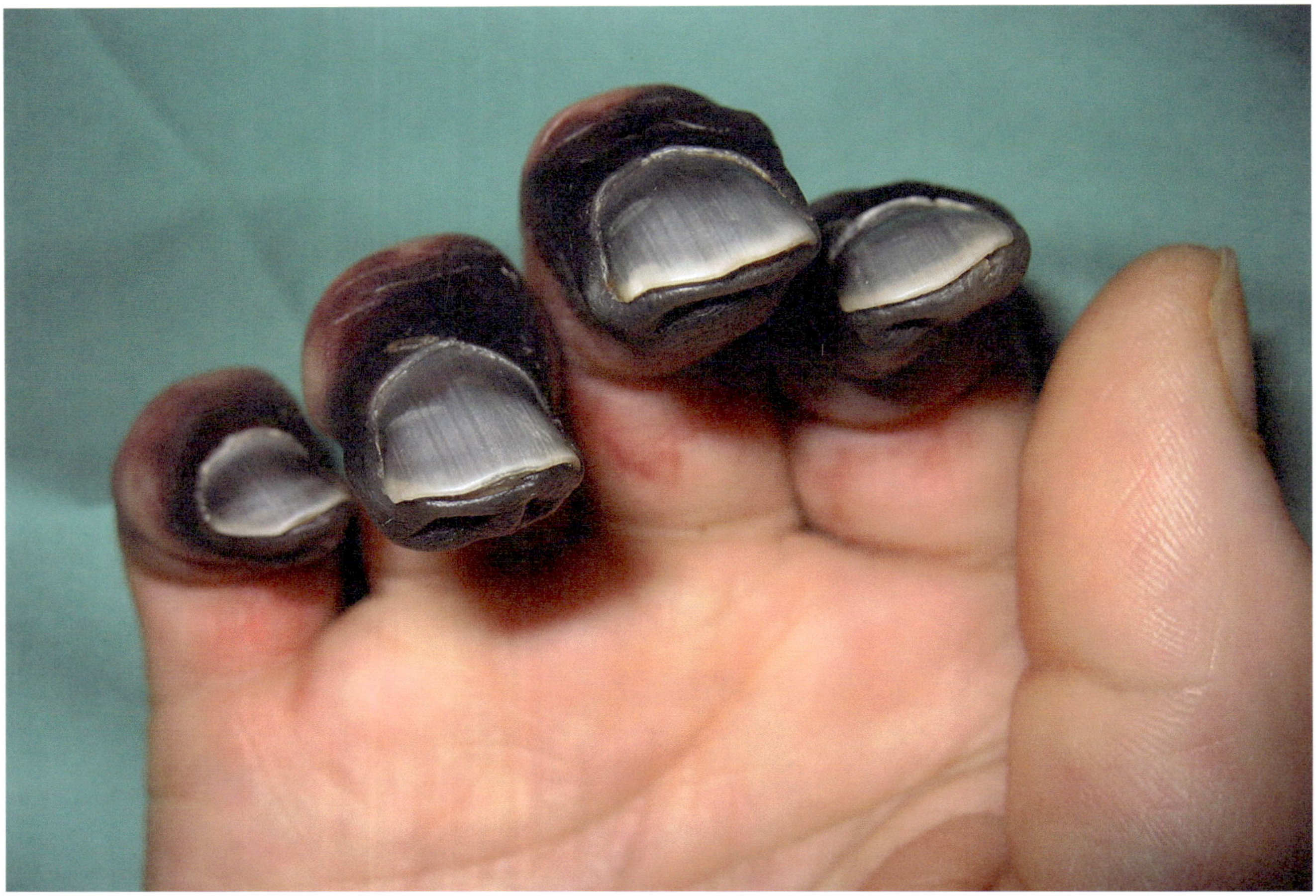

Abb. 4.56 Erfrierung Dig II-V° rechte Hand, Befund aus Abbildung 55, Ansicht von palmar

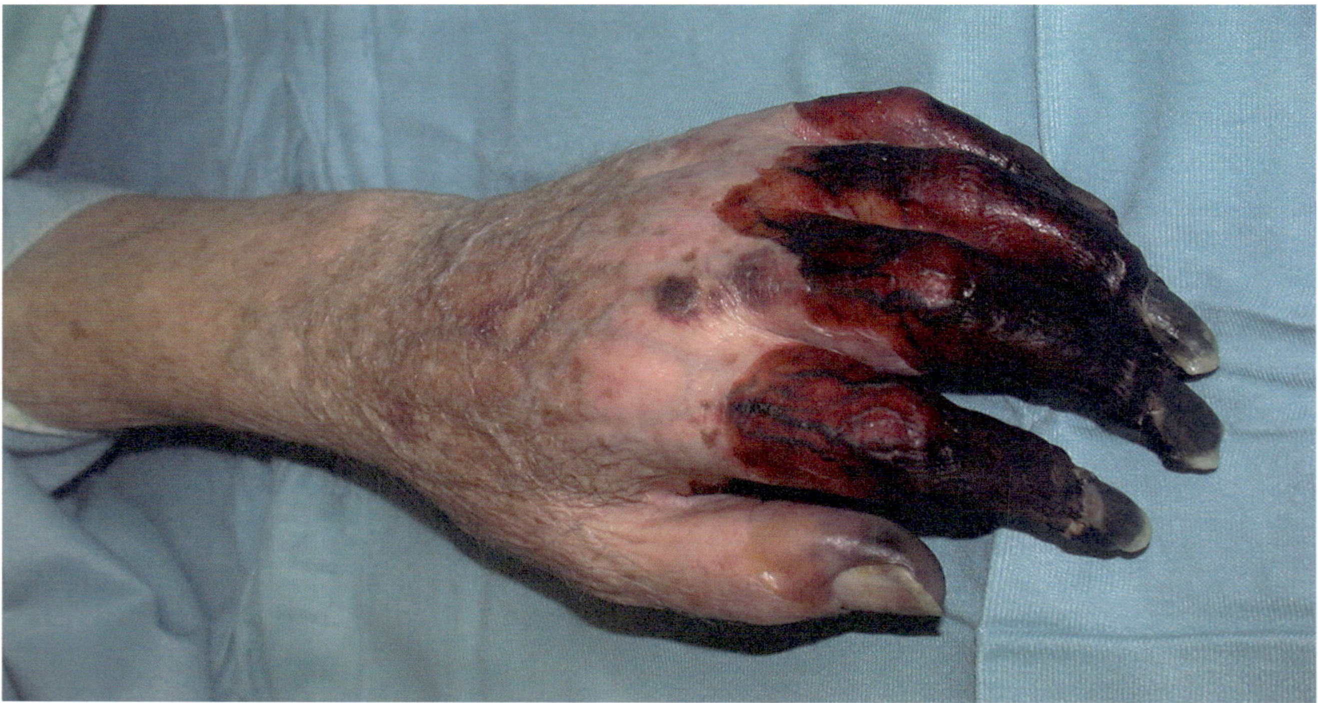

Abb. 4.57 Erfrierung Dig I- V mit Mumifzierung der Finger II-V. Dig. I zeigt eine II°-Erfrierung

4.5 Tiefe und Ausmaß von Verätzungen

Verätzungen repräsentieren eine heterogene Gruppe von chemischen Verletzungen der Haut. Die Menge der potenziell schädigenden Substanzen ist sehr groß und vielfältig. Ihre schädigende Wirkung auf die Haut hängt von der Konzentration ab und beruht in den meisten Fällen auf einer Denaturierung von Proteinen [69]. Im Allgemeinen lassen sich sechs Wirkungsweisen auf die Haut bzw. Proteine unterscheiden:

- Reduktion von Proteinen (z. B. durch Salzsäure)
- Oxidation von Proteinen (z. B. durch Kaliumpermanganat)
- Lokal ätzende Substanzen (z. B. weißer Phosphor)
- Protoplastische Gifte (z. B. Flusssäure)
- Blasenbildende Ischämie induzierende Substanzen (z. B. Senfgas)
- Dehydrierende Substanzen (z. B. Schwefelsäure).

In Abhängigkeit von der Substanzgruppe fällt die Schädigung an der Haut unterschiedlich aus. Dies kann von einer Blasenbildung bis zu tieferreichenden Nekrosen z. B. bei alkalischen Substanzen reichen, sodass das oberflächliche Verletzungsmuster zunächst stark von dem Ausmaß der in der tiefe liegenden Gewebeschädigung differenzieren kann (Abb. 4.58, 4.59, 4.60, 4.61 und 4.62). Säuren führen eher zu einer oberflächlichen Nekrose der betroffenen Hautschichten.

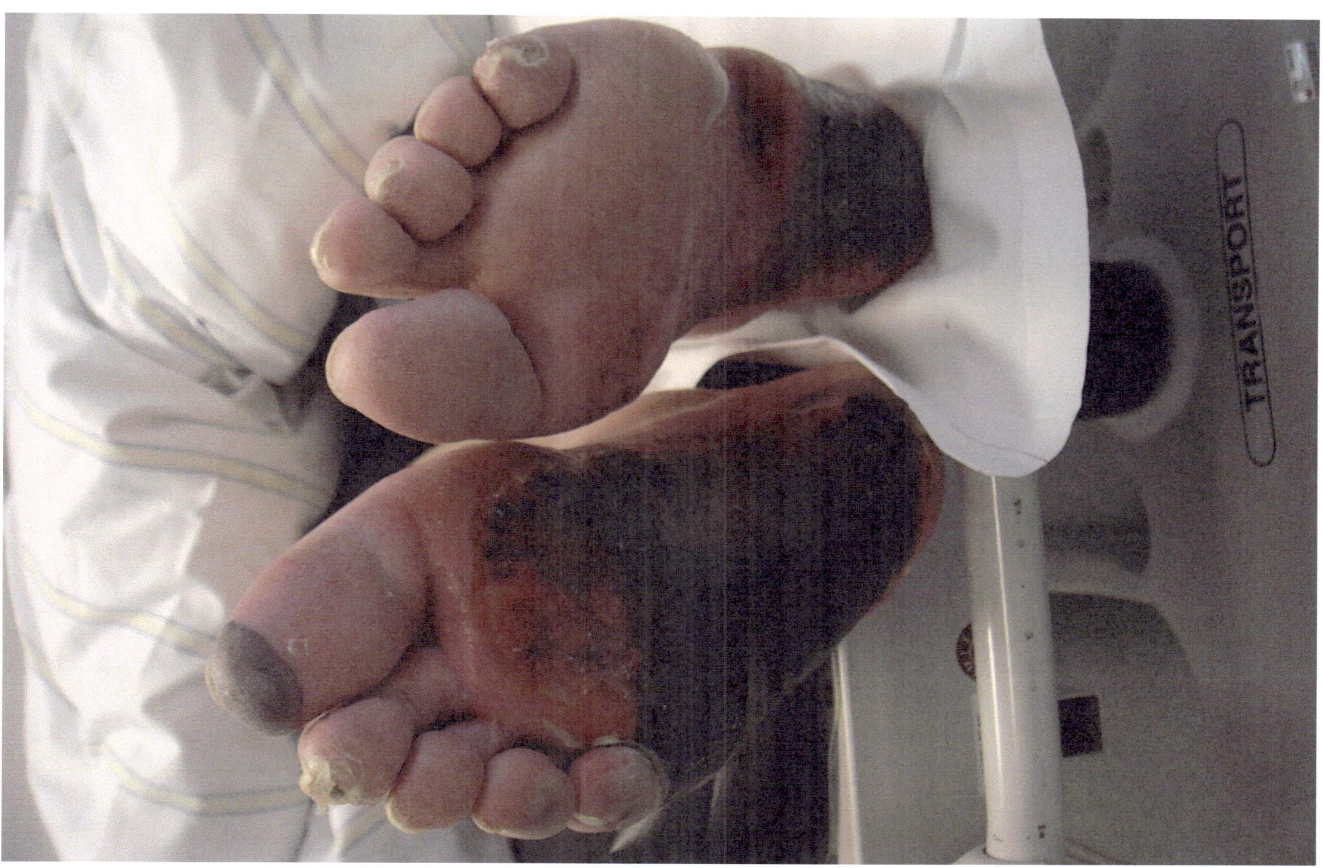

Abb. 4.58 Laugenverätzung an beiden Fußsohlen und Dig. pedis I rechts

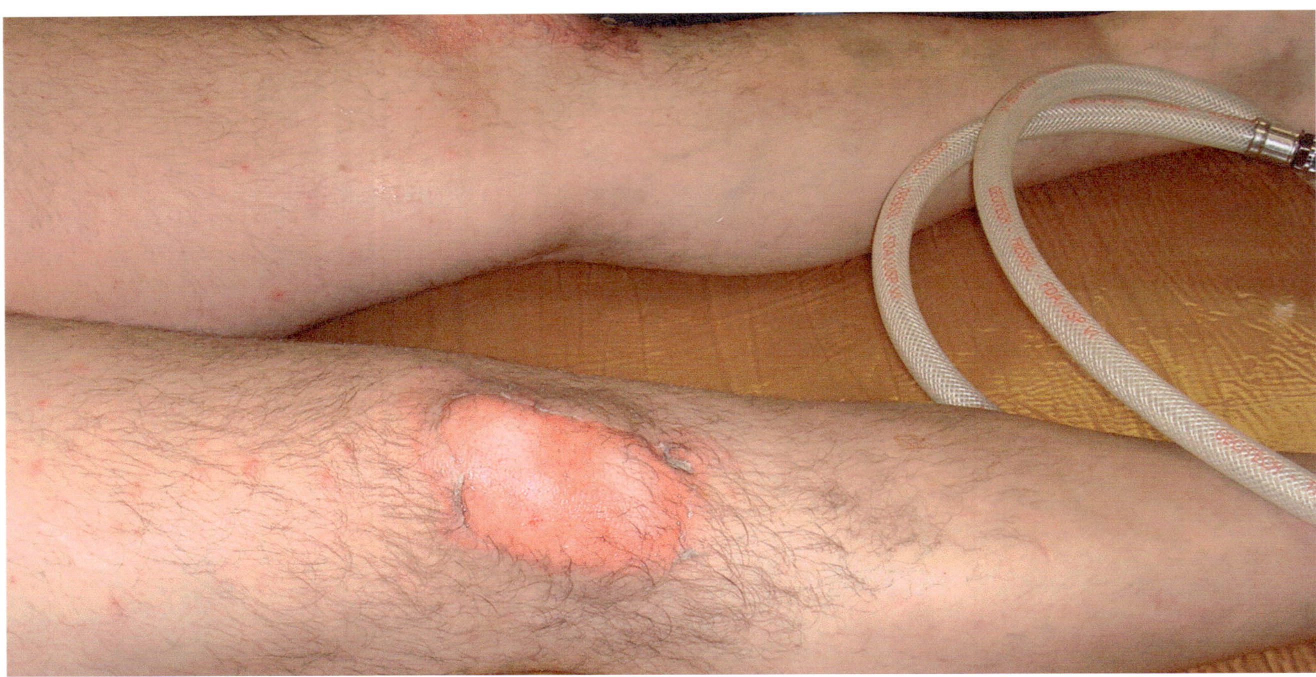

Abb. 4.59 II° Laugenverätzungen an beiden Knien nach Kontakt mit Estrich

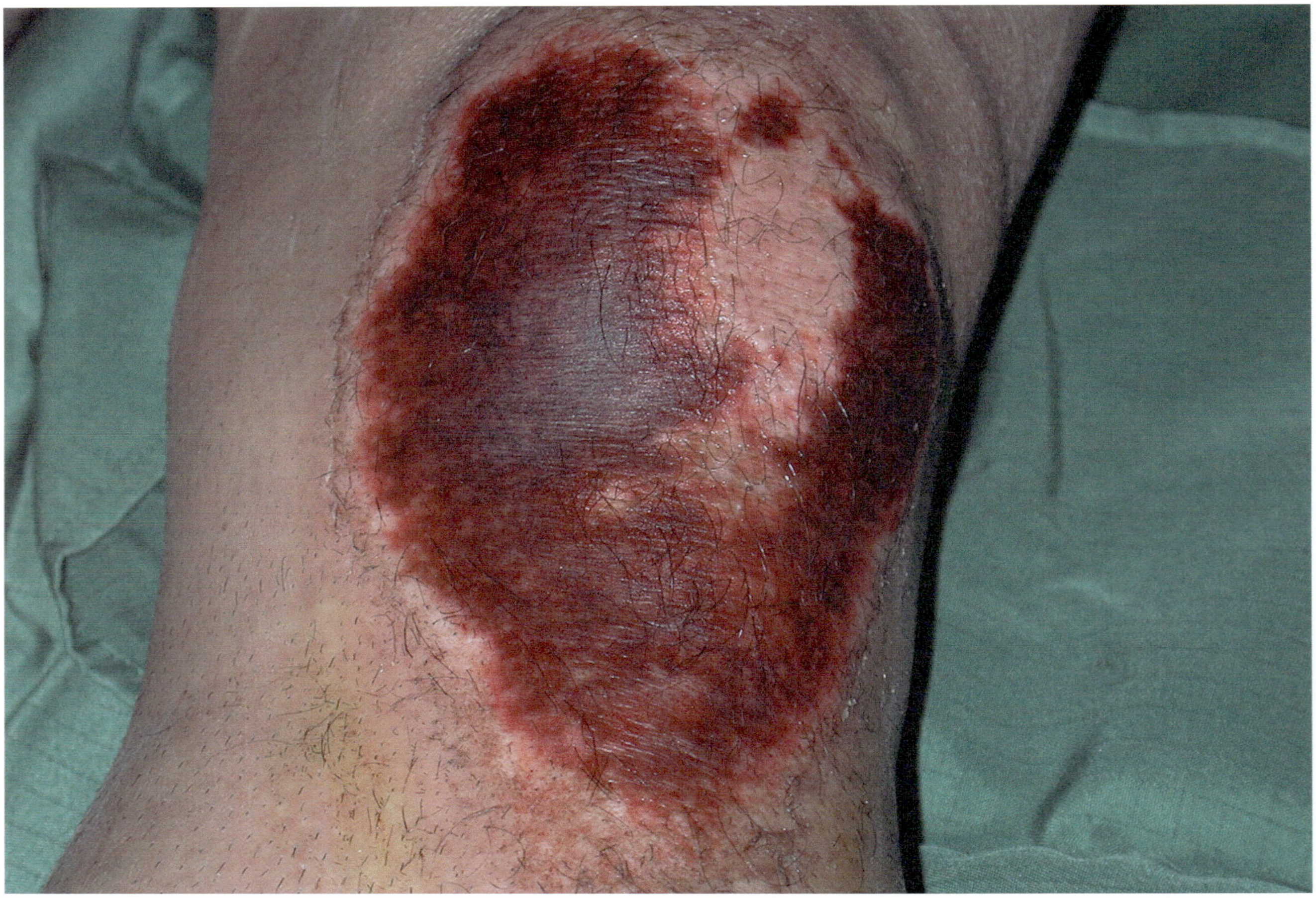

Abb. 4.60 III° Laugenverätzung am Knie nach Arbeiten mit Estrich

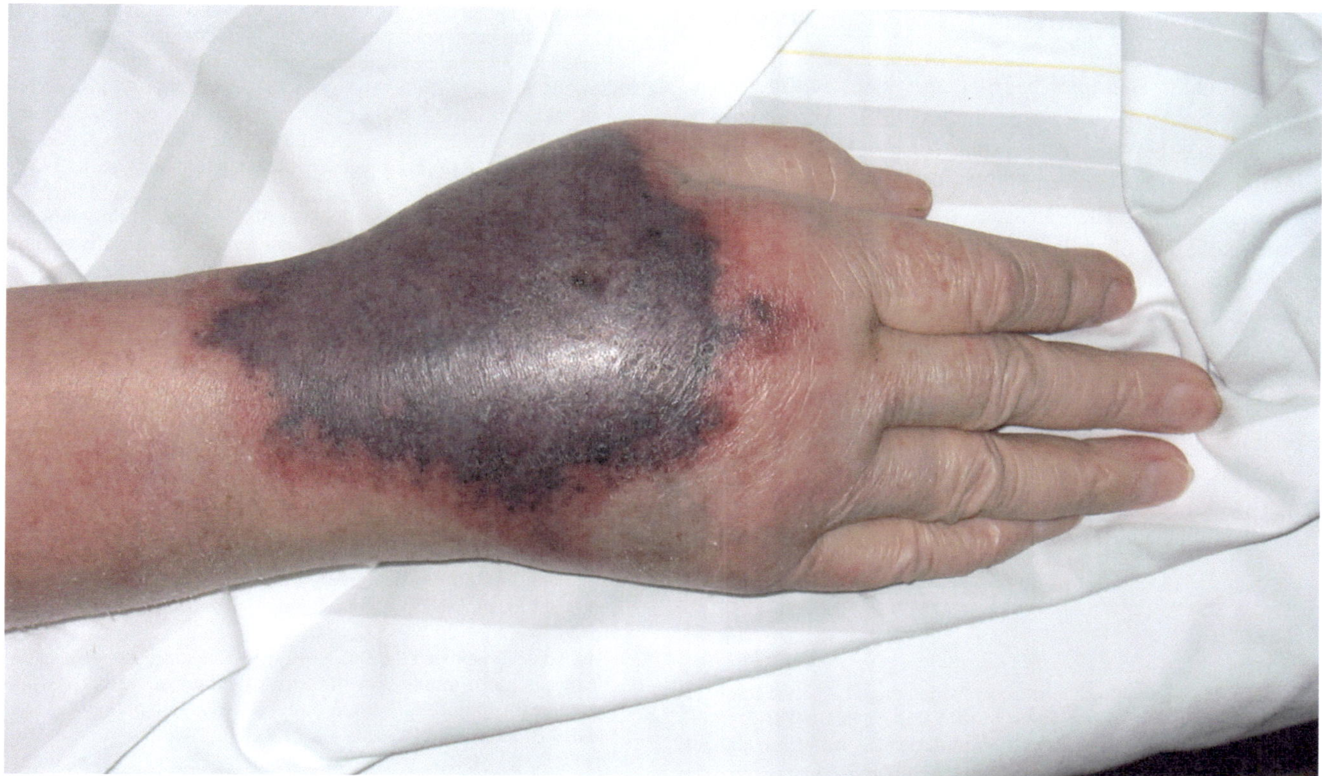

Abb. 4.61 Befund nach Säureinjektion am rechten Handrücken. Minimale Einstichstelle

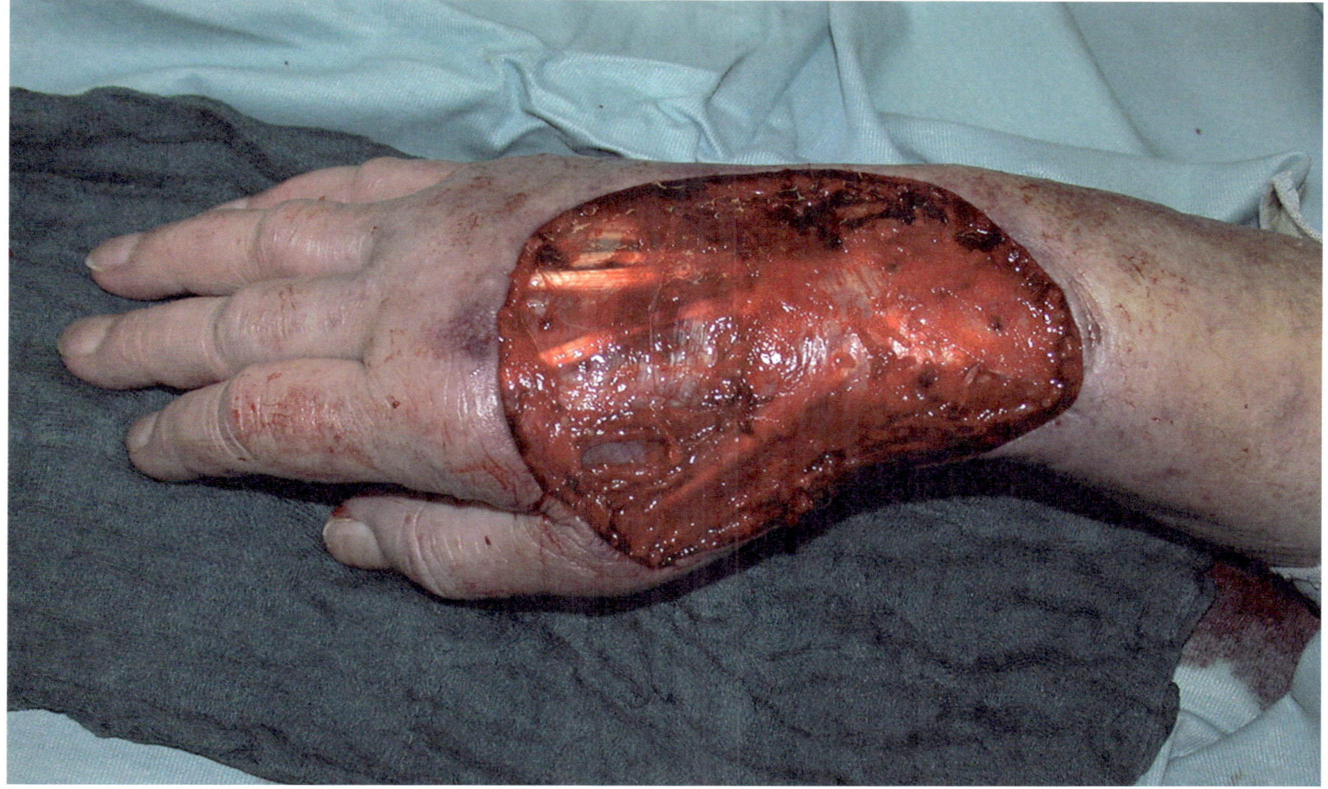

Abb. 4.62 Befund aus Abb. 4.61 nach Nekrosektomie

4.6 Zusammenfassung

Die optimale Therapie beginnt mit der richtigen Einschätzung des Verbrennungsausmaßes und der Verbrennungstiefe. Gerade bei IIb° thermische Läsionen ist die initiale Einschätzung der Verbrennungstiefe schwierig, da es sich um einen dynamischen Prozess handelt und sich die Gewebeschädigung oftmals erst im Verlauf demarkiert. Durch Kenntnisse der pathophysiologischen Vorgänge beim sogenannten „Abtiefen" der Verbrennungswunde lassen sich frühzeitige Therapien initiieren, die das Therapieergebnis signifikant verbessern können. Neue Studien zeigen nicht nur, dass ohne therapeutische Intervention das Abtiefen der Verbrennungswunde bis zu drei Wochen anhalten kann, sondern dass durch ein frühzeitiges Debridement bzw. eine frühe Nekrosektomie eine Ausbreitung der thermischen Schädigung im Gewebe verhindert werden kann.

Literatur

1. Leitlinie Behandlung thermischer Verletzungen des Erwachsenen. Klasse: S2k AWMF-Register-Nr.: 044-001 August 2018
2. Haller H (2009) Verbrennungstiefe und Ausmaß. In: Verbrennungen. Kamolz, Herndon, Jeschke. Springer Medizin
3. Papp A, Kiraly K, Harma M, Lahtinen T, Uusaro A, Al-hava E (2004) The progression of burn dept in experimental burns: a histological and methodological study. Burns 30:684–690
4. Davis SC, Mertz P, Bilevich ED et al (1996) Early debridement of second-degree burn wounds enhances the rate of epithelization – an animal model to evaluate burn wound therapies. J Burn Care Rehabil 17(6):558–561
5. Arturson G. Mechanism of injury. In: Settle JAD (ed) Principles and practice of burns management. Churchill Livingstone, New York 1996. Page 61–82
6. Moritz AR, Henriques FC (1947) Studies of thermal injuries II. The relative importance of time and surface temperature in the causation of cutaneous burns. Am J Pathol 23:695–720
7. Nguyen NL, Gun RT, Sparnon AL et al (2002) The importance of immediate cooling. Burns 28:173–176
8. Bartmann MG, De Jong AE, van Baar ME et al (2016) Early management in children with burns: cooling, wound care and pain management. Burns 42(4):777–782
9. Blomgren I, Eriksson E, Bagge U et al (1985) The effect of different cooling temperatures and immersion fluids on post-burn oedema and survival of the partially scalded hairy mouse ear. Burns 11: 161–165
10. Boykin JV, Eriksson J, Sholley MM, Pittmann RN (1981) Cold water treatment of scald injury and inhibition of histamin mediated burn edema. J Surg Res 31:111–123
11. Jandera V, Hudson DA, de Wet PM, Innes PM, Rode H (2000) Cooling the burn wound: evaluation of different mo- dalites. Burns 26:265–270
12. Heggers JP, Robson M, London MD (1982) Cooling and the prostoglandin effect in thermal injury. J Burn Care Rehabil 3:350–357
13. Blomgren I, Eriksson E, Bagge U (1985) The effect of different cooling temperatures and immersion fluids on post-burn oedema and survival of the partially scalded hairy mouse ear. Burns Incl Therm Inj 11:161–165
14. Demling RH, Mazess RB, Wolberg W (1979) The effect of immediate and delayed cold immersion on burn edema formation and resorption. J Trauma 19:56–60
15. Raine TJ, Heggers JP, Robson MC, London MD, Johns L (1981) Cooling the burn wound to maintain microcirculati- on. J Trauma 21:394–397
16. Sawada Y, Urushidate S, Yotsuyanagi T, Ishita K (1997) Is prolonged and excessive cooling of a scalded wound effective? Burns 23:55–58
17. Jackson DM (1953) The diagosis of the depth of burning. Br J Surg 40:588–596
18. Herndon DN, Abston S, Stein MD (1984) Increased thromboxane B2 levels in the plasma of burned and septic burned patients. Surg Gynecol Obstet 159(3):210–213
19. Nwariaku FE, Sikes PJ, Lightfoot E, Mileski WJ, Baxter C (1996) Effect of a bradykinin antagonist on the local inflammatory response following thermal injury. Burns 22(4):324–327
20. Heggers JP, Loy GL, Robson MC, Del Beccaro EJ (1980) Histological demonstration of prostaglandins and thromboxanes in burned tissue. J Surg Res 28(2):110–117
21. Feng J, Thangaveloo M, Siang Y, Jack S, Joethy J, Becker DL (2020) Connexin 43 upregulation in burns promotes burn conversion through spread of apoptotic death signals. Burns. https://doi.org/10.1016/j.burns.2020.03.011
22. Gravante G, Delogu D, Palmieri MB, Santeusanio G, Montone A, Esposito G (2008) Inverse relationship between the apoptotic rate and the time elapsed from thermal injuries in deep partial thickness burns. Burns 34(2):228–233
23. Ahmed S, Tsuchiya T (2004) Novel mechanism of tumorigenesis: increased transforming growth factor-β1 suppresses the expression of connexin 43 in BALB/cJ mice after implantation of poly-L-lactic acid. J Biomed Mater Res Part A 70(2):335–340
24. Ipaktchi K, Mattar A, Niederbichler AD, Hoesel LM, Hemmila MR, Su GL et al (2006) Topical p38MAPK inhibition reduces dermal inflammation and epithelial apoptosis in burn wounds. Shock 26(2):201–209
25. Bhatia A, O'Brien K, Chen M, Wong A, Garner W, Woodley DT et al (2016) Dual therapeutic functions of F-5 fragment in burn wounds: preventing wound progression and promoting wound healing in pigs. Mol Ther Methods Clin Dev 3:16041
26. Singh V, Devgan L, Bhat S, Milner SM (2007) The pathogenesis of burn wound conversion. Ann Plast Surg 59:109–115
27. Kao CC, Garner WL (2000) Acute burns. Plast Reconstr Surg 105:2482–2492
28. Dumville JC, Munson C, Christie J (2014) Negative pressure wound therapy for partial-thickness burns. Cochrane Database Syst Rev (12):Art. No.: CD006215
29. Ottomann C, Stojadinovic A, Lavin P et al (2012) Prospective randomized phase II trial of accelerated reepithelialization of superficial second-degree burn wounds using extracorporeal shock wave therapy. Ann Surg 255(1):23–29
30. Kim DE, Phillips TM, Jeng JC et al (2001) Microvascular assessment of burn depth conversion during varying resuscitation conditions. J Burn Care Rehabil 22:406–416
31. Tan Q, Lin Z, Ma W et al (2002) Failure of ibuprofen to prevent progressive dermal ischemia after burning in guinea pigs. Burns 28:443–448
32. Stern HS (1989) Silversulphadiazine and the healing of partial thickness burns: a prospective clinical trial. Br J Plast Surg 42:581585
33. Konigova R, Matouskova E, Broz L (2000) Burn wound coverage and burn wound closure. Acta Chir Plast 42:64–68
34. Hansbrough JF, Achauer B, Dawson J et al (1995) Wound healing in partial- thickness burn wounds treated with collagenase ointment versus silver sulfadiazine cream. J Burn Care Rehabil 16(3 pt 1):242–247
35. Robson MC, Del Beccaro EJ, Heggers JP (1979) The effect of prostaglandins on the dermal microcirculation after burning, and the inhibition of the effect by specific pharma- cological agents. Plast Reconstr Surg 63:781–787

36. Rawlingson A (2003) Nitric oxide, inflammation and acute burn injury. Burns 29:631–640
37. Nwariaku FE, Sikes PJ, Lightfoot E, Mileski WJ, Baxter C (1996) Effect of a bradykinin antagonist on the local inflammatory response following thermal injury. Burns 22:324–327
38. Sawhney CP, Sharma RK, Rao KR, Kaushish R (1989) Long-term experience with 1 per cent topical silver sulphadiazine cream in the management of burn wounds. Burns 15:403–406
39. Winter GD, Scales JT (1963) Effect of air drying and dressings on the surface of a wound. Nature. Springer Medizin
40. Jaskille AD, Jeng JC, Sokolich JC, Lunsford P, Jordan MH (2007) Repetitive ischemia-reperfusion injury: a plausible mechanism for documented clinical burn-depth progression after thermal injury. J Burn Care Res 28:13–20
41. Kim DE, Phillips TM, Jeng JC et al (2001) Microvascular assessment of burn depth conversion during varying resuscitation conditions. J Burn Care Rehabil 22:406–416
42. Carvajal HF (1994) Fluid resuscitation of pediatric burn victims: a critical appraisal. Pediatr Nephrol 8:357–366
43. O'Sullivan ST, O'Connor TP (1997) Immunosuppression following thermal injury: the pathogenesis of immuno-dysfunction. Br J Plast Surg 50:615–623
44. Nelson KM, Turinsky J (1981) Local effect of burn on skeletal muscle insulin responsiveness. J Surg Res 31:288–297
45. Shangraw RE, Turinsky J (1997) Local effect of burn injury on glucose and amino acid metabolism by skeletal muscle. JPEN J Parenter Enteral Nutr 3:323–327
46. Turinsky J, Shangraw R (1979) Biphasic alterations in glucose metabolism by soleus muscle from the burned limb. Adv Shock Res 2:23–30
47. Gravante G, Palmieri MB, Esposito G, Delogu D, Santeusanio G, Filingeri V et al (2007) Apoptotic death in deep partial thickness burns vs. normal skin of burned patients. J Surg Res 141(2):141–145
48. Zawacki BE, Walker HL (1970) An evaluation of patent blue V, bromphenol blue, and tetracycline for the diagnosis of burn depth. Plast Reconstr Surg 45:459–465
49. Renkielska A, Nowakowski A, Kaczmarek M et al (2005) Static thermography revisited – an adjunct method for determining the depth of the burn injury. Burns 31:768–775
50. Cantrell JH Jr (1984) Can ultrasound assist an experienced surgeon in estimating burn depth? J Trauma 24:S64–S70. [51] Bauer JA, Sauer T (1989) Cutaneous 10 MHz ultra- sound B scan allows the quantitative assessment of burn depth. Burns Incl Therm Inj 15:49–51
51. Brink JA, Sheets PW, Dines KA, Etchison MR, Hanke CW, Sadove AM (1986) Quantitative assessment of burn in- jury in porcine skin with high-frequency ultrasonic imaging. Investig Radiol 21: 645–651
52. Jeng JC, Bridgeman A, Shivnan L et al (2003) Laser Doppler imaging determines need for excision and grafting in advance of clinical judgment: a prospective blinded trial. Burns 29:665–670
53. Anselmo VJ, Zawacki BE Multispectral photographic analysis. A new quantitative tool to assist in the early diagnosis of thermal burn depth. Ann Biomed Eng 51997:179–193
54. Eisenbeiss W, Marotz J, Schrade JP (1999) Reflection- optical multispectral imaging method for objective determi- nation of burn depth. Burns 25:697–704
55. Schulz A, Perbix W, Shoham Y, Daali S, Charalampaki C, Fuchs PC et al (2017) Our initial learning curve in the enzymatic debridement of severely burned hands – Management and pit falls of initial treatments and our development of a post debridement wound treatment algorithm. Burns 43(2):326–336
56. Schulz A, Shoham Y, Rosenberg L, Rothermund I, Perbix W et al (2017) Enzymatic versus traditional surgical debridement of severely burned hands: a comparison of selectivity, efficacy, healing time, and three-month scar quality. J Burn Care Res 38(4):745–755
57. Hammond JS, Ward CG (1987) Transfers from emergency room to burn center: errors in burn size estimate. J Trauma 27:1161–1165
58. Amirsheybani HR, Crecelius GM, Timothy NH, Pfeiffer M, Saggers GC, Manders EK (2001) The natural history of the growth of the hand: I. Hand area as a percentage of body surface area. Plast Reconstr Surg 107:726–733
59. Rossiter ND, Chapman P, Haywood IA (1996) How big is a hand? Burns 22:230–231
60. Nagel TR, Schunk JE (1997) Using the hand to estimate the surface area of a burn in children. Pediatr Emerg Care 13:254–255
61. Lawrence JC (1995) Some aspects of burns and burns research at Birmingham Accident Hospital 1944–1993: A.B. Wallace Memorial Lecture, 1994. Burns 21(6):403–413. [56] Berry MG, Evison D, Roberts AH (2001) The influence of body mass index on burn surface area estimated from the area of the hand. Burns 27:591–594
62. Livingston EH, Lee S (2000) Percentage of burned body surface area determination in obese and nonobese pa- tients. J Surg Res 91:106–110
63. Lund CC, Browder CN (1994) The estimate of the areas of burn. Surg Gynecol Obstet 79:352–358
64. Nichter LS, Bryant CA, Edlich RF (1985) Efficacy of burned surface area estimates calculated from charts – the need for a computer-based model. J Trauma 25:477–481
65. Siegel JB, Wachtel TL, Brimm JE (1986) Automated documentation of burn injuries. J Trauma 26(1):44–46
66. Lee RC, Kieska G, Mankani MH (1994) A three-dimensional computerized burn chart: stage i: development of three-dimensional renderings. J Burn Care Rehabil 15(1):80–83
67. Haller H (2007) Data collection in burn injuries – rationale for BurnCase 3D. Osteo Trauma Care 15(1):34–41
68. Haller H, Dirnberger M, Gireztlehner C et al (2009) Understanding burns: research project BurnCase 3D. Overcome the limits of existing methods in burns documentation. Burns 35(3):311–317
69. Gireztlehner C, Dirnberger M, Owen R et al (2013) The determination of total burn surface area: how much difference? Burns 39(6):1107–1113

Blasenbildende Dermatosen und Hauterkrankungen

5

Mariella Fleischer

Inhaltsverzeichnis

5.1 Einleitung

Obwohl bei einer Vielzahl von Hautkrankheiten Blasen entstehen und die Epidermis dabei abgehoben oder nekrotisch wird, werden nur in wenigen Fällen Hauttransplantationen zur Behandlung notwendig. Dies ist begründet in der guten spontanen Reepithelialisierung von derartigen Hautdefekten ausgehend von Haarfollikeln und anderen Adnexstrukturen, sodass meist eine epithelisierungsfördernde und desinfizierende Wundbehandlung zur Heilung ausreichend ist. Bei akuten infektiösen bullösen Hauterkrankungen, wie z. B. dem Herpes simplex oder zoster, dem bullösen Erysipel, oder der Impetigo ist deshalb kein operativer Eingriff zur Deckung der Defekte erforderlich. Auch bei flächig oberflächlich exfoliativen Erkrankungen, wie dem Stapylococcal Scalded Skin-Syndrom, hervorgerufen durch exfoliative Staphylokokkentoxine, oder der akuten generalisierten exanthematischen Pustulose, hervorgerufen meist durch Medikamente, wird die spontane narbenlose Heilung der Epidermis gefördert und es erfolgt keine operative Intervention [1].

Im Folgenden werden also nur die Dermatosen behandelt, bei denen es unter bestimmten Umständen notwendig werden kann, eine Hauttransplantation durchzuführen. Wichtig ist dabei die Kenntnis der Pathogenese und des Verlaufes der Erkrankungen um die Ausdehnung des zu erwartenden Defektes, den optimalen Zeitpunkt der Transplantation sowie mögliche Wundheilungsprobleme und das Rezidivrisiko richtig einschätzen zu können.

5.2 Hereditäre blasenbildende Dermatosen

5.2.1 Morbus Hailey-Hailey und Darier

5.2.1.1 Einleitung

Durch genetische Defekte der Kalziumpumpe und folgender Veränderung des intrazellulären Kalziumgehaltes kommt es zu Desmosomendefekten die in einem Verlust der epidermalen Zelladhäsion münden. Getriggert z. B. durch

M. Fleischer (✉)
Klinik für Dermatologie, Allergologie und Venerologie, UKSH Campus Lübeck, Lübeck, Deutschland
e-mail: mariella.fleischer@uk-sh.de

C. Ottomann, B. Hartmann (Hrsg.), *Hauttransplantation*, https://doi.org/10.1007/978-3-662-62060-1_5

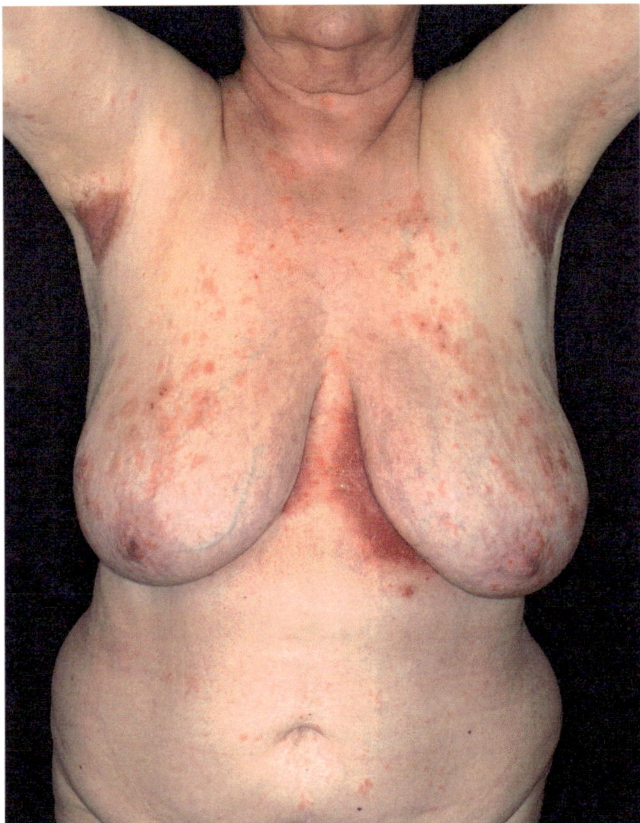

Abb. 5.1 Morbus Hailey-Hailey: Verteilungsmuster intertriginös

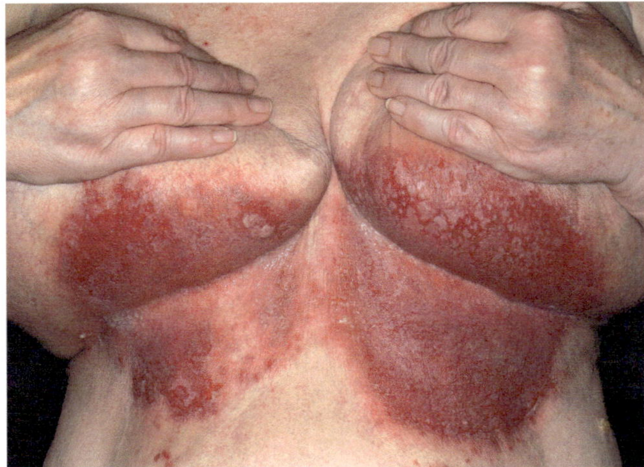

Abb. 5.2 Morbus Hailey-Hailey: Erosionen auf Erythem summammär

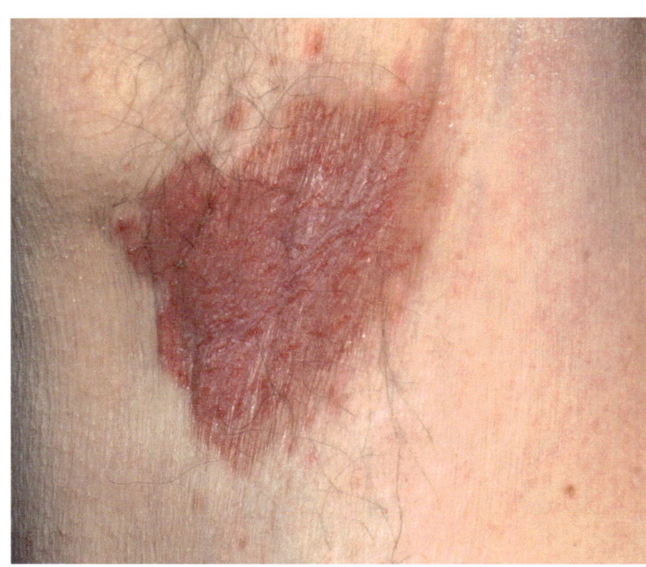

Abb. 5.3 Morbus Hailey-Hailey: Erosionen auf einem Erythem axillär

Schwitzen, Reibung oder Sonnenlicht kommt es zu entzündlichen Papeln, intraepithelialen, leicht zerstörbaren Bläschen und Erosionen und in der Folge zu ekzemartigen Bildern. Diese Veränderungen, Mazeration und bakterielle oder virale Superinfektion treten beim Morbus Hailey-Hailey eher in den Intertrigines (Abb. 5.1, 5.2, 5.3 und 5.4), beim M. Darier eher in Zentrum des Thorax (Abb. 5.5 und 5.6), auf. Die Vererbung beider Erkrankungen ist autosomal-dominant und die Prävalenz liegt beim M. Hailey-Hailey bei ca. 1:50.000, beim Morbus Darier bei 1:30.000–1:55.000. Erstmanifestation ist meist das Adoleszenzalter. Juckreiz, Schmerz und Geruch belasten die Patienten.

5.2.1.2 Diagnose

Die Diagnosestellung erfolgt bei typischer Morphe und Verteilungsmuster klinisch, bei unklarem Befund nach histologischer Beurteilung der Biopsie, wobei hier die Differenzierung zwischen den beiden Erkrankungen nicht immer gelingt. Eine Intertrigo oder intertriginöse Ekzeme lassen sich meist klinisch ausschließen, bakterielle und mykologische Abstriche sollten aber erfolgen. Eine bullöse Autoimmundermatose, wie ein Pemphigus vulgaris sollte bei Verdacht ausgeschlossen werden.

5.2.1.3 Therapie der Erkrankung allgemein

Therapiert wird meist lokal: desinfizierend und antientzündlich. Bei starkem Befall kann eine interne Behandlung mit Retinoiden oder kurzzeitig internen Steroiden erwogen, oder bei bakterieller Superinfektion eine interne Antibiotikatherapie notwendig werden. Von erfolgreichen Therapieversuchen mit Doxycyclin 100 mg/d als antientzündliche Dauertherapie [2] und Besserung nach Botulinumtoxinbehandlung wurde berichtet.

5.2.1.4 Hauttransplantation

Eine Abtragung der Epidermis in den stark betroffenen Arealen mittels Dermabrasio, ablativen Lasern (z. B. Co^2- oder Erbium-YAG-Laser) wird häufig erfolgreich durch-

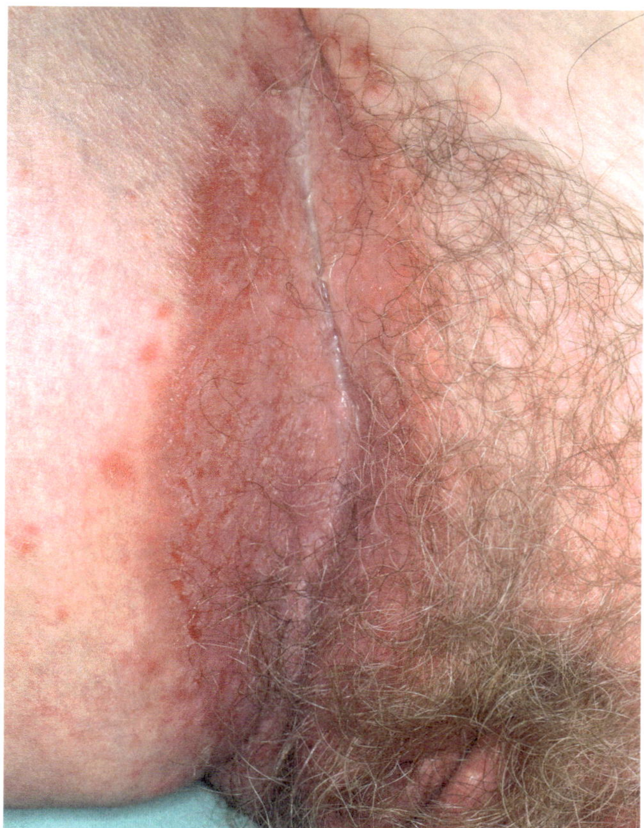

Abb. 5.4 Morbus Hailey-Hailey: Erosionen auf einem Erythem an der Leiste

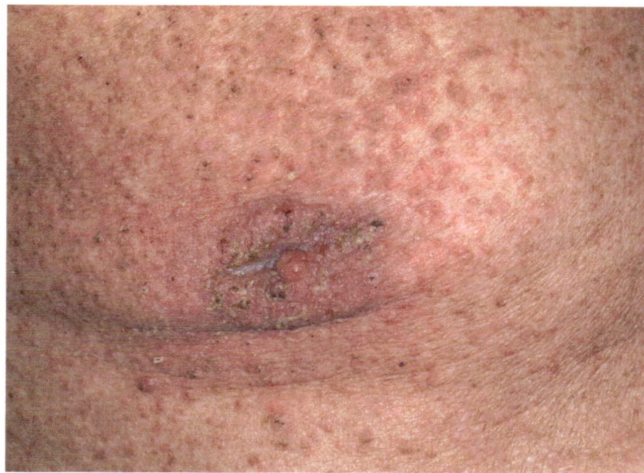

Abb. 5.5 Morbus Darier: Erosive Papeln an der Brust

geführt [3]. Meist wird das Areal einer sekundären Wundheilung überlassen, die Aufgrund der tiefreichenden, nicht von der Krankheit befallenen Haarfollikel schnell und meist unkompliziert erfolgt. Aus diesem Grund erfolgen Hauttransplantationen meist nur sekundär bei schlechter primärer Heilung nach solchen Eingriffen. Vereinzelt wurden, bei großen Flächen, auch primär Spalthauttransplantate eingesetzt, um die Heilung zu beschleunigen, mit gutem Erfolg und geringer Rezidivrate [3].

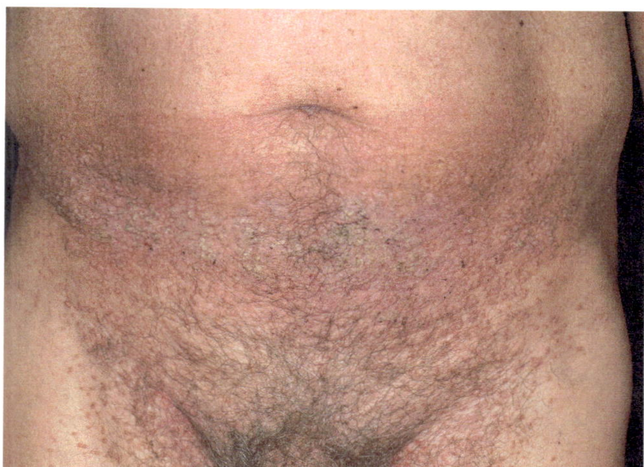

Abb. 5.6 Morbus Darier: Erosive Papeln am Unterbauch

5.2.2 Epidermolysis bullosa

5.2.2.1 Einleitung

Bei der Epidermolysis bullosa handelt es sich um eine heterogene Gruppe von hereditären Erkrankungen, bei denen durch minimalen Traumata Blasen an Haut und manchmal auch Schleimhaut entstehen. Manche Formen sind letal, manche gehen mit einer Mutilation einher und manche nur mit geringer Beeinträchtigung des Allgemeinbefindens. Veränderungen, oder gar das Fehlen, verschiedener Strukturproteine an der dermo-epidermalen Junktionszone führen zur intraepidermalen, junktionalen, oder subepidermalen Spaltbildung und damit Blasenbildung. Je tiefer diese Spalteben liegt, desto schwerwiegender sind die Folgen, wie z. B. langsame und narbenreiche Heilung (Abb. 5.7, 5.8 und 5.9). Aus diesem Grund ist eine Diagnosesicherung zur Prognoseabschätzung und Therapieplanung notwendig.

5.2.2.2 Diagnose

Die betroffenen Strukturproteine sind größtenteils bekannt und können in der nicht fixierten Hautbiopsie, die periläsional entnommen werden muss, mittels fluoreszenzmarkierter Antikörper sichtbar gemacht werden. Die Verteilung der Proteine an Blasengrund und -dach oder ihr Fehlen führt zur Diagnose. Zur genetischen Beratung können auch aus dem EDTA-Blut aufwendige Mutationsanalysen zur genauen Charakterisierung des Gendefekts erfolgen, Mutationen in 17 verschiedenen Genen sind bisher bekannt [4]. Die

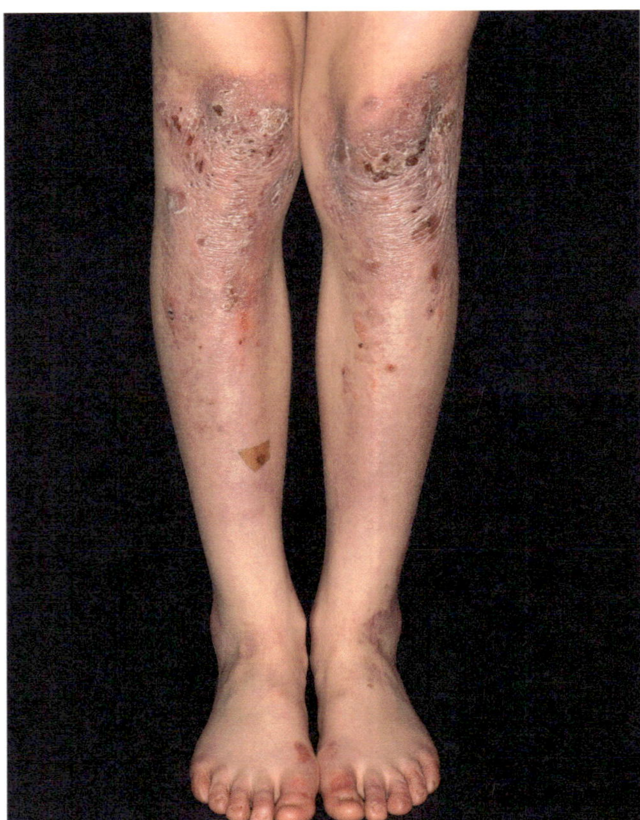

Abb. 5.7 Epidermolysis bullosa dystrophica (dominante Form mit heterozygotem Defekt von Kollagen VII): Narben, Erosionen und Krusten am Unterschenkel

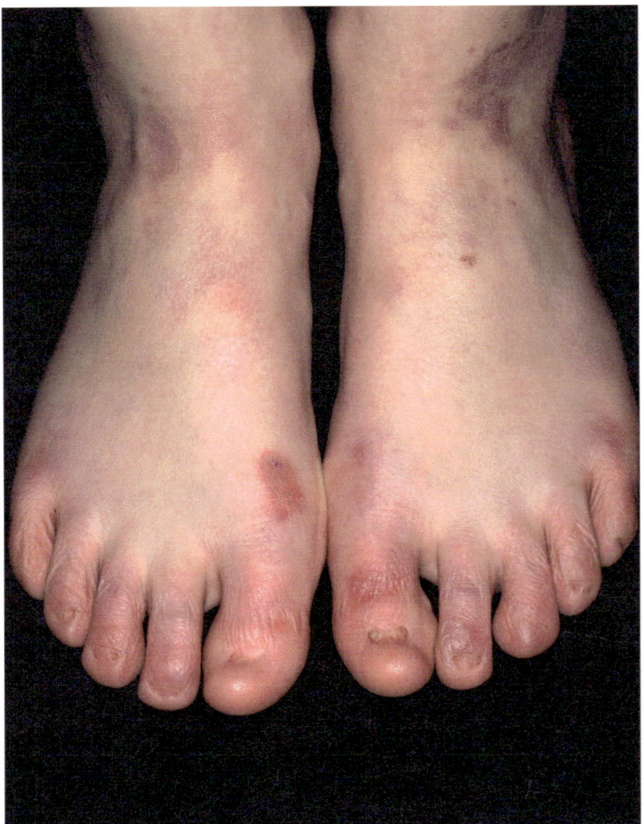

Abb. 5.8 Epidermolysis bullosa dystrophica (dominante Form mit heterozygotem Defekt von Kollagen VII): Narben und partieller Nagelverlust an den Füßen

Routinehistologie an in Formalin-fixiertem Gewebe erlaubt meist keine genaue diagnostische Aussage.

5.2.2.3 Therapie der Erkrankung allgemein

Eine kausale Therapie ist bisher nicht möglich, neuerdings wird aber über eine Besserung der Symptome nach Stammzelltransplantation berichtet [5]. Pflegende, desinfizierende und wundheilungsfördernde Externa werden eingesetzt. Die Verbände sind oft aufwendig, da Pflasterklebeflächen vermieden werden müssen, da sie oft schon zu neuer Blasenbildung führen.

Lichtschutz und regelmäßige hautärztliche Kontrollen sind lebenslang notwendig, da Plattenepithelkarzinome bei diesen Patienten gehäuft auftreten.

5.2.2.4 Hauttransplantation

Vor allem bei der Epidermolysis bullosa dystrophica und dem Kindler-Syndrom kommt es zu Pseudosyndaktylien, Verengung der Mundöffnung und Gelenkkontrakturen. Hier

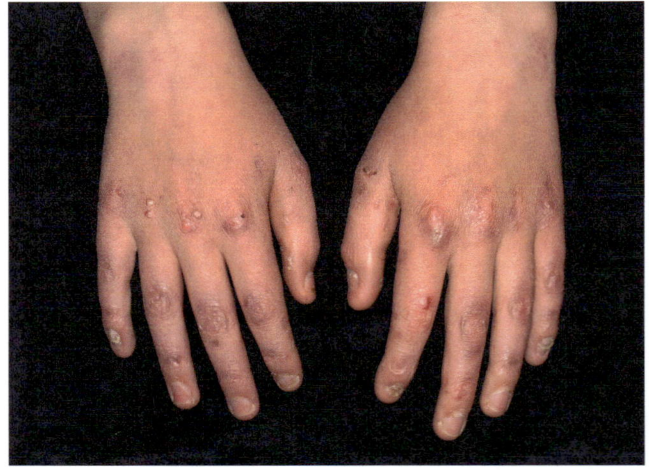

Abb. 5.9 Epidermolysis bullosa dystrophica (dominante Form mit heterozygotem Defekt von Kollagen VII): Narben, Nagelverlust und Milien der Hände

können nach plastisch-chirurgischen Eingriffen Hauttransplantate nötig werden. Die Wundheilung ist bei diesen Patienten nicht grundsätzlich verschlechtert, aber die transplantierte Haut birgt ebenfalls den Gendefekt, was z. B. bei der Wahl der Entnahmetiefe von Spalthaut und auch beim Verbandanlegen berücksichtigt werden muss. Nicht-adhäsive Verbände sind zu bevorzugen.

Kleine Vollhauttransplantate entnommen in Reverdintechnik wurden auf schlecht heilenden Ulcera bei junktionaler Epidermolysis bullosa mit Erfolg zur Behandlung eingesetzt, obwohl die Spenderareale die Erkrankung auch tragen [6].

Daneben gibt es bei einigen Patienten ein Rückmutationsmosaik, d. h. im Keratinozyten ist ein krankes Allel durch eine somatische Mutation sozusagen wieder repariert und es gibt Areale, mit von der Krankheit unbefallener Haut. Diese können dann sehr erfolgreich als Spenderareale zur Deckung von Hautdefekten verwendet werden und versprechen auf diese Weise eine Expansion gesunder Hautflächen [7].

5.3 Bullöse Autoimmundermatosen

5.3.1 Einleitung

In der Gruppe der bullösen Autoimmundermatosen kommt es, je nach Zielantigen der ursächlichen Autoantikörper, zur Spaltbildung intra-, oder subepidermal. Bullöses Pemphigoid, lineare-IgA-Dermatose, Dermatitis herpetiformis Duhring und Pemphigus vulgaris sind die häufigsten dieser Autoimmundermatosen und zeigen aufgrund der unterschiedlichen Lage der Antigene, die durch die gebildeten Autoantikörper angegriffen werden, und durch die folgende Entzündungsreaktion sehr unterschiedliche Bilder und Schwere der Erkrankung.

5.3.2 Diagnose

Die Routinehistologie ist nur hinweisend auf die Subgruppe der bullösen Autoimmundermatose, die direkte Immunfluoreszenzuntersuchung an der kryofixierten Hautprobe kann den Verdacht erhärten und die serologische Untersuchung kann in 90 % der Fälle die zirkulierenden Autoantikörper nachweisen und damit die Diagnose sichern [8].

5.3.3 Therapie der Erkrankung

Das Hauptaugenmerk der Therapie liegt auf der Immunsuppression oder -modulation, um die Bildung oder die Bindung der Autoantikörper zu verhindern und die nachfolgende Entzündungskaskade zu stoppen oder zumindest zu mildern [9]. Gelingt dies, so verheilen die Läsionen meist von selbst, Hauttransplantationen sind nicht notwendig.

▶ Es ist wichtig, diese Diagnosen vor anderweitigen Hauttransplantationen zu kennen, da vor allem in Spalthautentnahmearealen eine Provokation der Erkrankung nicht selten ist und zu Wundheilungsproblemen führen kann [10].

5.4 Schwere bullöse Arzneimittelreaktionen der Haut

5.4.1 Einleitung

Selten, d. h. mit einer Inzidenz von 0,4–1,9/1 Mio./Jahr, reagiert die Haut auf Arzneimittel in Form einer Epidermolyse [18]. Eine massenhafte Apoptose von Keratinozyten führt zur akuten Nekrose der Epidermis. Zytotoxische T-Zellen scheinen hierfür von Bedeutung. Klinisch sind manchmal Blasen zu sehen, manchmal lässt sich die gerötete Haut aber auch nur flächig abschieben (Nikolski-Phänomen I) (Abb. 5.10, 5.11 und 5.12). In 95 % der Fälle sind die Schleimhäute mit beteiligt [11]. Die Einteilung in die Krankheitsgruppen erfolgt nach der Prozentzahl der betroffenen Körperoberfläche, der Verteilung, dem Vorliegen typischer oder atypischer Kokarden und dem Vorliegen von Erythemen (Tab. 5.1) [12]. Häufig, d. h. in 75 % der Fälle sind Medikamente der Auslöser, der genaue pathophysiologische Mechanismus ist jedoch noch nicht bekannt. Am häufigsten sind dies Allopurinol, Antibiotika, Antikonvulsiva und nichtsteroidale Antiphlogistika. Als Trigger oder Auslöser gelten daneben vor allem respiratorische Infekte. Eine hereditäre Disposition wird vermutet. Die Mortalität des Stevens-

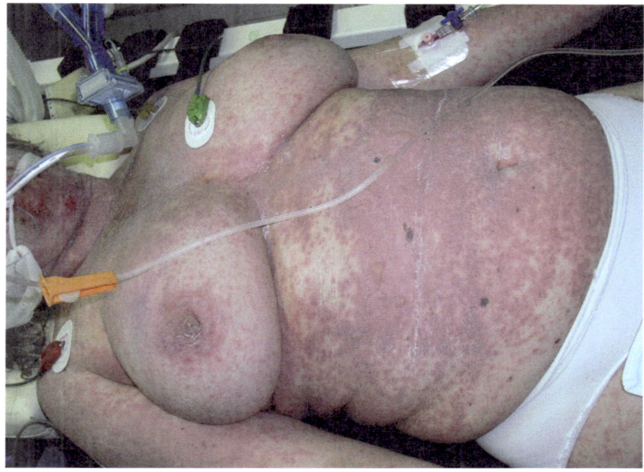

Abb. 5.10 Toxische epidermale Nekrolyse: Kokarden, Makulae und Blasen am Stamm

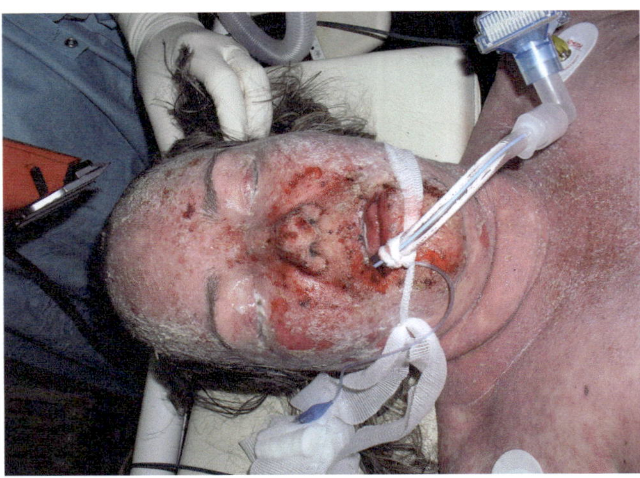

Abb. 5.11 Toxische epidermale Nekrolyse: Flächiges Erythem, Erosion von Haut und Schleimhaut im Gesicht

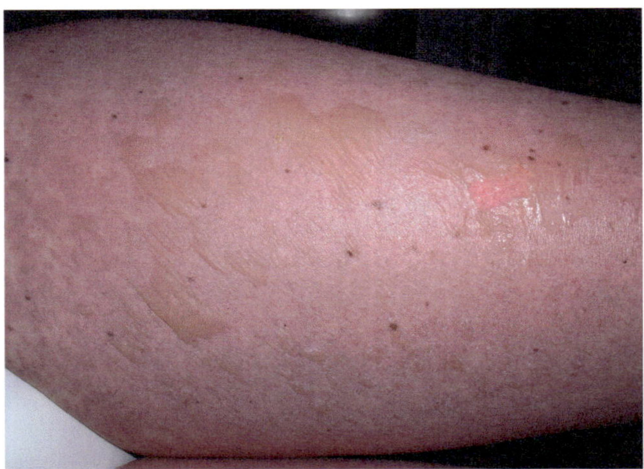

Abb. 5.12 Toxische epidermale Nekrolyse: Erythem, flächige Blasen und frische Erosion nach diagnostischem tangetialen Druck (Nikolski-Phänomen)

Johnson-Syndroms liegt bei 9 %, die der toxischen epidermalen Nekrolyse bei 48 % [11]. Abgegrenzt wird heute das Erythema multiforme majus, das typische Kokarden zeigt und mit oder ohne Schleimhautbeteiligung vorliegen kann. Es wir eher auf virale Infektionen zurückgeführt und nimmt in der Regel keinen lebensbedrohlichen Verlauf.

5.4.2 Diagnose

Die Diagnose wird klinisch gestellt (Tab. 5.1) und histologisch gesichert, wobei ein kryofixiertes Schnellschnittpräparat und ein Formalin-fixiertes Biopsat aus noch nicht blasig abgehobener Haut entnommen werden sollten. Die Diagnosesicherung gelingt hiermit meist, ist aber in einem frühen Stadium der Erkrankung nicht immer möglich und bei Entnahme der Biopsie aus einer Blase mit Verlust der Blasendecke unmöglich. Histologisch abgrenzbar ist das oberflächlichere und harmlosere Staphylococcal Scalded Skin-Syndrom.

5.4.3 Therapie der Erkrankung allgemein

Wichtig ist neben einem Absetzen des auslösenden Medikamentes eine supportive Wundtherapie und bei >30 %-igem Hautbefall die Kontrolle und der Ausgleich des Elektrolyt- und Flüssigkeitshaushaltes und der Thermoregulation in einer hierfür spezialisierten Intensivstation. Medikamente, die in den letzten 4 Wochen vor Auftreten der Hauterscheinungen neu gegeben wurden, sind die wahrscheinlichsten Auslöser. Superinfektionen bis hin zu septischen Verläufen komplizieren häufig die Therapie. Bei einer Schleimhautbeteiligung können Intubation, Beatmung und Sondenernährung erschwert sein. Der Wert einer internen Therapie mit Glukokortikoiden, intravenösen Immunglobulinen oder Immunsuppressiva wird noch kontrovers diskutiert [13].

Tab. 5.1 Konsensusdefinition Stevens-Jonsson-Syndrom und toxische epidermale Nekrolyse

Kriterium	Erythema multiforme majus	Stevens-Johnsons-Syndrom	SJS/TEN Überschneidungsform	Toxische epidermale Nekrolyse mit Makulae	Toxische epidermale Nekrolyse mit flächigem Erythem
Hautablösung in % der Körperoberfläche	<10 %	<10 %	10 %-30 %	>30 %	>10 %
Typische Kokarden	+	-	-	-	-
Atypische Kokarden	Erhaben	Flach	Flach	Flach	-
Makulae	-	+	+	+	-
Verteilung	V. a. Extremitäten	Ausgedehnt	Ausgedehnt	Ausgedehnt	Ausgedehnt

Eine phasenadaptierte, nichthaftende, desinfizierende und epithelisierungsfördernde Behandlung mit Wundauflagen ist nötig, ebenso wie regelmäßige bakterielle Abstriche zur Erkennung einer Keimbesiedlung. Die frühzeitige Deckung der denudierten Hautareale mittels z. B. Biobrane® (einer synthetischen Membran mit Rinderkollagenbeschichtung), xenogener Schweinehaut oder homologer humaner Spenderhaut hat Vorteile hinsichtlich des Proteinverlustes, des Schmerzes und der möglichst frühzeitigen Mobilisation gezeigt [14]. Hinsichtlich des Debridements der nekrotischen Epidermis besteht Uneinigkeit zwischen der dermatologischen und der chirurgischen Literatur. Hintergrund ist die Überlegung, dass noch nicht vollständig nekrotische Epidermis erhalten werden kann und als natürliche Wundabdeckung gut fungiert [11]. Dies wird gestützt durch die histologische Beobachtung des Beginns mit Einzelzellnekrosen, die nicht immer zum Verlust der Epidermis führen müssen, sie aber sehr wohl bei tangentialem Druck instabil werden lassen. Die chirurgische Literatur beruft sich auf die Gefahr einer bakteriellen Besiedlung und Infektion auf dem Boden der nekrotischen Epithelanteile [14]. Vernarbungen sind nach einem chirurgischen Debridement häufiger zu beobachten. Die Mortalitätsraten unterscheiden sich bei beiden Vorgehensweisen nicht [15]. Am Auge haben sich Amnionmembrantransplantationen schon in der Frühphase der Erkrankung bewährt, um bleibende Narben und Sehverlust zu verhindern [16]

5.4.4 Hauttransplantation

Meist erfolgt die Heilung der Haut narbenlos, allerdings sind Pigmentierungsstörungen, Juckreiz und Trockenheit häufige Folgen. Durch Superinfektion, oder durch Druck v. a. in Phasen hämodynamischer Instabilität können aber tiefere Hautnekrosen, die zur Narbenbildung neigen, entstehen. Zur Deckung dieser Defekte kommen autologe Spalthauttransplantate zum Einsatz, wenn der Patient ausreichende Spenderareale zeigt [19].

Literatur

1. Handler MZ, Schwartz RA (2014) Staphylococcal scalded skin syndrome: diagnosis and management in children and adults. J Eur Acad Dermatol Venereol 28:1418–1423
2. Le Saché-de Peufeilhoux L, Raynaud E, Bouchardeau A, Fraitag S, Bodemer C (2014) Familial benign chronic pemphigus and doxycycline: a review of 6 cases. J Eur Acad Dermatol Venereol 28:370–373
3. Menz P, Jackson IT, Connolly S (1987) Surgical control of Hailey-Hailey disease. Br J Plast Surg 40:557–561
4. Bruckner-Tudermann L, Has C (2012) Molecular heterogeneity of blistering disorders: the paradigm of epidermolysis bullosa. J Invest Dermatol 132:E2–E5
5. Bruckner-Tudermann L, McGrath JA, Robinson EC, Uitto J (2013) Progress in epidermolysis bullosa research: summary of DEBRA International Research Conference 2012. J Invest Dermatol 133:2121–2126
6. Yuen WY, Huizinga J, Jonkman MF (2013) Punch grafting of chronic ulcers in patients with laminin-332-deficient, non-Herlitz junctional epidermolysis bullosa. J Am Acad Dermatol 68: 93–97
7. Gostynski A, Pasmooij AM, Jonkman MF (2014) Successful therapeutic transplantation of revertant skin in epidermolysis bullosa. J Am Acad Dermatol 70:98–101
8. Schmidt E, Zillikens D (2011) Diagnostik und Therapie bullöser Autoimmundermatosen. Dtsch Arztebl Int 23:399–405
9. Hammers CM, Schmidt E, Zillikens D (2014) Blasenbildende Autoimmunkrankheiten der Haut- diagnostische und therapeutische Aspekte. Dtsch Med Wochenschr 139:1473–1477
10. Orvis AK, Ihnatsenka V, Hatch RL (2008) Bullous lesions on a skin graft donor site. J Am Board Fam Med 22:89–92
11. Mockenhaupt M (2014) Stevens-Johnson syndrome and toxic epidermal necrolysis: clinical patterns, diagnostic considerations, etiology, and therapeutic mamangement. Semin Cutan Med Surg 33:10–16
12. Bastuji-Garin S, Rzany B, Stern RS, Shear NH, Naldi L, Roujeau JC (1993) Clinical classification of cases of toxic epidermal necrolysis, Stevens-Johnson syndrome, and erythema multiforme. Arch Dermatol 129:92–96
13. Schneck J, Fagot JP, Sekula P, Sassolas B, Roujeau JC, Mockenhaupt M (2008) Effects of treatments on the mortality of Stevens-Johnson syndrome and toxic epidermal necrolysis: A retrospective study on patients included in the prospective EuroSCAR study. J Am Acad Dermatol 58:33–40
14. Spies M, Vogt PM, Herndon DN (2003) Toxische epidermale Nekrolyse. Ein Fall für das Schwerverbranntenzentrum. Chirurg 74:452–460
15. Dorafshar AM, Dickie SR, Cohn AB, Aycock JK, O'Connor A, Tung A, Gottlieb LJ (2008) Antishear therapy for toxic epidermal necrolysis: An alternative treatment approach. Plast Reconstr Surg 122:154–160
16. Kobayashi A, Yoshita T, Sugiyama K, Miyashita K, Niida Y, Koizumi S, Tseng SC (2006) Amniotic membrane transplantation in acute phase of toxic epidermal necrolysis with severe corneal involvment. Ophthalmology 113:126–132
17. Schwartz RA, McDonough PH, Lee BW (2013) Toxic epidermal necrolysis: Part I. Introduction, history classification, clinical features, systemic manifestations, etiology, and immunopathogenesis. J Am Acad Dermatol 69:173.e1–173.13
18. Schwartz RA, McDonough PH, Lee BW (2013) Toxic epidermal necrolysis: Part II. Prognosis, sequelae, diagnosis, differential diagnosis, prevention, and treatment. J Am Acad Dermatol 69:187.e1–187.16

Teil II

Methoden

Nekrosektomie

6

Oliver C. Thamm

Inhaltsverzeichnis

6.1 Einleitung

Traditionell wurden Patienten mit Verbrennungen so lange mit Dressings und topischen antimikrobiellen Mitteln behandelt, bis sich der Eschar vom vitalen Gewebe getrennt hat. Anschließend wurde der granulierende Wundgrund dann mit Spalthaut gedeckt; ein Prozess, der 3–5 Wochen gedauert hat. Der Zeitpunkt der ersten Nekrosektomie liegt heutzutage überwiegend zwischen dem 1. und dem 4. Tag nach Trauma (Frühnekrosektomie). Die frühzeitige Nekrosektomie mit sofortigem Wundverschluss durch Spalthauttransplantationen hat die Mortalität und die Dauer der Krankenhausaufenthalte von Verbrennungspatienten signifikant gesenkt [1]. Eine Nekrosektomie innerhalb der ersten 24 Stunden geht mit geringerem Blutverlust einher, bedingt durch eine reaktive Vasokonstriktion unterhalb des Eschars [2]. Unter anderem ist deshalb eine sog. Sofortnekrosektomie unter bestimmten Voraussetzungen vorteilhaft und wird zunehmend durchgeführt. Grundsätzlich müssen aber mehrere Faktoren berücksichtigt werden, die den Zeitpunkt der ersten Nekrosektomie beeinflussen. So kann es bei schweren Verbrennungen bereits in der Frühphase zur Instabilität des Patienten mit Kreislauf- und Organdysfunktionen kommen und eine längere Operation unmöglich machen.

Aber auch bei der Behandlung von Wunden anderer Genese ist eine suffiziente Wundsäuberung und -anfrischung vor einer Hauttransplantation essenziell. So müssen grundsätzlich alle verschmutzten Wunden nach Quetsch-, Riss-, Stich-, Schnitt- sowie Ablederungsverletzungen vor dem Wundverschluss radikal gereinigt werden. Ein weiteres großes Einsatzgebiet der Nekrosektomie sind chronische Wunden. Aufgrund des demografischen Wandels der Gesellschaft und der stetigen Verbesserung der medizinischen Versorgung kommt es zu einer drastisch steigenden Anzahl multimorbider Patienten. Als Folge sind häufig Wundheilungsstörungen sowie eine zunehmende Inzidenz chronischer Wunden zu verzeichnen. Für chronische Wunden existiert bislang keine eindeutige Definition. Sie ist Abhängigkeit von Größe, Tiefe und Ätiologie der Schädigung. In der Literatur werden unterschiedliche Kriterien für das Vorliegen einer chronischen Wunde genannt [3, 4]. Am häufigsten wird das Alter einer Wunde bzw. die Dauer der Wundheilung als Entscheidungskriterium herangezogen. Dabei variieren die Angaben zur Definition einer chronischen Wunde zwischen 4 und 12 Wochen [4–6]. Die Therapie chronischer Wunden ist zunächst abhängig von der zugrundeliegenden Ursache. Wenn möglich, wird eine kausale Therapie der Grunderkrankung eingeleitet, in deren Folge

O. C. Thamm (✉)
Klinik f. Plastische u. Ästhetische Chirurgie, Helios Klinikum Berlin-Buch, Berlin, Deutschland
e-mail: oliver.thamm@helios-gesundheit.de

C. Ottomann, B. Hartmann (Hrsg.), *Hauttransplantation*, https://doi.org/10.1007/978-3-662-62060-1_6

sich die Wundheilungsprozesse normalisieren und die Wunde spontan abheilen kann. Ist dies jedoch nicht mehr möglich, kann die Wunde nur noch einer lokalen Wundbehandlung zugeführt werden. Diese ist unabhängig von Ätiologie und Lokalisation der Wunde. Die Prinzipien der lokalen Wundbehandlung folgen einem einfachen Grundsatz: Die Heilung behindernde Einflussfaktoren müssen eliminiert werden [7]. Im Rahmen des chirurgischen Débridements einer chronischen Wunde wird avitales und entzündlich verändertes Gewebe entfernt. Der Wundrand wird angefrischt, um funktionsveränderte, nicht-migrierende Keratinozyten zu eliminieren und optimale Bedingungen für die Heilung zu schaffen.

6.2 Dermabrasion

Das Wort Abrasion stammt vom lateinischen *abrasio* und bezeichnet in der Medizin das Abkratzen von Gewebe. Es ist eine der am wenigsten invasiven Methoden zur Entfernung unerwünschten, avitalen Gewebes und wird oft in der Verbrennungschirurgie angewendet, um sehr oberflächliche Nekrosen (Verbrennung Grad 2a-b) abzutragen. Hierfür können unterschiedliche Hilfsmittel verwendet werden. Eine weitestgehend atraumatische Abrasion kann durch das Reiben mit einer Baumwollkompresse oder einem Schwamm auf der Haut erreicht werden. Dies geschieht z. B. beim Entfernen von Hautblasen (epidermalen Nekrosen) bei 2a-gradigen Verbrennungen oder Verbrühungen. Ist eine etwas tiefere Dermabrasion erwünscht, so kann ein härterer, gröberer Schwamm, wie beispielsweise ein steriler Reinigungsschwamm für Kauterspitzen, verwendet werden. Der Schwamm wird mit der rauen Seite aufgesetzt und mit genügend Druck in kreisenden Bewegungen über die Haut geführt (Abb. 6.1a,b). Außerdem kann auch ein scharfer Löffel zur Dermabrasion von Nekrosen verwendet werden.

Neben der Abtragung von Nekrosen wird die Dermabrasion auch vielfach in der Behandlung von Narben angewendet. Dabei werden oberflächliche Hautschichten zur Glättung der Narben mittels rotierendem Schleifgerät oder durch Lasertherapie abgetragen. In der kosmetischen Behandlung wird die sog. Mikrodermabrasion durchgeführt.

6.3 Débridement

Als Débridement bezeichnet man die Entfernung von avitalem (nekrotischem), infiziertem oder funktionslosem Gewebe. Es kann auf unterschiedliche Art und Weise durchgeführt werden. Man unterscheidet zwischen folgenden Techniken: chirurgisches, enzymatisches, chemisches, hydrochirurgisches (Versajet®), biochirurgisches oder ultraschallassistiertes Débridement. Sämtliche Verfahren haben zum Ziel vollständig das unerwünschte Gewebe zu entfernen und dabei so wenig vitales und funktionsfähiges Gewebe wie möglich zu beschädigen.

Die sicherlich am häufigsten angewendete Technik ist das klassische chirurgische Débridement mittels scharfem Löffel (Abb. 6.2a–c) und/oder Schere bzw. Skalpell (Abb. 6.2a–c und 6.3a,b). Wenn es korrekt ausgeführt wird, ist es nach wie vor eine sichere Methode, um eine Wunde radikal zu säubern. Es geht jedoch in der Regel auch mit dem größten Verlust an vitalem Gewebe einher. Im Gegenteil dazu wird beim enzymatischen Débridement selektiv ausschließlich avitales Gewebe abgebaut. Unterschiedliche Enzyme, die in der Lage sind Kollagene und Fibrin zu spalten, werden hierbei eingesetzt. Eine ausführliche Darstellung des enzymatischen und chemischen Débridements wird in Kap. 7 abgehandelt.

Beim hydrochirurgischen Débridement (Versajet®, Fa. Smith&Nephew) kommt ein Hochgeschwindigkeitswasserstrahl mit steriler Kochsalzlösung zum Einsatz [8, 9]. Während sich das Handstück tangential zur Wundoberfläche

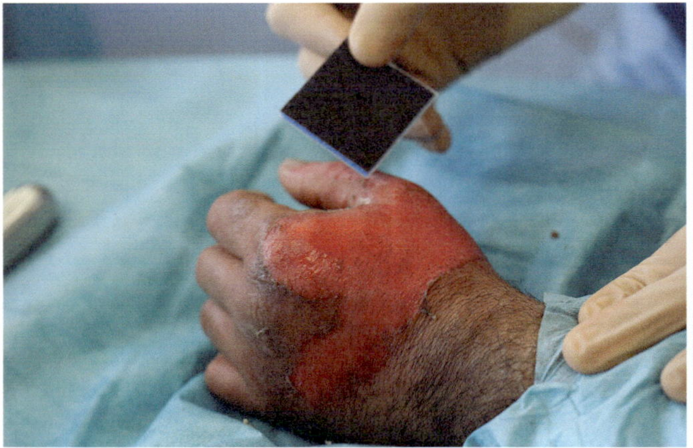

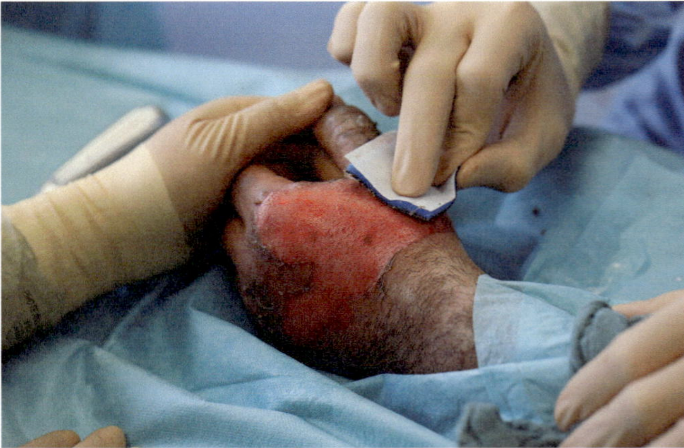

Abb. 6.1 **a**, **b** Der Schwamm wird mit der rauen Seite aufgesetzt und mit genügend Druck in kreisenden Bewegungen über die Haut geführt

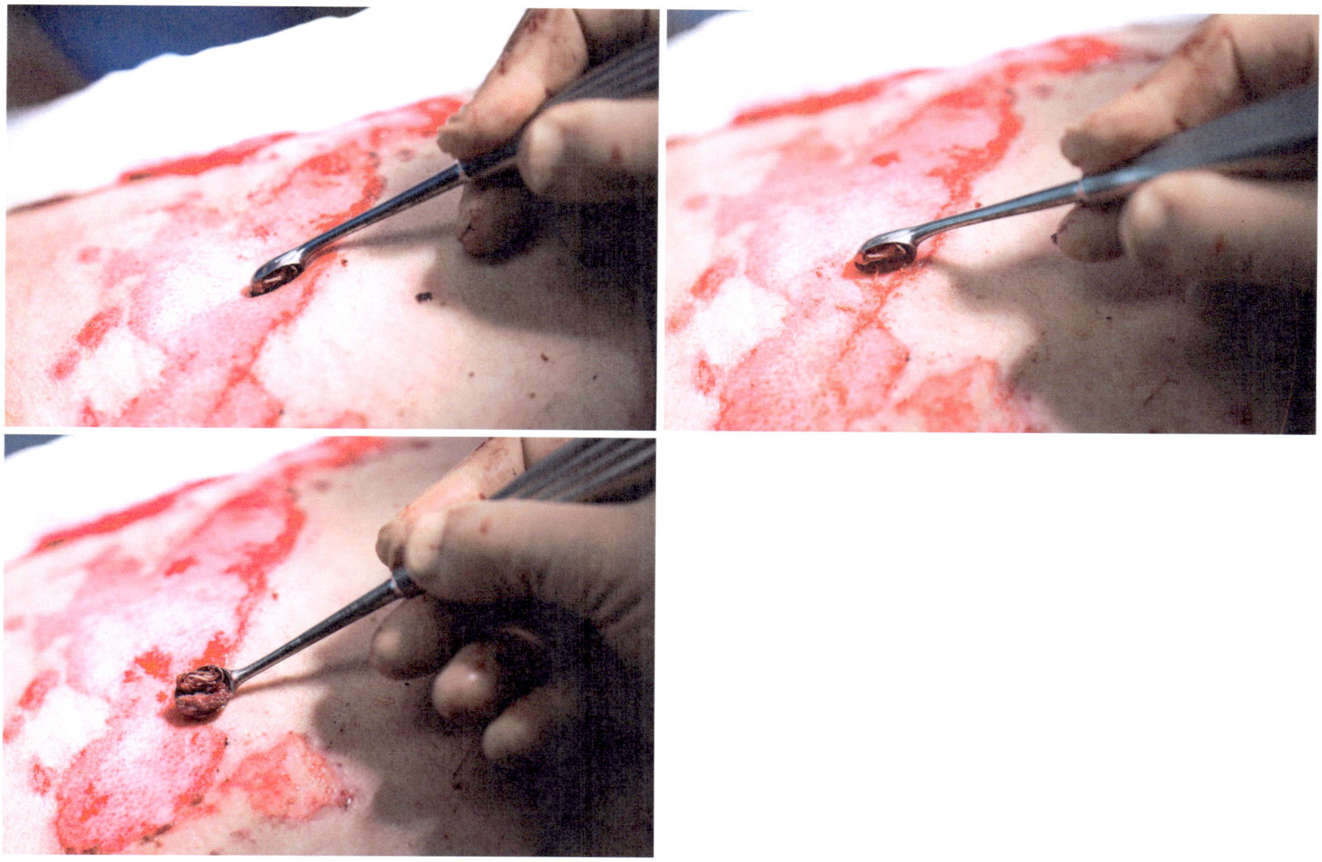

Abb. 6.2 **a–c** Chirurgisches Débridement mittels scharfem Löffel

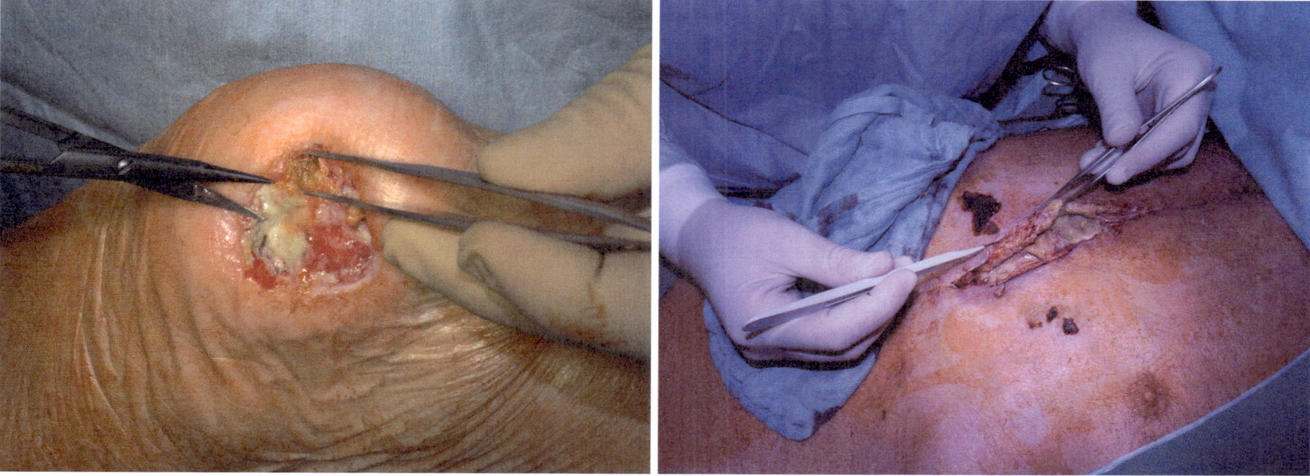

Abb. 6.3 **a, b** Chirurgisches Débridement mittels Schere und Pinzette

bewegt, entfernt der hauchdünne Strahl nekrotisches Gewebe, Bakterien und Fremdkörper aus der Wunde. Je nach Geschwindigkeit des Wasserstrahls, die am Gerät eingestellt werden kann, resultiert eine eher spülende oder schneidende Funktion. Bei hoher Geschwindigkeit kann somit analog zur tangentialen Nekrosektomie schichtweise Gewebe abgetragen werden. (Abb. 6.4 und 6.5) Ein großer Vorteil des Versajet® besteht darin, dass auch in unebenem Gewebe, an rundlichen, höckerigen oder weichen Körperregionen und in tiefen Wunden ein oberflächliches Débridement effizient durchgeführt werden kann ohne dabei einen großen Kollateralschaden am gesunden Gewebe anzurichten. (Abb. 6.6) Nachteil bei der

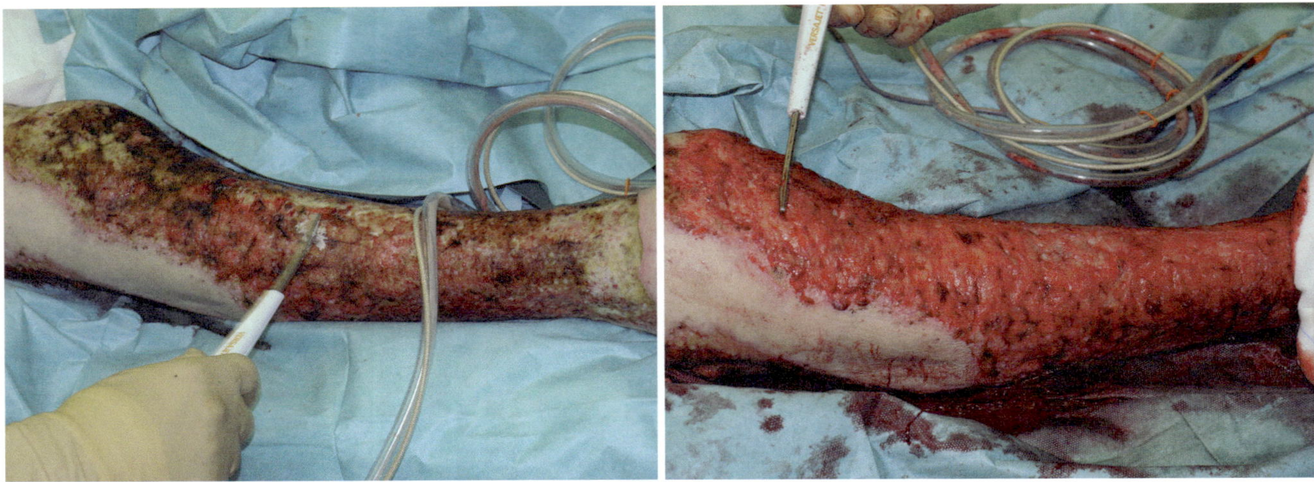

Abb. 6.4 **a, b** Schichtweise Gewebeabtragung mittels Versajet®

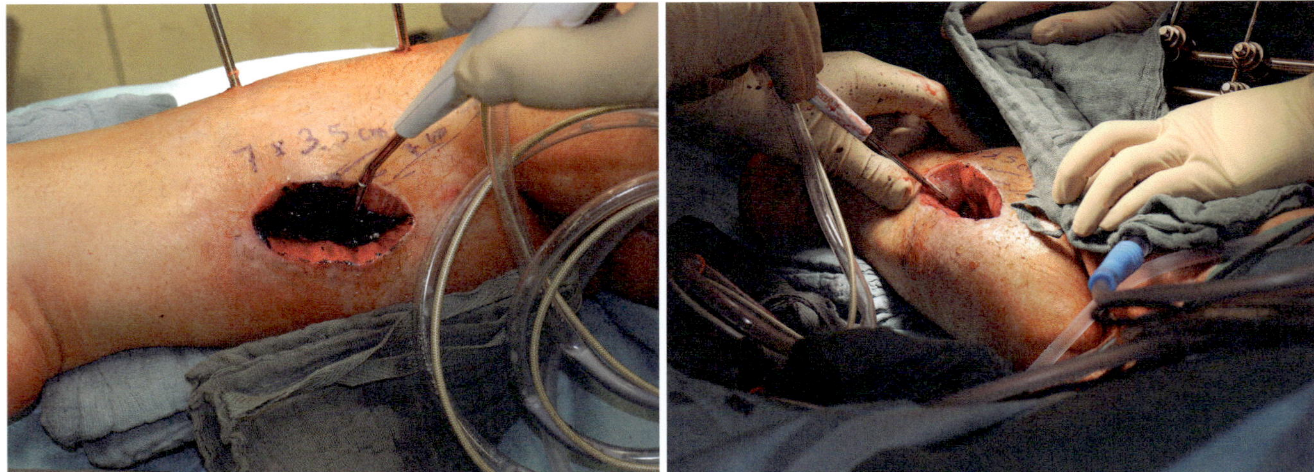

Abb. 6.5 **a, b** Durch das Versajet®-Verfahren lässt sich eine Nekrosektomie-Abtragung ohne Verlust von gesundem Gewebe erreichen

Behandlung mit dem Versajet® sind die Kosten. Das lediglich einmal verwendbare Handstück kostet ca. 150 Euro.

Unter einem biochirurgischen Débridement (ugs. Madentherapie) versteht man die Reinigung von Wunden durch Fliegenlarven. (Abb. 6.6) Dabei werden in der Regel Larven der Gattung *Lucilia sericata* (Goldfliege) verwendet. Die Larven haben eine extrakorporale Vorverdauung, d. h. sie geben ihre Verdauungssäfte nach außen ab und verflüssigen so Nekrosen, Fibrinbeläge und Bakterien (auch MRSA). Der entstandene Brei wird anschließend von den Larven aufgenommen. Sie können entweder in einem Netzsäckchen (Abb. 6.7) oder frei (Abb. 6.8) auf die Wunde verbracht werden. Entgegen der Annahme, dass die Larven ausschließlich auf avitales Gewebe abzielen, kann es beim Einsatz der

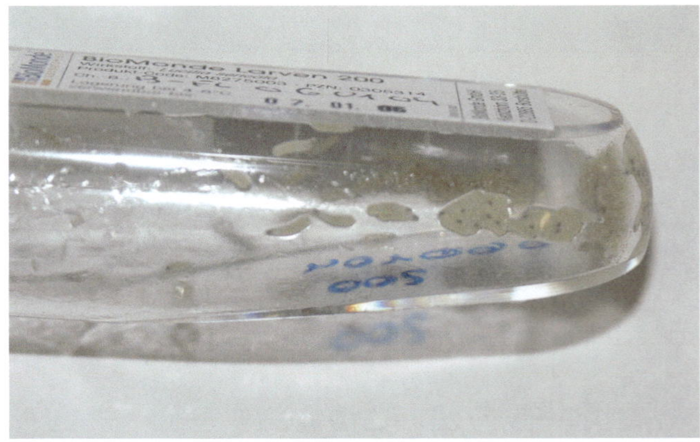

Abb. 6.6 Fliegenmaden für das biochirurgische Débridement.

Madentherapie auch zum andauen von vitalen Zellen kommen. Dies äußert sich in Schmerzen beim Patienten und sollte durch angemessene Dosierung und engmaschige Kontrollen unterbunden werden. [10] Das biochirurgische Débridement setzt voraus, dass die Patienten nicht zu großen Ekel beim Anblick der Larven verspüren.

Beim ultraschallassistierten Débridement kann die Spüllösung mithilfe des Ultraschallimpulses tief in die Wunde und Gewebespalten eingebracht werden. Die wesentliche Wirkung des Ultraschalls in den Wunden stellt die Kavitation dar, bei der kleine Bläschen zerstört werden, was zu einer Form- und Zustandsänderung im Gewebe führt. Dadurch können Bakterien, Viren und Pilze abgetötet und nekrotische Zell- und Gewebsfragmente abgetragen werden, ohne vitales Gewebe zu schädigen.

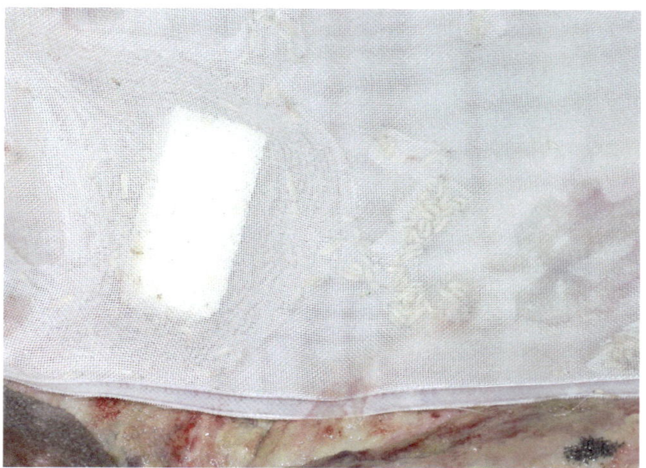

Abb. 6.7 Die Fliegenmaden können im Netz auf die Wunde aufgetragen werden

6.4 Tangentiale Nekrosektomie

Die Technik der tangentialen Nekrosektomie wurde 1970 erstmals durch Janzekovic [11] beschrieben und erlaubte den Chirurgen eine intraoperative Viabilitätsbeurteilung des Gewebes durch schichtweise Abtragung der Nekrosen. Am häufigsten wird sie in der Verbrennungschirurgie angewendet, da dort die Nekrosen (Eschar) überwiegend oberflächlich sind und nur die Haut oder das subcutane Fettgewebe betreffen. Aber auch bei geringgradigen Dekubitalulcera (Grad 2 nach Seiler) kann eine tangentiale Nekrosektomie sinnvoll sein. Grundsätzlich besteht also bei oberflächlichen partiell dermalen (z. B. Verbrennung Grad 2b) oder transdermalen Nekrosen (z. B. Verbrennungen Grad 3) die Indikation zur tangentialen Nekrosektomie. Hierfür stehen unterschiedliche Arten von Dermatomen zur Verfügung, mit denen die Nekrosen tangential exzidiert werden können. Häufig werden sog. Weckmesser verwendet, die durch unterschiedliche Aufsätze (Guolian®) oder durch Einstellen am Gerät (Humby®, Watson®, Cobbett®, Schink®) verschiedene Schichtdicken vom Gewebe abtragen können (Abb. 6.9). Dabei wird das Weckmesser tangential auf die Nekrose aufgesetzt, mit leichtem Druck schnell hin- und herbewegt und langsam zur Seite geschoben, sodass sich eine dünne „Scheibe" nekrotischen Gewebes abschert. (Abb. 6.10, 6.11, 6.12 und 6.13) Es sollte darauf geachtet werden, dass die Haut unter Spannung steht, damit das Messer nicht verkantet. Dies kann erreicht werden, indem der Assistent oder der Operateur selbst die Haut durch Zug zur Seite anspannt. Für kleine Flächen, über Gelenken, an Händen, Füßen und am Gesicht sollten eher kleine Weckmesser (Guolian®, Schink®) verwendet werden, während an größeren Flächen auch größere Messer (Humby®, Watson®) angewendet werden können. An planen Flächen kann aber z. B. auch ein Elektro- oder Akkudermatom, bei dem die

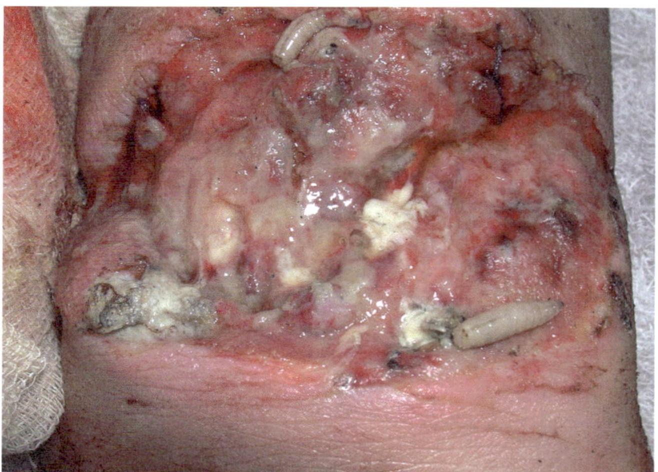

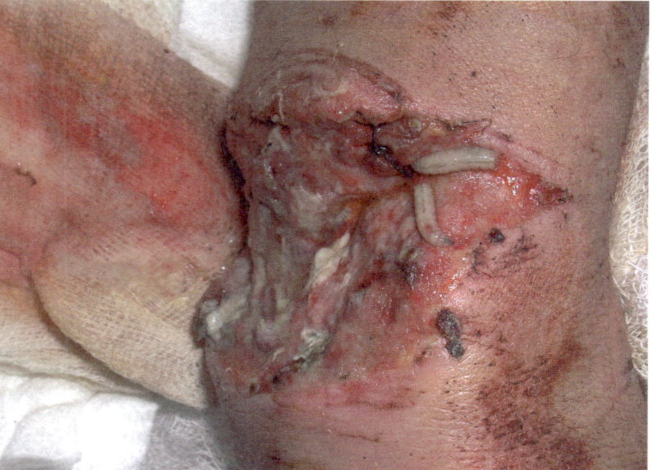

Abb. 6.8 **a, b** Alternative freie Applikation der Fliegenmaden auf die Wunde

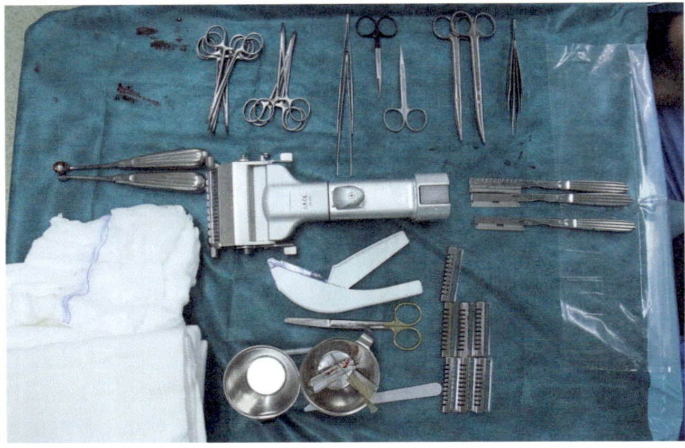

Abb. 6.9 Chirurgische Instrumente für das mechanische Débridement (Weckmesser und Dermatom)

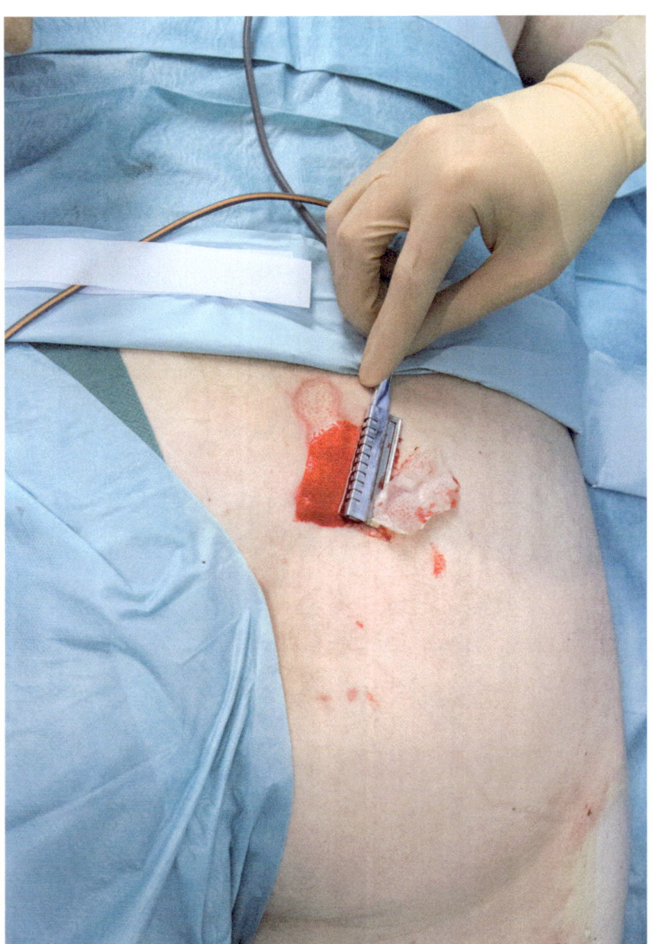

Abb. 6.10 Tangentiales Débridement einer IIb° Verbrennung am Oberbauch mittels Weckmesser.

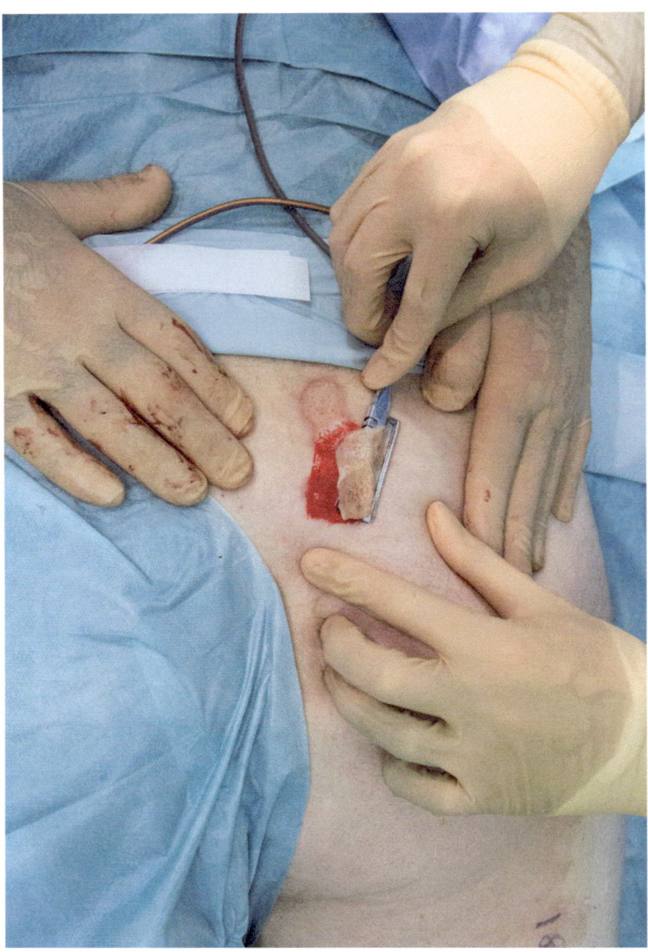

Abb. 6.11 Straffen der umliegenden, gesunden Haut erleichtert das Débridement

Klinge elektrisch oszilliert, zum Einsatz kommen. Wie bereits unter Abschn. 6.3 erwähnt, kann auch hydrochirurgisch mittels Versajet®, insbesondere bei oberflächlicheren Nekrosen, eine tangentiale Abtragung des betroffenen Gewebes erfolgen. Eine zu spärlich durchgeführte Nekrosektomie zeigt Abb. 6.14.

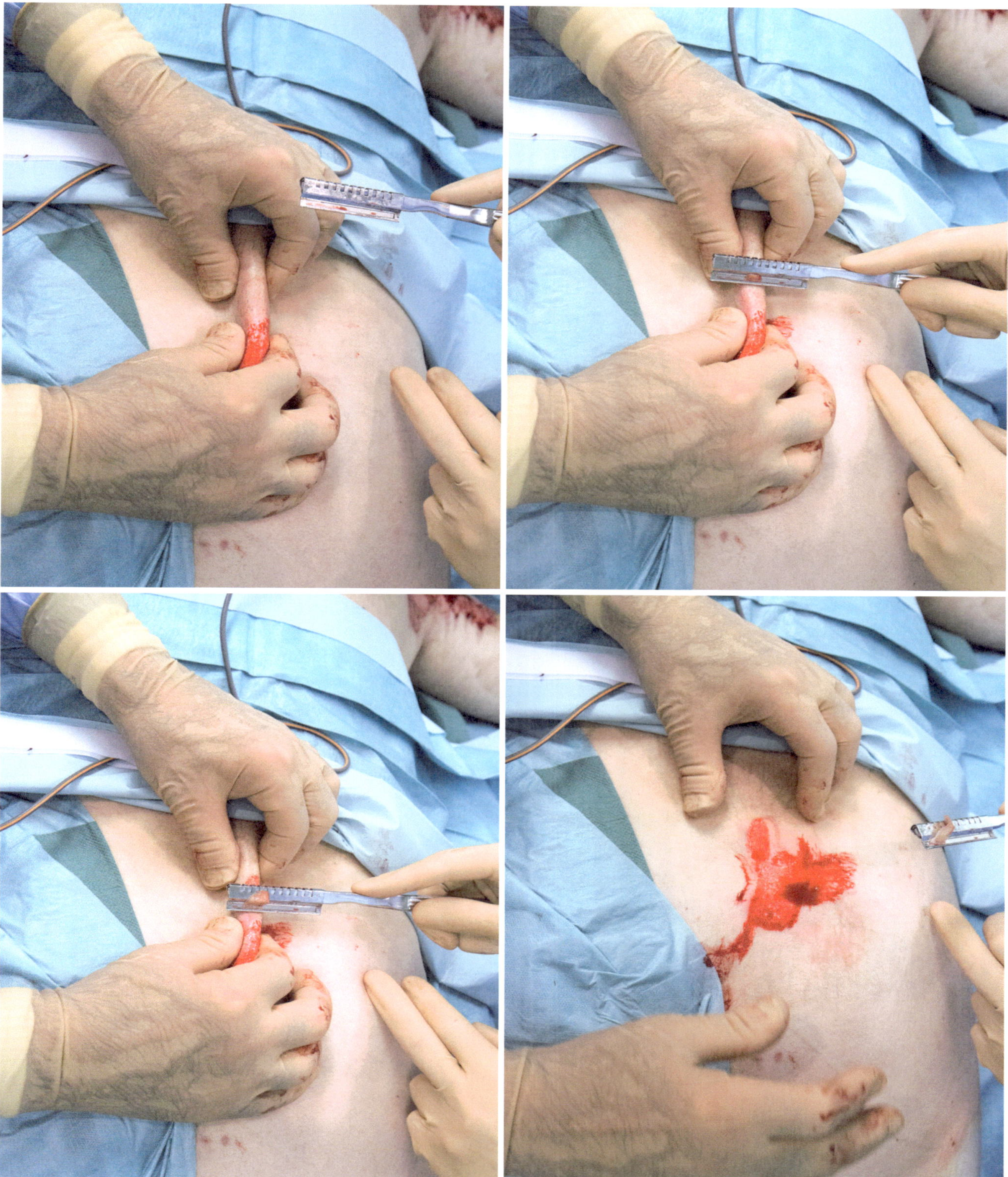

Abb. 6.12 **a–d** Auch die Bildung einer Hautfalte kann das Débridement mittels Weckmesser optimieren

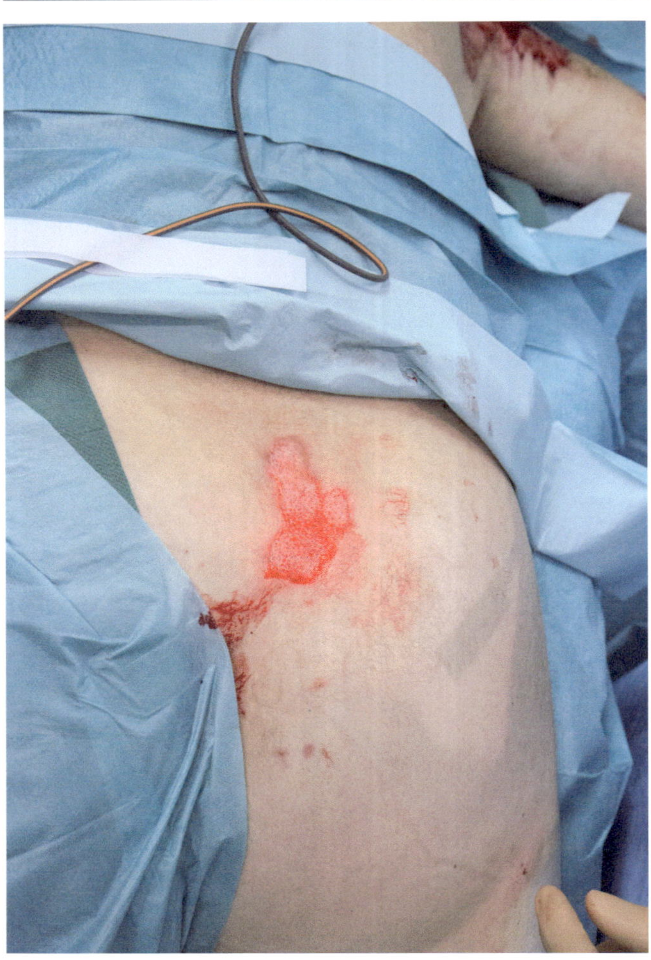

Abb. 6.13 Abgeschlossenes Débridement der nekrotischen Gewebeschichten

6.5 Epifasziale Nekrosektomie

Die epifasziale Nekrosektomie bezeichnet die Entfernung sämtlichen Gewebes oberhalb der Faszie. Sie wird angewendet bei tief-drittgradigen Verbrennungen oder Nekrosen anderer Genese, die mindestens bis in das Fettgewebe reichen. Diese Operationstechnik ist schneller als die tangentiale Nekrosektomie, geht mit einem geringeren Blutverlust einher und führt bei größeren Flächen zu einem geringeren Bedarf an Spalthaut zur Deckung der Wunden. [12] Es ist jedoch zu berücksichtigen, dass nach epifaszialer Spalthauttransplantation zumindest die Funktion an den Extremitäten in Bezug auf Bewegungsausmaß und Sensorik signifikant schlechter ist als nach Spalthaut-Transplantation auf Fettgewebe. [13] Weiterhin dient das Fettgewebe als Wärmespeicher und Wärmeregulator, sodass bei großflächiger Entfernung des Subcutangewebes erhebliche Störungen der Temperaturregulation auftreten könnten.

Bei der epifaszialen Nekrosektomie wird idealerweise mit dem Elektrokauter bzw. dem elektrischen Messer gearbeitet, um den Blutverlust so gering wie möglich zu halten. Nach Inzision der Haut mittels Skalpells an der Grenze zur gesunden oder oberflächlichen verbrannten Haut und Umschneiden der gesamten Nekrose, wird das zu resezierende Gewebe z. B. mit einer Kocher-Klemme gefasst und dann unter Zug mittels Elektrokauter von der Faszie getrennt (Abb. 6.15, 6.16, 6.17, 6.18, 6.19 und 6.20).

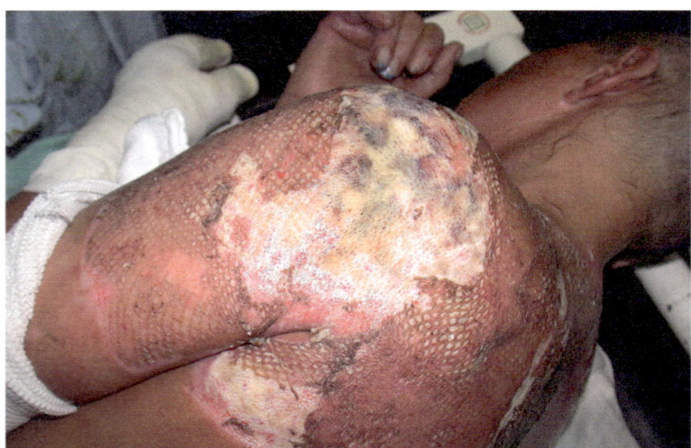

Abb. 6.14 Zu spärlich durchgeführtes Débridement. Bei noch vorhandenen Nekrosen konnte die transplantierte Spalthaut nicht anheilen

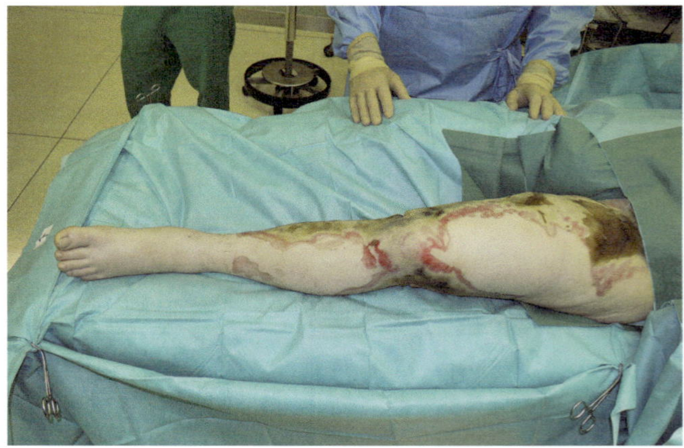

Abb. 6.15 Drittgradige Verbrennungen am kompletten linken Bein

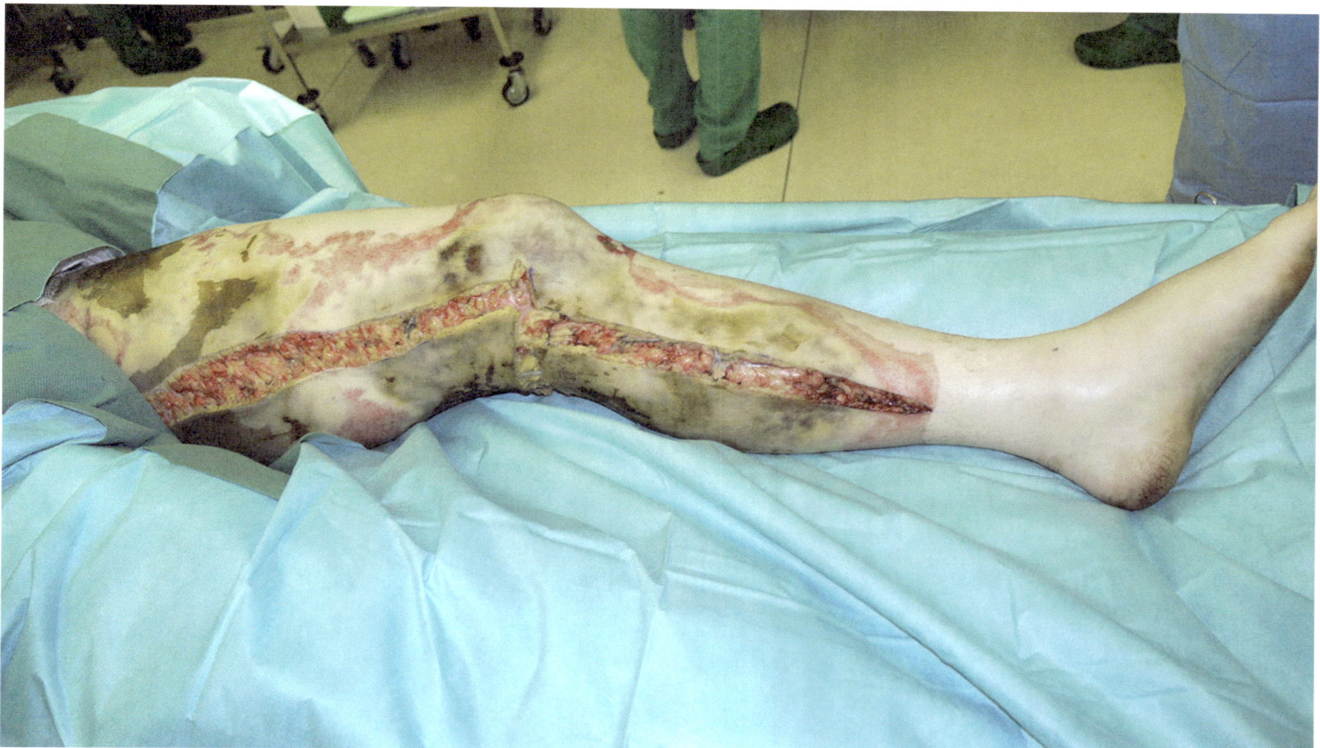

Abb. 6.16 Nekrosen des subcutanen Fettgewebes und koagulierte Venen als Zeichen der epifaszialen Beteiligung

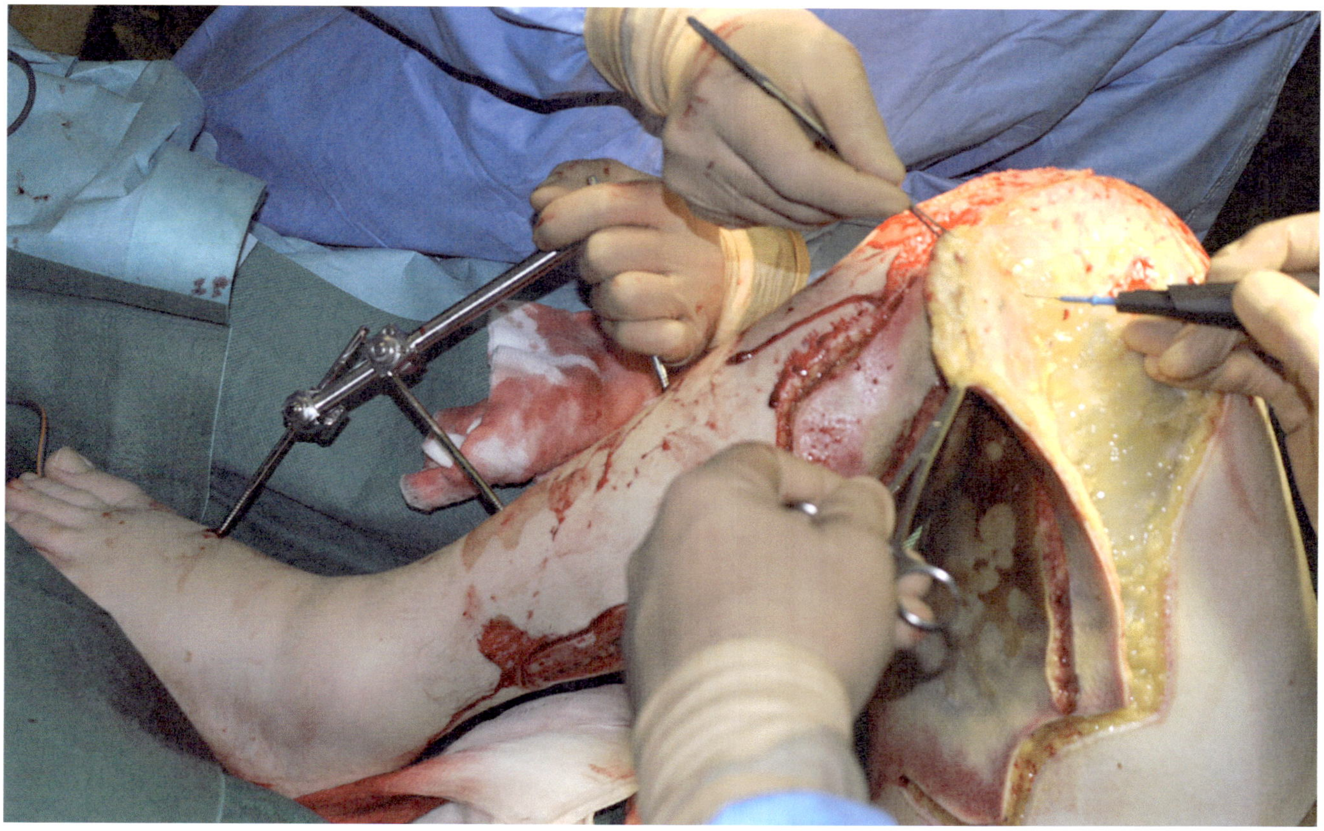

Abb. 6.17 Epifaszialen Nekrosektomie mit dem Elektrokauter bzw. dem elektrischen Messer

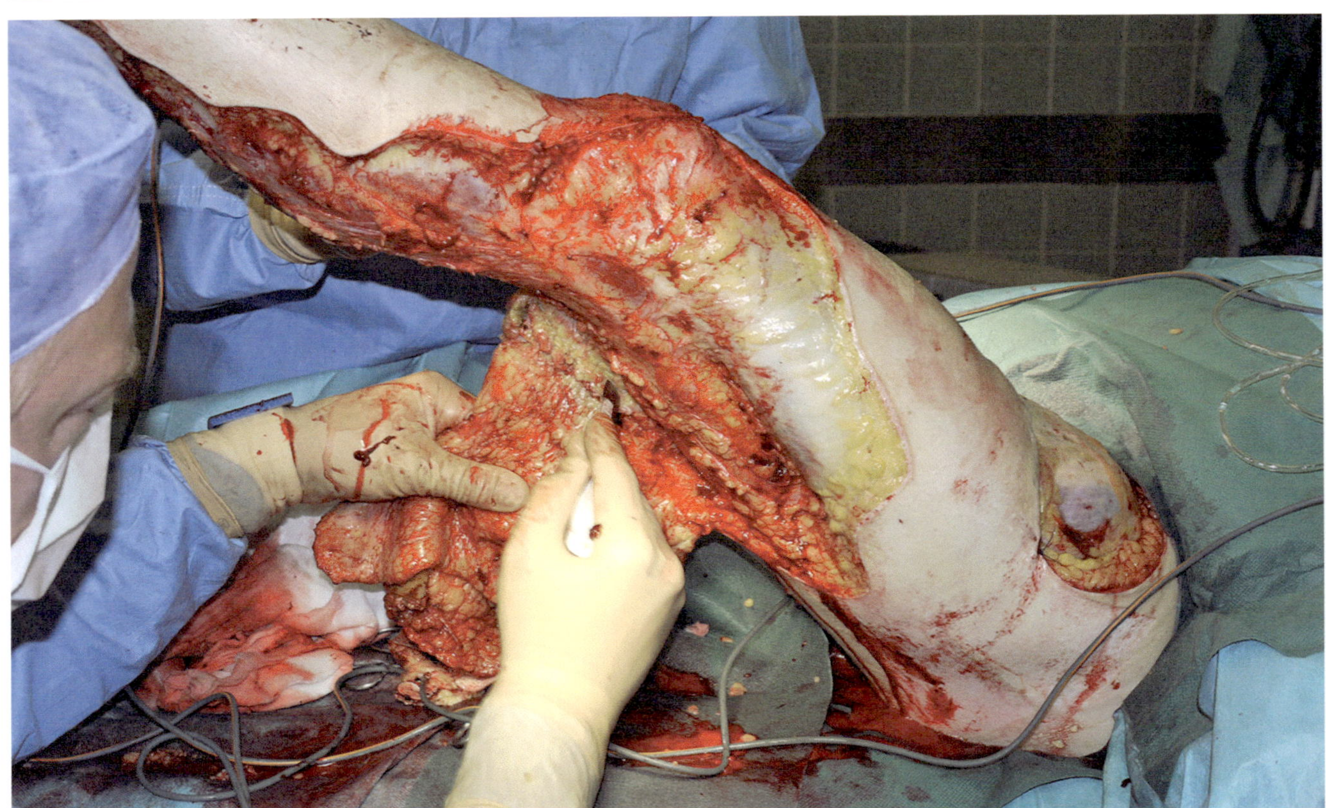

Abb. 6.18 Großflächige Entfernung der verbrannten, avitalen Gewebeschichten

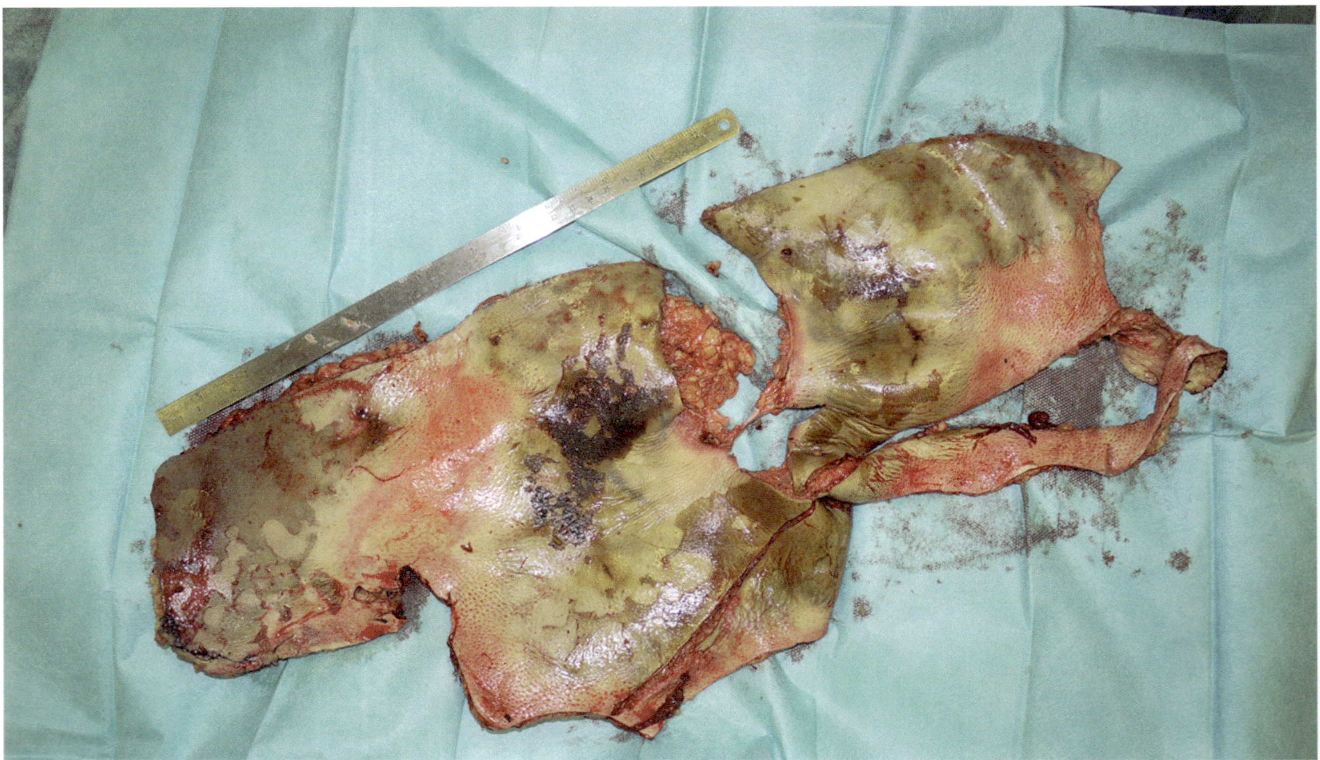

Abb. 6.19 Ausmaß der abgetragenen, nekrotischen Gewebeanteile

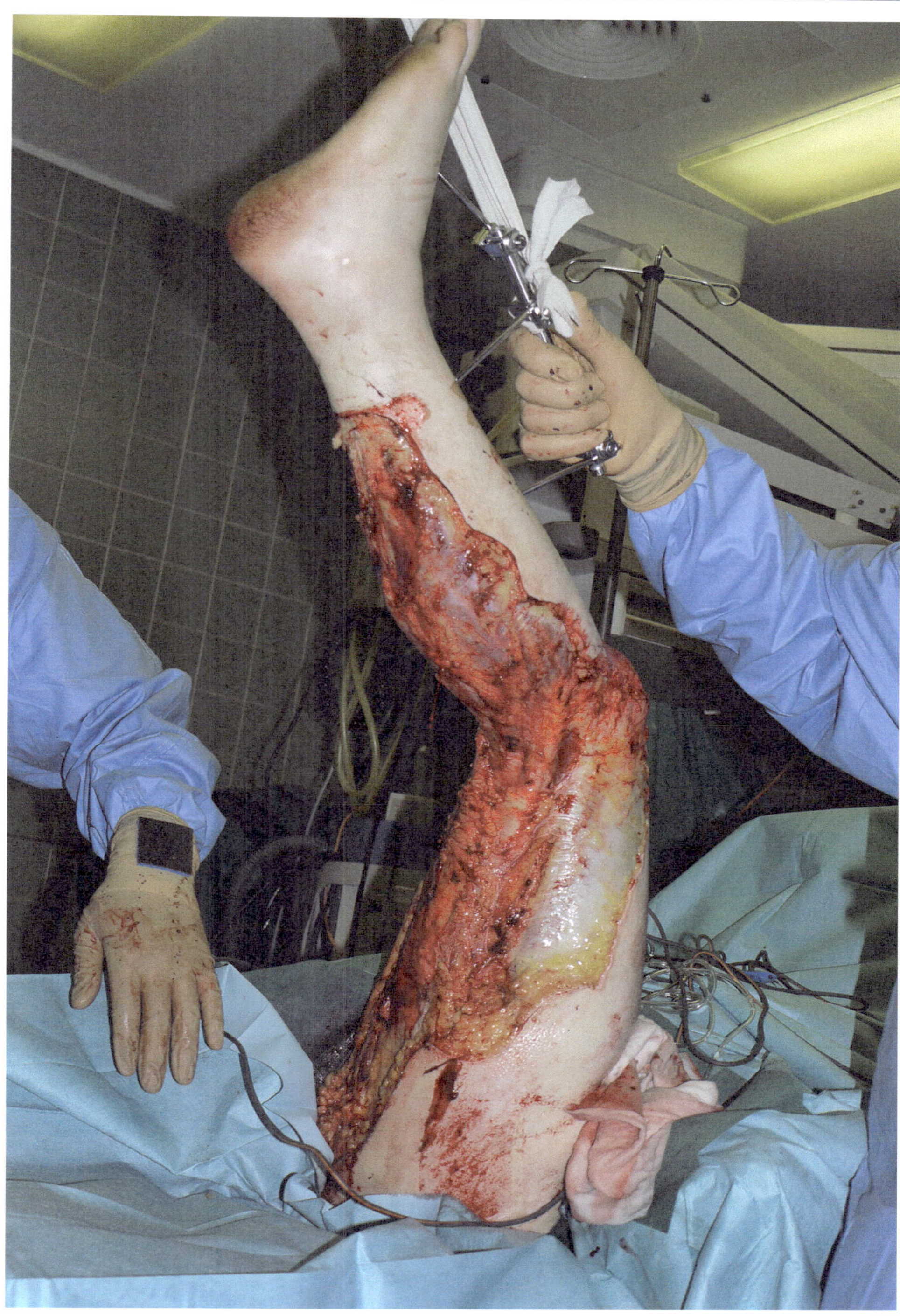

Abb. 6.20 Gesunder, vitaler Wundgrund nach epifaszialem Débridement

6.6 Tiefreichende Nekrosektomie

Wenn Nekrosen über das Fettgewebe hinaus weitere Gewebe betreffen, wird eine tiefreichende Nekrosektomie notwendig. Dies kommt häufiger bei Starkstromverletzungen vor, bei denen es zu einem Stromdurchfluss durch den Körper gekommen ist (Stromein- und -austrittsmarke erkennbar). Durch den Stromdurchfluss selbst oder sekundär durch ein Kompartmentsyndrom kann es zu ausgedehnten Muskelnekrosen kommen. Diese können auch unter unbeschädigter Haut verborgen liegen, sodass hier immer besondere Aufmerksamkeit geboten ist. Zu tiefen Nekrosen, die bis zum Knochen reichen kommt es nicht selten bei Dekubitalulcera (Grad 4) oder Unterschenkelgeschwüren am Innen- oder Außenknöchel. An diesen Prädilektionsstellen ist in der Regel das Unterhautgewebe sehr dünn und Faszien, Bänder oder der Knochen kann schnell betroffen sein. In diesen Fällen, vor allem aber bei chronischen Verläufen, ist eine histologische und mikrobiologische Untersuchung des Knochengewebes bei potenzieller Gefahr einer Osteitis/Osteomyelitis obligat.

Bei der tiefreichenden Nekrosektomie müssen ebenfalls sämtliche Nekrosen radikal entfernt werden (Abb. 6.21, 6.22, 6.23 und 6.24). Je nach Ausprägung des Befundes müssen sogar ganze Muskelgruppen vollständig reseziert werden. Grundsätzlich ist jedoch darauf zu achten, dass möglichst alle funktionell bedeutenden Strukturen, insbesondere Gefäße und Nerven, sehr zurückhaltend reseziert werden. Hier sollte wenn möglich immer eine eventuelle Regeneration abgewartet und die Strukturen im Rahmen programmierter Re-Débridements im Verlauf beurteilt werden. Ebenso sollte an delikaten Stellen (über Gelenken, über Sehnen und Bändern, über Knochen) bei der Nekrosektomie äußerste Vorsicht geboten und bei unsicherer Vitalität des Gewebes lieber ein Re-Débridement angestrebt werden, bevor potenziell perfundiertes Gewebe von bradytrophen Strukturen entfernt und eine Spalthauttransplantation unmöglich gemacht wird. Denn wenn erst einmal Knochen, Sehnen oder Bänder freiliegen, sind meistens aufwendigere rekonstruktive Eingriffe (regionale oder freie Lappenplastiken) nötig, um eine suffiziente Deckung zu erreichen.

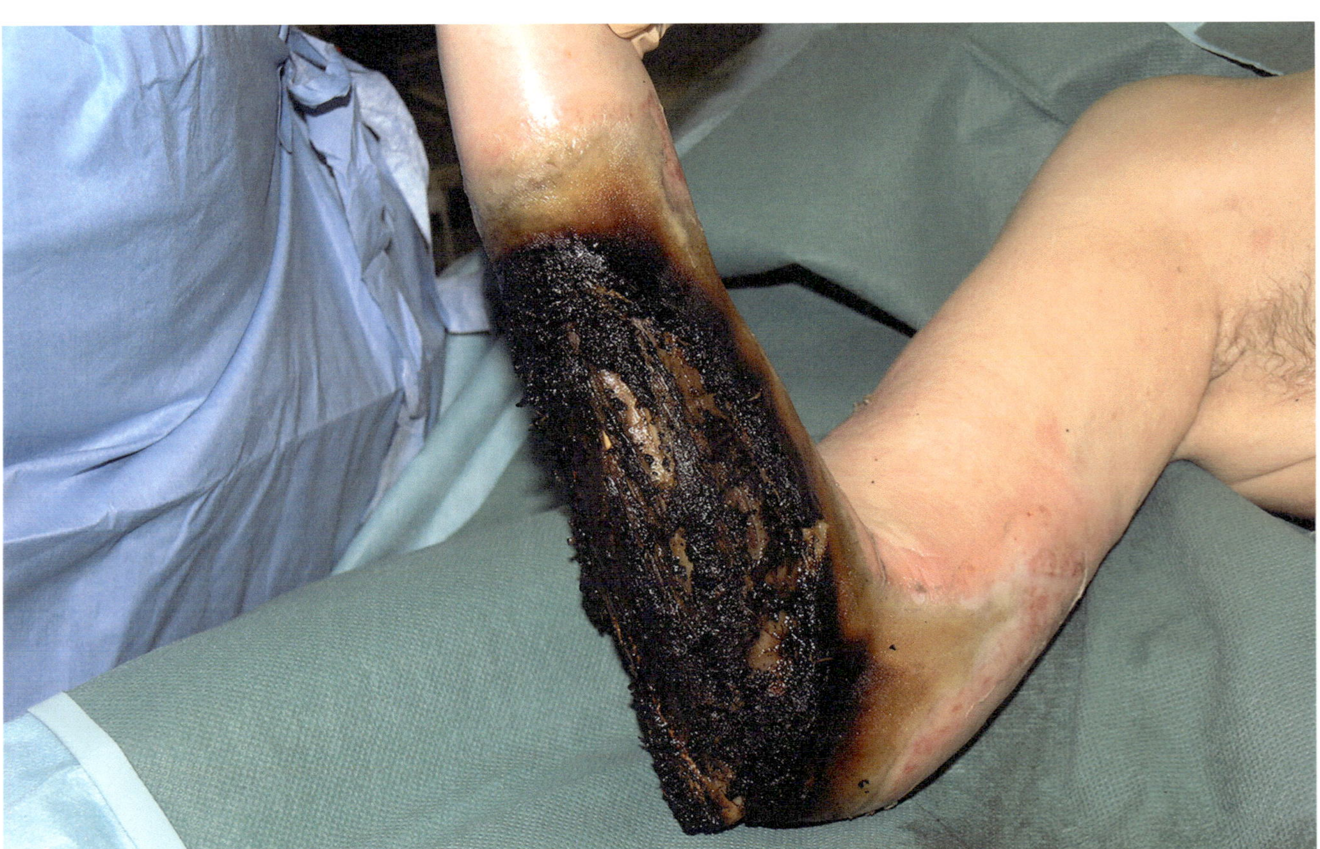

Abb. 6.21 Viertgradige Verbrennung am rechten Unterarm mit verkohlten Gewebeanteilen

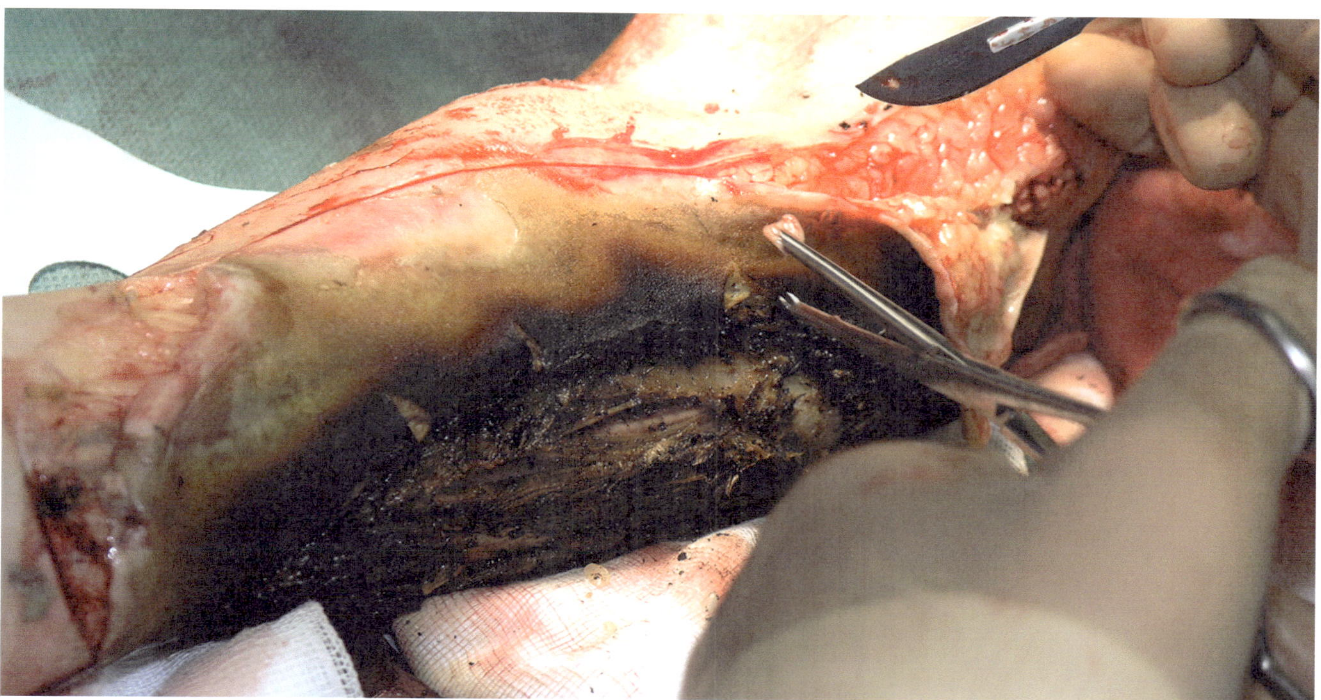

Abb. 6.22 Radikale Nekrosektomie der verbrannten Gewebeanteile

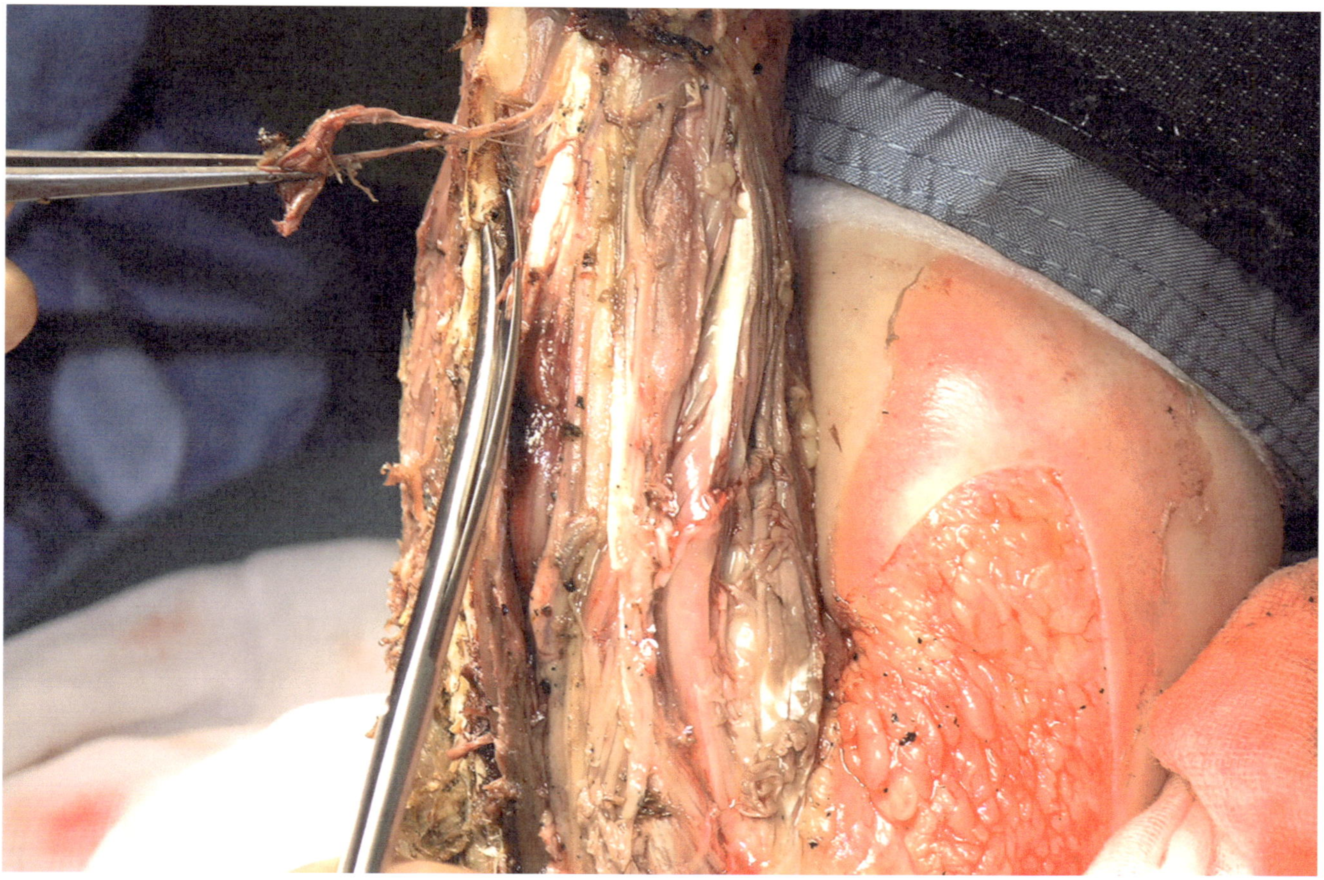

Abb. 6.23 Débridement aviataler, nekrotischer Muskelfasern

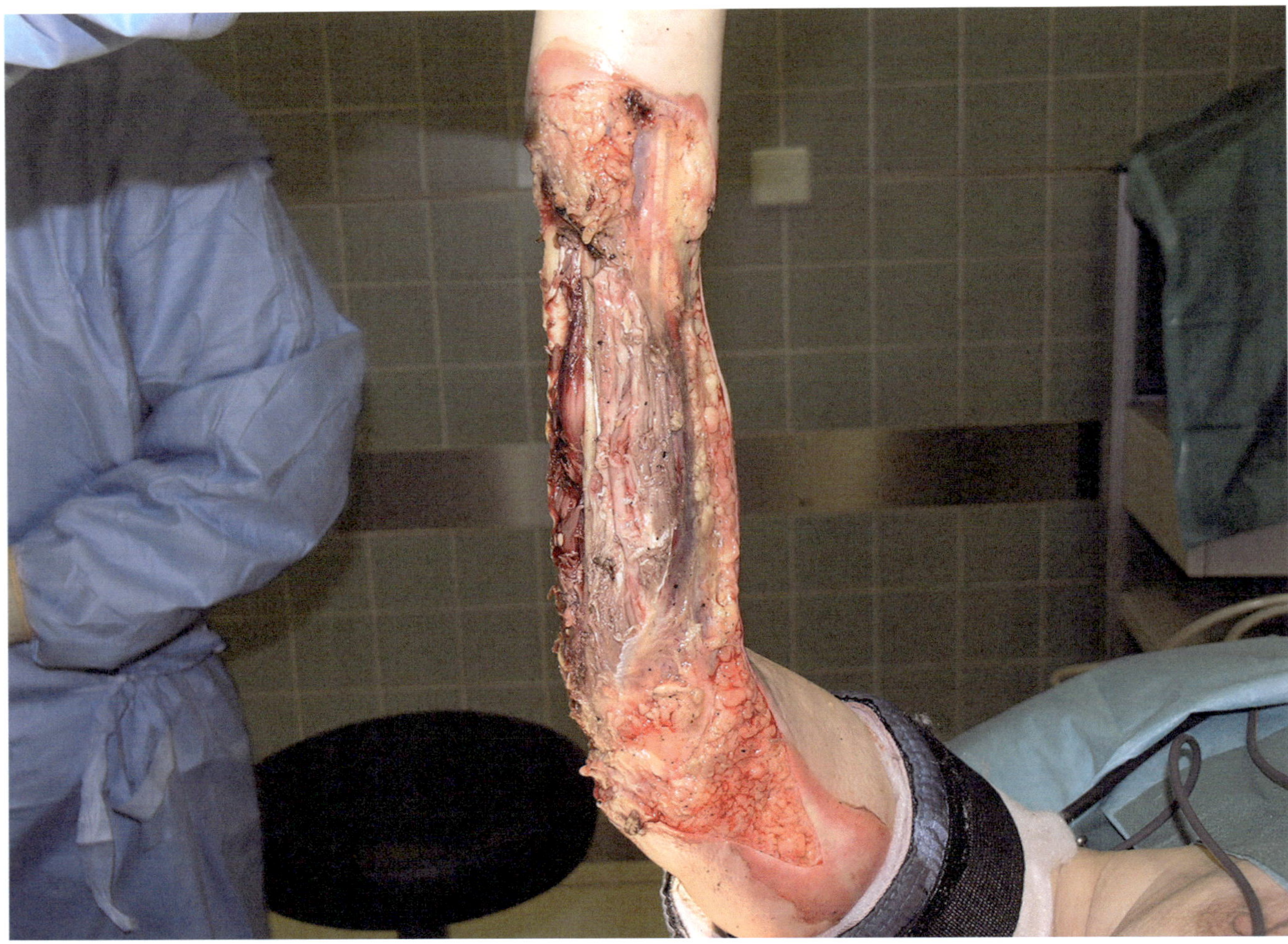

Abb. 6.24 Zurückhaltende Entfernung funktionell bedeutender Strukturen, insbesondere der Gefäße und Nerven, um die Funktion des Unterarmes und der Hand zu gewährleisten

Literatur

1. Ong YS, Samuel M, Song C (2006) Meta-analysis of early excision of burns. Burns 32(2):145–150
2. Desai MH, Herndon DN, Broemeling L, Barrow RE, Nichols RJ Jr, Rutan RL (1990) Early burn wound excision significantly reduces blood loss. Ann Surg 211(6):753–759; discussion 759-762
3. Mostow EN (1994) Diagnosis and classification of chronic wounds. Clin Dermatol 12(1):3–9
4. Mustoe TA, O'Shaughnessy K, Kloeters O (2006) Chronic wound pathogenesis and current treatment strategies: a unifying hypothesis. Plast Reconstr Surg 117(7 Suppl):35S–41S
5. (2012) Leitlinien der Deutschen Gesellschaft für Wundheilung und Wundbehandlung e.V. Lokaltherapie chronischer Wunden bei Patienten mit den Risiken periphere arterielle Verschlusskrankheit, Diabetes mellitus, chronische venöse Insuffizienz. S3-LL. AWMF online
6. Schultz GS, Barillo DJ, Mozingo DW, Chin GA (2004) Wound bed preparation and a brief history of TIME. Int Wound J 1(1):19–32
7. Harding K (2001) Wound bed preparation. International Congress and Symposium Series 250, Royal Society of Medicine Press Limited, Oxford
8. Granick MS, Posnett J, Jacoby M, Noruthun S, Ganchi PA, Datiashvili RO (2006) Efficacy and cost-effectiveness of a high-powered parallel waterjet for wound Débridement. Wound Repair Regen 14(4):394–397
9. Vanwijck R, Kaba L, Boland S, Gonzales y Azero M, Delange A, Tourbach S (2010) Immediate skin grafting of sub-acute and chronic wounds debrided by hydrosurgery. J Plastic Reconstruct Aesthetic Surg 63(3):544–549
10. Mudge E, Price P, Walkley N, Harding KG (2014) A randomized controlled trial of larval therapy for the Débridement of leg ulcers: results of a multicenter, randomized, controlled, open, observer blind, parallel group study. Wound Repair Regen 22(1):43–51
11. Janzekovic Z (1970) A new concept in the early excision and immediate grafting of burns. J Trauma 10(12):1103–1108
12. Orgill DP (2009) Excision and skin grafting of thermal burns. N Engl J Med 360(9):893–901
13. Jones T, McDonald S, Deitch EA (1988) Effect of graft bed on long-term functional results of extremity skin grafts. J Burn Care Rehabil 9(1):72–74
14. Barret JP, Herndon DN (2003) Effects of burn wound excision on bacterial colonization and invasion. Plast Reconstr Surg 111(2):744–750; discussion 751-742

Enzymatisches Débridement

7

Frank Sander

Inhaltsverzeichnis

7.1 Geschichte des enzymatischen und chemischen Verbrennungsdébridements

Enzymatische oder chemische Débridementmethoden tiefer Verbrennungen wurden bereits während und in der Folgezeit des Zweiten Weltkrieges beschrieben. Dabei fanden neben pflanzlichen Enzymen wie beispielsweise Papain aus dem Melonenbaum [2, 3], Debricin aus dem Ficusbaum [4] und Proteasen aus der Ananaspflanze [5] auch Enzyme bakteriellen Ursprungs Erwähnung und teilweise sogar Einzug in klinische Behandlungsprotokolle. Letztere waren z. B. durch Kollagenase aus *Clostridium histolyticum* (Santyl®) oder Streptokinase und Streptodornase aus hämolysierenden Streptokokken (Varidase®) vertreten [6–8]. In amerikanischen Verbrennungszentren fand vorrangig Travase®, eine neutrale Protease (Sutilains) aus *Bacillus subtilis*, erstmalig im Jahr 1969 von Garret [9] beschrieben, Anwendung. Auch wurden chemische Agentien wie Pyruvat, ein Zwischenprodukt im aeroben und anaeroben Stoffwechsel, oder die anorganische Phosphorsäure zum Verbrennungsdébridement genutzt [10, 11].

Enzymatische oder chemische Débridementverfahren mussten sich dann aber an der chirurgischen Therapie messen und erfüllten insbesondere hinsichtlich Effektivität und Ergebniskonstanz nicht die Erwartungen, die eine moderne Verbrennungsbehandlung stellt [12]. Die chirurgische Behandlung erweist sich einerseits als äußerst effektiv und schnell, andererseits aber als eine wenig selektive und daher relativ traumatische Maßnahme [13]. Gerade die Selektivität mit Erhalt vitaler Dermisanteile und der Möglichkeit spontaner Reepithelialisierung oder eines besseren Transplantatbettes mit langfristig geringerer oder qualitativ besserer Narbenbildung stellt mittlerweile eine weitere wesentliche Anforderung an ein modernes Therapieregime dar. Aus diesem Grund haben sich Dermabrasion, Laserablation oder hydrochirurgische Verfahren (z. B. Versa-Jet®) als wichtige Werkzeuge zum schonenderen Débridement in der Hand des Chirurgen etabliert [14, 15].

7.2 Enzymatisches Débridement mit NexoBrid®

Seit Ende 2012 ist von der European Medicines Agency (EMA) zum Débridement IIb-III°iger Verbrennungen die bromelainbasierte Enzymmixtur NexoBrid® zur Anwendung bei Erwachsenen zugelassen. Dieses Arzneimittel hat darüber hinaus den sogenannten Orphan Drug-Status zur Behandlung seltener Leiden und ist seit Ende 2013 in Europa verfügbar. NexoBrid® wird aus dem Stamm der Ananaspflanze (*Ananas comosus*) gewonnen und in einem mehrstufigen, 7 Tage dauernden Reinraumprozess isoliert. Früher wurde es unter dem Namen Debrase® oder Debridase® ge-

F. Sander (✉)
Unfallkrankenhaus Berlin, Zentrum für Schwerbrandverletzte mit Plastischer Chirurgie, Berlin, Deutschland
e-mail: frank.sander@ukb.de

C. Ottomann, B. Hartmann (Hrsg.), *Hauttransplantation*, https://doi.org/10.1007/978-3-662-62060-1_7

führt und in mehreren Studien untersucht [16, 17]. Dabei zeigte diese Form des enzymatischen Débridements im Vergleich zu chirurgischen Standardbehandlungsmethoden folgende Vorteile:

- Verminderung des Zeitraums bis zur ausreichenden Entfernung des Eschar
- Reduzierung der Anzahl chirurgisch debridierender Eingriffe
- Geringerer Blutverlust
- Möglichkeit der frühzeitigen und exakte Tiefenbestimmung der Verbrennung
- Reduzierung notwendiger Spalthauttransplantationen und dadurch weniger Hebedefektmorbidität
- Escharotomien können vermieden werden
- Gute Verträglichkeit
- Vergleichbare Langzeitergebnisse hinsichtlich Kosmetik, Funktion und Lebensqualität

Nachteilig erwies sich eine verlängerte Abheilungsdauer von teilweise mehr als 4 Wochen aufgrund des höheren Anteils an Spontanabheilungsverläufen insbesondere bei tiefdermalen Verbrennungen.

Anwendungserfahrene Experten verschiedener europäischer Verbrennungszentren haben 2017 ein erstes gemeinsames Konsensuspapier [18] zu Indikation, Anwendung und Nachbehandlung von bzw. nach enzymatischem Débridement erarbeitet.

Aktuell befindet sich NexoBrid® in Europa und den USA nach Auswertung der entsprechenden Studie im Zulassungsverfahren zur Anwendung bei Kindern.

7.2.1 Anwendung von NexoBrid®

Tiefe, insbesondere gemischt-gradige IIb-III°ige Verbrennungen stellen die wesentliche Indikation zur NexoBrid®-Anwendung dar. NexoBrid® debridiert nicht im subcutanen Fettgewebe, sondern nur thermisch geschädigtes Kollagen der Dermis. Es wirkt auch nicht bei chemischen Schäden der Haut wie beispielsweise bei Verätzungen.

Die Anwendung sollte möglichst innerhalb der ersten 72 Stunden nach dem Unfallereignis erfolgen [18].

Maximal dürfen gemäß Anwendungsempfehlung nur 15 % der KOF des jeweiligen Patienten in einer Maßnahme behandelt werden. Größere Flächen müssen ggf. auf mehrere Anwendungstage verteilt werden. Im sogenannten „Hybridverfahren" können ausgewählte Areale z. B. morgens mit NexoBrid® und andere im Tagesverlauf chirurgisch debridiert werden. In dieser Kombination lassen sich insgesamt an einem Tag teilweise Flächen bis zu 35 % der KOF behandeln.

7.2.1.1 Wundvorbereitung - Step 1

Voraussetzung für ein erfolgreiches enzymatisches Débridement tiefer Verbrennungen ist eine noch feuchte Oberfläche des Verbrennungsschorfes. Sollte die enzymatische Behandlung noch nicht gleich im Rahmen der Erstversorgung erfolgen, empfiehlt sich zur überbrückenden antiseptischen und feuchten Oberflächenbehandlung Polihexanidgel (z. B. Prontosan®). Bei bereits leichtem Austrocknen der Wundoberfläche, lässt sich diese durch ein sogenanntes „Presoaking" mittels Polihexanid- oder NaCl 0,9 %-durchnässten Tüchern über eine Dauer von etwa 2 Stunden vor der eigentlichen Enzymanwendung adäquat durchfeuchten (Abb. 7.1, 7.2). Diese Feuchtverbandsanlage kann z. B. bereits morgens frühzeitig durch das Pflegepersonal erfolgen. Lederartig gegerbte Oberflächen sind für das Enzym nicht mehr zugänglich. Hier muss zumindest die obere Escharschicht chirurgisch entfernt werden, um dann ggf. die tieferen Schichten darunter selektiv enzymatisch debridieren zu können. Die Verbrennungswunde darf zuvor auch nicht mit silber- oder jodhaltigen Externas vorbehandelt worden sein, da durch eine Sättigung des Eschars mit Silber- oder Jodionen die Enzymaktivität gehemmt wird [19].

Grundsätzlich kann das Verfahren im Patientenbett durchgeführt werden. Eine Anwendung im OP ist nicht erforderlich. Die eigentliche Anwendung muss allerdings unter einer ausreichenden Analgosedierung oder gar Anästhesie erfolgen, da die unmittelbare mechanische Wundvorbereitung, die Auftragung des Enzyms und die anfängliche Einwirkphase schmerzhaft sind. Daher müssen, anästhesiologischen Standards entsprechend, Monitoring- und Beatmungsmöglichkeit vorhanden sein. Regionalanästhesieverfahren können bei Extremitätenverbrennungen angewendet werden. Dabei empfiehlt sich der Gebrauch langwirkender Anästhetika (z. B. Ropivacain) oder katheterbasierte regionale Techniken [18]. Ebenfalls sollten hygienekonforme Verbandskautelen gewährleistet sein.

Die Wundfläche wird unmittelbar vor der Enzymanwendung mit einem groben Schwamm oder einer Bürste mechanisch gänzlich von Blasen- oder Keratinresten gereinigt (Abb. 7.3, 7.4 und 7.5).

7.2.1.2 Vorbereitung der Enzymmixtur - Step 2

NexoBrid® ist in 2 Packungsgrößen erhältlich. Zu 2 g, bzw. 5 g Pulver gehören 20 g respektive 50 g hydratisierten Gels (Abb. 7.6a,b). Maximal 15 Minuten vor dem eigentlichen Auftragen auf die Wunde wird die Enzymmixtur vorbereitet. Dabei ist unbedingt darauf zu achten, dass zuerst die kristalline Trockensubstanz z. B. mit einem Holzspatel zu einem wirklich feinen Pulver verrührt wird (Abb. 7.6c), bevor dieses Pulver in das mit Gel gefüllte Glas überführt wird (Abb. 7.6d). Anmerkung: Seit 2020 steht NexoBrid® in bei-

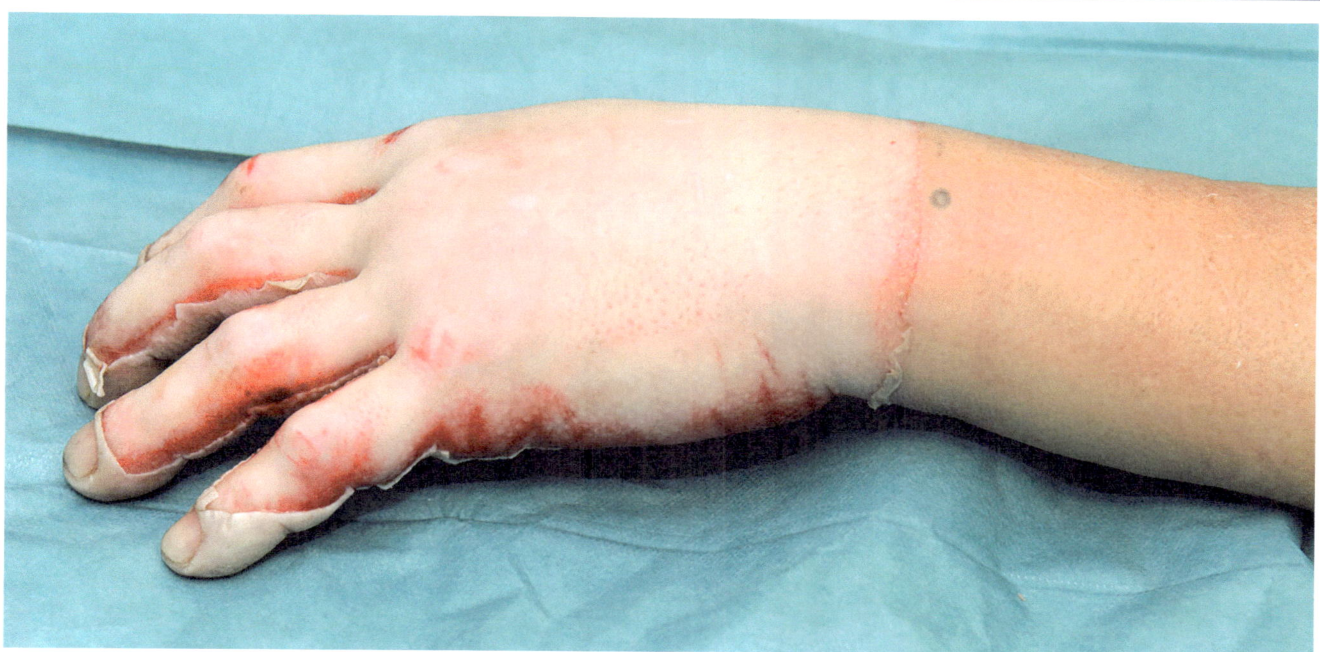

Abb. 7.1 Lagerung der Hand auf steriler Unterlage (Blasenreste am Wundrand erkennbar)

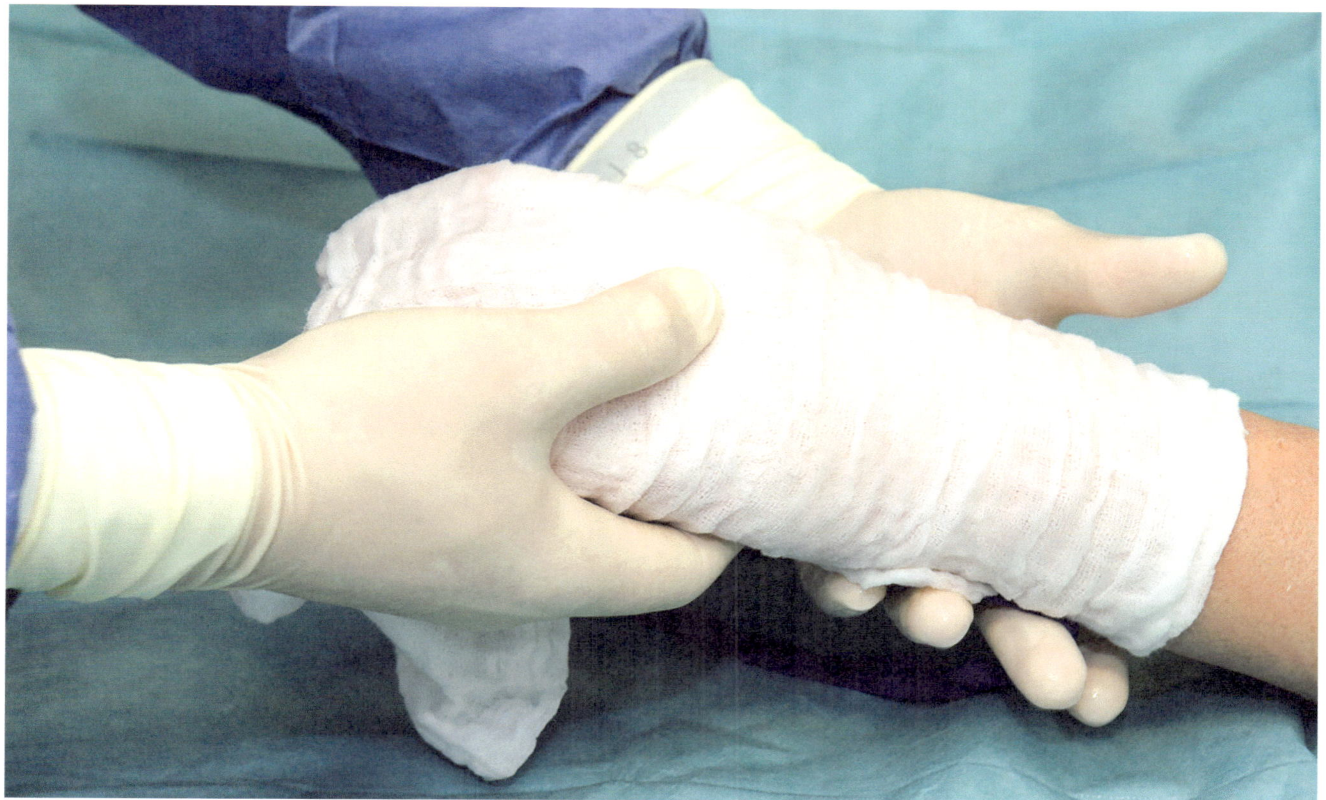

Abb. 7.2 Anlage eines Feuchtverbandes mit NaCl 0,9 % oder Polyhexanidlösung („Presoaking") über etwa 2 Stunden – der Verbrennungsschorf muss anschließend eine feuchte Oberfläche aufweisen

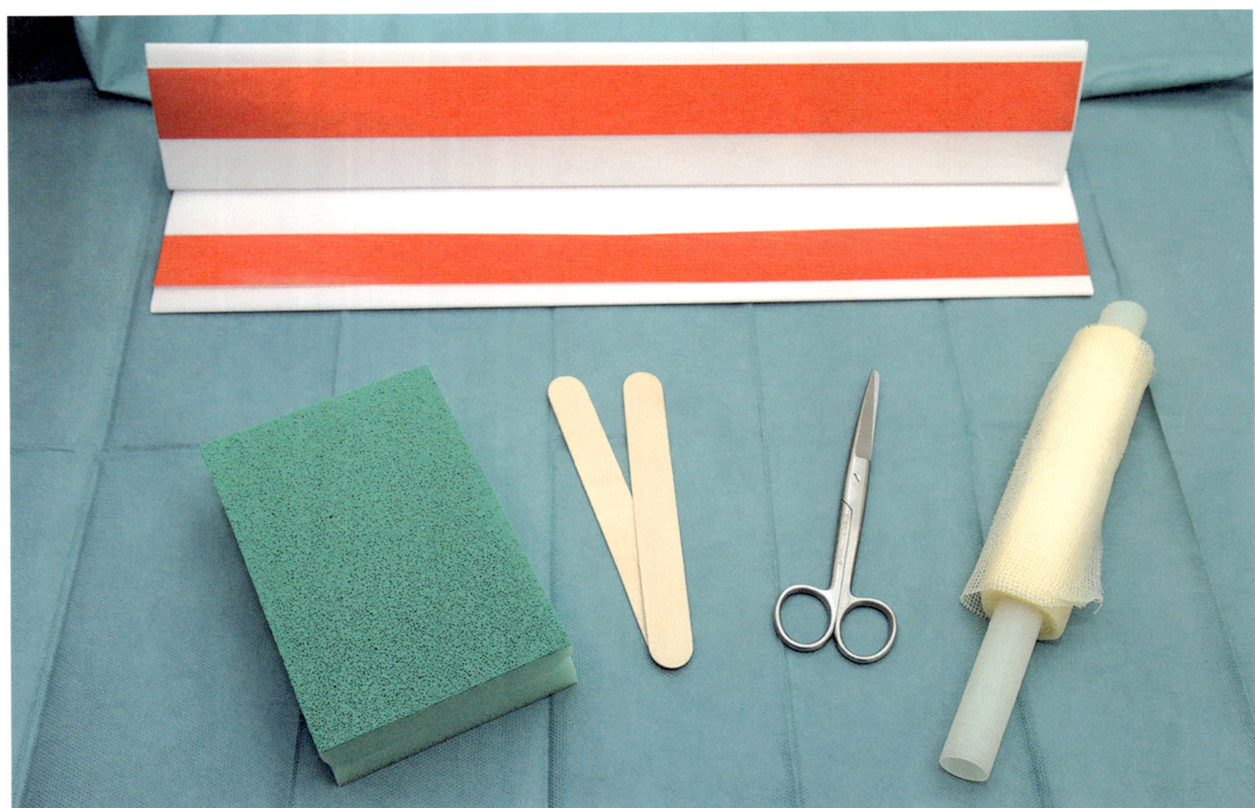

Abb. 7.3 Notwendige Arbeitsmaterialien (sterile Papierunterlage, OP-Folie, Holzspatel, Bürste/Schwamm und Parafingaze) im Rahmen der Vorbereitung zum enzymatischen Débridement

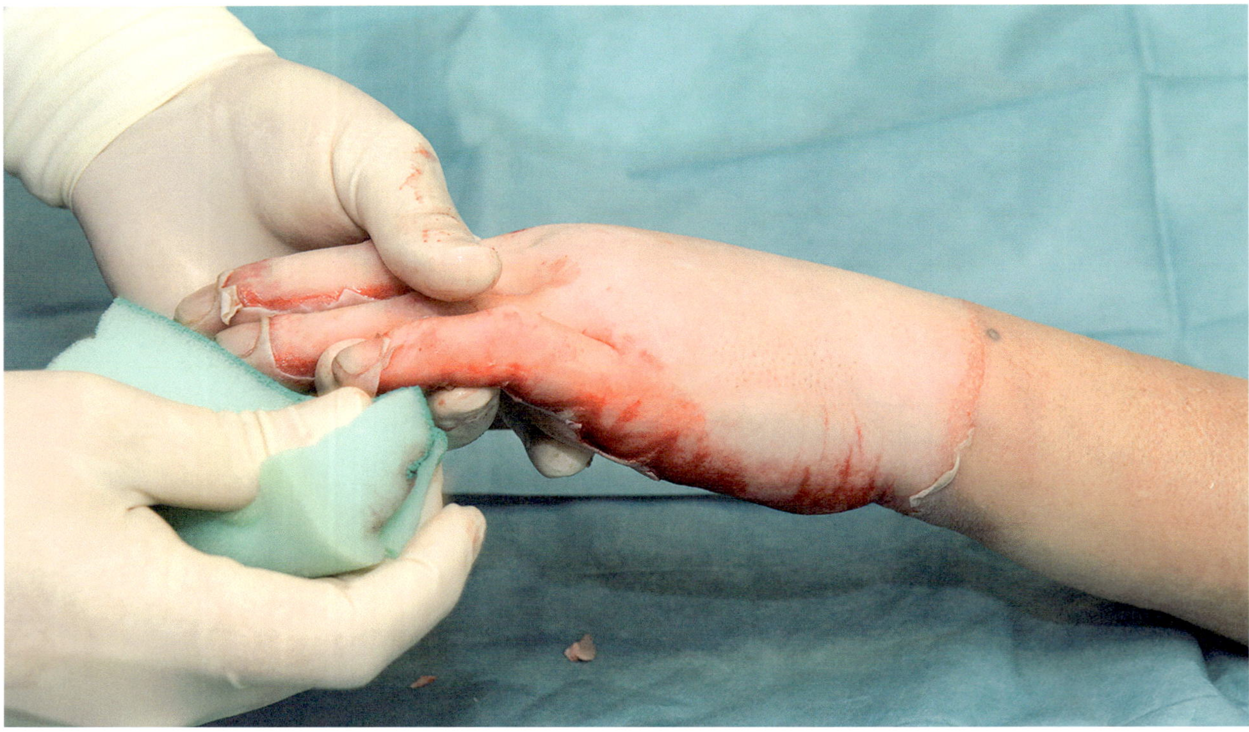

Abb. 7.4 Mechanisches Débridement mit Bürste, Schwamm, Schere oder auch scharfem Löffel zum Anrauhen des Verbrennungsschorfes und zur gänzlichen Entfernung von Blasen- und Keratinresten

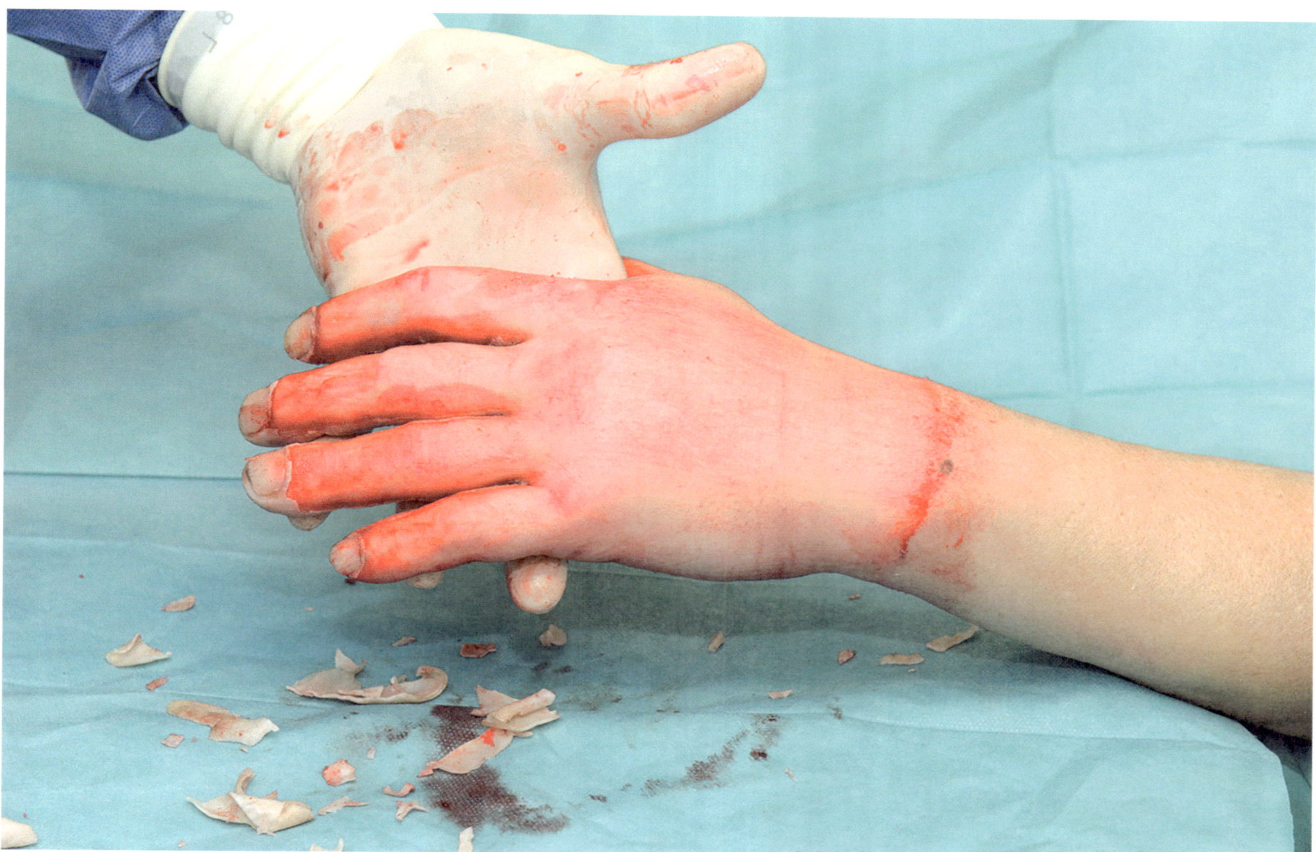

Abb. 7.5 Nach mechanischem Débridement adäquat vorbereitete Wundfläche

den Packungsgrößen ausschließlich als „Powder-filled" Darreichung zur Verfügung, wodurch das manuelle Pulverisieren vor der Anwendung nicht mehr notwendig ist. Nach vorsichtigem Unterheben (Abb. 7.6e) und anschließend ca. eineinhalb-minütigem kräftigem Umrühren mit dem Holzspatel resultiert ein weißgelbes/ockerfarbiges homogenes Gemisch (Abb. 7.6f).

Die ursprünglichen 2 g der Trockensubstanz reichen, um etwa die Fläche einer Erwachsenenhand (ca. 180 cm^2 entspricht ca. 1 % der Körperoberfläche (KOF)) zu behandeln. Mit der Menge der 5g-Vorbereitung lassen sich etwa 2,5 % der KOF eines Erwachsenen behandeln.

7.2.1.3 Der Okklusivverband - Step 3

Das Behandlungsareal wird mit einem Folienokklusivverband verschlossen. Hierzu können selbstklebende oder nicht-klebende Folien verwendet werden. In der Anwendungsplanung sollte frühzeitig überlegt werden, inwieweit Folienanteile vor dem Auftragen der Enzymmixtur vorgelegt oder vorgeklebt werden müssen (Abb. 7.7). Dies ist z. B. an Auflageflächen sinnvoll, um einem später ungewolltem Verschmieren des einmal aufgetragenen Enzyms oder einem Verkleben der Folien vorzubeugen.

An den meisten Lokalisationen oder an kleineren umschriebenen Flächen, insbesondere bei Benutzung von selbstklebenden Folienverbänden, kann in der sogenannten „Blasentechnik" oder der „Sandwichtechnik" gearbeitet werden Die Enzymmixtur wird mit dem Holzspatel in einer Dicke von etwa 2–3 mm aufgetragen (Abb. 7.8, 7.9 und 7.10).

Ist durch selbstklebende Folien insbesondere in schwierigen Arealen wie der Axillar-, Hals- oder der Leistenregion keine wirklich suffiziente Okklusion zu erwarten, ist als weitere Variante die zusätzliche Anlage einer Fettgaze- oder Vaselinebarriere über der gesunden Haut mit etwa 1–2 cm Abstand zum Wundrand zu empfehlen (Abb. 7.11, 7.12 und 7.13).

Um das Enzym nicht von seinem gewünschten Wirkungsort wegzudrücken, darf der Folienokklusivverband nicht zu straff verschlossen sein. Auch sollten luftgefüllte Hohlräume (Abb. 7.14, 7.15 und 7.16) oder eine zu locker aufgebrachte Folienokklusion vermieden werden, da sich dort die im Verlauf verflüssigende Enzymmixtur ansammelt. Eine sanfte Umwicklung mit Verbandswatte kann sich anschließen. Ziel muss sein, das Enzym über die gesamte Einwirkzeit flächig auf der Wunde zu halten und ein „Wegfließen" zu vermeiden.

Da trotz Okklusion und Barriereanlage oft im Anwendungsverlauf ein leichter Austritt der verflüssigenden

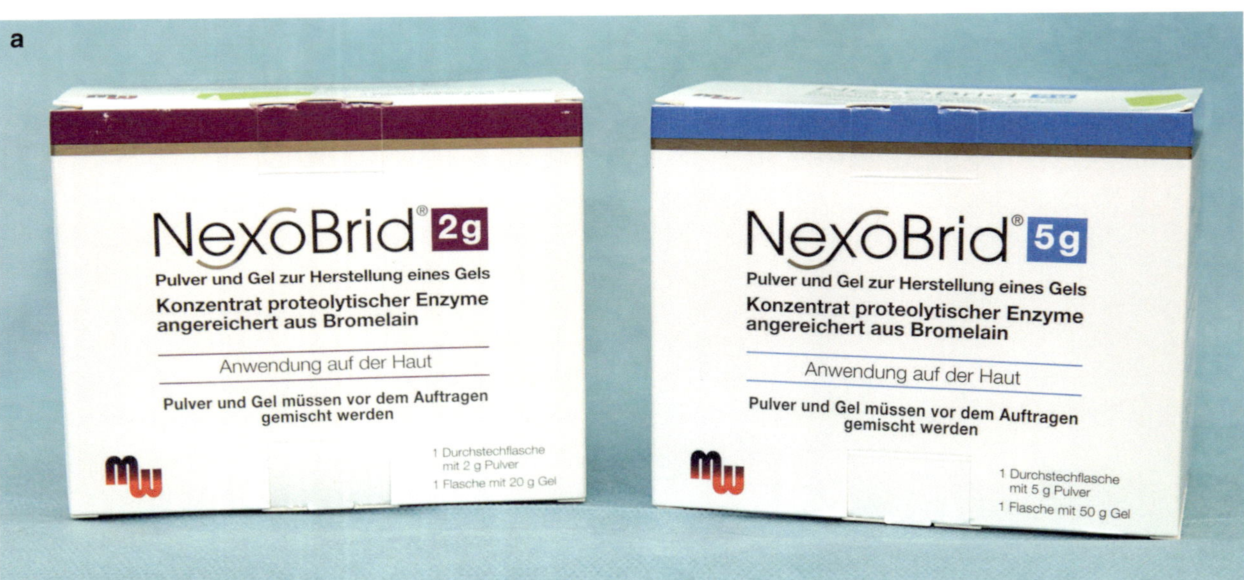

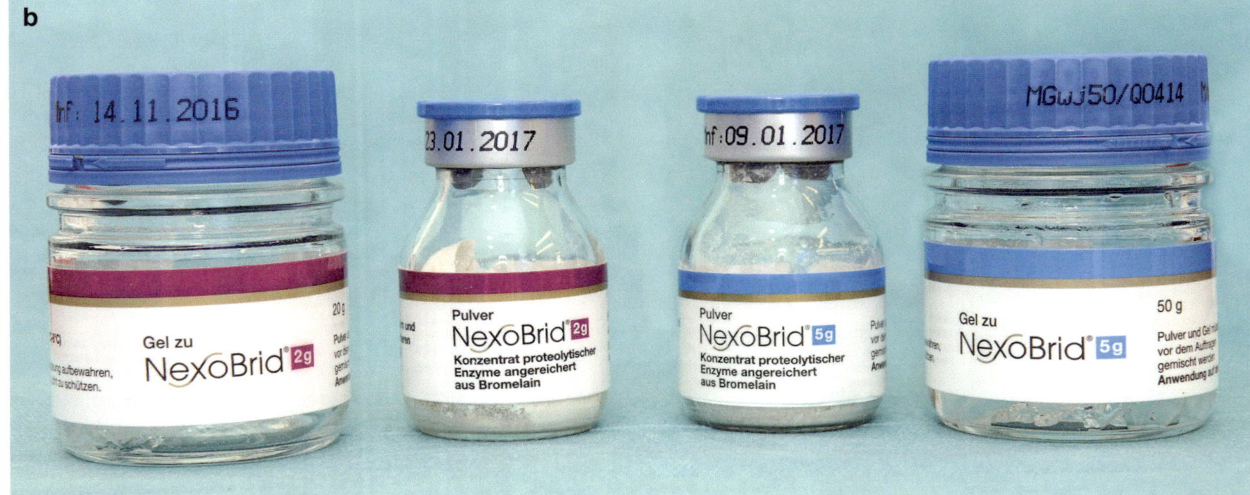

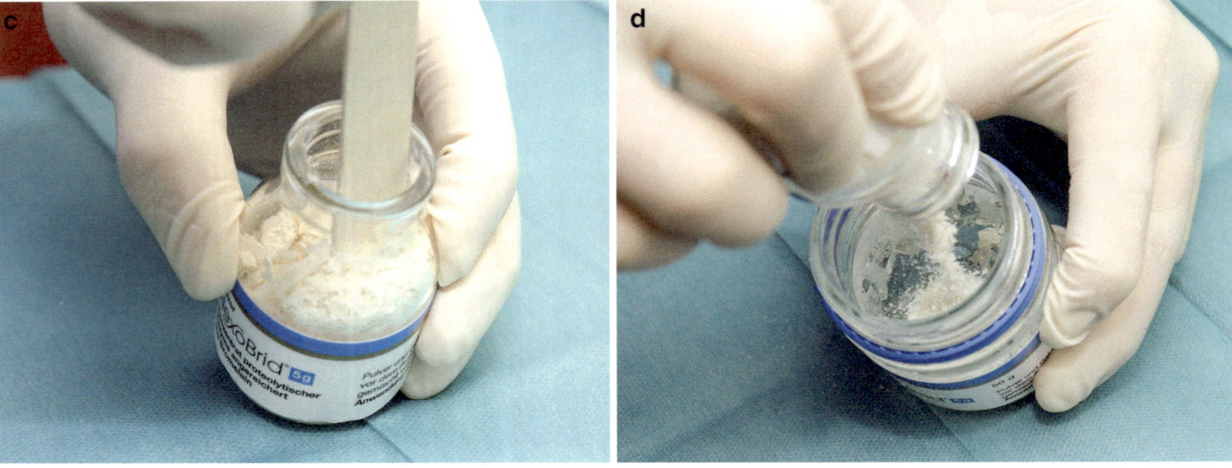

Abb. 7.6 **a–f** Vorbereitung der Enzymmixtur. (**a**) Packungsgrößen mit 2 g und 5 g Enzympulver. (**b**) Enzympulver und zugehöriges hydratisiertes Gelder entsprechenden Packungsgrößen. (**c**) Feinpulveriges Zerkleinern der „kristallinen" Trockensubstanz mit dem Holzspatel – entfällt bei „Powder-filled" Darreichung (seit 2020). (**d**) Übertragung des feinen Pulvers in das hydratisierte Gel maximal 15 min vor Auftragung auf die Wunde. (**e**) Mit dem Holzspatel vorsichtiges Unterheben der Trockensubstanz zur Vermeidung von Enzymstaubentwicklung. (**f**) Kräftiges Umrühren über ca. 90 sec und Erhalt einer homogenen, weißbeigen Enzymmixtur

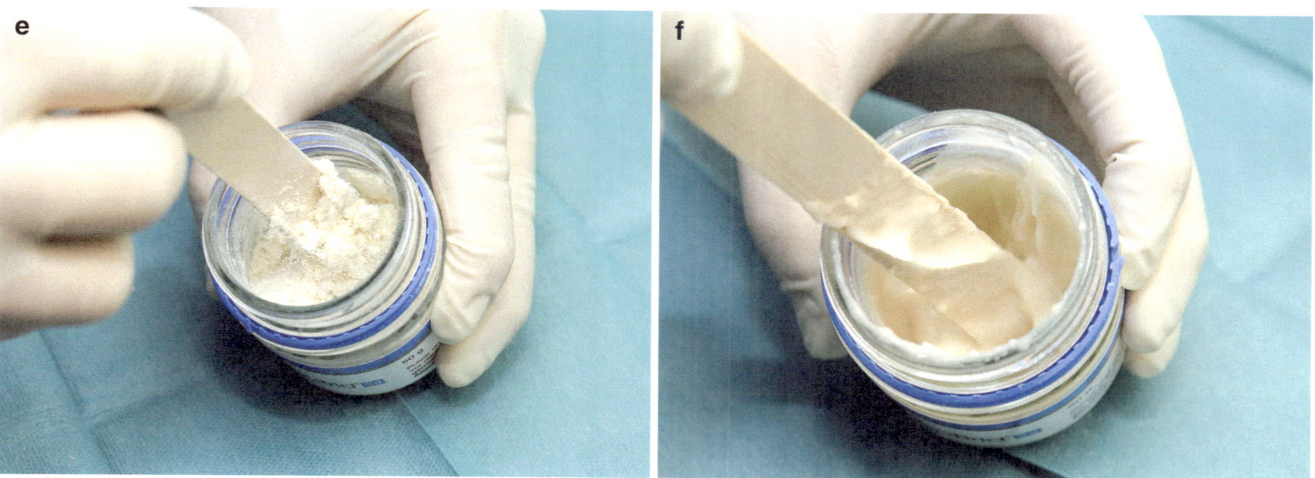

Abb. 7.6 (Fortsetzung)

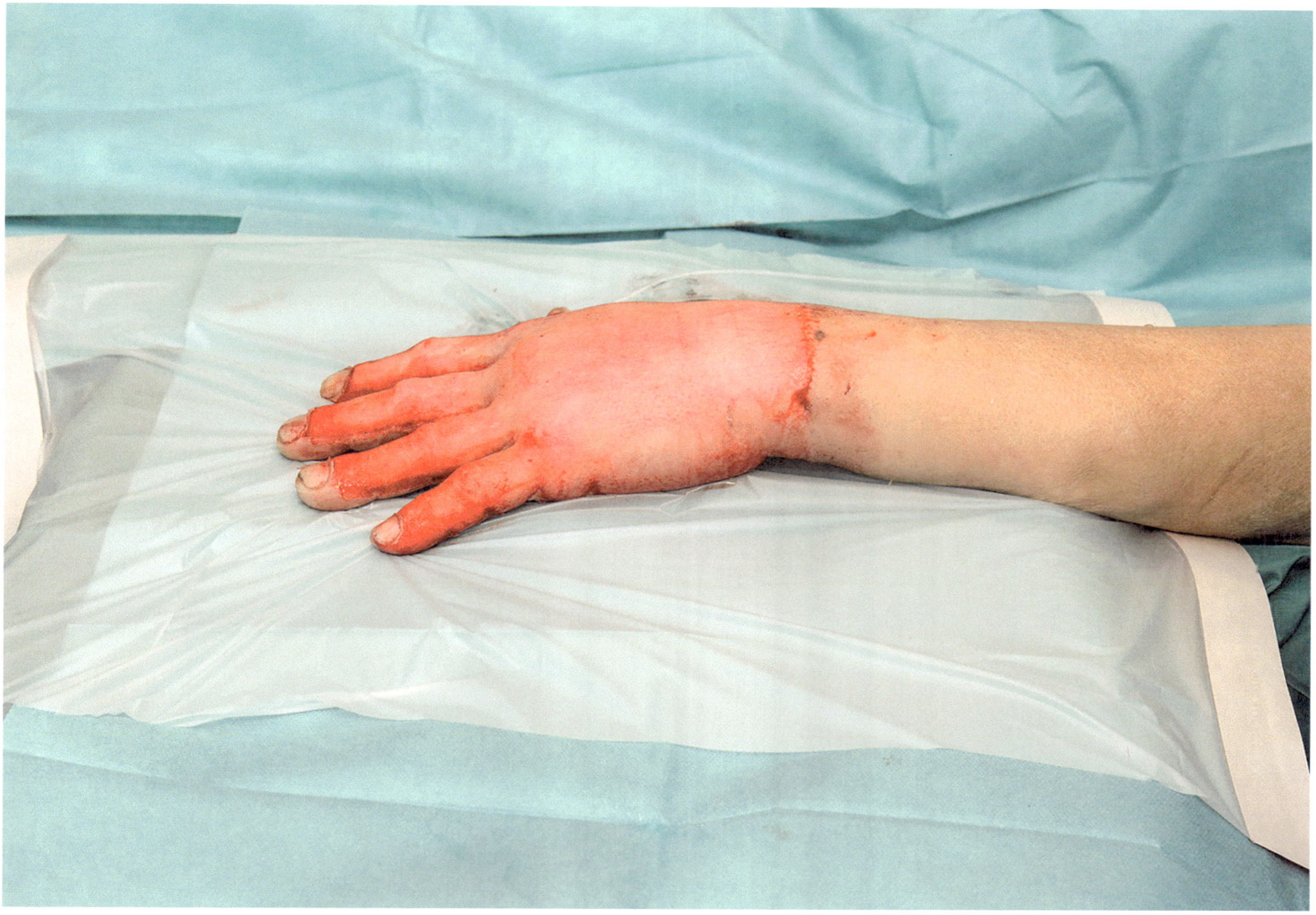

Abb. 7.7 Positionierung der Hand mit möglichst ausgespreizten Fingern auf einer mit der Klebefläche nach oben gerichteten Folie

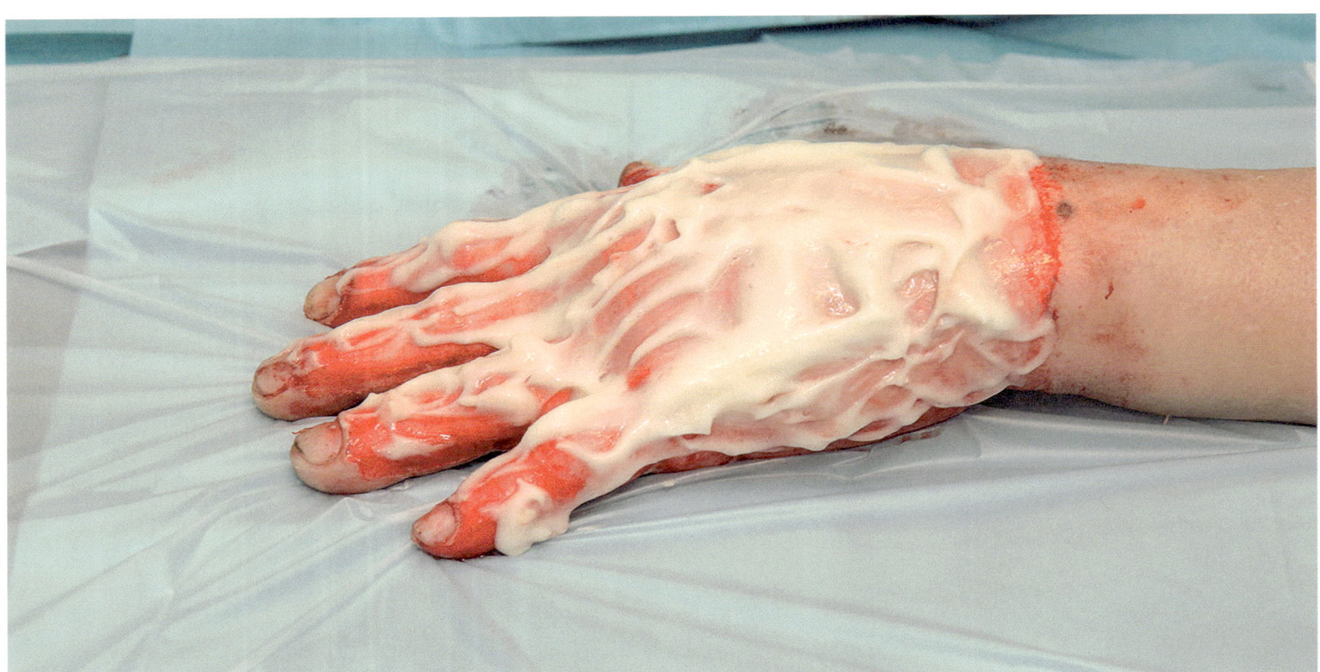

Abb. 7.8 Situation nach Enzymauftragung mit teilweise ersten Blutungen (siehe Finger) als Zeichen der sofortigen Enzymaktivität

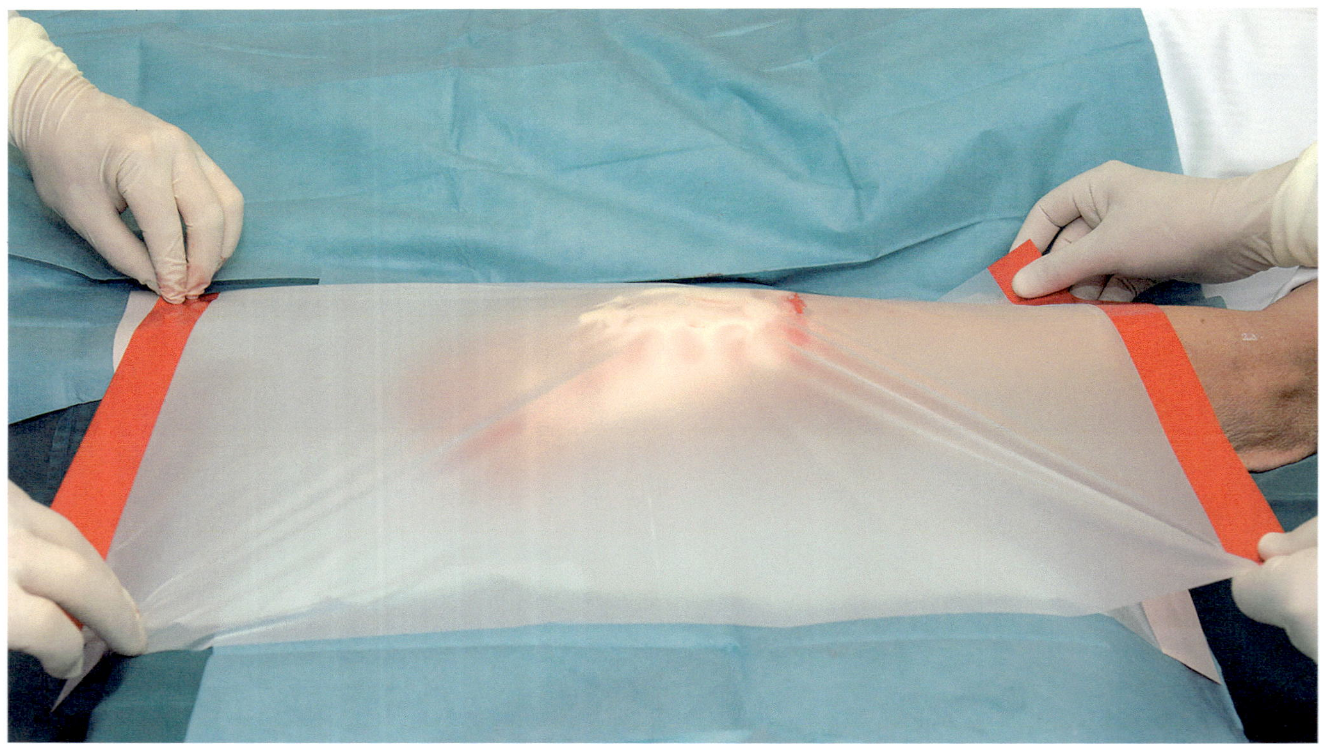

Abb. 7.9 Umgekehrtes Aufbringen einer zweiten OP-Folie mit nach unten gerichteter Klebefläche und Verkleben der Folien in sog. „Sandwichtechnik" – insbesondere auch in den Fingerzwischenräumen

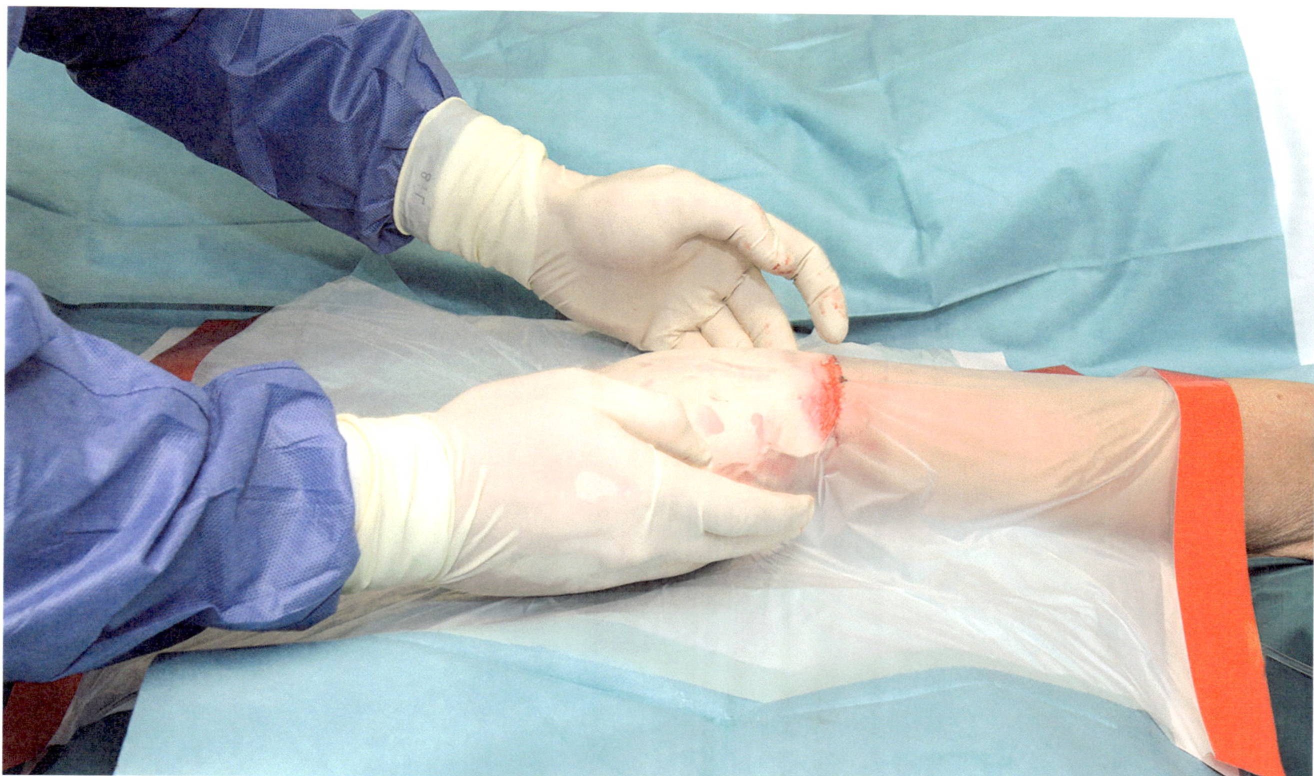

Abb. 7.10 Modellieren der Folie unter Erhalt einer „Enzymblase" über der Wunde

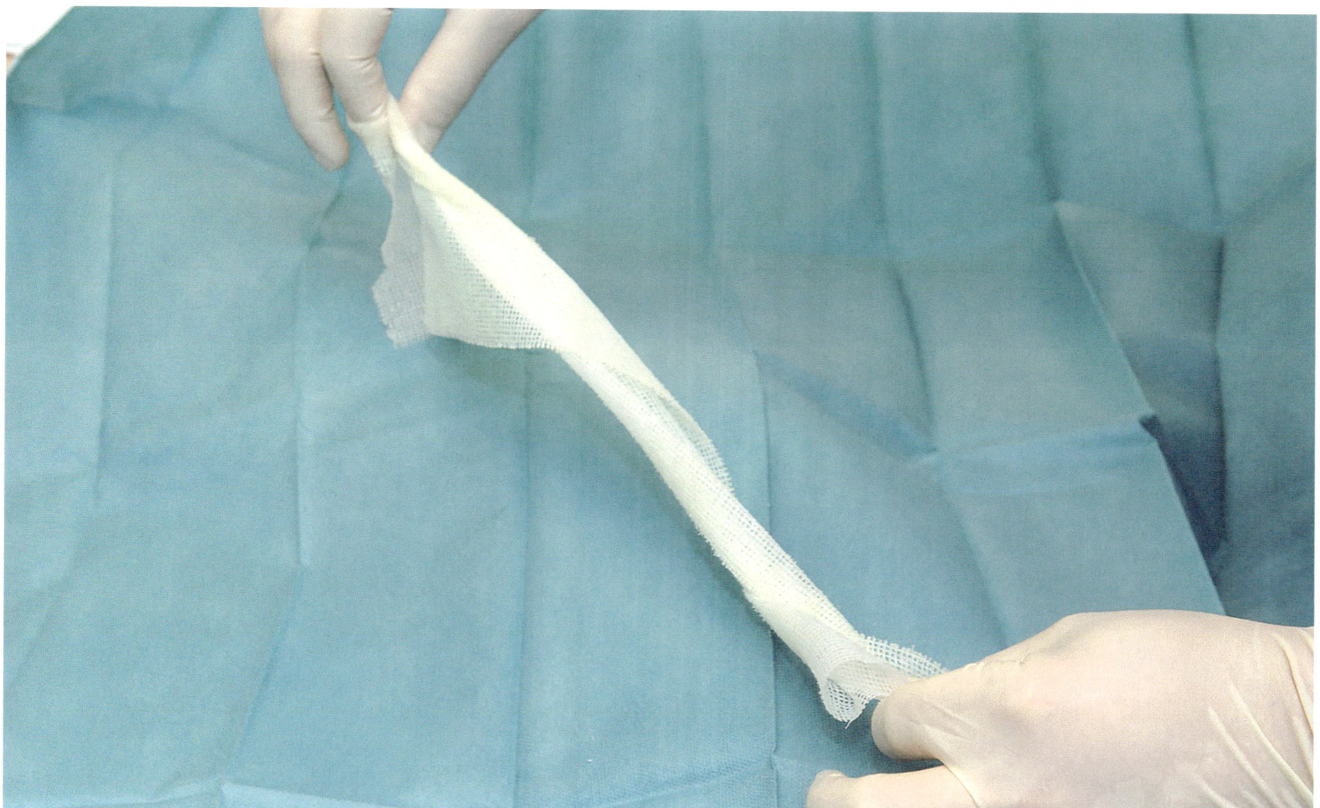

Abb. 7.11 Verbandsmodifikation mit zusätzlicher Auslaufbarriere (Paraffingaze oder alternativ auch mit Vaseline) am Beispiel der linken Hand. Aufzwirbeln eines ausreichend lang geschnittenen Paraffingazestreifens

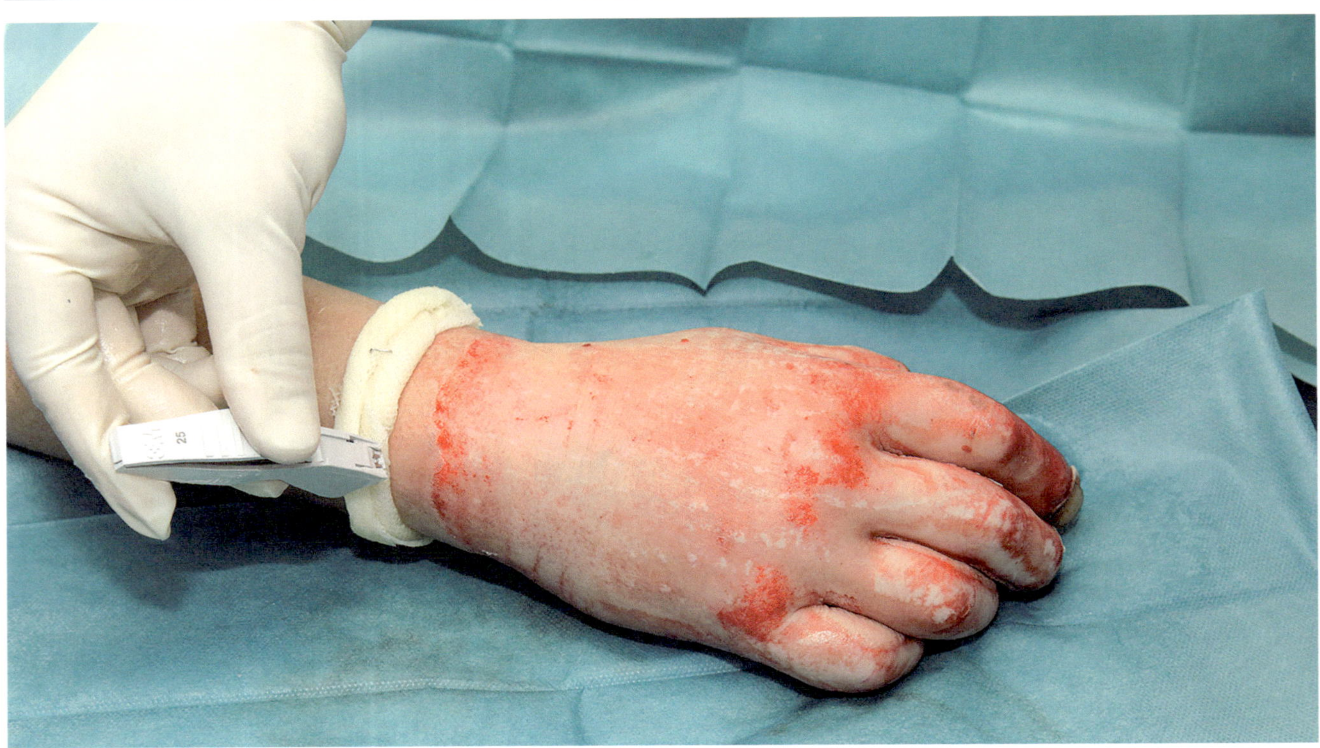

Abb. 7.12 Verbandsmodifikation mit zusätzlicher Auslaufbarriere (Paraffingaze oder alternativ auch mit Vaseline) am Beispiel der linken Hand. Fixation (hier mit Klammernähten) der Paraffingazebarriere über der gesunden Haut mit ca. 1–2 cm Abstand zum Wundrand

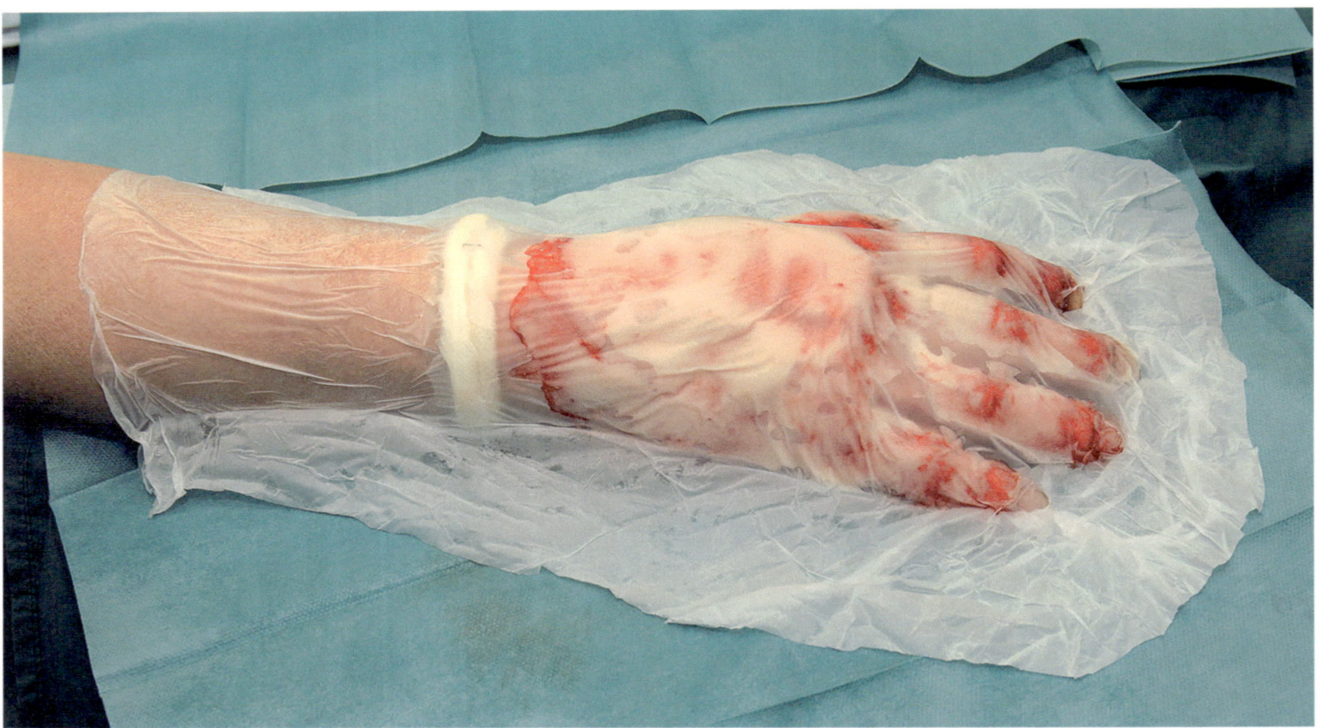

Abb. 7.13 Verbandsmodifikation mit zusätzlicher Auslaufbarriere (Paraffingaze oder alternativ auch mit Vaseline) am Beispiel der linken Hand. Fertiger Folienokklusivverband mit zusätzlicher Auslaufbarriere

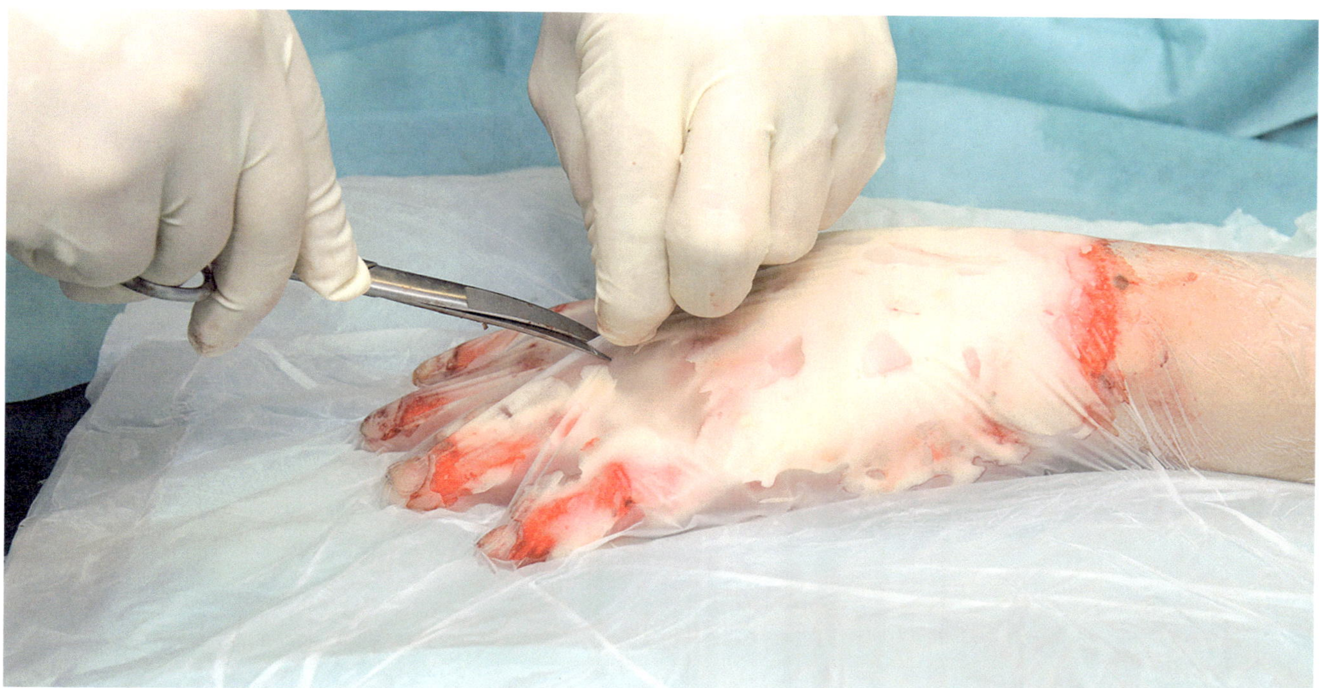

Abb. 7.14 Inzision und Entlüftung von Luftblasen

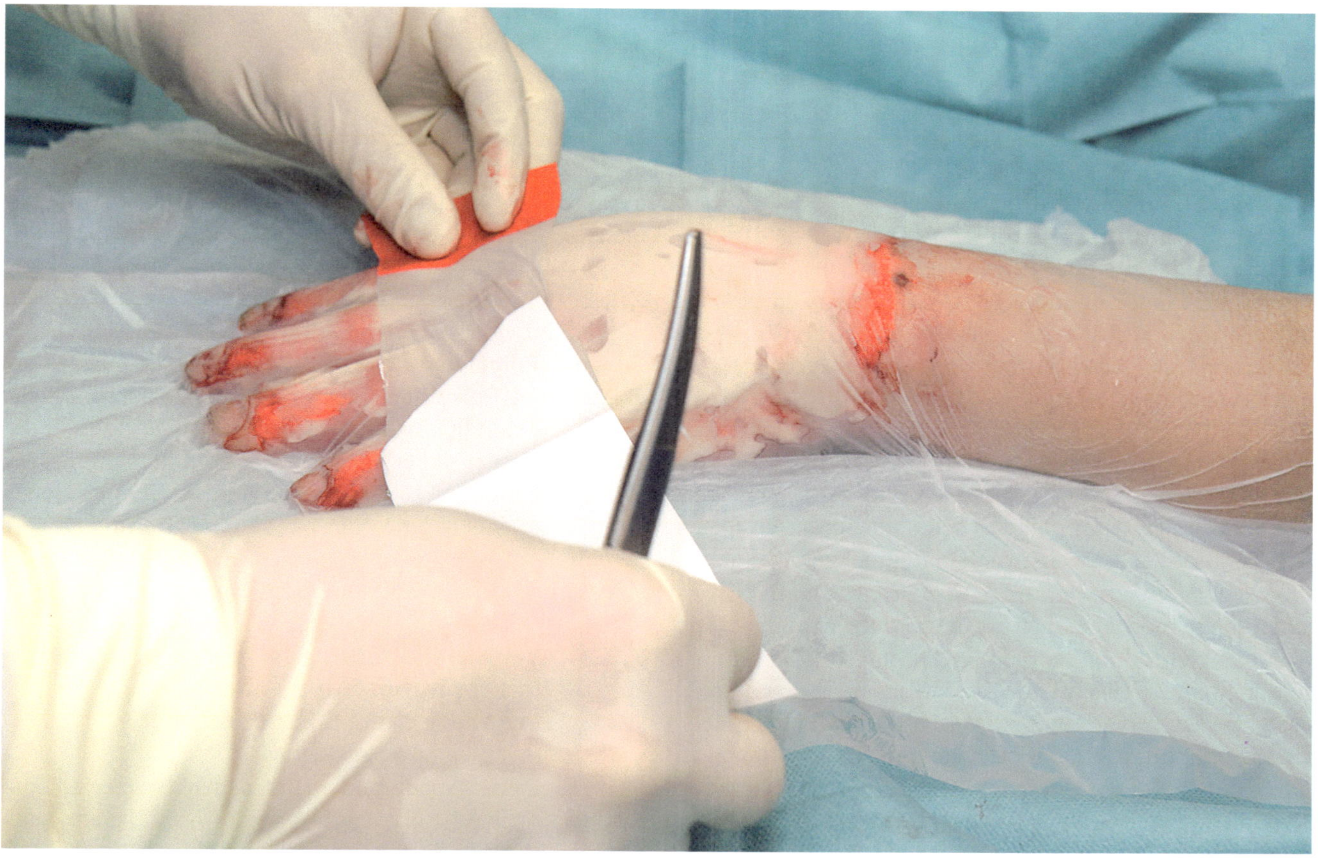

Abb. 7.15 Überkleben mit kleinen Folienzuschnitten

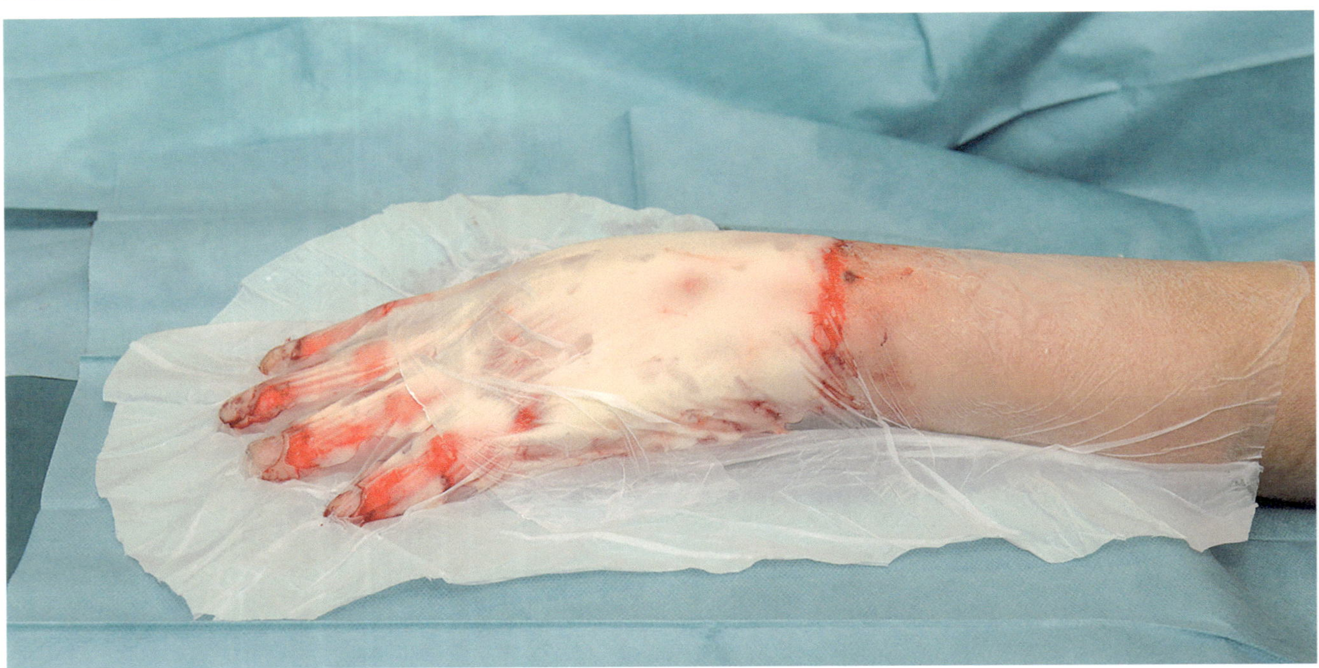

Abb. 7.16 Fertiger Folienokklusivverband

Enzymmixtur vorkommt sollte eine Papiertuchumwicklung und ggf. eine zusätzliche saugfähige Unterlage in Erwägung gezogen werden. Auf eine entsprechende Lagerung des Patienten bzw. der behandelten Extremität ist zu achten. Nur so lässt sich der gewünschte Débridementerfolg erreichen.

7.2.1.4 Enzymentfernung und Wundbettbeurteilung - Step 4

Nach etwa vierstündiger Einwirkzeit wird ebenfalls unter adäquater Schmerztherapie der Okklusivverband entfernt (Abb. 7.17) und der Débridementdetritus mithilfe eines Holzspatels gleichsam kräftig unter Aufsetzen der Holzspatellängskante heruntergeschabt (Abb. 7.18 und 7.19a,b). Die Wunde lässt jetzt nach selektivem Débridement eine zeitnahe und exaktere Beurteilung der Verbrennungstiefe zu. Der Wundgrund IIb°iger Verbrennungen zeigt unmittelbar nach dem Herunterschaben des Detritus eine weiße, mit punktuellen Blutungen durchsetzte vitale Dermis (Abb. 7.19a,b). Bei vollschichtigen Verbrennungen ist Fettgewebe exponiert. Die Wundbettbeurteilung zu diesem Zeitpunkt ist wesentlich und richtungsweisend für die weitere Behandlungsstrategie: Konservativ mit Abwarten der Spontanepithelisierung oder operativ unter Anwendung der verschiedenen autologen Deckungsoptionen. Hilfreich ist eine digitale Fotodokumentation der Wunde mit guter Bildauflösung, um ggf. unter Vergrößerung am Bildschirm Aspekte wie größere „Stufenbildung" in der Dermis, Durchschimmern von Fettgewebe in der tiefen retikulären Dermis oder thrombosierte subcutane Venen zu erkennen. Diese Aspekte stellen Indikationen zur autologen Spalthauttransplantation in derart umschriebenen Bereichen dar.

Zur weiteren Entfernung von Detritus und Enzymresten von der Wundoberfläche schließt sich eine mindestens zweistündige „Post-Soaking-Phase" an. Dies erfolgt mithilfe von gut „handfeuchten" Kompressen oder Bauchtüchern – getränkt mit NaCl 0,9 % oder Polyhexanidlösung – die durch langsames Austrocknen („Wet-To-Dry") einen weiteren Wundreinigungseffekt erzielen (Abb. 7.20, 7.21, 7.22 und 7.23). Diese Phase kann auch bis zum Folgemorgen, was oft aus Gründen der Zeitabläufe im Klinikalltag sinnvoll ist, oder sogar über mehrere Tage durchgeführt werden. Allerdings sollten die feuchten Tücher dabei bis zur definitiven Versorgung der Wundfläche einmal täglich gewechselt werden, um letztendlich ein Austrocknen der exponierten Dermis zu vermeiden.

7.2.2 Weiterbehandlung der Verbrennungswunde nach enzymatischem Débridement

Der exponierte Wundgrund muss in den Folgetagen insbesondere vor Austrocknung – und dies kann bereits nach wenigen Minuten unter Luftexposition auftreten – und vor Infektionen geschützt werden. Grundsätzlich kann die weitere konservative oder operative Behandlung mit den für die

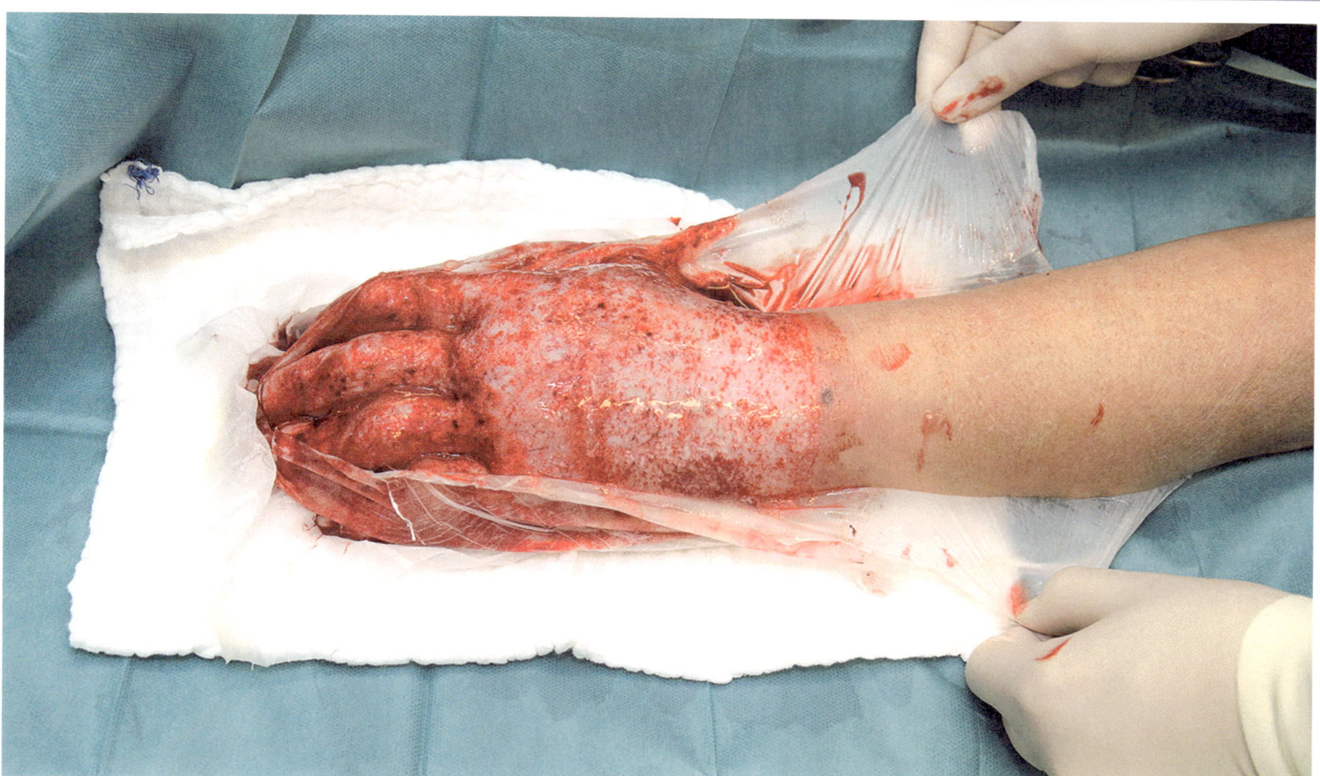

Abb. 7.17 Eröffnung des Okklusivverbandes nach vierstündiger Einwirkzeit

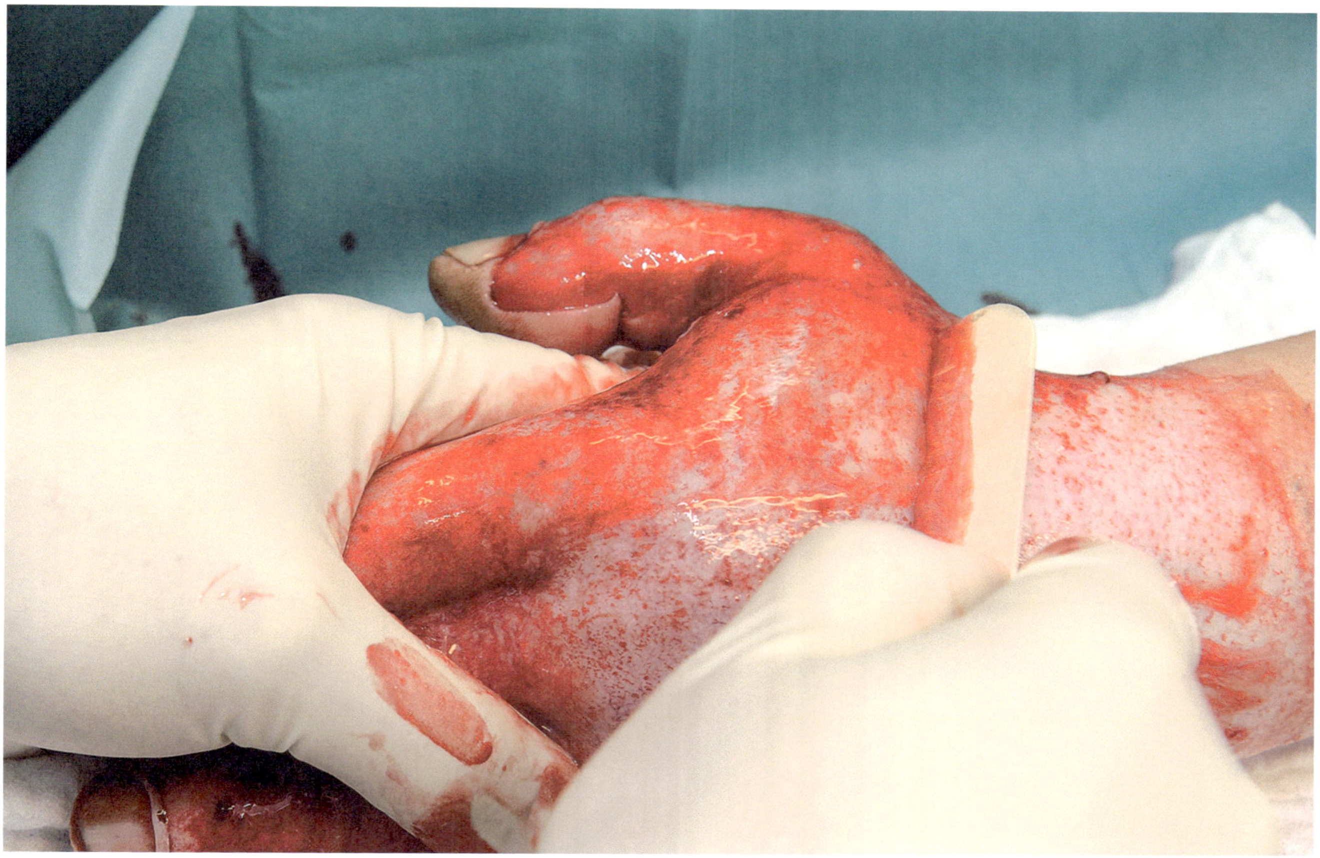

Abb. 7.18 Herunterschaben des Débridementdetritus mit der Holzspatelkante

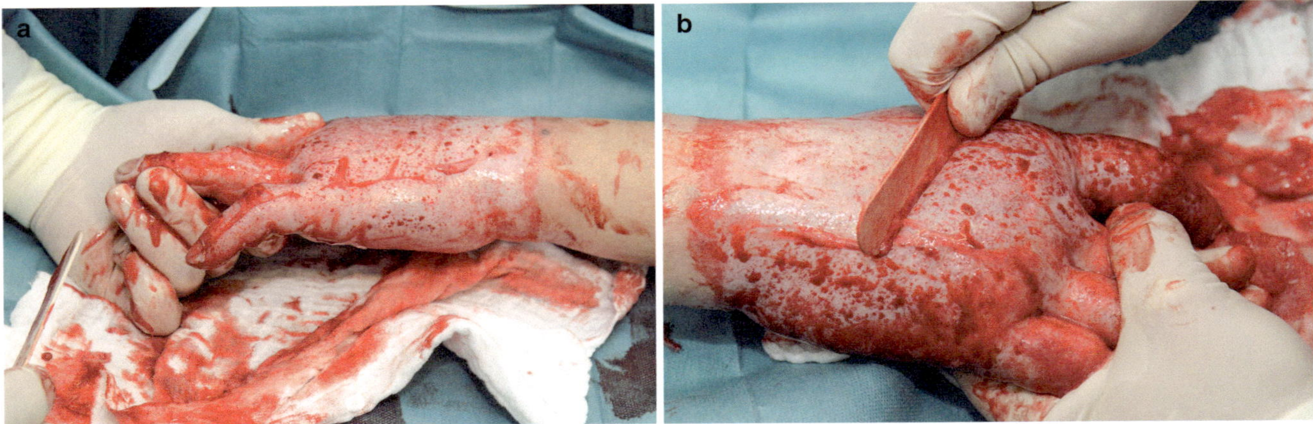

Abb. 7.19 **a, b** (**a**) (rechte Hand)/(**b**) (linke Hand) Provokation multipler punktueller Blutungen als Nachweis eines suffizienten Débridements bis in weiße vitale Dermis – hierbei erfolgte die erste Beurteilung und digitale Fotodokumentation der Wundfläche und die Festlegung der weiteren Behandlungsmaßnahmen in Abhängigkeit der Verbrennungstiefe. Durch Bildvergrößerung lassen sich Stufenbildung in der Dermis, subcutanes Fettgewebe oder thrombosierte Venen als Indikatoren für im Verlauf notwendige autologe Deckungsmaßnahmen erkennen

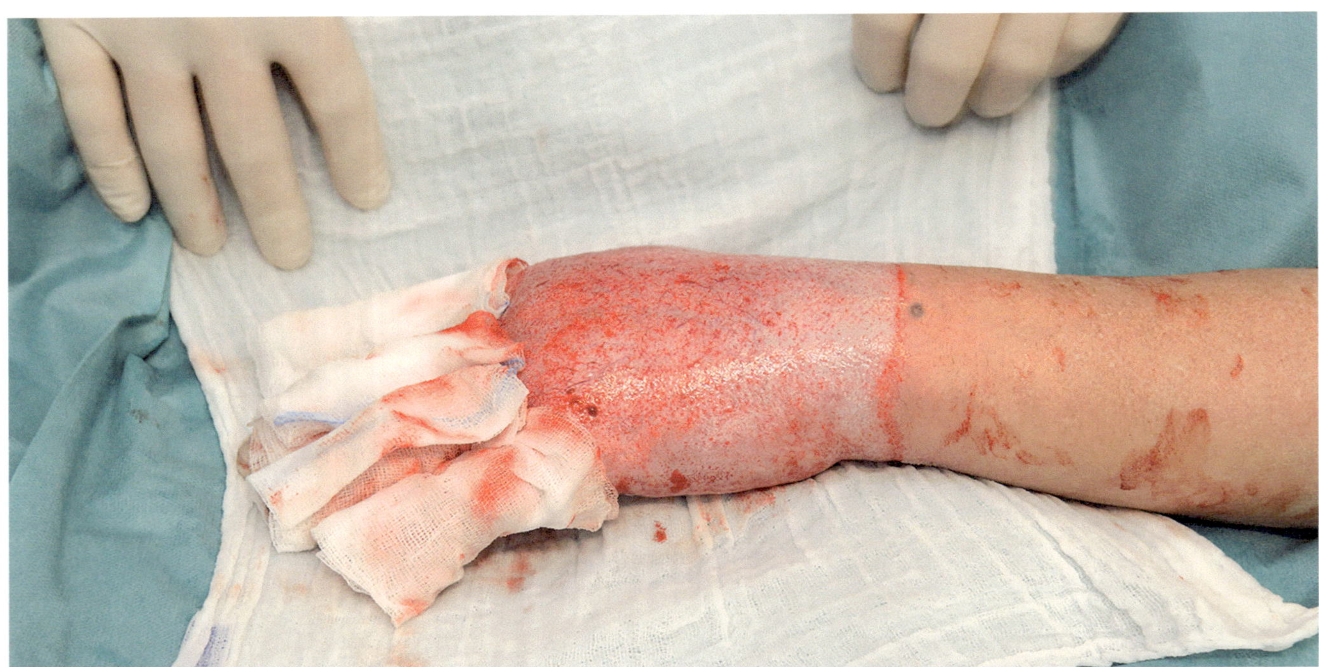

Abb. 7.20 Einwickeln der Finger in mit Polyhexanidlösung oder NaCl 0,9 % getränkten und „handfeucht" ausgewrungenen Kompressen

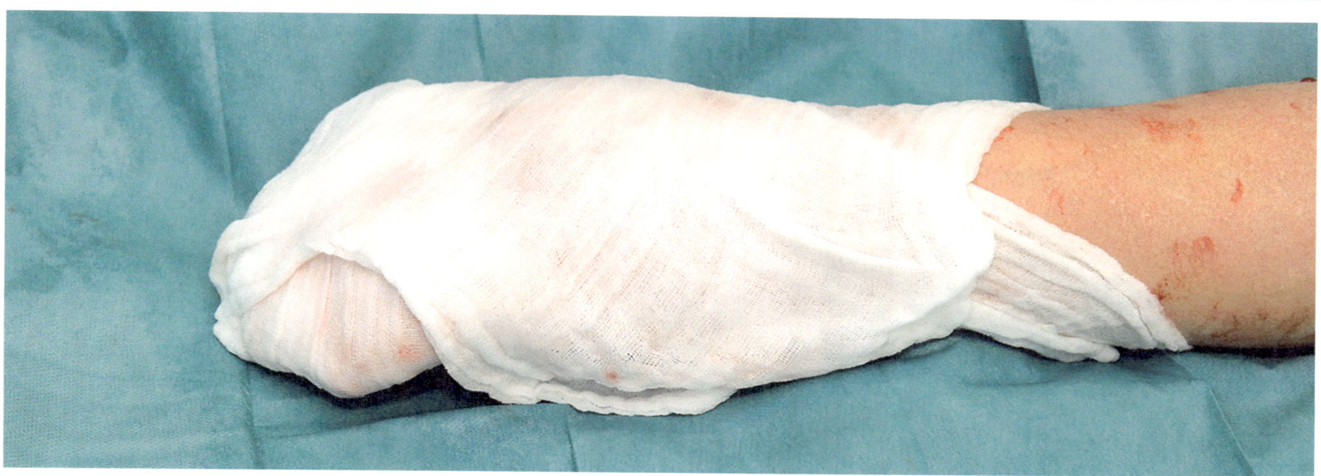

Abb. 7.21 Zusätzliches Einwickeln der Hand mit ebenso getränkten und ausgewrungenen Bauchtüchern

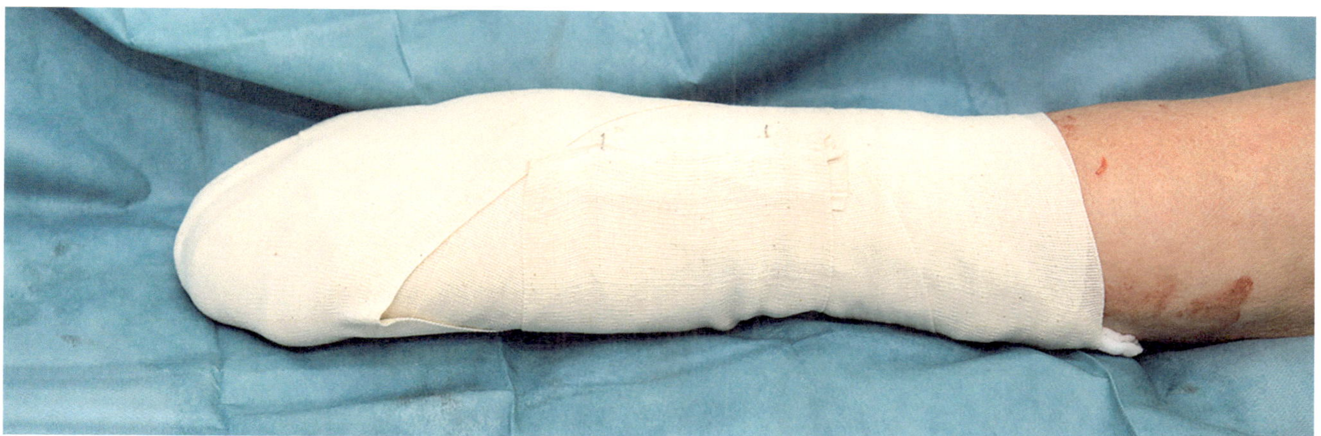

Abb. 7.22 Deckverbandanlage – z. B. elastische Wicklung

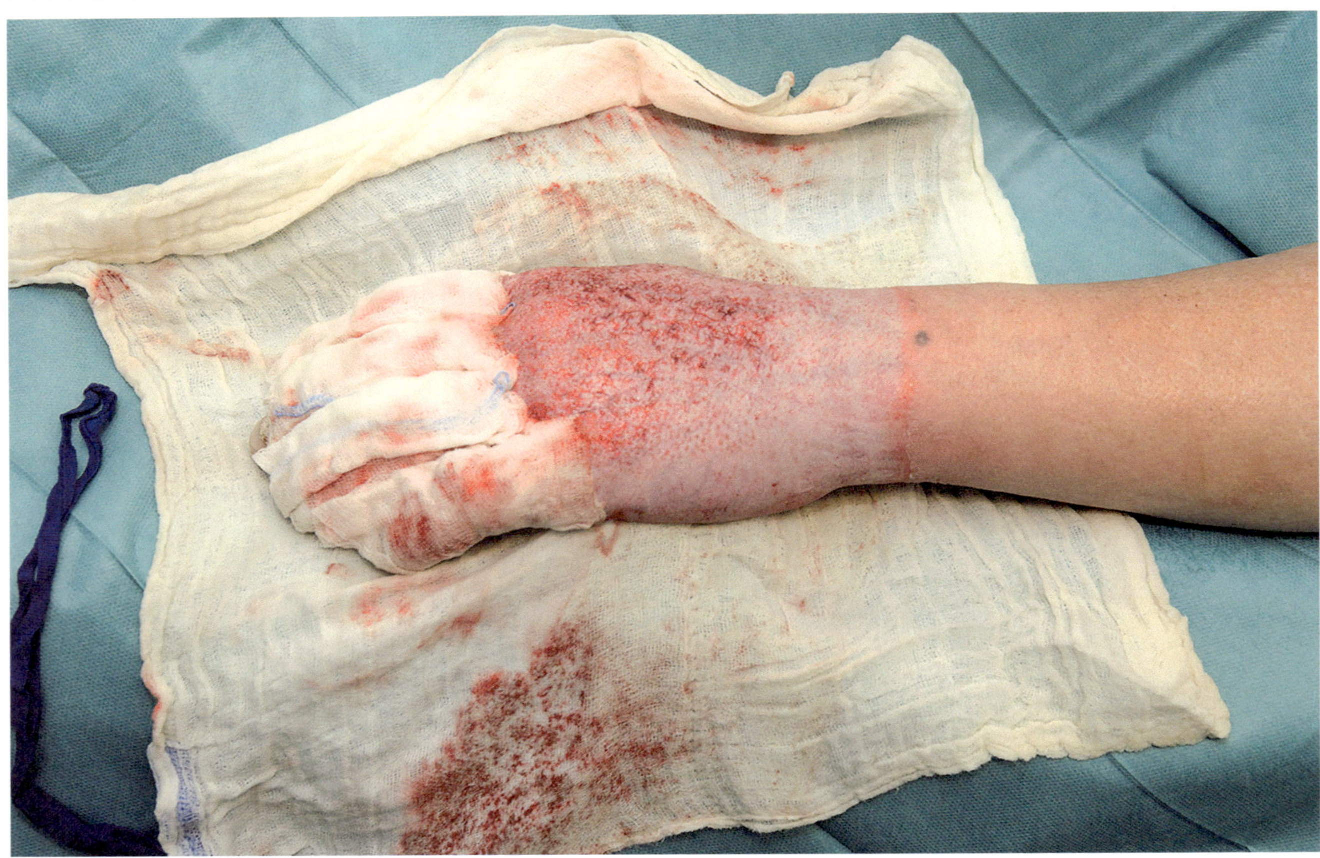

Abb. 7.23 Nach mindestens zweistündiger Einwirkzeit (weitere zeitliche Ausdehnung möglich) Entfernung des „Wet-to-dry"-Verbandes (die ursprünglich weißen Kompressen sind jetzt typischerweise gelblich und teils etwas blutig durchtränkt) und erneute Beurteilung und Fotodokumentation der Wunde

entsprechende Verbrennungstiefe in der jeweiligen Klinik etablierten Behandlungsmethoden erfolgen. Zu empfehlen ist, die Wunde nach etwa 3 bis 5 Tagen unmittelbar vor temporären oder permanenten Deckungsmaßnahmen nochmals mit einer Bürste oder sogar (hydro-)chirurgisch „anzufrischen". Bei Vorhandensein eines noch ausreichenden dermalen Wundgrundes ist beispielsweise die temporäre alloplastische Deckung mit einer hydrolytisch resorbierbaren Polylaktidmembran (Suprathel®) [20] eine Möglichkeit, die sich in unseren Händen bewährt hat. Auch die Applikation von Keratinozyten im Sprühverfahren oder die temporäre allogene Spenderhauttransplantation stellen weitere Folgebehandlungsoptionen dar. Eine auf großflächig exponiert subcutanem Fettgewebe notwendige autologe Hauttransplantation setzt auch nach enzymatischem Débridement der Wunde eine adäquate, oft mehrtägige Präkonditionierung des Wundgrundes voraus, um eine bestmögliche Einheilungsrate des Transplantates zu erzielen. Auf die entsprechenden Kapitel in diesem Buch zu möglichen Folgebehandlungsoptionen sei an dieser Stelle verwiesen.

Gelegentlich treten nach wenigen Tagen konservativer Therapie Veränderungen des Wundgrundes auf, die gleichsam als sogenannter „Pseudoeschar" imponieren. Hierbei handelt es sich um eine spezifische Auflage oder Mixtur aus eingetrocknetem Wundexsudat, Zersetzungsresten nach der Enzymbehandlung und ggf. Resten von Wundauflagen. Dieser haftet dem Wundgrund meist feste an und löst sich aber im Zuge der darunter stattfindenden Reepithelialisierung sukzessive vom Rand her ab. Im Falle eines begleitenden unterminierenden putriden Wundinfektes oder der Ausbildung tieferer Nekrosen im Sinne eines „Abtiefens" der Verbrennung ist allerdings eine aktive chirurgische Entfernung indiziert.

Sollte die spontane Reepithelialisierung tieferer dermaler Verbrennungen, die bis zu vier Wochen dauern kann, abgewartet werden, ist in der Regel nach ca. zweieinhalb Wochen eine mehrtägige Lokalbehandlung mit kortisonhaltigen Externas (z. B. Triamcinolon) notwendig, da etwa zu diesem Zeitpunkt eine für die weitere Reepithelialisierung hinderliche Granulationsgewebebildung einsetzt.

Nach Abheilung der Wunden ist wie gewohnt die täglich mehrfache fettende Haut- bzw. Narbenpflege zu empfehlen. Auch eine Therapie zur Vermeidung von überschießender Narbenbildung – z. B. Kompressions- und Silikonanwendung – sollte, insbesondere nach Abheilungsdauern von mehr als drei Wochen oder über transplantierten Arealen geprüft und ggf. eingeleitet werden.

- ▶ Enzymatisches Verbrennungsdébridement, und insbesondere die anschließende Wundbettbeurteilung, unterliegen einer Lernkurve.

- ▶ Ein enzymatisches Débridement stellt als minimalinvasive Maßnahme und als diagnostisches Werkzeug eine wertvolle Ergänzung im Spektrum der Verbrennungsbehandlung dar.

Literatur

1. Janzekowic Z (1970) A new concept in the early excision and immediate grafting of burns. J Trauma 10(12):1103–1108
2. Glasser SR (1940) A new treatment for sloughting wounds: peliminary report. Am J Surg 40:320–322
3. Guzmann E-V, Guzmann MG (1953) The enzymatic debridement of suppurations, necrotic lesions and burns with papain. J Int Coll Surg 20:695–702
4. Connell JF, Rousselot LM (1959) Indications for and application of Debricin ficus protease. Am J Surg 98:685–692
5. Klein GKV (1964) Enzymatic debridement of third degree burns in animals with bromelains – a preliminary report. J Maine Med Assoc 55:169–171
6. Altemeier WA, Coith R, Culbertson W, Tytell A (1951) Enzymatic debridement of burns. Ann Surg 134:581–587
7. Teitelmann SL, Movitz D, Zimmermann LM (1952) Enzymatic debridement of necrotic surfaces. Ann Surg 136:267–271
8. Connell JF, Bowe JJ, Del Guerico L, Rousselot LM (1957) Evaluation of present day concepts in the treatment of the severely burned patient. Am J Surg 93:644–701
9. Garret TA (1969) Bacillus subtilis protease: a new topical agent for debridement. Clin Med 76(5):11–15
10. Connor GJ, Harvey SC (1946) The pyruvic acid method in deep clinical burns. Ann Surg 124:799–810
11. Schweitzer RJ, Bradsher JT (1951) Acid debridement of burns with phosphoric-acid gel. N Engl J Med 244:705–709
12. Klasen HJ (2000) A review of the nonoperative removal of necrotic tissue from burn wounds. Burns 26(3):207–222
13. Gurfinkel R, Rosenberg L, Cohen S, Cohen A, Barezovsky A, Cagnano E, Singer AJ (2010) Histological assessment of tangentially excised burn eschars. Can J Plast Surg 18(3):e33–e36
14. Rennekampff HO, Schaller HE, Wisser D, Tenenhaus M (2006) Debridement of burn wounds with a water jet surgical tool. Burns 32(1):64–69
15. Wang XQ, Kempf M, Liu PY, Cuttle L, Chang HE, Kravchuk O, Mill J, Phillips GE, Kimble RM (2008) Conservative surgical debridement as a burn treatment: supporting evidence from a porcine burn model. Wound Repair Regen 16(6):774–783
16. Rosenberg L, Krieger Y, Bogdanov-Berezovski A, Silberstein E, Shoham Y, Singer AJ (2014) A novel rapid and selective enzymatic debridement agent for burn wound management: a multi-center RCT. Burns 40(3):466–474
17. Rosenberg L, Shoham Y, Krieger Y, Rubin G, Sander F, Koller J, David K, Egosi D, Ahuja R, Singer AJ (2015) Minimally invasive burn care: a review of seven clinical studies of rapide and selective Debridement using a Bromelain-based debriding Enzyme (Nexo-Brid®). Ann Burns Fire Disast 28(4):264–274
18. Hirche C, Citterio A, Hoeksema H, Koller J, Lehner M, Martinez JR, Monstrey S, Murray A, Plock JA, Sander F, Schulz A, Ziegler B, Kneser U (2017) Eschar removal by bromelain based enzymatic debridement (Nexobrid®) in burns: an European consensus. Burns 43(8):1640–1653
19. Levine N, Seifter E, Levenson SM (1971) Enzymatic debridement of burns. Surg Forum 22:57–58
20. Keck M, Selig HF, Lumenta DB, Kamolz LP, Mittlböck M, Frey M (2012) The use of Suprathel® in deep dermal burns: first results of a prospective study. Burns 38:388–395
21. Orgill DP, Piccolo N (2009) Escharotomy and decompressive therapies in burns. J Burn Care Res 30(5):759–768

8 Wundkonditionierung und temporäre Wundabdeckung vor Transplantation: Allogene, xenogene und biosynthetische Membranen

Paul Wurzer, David N. Herndon und Ludwik K. Branski

Inhaltsverzeichnis

P. Wurzer (✉)
Klinische Abteilung für Plastische, Ästhetische und Rekonstruktive Chirurgie, Universitätsklinik für Chirurgie, Medizinische Universität Graz, Graz, Österreich
e-mail: paul.wurzer@medunigraz.at

D. N. Herndon
University of Texas Medical Branch-Galveston & Shriners Hospitals for Children, Galveston Burns Hospital, Galvaston, USA
e-mail: dherndon@utmb.edu

L. K. Branski
Divison of plastic Surgery, Department Of Surgery, Shriners, Zentrum für Schwerbrandverletzte, Galvaston, USA
e-mail: lubransk@utmb.edu

8.1 Eigenschaften des „idealen" Hautersatzes

Der „ideale" Hautersatz hat folgende Eigenschaften [1]:

- Schützt vor Flüssigkeitsverlust
- Bietet eine Infektionsbarriere
- Kostengünstig
- Langlebigkeit am Patienten
- Einzeitiges Verfahren, keine Folgeverbandswechsel
- Soll Hypertrophische Narbenbildung vorbeugen
- Die Flexibilität bei Bewegung sollte gegeben sein (postoperative Mobilisation)
- Soll adhäsiv zum Wundgrund sein
- Anwenderfreundlich

C. Ottomann, B. Hartmann (Hrsg.), *Hauttransplantation*, https://doi.org/10.1007/978-3-662-62060-1_8

- Einfache Lagerung (Ablaufdatum)
- Keine Übertragung von viralen Erkrankungen
- Soll Entzündungen reduzieren
- Soll das Patientenwachstum nicht beeinflussen

8.2 Allogene Transplantate

Im Jahr 1872 beschrieb Reverdinim [2] zum ersten Mal die allogene Hauttransplantation. Nicht ganz eine Dekade später zeigte Girdner [3] die Anwendung dieser Operationsmethode bei Verbrennungsopfern. Jedoch dauert es bis zu Beginn des 20. Jahrhunderts, das Wentscher die ersten Transplantationen von eingefrorenen allogenen Hauttransplantaten erfolgreich durchführen konnte [4]. Wiederum 40 Jahre später beschrieb Bettman die Verwendung von kryokonservierter allogener Haut bei der Behandlung von tiefen drittgradigen Verbrennungen bei Kindern [5]. Im Jahr 1949, mit der Gründung der United States Navy Tissue Bank, wurde das Zeitalter der modernen Gewebebanken in den Vereinigten Staaten eingeleitet, und die Verwendung von kryokonservierter Haut fand Einzug in den klinischen Alltag. Die Beobachtungen von Baxter [6], der eine Gewebszerstörung der Haut durch die bei der Kryokonservation entstehenden Eiskristalle beschrieb, ermutigten Billingham und Medawar eine Verbesserung der Methode durch die Anwendung von Glycerol bei der Kühllagerung [7]. Heutzutage können allogene Transplantate (0,15 – 0,6 mm Dicke) entweder im Kühlschrank (4°C bis zu 14 Tage), tiefgefroren (-70 bis -100°C für 3–6 Monate, -150 bis 196°C bis zu 10 Jahre) oder glycerolkonserviert gelagert werden. Wie jedoch schon früh bekannt war, kann die allogene Transplantation eine Gefahr für eine Antigen-Antikörper-Reaktion beim Empfänger bergen. Diese Antigenizität des allogenen Transplantates kann durch den Einfrierungs- und Trocknungsvorgang vermindert werden [8], dies war der Grund dass allogene Hauttransplantate bei dermalen und tiefen drittgradigen Verbrennungen erfolgreich im klinischen Alltag eingesetzt werden konnten [9, 10]. Wie Studien belegten, haben allogene Hauttransplantate in der primären Phase der Wundregeneration dieselben Effekte wie autologe Hauttransplantate. Sie reduzieren das Infektionsrisiko und schützen vor vermehrtem Flüssigkeitsverlust, indem sie als Membran wirken. Eine vollständige Einheilung von allogenen Hauttransplantaten konnte jedoch nur unter vollständiger Immunsuppression erfolgen, wie vereinzelt in der Literatur beschrieben wurde [11, 12].

Parallel zur Verwendung von Leichenhaut als temporärer Wundverschluss wurde zu Beginn des 20. Jahrhunderts Amnion als biologische Membran für die Behandlung von Verbrennungen entdeckt [13]. In einer Arbeit von Branski et al. [14] wurde das sehr dünne Amnion (0,08 – 0,12 mm) in der Behandlung von oberflächlichen dermalen Verbrennungen angewendet. Hierbei beschrieben die Autoren, dass Amnion sehr gute antiinfektiöse Eigenschaften und eine ausgezeichnete Wundadhärenz besitzt, sowie den Wundschmerz reduziert und darüber hinaus die Reepithelialisierung stimuliert wird. Diese Erkenntnisse konnten durch weitere Arbeiten in der Literatur bestätigt werden [15–17]. Um Amnion im klinischen Alltag anwenden zu können, müssen sogenannte Amnion-Banken in Biobanken integriert werden. Die Aufarbeitung der bei der Geburt anfallenden Amnion-Häute muss, wie auch bei der Aufarbeitung von Spenderhäuten, von geschultem Personal Vorort geschehen und die einzelnen Schritte bis hin zu Kryokonservierung müssen nach strengem Protokoll praktiziert werden. All dies kann eine komplikationsarme Verwendung von humanem Amnion in der Verbrennungsmedizin ermöglichen.

▶ Zu den allogenen Transplantaten werden die Spenderhaut als auch das humane Amnion gezählt.

8.3 Xenogene Transplantate

Neben allogenen temporären Hautersatzmaterialien finden xenogene Hauttransplantate vor allem in Ländern, wo die Organspende innerhalb der menschlichen Spezies aus religiösen Gründen nicht durchgeführt werden, vermehrte Anwendung im klinischen Alltag. Speziell im Nahen Osten und im Asiatischen Raum werden xenogene Transplantate als eine gängige Alternative zu allogenen

Transplantaten gesehen. In der Geschichte der xenogenen Hauttransplantation bei Verbrennungen kamen die Häute von Schafen, Eidechsen, Hühnern, Ratten, Katzen, Hunden, Fröschen, Kühen und Schweinen zum Einsatz [18]. Bis dato haben sich xenogene Hautersatzmaterialien von Schweinen und Fröschen durchgesetzt. Salisbury und Kollegen[19, 20] verglichen schon zu Beginn der 80er-Jahre verschiedenste Arten von biologischen Wunderverbänden untereinander. Sie kamen zu dem Entschluss, dass sie frische xenogene Schweinehaut der Spenderhaut (Allotransplantate) aus Kostengründen bevorzugen. Die Gefahr der Übertragung von Infektionen, speziell vom Schwein auf den Menschen konnte in einer Arbeit von Fishman und Patience von 2004, zum Thema Xenotransplantation, zurückgewiesen werden [21]. Xenogene Hauttransplantate werden zumeist von den verwendeten Institutionen selbst hergestellt und bis zu ihrer Verwendung, ähnlich aufbereitet wie Spenderhaut und in Biobanken gelagert [18]. Darüber hinaus gibt es auch im medizinischen Handel erwerbbare Produkte, wie z. B. EZ-Derm® (Mölnlycke Health Care, Göteborg, Sweden); ein aus Schweinekollagen erzeugtes Xenotransplantat. Zusammengefasst kann man sagen, dass xenogene Hautersatzmaterialien als temporärer Wundverschluss bis zur spontanen Heilung von dermalen IIa-bis IIb°-Verbrennungen, als auch als temporärer Hautersatz bis zur endgültigen Deckung mittels autologen Verfahren, verwendet werden können.

▶ Epidermale Xenotransplantate vom Schwein werden als gängige Alternative zur Spenderhaut angesehen.

8.4 Biosynthetische Membranen

Die Verwendung von künstlichen, synthetisch hergestellten Hautersatzmaterialien zum temporären Wundverschluss ist seit den 90er-Jahren in der Verbrennungschirurgie omnipräsent. Der wohl bekannteste und weit verbreitetste Vertreter dieser Hautersatzmaterialien ist Biobrane™ (Mylan Bertek Pharmaceuticals Inc., North Carolina, USA). Biobrane™ besteht aus einem mit Schweinekollagen Typ I beschichtetem Nylonnetz. Ein weiteres Produkt, das sowohl den Xenotransplantaten als auch den biosynthetischen Membranen zuzuordnen ist, ist EZ-Derm® (Mölnlycke Health Care, Göteborg, Sweden). Durch ihre biosynthetischen Zusammensetzungen werden diese 2 Produkte nicht von allen religiösen Gemeinschaften zur Verwendung am Menschen akzeptiert. Dieses Problem gibt es bei der Anwendung des vollsynthetischem Suprathel® (PolyMedics Innovations GmbH, Denkendorf, Deutschland) nicht. Suprathel® konnte auch erfolgreich als temporärer Verband bei tiefen dermalen IIb°-Verbrennungen eingesetzt werden, wie in einer kürzlich publizierte Arbeit von Keck et al. [22] zeigte. Speziell im pädiatrischen Patientengut, welche zumeist mit sogenannte „gemischtgradige" Verbrennungen klinisch vorstellig werden, scheint die Verwendung von synthetischen Membranen zielführend. Rahmanian-Schwarz und Kollegen verglichen Biobrane™ und Suprathel®; sie kamen zu dem Entschluss, dass mit beiden Materialien zufriedenstellende Ergebnisse bei IIa°-Verbrennungen erreicht werden können [23]. Wie die Literatur zeigt, sollte jedoch bei synthetischen Membranen immer der Kostenfaktor und die Verfügbarkeit von temporären Verbandsmaterialien bedacht werden [23, 24].

▶ Biobrane™, EZ-Derm® als auch Suprathel® sind gängige Vertreter der biosynthetischen Hautersatzmaterialien.

8.5 Indikation

Prinzipiell kann man die Indikation für temporäre Wundabdeckungen in 2 Hauptindikationen unterteilen:

- Als **Überbrückungsmethode** bis eine endgültige autologe Hauttransplantation durchgeführt werden kann, speziell bei tiefen IIb – III°-Verbrennungen.
- Als **endgültige Therapiemaßnahme** bei dermalen (IIa und oberflächliche IIb°) Verbrennungen.

8.5.1 Ad a. Als Überbrückungsmethode bei tiefen IIb–III°-Verbrennungen

Als Ziele der temporären Wundabdeckung gelten hierbei die Vermeidung von transudativem und vaporisierendem Flüssigkeitsverlust, die Infektionsprävention sowie die Konditionierung des Wundbettes für die endgültige autologe Hauttransplantation. Hierbei kann die allogene Spenderhaut, xenogene Transplantate als auch synthetische und biosynthetische Materialien, wie Biobrane™ und Suprathel®, verwendet werden. Die teilweise durchsichtigen Eigenschaften von Biobrane™ und Suprathel® ermöglichen hierbei eine Observierung des Wundbettes, ohne dass die Wundauflage gewechselt werden muss. Die Literatur zeigt, dass jedoch die antiinfektiösen Eigenschaften dieser synthetischen Membranen nicht mit denen von allogener Leichenhaut vergleichbar sind. Xenogene Transplantate können hierbei als gängige Alternative zu allogenen Transplantaten gesehen werden.

8.5.2 Ad b. Als endgültige Therapiemaßnahme bei dermalen IIa-IIb°-Verbrennungen

Die Therapie von oberflächlichen dermalen Verbrennungen (IIa-IIb°) kann, wie in der Literatur umfassend beschrieben wurde, nach gründlichem Débridement und Reinigung konservativ mittels temporären Hautersatzmaterialien durchgeführt werden. Hierbei fungiert die Wundauflage als Stimulus für die körpereigene Reepithelialisierung und wirkt präventiv als Barriere für Infektionen und transdermale Flüssigkeitsverluste. Der Schlüssel zur erfolgreichen konservativen Therapie ist eine ausgezeichnete Wundadhärenz, sowie eine optimale physikalische als auch chemische Abschirmung gegen exogene Noxen. Je nach zu behandelnder Region können hierbei die unterschiedlichsten Hautersatzmaterialien verwendet werden. Speziell bei oberflächlichen dermalen Verbrennungen im Gesicht, als auch in der Genitalregion, werden das humane Amnion als auch die synthetischen Membranen wie Biobrane™ und Suprathel®, aufgrund ihrer guten Wundadhärenz und der transluzenten Eigenschaften, bevorzugt. An den verbleibenden Körperregionen finden alle genannten Wundabdeckungen ihre Verwendung. Wie die Literatur zeigte, können synthetische Wundabdeckungen wie Suprathel® auch bei sogenannten

„mischdermalen“ bzw. tiefen dermalen Verbrennungen als endgültige Therapiemaßnahme verwendet werden [22]. Die vermehrte Neigung zur Hypertrophierung der Narben bei der konservativen Therapie von tiefen dermalen Verbrennungen sollte jedoch bedacht werden und im gegebenen Falle sollte eine autologe Transplantation durchgeführt werden. Ein Zusammenhang zwischen temporären Wundverbänden und hypertrophen Narben bei der konservativen Therapie ist umstritten; am wahrscheinlichsten scheint der Zusammenhang zwischen Tiefe der dermalen Schädigung und der daraus resultierenden Neigung zur Hypertrophie.

8.6 Kombinierte Verfahren

Herndon und Rutan [25] erkannten sehr früh, dass die Errungenschaften einer möglichst frühen Nekrosektomie, um die Überlebensrate zu steigern, auch einen Mangel an verfügbaren Spendearealen im schwerstverbrannten Patienten (>80 % verbrannte Körperoberfläche VKOF) mit sich führt. Hierbei kam die Überlegung auf, die vorhandenen autologen Transplantate sehr weit zu meshen (Expansion 1:4 bis 1:6) und diese dann mit Spenderhaut (1:1,5-2) in 90 gradiger Versetzung zu überdecken. Diese sogenannte „Sandwich“-Technik ermöglicht eine maximale Verwendung der autologen Spendeareale und der Einsatz der Spenderhaut bewahrt die Schutzbarriere gegen äußere Noxen. Nach erfolgreicher Einheilung der autologen Areale und Abstoßung des Allografts beginnt die Epithelialisierung von den transplantierten Arealen ausgehend. Ein Jahr vor Herndon und Rutan [25] beschrieben Phipps und Clarke [26] eine ähnliche Technik, jedoch verwendeten diese allogene Spenderhaut von den Eltern als temporären Hautersatz um die eigene autologe Spalthaut der zu behandelnden Kinder zu schützen.

8.7 Material

Wie bereits in Kap. 6 und 7 beschrieben, werden die zur Nekrosektomie und subtilen Blutstillung verwendeten chirurgischen Instrumente auch zur Aufbereitung der Wundareale für die bevorstehende temporäre Wundabdeckung mittels Hautersatzmaterialien verwendet. Nach Berechnung der Wundfläche und der zu deckenden Wundareale müssen die zur Verfügung stehenden Hautersatzmaterialien in den Operationssaal bestellt werden. Eine präzise Berechnung der benötigten Verbandsfläche ist hierbei vorteilhaft. Neben den Hautersatzmaterialien müssen ausreichende Mengen an Sterilium (Octenisept® oder Lavasept® etc.) für die Keimzahlreduktion der zu transplantierenden Areale zur Verfügung stehen.

8.8 Operationstechnik

8.8.1 Überbrückungsmethode bei tiefen IIb-III°-Verbrennungen (Allograft und Xenograft)

Schritt 1 – Wundkonditionierung (Abb. 8.1)

- Ein radikales Wunddébridement bzw. eine ausgedehnte Nekrosektomie muss unter Schonung wichtiger anatomischer Strukturen (großer oberflächlicher Gefäße und motorischer Nerven sowie nach Möglichkeit ein Belassen von Peritendineum und Bandstrukturen in der Nähe von Gelenken) durchgeführt werden.
- Nachfolgend muss eine subtile Blutstillung unter Zuhilfenahme von mono- und bipolaren Instrumenten als auch, wenn nötig, von Ligaturen durchgeführt werden
- Vorbereitung der Wundflächen und Prävention von Infektionen durch topische Keimzahlreduktion mittels Octenisept®, Lavasept® etc.

Schritt 2 – Aufbereitung der Hautersatzmaterialien

- Auftauen der Spenderhaut in 0,9 %iger physiologischer Kochsalzlösung zu Raumtemperatur (Abb. 8.2)
- Ausbreiten der Spenderhaut mit der lichtreflektierenden Seite (basale Anteile der Spenderhaut) nach Oben, gleichzeitiges Befeuchten der Transplantate (Abb. 8.2)

Schritt 3 – Abdeckung der Wundflächen mit den temporären Hautersatzmaterialien

- Schrittweise Transplantation der Spenderhaut auf die debridierten Areale, die lichtreflektierende Seite (basale Anteile der Spenderhaut) des Transplantates muss zum Wundgrund aufgelegt werden (Abb. 8.4)
- Fixierung des Transplantates mit Klammern oder Einzelknopfnähten (Abb. 8.5)
- Die temporäre Wundabdeckung wird an den Wundrändern mit Klammern oder Einzelknopfnähten fixiert (Abb. 8.6)

▶ Die lichtreflektierende Seite des Transplantates muss zum Patienten zeigen.

Schritt 4 – Wundverband mittels Fettgaze

- Abdeckung der transplantierten Areale mit Fettgaze und saugfähiger Bandage (Abb. 8.7)

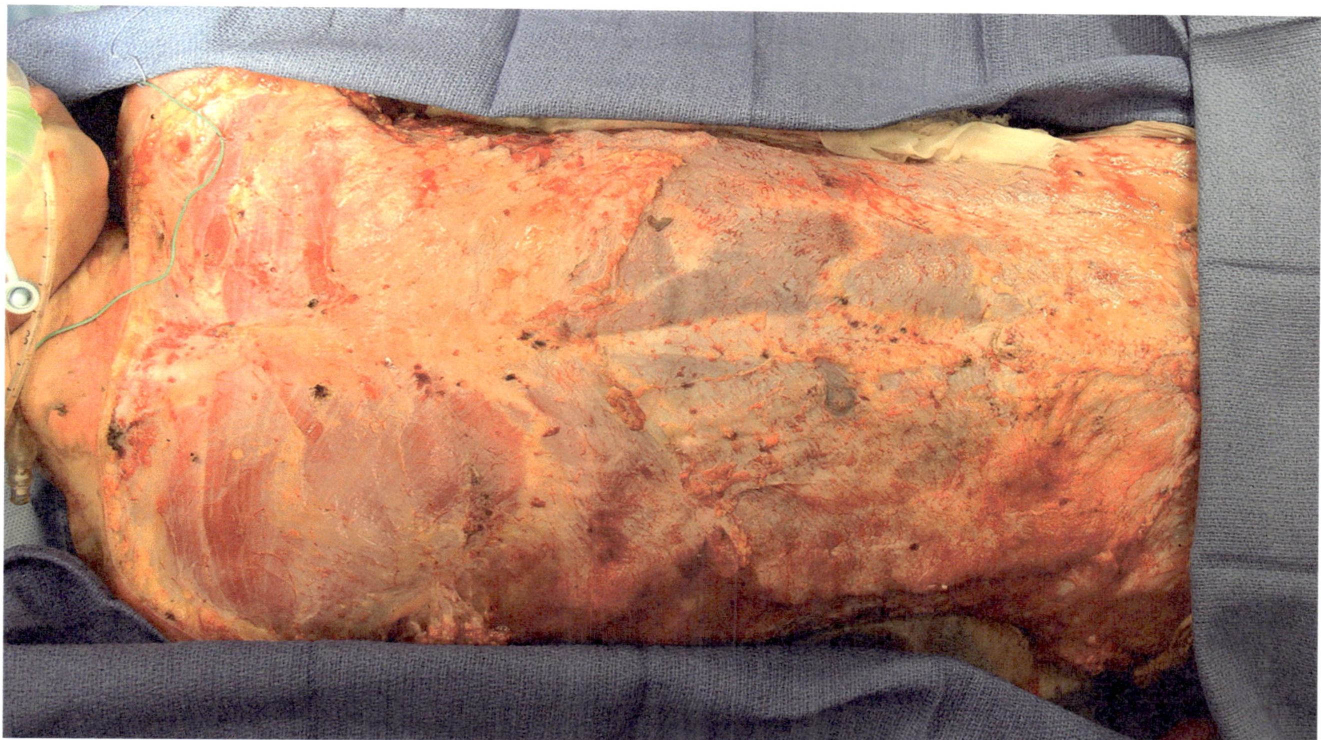

Abb. 8.1 6-jähriger Patient mit IIa-III°-Verbrennung im Bereich des Thorax zirkulär sowie beider oberen Extremitäten, beider Oberschenkel und IIa°-Verbrennung im Genitalbereich. Status post epifasziale Nekrosektomie, Blutstillung und Keimzahlreduktion am Thorax

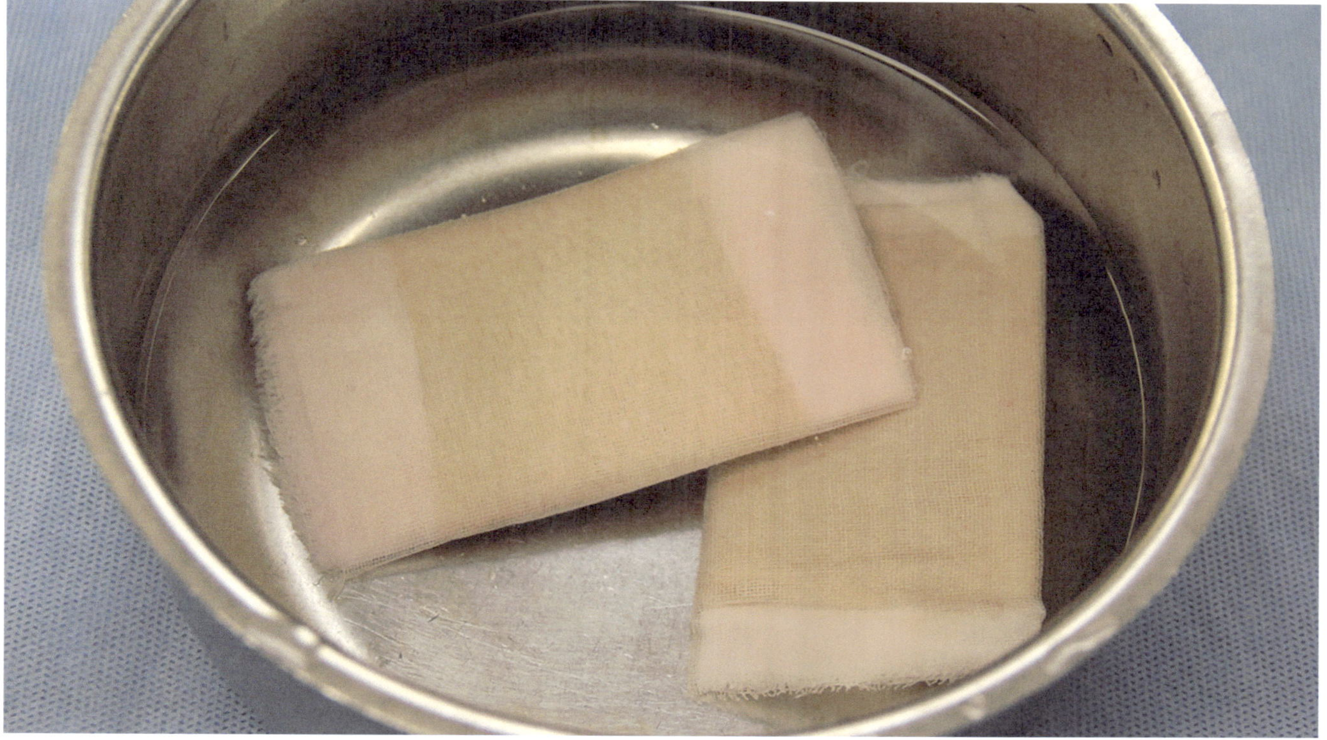

Abb. 8.2 Auftauen der Spenderhaut in 0,9 %iger Kochsalzlösung

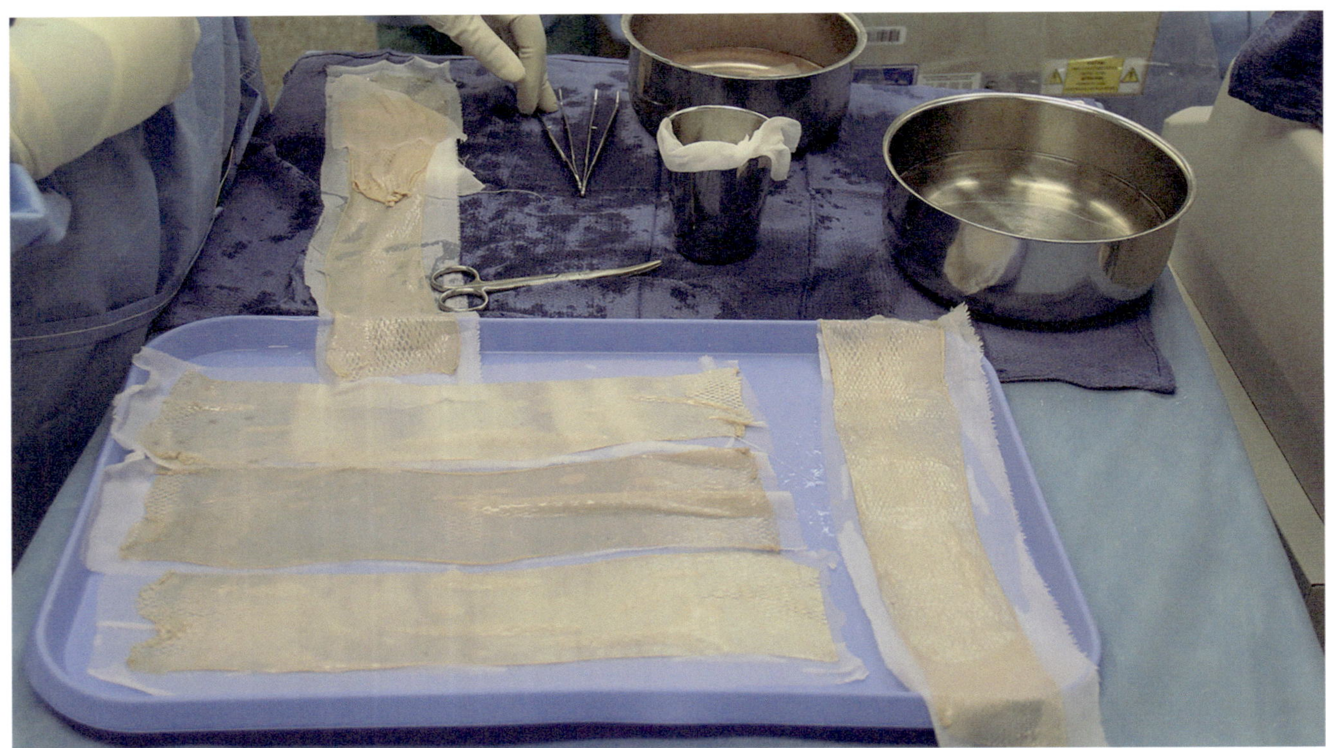

Abb. 8.3 Auflegen der Spenderhaut am Instrumententisch

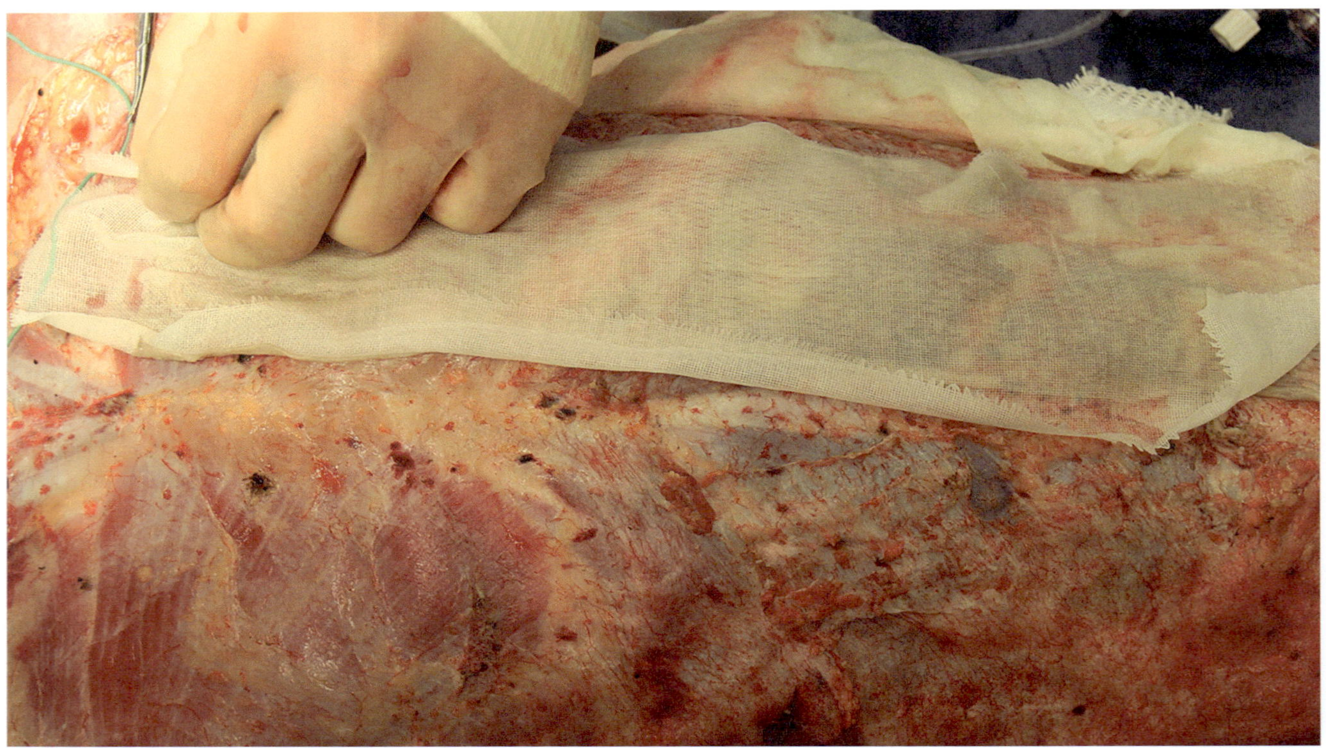

Abb. 8.4 Schrittweises Auflegen der allogenen Hauttransplantate

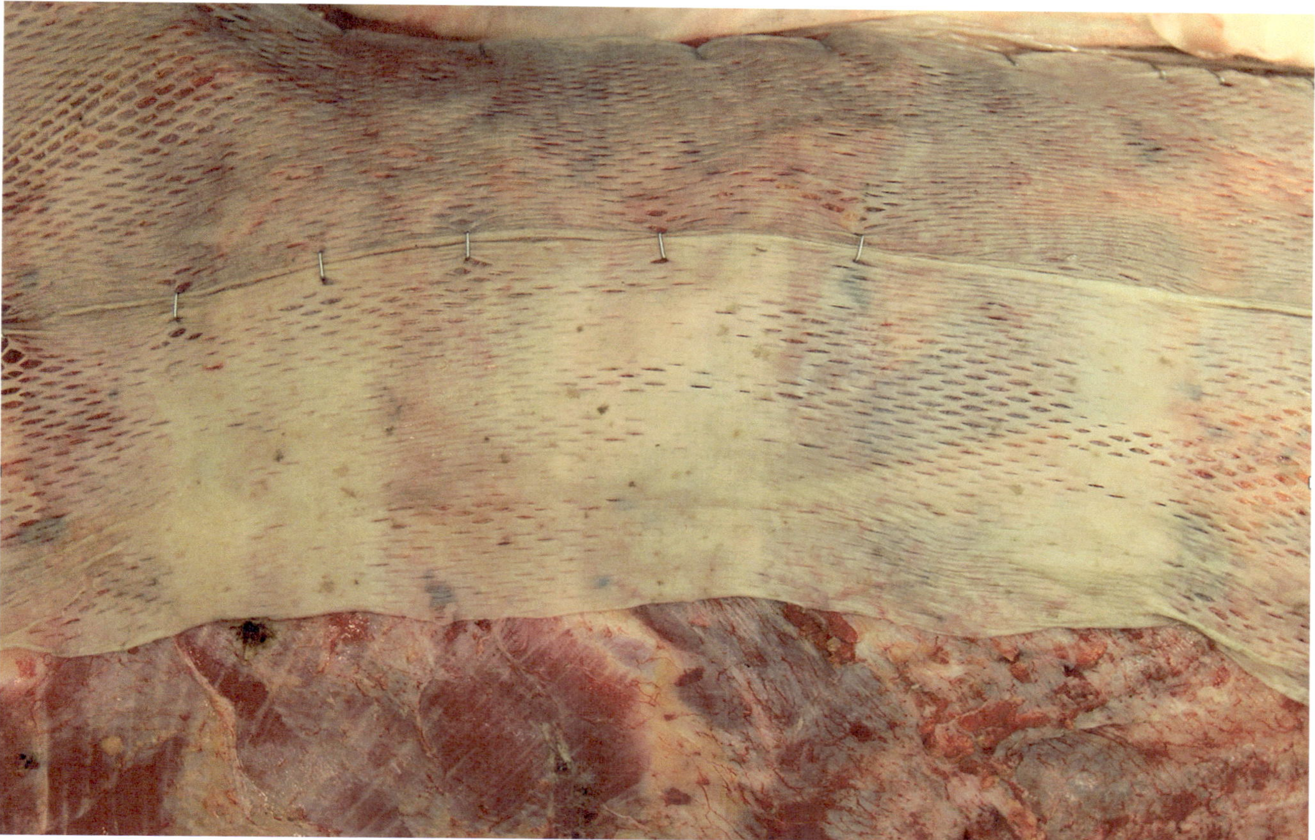

Abb. 8.5 Fixierung der Transplantate miteinander und zum Wundgrund mit Klammern

8.8.2 Endgültige Therapiemaßnahme bei oberflächlichen IIa-IIb°-Verbrennungen (Amnion, Biobrane™ und Suprathel®)

Schritt 1 – Wundkonditionierung

- Die Brandblasen bzw. verbrannte epidermale Anteile der IIa-IIb°-Areale (Abb. 8.1) müssen mittels rauem Schwamm abgetragen oder gegebenenfalls tangential z. B. mittels Weck-Messer oder Versajet® (Smith $ Nephew plc, London, UK) debridiert werden
- Reinigung und Keimzahlreduktion der zu transplantierenden Areale mittels Octenisept®, Lavasept® etc.

Schritt 2 – Vorbereitung der Hautersatzmaterialien

- Auftauen und Vorbereiten der Hautersatzmaterialien am Instrumententisch (Abb. 8.2 und 8.3). Amniontransplantate müssen wie allogene und xenogene Transplantate vorbereitet werden (Abb. 8.10 und 8.11).

Schritt 3 – Abdeckung der Wundflächen mit den temporären Hautersatzmaterialien und Anbringen des Wundverbandes

- Aufbringen des Transplantates auf die Wundfläche (Abb. 8.4, 8.5 und 8.6), dabei muss auf eine gleichmäßige Adhärenz der Wundabdeckung geachtet werden. Beim Amnion muss wiederrum die lichtreflektierende Seite dem Patienten zugewandt sein. Biobrane™ und Suprathel® müssen immer mit der rauen Oberfläche zum Patienten appliziert werden.
- Nach Applikation kann man bei Amnion, als auch Biobrane™ und Suprathel® die Wundoberfläche durchscheinen sehen (Abb. 8.12).
- Abdeckung der transplantieren Areale mit Fettgaze. Nach der Anwendung von Suprathel® wird mit Fettgaze und Kompressen ein Schutzverband angelegt (Abb. 8.7 und 8.13)

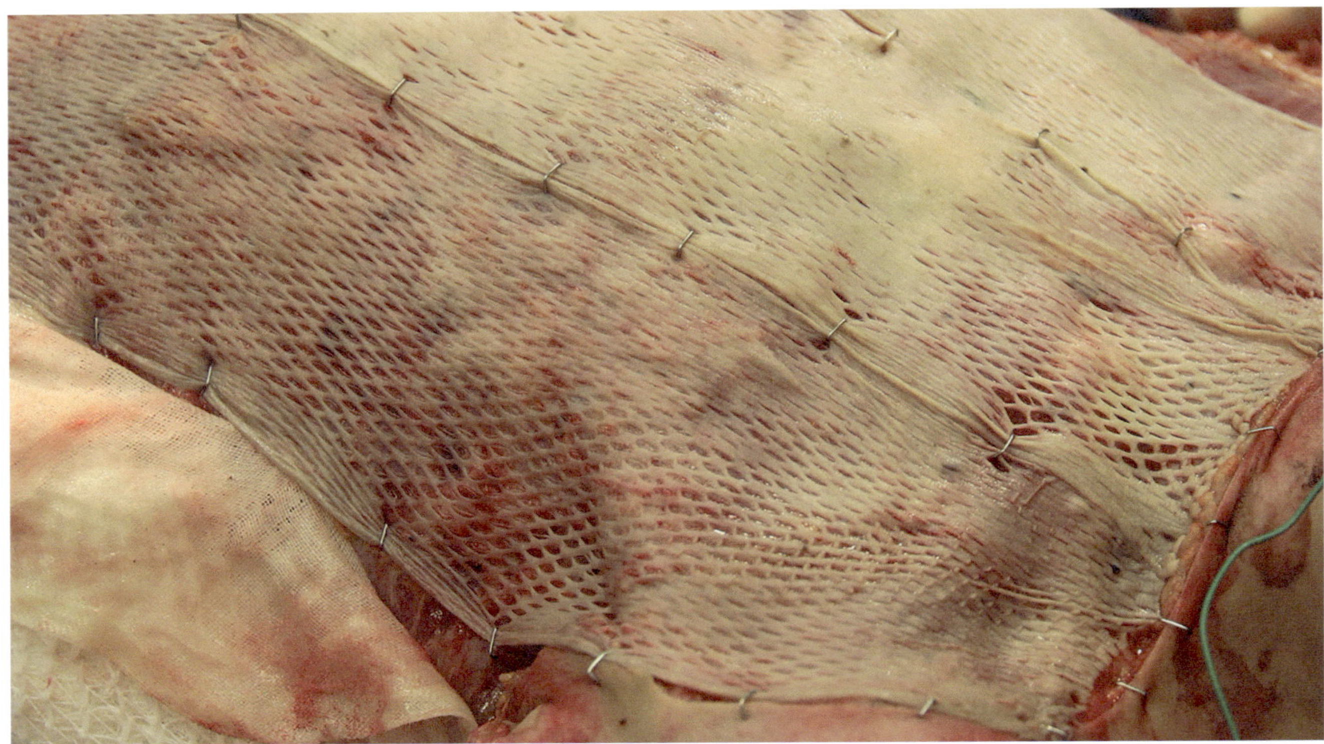

Abb. 8.6 Fixierung der Spenderhaut zum Wundrand mit Klammern

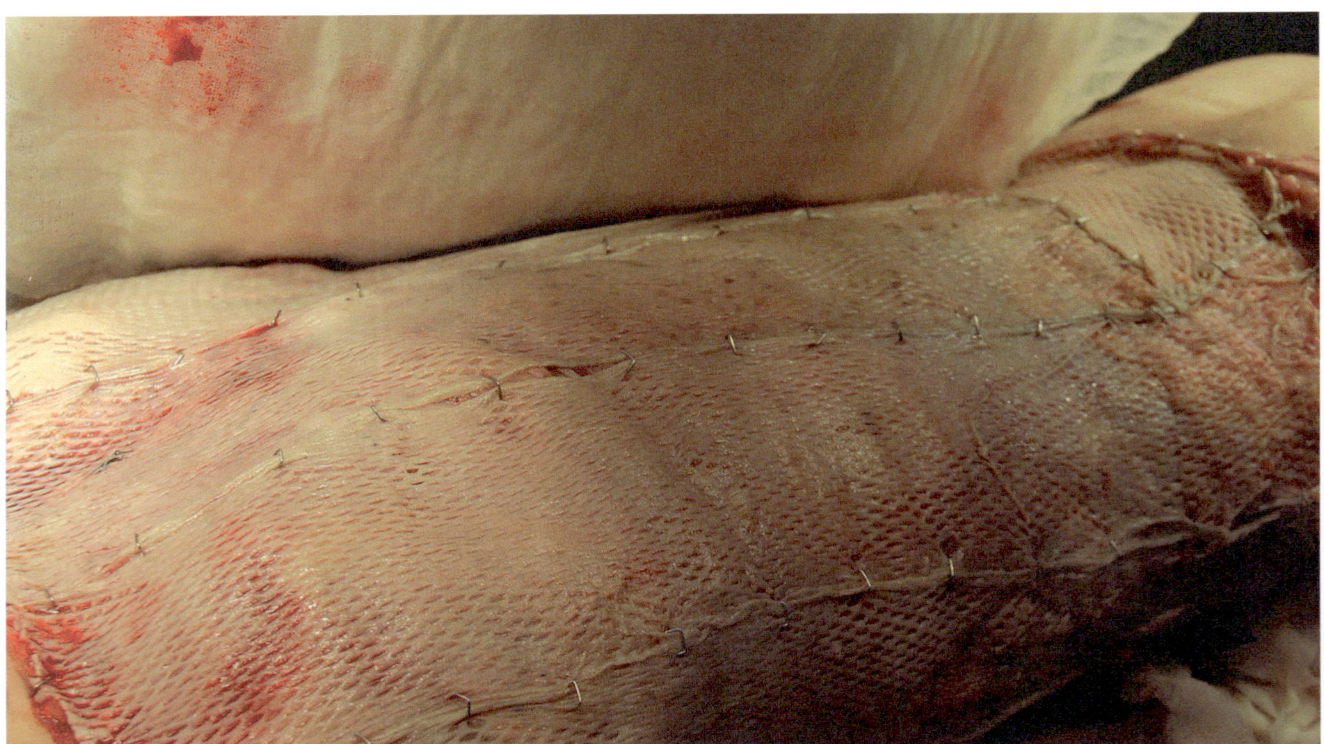

Abb. 8.7 Abdeckung der Spenderhaut mittels Fettgaze und saugfähiger Bandage

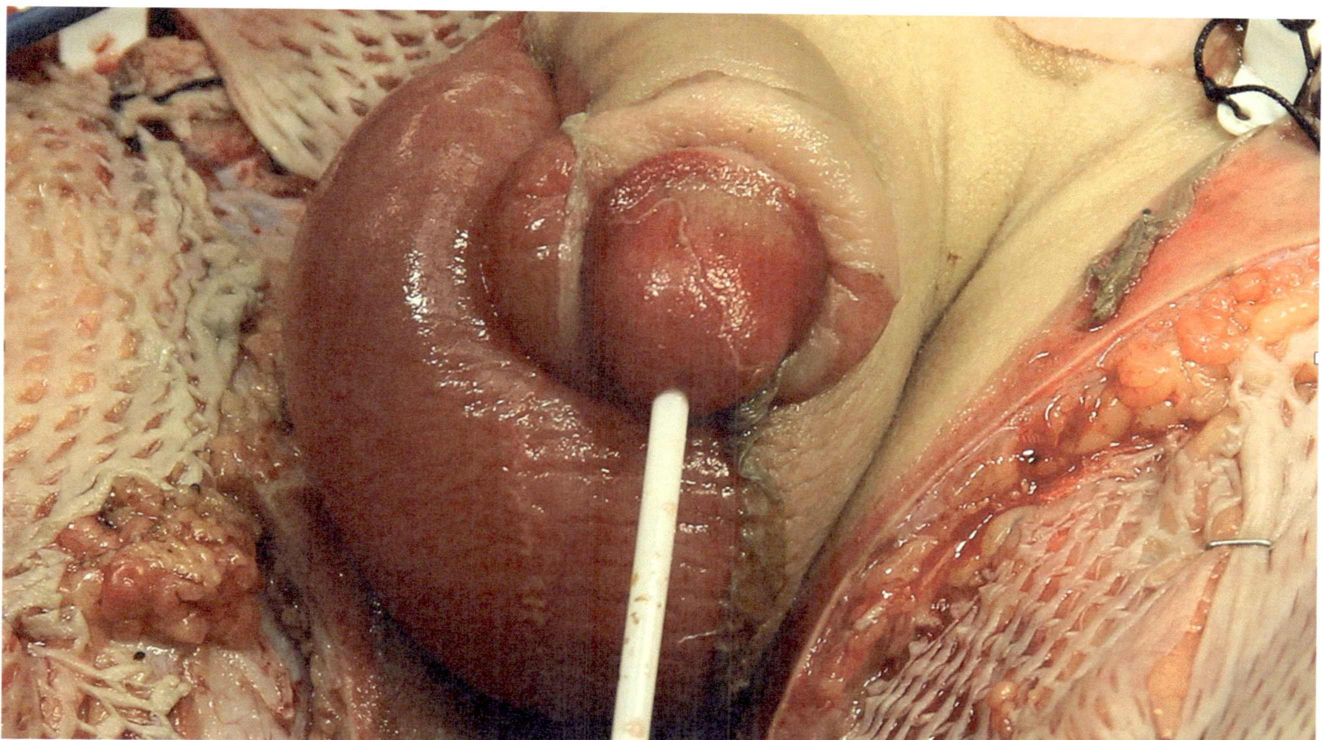

Abb. 8.8 IIa°-Verbrennung im Genitalbereich, Zustand nach Blasenabtragung und Reinigung des Genitalbereiches Debridement

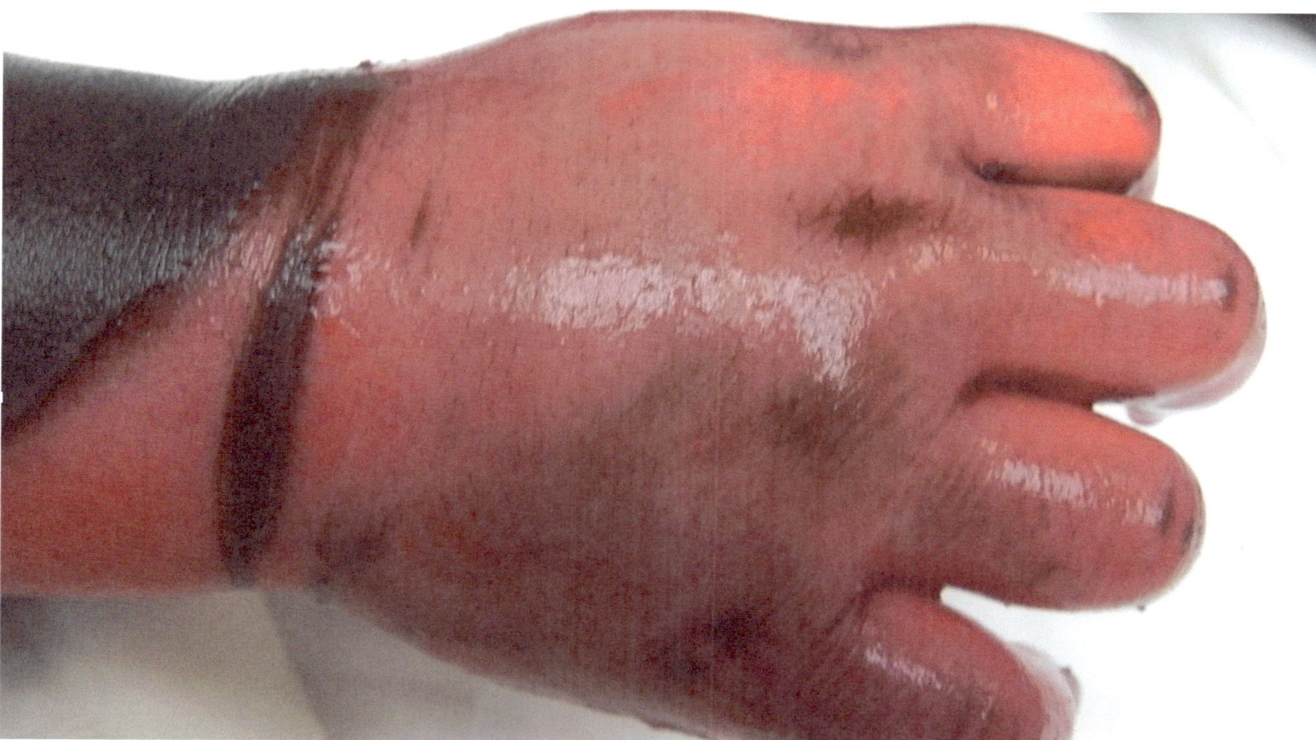

Abb. 8.9 1,5 Jahre alter Patient mit IIa°-Verbrennung im Bereich des rechten Handrückens und im Bereich des Handgelenkes zirkulär, Klinischer Befund nach Debridement

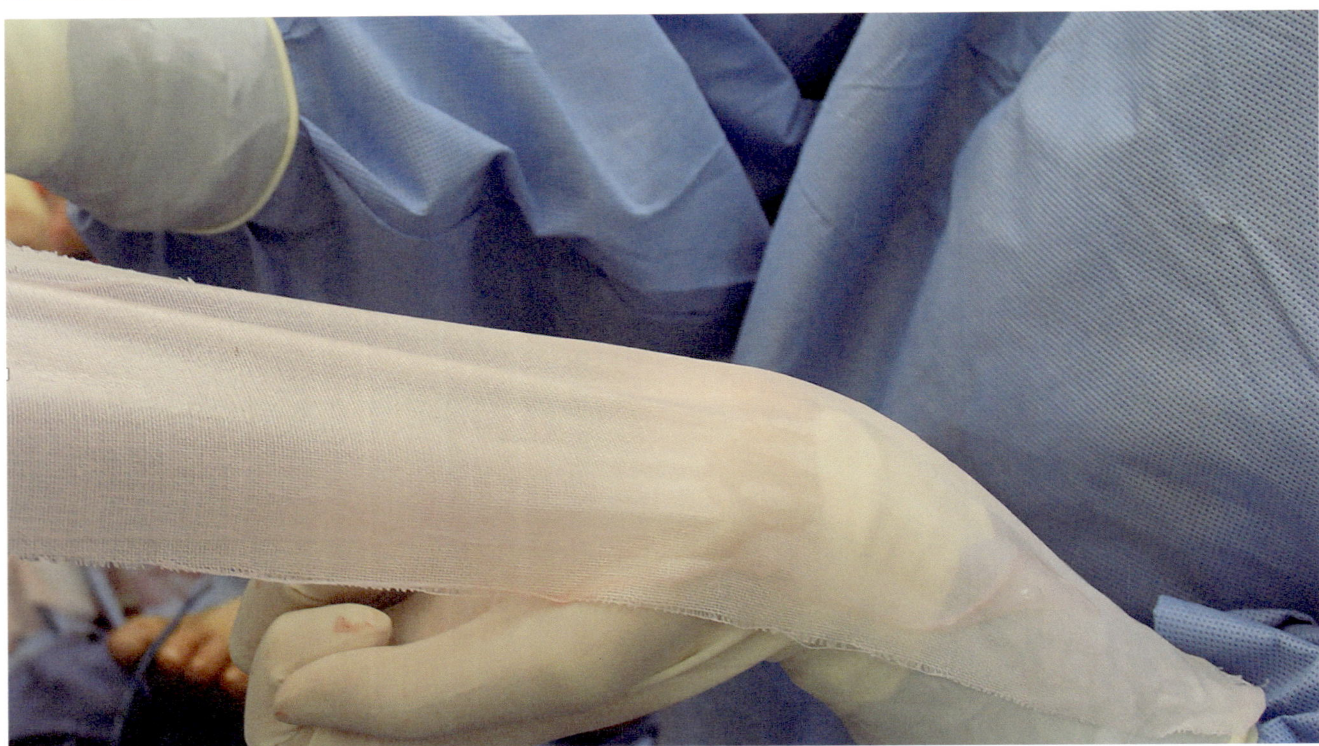

Abb. 8.10 Ausbreiten des dünnen Amniontransplantates

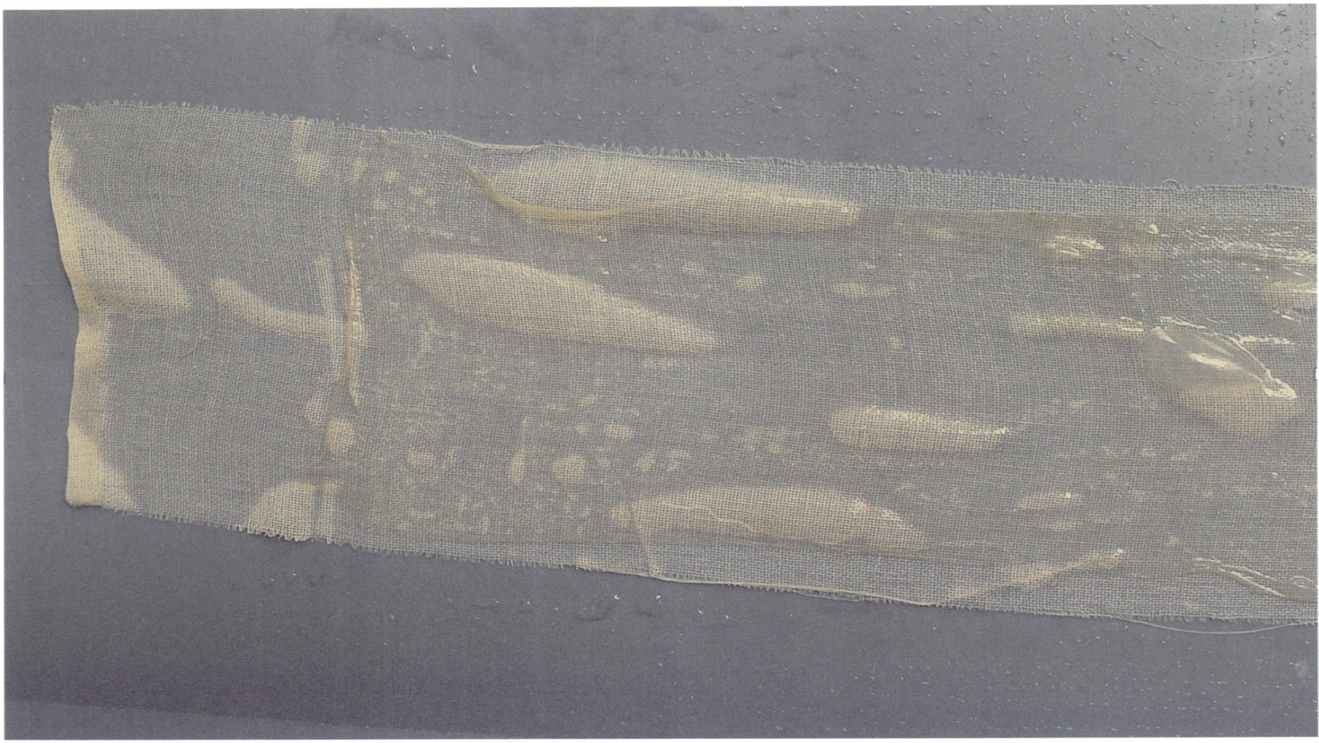

Abb. 8.11 Auflegen des Amniontransplantates auf dem Instrumententisch

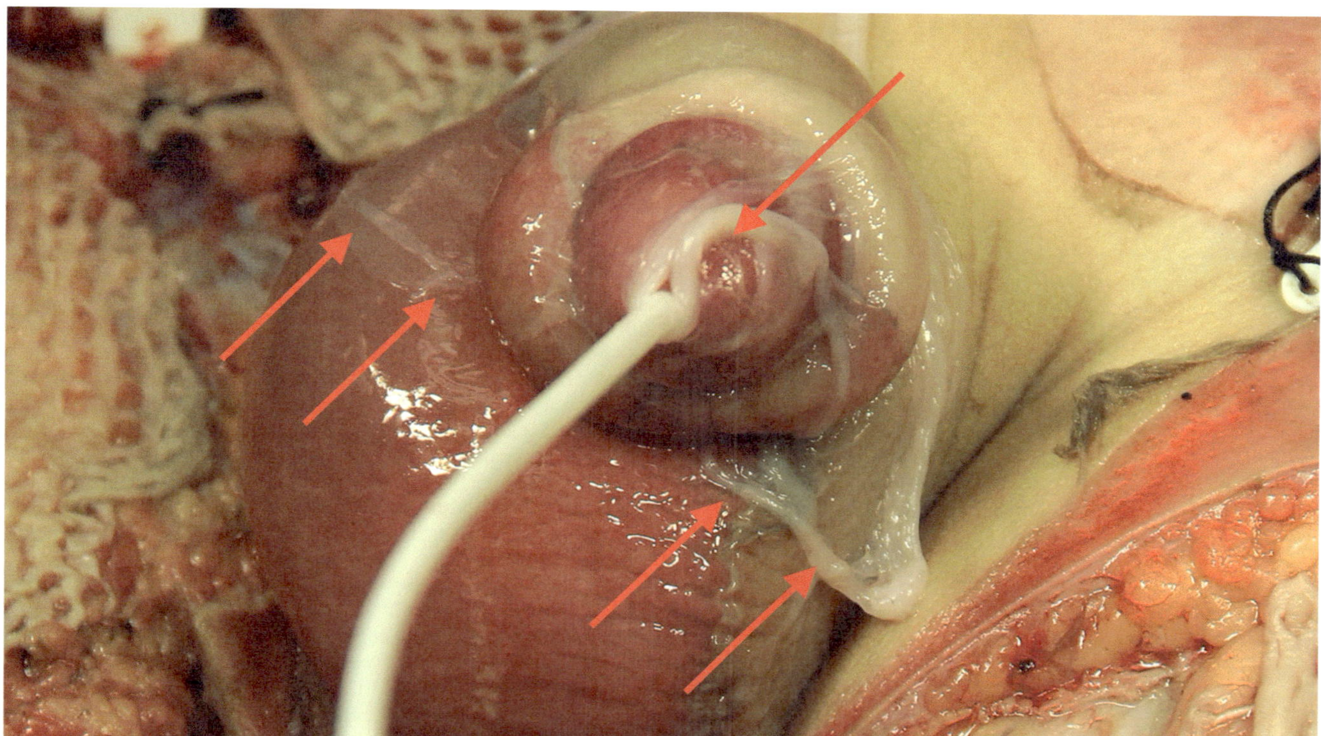

Abb. 8.12 Das Bild zeigt die ausgezeichneten Wundadhärenzeigenschaften von Amnion, speziell in schwierig zu applizierenden Regionen wie dem Genital

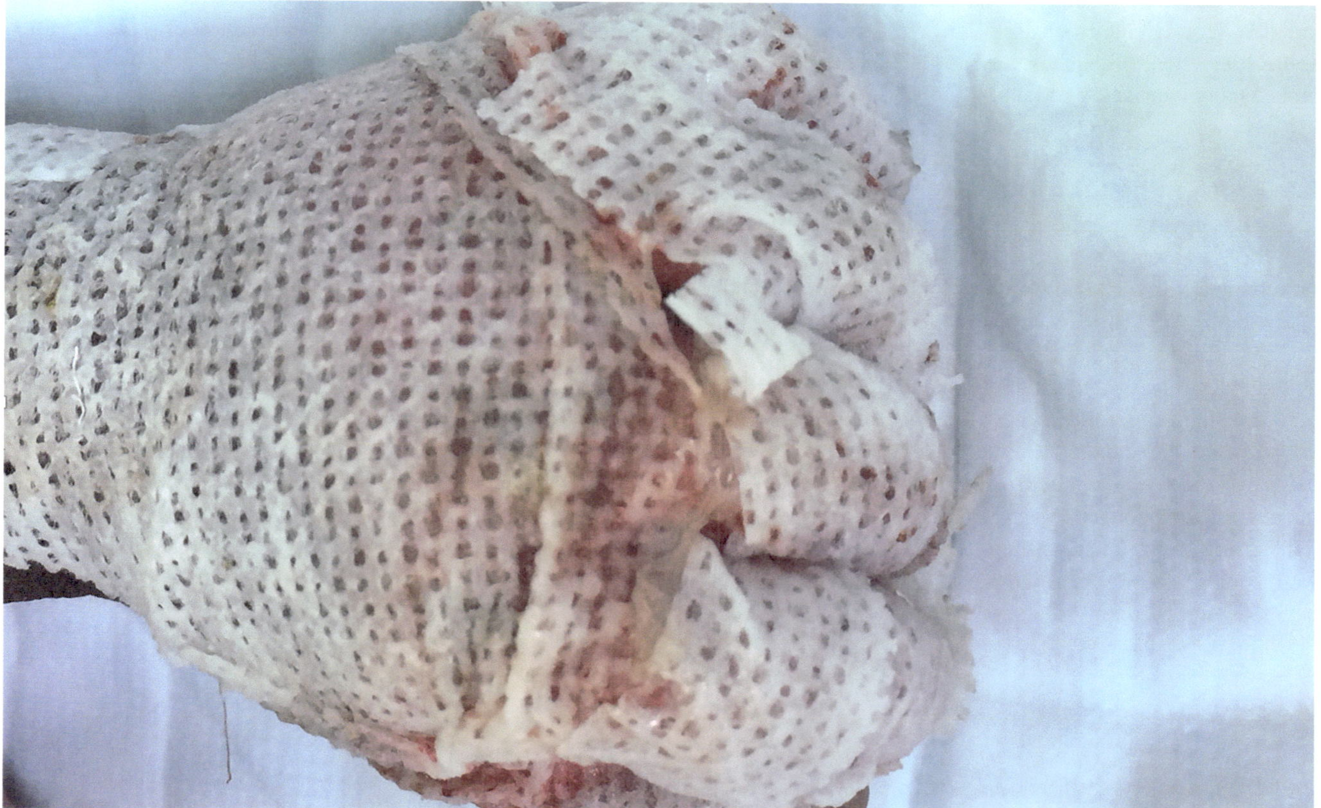

Abb. 8.13 Anbringen eines Schutzverbandes mittels Fettgaze über dem Suprathelverband

▶ Die lichtreflektierende Seite vom Amnion muss am Wundgrund aufliegen und die Applikation der biosynthetischen Hautersatzmaterialien muss produktspezifisch beachtet werden. Die gesamte Wundfläche soll in Kontakt zum Wundverband stehen.

8.9 Postoperative Maßnahmen

8.9.1 Verbandswechsel

Beiden, sowohl der Überbrückungsmethode als auch der endgültigen Methode, ist gemein, dass bei den Verbandswechseln, unter genauer Observierung der laborparametrischen und lokalen Entzündungszeichen, nur der äußere Schutzverband gewechselt werden muss. Die allogene Spenderhaut, als auch die Xenotransplantate können, sofern die Verbandswechsel unauffällig und die Wunden infektionsfrei sind, am Patienten belassen werden. Ein Wechsel des Schutzverbandes muss am 3. postoperativen Tag mit genauer Observierung der lokalen Wundverhältnisse durchgeführt werden. Dieser Vorgang wird bei alle weiteren 2–3 Tage wiederholt, bei Verdacht auf Infektion täglich.

Amnion, Biobrane™ als auch Suprathel® können bis zur selbstständigen Ablösung von der neu gebildeten Epidermis auf den Wundarealen belassen werden. Der Schutzverband sollte hier ebenfalls spätestens am 3. Tag postoperativ das erste Mal gewechselt werden.

8.9.2 Wundheilung

Bei der konservativen Behandlung von dermalen Verbrennungen (Grad IIa-IIb) mittels humanem Amnion und den biosynthetischen Hautersatzmaterialien ist eine beginnende Reepithelialisierung zumeist am 3. Tag nach Débridement und Wundabdeckung zu beobachten. Bei der konservativen Therapie von tiefen dermalen bzw. tiefen IIb°-Verbrennungen konnte eine vollständige Epithelialisierung der mit Suprathel® behandelten Region in 89 % der Fälle am 30. postoperativen Tag beobachtet werden [22]. Eine rasche Reepithelialisierung setzt ein subtiles Débridement, ausreichende Keimzahlreduktion und eine gute Wundadhärenz der verwendeten temporären Wundabdeckungen voraus.

Literatur

1. Sheridan RL, Tompkins RG (2007) Alternative wound coverings. Total Burn Care- David N Herndon, 3. Aufl. Saunders Elsevier, S 239–245
2. Reverdin J (1872) De la greffe epidermique. Arch Gen Med (Suppl) 19:276
3. Girdner J (1881) Skin grafting with grafts taken from the dead subject. Med Rec 20:119–120
4. Wentscher A (1903) A further contribution about the survivability of human epidermal cells. Dtsch Z Chir 70:21–44
5. Bettman A (1938) Homogeneous Thiersch grafting as a life saving measure. Am J Surg 39:156–162
6. Baxter H, Entin MA (1946) Experimental and clinical studies of reduced temperatures in injury and repair in man; direct effect of cooling and freezing on various elements of the human skin. Plast Reconstr Surg 1948(3):303–334
7. Billingham R, Medawar P (1952) The freezing, drying, and storage of mammalian skin. J Exp Biol 19:454–468
8. Abbott WM, Hembree JS (1970) Absence of antigenicity in freeze-dried skin allografts. Cryobiology 6:416–418
9. Bondoc CC, Burke JF (1971) Clinical experience with viable frozen human skin and a frozen skin bank. Ann Surg 174:371–382
10. Kreis RW, Hoekstra MJ, Mackie DP, Vloemans AF, Hermans RP (1992) Historical appraisal of the use of skin allografts in the treatment of extensive full skin thickness burns at the Red Cross Hospital Burns Centre, Beverwijk, The Netherlands. Burns J Int Soc Burn Inj 18(Suppl 2):S19–S22
11. Takiuchi I, Higuchi D, Sei Y, Nakajima T (1982) Histological identification of prolonged survival of a skin allograft on an extensively burned patient. Burns Incl Therm Inj 8:164–167
12. Achauer BM, Hewitt CW, Black KS, Martinez SE, Waxman KS, Ott RA et al (1986) Long-term skin allograft survival after short-term cyclosporin treatment in a patient with massive burns. Lancet 1:14–15
13. Sabella N (1913) Use of fetal membranes in skin grafting. Med Rec NY 83:478
14. Branski LK, Herndon DN, Celis MM, Norbury WB, Masters OE, Jeschke MG (2008) Amnion in the treatment of pediatric partial-thickness facial burns. Burns J Int Soc Burn Inj 34:393–399. https://doi.org/10.1016/j.burns.2007.06.007
15. Ninman C, Shoemaker P (1975) Human amniotic membranes for burns. Am J Nurs 75:1468–1469
16. Quinby WC, Hoover HC, Scheflan M, Walters PT, Slavin SA, Bondoc CC (1982) Clinical trials of amniotic membranes in burn wound care. Plast Reconstr Surg 70:711–717
17. Maral T, Borman H, Arslan H, Demirhan B, Akinbingol G, Haberal M (1999) Effectiveness of human amnion preserved long-term in glycerol as a temporary biological dressing. Burns J Int Soc Burn Inj 25:625–635
18. Chiu T, Burd A (2005) "Xenograft" dressing in the treatment of burns. Clin Dermatol 23:419–423. https://doi.org/10.1016/j.clindermatol.2004.07.027
19. Salisbury RE, Wilmore DW, Silverstein P, Pruitt BA (1960) Biological dressings for skin graft donor sites. Arch Surg Chic Ill 1973(106):705–706
20. Salisbury RE, Carnes R, McCarthy LR (1980) Comparison of the bacterial clearing effects of different biologic dressings on granulating wounds following thermal injury. Plast Reconstr Surg 66:596–598
21. Fishman JA, Patience C (2004) Xenotransplantation: infectious risk revisited. Am J Transplant Off J Am Soc Transplant Am Soc Transplant Surg 4:1383–1390. https://doi.org/10.1111/j.1600-6143.2004.00542.x
22. Keck M, Selig HF, Lumenta DB, Kamolz LP, Mittlböck M, Frey M (2012) The use of Suprathel(®) in deep dermal burns: first results of a prospective study. Burns J Int Soc Burn Inj 38:388–395. https://doi.org/10.1016/j.burns.2011.09.026
23. Rahmanian-Schwarz A, Beiderwieden A, Willkomm L-M, Amr A, Schaller H-E, Lotter O (2011) A clinical evaluation of Biobrane(®)

and Suprathel(®) in acute burns and reconstructive surgery. Burns J Int Soc Burn Inj 37:1343–1348. https://doi.org/10.1016/j.burns.2011.07.010

24. Highton L, Wallace C, Shah M (2013) Use of Suprathel® for partial thickness burns in children. Burns J Int Soc Burn Inj 39:136–141. https://doi.org/10.1016/j.burns.2012.05.005
25. Herndon DN, Rutan RL (1992) Comparison of cultured epidermal autograft and massive excision with serial autografting plus homograft overlay. J Burn Care Rehabil 13:154–157
26. Phipps AR, Clarke JA (1991) The use of intermingled autograft and parental allograft skin in the treatment of major burns in children. Br J Plast Surg 44:608–611

9 Wundkonditionierung und temporäre Wundabdeckung vor Transplantation-synthetische Membranen

Paul Ch. Fuchs und Julian Kricheldorff

Inhaltsverzeichnis

9.1 Hintergrund

Eine Wunde – so unterschiedlich ihr Entstehungsmechanismus auch sein mag – ist zunächst nichts anderes als eine Kontinuitätsunterbrechung der Struktur und Architektur intakter Haut und ggf. des darunter liegenden Gewebes [1]. Die Unterscheidungskategorien von Wunden sind vielfältig, im Hinblick auf die Wundkonditionierung stehen folgende Kriterien im Vordergrund:

Akute versus chronische Wunde

Die akute Wunde heilt ohne größere therapeutische Interventionen im Rahmen des zeitlich konzertierten Ablaufs der physiologischen Wundheilungsphasen aus. Diese sind die

- Inflammationsphase,
- Proliferationsphase,
- Regenerationsphase und die
- Remodellierungsphase (Maturation).

Heilt eine Wunde trotz fachgerechter Therapie nicht innerhalb von 6 bis 8 Wochen ab, so ist von einer chronischen Wunde zu sprechen. Die Pathophysiologie der Chronifizierung einer Wunde ist sehr heterogen (z. B. durch diabetische Stoffwechsellage, Druckulcerationen, venöse Stauungsulcerationen).

P. C. Fuchs (✉)
Plastische Chirurgie, Krankenhaus Köln-Merheim, Köln, Deutschland
e-mail: fuchsp@kliniken-koeln.de

J. Kricheldorff
Krankenhaus Merheim – Kliniken der Stadt Köln, Universität Witten/Herdecke, Köln, Deutschland
e-mail: KricheldorffJ@kliniken-koeln.de

C. Ottomann, B. Hartmann (Hrsg.), *Hauttransplantation*, https://doi.org/10.1007/978-3-662-62060-1_9

Folgende Bedingungen sollte ein Wundbett vor einer Hauttransplantation erfüllen:

- Gute Vaskularisierung
- Frei von Debris und avitalem Gewebe
- Infektfreiheit
- Moderate Feuchtigkeit

Dies wird einerseits erreicht durch Débridements und andererseits durch lokale Verbandstherapie in Kombination mit antiseptischen und antimikrobiellen Behandlungen.

Weiterhin ist die Konditionierung des Wundbettes mit entsprechenden Materialien eine wichtige Grundlage, um ein Einheilen eines Hauttransplantates vorzubereiten. Die Indikation zur synthetischen Wundabdeckung kann aus verschiedenen Ursachen gegeben sein.

So ist es in der dermalen Tumorchirurgie etabliert, Resektionen zwei- oder mehrzeitig durchzuführen, in dem verdächtige Hautläsionen exzidiert und die daraus resultierende Hautdefekte nur temporär verschlossen werden.

Speziell in der Verbrennungschirurgie stehen die behandelnden Chirurgen häufig vor einem Grenzkonflikt zwischen den Vorteilen einer sofortigen tangentialen oder epifaszialen Nekrektomie mit definitiver Deckung und einer abwartenden, defensiveren Operationstaktik. Deshalb müssen mitunter nekrektomierte Areale bis zur definitiven Deckung temporär versorgt werden.

Folgende Kriterien eines idealen temporären Wundverschluss sind anzustreben, wobei kein Produkt alleine diese Anforderungen erfüllen kann:

- Infektionsschutz
- Vermeidung von Wundhypoxie
- Einfache Vorbereitung und Handhabung und Anwendung
- Langfristige Lagerfähigkeit
- Antiallergen
- Belastbare Stabilität, welche z. B. physiotherapeutische Beübung zulässt
- Dermale und epidermale Anteile
- Widerstand gegen Scher- und Druckbelastung
- Gute Verfügbarkeit
- Finanzierbarkeit

9.2 Topische Antiseptika

Die Zielsetzung bei der prophylaktischen topischen Therapie mit antiseptischen Substanzen ist es primär, die Wundkolonisierung mit pathogenen Keimen zu verzögern und später die Keimzahl zu reduzieren. Durch den effektiven und frühen Einsatz von Antiseptika und dem frühzeitigen Débridement kann die Inzidenz von invasiven Wundinfektionen gesenkt werden.

► Die topische Therapie mit Antiseptika dient in erster Linie der Prophylaxe von Wundinfektionen.

Die Alkohole wirken zwar schnell und zuverlässig, sind aber aufgrund ihrer Schmerzhaftigkeit in der Anwendung in der offenen Wundbehandlung nicht mehr zeitgemäß.

Bei den iodhaltigen Verbindungen hat sich in den letzten Jahren das Povidon-Iod durchgesetzt, es wird meist als 10 %-ige wässrige Lösung oder Créme sowie in bereits vorgetränkten Fettgazen verwendet und wirkt topisch bakterizid, fungizid, germizid, sporozid und viruzid. Im Gegensatz zu den modernen Wundantiseptika weisen sie keine bekannten Wirkungslücken auf. Darüber hinaus jedoch hemmt es die Freisetzung von Enzündungsmediatoren sowie die Aktivität humaner Immuneffektorzellen und stört so auch die Wundheilung. Ein weiterer Nachteil ist der sog. „Eiweißfehler" der Iodpräparate: Durch Kontakt mit Blut und Wundexsudat wird die desinfizierende Wirkung des Iod beeinträchtigt. Durch die Färbung des Anwendungsgebietes ist eine Beurteilung der Wunde später sehr eingeschränkt.

In der initialen antiseptischen Behandlung sind Iodpräparate aufgrund der besser verträglichen Alternativen in Deutschland obsolet. Allerdings werden sie in Schwellen- und Entwicklungsländern aufgrund ihres niedrigen Preises weiterhin vielfach verwendet.

Octenidin ist 1990 eigentlich als Schleimhaut-Antiseptikum auf dem Markt gekommen, 1995 wurde die Zulassung erweitert zur antiseptischen Wundbehandlung. Das Octenidin-Teilchen ist ein Kation, das in Wechselwirkung mit negativ geladenen Anteilen der Zellwand bzw. der Zellmembran der Mikroorganismen tritt.

Es verfügt ebenfalls über ein breites Wirkspektrum, ist bakterizid, fungizid und eingeschränkt viruzid [2]. Insbesondere eignet es sich zur Sanierung von MRSA-Patienten. Es kann auch als lokales Hautantiseptikum vor diagnostischen und therapeutischen Eingriffen verwendet werden, insbesondere vor Einmalkatheterisierungen.

Der große Vorteil ist die Farb- und Geruchlosigkeit sowie die schmerzlose Anwendung auf Schleimhäuten. Allerdings existiert derzeit eine Anwendungsbegrenzung seitens der Hersteller für 14 Tage. Die Anwendung in der Schwangerschaft gilt als unbedenklich.

▶ Octenidin darf nicht mit Druck in Körper- und Wundhöhlen eingebracht werden, da es lokale Gewebenekrosen verursacht. Bei Wundspülungen muss ein Abfluss gewährleistet sein und sollte mit Natriumchlorid- oder Ringer-Laktat-Lösung nachgespült werden.

▶ Eine Kombination von Octenidin mit iodhaltigen Präparaten ist möglichst zu vermeiden, da es zu einer Lilafärbung des Gewebes kommt, die einige Zeit anhält und eine Wundbeurteilung unmöglich macht.

Seit der Entwicklung und Einführung von quartären Ammoniumverbindungen Mitte der 1990er Jahre hat sich das Polihexanid aufgrund seiner optimalen Gewebeverträglichkeit als Substanz zum Mittel der ersten Wahl für die antiseptische Behandlung für alle schlecht heilenden und chronischen Wunden entwickelt. Es wirkt über eine Attachement-Hemmung der Erreger im Wundbett und hebt die Degradation von Proteinen der Wundflüssigkeit und des Hautgewebes durch Elastasen der Bakterien auf [3]. Weiterhin erhöht es die Mikrozirkulation der Haut und ist somit heilungsfördernd. Polihexanid hat keine Wirkstofflücke und wird durch Blut oder Wundsekret nicht inaktiviert. In der Anwendung ist es für den Patienten schmerzfrei, durch den geruch- und farblosen Charakter ist eine weitere Wundbeurteilung nicht eingeschränkt. Bei exponiertem hylalinem Knorpel, im Bereich des Trommelfells oder in Gelenken sollte es nicht zur Anwendung kommen, da es chrondotoxisch ist. Einziger Nachteil ist die verzögerte Wirksamkeit im Vergleich zu iodhaltigen Präparaten oder Octenidin, der Hersteller gibt diese mit 20 Minuten an.

Mafenidacetat kam in den 1960er Jahren auf den Markt und ist in einer wasserlöslichen Créme in 5 %-iger bzw. 11,1 %-iger Konzentration verfügbar. Es wirkt als Carboanhydrase-Hemmer und verfügt über exzellente antibakterielle Aktivität gegen grampositive Erreger inklusive Clostridien, wirkt allerdings nicht ausreichend gegen methicillin-resistente Staphylokokken. Weiterhin deckt es das gesamte gramnegative Spektrum ab und ist das wirksamste topische Antiinfektivum gegen Pseudomonaden [4]. Allerdings ist es in der Anwendung schmerzhaft und hat keine antimykotische Wirkung (Tab. 9.1, Abb. 9.1).

9.3 Antibiotika in der Wundbehandlung

Eine systemische antibiotische Therapie sollte nur bei per Abstrich und Kultur nachgewiesener Wundinfektion erfolgen.

▶ Es existiert keine publizierte Evidenz für die prophylaktische Rolle von Antibiotika zur Vermeidung von Wundinfektionen.

Die Rolle der topischen Antibiotika in der epicutanen Wundbehandlung hat in den letzten Jahren aufgrund zunehmender Resistenzbildung und der Weiterentwicklung der Antiseptika konstant abgenommen. Wir verwenden in unserer Klinik keine topischen antibiotischen Medikamente mehr.

9.4 Vakuumtherapie

Die Vakuumtherapie ist in den letzten Jahren nach der flächendeckenden Einführung zum Standardverfahren beim Überbrückungsmanagement von großen Weichteildefekten vor sekundären plastischen Deckungen sowohl durch Hauttransplantationen als auch durch mikrovaskulären Gewebetransfer geworden.

Erste Beschreibungen der therapeutischen Vakuumanwendung datieren bereits auf das frühe 17. Jahrhundert, wo der italienische Chirurg Evangelista Torriculli erstmals eine Unterdruckbehandlung im Zusammenhang mit Wundheilung beschrieb. 1997 wurde die Idee der negativen Vakuum-Wundtherapie erstmals von Argenta und Morykwas publiziert und kommerzialisiert [5]. Das Wirkprinzip ist simpel und sehr effizient: Ein retikulär aufgebauter Polyurethan-Schwamm (auch silberbeschichtet erhältlich) wird in der Wunde platziert und mit Okklusivklebefolie abgedeckt. Nach dem Einschneiden eines Fensters in die Folie kann dann ein Saugstempel mit konnektiertem Schlauch geklebt und an eine Pumpe angeschlossen werden. Die Pumpen können auf kontinuierlichen und intermittierenden Saugmodus stufenlos von 25 mmHg bis zu 250 mmHg Unterdruck eingestellt werden. Der Wirkmechanismus der Vakuummtherapie ist trotz zahlreicher klinischer und experimenteller Studien noch nicht abschließend erklärt. Definitiv nachgewiesen sind folgende Effekte [6]:

- Evakuierung von Wundexsudat und interstitieller Flüssigkeit (konstante Wundreinigung)
- Reduzierung der bakteriellen Kolonisation der Wunde
- Erhöhung der Wundvaskularisierung durch induzierte Angioneogenese
- Proliferationsreiz zur Entstehung von Granulationsgewebe durch konstante Zell- und Gewebsdeformierung und konsekutive Ausschüttung von Wachstumsfaktoren

Tab. 9.1 Übersicht der insbesondere in der Verbrennungsmedizin gebräuchlichen Substanzen

Wirkstoff	Handelsname	Vorteile	Nachteile	Darreichungsform	Wirkmechanismus	Preis
Polihexanide	Prontosan®, Lavanid®	Große therapeutische Breite, geruch- und farblos, hypoallergen schmerzlos, keine systemische Resorption	Teuer, langsamer Wirkeintritt, darf nicht bei exponiertem Knorpel angewendet werden	Wundspül-lösung, Wundgel, Wundspray	Bindet an bakterielle Zellwand	15 EUR pro 100 ml Wundspül=lösung, 18–22 EUR pro 30ml Wundgel
Povidon-Iod	Betadine®, Braunol®, Repithel®	Keine bekannten Wirkungslücken, schnelle Wirksamkeit, günstig	allergische Reaktionen, systemisch wirksam, daher nicht bei Hyperthyreose anwenden, Wund=beurteilung durch Färbung erschwert	Spüllösung, Salbe, Gaze, Wundspray	Mikrobizide Wirkung des Iods, welches aus dem Povidon-Iod-Komplex freigesetzt wird	12 EUR pro 100 ml Wundspül=lösung
Silbersulfadiazin (bei Verbrennung)	Flammazine®, InfectoFlam®	Günstig, weit verbreitet, schmerzlos,	formt eine „Pseudoeschar", die die Beurteilung der Verbrennung erschwert, transiente Leukopenie	Salbe, Creme, Lösung	Wirkmechanismus unklar	500 g Creme 80 EUR
Octenidin	Octenisept®, Octeniderm®	Farb- und geruchlos, schneller Wirkeintritt	Kann Gewebsnekrosen in Wundhöhlen auslösen	Lösung, Wundgel	Wechselwirkung mit negativ geladenen Teilchen der Zellmembran von Mikro-organismen	22 EUR pro 1000 ml Wundspüllösung, 6 EUR pro 20 ml Wundgel
Mafenidacetat	Sulfamylon®-Lösung	Bbeste Wirkung gegen *Pseudomonas aeruginosa*, kann auch in Wundschorf eindringen und in der Tiefe wirken	Schmerzhaft in der Anwendung, stechender Geruch, muss mehrfach täglich angewendet werden, metabolische Azidose-entwicklung möglich , häufige allergene Wirkungen, hoher Preis	Lösung, Creme	Wirkmechanismus unklar	150 EUR pro 25 mg

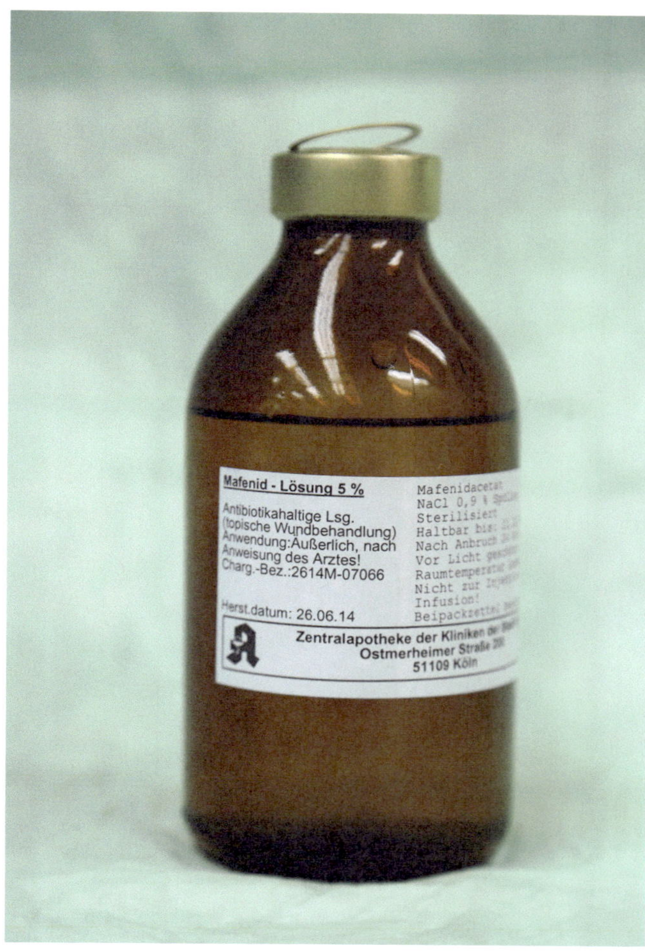

Abb. 9.1 Mafenidflasche

Die Vakuumtherapie hat die Wundsanierung und -konditionierung in den letzten 2 Dekaden revolutioniert. Die Indikation ist sehr breit, eine VAC-Therapie kann z. B. angewendet werden bei [7]:

- akuten und chronisch offenen Wunden zur Wundkonditionierung vor plastischen Deckungsoperationen,
- Sanierung bei septischen Wunden,
- diabetischen Ulcera,
- Stauungsulcera,
- Wunddehiszenzen,
- Verbrennungswunden,
- Stabilisierung und Fixierung von Spalthauttransplantaten,
- exzidierten Bisswunden,
- bei Paravasat-Wunden,
- Weichteildekompression nach Fasziotomien.

Neben den o. g. Aspekten im Hinblick auf die Gewebsneubildung und Infektionssanierung ist ein maßgeblicher Vorteil der Vakuumtherapie v. a. der Patientenkomfort. Tägliche schmerzhafte Verbandswechsel entfallen und die Wunde bleibt dauerhaft in einem feuchten Milieu.

Kontraindikation der Vakuumtherapie sind:

- Gerinnungsstörungen und Blutungen im Bereich der Wunde
- Freiliegende Gefäße und Gefäßanastomosen, die durch den Unterdruck alteriert oder geschädigt werden könnten
- Nektrotischer Wundgrund
- Infektionen mit Anaerobiern, die aufgrund des relativen Vakuums einen Selektionsvorteil aufweisen
- Nicht behandelte Osteomyelitis
- Wunden in neoplastischem Gewebe (fragliche Tumorinduktion durch Proliferationsreiz)

Weiterhin ist diese Therapie in der Anwendung vorteilhaft, weil es einen keimdichten, geruchsneutralen Wundverband darstellt, der einfach und sicher in der Handhabung ist und eine Mobilisierbarkeit des Patienten möglich macht. Der Verband kann sogar im ambulanten Bereich angewendet werden.

- Preis: Schwamm und Klebefolie inklusive Ansaugstutzen ca. 22 bis 29 EUR
- Kanister 28,50 bis 36,50 EUR
- Tagestherapiepauschale Pumpe je nach Hersteller 59,60 bis 68,40 EUR
- Bei zwei Verbandswechseln pro Woche ca. 17,60 EUR pro Tag ohne Pumpe

Die Vakuumbehandlung kann über Operations- und Prozedurenschlüssel (OPS-Codes) verschlüsselt werden und wird von den Kostenträgern rückvergütet (OPS 5-916.aO; Anlage und Wechsel eines Systems zur Vakuumversiegelung). (Abb. 9.2, 9.3, 9.4, 9.5, 9.6, 9.7 und 9.8).

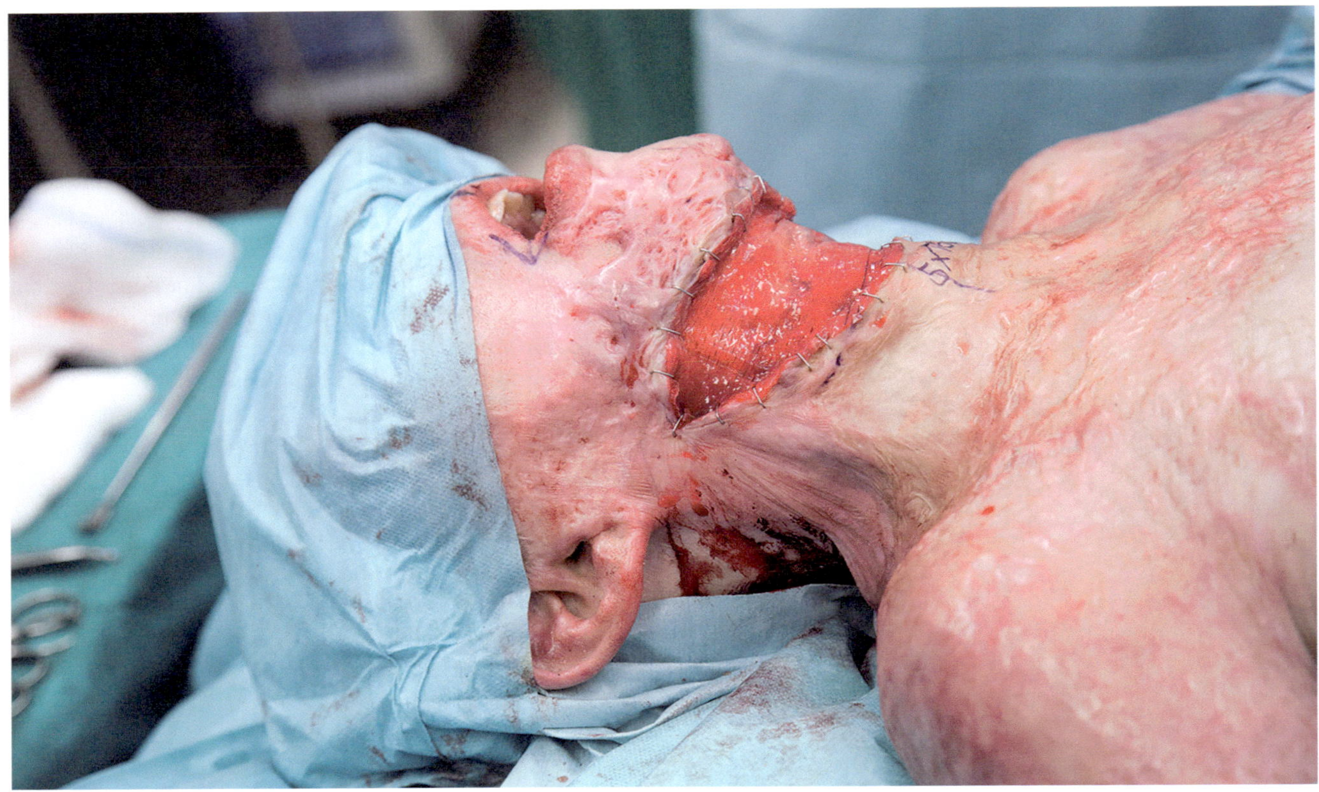

Abb. 9.2 Spalthauttransplantat bei Verbrennung am Hals. Gerade für die Fixierung von Spalthauttransplantaten in schwierigen anatomischen Regionen mit Konvexität eignet sich ein Vakuumverband

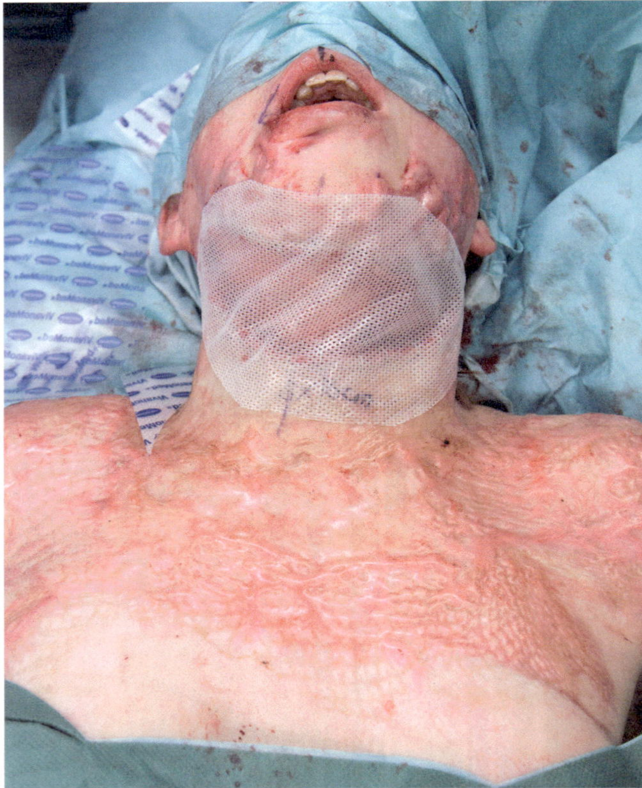

Abb. 9.3 Bedecken des Spalthauttransplantates mit Silikongaze. Hiermit wird ein versehentliches Abreißen des Transplantates bei der Entfernung des Vakuumverbandes nach fünf Tagen vermieden

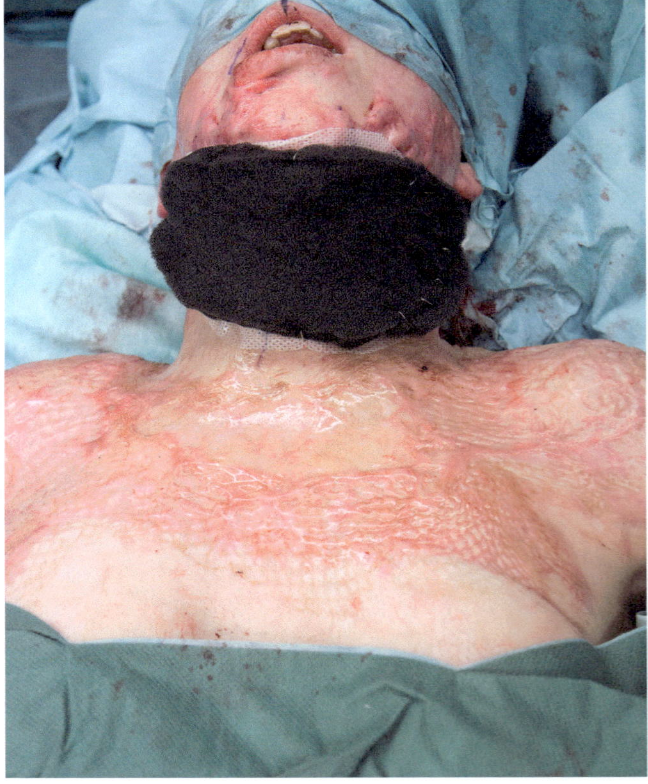

Abb. 9.4 Anmodellieren des Vakuumverbandes. Im nächsten Schritt wird der Schwamm des Vakuumsystems in Form geschnitten und mit Klammernähten fixiert, um ein Verrutschen zu vermeiden

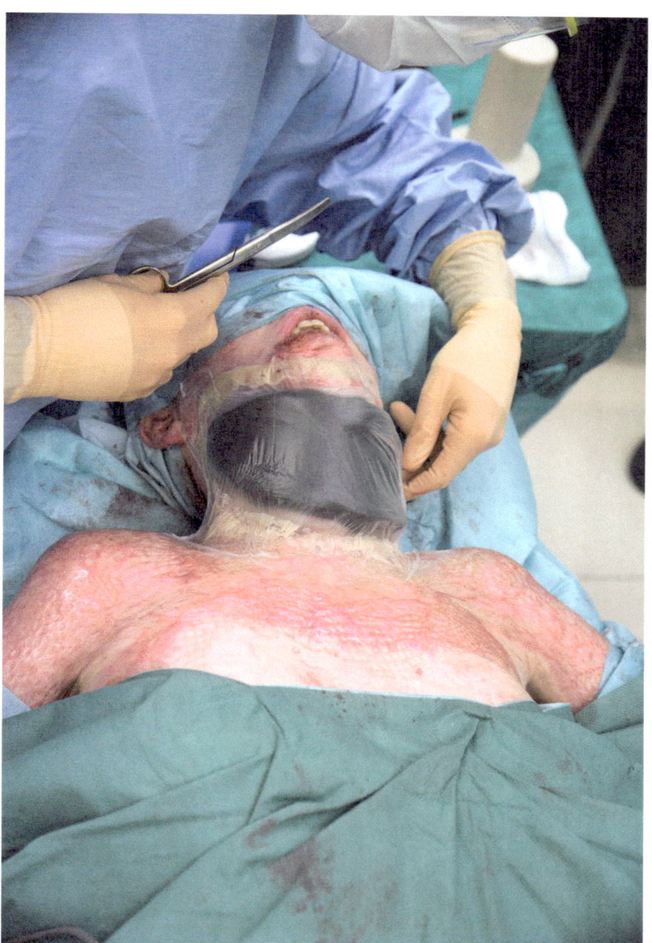

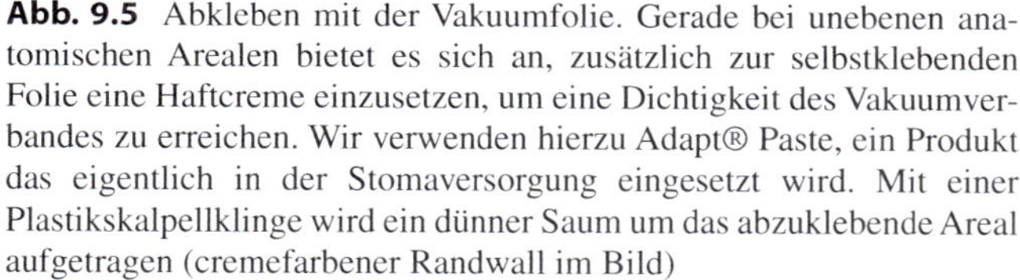

Abb. 9.5 Abkleben mit der Vakuumfolie. Gerade bei unebenen anatomischen Arealen bietet es sich an, zusätzlich zur selbstklebenden Folie eine Haftcreme einzusetzen, um eine Dichtigkeit des Vakuumverbandes zu erreichen. Wir verwenden hierzu Adapt® Paste, ein Produkt das eigentlich in der Stomaversorgung eingesetzt wird. Mit einer Plastikskalpellklinge wird ein dünner Saum um das abzuklebende Areal aufgetragen (cremefarbener Randwall im Bild)

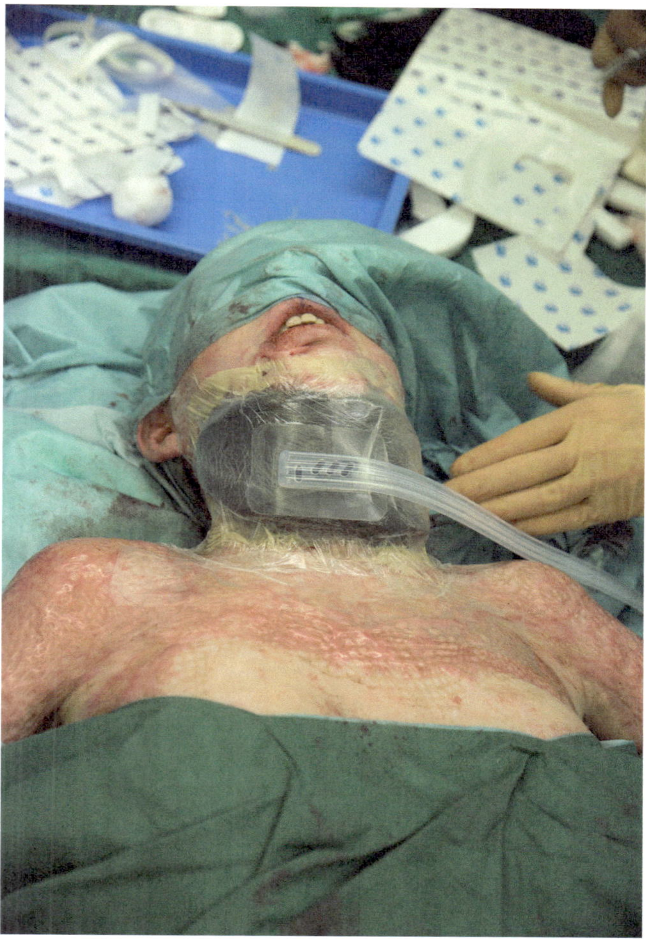

Abb. 9.6 Aufbringen des Ansaugstempels. Nun wird ein kleines Loch in den Verband geschnitten und der Ansaugstempel aufgebracht. Dieser ist genau wie die Vakuumverbands-Folie mit zwei Schutzfolien armiert, die nacheinander abgelöst werden. Der Schlauch sollte immer so angebracht werden, dass der Patient möglichst nicht auf dem Stempel liegt bzw. die ableitende Schlauchverbindung zur Pumpe möglichst nicht mit Gewicht belastet wird

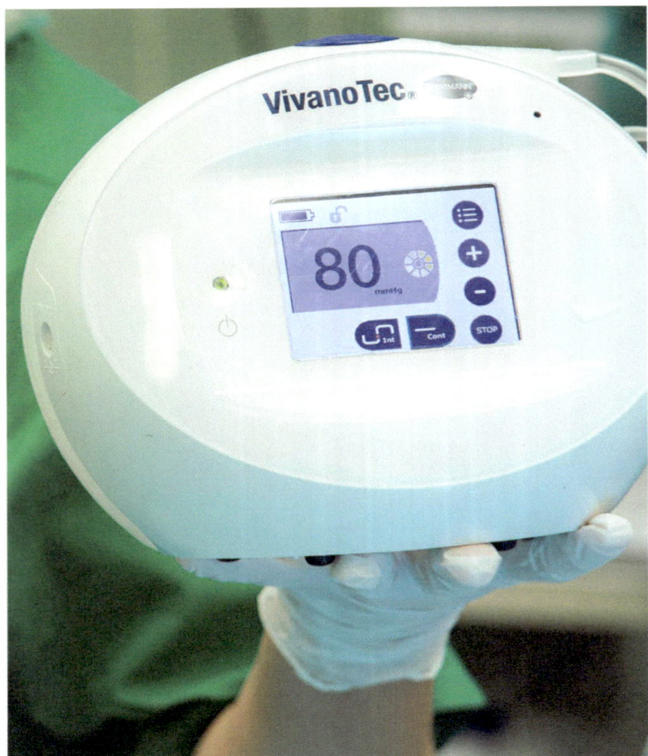

Abb. 9.7 Einstellung der Vakuumpumpe. Nach dem Konnektieren des Schlauches an die Pumpe erfolgt die Einstellung. Die Programme und Modi sind bei den unterschiedlichen Systemen auf dem Markt ähnlich konzipiert und erlauben eine Einstellung des Unterdrucks sowie die Art der Therapie (kontinuierlich oder intermittierend). Weiterhin zeigen sie, ob der Verband dicht ist, sodass ein adäquates Vakuum erzeugt werden kann. Bei Undichtigkeit oder Verstopfung des Schlauches sowie bei Diskonnektierung alarmiert die Pumpe ebenfalls durch ein Tonsignal und einen Bildschirmtext

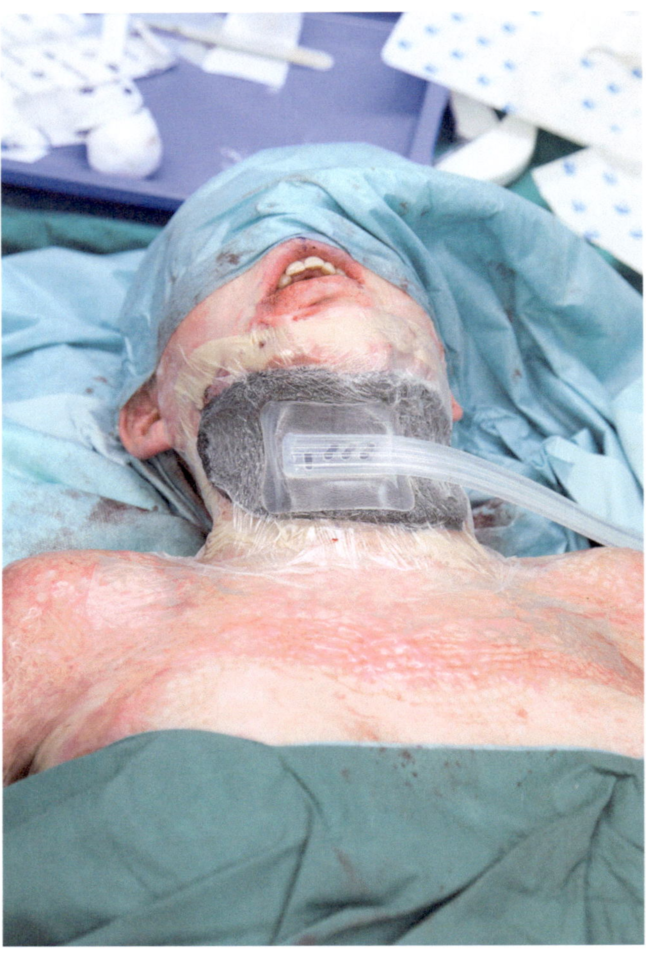

Abb. 9.8 Etabliertes Vakuum bei adäquat sitzendem Verband. Nach Start der Vakuumtherapie zieht sich der anmodellierte Schwamm zusammen und die Pumpe fördert. Ein weiterer Verband ist nicht notwendig.

9.5 Synthetische Hautersatzmaterialien

9.5.1 Polyurethan

Bei größeren Weichteildefekten z. B. nach Tumorexzisionen oder Traumata, , bietet sich ein Verschluss mittels Schaumverband als kombiniertes epidermal-dermales Verfahren an. Es bietet einen ausreichenden Infektionsschutz und vermeidet eine Reepithelialisierung des Wundgrundes, der sekundär mit Haut transplantiert werden soll. Häufig verwandte Präparate sind unter einer Vielzahl Epigard® oder PolyMem®.

Bei diesen Produkten liegt eine non-adhäsive Schicht der Wund zugewandt und eine okklusive oder semipermeable Membran schützt die Wunde nach außen. Diese Materialien sind nicht bioaktiv und müssen vor der Deckung entfernt werden.

9.5.2 Polylactid-Membran (Suprathel®)

Hierbei handelt es sich um eine resorbierbare mikroporöse Membran, die zu 70 % aus Polymilchsäure, Trimethylencarbonat und Caprolacton besteht. Suprathel® wird innerhalb von vier bis sechs Wochen mittels Hydrolyse mechanisch degradiert und nach 10 bis 12 Wochen reizlos über den Zitronensäurezyklus zu Kohlendioxid und Wasser abgebaut. Die Hauptindikation sind in den dermalen Verbrennungen bzw. Defekten zu sehen, welche noch ein eigenes Heilungspotenzial besitzen. Bei der Anwendung ist zu beachten, dass zur Vermeidung eines akzidentellen, vorzeitigen Lösens der Membran eine Doppellage einer Fettgaze aufgebracht wird (Abb. 9.9, 9.10 und 9.11).

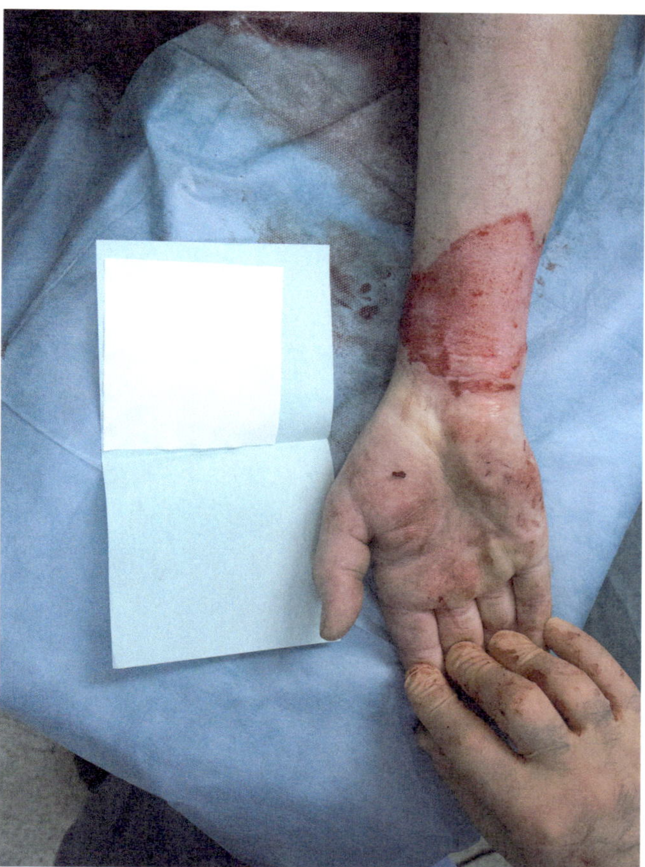

Abb. 9.9 2a- bis b-gradige Verbrennungswunde nach Débridement im Bereich des linken Handgelenkes

9.5.3 Silikon-Kollagenmatrix (Biobrane®)

Diese Verbandsmatrix besteht aus einem inneren Nylonnetz, welches in einer Silikonmembran verankert ist. Das der Wunde zugewandte Nylongewebe ist in einer komplexen 3D-Struktur aufgebaut, an die Kollagenpeptide gebunden sind. Blut und Wundserum verbinden sich so mit dem Nylongewebe und fixieren den Hautersatz biologisch auf der Wunde. Durch eine spezielle Trifilament-Anordnung des Nylons sorgt die 3D-Matrix für eine sichere Haftung und den Exsudatabfluss über Öffnungen in der Silikonmembran. Dadurch bleibt der Verband bis zur vollständigen Reepithelialisierung auf der Haut und löst sich dann spontan ab. Biobrane® hat sich aufgrund seiner Schmerzlosigkeit in der Anwendung sowie den Verzicht auf belastende Verbandswechsel zu einem Behandlungsstandard bei 2a-gradigen Verbrennungen entwickelt (Abb. 9.12).

9.5.4 Dermisersatzmaterialien (Integra®/ Matriderm®/BTM Novosorb)

Bei tief zweitgradigen und drittgradigen Verbrennungen kann durch den Einsatz von Dermisäquivalenten eine Verbesserung der Widerstandsfähigkeit, Geschmeidigkeit, Temperaturregulation und Sensibilität der Haut erzielt werden. In unserem Patientengut verwenden wir hierzu insbesondere in der rekonstruktiven Chirurgie Integra®, eine dreidimensionale, silikonbeschichtete Kollagenmatrix, die innerhalb von drei bis vier Wochen vaskularisiert und dann von körpereigenem Kollagen biointegriert wird. In einem zweiten Schritt kann dann die Silikonbeschichtung abgenommen und dünne Spalthaut transplantiert werden.

Eine zweite dreidimensionale dermale Matrix, die häufig zur Anwendung kommt ist Matriderm®. Dieses Produkt wird aus nativ strukturiertem bovinen Kollagen der Typen 1, 3 und 5, welches mit Elastin-Hydrolysat versetzt ist, hergestellt und in wenigen Wochen zu körpereigenem Kollagen umgebaut. Aufgrund der dünnen Schichtdicke wird hier insbesondere das 1-mm-Material einzeitig mit einer Spalthauttransplantation kombiniert. Ein in dieser Indiktation neues Material stellt Novosorb BTM dar, welches komplett artifiziell auf der Basis von Polyurethan hergestellt wird. Auch dieses Material wird analog zu Integra zweizeitig mit einer Einheilungsphase von ca. 3 Wochen angewandt. Aufgrund der nicht-biologischen Zusammensetzung scheint es deutlich weniger infektanfällig zu sein. Zur brieten Anwendung fehlen allerdings noch aktualisierte Studiendaten.

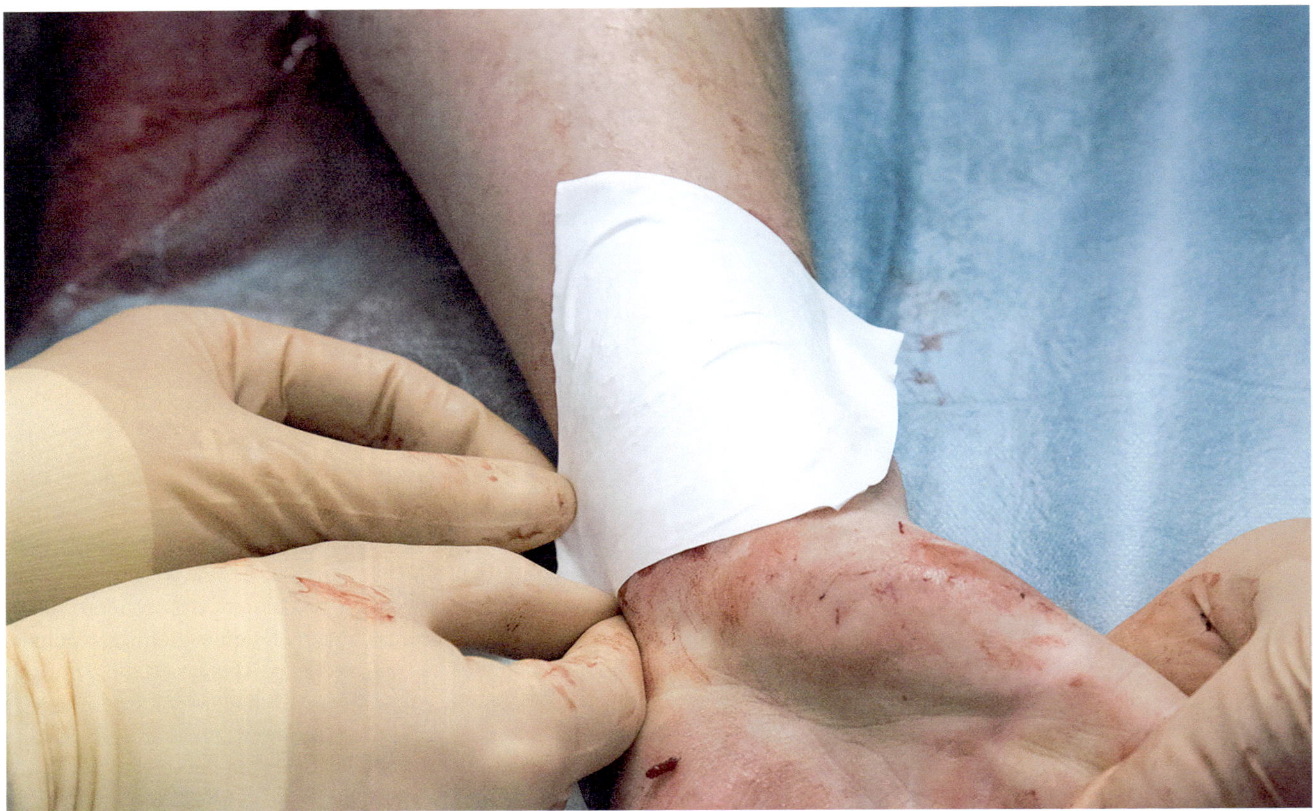

Abb. 9.10 Anmodellieren von Suprathel auf eine Verbrennungswunde

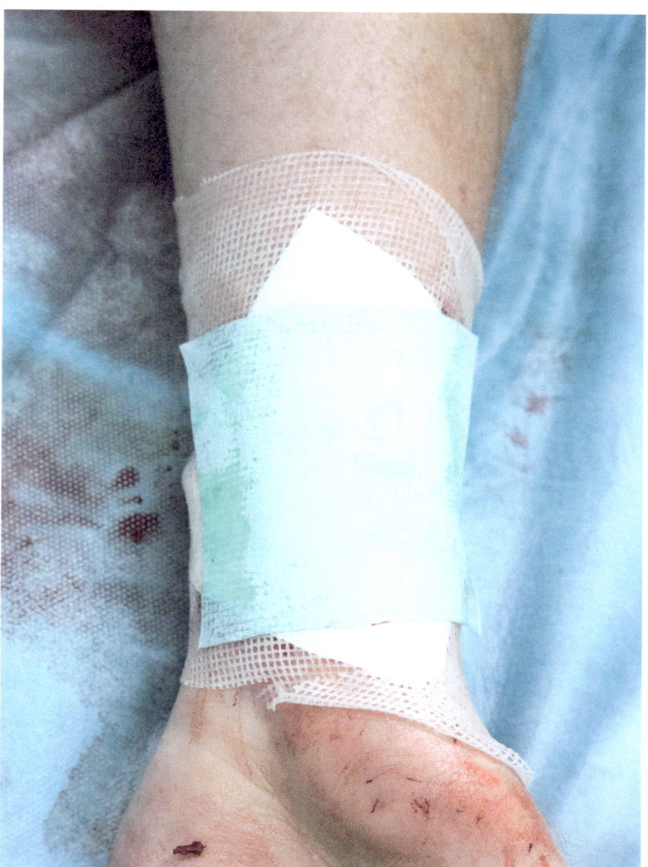

Abb. 9.11 Sichern des Suprathel mit Fettgaze und Aufbringen eines Farbindikator-Papiers, um beim Verbandswechsel anzuzeigen, dass hierunter kein Verbandswechsel erfolgen soll

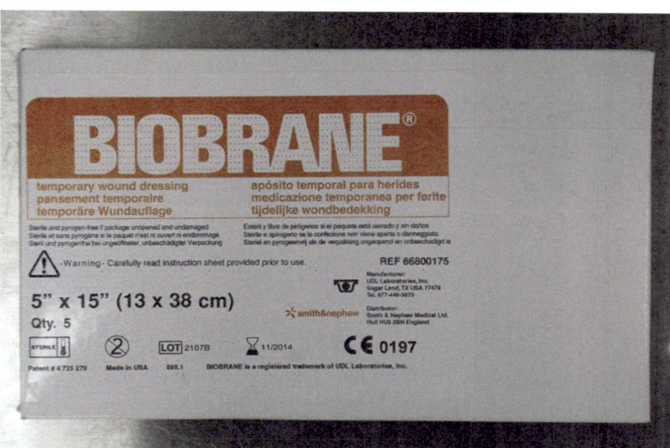

Abb. 9.12 Biobrane®-Wundverband

Literatur

1. Atiyeh BS, Ioannovich J, Al-Amm CA, El-Musa KA (2002) Management of acute and chronic open wounds: the importance of moist environment in optimal wound healing. Curr Pharm Biotechnol 3(3):179–195
2. Krishna BV, Gibb AP (2010) Use of octenidine dihydrochloride in meticillin-resistant Staphylococcus aureus decolonisation regimens: a literature review. J Hosp Inf 74(3):199–203. https //doi.org/10.1016/j.jhin.2009.08.022
3. Kaehn K (2010) Polihexanide: a safe and highly effective biocide. Skin Pharmacol Physiol 23(Suppl):7–16. https //doi.org/10.1159/000318237
4. Bennett LL, Rosenblum RS, Perlov C, Davidson JM, Barton RM, Nanney LB (2001) An in vivo comparison of topical agents on wound repair. Plast Reconstr Surg 108(3):675–687
5. Argenta LC, Morykwas MJ (1997) Vacuum-assisted closure: a new method for wound control and treatment: clinical experience. Ann Plast Surg 38(6):563–576; discussion 577
6. Ubbink DT, Westerbos SJ, Nelson EA, Vermeulen H (2008) A systematic review of topical negative pressure therapy for acute and chronic wounds. Br J Surg 95(6):685–692. https://doi.org/10 1002/bjs.6238
7. Armstrong DG, Lavery LA, Diabetic Foot Study C (2005) Negative pressure wound therapy after partial diabetic foot amputation: a multicentre, randomised controlled trial. Lancet 366(9498):1704–1710. https://doi.org/10.1016/S0140-6736(05)67695-7

Dermisersatzverfahren (Engineerd Skin Substitutes) 10

David Benjamin Lumenta und Lars-Peter Kamolz

Inhaltsverzeichnis

10.1 Hintergrund

Die reduzierte Narbenqualität nach Rekonstruktion von vollschichtigen Hautdefekten mit keiner (z. B. epidermale Konstrukte) oder nur geringer dermaler Komponente (z. B. Spalthaut) führte zur Entwicklung von dermalen Hautersatzmaterialien in den 1990er-Jahren [1, 2].

Grundsätzlich können bei Hautersatzmaterialien 3 Typen unterschieden werden:

1. Epidermal
2. Dermal
3. Kombiniert epidermal-dermal (=vollschichtiger Hautersatz)

Eine weitere Unterteilungsmöglichkeit besteht in der Art bzw. Herkunft der hergestellten Hautersatzkomponenten:

- Natürlich biologisch Materialien
- Konstruierte oder künstlich hergestellte biologische Materialien
- Synthetische Materialien

D. B. Lumenta (✉) · L.-P. Kamolz
Klinische Abteilung für Plastische, Ästhetische und Rekonstruktive Chirurgie, Universitätsklinik für Chirurgie, Medizinische Universität Graz, Graz, Österreich
e-mail: david.lumenta@medunigraz.at; lars.kamolz@medunigraz.at

Die idealen Eigenschaften eines Hautersatzmaterials sollten annähernd der natürlichen Haut entsprechen:

- Wiederherstellung der Hautanatomie und physiologischen Eigenschaften
- Biokompatibilität
- Vorhandensein bzw. Möglichkeit der Einwanderung von dermalen Zellkomponenten
- Widerstandsfähigkeit gegenüber Scherkräften

Die mit einem dermalen Hautersatz verbundenen Vorteile sind:

- Geringere Inzidenz an Wundkontrakturen
- Günstige Beeinflussung der Narbenbildung
- Verbesserte Hautqualität (u. a. Elastizität, mechanische Stabilität)

Aufgrund des Charakters von Hautersatzmaterialien hat sich der Einsatzbereich vom dermalen Ersatz primär auf die Verbrennungschirurgie und Dermatochirurgie (z. B. diabetische Ulcera) konzentriert, wobei auch weitere Bereiche der rekonstruktiven Chirurgie (z. B. Trauma, Extremitätenerhalt) erschlossen wurden. Beispielsweise kann aufgrund der Lokalsituation (z. B. Durchblutungsstatus, Traumazone) und/oder des Gesamtstatus eines Patienten (z. B.

C. Ottomann, B. Hartmann (Hrsg.), *Hauttransplantation*, https://doi.org/10.1007/978-3-662-62060-1_10

keine Vollnarkose möglich, keine langen Operationszeiten toleriert) die Indikation für einen über den Hautersatz gehenden zu rekonstruierenden Defekt großzügiger gestellt werden, sofern keine geeigneten lokalen, regional-gestielten (z. B. Perforatorlappenplastiken) oder freien Lappenplastiken verwendet werden können oder im Gesamtkontext nicht sinnvoll erscheinen. Allerdings muss in diesem Zusammenhang erneut darauf hingewiesen werden, dass zunächst alle plastisch-rekonstruktiven Optionen ausgeschöpft werden müssen, um „Gleiches mit Gleichem zu rekonstruieren", bevor der erweiterte Einsatz von Ersatzmaterialien erwogen wird.

▶ **„Gleiches mit Gleichem rekonstruieren". – „Replace like with like"**

Bei der Verwendung von Dermisersatzmaterialien konnte nach Verbrennungen im Langzeitverlauf ein anhaltender Effekt, insbesondere in Hinblick auf subjektive und objektive Parameter wie dem Hauterscheinungsbild und ihrer Elastizität nachgewiesen werden [4, 5].

Die zusätzliche Verwendung von Hautersatzmaterialien bei diabetischen Fußulcera wurde in einem Review von 2016 wie folgt bewertet: sie erhöht die Wahrscheinlichkeit, dass diabetische Fußulczera abheilen können, eine Aussage bezüglich der sogenannten Kosteneffizienz bzw. der tatsächlichen Endergebnisse wie einem langfristigem Extremitätenerhalt (bzw. deren Amputationsrate) konnte noch nicht endgültig festgestellt werden [6]

Bezüglich der mit Hautersatzmaterialien verbundenen Kosten gibt es unterschiedliche Berechnungsansätze, bei der unter anderem die Anzahl der Verbandswechsel, der Schmerzmittelbedarf und der Personalaufwand bei alleiniger Verwendung herkömmlicher Verbandsmaterialien miteingerechnet werden müssen und aufgrund institutioneller Besonderheiten nicht allgemeingültig dargestellt werden können [7, 8] (Tab. 10.1).

10.2 Indikation (Darstellung der Einsatzmöglichkeiten mit Vor- und Nachteilen)

Die Indikationsstellung setzt grundsätzlich das Vorhandensein einer therapeutischen Strategie voraus, um z. B. bei Verbrennungsverletzungen, die vorhandenen Ressourcen (u. a. körpereigene Spenderareale, infrastrukturelle Voraussetzungen) optimal einzusetzen. Dabei muss zwischen einer temporären und permanenten Deckung unterschieden werden. Die temporären Verfahren dienen vor allem zur Überbrückung, entweder bis körpereigenes Gewebe nachgebildet wurde oder als Wundbettvorbereitung für andere permanente Deckungsverfahren [10, 11].

10.2.1 Epidermal

Indikation

- Temporärer Wundverband bei erhaltener Dermis (z. B. Verbrennungen, Traumata, Ulcera etc.)
- Verwendung auf Spalthautentnahmestellen (Kostenfaktor)

Vorteile

- „off-the-shelf" Verfügbarkeit

Nachteile

- Kosten

10.2.2 Dermal

Indikation

- Vollschichtige Hautdefekte, insbesondere in ästhetisch oder funktionell wichtigen Arealen (z. B. Gelenknahe Bereiche)

Vorteile

- „off-the-shelf"-Verfügbarkeit
- Möglichkeit des „cell-seeding"
- „Sofortrekonstruktion" (einzeitige Verfahren)
- Verbesserte Narbenqualität (funktionell, ästhetisch)

Nachteile

- Erfordernis der ein-/zweizeitigen Transplantation einer (autologen) epidermal-dermalen Teilkomponente (in der Regel Spalthaut)
- Rekonstruktion erfordert mehrere Operationen (zweizeitige Verfahren)
- Infektionsgefahr zwischen Operationen (zweizeitige Verfahren)
- Kosten

10.2.3 Vollschichtig

Indikation

- Vollschichtige kleinere Hautdefekte

Tab. 10.1 Kommerziell erhältliche dermale Ersatzmaterialien modifiziert nach [9]

Handelsname	Hersteller	zellfrei	zellangereicherte Matrix
AlloDerm	LifeCell Corporation, Branchburg, NJ, USA	×	–
Karoderm	Karocell Tissue Engineering AB, Karolinska University Hospital, Stockholm, Sweden	×	–
SureDerm	HANS BIOMED Corporation, Seoul, Korea	×	–
GraftJacket	Wright Medical Technology, Inc., Arlington, TN, USA	×	–
Matriderm	Dr. Suwelack Skin and HealthCare AG, Billerbeck, Germany	×	–
Permacol Surgical Implant	Tissue Science Laboratories plc, Aldershot, UK	×	–
OASIS Wound Matrix	Cook Biotech Inc, West Lafayette, IN, USA	×	–
EZ Derm	Brennen Medical, Inc., MN, USA	×	–
Integra Dermal Regeneration Template	Integra NeuroSciences, Plainsboro, NJ, USA	×	–
Terudermis	Olympus Terumo Biomaterial Corp., Tokyo, Japan	×	–
Pelnac Standard/ Pelnac Fortified	Gunze Ltd, Medical Materials Center, Kyoto, Japan	×	–
Biobrane/ Biobrane-L	UDL Laboratories, Inc., Rockford, IL, USA	×	–
Hyalomatrix PA	Fidia Advanced Biopolymers, Abano Terme, Italy	×	–
TransCyte (DermagraftTC)	Advanced BioHealing, Inc., New York, NY and La Jolla, CA, USA		neonatal allogene Fibroblasten
Dermagraft	Advanced BioHealing, Inc., New York, NY and La Jolla, CA, USA		neonatal allogene Fibroblasten
Hyalograft 3D	Fidia Advanced Biopolymers, Abano Terme, Italy		autologe Fibroblasten

Vorteile
- „off-the-shelf"-Verfügbarkeit
- Möglichkeit des „cell-seeding"
- Keine körpereigene Entnahmestelle erforderlich

Nachteile
- Hoher Kostenfaktor

10.2.4 Kombinierte Verfahren

- Antimikrobiell-wirksame Wundverbände (z. B. silber-, jodhaltige Wundauflagen etc.)
- „Sandbett" (fluidized microsphere beads-beds) zur Wundkonditionierung am Rücken [10]
- Niederdruck Wundtherapie/Vakuumtherapie zur Sicherung der Spalthauttransplantate [8, 12]

Material (Darstellung von benötigtem Material, Arbeitsaufwand und Kosten)
- OP-Team (Operateur, Assistent, OP-Schwester), in Abhängigkeit der Größe des OP-Gebietes operieren in 2 Teams
- OP-Tasse (Standard, kleine Eingriffe)
- Akku/Elektrisches Dermatom (bei Einsatz von dermalem Hautersatz)

Im Folgenden wird der Einsatz von drei möglichen Verfahren anhand der folgenden Hautersatzmaterialien demonstriert:

Suprathel® (PolyMedics Innovations GmbH, Denkendorf, Germany, epidermaler Ersatz) ist ein als epidermaler Ersatz verwendetes alloplastisches Polylactid-Copolymer mit Trimethylencarbonat and ε-Caprolacton [13, 14]. Es wird ähnlich wie Biobrane® (Smith&Nephew, London, UK) [15] für oberflächliche oder tief dermale Wundflächen verwendet.

Integra® Dermal Regeneration Template (Integra Life-Sciences, Plainsboro, New Jersey, USA, dermaler Ersatz) ist ein künstlicher biologischer Dermisersatz, der aus extrazellulären Matrixmolekülen aus Rinderkollagen, welche mit Glykosaminoglykanen (Chondroitin-6-Sulfat) quervernetzt sind und eine Porenstruktur (Porengröße von 70–200 µm) aufweist, die zeitlich definierten Ab-/Umbau ermöglicht. Integra wird im Rahmen einer wundheilungsassoziierten milden inflammatorische Umbauphase von autologen Fibroblasten und endothelialen Zellen besiedelt, und schließlich in Wochen bis Monaten abgebaut. Die von den autologen eingewanderten Zellen gebildete Matrix ersetzt das Dermisersatzmaterial vollständig. Es gibt unterschiedliche Ausführungen des Produktes, welche sowohl eine einzeitiges als auch ein zweizeitiges Verfahren ermöglichen.

Matriderm® (Dr. Suwelack AG, Billerbeck, Germany, dermaler Ersatz) ist eine dermale Ersatzmatrix, bestehend aus bovinem Kollagen Typ I, III und Elastin, welcher als eines der ersten Produkte für ein einzeitiges Hautersatzverfahren verwendet wurde [16]. Mittlerweile gibt es weitere Studien, die funktionell gute Ergebnisse hinsichtlich der Narbenqualität, insbesondere Elastizität nachgewiesen haben [5].

10.2.5 Prinzip der Methode

- **Suprathel**: Versorgung einer schwerstbrandverletzten Patientin mit tiefdermaler Verbrühung am Rücken.
- **Integra**: Schwere kombinierte Quetsch-, Avulsions- und Verätzungsverletzung beim Kleinkind, Verwendung von Dermisersatzmaterial und Vakuumtherapie in einem zweizeitigen Verfahren zum Längenerhalt der Extremität. Verwendung des vorhanden intakten Weichteilmantels zur Defektdeckung mit minimaler Investition einer autologer Komponente.
- **Matriderm**: Wundheilungsstörung nach Sprunggelenksprothesenimplantation.

10.2.6 Operationstechnik Step by Step

10.2.6.1 Suprathel

Die nachfolgenden Abbildungen zeigen die Operationstechniken (Abb. 10.1, 10.2, 10.3, 10.4, 10.5, 10.6, 10.7, 10.8 und 10.9):

10.2.7 Integra

Die nachfolgenden Abbildungen zeigen die Operationstechniken (Abb. 10.10, 10.11, 10.12, 10.13, 10.14, 10.15, 10.16, 10.17, 10.18, 10.19, 10.20, 10.21, 10.22, 10.23, 10.24, 10.25, 10.26, 10.27 und 10.28):

10.2.8 Matriderm

Patient nach Schlaganfall mit einmonatiger bestehender Wundheilungsstörung am anterioren Sprungelenksbereich nach Einbringung einer Sprunggelenksprothese bei persistierenden belastungsabhängigen Gehbeschwerden und Ausschöpfung konservativer Maßnahmen (Abb. 10.29, 10.30, 10.31, 10.32, 10.33, 10.34, 10.35, 10.36, 10.37, 10.38, 10.39 und 10.40):

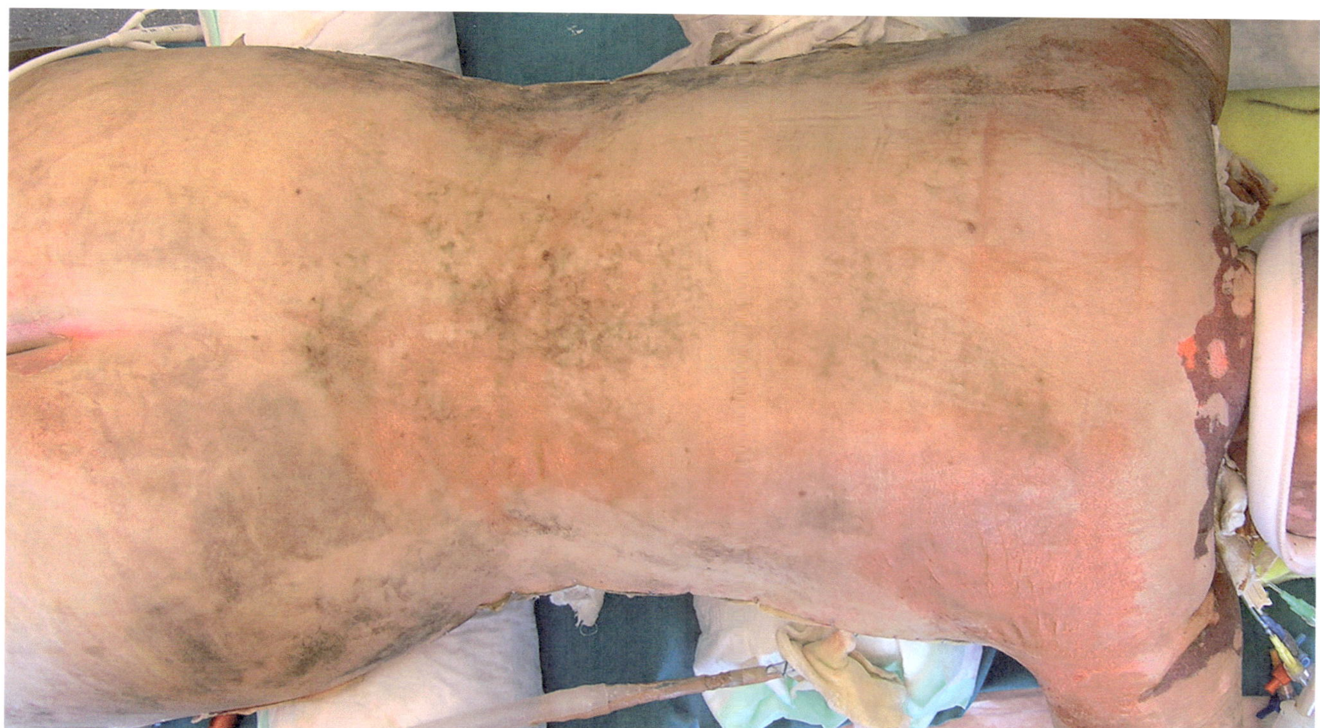

Abb. 10.1 Tiefdermale Verbrühung am Rücken, Befund 3 Tage nach Unfallereignis

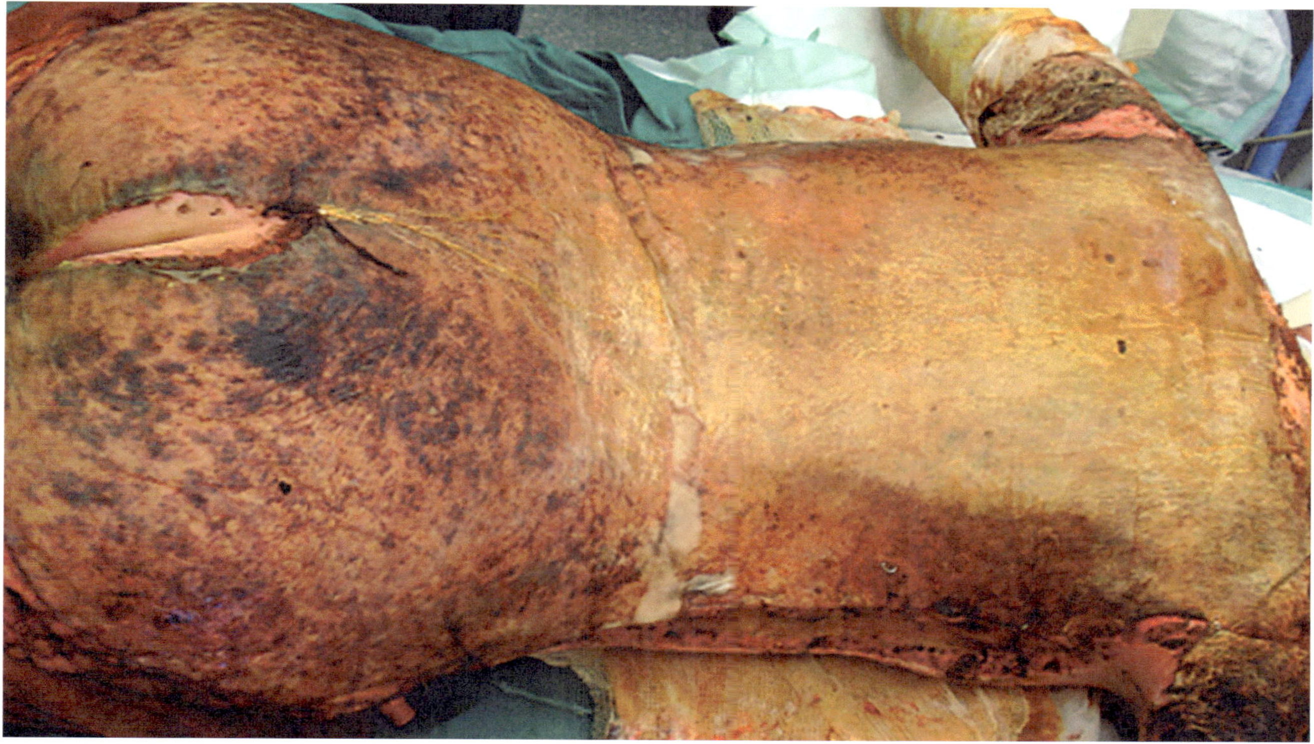

Abb. 10.2 Befund nach 2 Wochen Vorbehandlung mittels Sandbett zur Entfernung der Wundflüssigkeit und Trockenhalten der Wunden. Tägliche Wundkontrollen und Desinfektion mit Lavasorb® (Fresenius Kabi Austria GmbH, Graz, Austria). Spitzfußprophylaxe. Monitoring des Wasser- und Elektrolythaushaltes (insbesondere Natrium) sowie der Beatmungs-/pulmonalen Situation

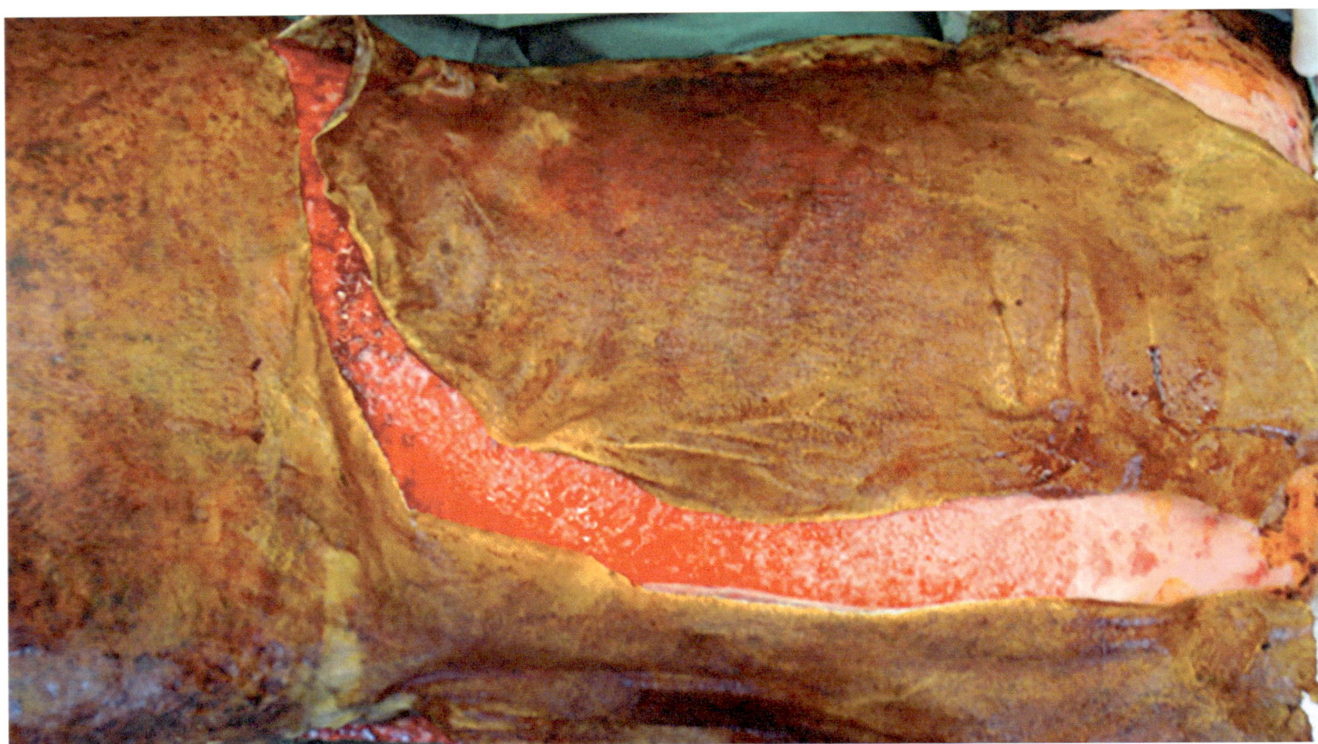

Abb. 10.3 **Step 1** Entfernung/„Abreißen" des trockenen Verbrennungsschorfes, der sich unter der Sandbetttherapie entwickelt hat und nahezu problemlos in einem Stück von der intakten darunterliegenden Dermis entfernen lässt

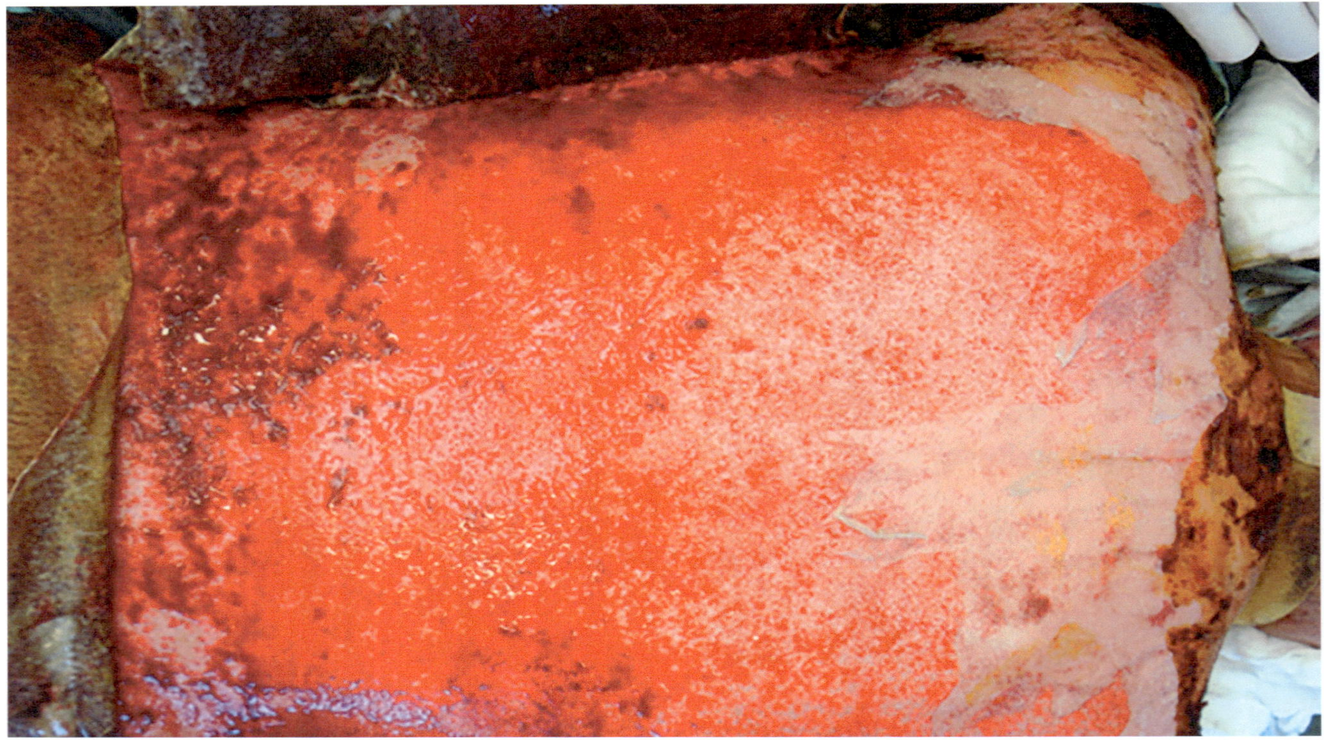

Abb. 10.4 Erhaltene, blutende Dermis mit teils vorhandenen Reepithelialisierungszonen

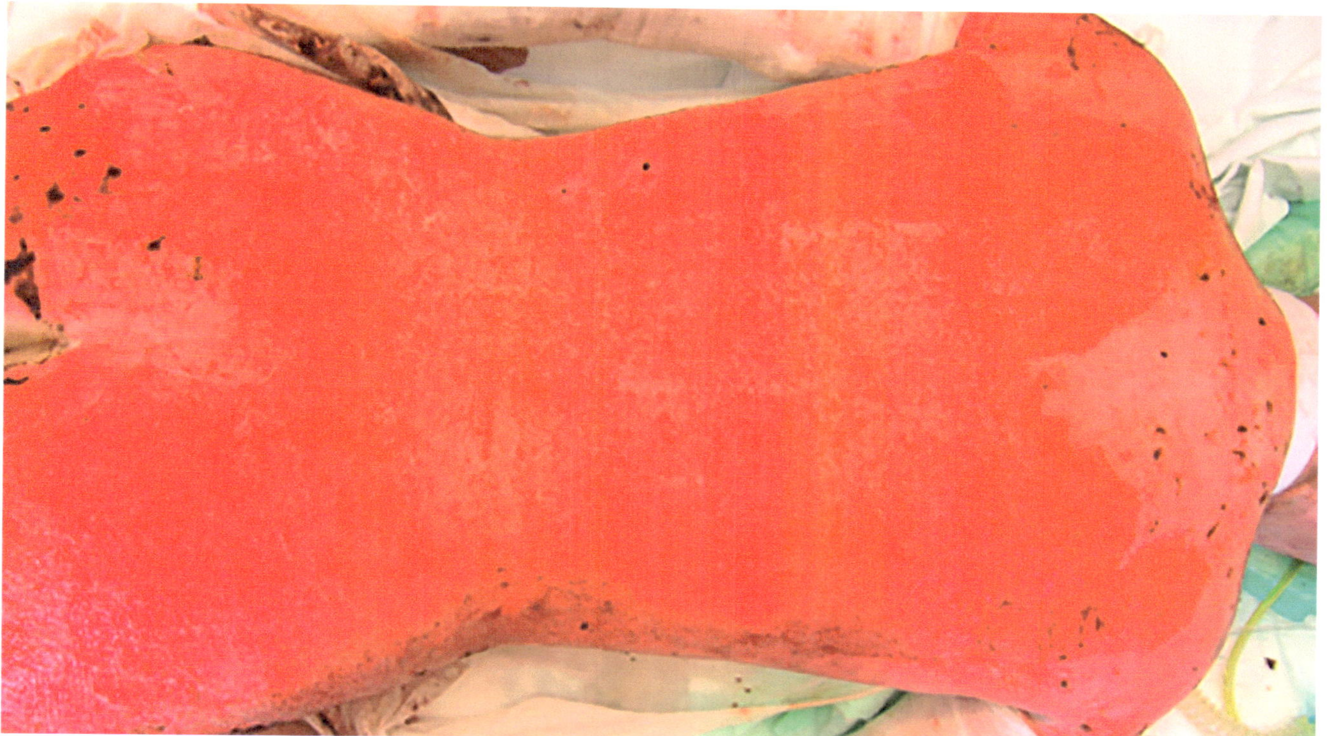

Abb. 10.5 **Step 2** Reinigung des Wundgrundes mit (farbloser) Desinfektionslösung, Lavasorb® (Fresenius Kabi Austria GmbH, Graz, Austria)

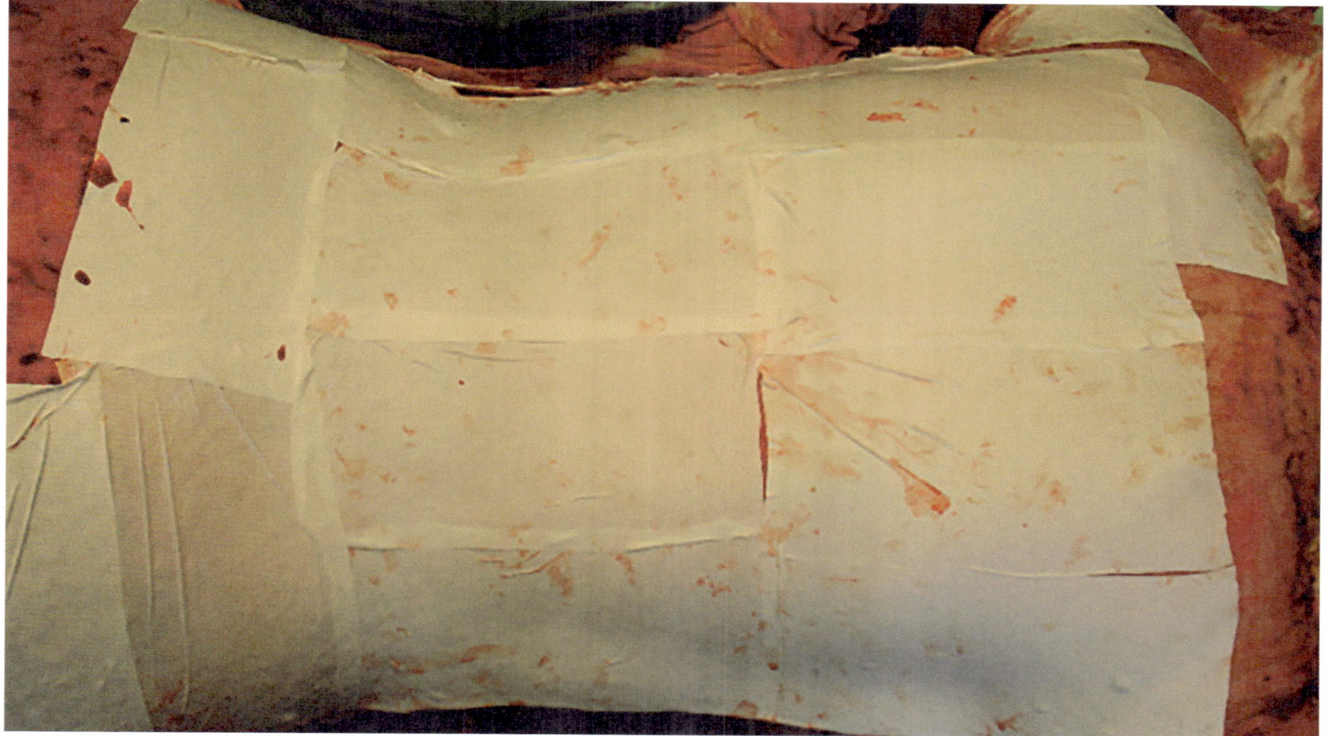

Abb. 10.6 **Step 3** Großflächige Suprathelapplikation

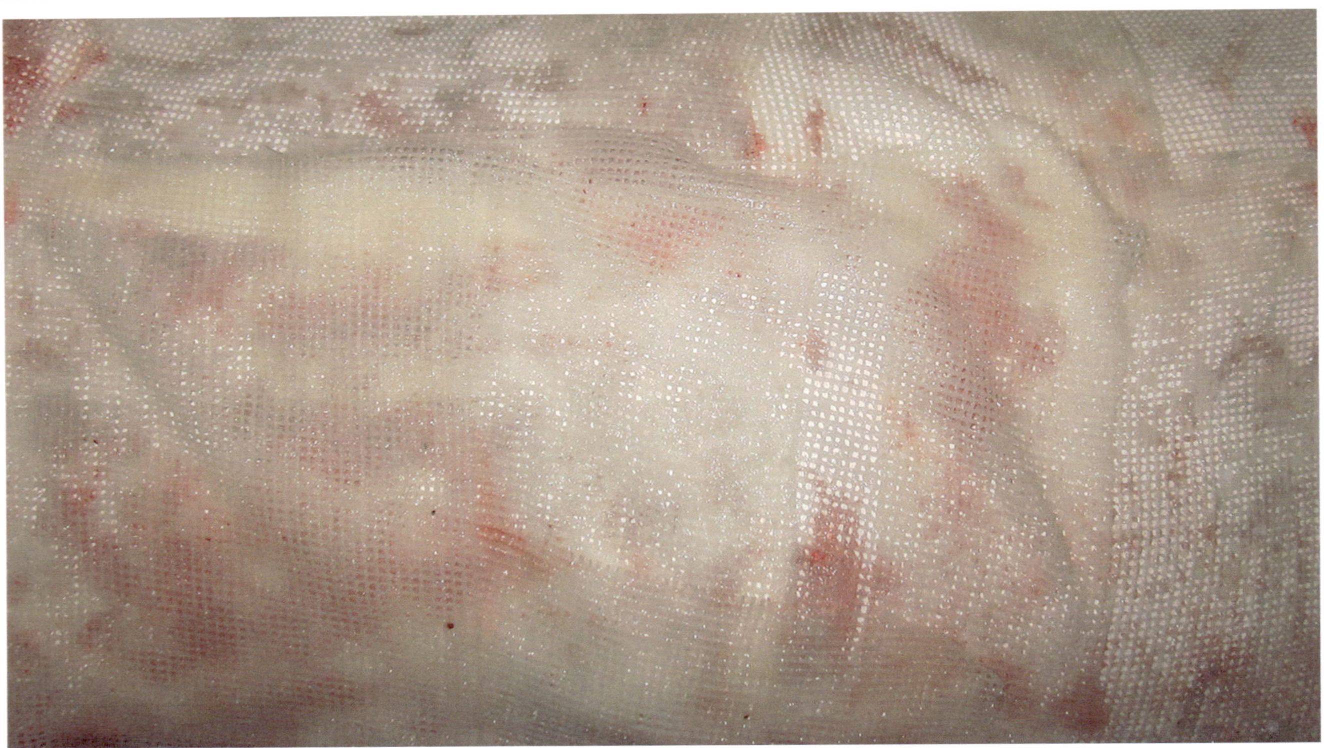

Abb. 10.7 **Step 4** Auflage von Fettgaze (Bactigras, Smith&Nephew, London, UK) (im Bild), welche mit Klammern unter Zug gestrafft wird, damit eine möglichst direkte Auflage des Hautersatzmaterials auf der Wunde ermöglicht wird (nicht gezeigt). Dünner Schutzverband (z. B. Stülpa®, Hartmann, Heidenheim, Deutschland)

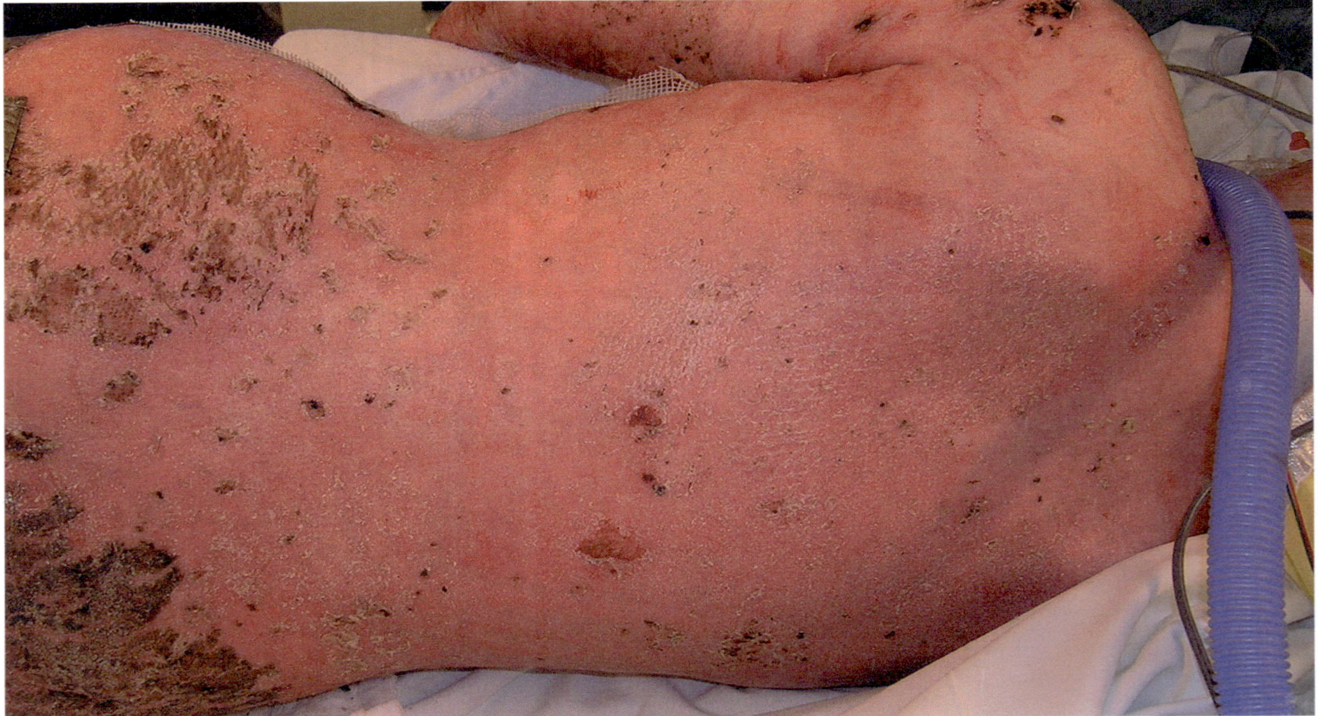

Abb. 10.8 Klinischer Aspekt nach dreißig Tagen, gute Abheilungsrate bei minimal fragilen Narbenverhältnissen

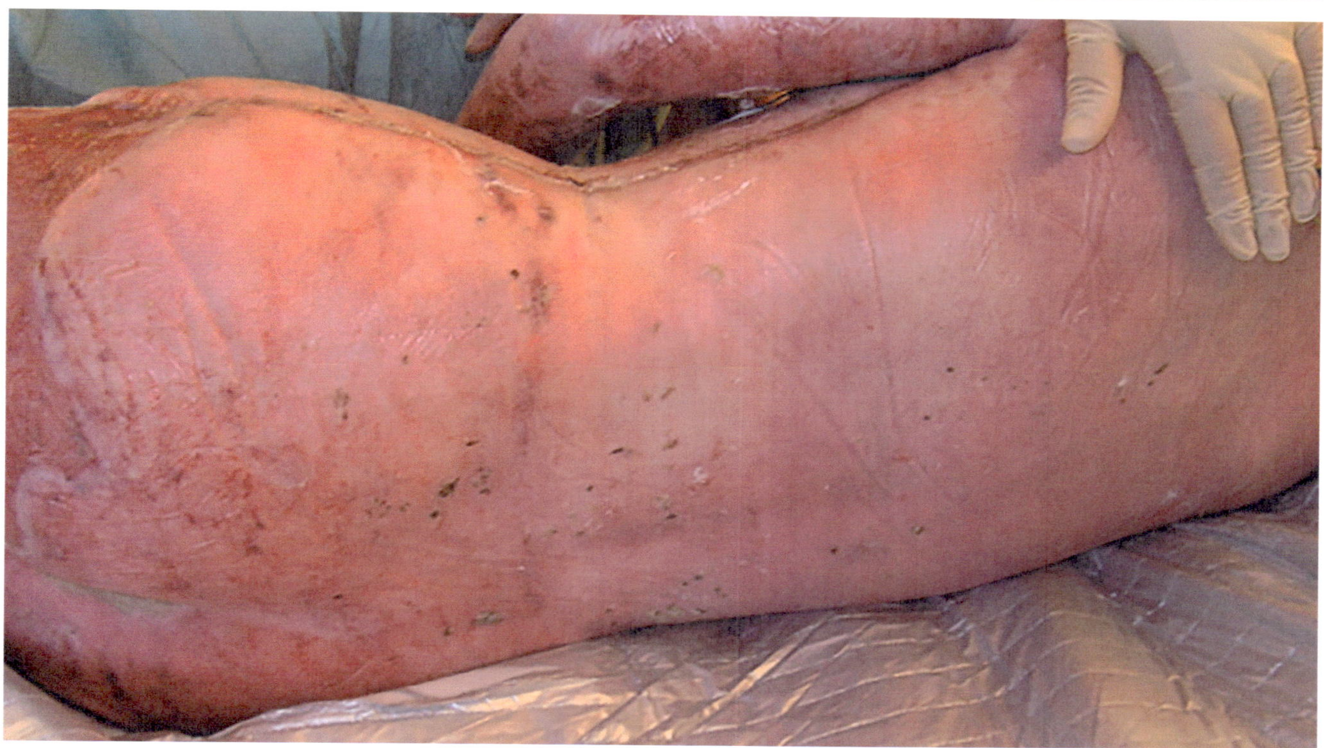

Abb. 10.9 Klinischer Aspekt 80 Tage nach Trauma, kurz vor Transfer in Rehabilitationseinrichtung

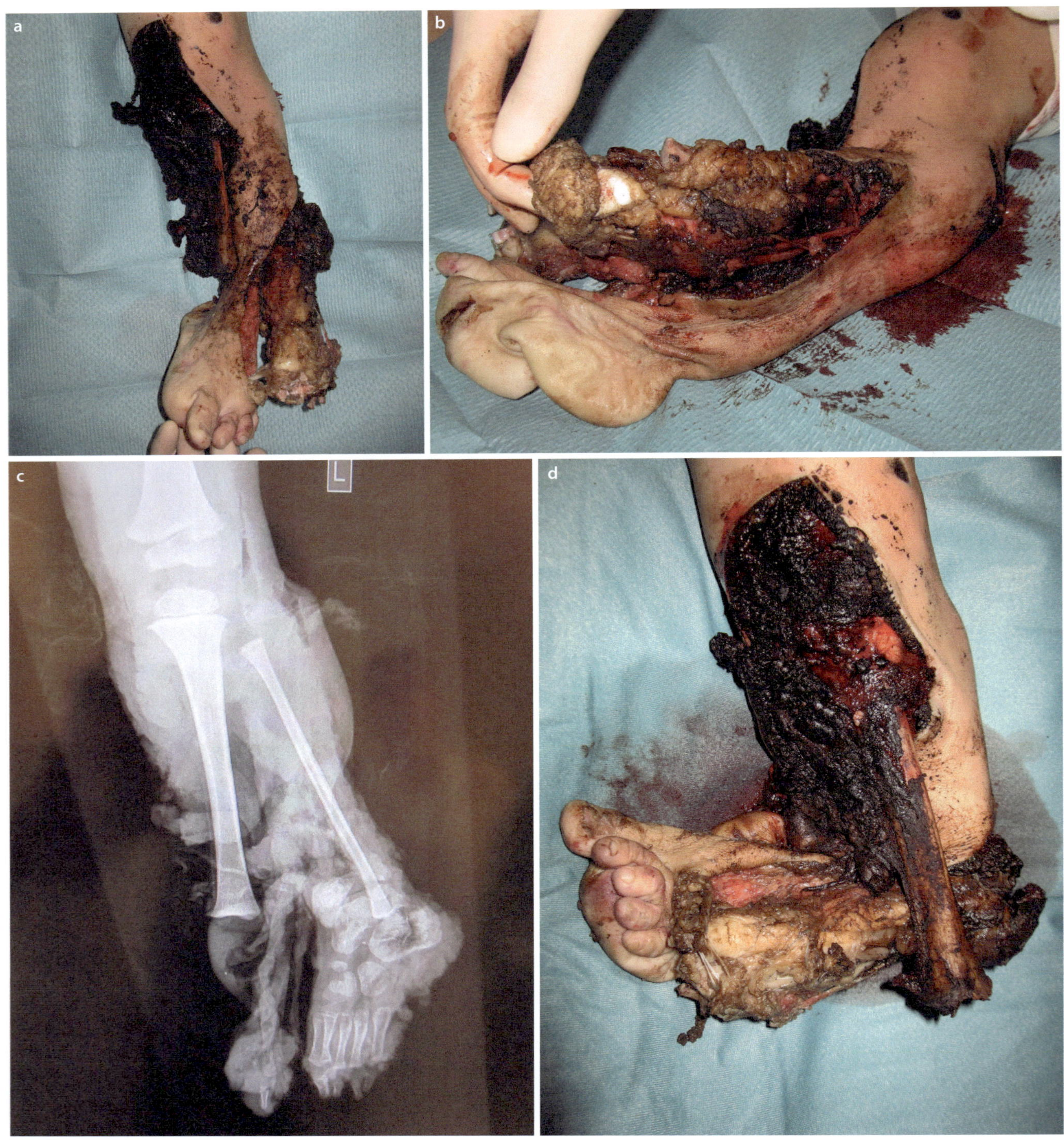

Abb. 10.10 **a–d** Schwere kombinierte Quetsch-, Avulsions- und Verätzungsverletzung am Unterschenkel links beim Kind

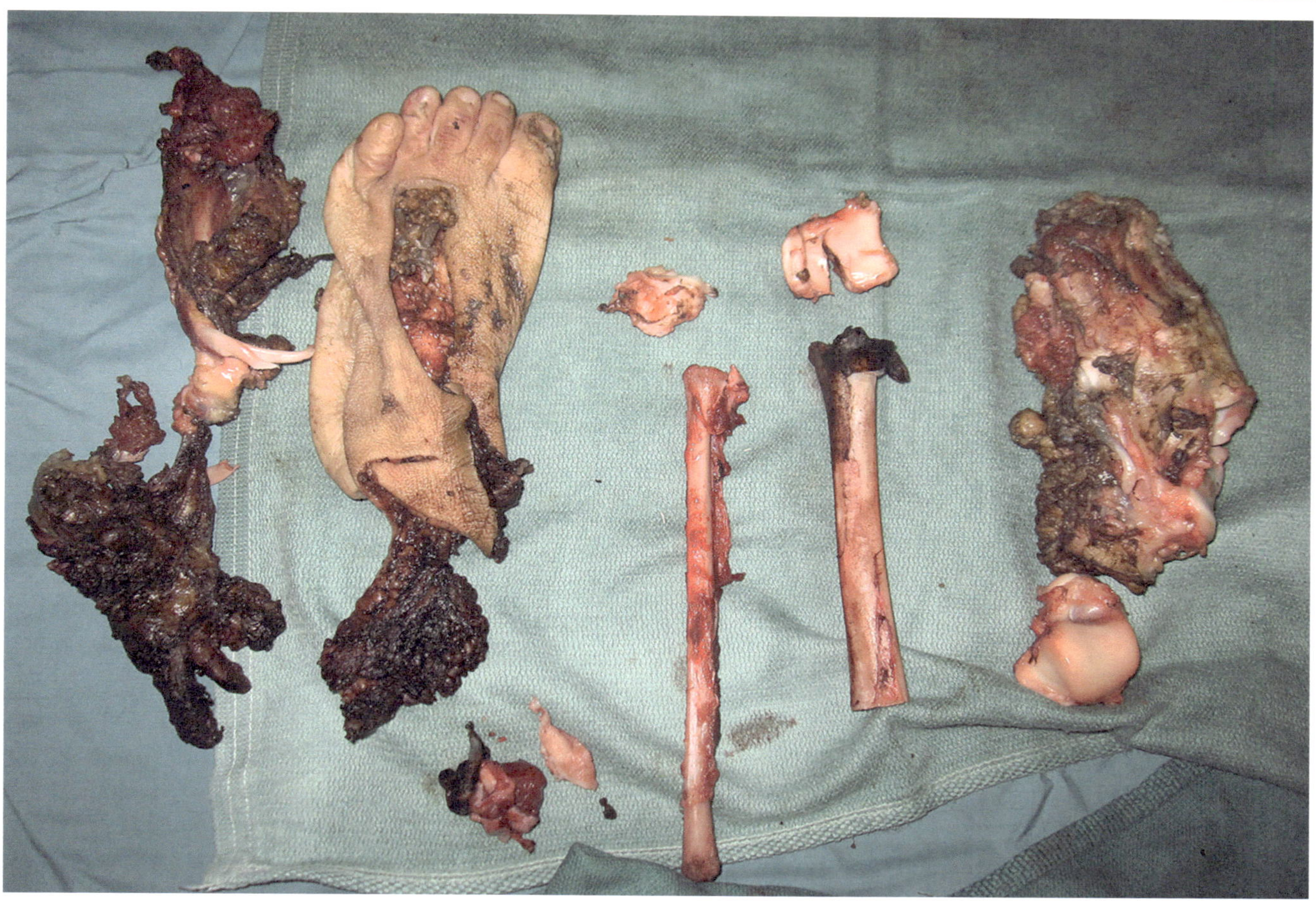

Abb. 10.11 **Step 1** Débridemen und Entfernung der nicht rekonstruierbaren Gewebsanteile

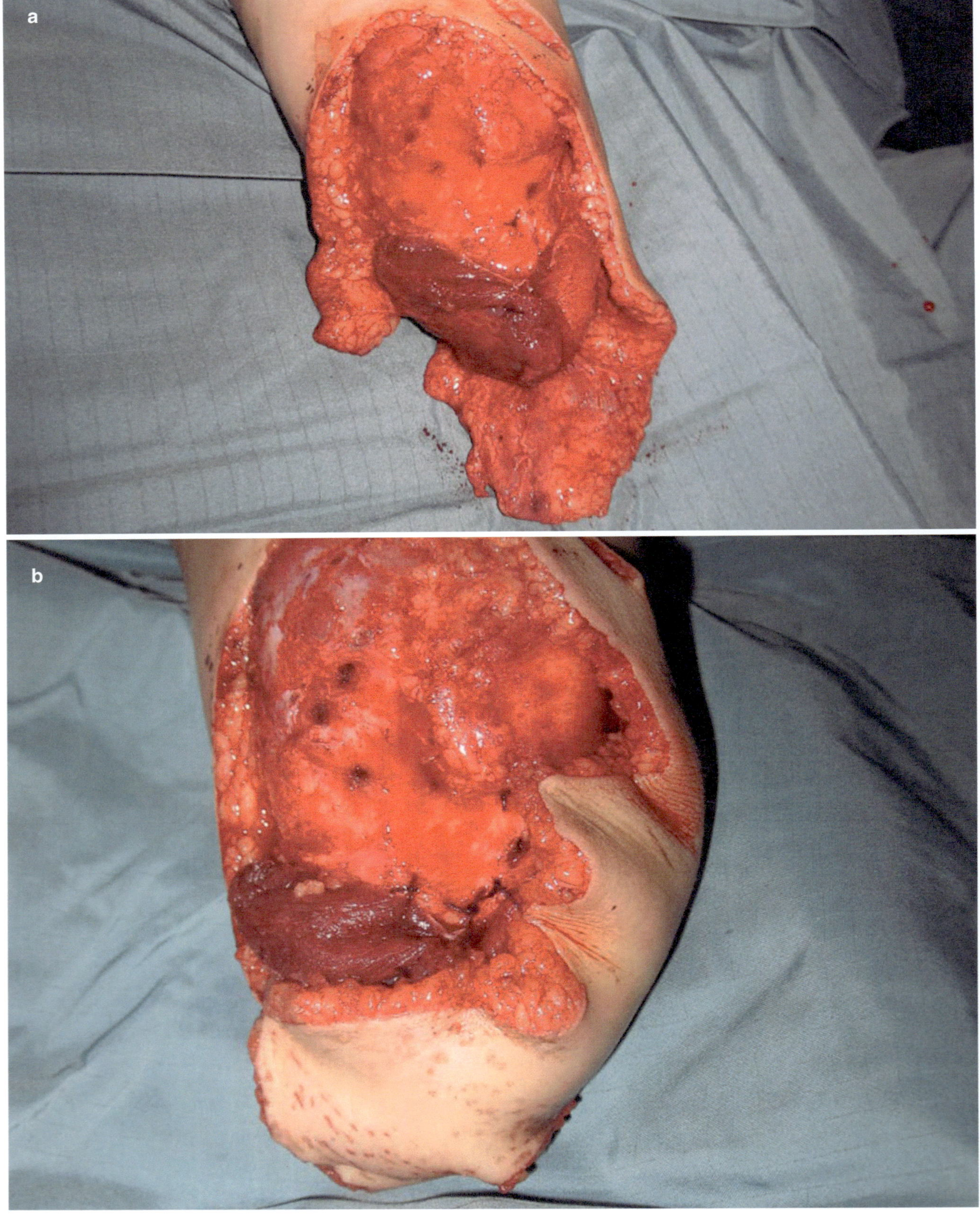

Abb. 10.12 **a, b** Restanteile des vitalen Gewebes

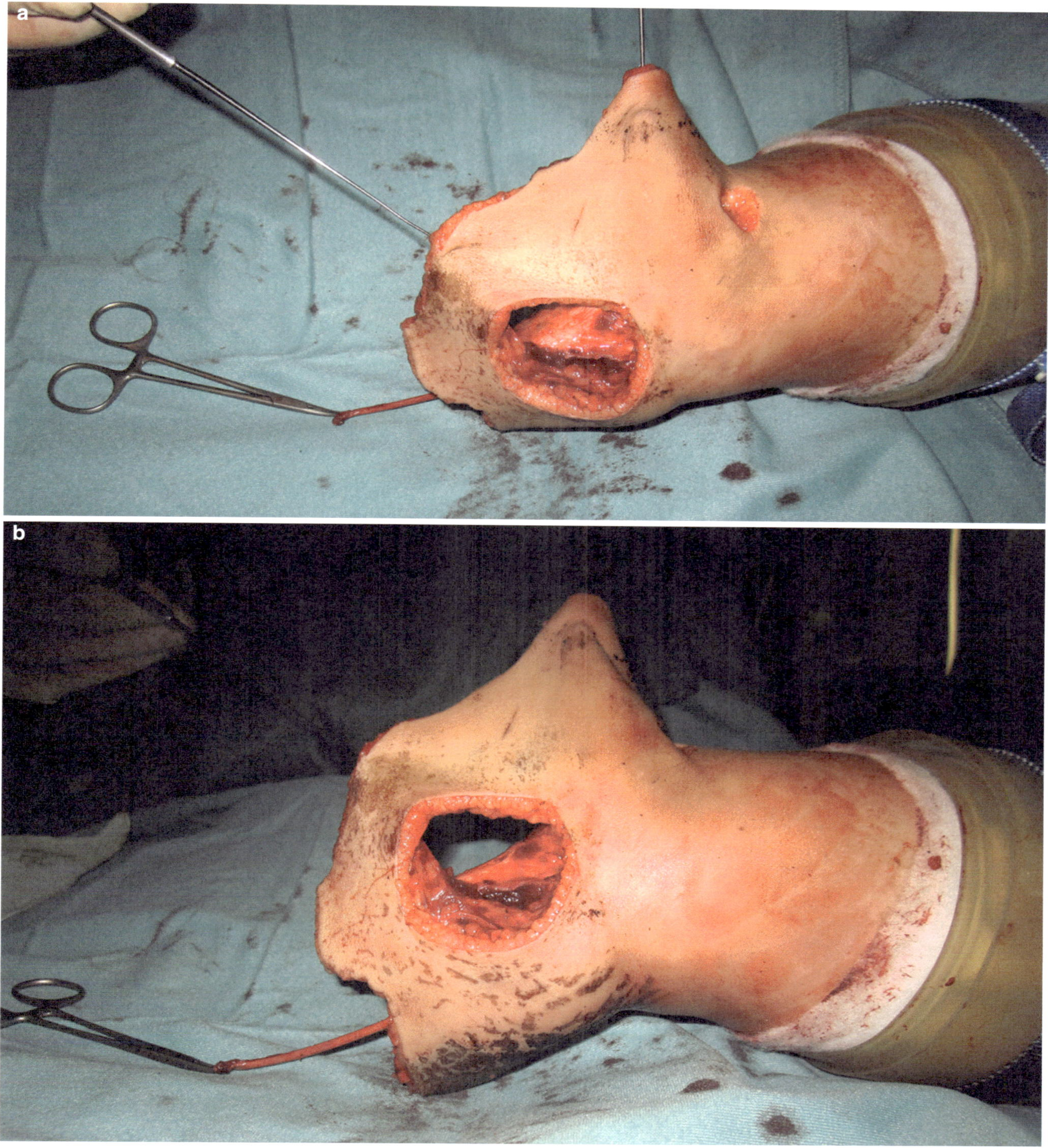

Abb. 10.13 a, b Inital übriggebliebener Haut-Weichteilmantel nach Débridement

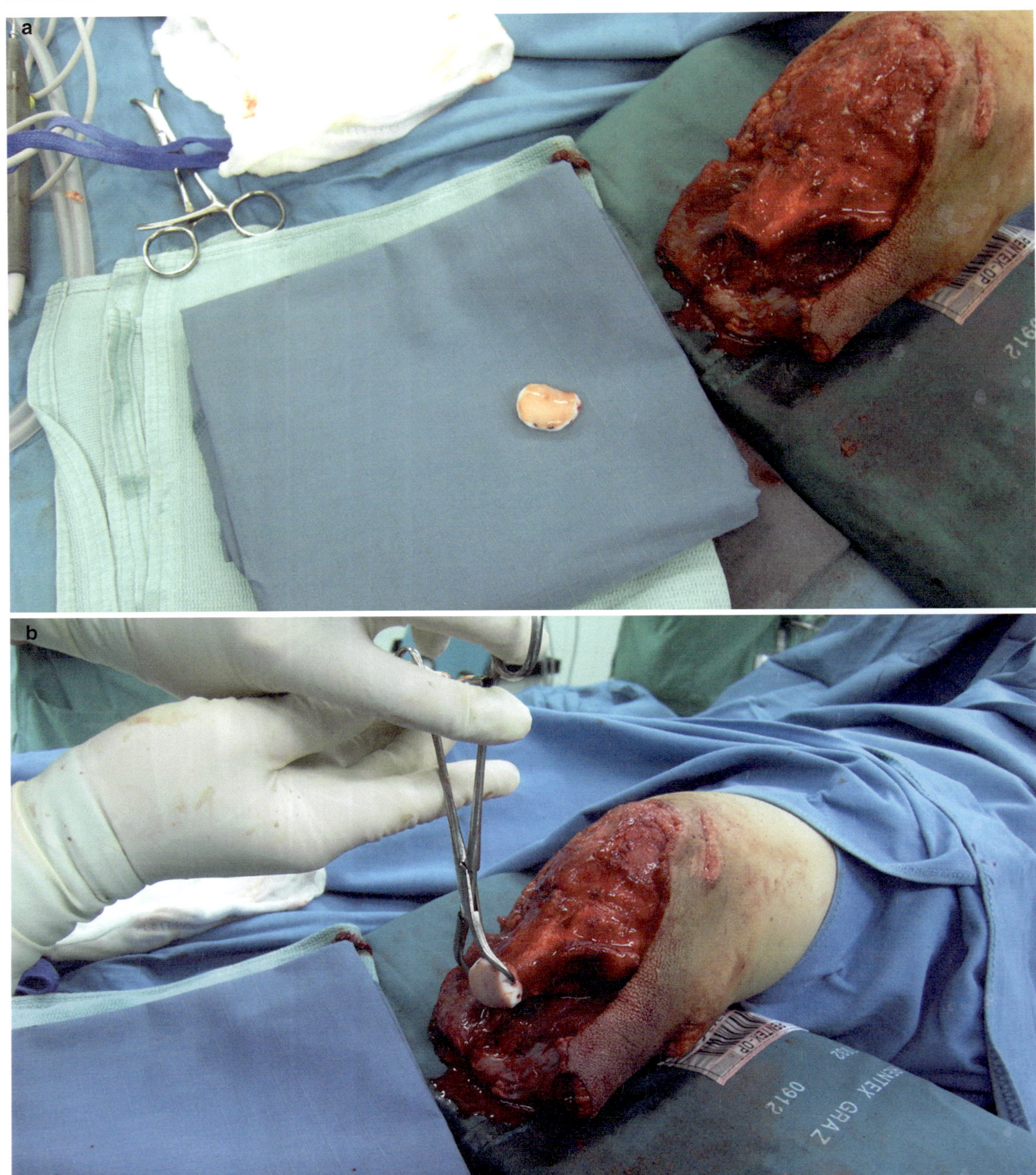

Abb. 10.14 **a–c** Intraoperativer Aspekt nach Second look am 2. Tag nach Unfall, Eröffnung der Muskelmanschette demonstriert einen sauberen Wundgrund. Replantation eines gebankten autlogen Gelenkknochenanteils

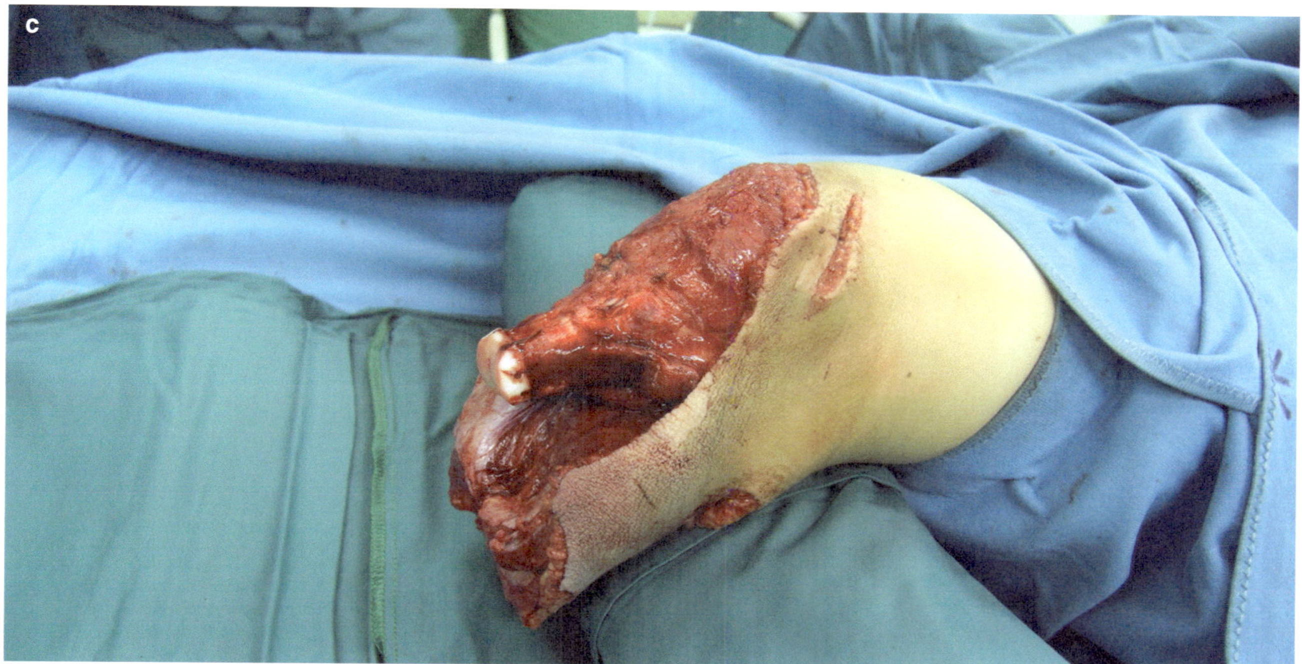

Abb. 10.14 (Fortsetzung)

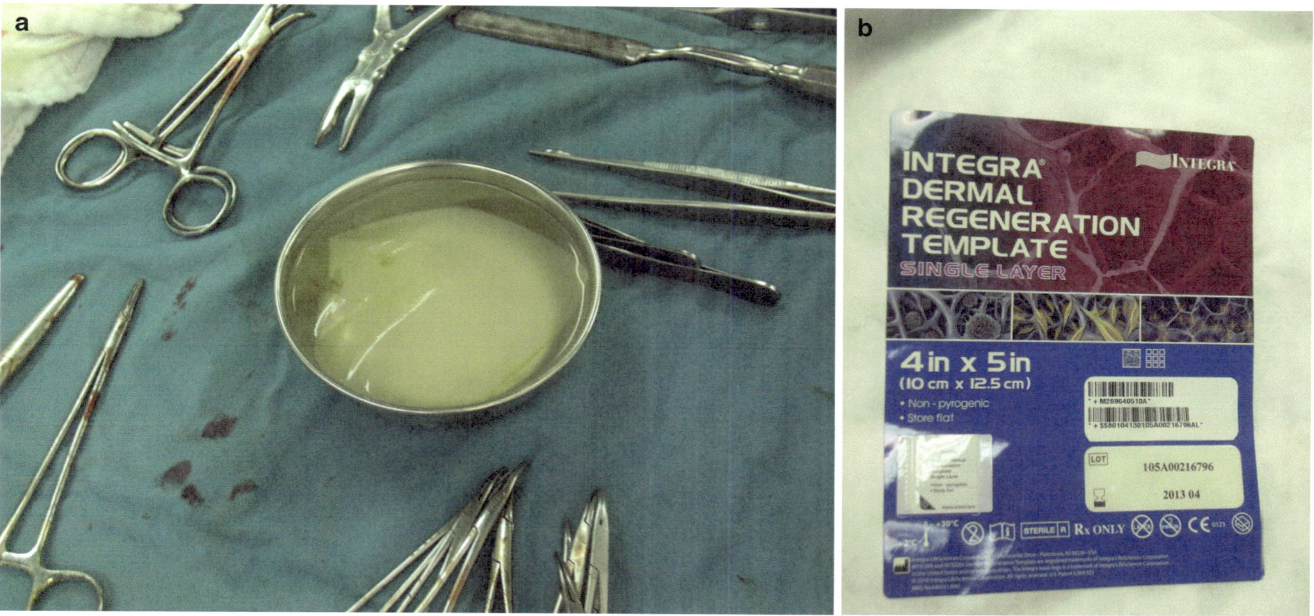

Abb. 10.15 **a, b Step 2** Vorbereitung von Integra in physiologischer Kochsalzlösung

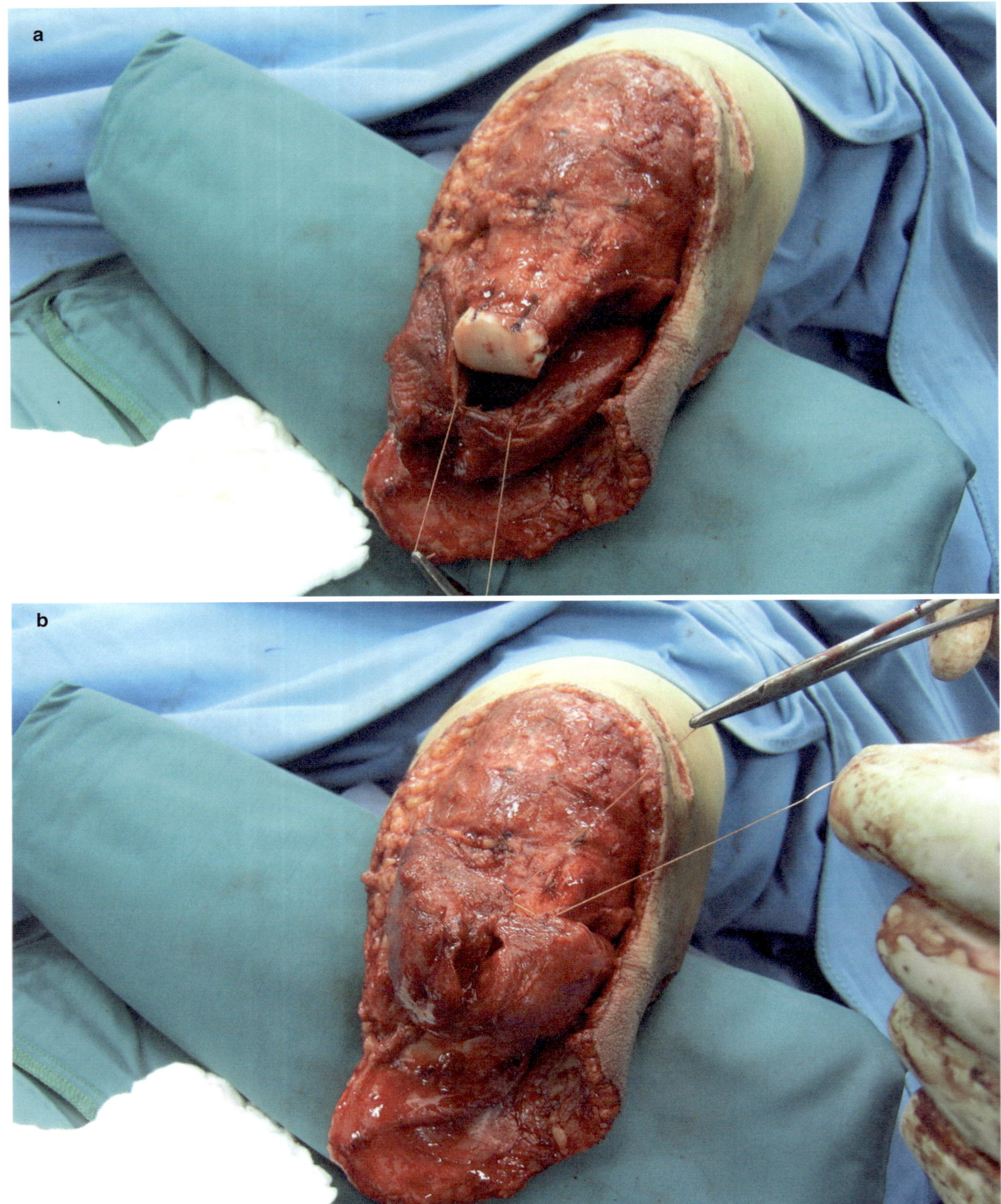

Abb. 10.16 a, b Step 3 Rücknaht der Muskulatur zur Weichteilbedeckung des Tibiastumpfes ausreichend, somit keine Erfordernis der Verwendung einer z. B. freien Lappenplastik (was im Falle von freiliegendem Knochen erforderlich gewesen wäre)

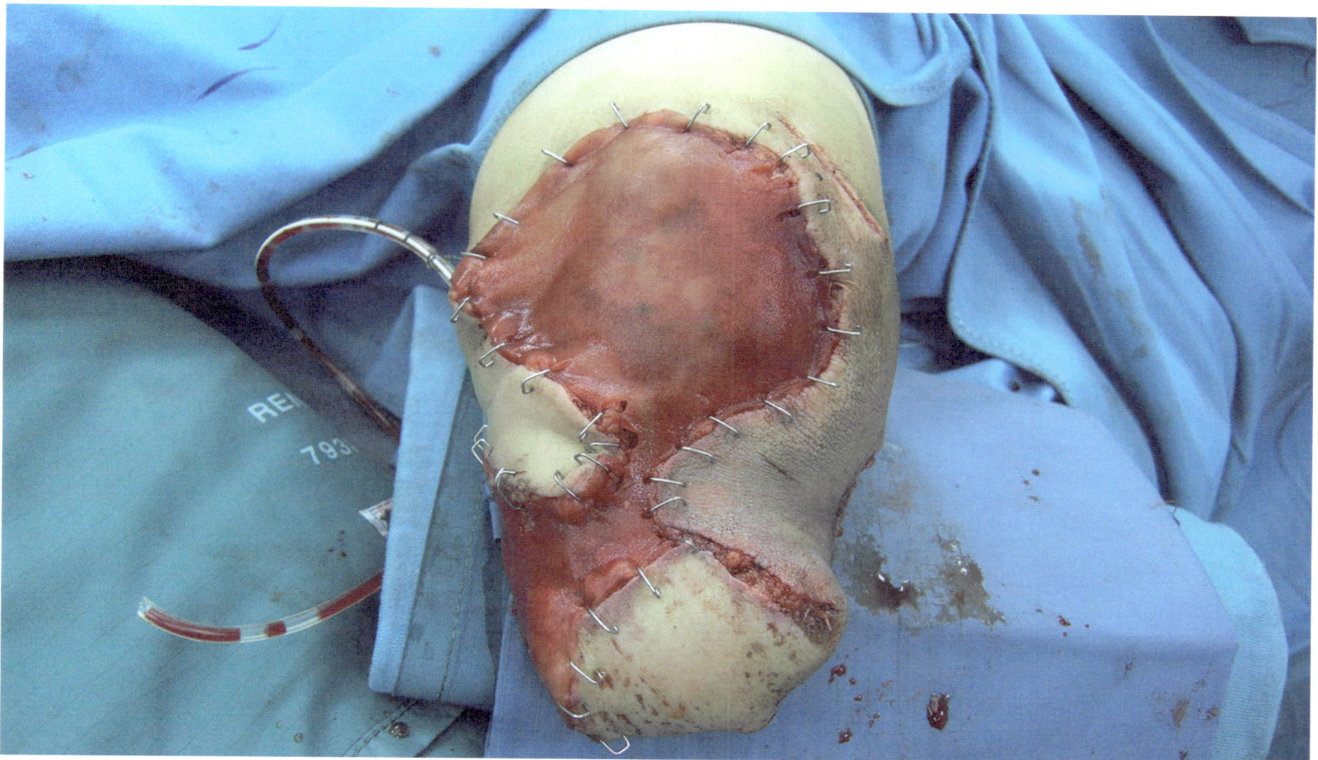

Abb. 10.17 **Step 4** Auflage des vorbereiteten Dermisersatzmaterials und Klammerfixierung, Auflage von Fettgaze

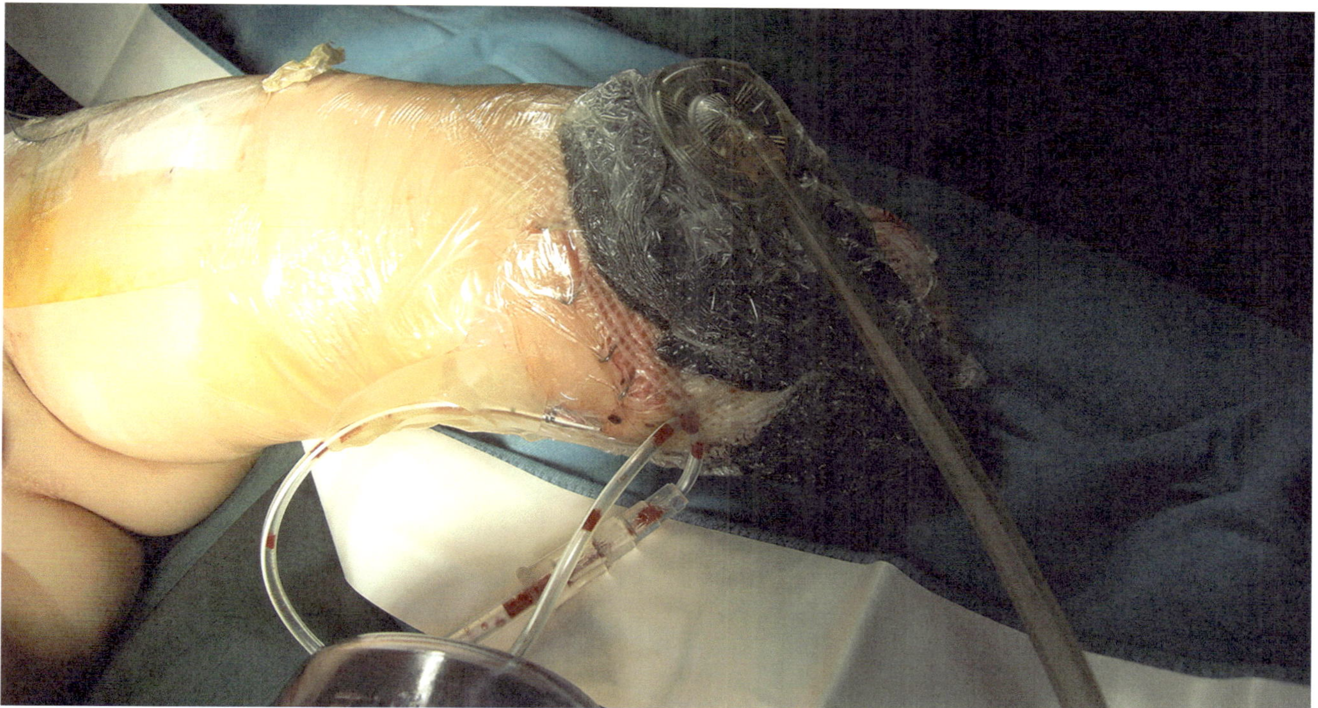

Abb. 10.18 **Step 5** Vakuumverband mittels vacuum-assisted closure (KCI, Acelity, Wien, Austria)

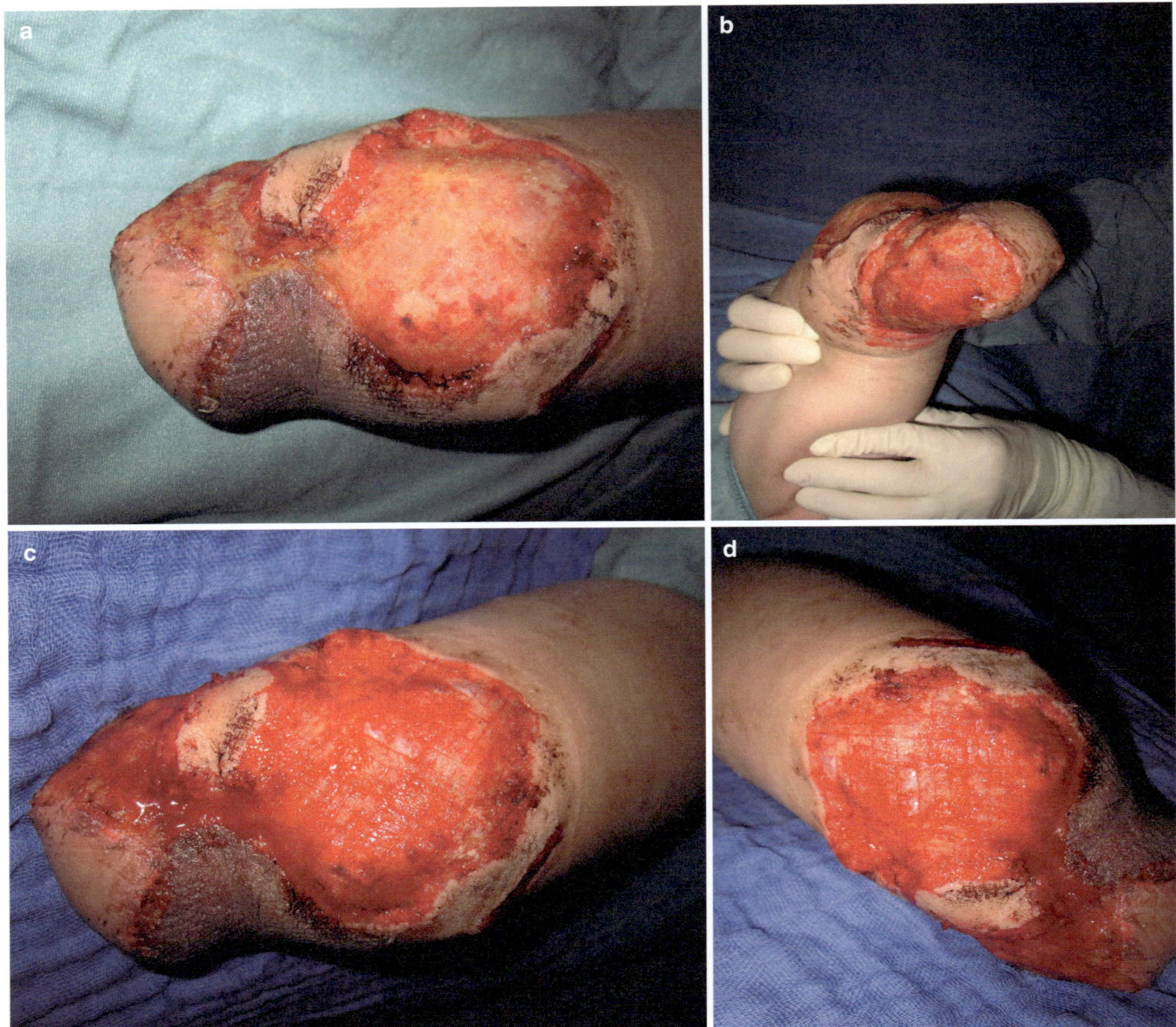

Abb. 10.19 **a–d** Befund nach Vakuumsystem- und Klammerentfernung am 8. postoperativen Tag nach Auflage der dermalen Matrix, die sich gut in das Wundgebiet integriert hat

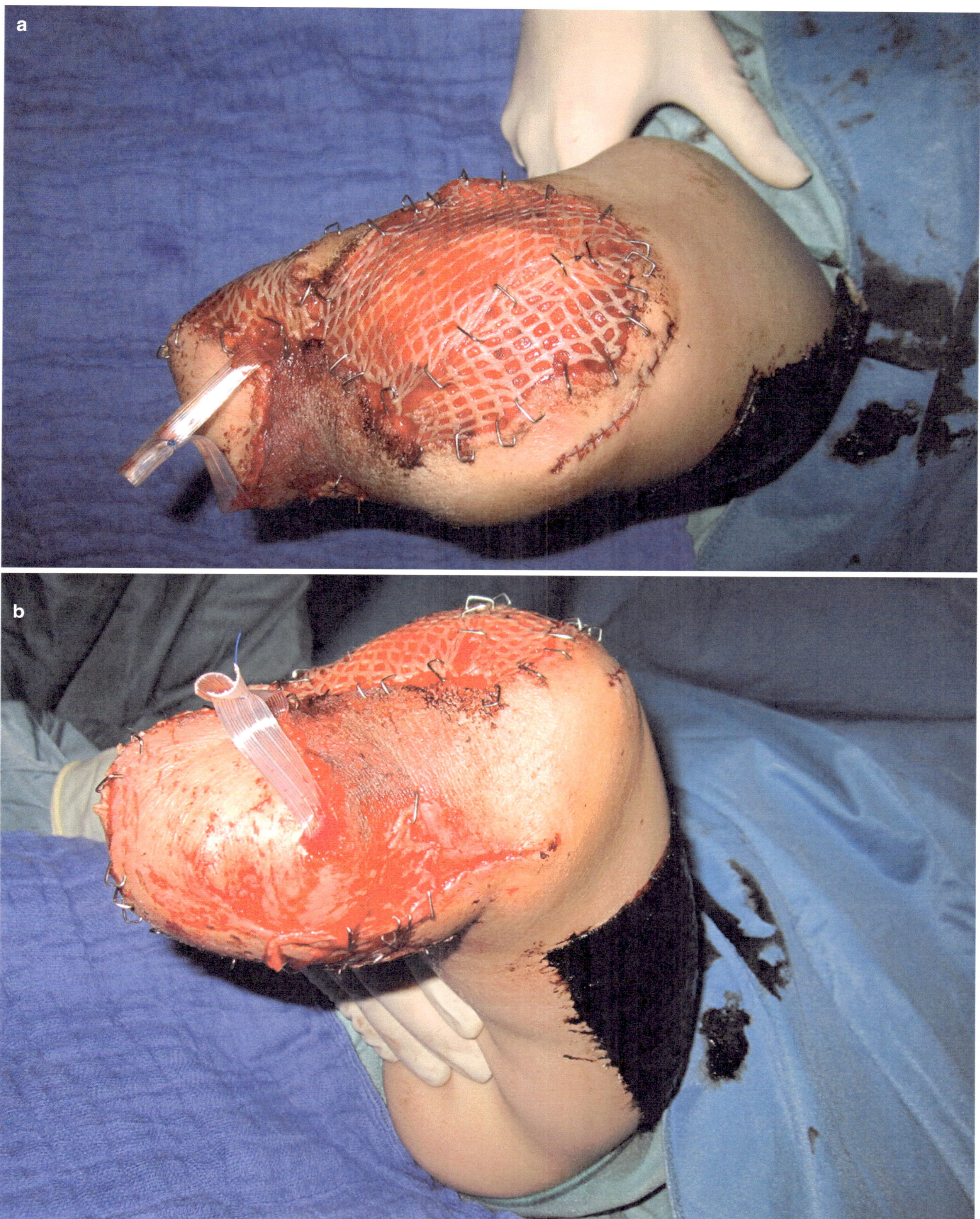

Abb. 10.20 **a, b** Einlage einer Lasche zur zusätzlichen Ermöglichung einer Drainage aus dem Wundinneren (kombiniertes Trauma), Auflage und Klammerfixierung der 1:2 gemeshten Spalthaut auf die dermale Matrix

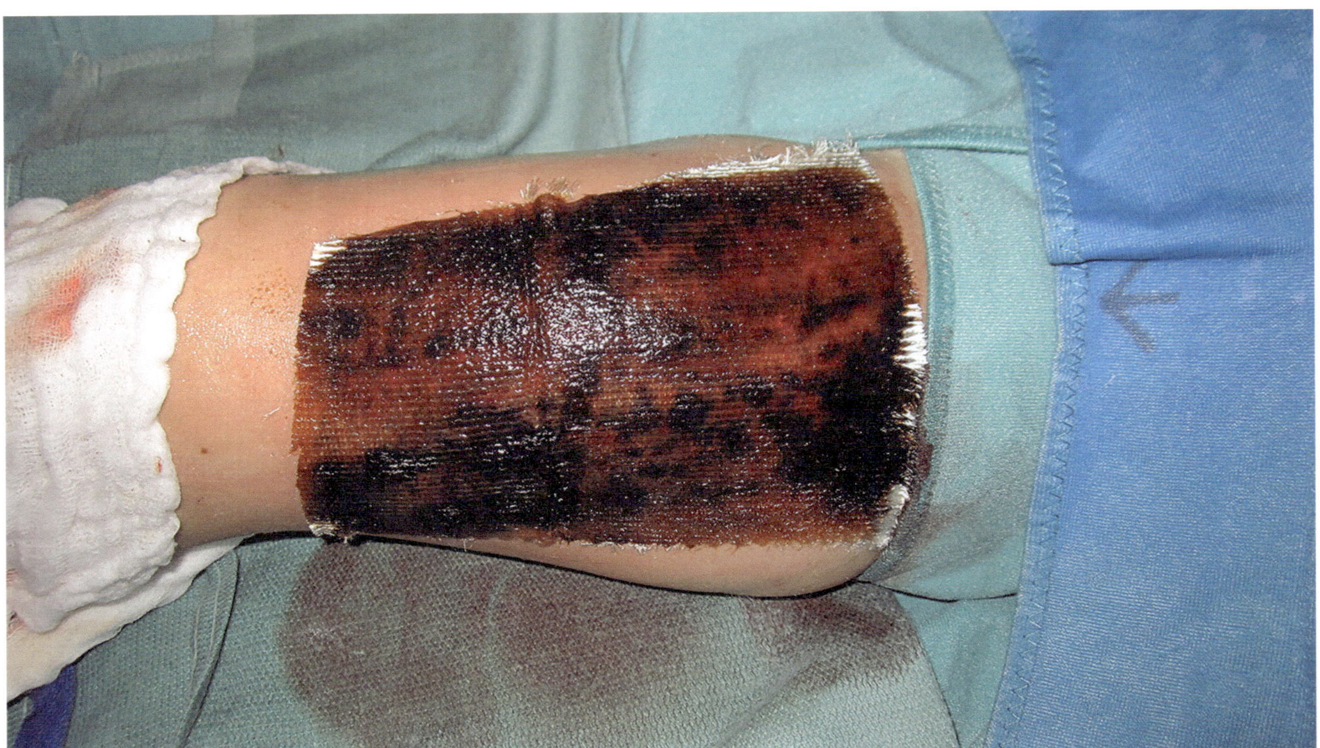

Abb. 10.21 Spalthautentnahmestelle, nach Versorgung mit oxidierter regenerierter Zellulose (beträufelt mit 1 % Xylocain mit Epinephrin 1:200.000)

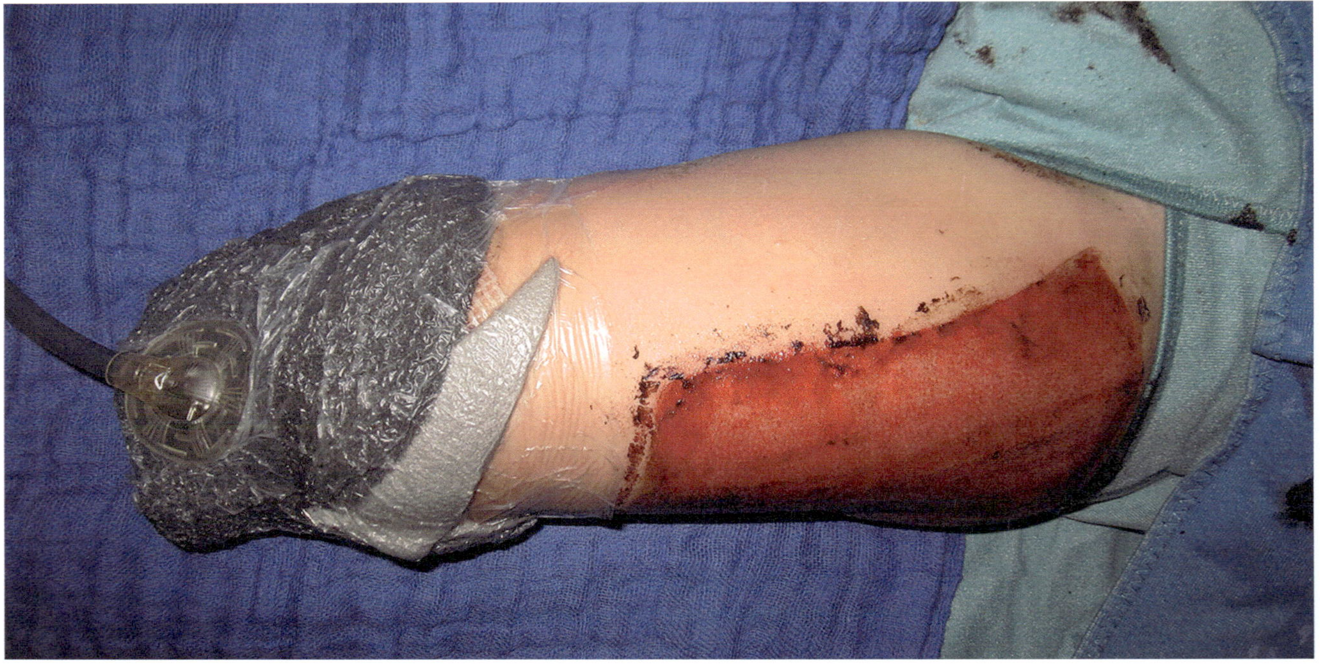

Abb. 10.22 **Step 2** Auflage von Fettgaze und Anlage des Vakuumverbandes, Verwendung von Mepilex AG zur Wundrandschonung an noch nicht vollständig abgeheilten Arealen

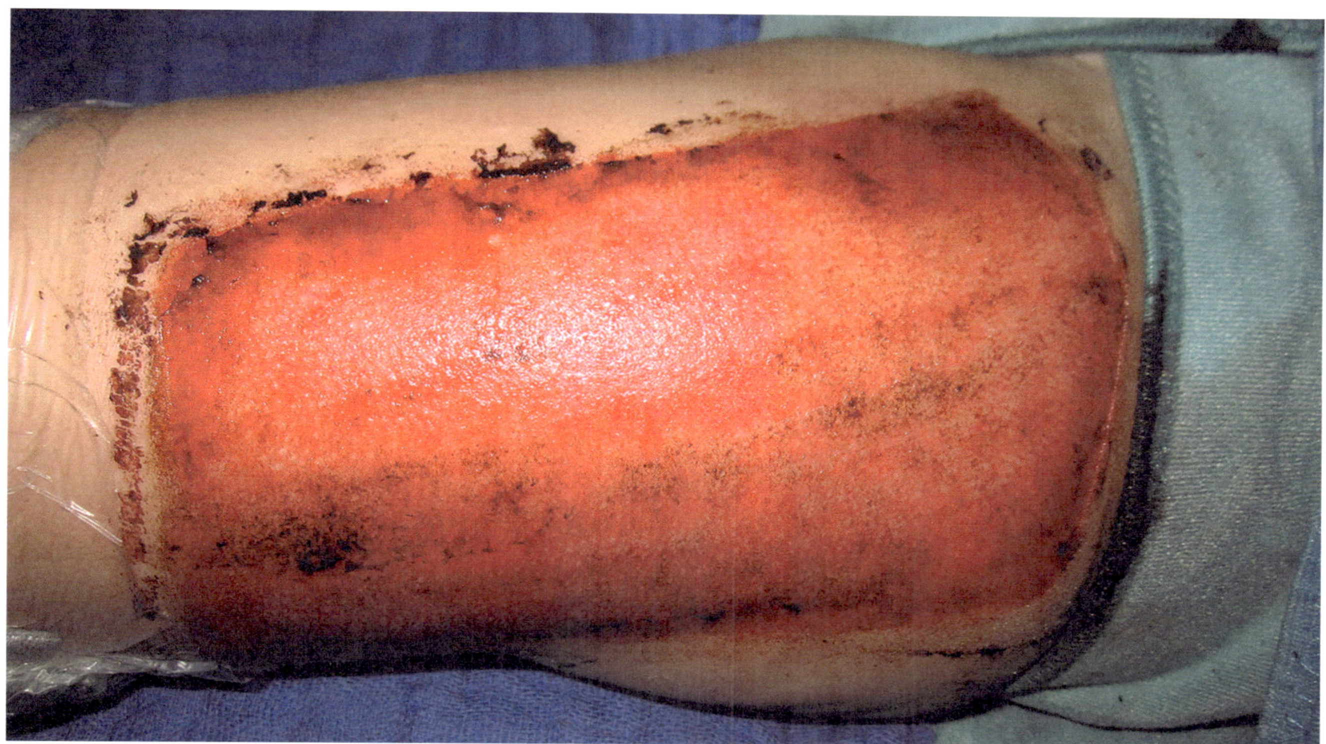

Abb. 10.23 Intraoperativer Aspekt der trockenen Spalthautentnahmestelle nach Entfernung des Primärverbandes

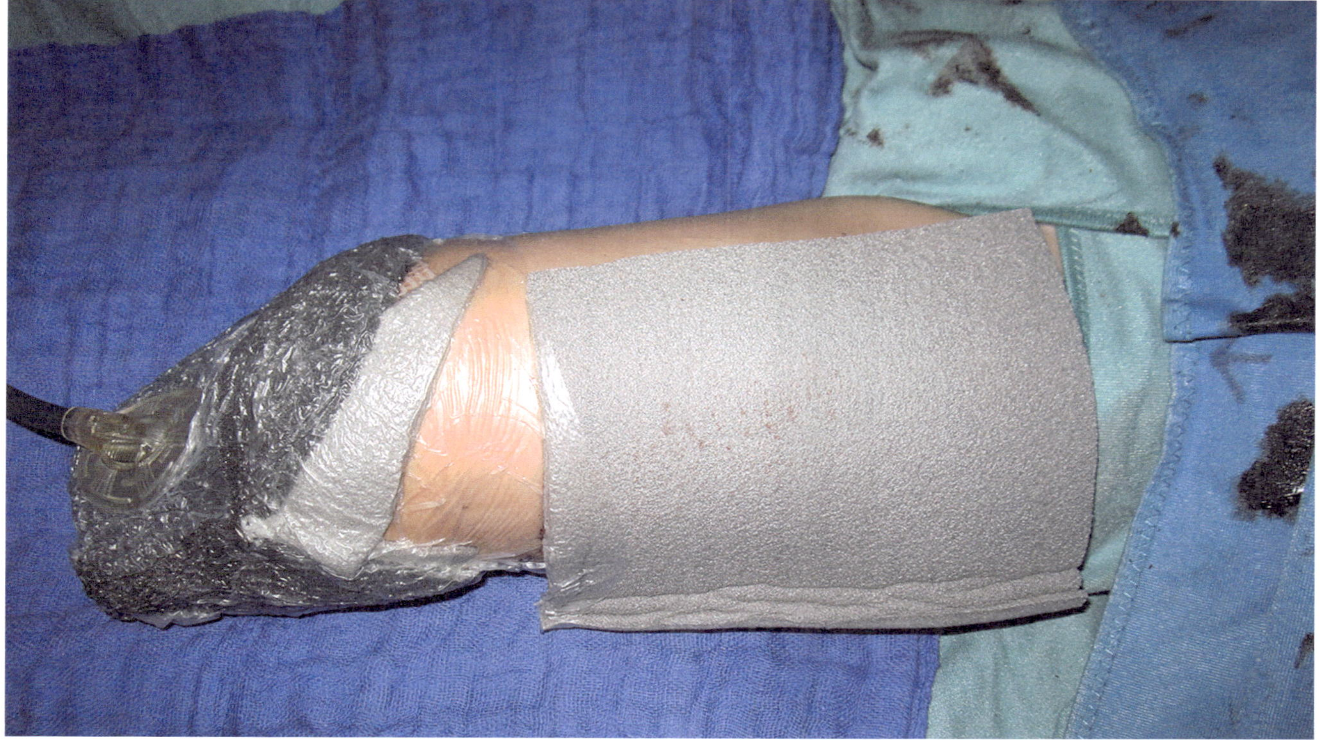

Abb. 10.24 **Step 3** Auflage von Mepilex AG auf die Entnahmestelle

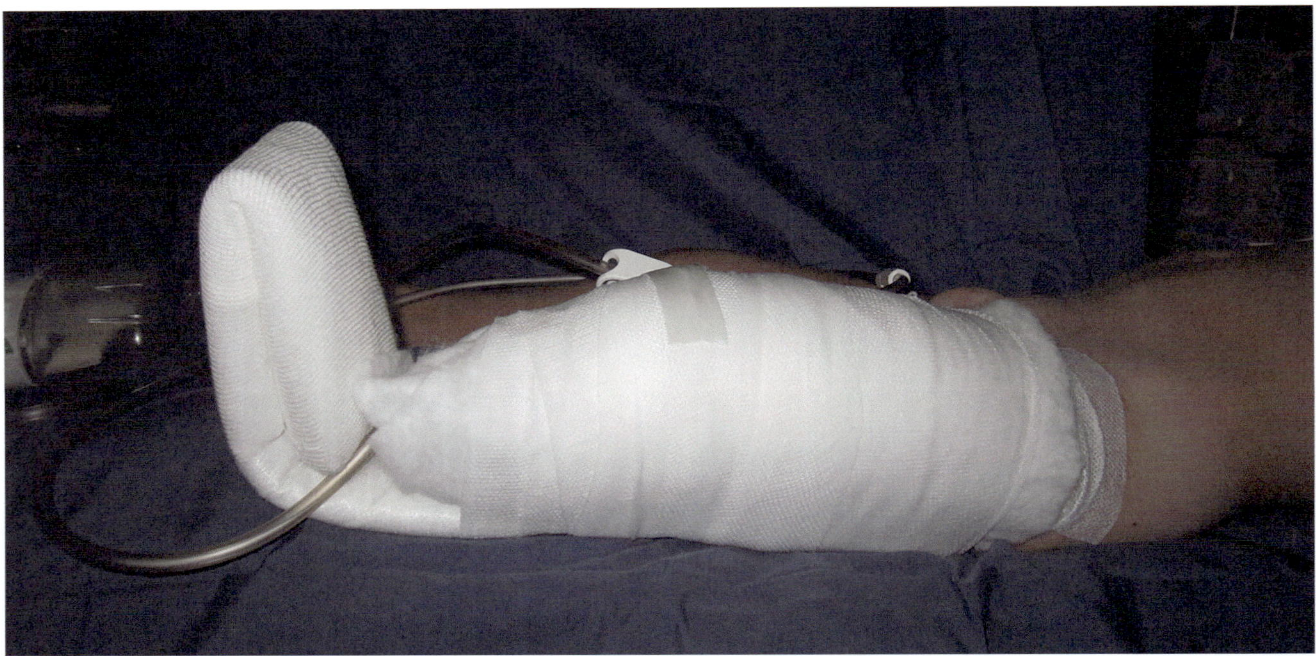

Abb. 10.25 Anlage einer dorsalen Schiene zur Verhinderung einer Beugestellung im Kniegelenk.

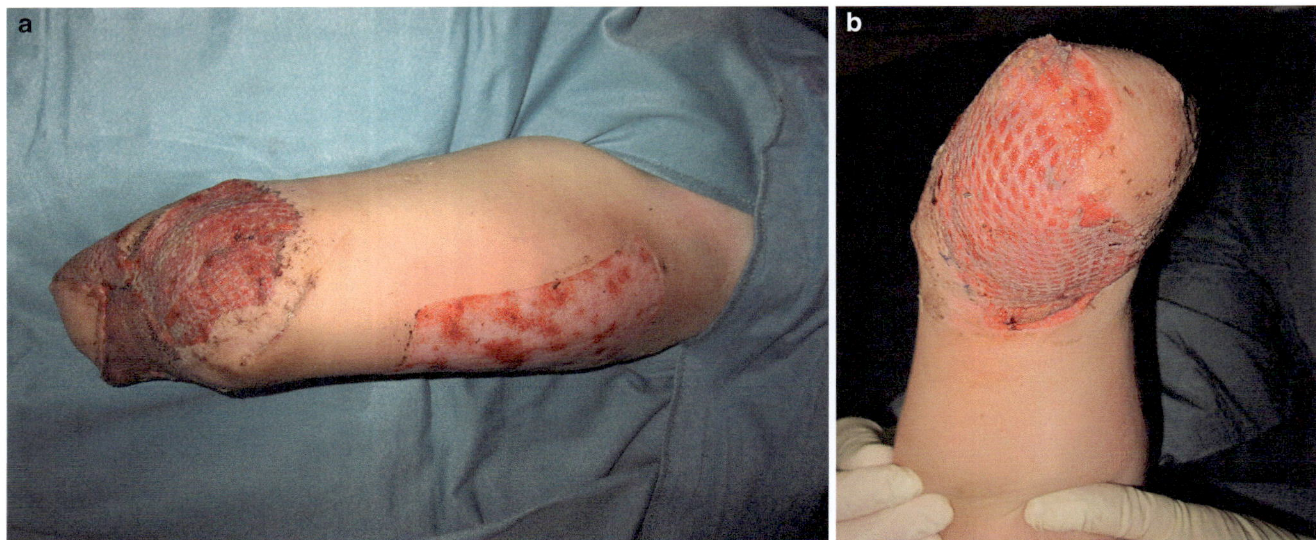

Abb. 10.26 **a, b Step 4** Nach fünf tägigem Belassen des Vakuumverbandes, Entfernung und klinischer Aspekt mit gut eingeheilter Spalthaut und reizloser Entnahmestelle.

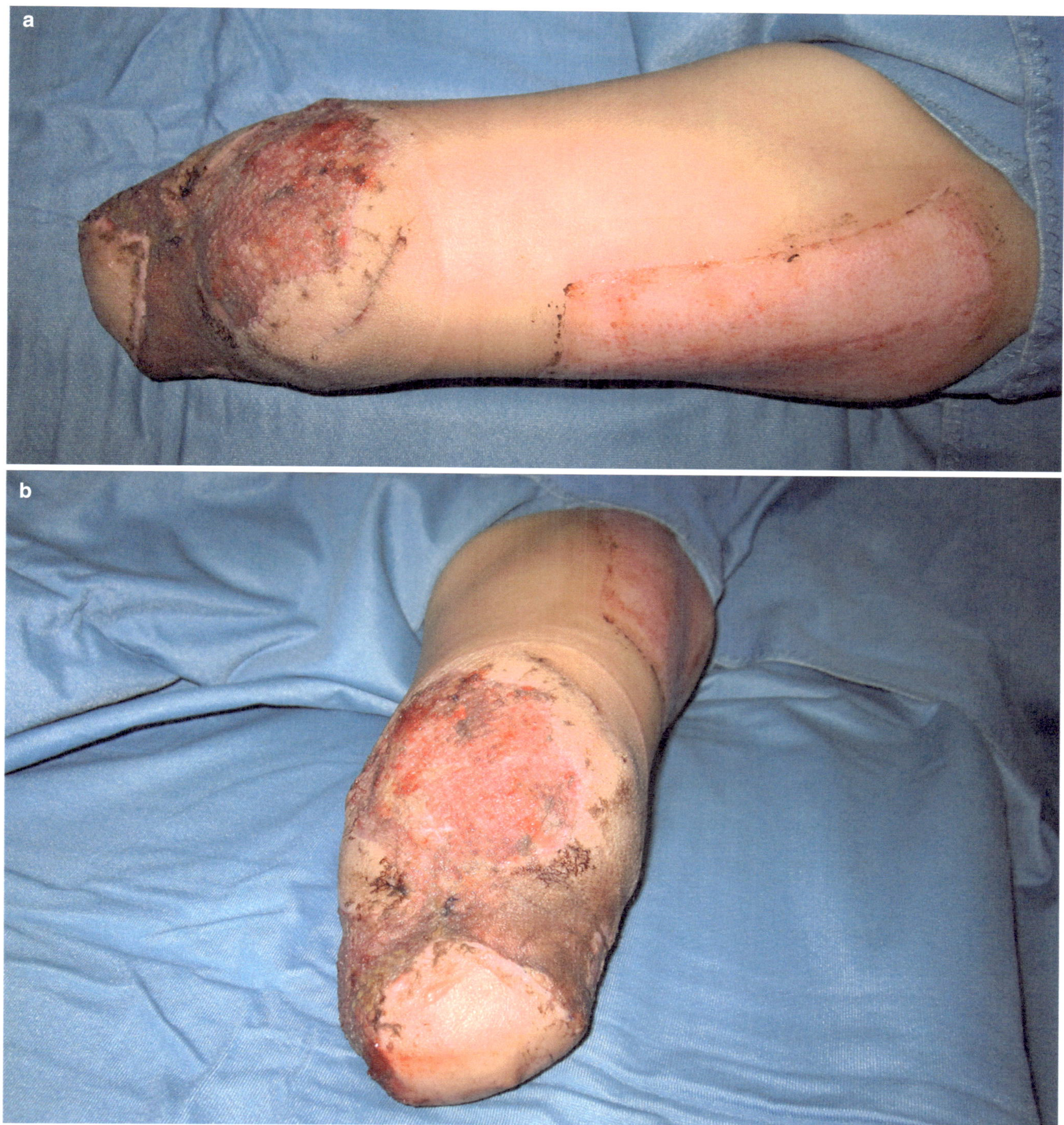

Abb. 10.27 **a–c Step 5** Befund 8 Tage nach Spalthauttransplantation

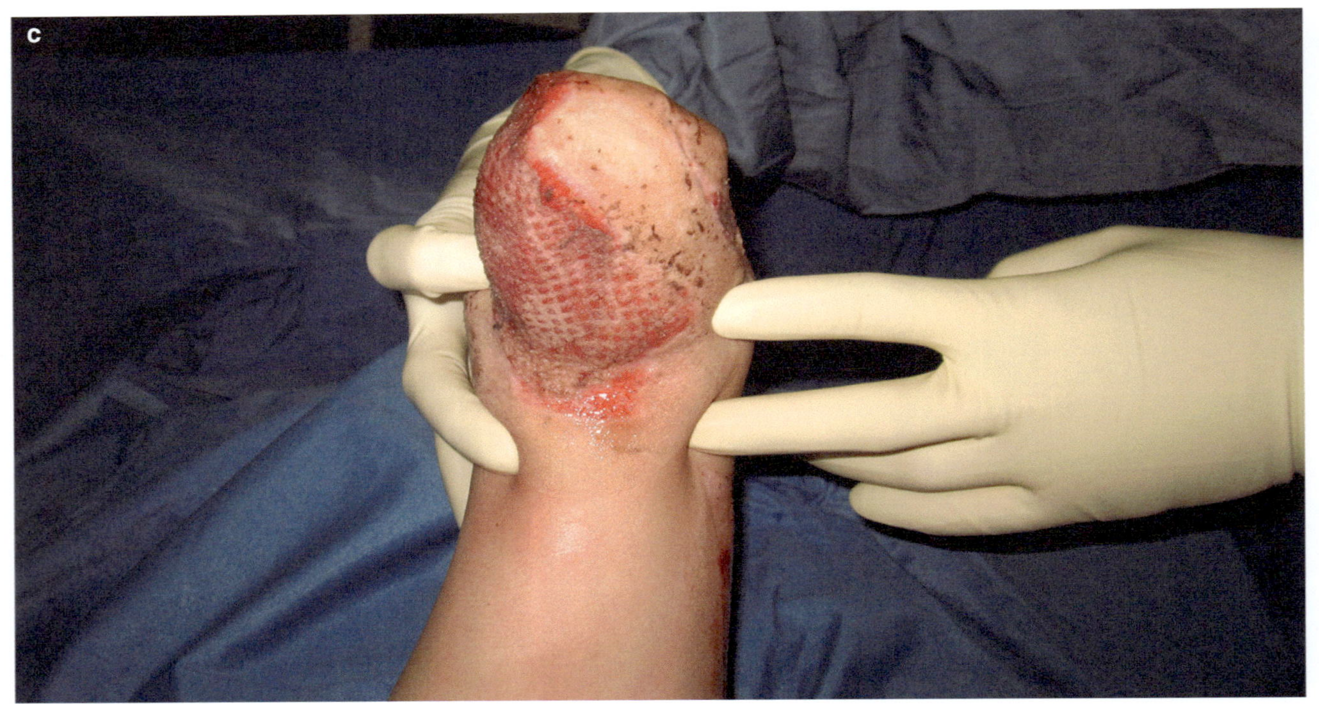

Abb. 10.27 (Fortsetzung)

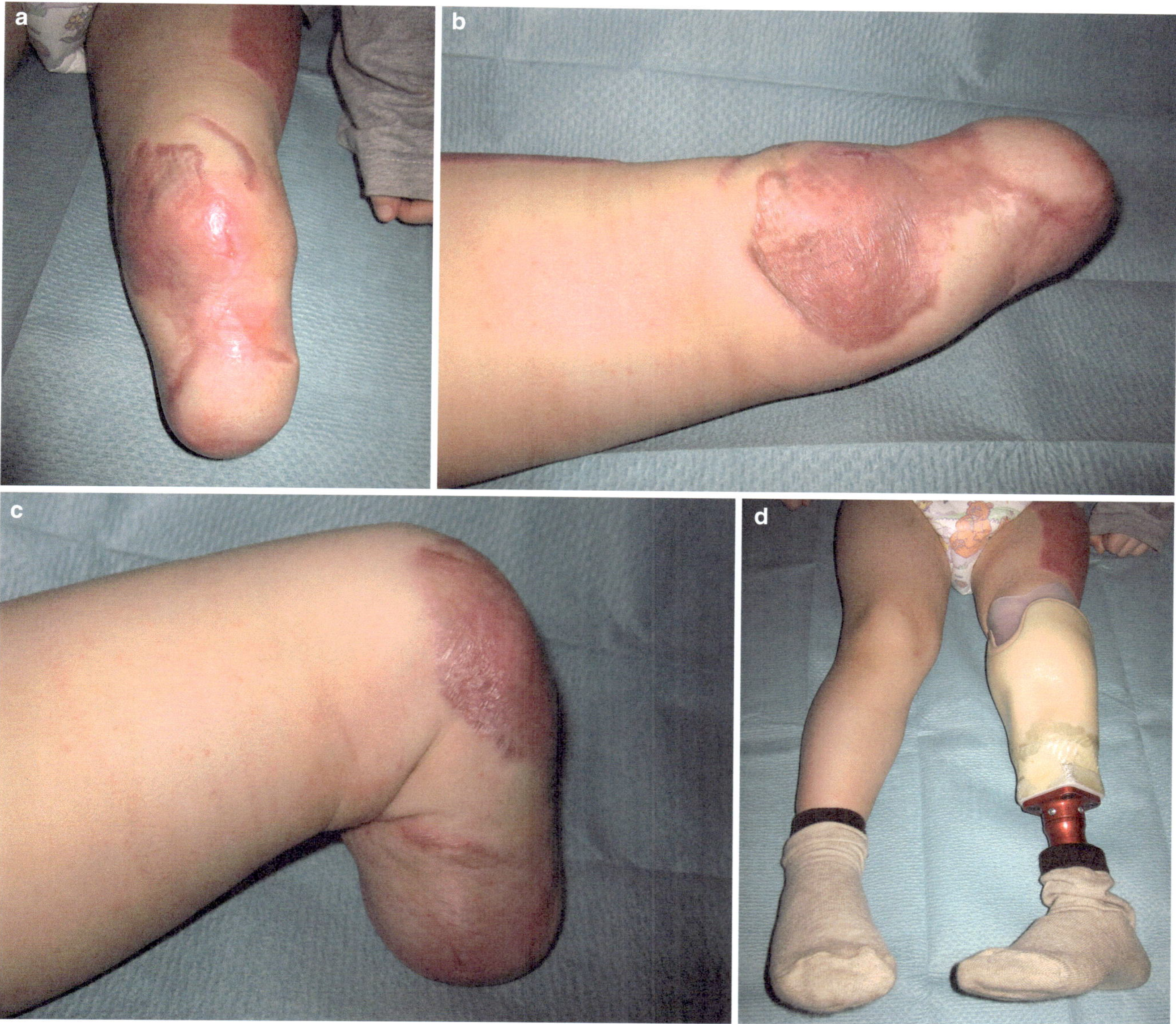

Abb. 10.28 **a–d** 4 Monate nach Trauma zeigt sich eine vollständig eingeheilte Spalthaut auf der dermalen Matrix mit klinisch gutem elastischem Aspekt, der Unterschenkelstumpf kann funktionell eingesetzt werden, eine Unterschenkelprothese wird bereits seit 2 Monaten getragen und der Unterschenkelstumpf zeigt keinerlei Abriebstellen

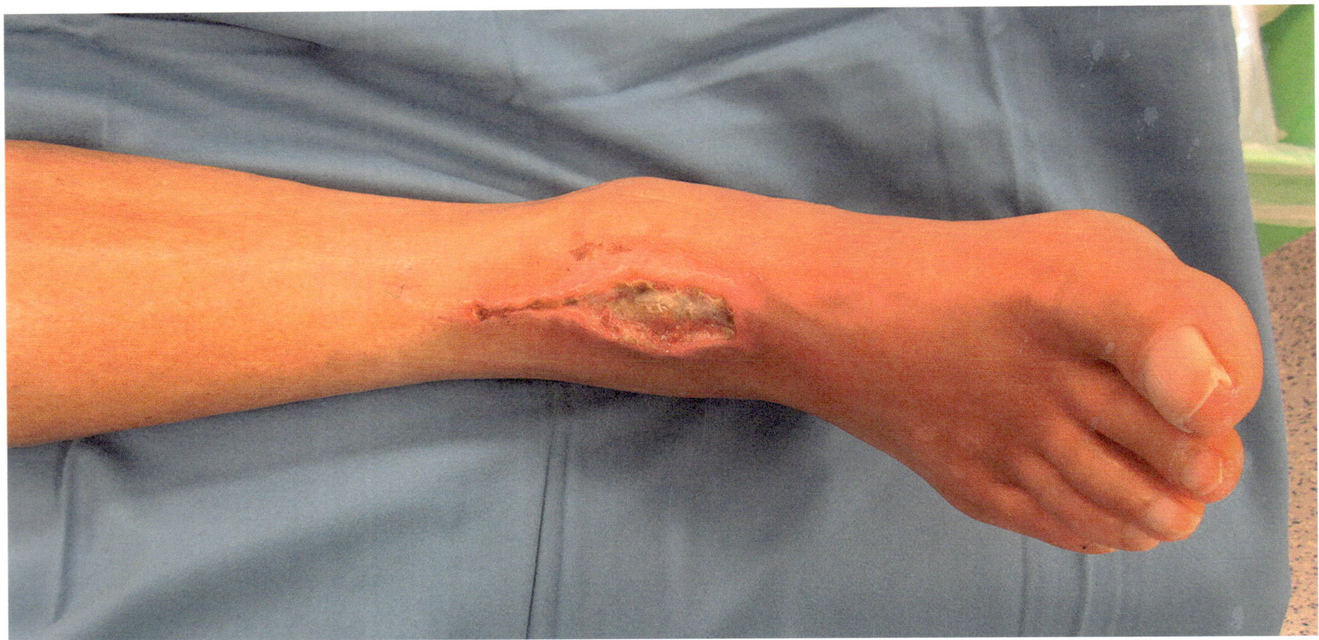

Abb. 10.29 Intraoperativer Befund mit Wundheilungsstörung und Nekrose

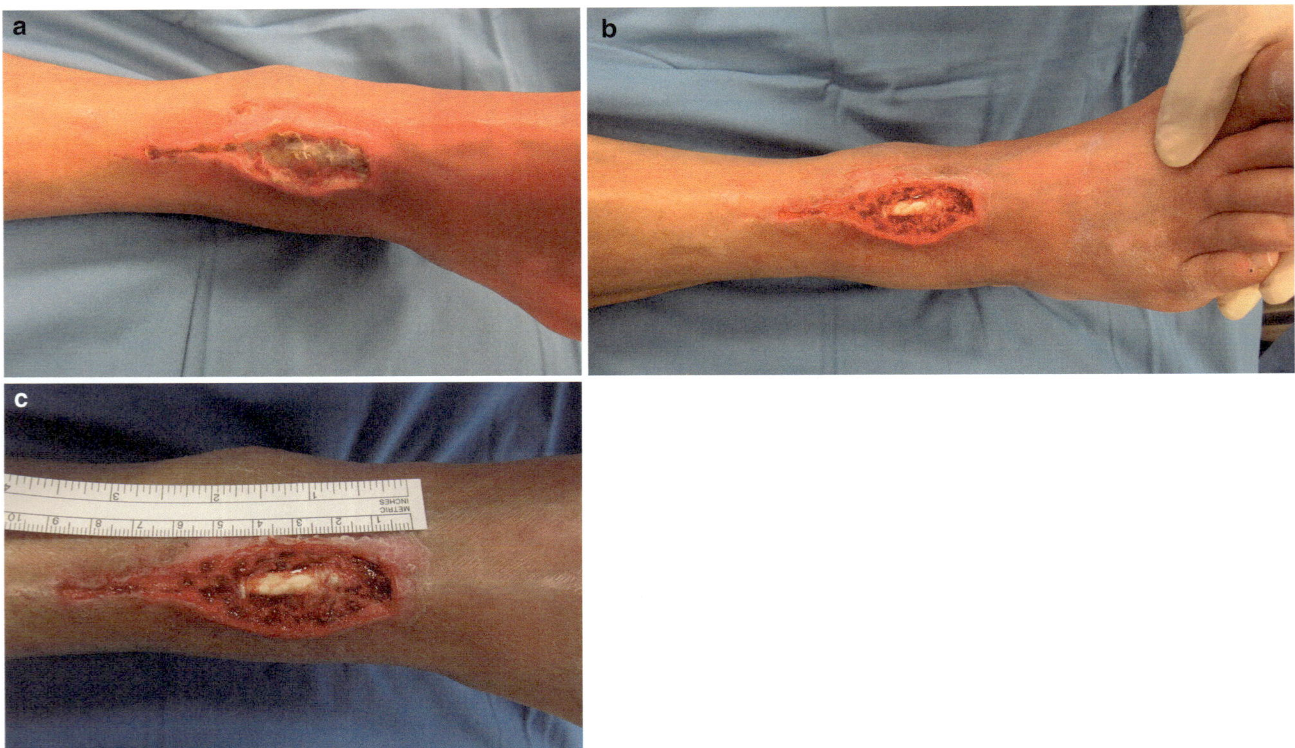

Abb. 10.30 **a–c** Nach Débridement zeigt sich eine partiell freiliegenden Tibialis anterior-Sehne, die nur noch minimal von einem dünnen Peritendineum umgeben ist

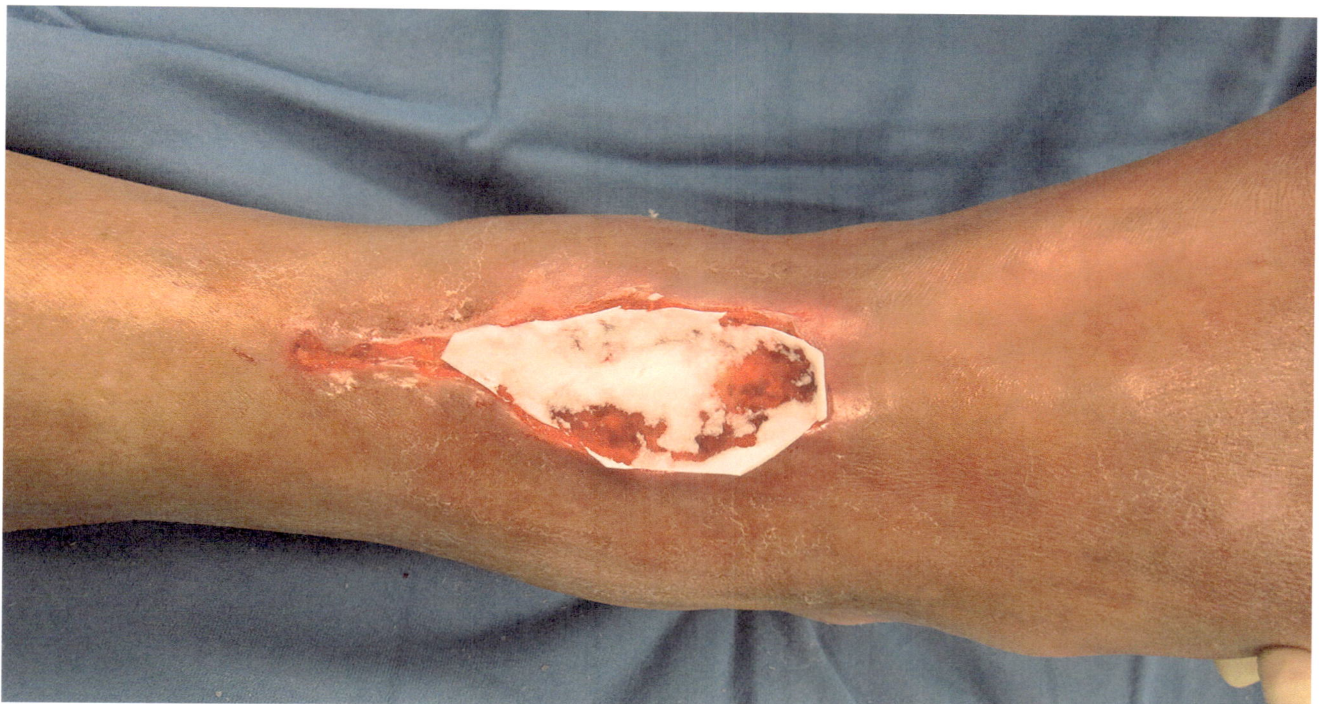

Abb. 10.31 Auflage von Matriderm

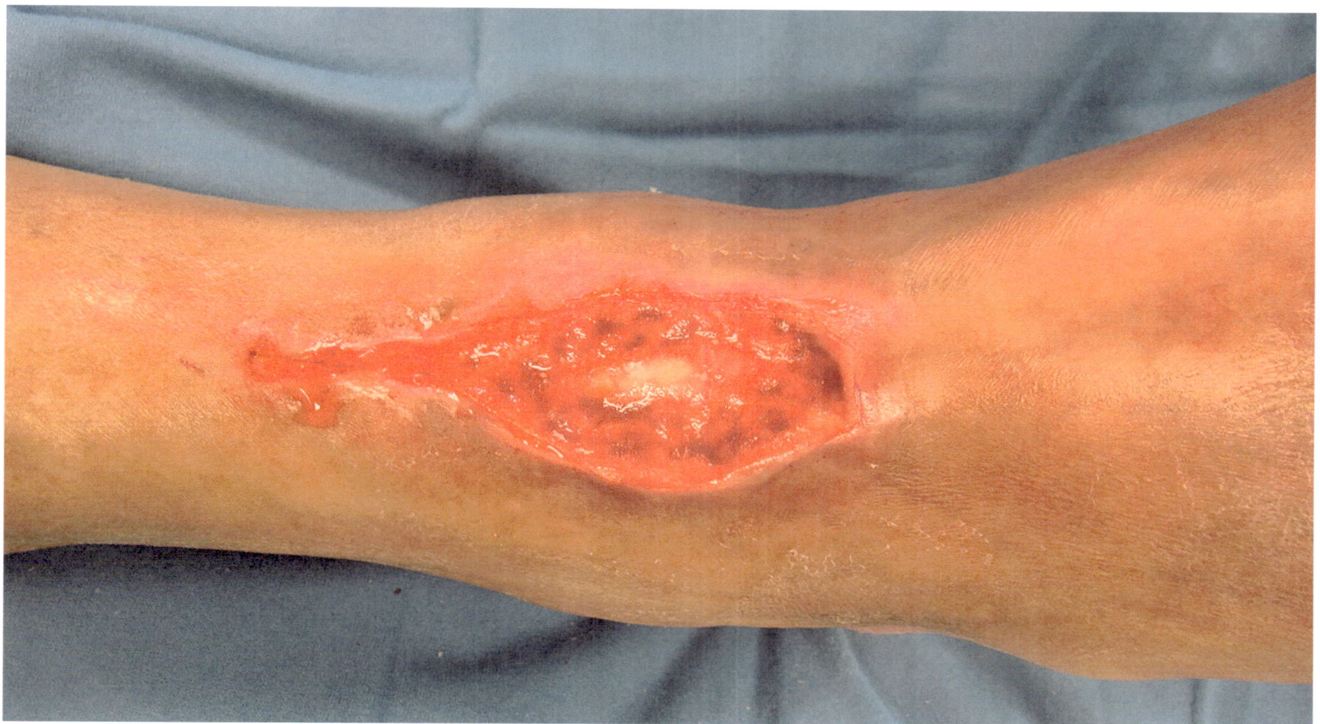

Abb. 10.32 Befeuchtung des Matriderms mit physiologischer Kochsalzlösung

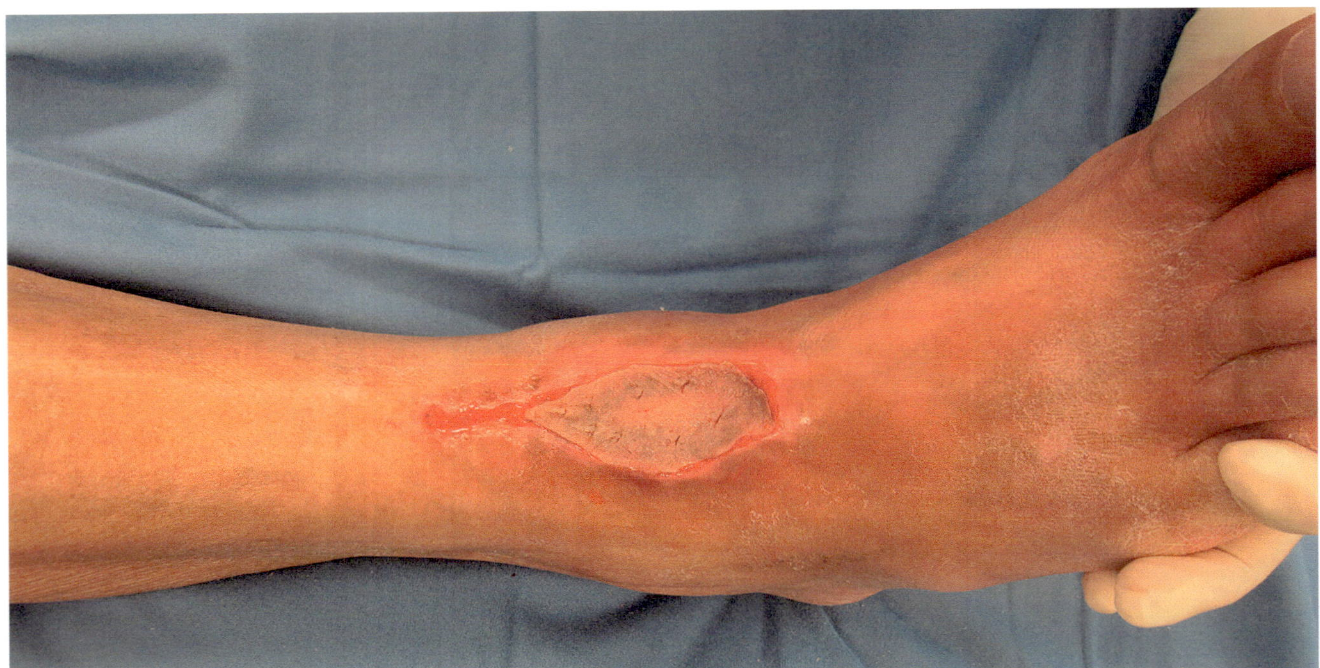

Abb. 10.33 Transplantation gestichelter Spalthaut (Entnahme vom Oberschenkel)

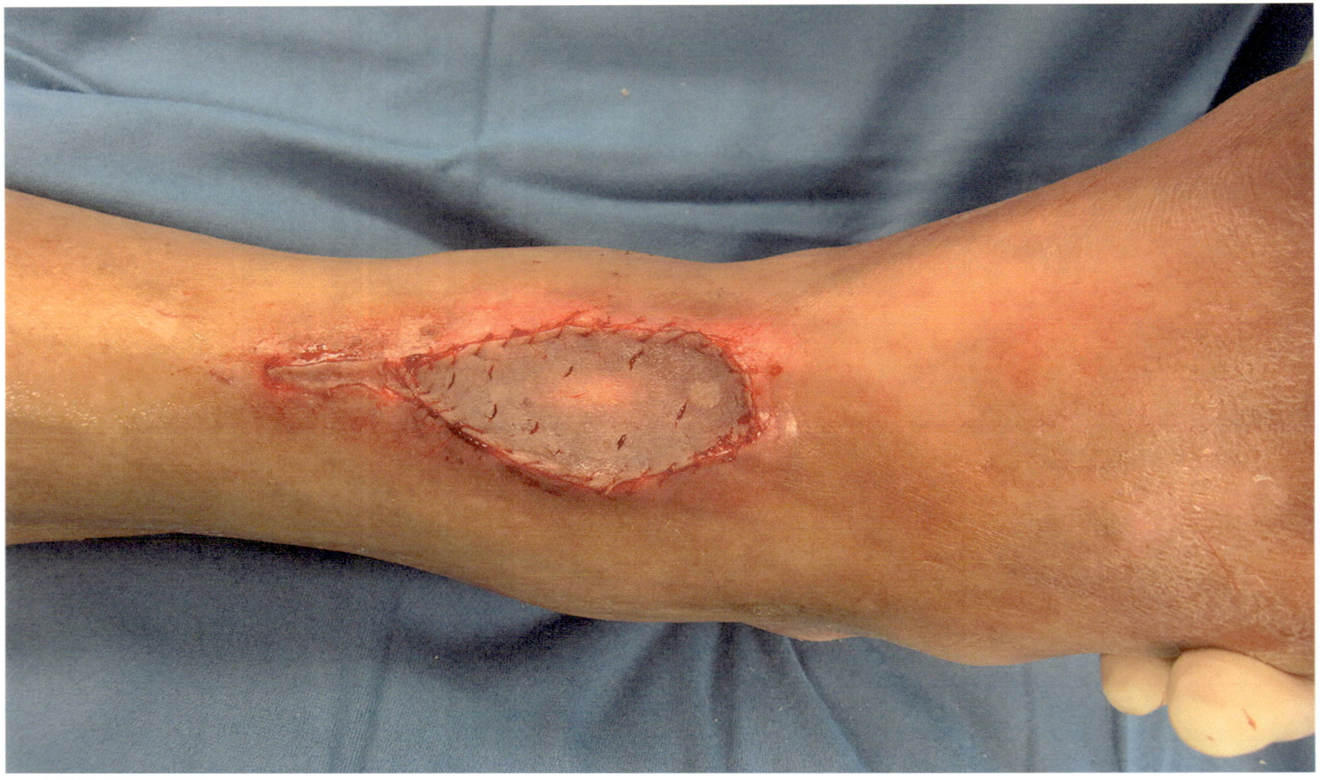

Abb. 10.34 Einnaht der Spalthaut mit resorbierbarem Fadenmaterial (Vicryl 5/0)

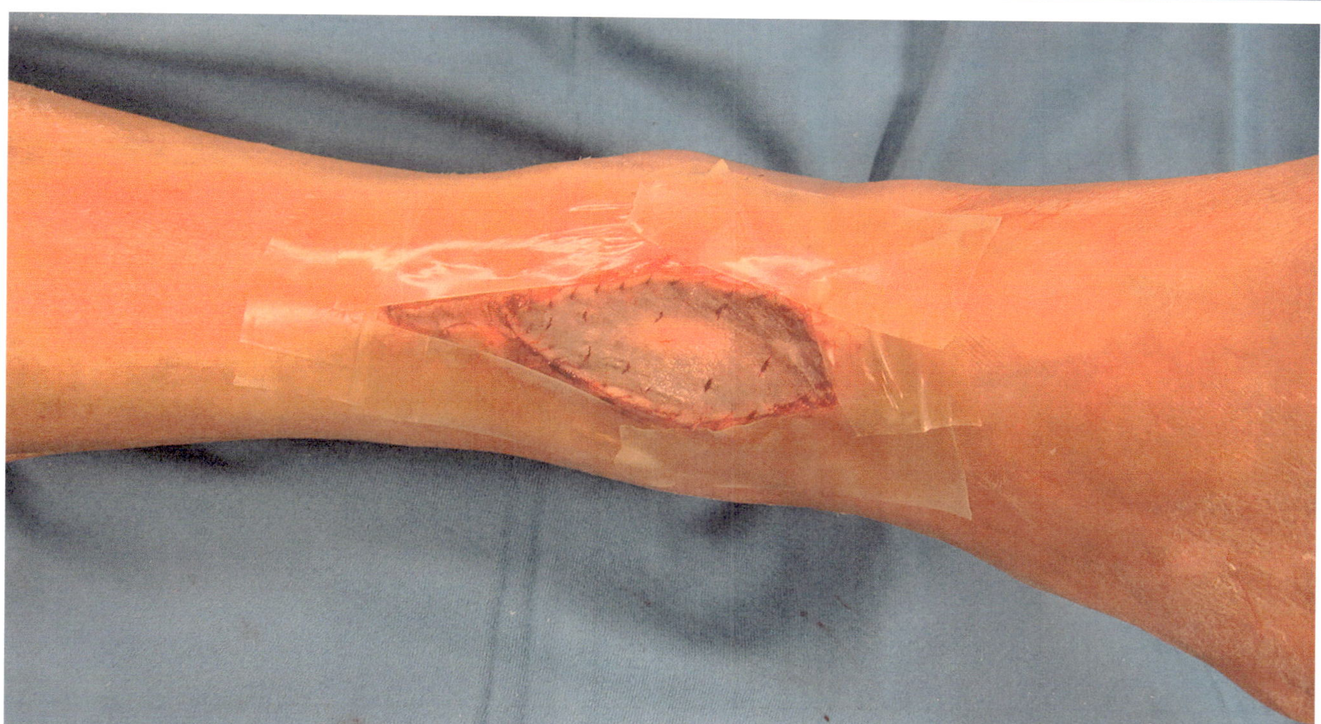

Abb. 10.35 Wundrandschutz mit Suprasorb H (Lohmann und Rauscher, Wien, Österreich), Hydorkolloidverband

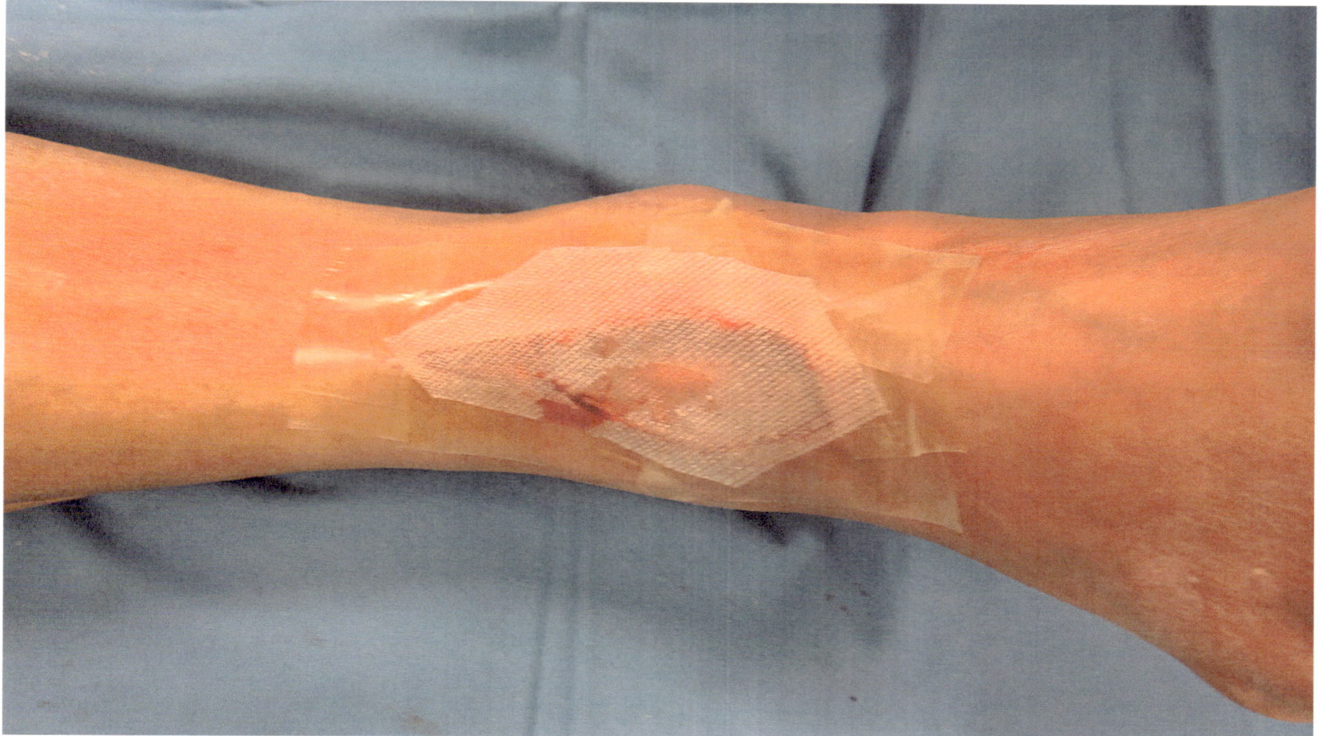

Abb. 10.36 Auflage von Fettgaze Adaptic (Acelity, San Antonio, Texas, USA)

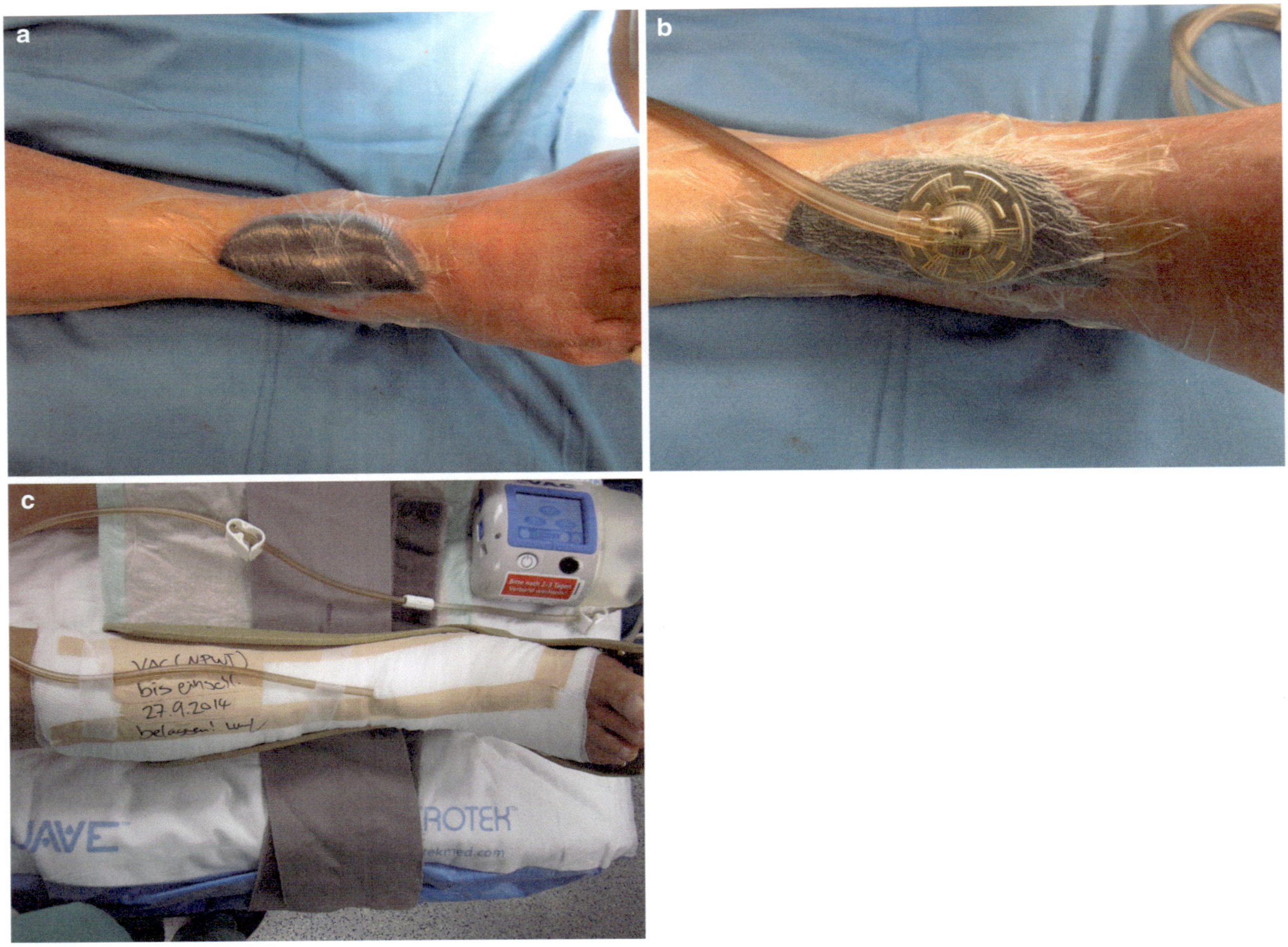

Abb. 10.37 **a–c** Vakuumverband für 5 Tage, Ruhigstellung

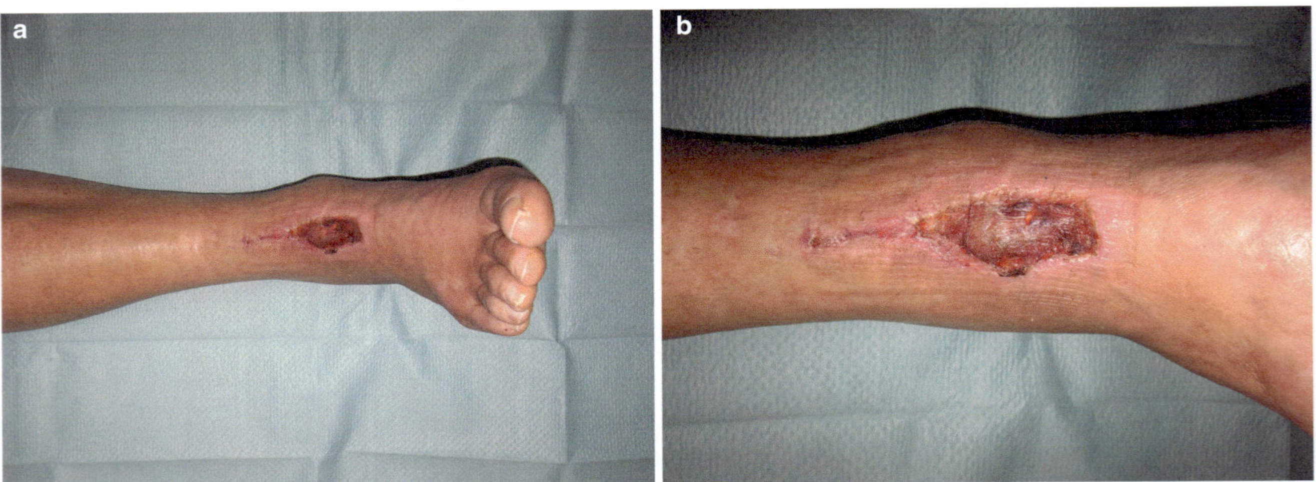

Abb. 10.38 **a, b** Befund 14 Tage postoperativ mit deutlicher Krustenbildung über dem Sehnenbereich

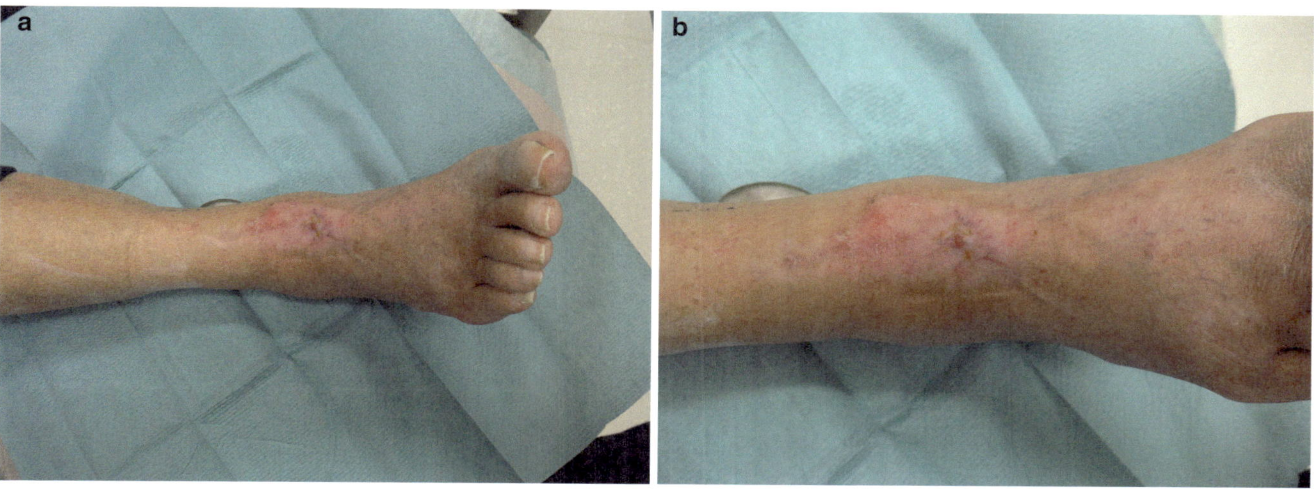

Abb. 10.39 **a, b** Postoperativer Befund nach 4 Monaten unter Schutzverband mit Fettgaze und trockenen Verbänden

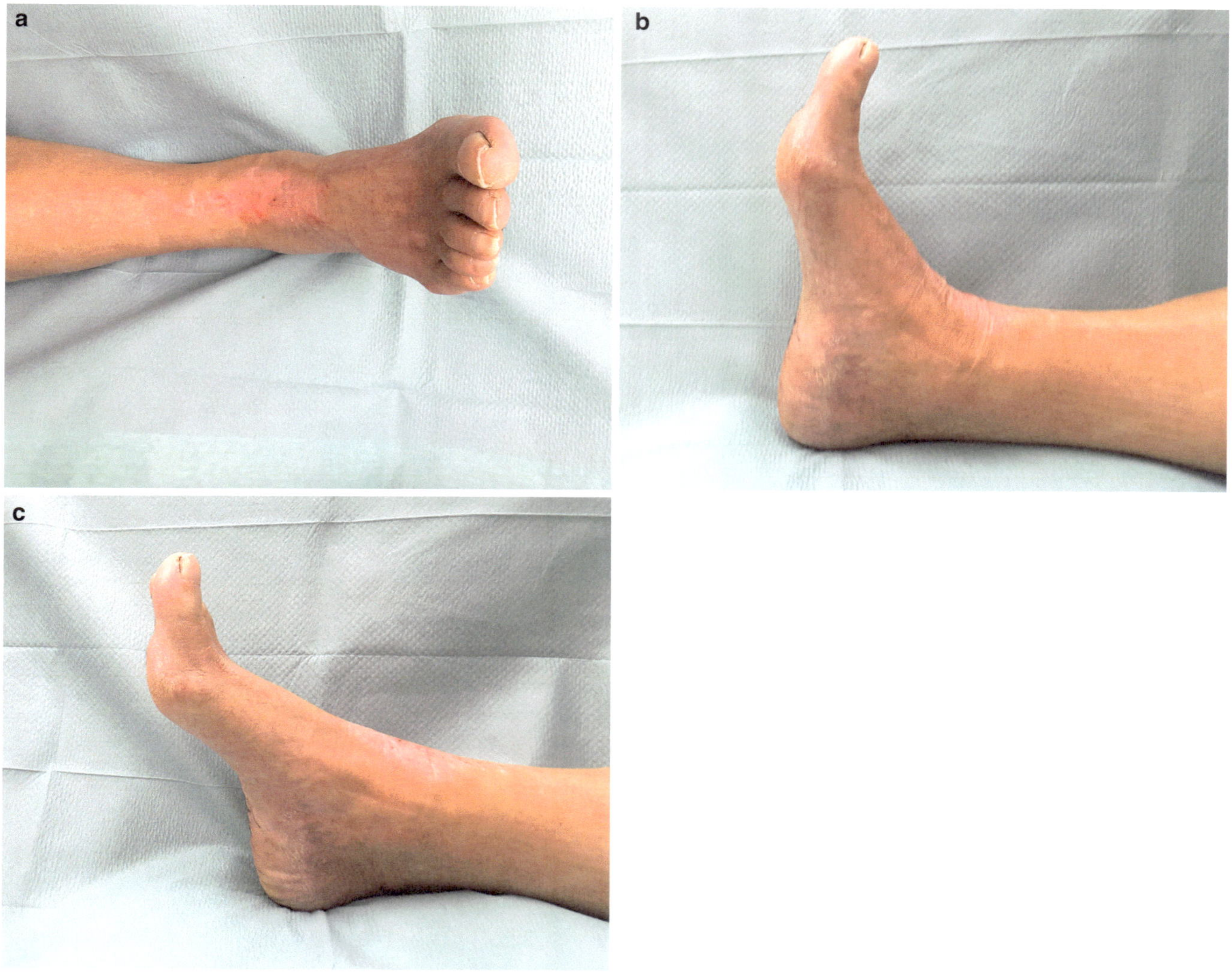

Abb. 10.40 **a–c** Postoperativer Befund nach 6 Monaten mit erhaltener Sprunggelenksbeweglichkeit ohne Narbenkontraktur

Literatur

1. Böttcher-Haberzeth S, Biedermann T, Reichmann E (2010) Tissue engineering of skin. Burns 36(4):450–460
2. Debels H, Hamdi M, Abberton K, Morrison W (2015) Dermal matrices and bioengineered skin substitutes: a critical review of current options. Plast Reconstr Surgery–Global Open 3(1):e284
3. Böttcher-Haberzeth S, Biedermann T, Schiestl C, Hartmann-Fritsch F, Schneider J, Reichmann E et al (2012) Matriderm® 1 mm versus Integra® Single Layer 1.3 mm for one-step closure of full thickness skin defects: a comparative experimental study in rats. Pediatr Surg Int 28(2):171–177
4. Schneider J, Biedermann T, Widmer D, Montano I, Meuli M, Reichmann E et al (2009) Matriderm® versus Integra®: a comparative experimental study. Burns 35(1):51–57
5. Bloemen MCT, van Leeuwen MCE, van Vucht NE, van Zuijlen PPM, Middelkoop E (2010) Dermal substitution in acute burns and reconstructive surgery: a 12-year follow-up. Plast Reconstr Surg 125(5):1450–1459
6. Santema TBK, Poyck PPC, Ubbink DT (2016) Systematic review and meta-analysis of skin substitutes in the treatment of diabetic foot ulcers: Highlights of a Cochrane systematic review. Wound Repair Regen Off Publ Wound Heal Soc Eur Tissue Repair Soc 24(4):737–744
7. Hop MJ, Polinder S, van der Vlies CH, Middelkoop E, van Baar ME (2014) Costs of burn care: a systematic review. Wound Repair Regen Off Publ Wound Heal Soc Eur Tissue Repair Soc 22(4):436–450
8. Hop MJ, Bloemen MCT, van Baar ME, Nieuwenhuis MK, van Zuijlen PPM, Polinder S et al (2014) Cost study of dermal substitutes and topical negative pressure in the surgical treatment of burns. Burns J Int Soc Burn Inj 40(3):388–396
9. Groeber F, Holeiter M, Hampel M, Hinderer S, Schenke-Layland K (2011) Skin tissue engineering — In vivo and in vitro applications. Adv Drug Deliv Rev 63(4–5):352–366
10. Lumenta DB, Kamolz L-P, Frey M (2009) Adult burn patients with more than 60% TBSA involved-Meek and other techniques to overcome restricted skin harvest availability – the Viennese concept. J Burn Care Res Off Publ Am Burn Assoc 30(2):231–242
11. Kagan RJ, Peck MD, Ahrenholz DH, Hickerson WL, Holmes J, Korentager R et al (2013) Surgical management of the burn wound and use of skin substitutes: an expert panel white paper. J Burn Care Res 34(2):e60–e79
12. Bloemen MCT, van der Wal MBA, Verhaegen PDHM, Nieuwenhuis MK, van Baar ME, van Zuijlen PPM et al (2012) Clinical effectiveness of dermal substitution in burns by topical negative pressure: A multicenter randomized controlled trial: Dermal substitution in acute burns. Wound Repair Regen 20(6):797–805
13. Keck M, Selig HF, Lumenta DB, Kamolz LP, Mittlböck M, Frey M (2012) The use of Suprathel(®) in deep dermal burns: first results of a prospective study. Burns J Int Soc Burn Inj 38(3):388–395
14. Highton L, Wallace C, Shah M (2013) Use of Suprathel® for partial thickness burns in children. Burns J Int Soc Burn Inj 39(1):136–141
15. Rahmanian-Schwarz A, Beiderwieden A, Willkomm L-M, Amr A, Schaller H-E, Lotter O (2011) A clinical evaluation of Biobrane(®) and Suprathel(®) in acute burns and reconstructive surgery. Burns J Int Soc Burn Inj 37(8):1343–1348
16. Haslik W, Kamolz L-P, Nathschläger G, Andel H, Meissl G, Frey M (2007) First experiences with the collagen-elastin matrix Matriderm as a dermal substitute in severe burn injuries of the hand. Burns J Int Soc Burn Inj 33(3):364–368

Spalthauttransplantation: Meshgraft und Sheetgraft

11

Christian Ottomann und Bernd Hartmann

Inhaltsverzeichnis

11.1 Meshgraft

Zur Oberflächenvergrößerung kann in die entnommene Spalthaut ein Maschenmuster geschnitten und die Haut expandiert werden (Mesh). Die Spalthaut nimmt nach dem „Meshen“ (Mesh, englisch = Netz, Masche) das Aussehen eines gitter- bzw. netzartigen Transplantates an. Wird die Spalthaut ungemesht transplantiert, spricht man von einem Sheet-Transplantat (Sheet, englisch = Blatt). Spalthauttransplantate variieren in der Dicke von ungefähr 0,125 bis 0,75 mm (0,005 bis 0,030 inch). In Abhängigkeit von der Dicke der enthaltenen Dermis werden sie als dünnes (0,125 bis 0,3 mm = 0,005 bis 0,012 inch), mittleres (0,3 bis 0,45 mm = 0,012 bis 0,018 inch) oder dickes (0,45–0,75 = 0,018 bis 0,030 inch) Spalthauttransplantat klassifiziert (Abb. 11.1, 11.2, 11.3 und 11.4). Die Spalthauttransplantation mittels Meshgraft-Technik ist weltweit die am häufigsten angewendete Hauttransplantationstechnik [8, 9]. Dabei kann das Hauttransplantat im Verhältnis 1:1, 1:1,5, 1:3 und 1:6 expandiert werden (Abb. 11.5, 11.6, 11.7, 11.8 und 11.9) [10]. Je limitierter das Spenderareal ist, umso größer muss die Expansion sein, um alle Wundflächen decken zu können. Eine operative Möglichkeit, das Problem des limitierten Spenderareals zu umgehen, ist daher die größere Expansion der Spalthaut. Bei der sogenannten Technik nach Alexander wird die weit expandierte autologe Spalthaut mit Fremdhaut (Allograft) kombiniert (Abb. 11.10). So sind Expansionsraten der gemeshten Spalthaut bis 1:9 möglich, wenn auch sehr selten angewendet (Abb. 11.11 und 11.12). Eine alternative Technik, die Spalthaut zu expandieren, ist die Methode nach Meek (Kap. 12). Die Meek-Technik ist eine hohen Expansionsraten der Spalthaut sicher anzuwendende Methode. Sie ist wegen der einfacheren Transplantation und geringeren Fragilität gegenüber den großmaschigen Meshtransplantaten weltweit in vielen Verbrennungszentren etabliert und wird den weit ex-

C. Ottomann (✉)
UnitTransferKlinik, Universität zu Lübeck, Lübeck, Deutschland
e-mail: christian.ottomann@uni-luebeck.de

B. Hartmann
Zentrum für Schwerbrandverletzte Plastische Chirurgie, Unfallkrankenhaus Berlin, Berlin, Deutschland
e-mail: bernd.hartmann@ukb.de

C. Ottomann, B. Hartmann (Hrsg.), *Hauttransplantation*, https://doi.org/10.1007/978-3-662-62060-1_11

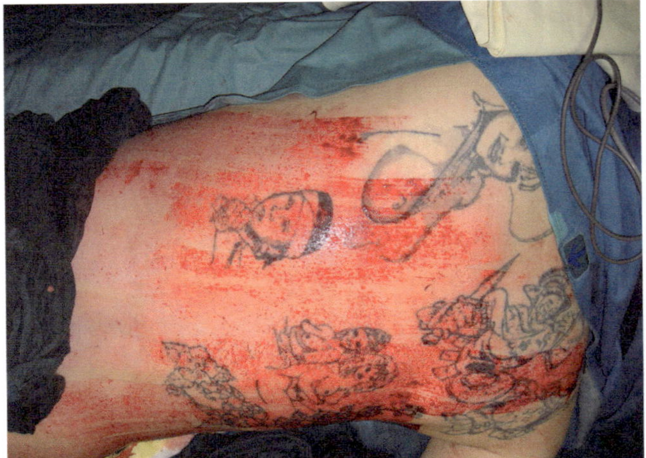

Abb. 11.1 Spalthautentnahme am Rücken

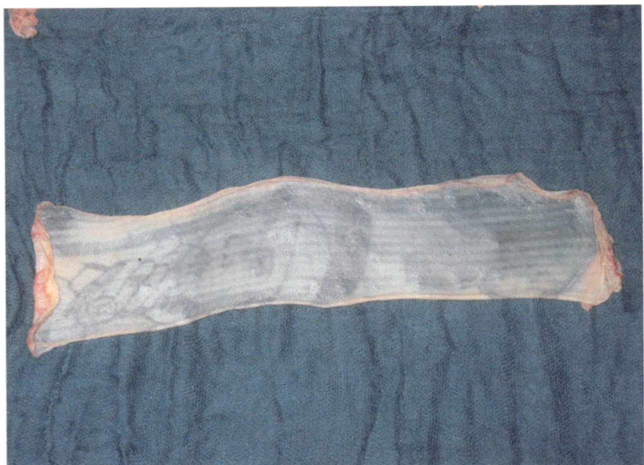

Abb. 11.2 Spalthaut 0,2 mm

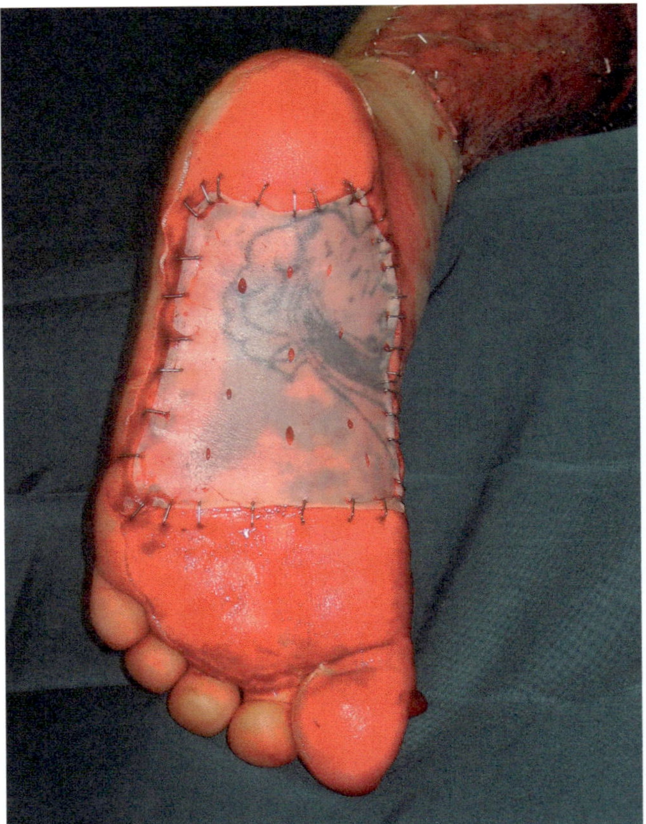

Abb. 11.3 Spalthauttransplantation

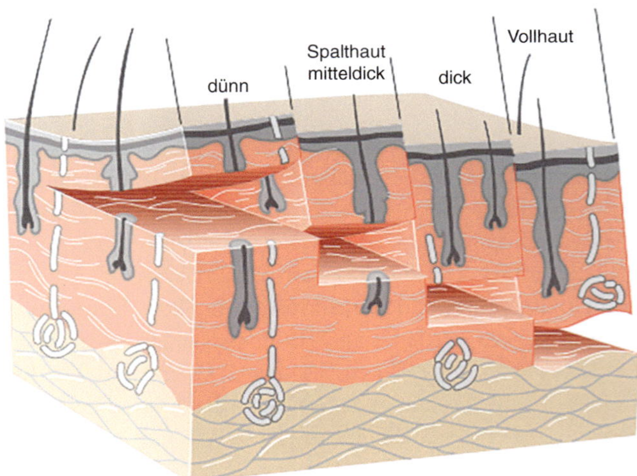

Abb. 11.4 Schichtdicken der Spalthaut

pandierten Meshgraft-Transplantaten oftmals vorgezogen. Raff et al. konnten zudem nachweisen, dass bei der Verwendung der Meek-Technik bis zu einer verbrannten Körperoberfläche von 75 % die verbleibende nicht verbrannte Haut als Spenderareal ausreicht, um eine zusätzliche Anwendung von Kulturhaut zu vermeiden [11].

► Je größer die Maschen und der korrespondierende Gitter- bzw. Netzabstand bzw. die Expansion ist, umso länger dauert die Reepithelisierung der transplantierten Wunde.

Die Reepithelisierung erfolgt ausgehend von den Rändern der transplantierten Spalthaut, wobei die Keratinozyten in die Hautlücken konfluieren. Die Lücken im gemeshten Transplantat ermöglichen das Ablaufen des Wundsekretes, womit eine Serom- oder Hämatombildung unter dem Hauttransplantat vermieden wird. Konsequente Ruhigstellung und Immobilisation bei hohen transplantierten Areale zur Vermeidung von Scherkräften sind für die sichere Einheilung der Spalthauttransplantate Voraussetzung [12]. Scherkräfte verhindern das Einsprossen der Kapillaren in die transplantierte Haut, die ohne eigene Blutversorgung über Diffusionsvorgänge aus der Wunde nur ca. 3–5 Tage

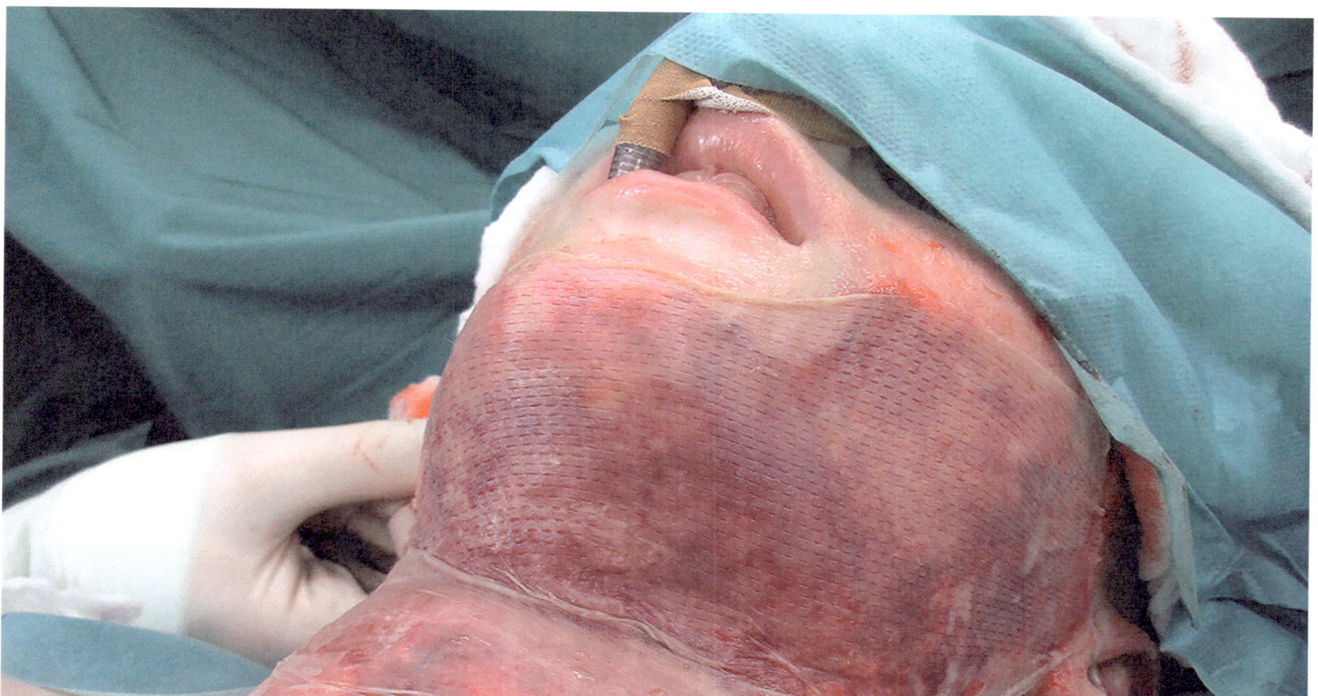

Abb. 11.5 Meshgraft im Verhältnis 1:1

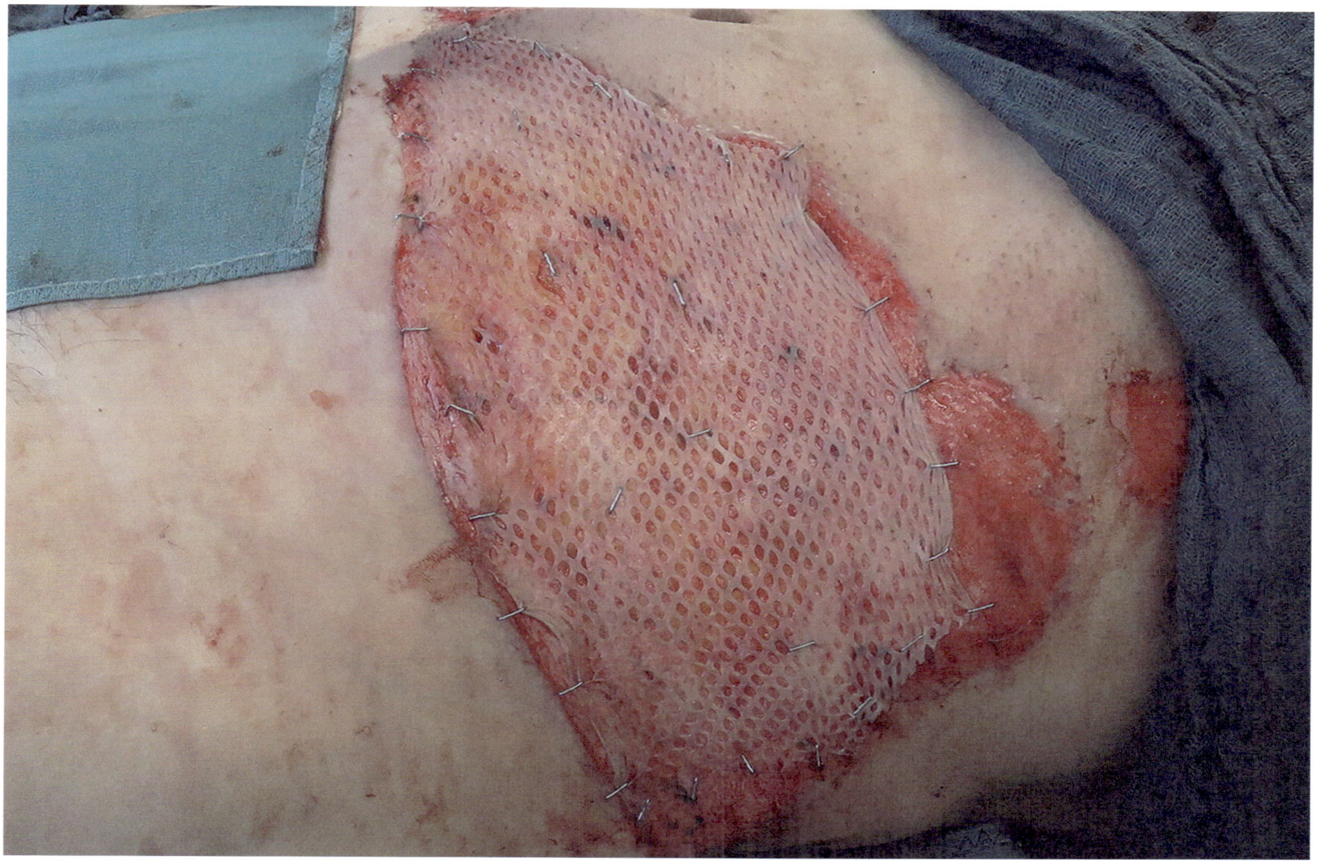

Abb. 11.6 Meshgraft in einer Expansion von 1:1, 5

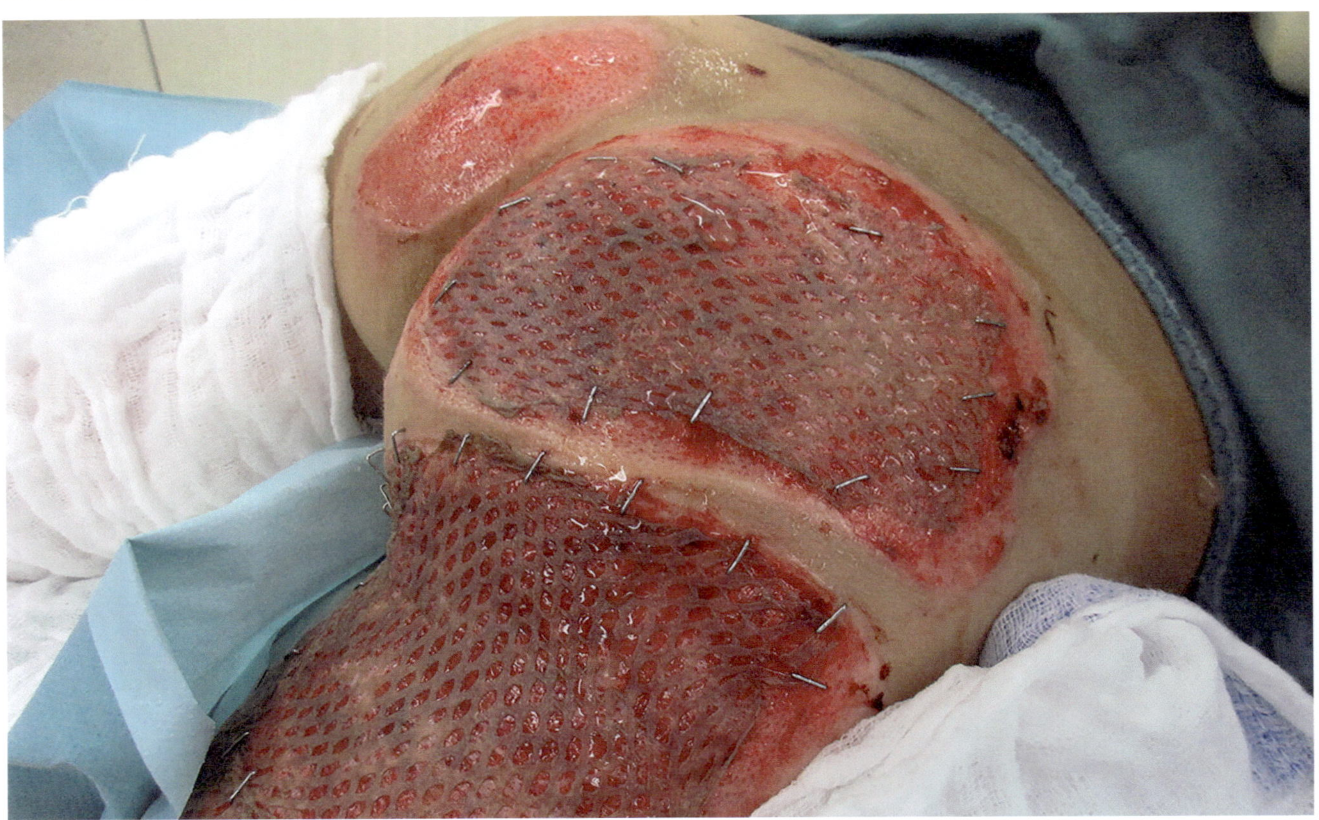

Abb. 11.7 Meshgraft im Verhältnis 1:1, 5

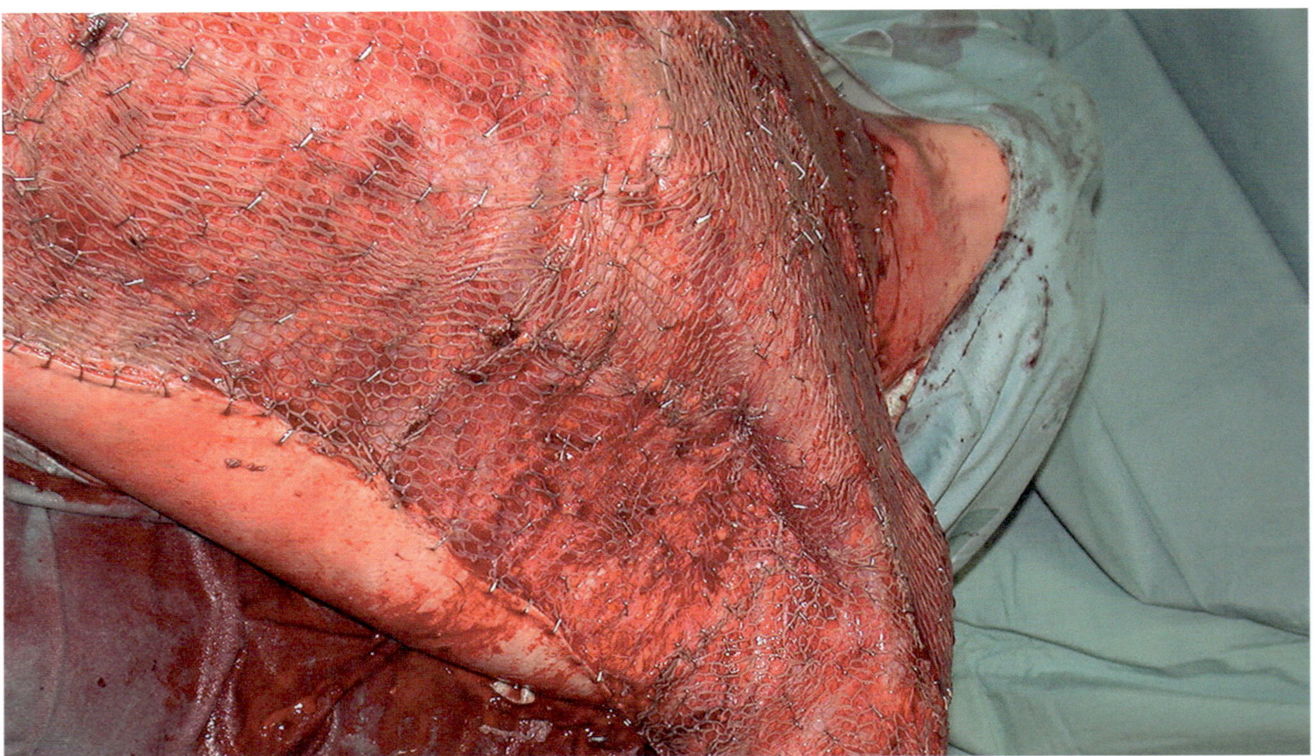

Abb. 11.8 Meshgraft mit ein er Expansionsrate von 1:3

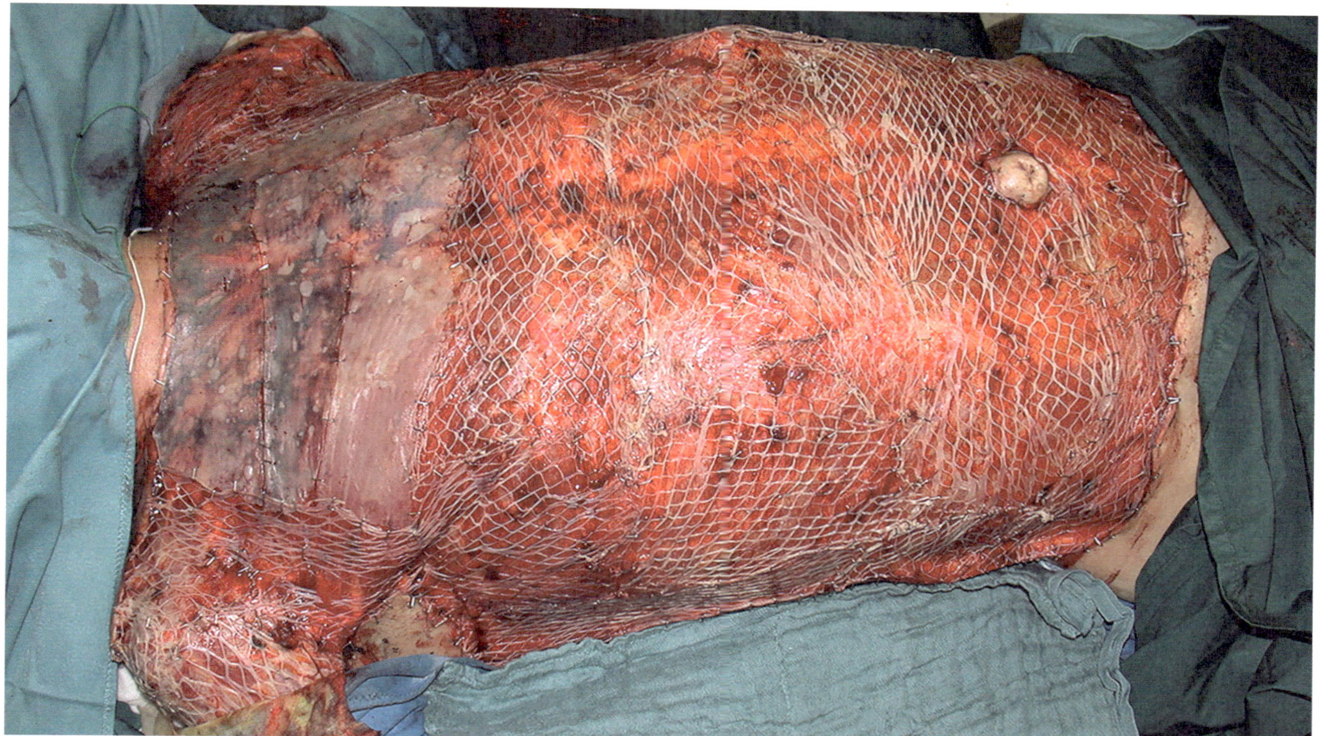

Abb. 11.9 Meshgraft im Verhältnis 1:6

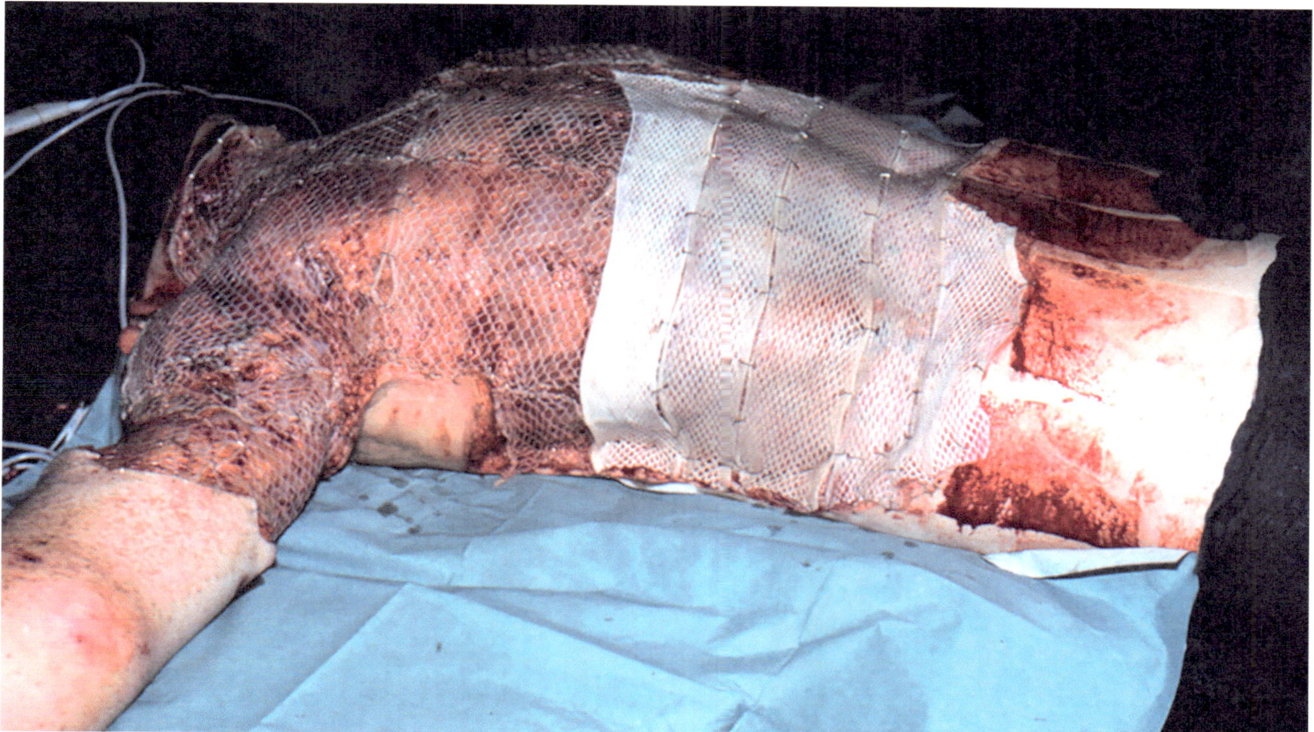

Abb. 11.10 Technik nach Alexander

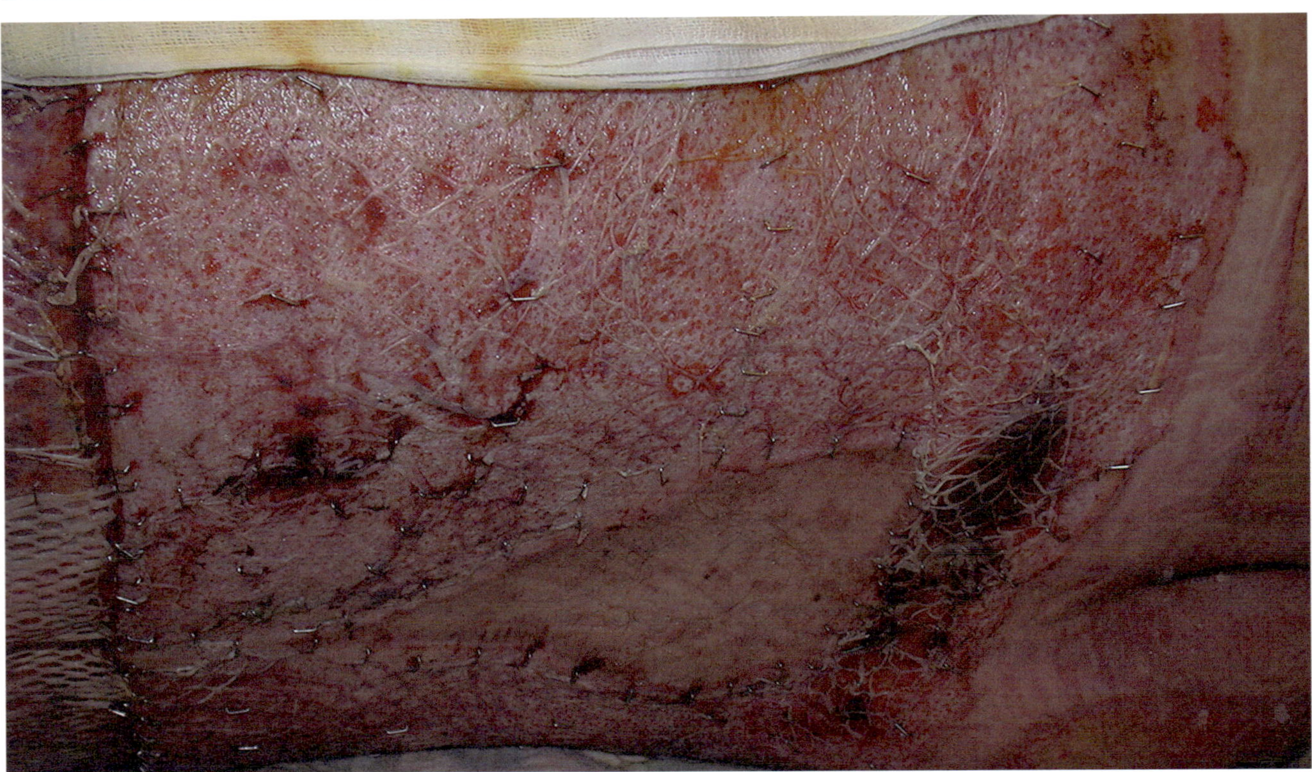

Abb. 11.11 Meshgraft mit einer Expansion von 1:9

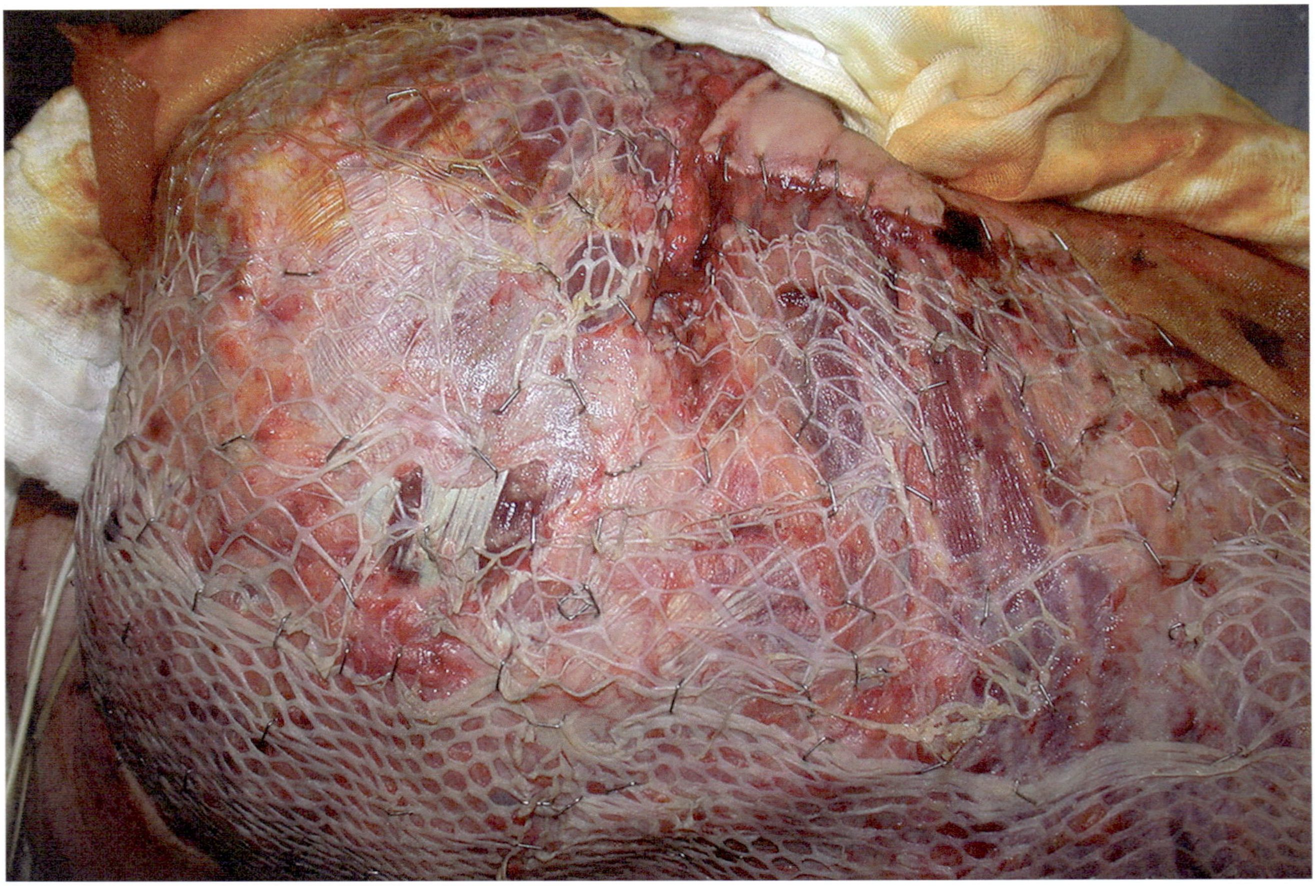

Abb. 11.12 Meshgraft im Verhältnis 1:9.

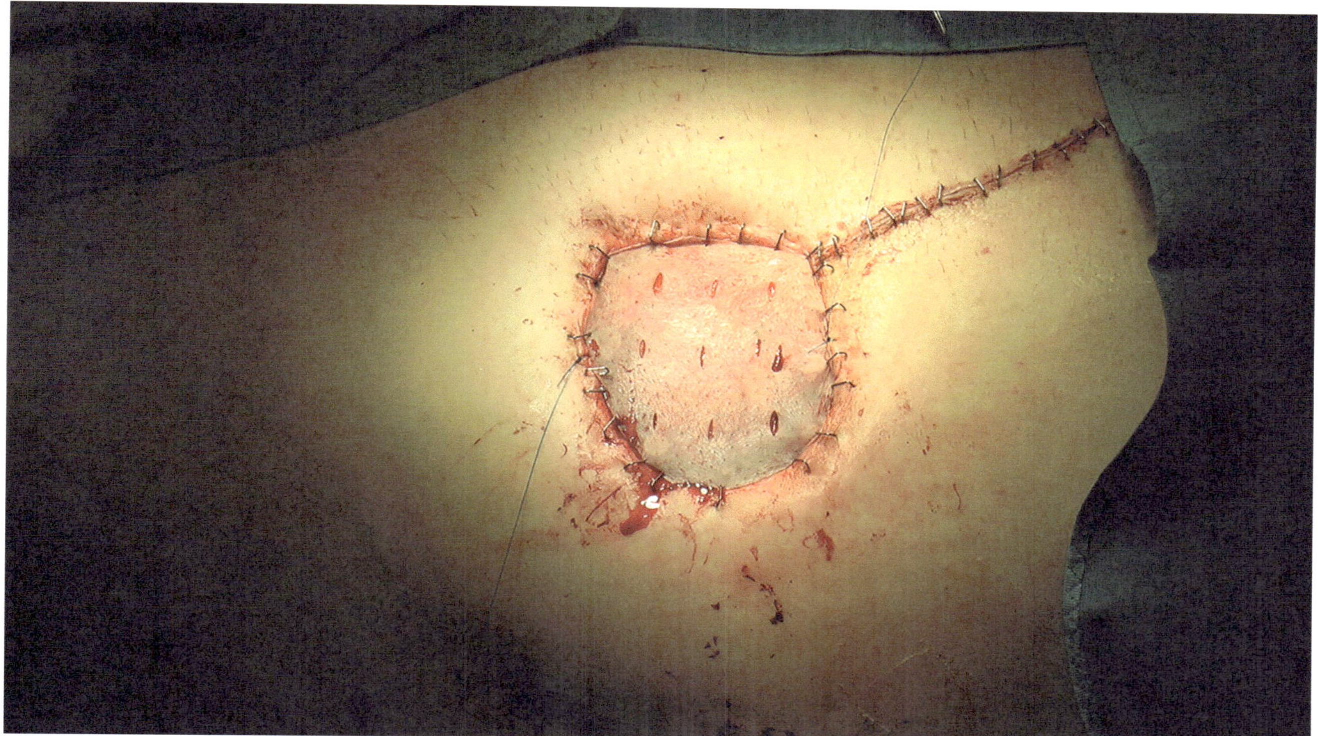

Abb. 11.13 Sheetgraft

überleben kann [13]. Daher spielt die Verbandstechnik und Ruhigstellung bei der erfolgreichen Hauttransplantation eine elementare Rolle. Die Reduzierung von Scherkräften kann durch einen Überknüpfverband (Abb. 11.13 und 11.14) oder durch Anwendung einer Unterdrucktherapie (s. Kap. 17) über dem Transplantat erreicht werden (Abb. 11.15, 11.16, 11.17, 11.18, 11.19, 11.20, 11.21, 11. 22 und 11.23) [14–16]. Der Nachteil des Meshgraft-Transplantates ist, dass oft ein kosmetisch ungünstiges Ergebnis erzielt wird, da die Mesh-Textur des Transplantates sichtbar bleibt und auch die Splathautabnahmestellen oftmals dauerhaft prominieren [17]. Zu viel entnommene Spalthaut kann bei 4 °C im Kühlschrank in eine mit NaCL befeuchtete, sterile Kompresse gewickelt, in einem sterilen Behältnis aufbewahrt und bis zu 7–10 Tagen später transplantiert werden [18]. Ein mögliches, mitunter vergessenes Spenderareal ist daher die Haut amputierter Extremitäten, die zur Defektdeckung genutzt werden kann [19].

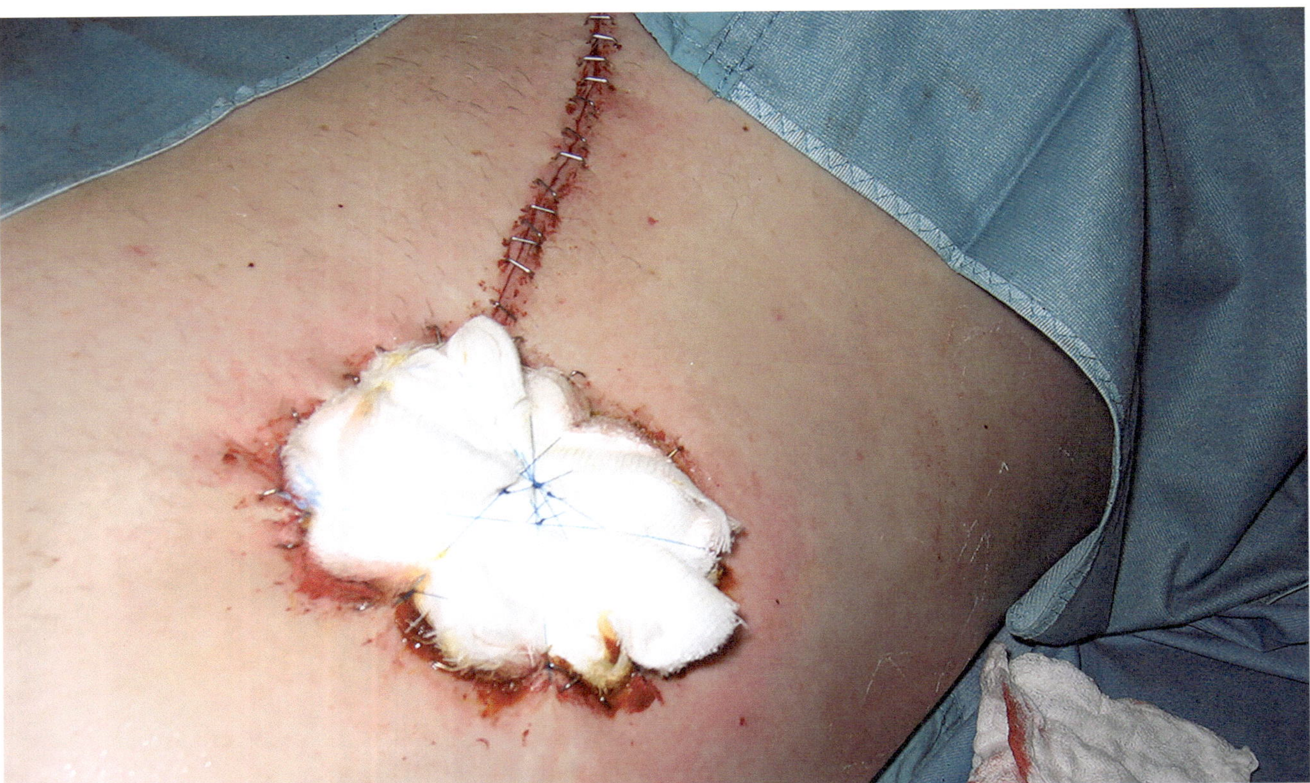

Abb. 11.14 Überknüpfverband

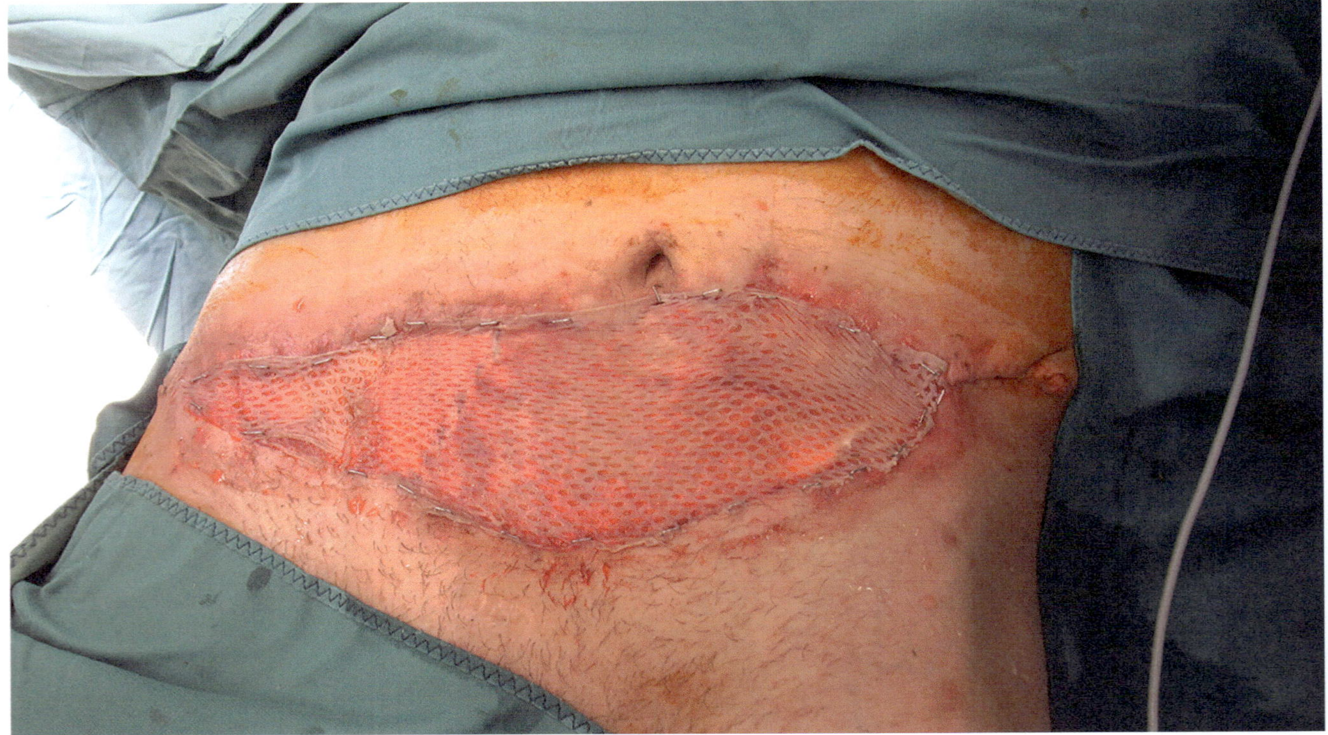

Abb. 11.15 Spalthauttransplantat am Unterbauch

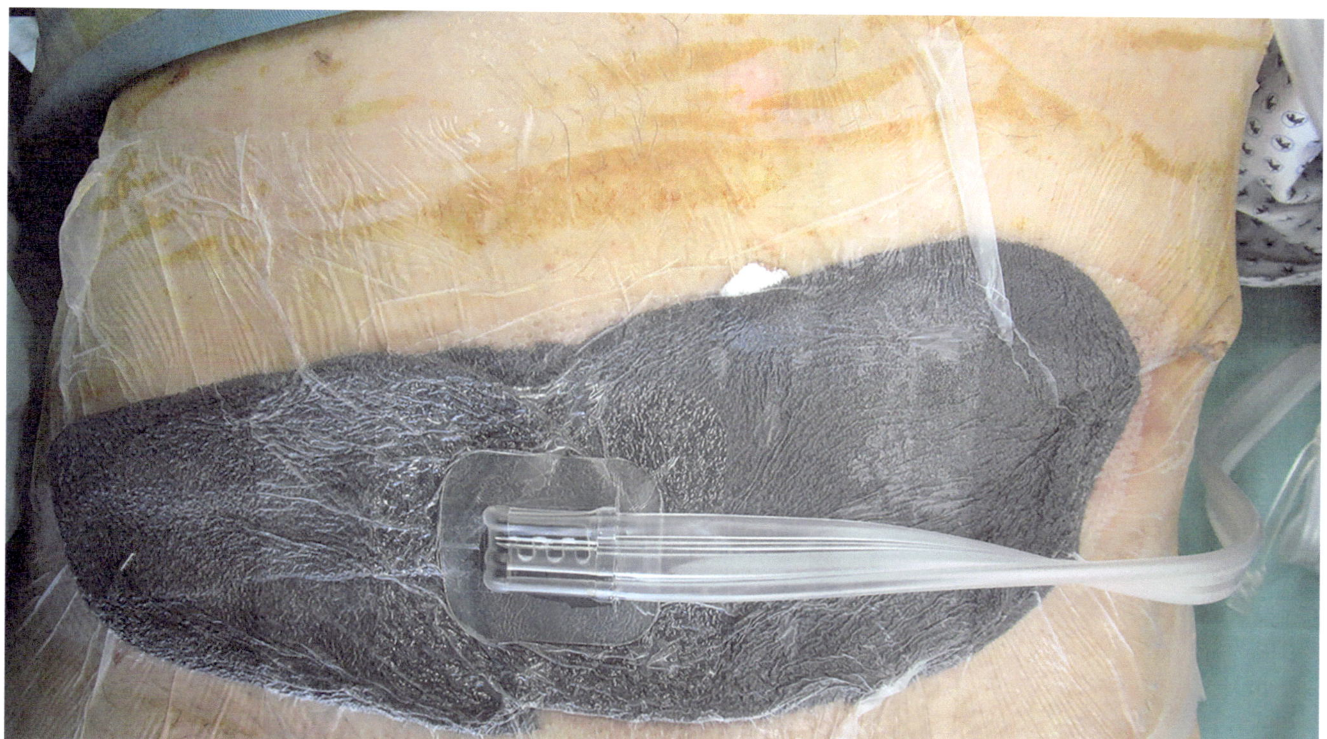

Abb. 11.16 Korrespondierende VAC Anlage

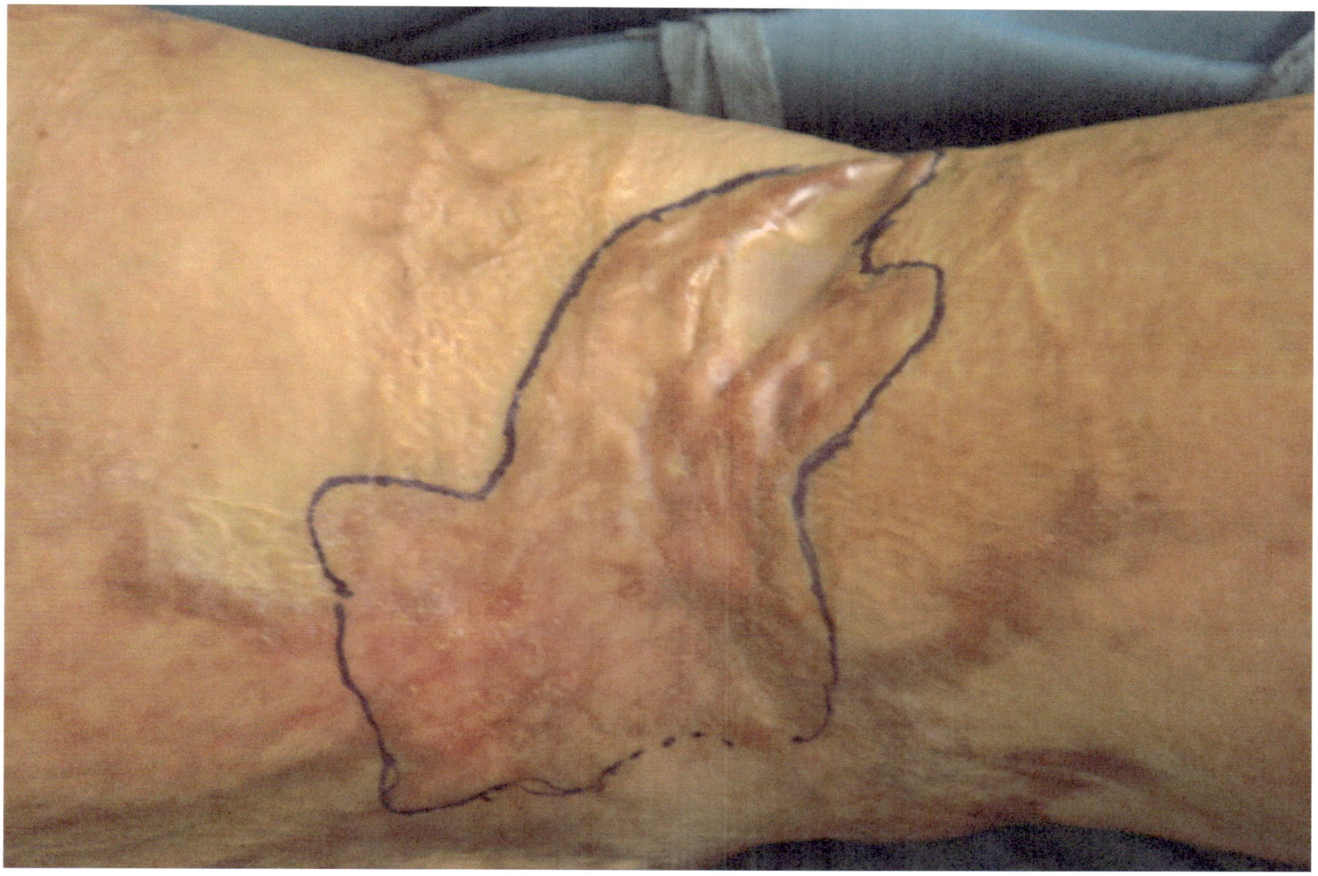

Abb. 11.17 Funktionseinschränkende Narbe in der linken Ellenbeuge

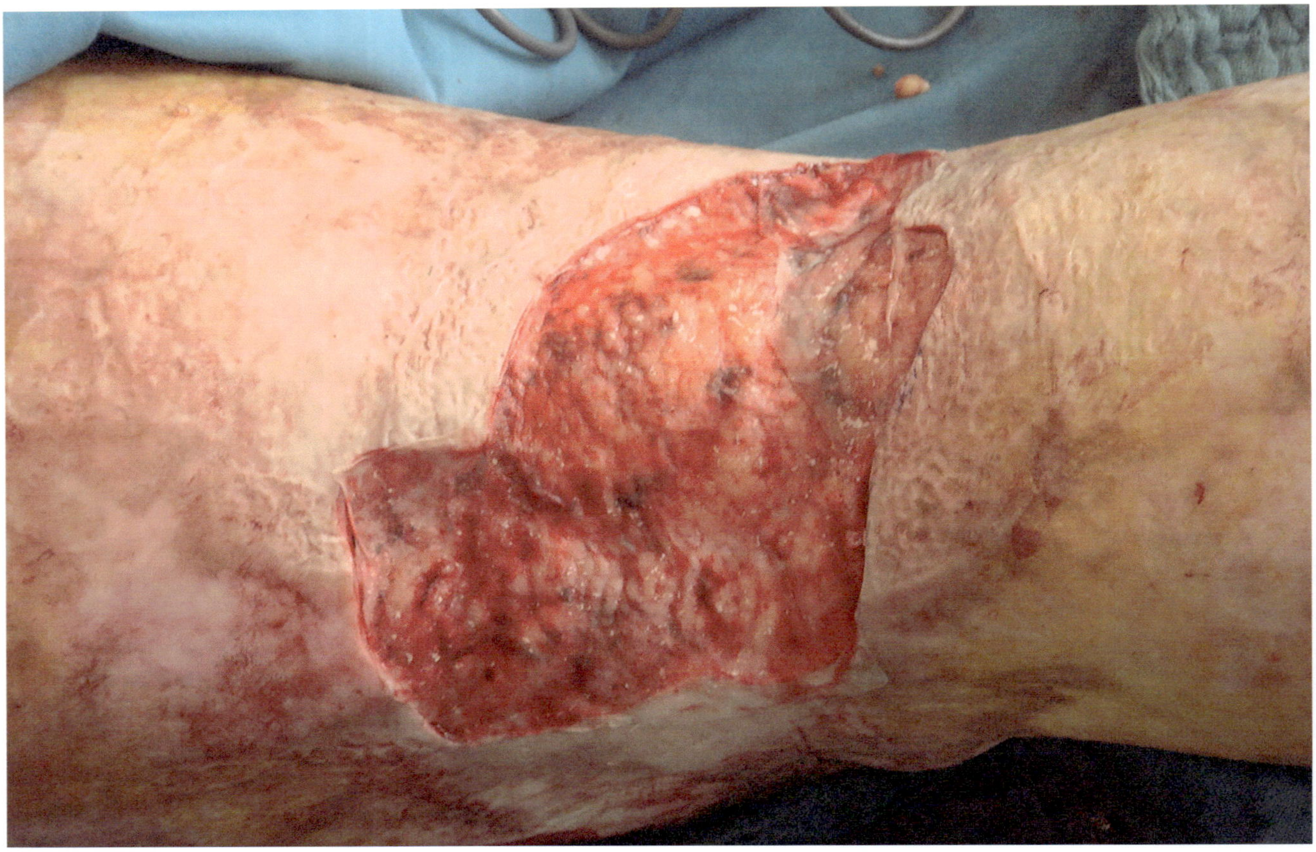

Abb. 11.18 Narbenexzision linke Ellenbeuge

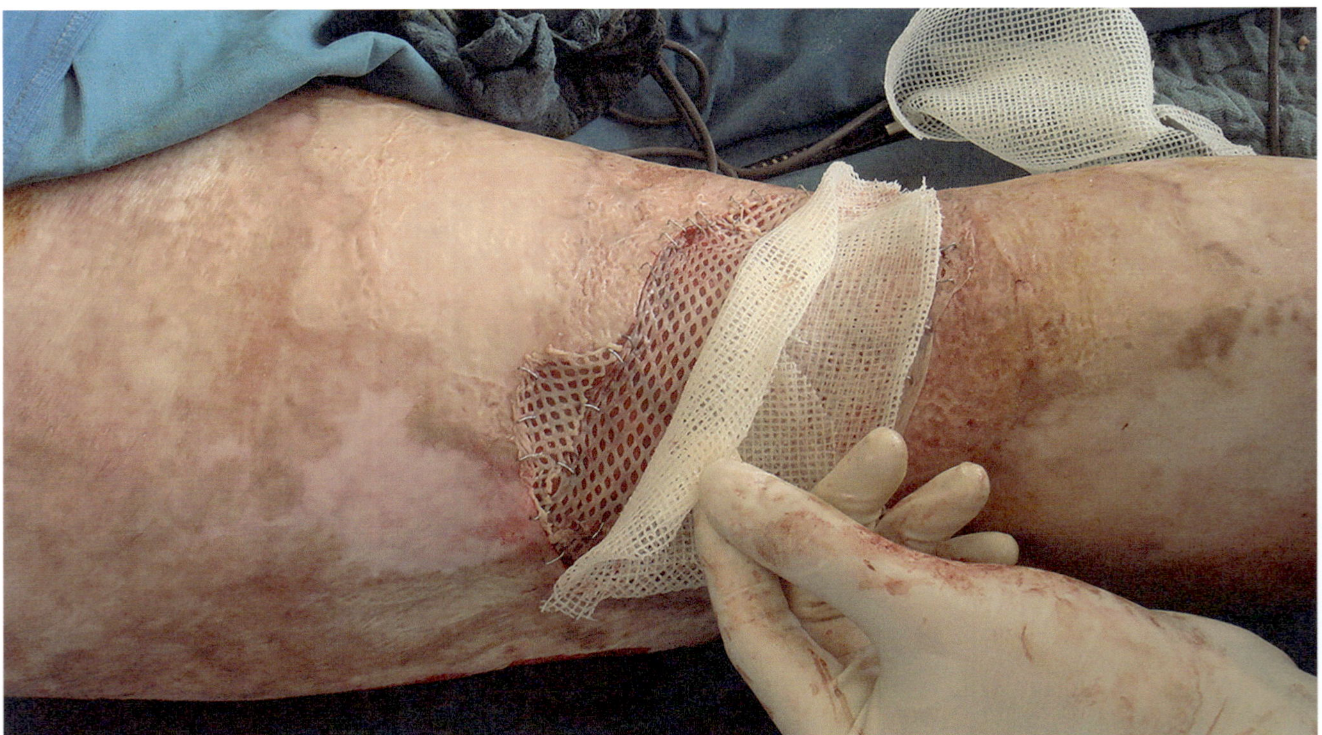

Abb. 11.19 Spalthauttransplantat vor VAC Anlage

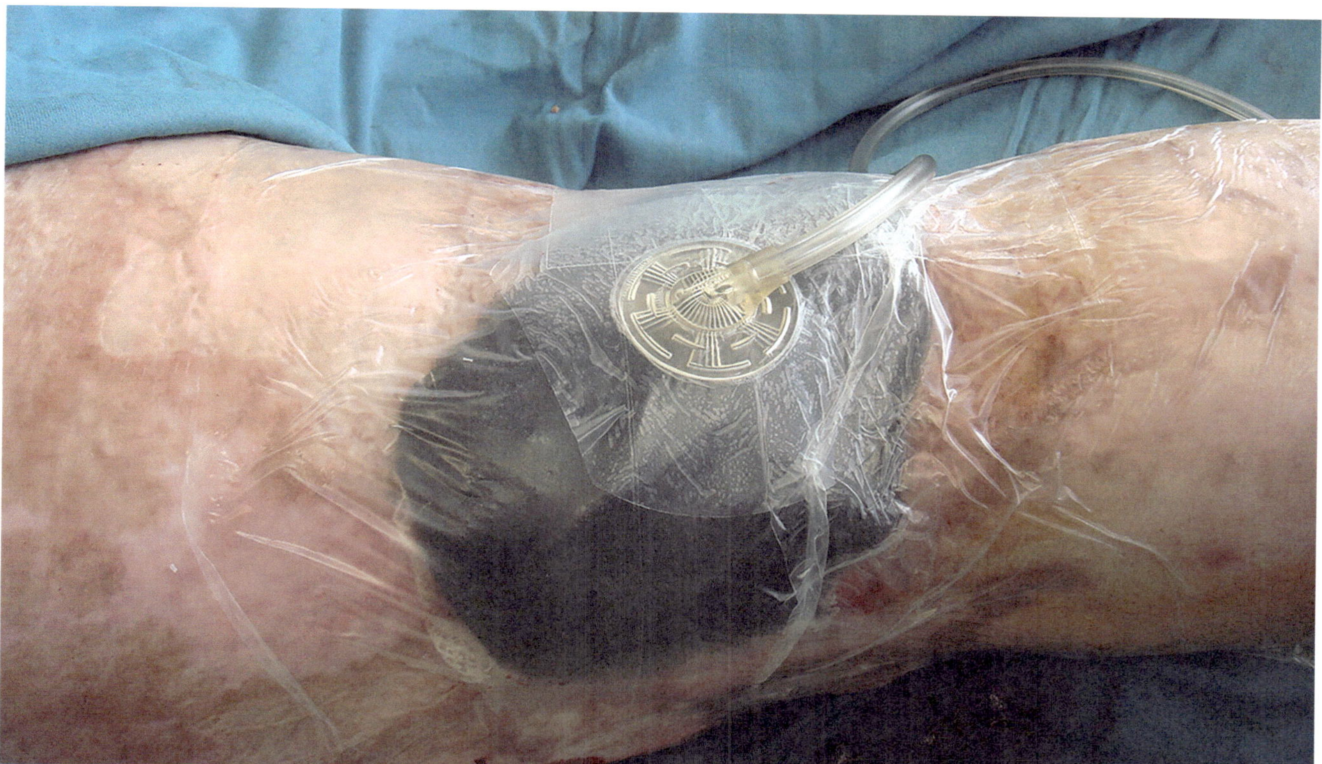

Abb. 11.20 Anlage des Unterdruckverbandes auf das Spalthauttransplantat

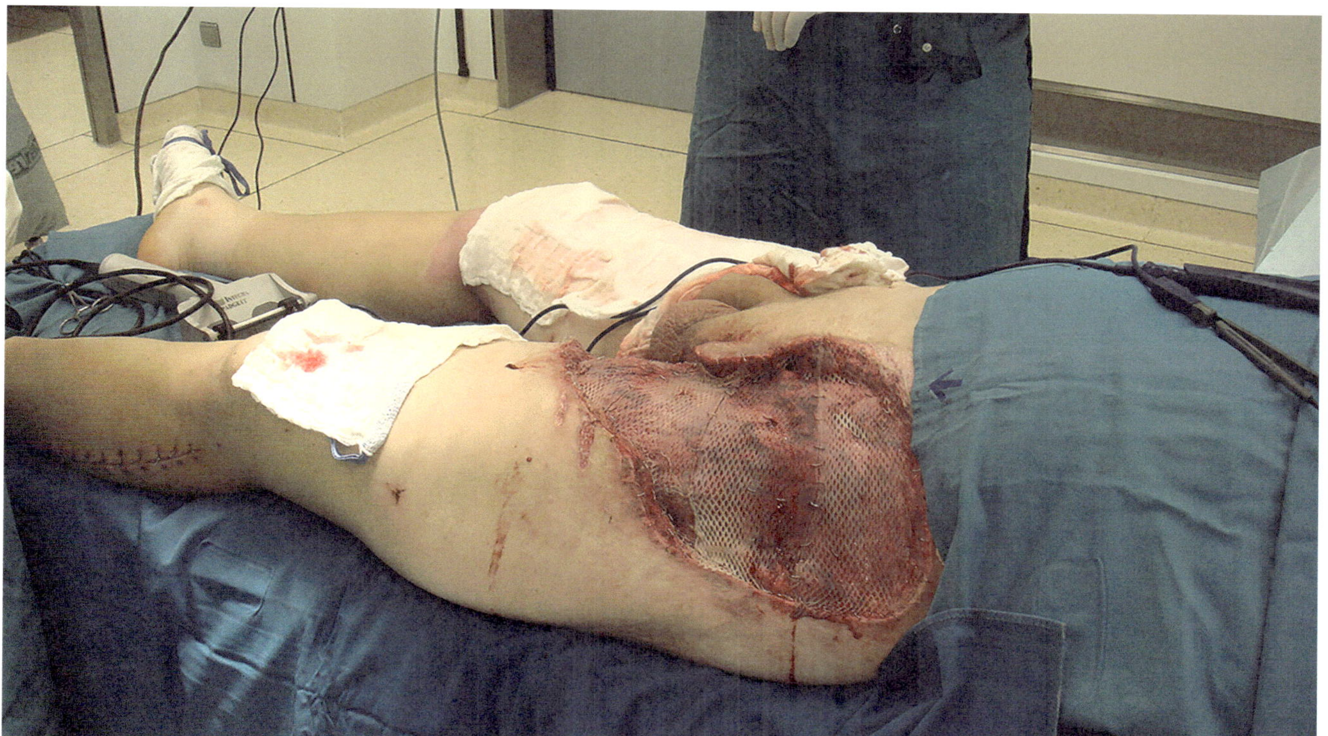

Abb. 11.21 Spalthauttransplantat an der linken Leiste und am linken Oberschenkel

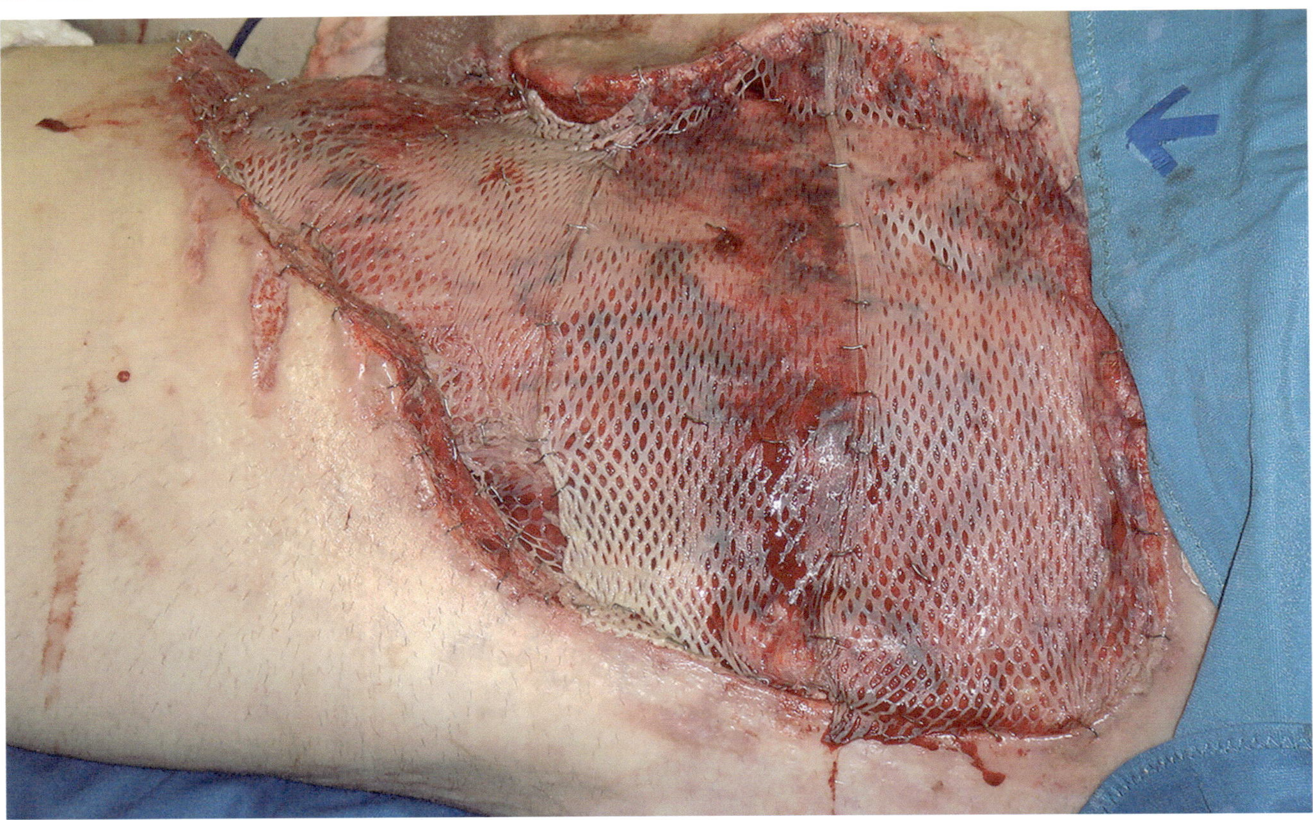

Abb. 11.22 Spalthauttransplantat an der linken Leiste und am linken Oberschenkel, Detailaufnahme

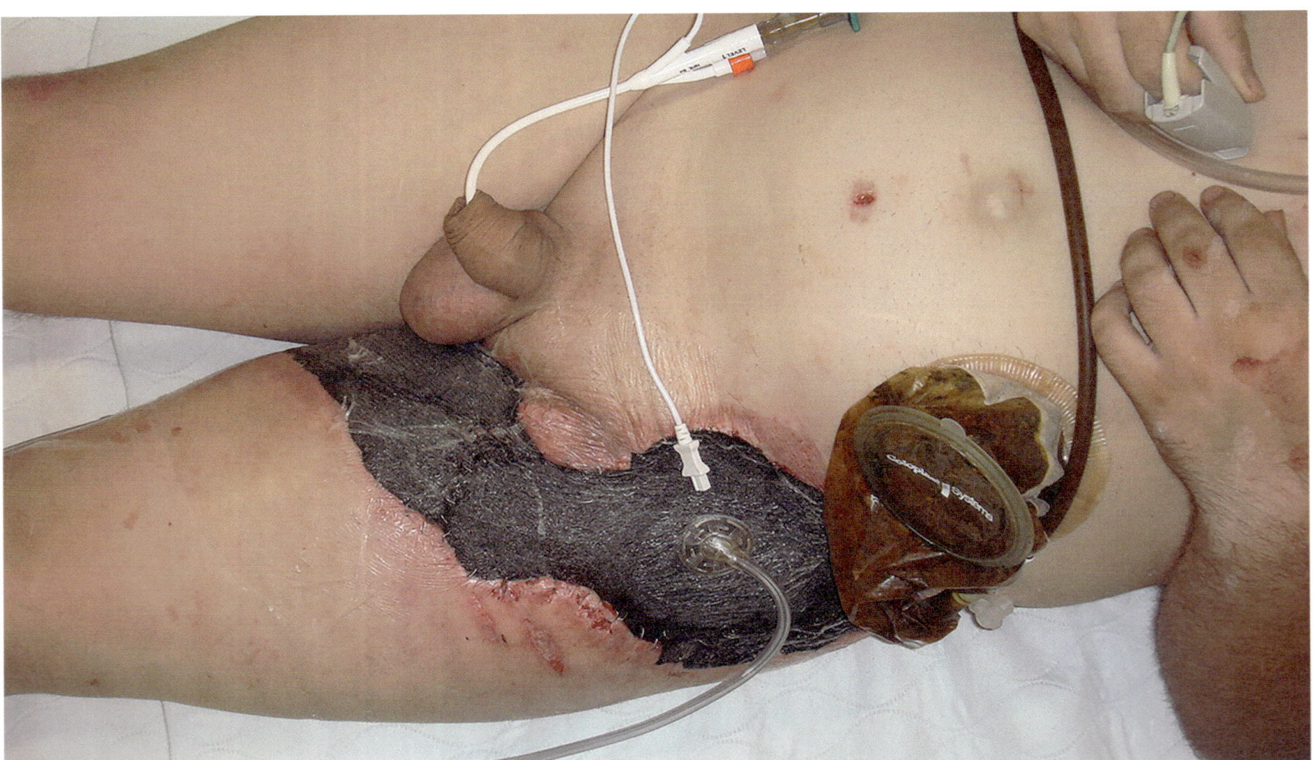

Abb. 11.23 Anlage des Unterdruckverbandes zur Vermeidung von Scherkräften

11.1.1 Meshgraft-Transplantation beim Kind: Operative Technik Step by Step

Dargestellt wird die Meshgaft-Transplantation im Verhältnis 1:1 bei einem Kind mit Entnahme der Spalthaut am Kopf (Abb. 11.24, 11.25, 11.26, 11.27, 11.28, 11.29, 11.30, 11.31, 11.32, 11.33, 11.34, 11.35, 11.36, 11,37, 11.38, 11.39, 11.40, 11.41, 11.42, 11.43, 11.44, 11.45, 11.46, 11.47, 11.48, 11.49, 11.50, 11.51, 11.52 und 11.53).

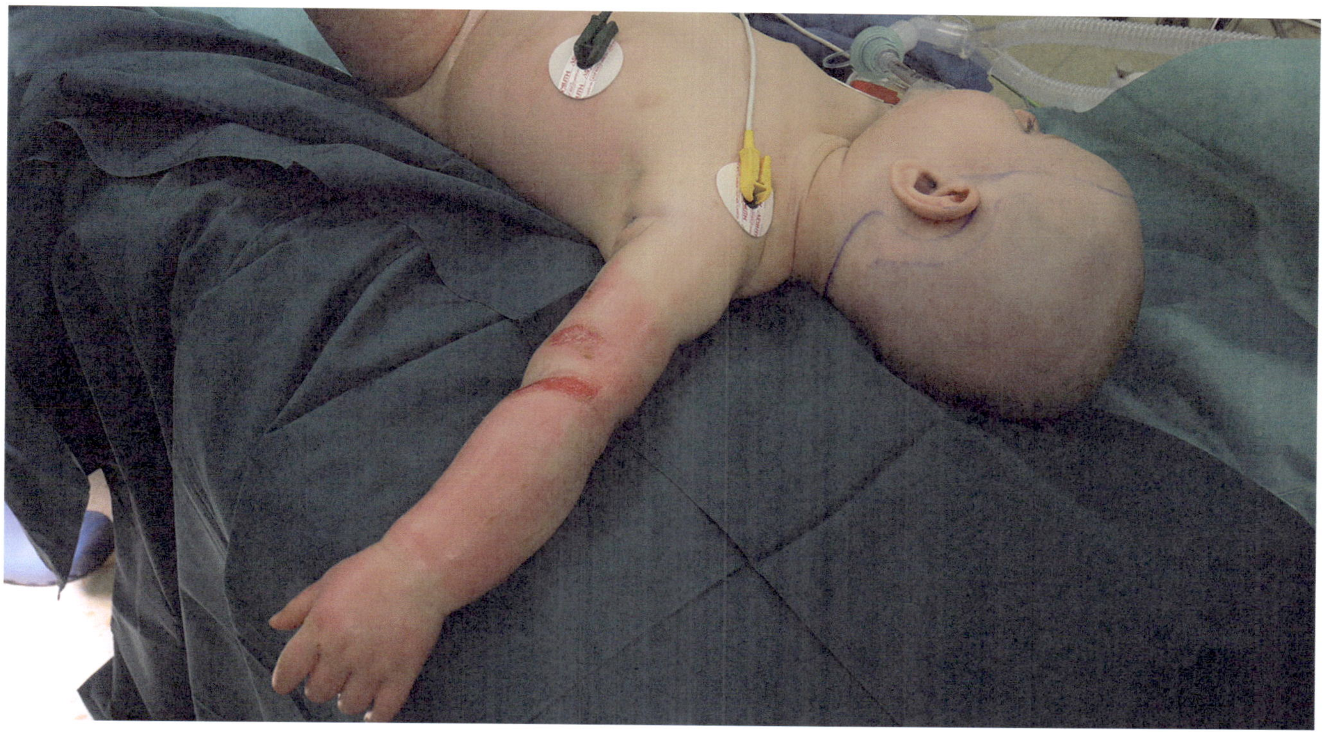

Abb. 11.24 Befund: Bei dem Kind, an dem wir die Spaltghautentnahme am Kopf erläutern, zeigen sich nicht spontan reepithelisiernde Restdefekte am linken Oberarm und beiden dorsalen, caudalen Oberschenkeln am Tag 21 nach Verbrühungstrauma IIa-IIb°. Nicht spontan reepithelisierende Restdefekte am linken Oberarm

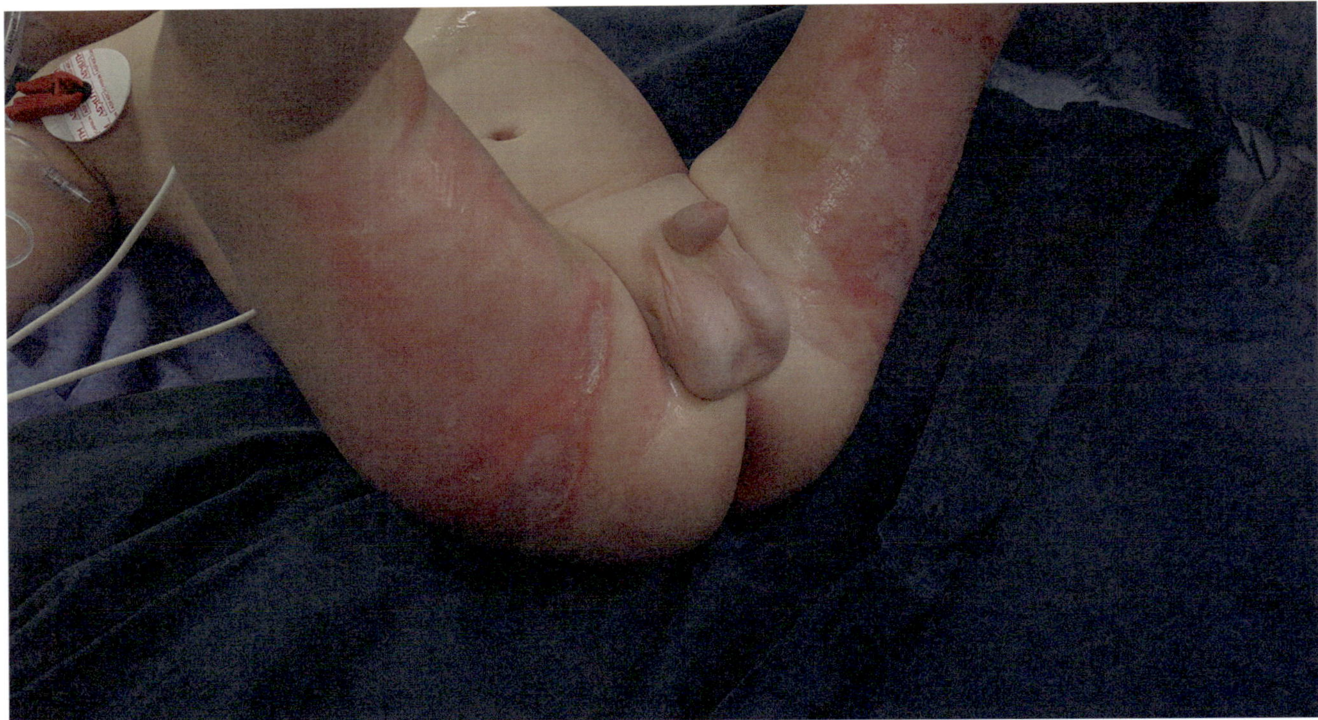

Abb. 11.25 **Befund (Grad IIb°).** Nicht spontan reepithelisierende Restdefekte an beiden dorsalen, kaudalen Oberschenkeln

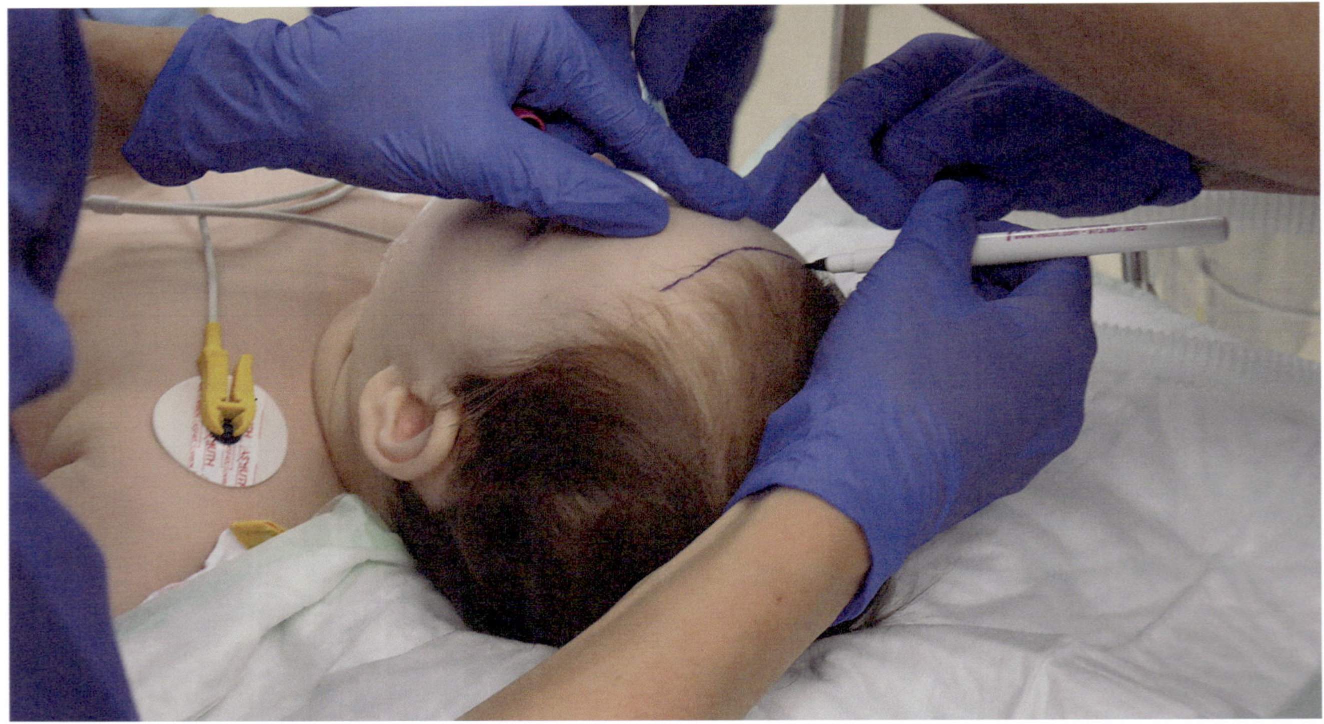

Abb. 11.26 Schritt 1: Die Haargrenze wird mit einem Sicherheitsabstand von 2–3 cm eingezeichnet

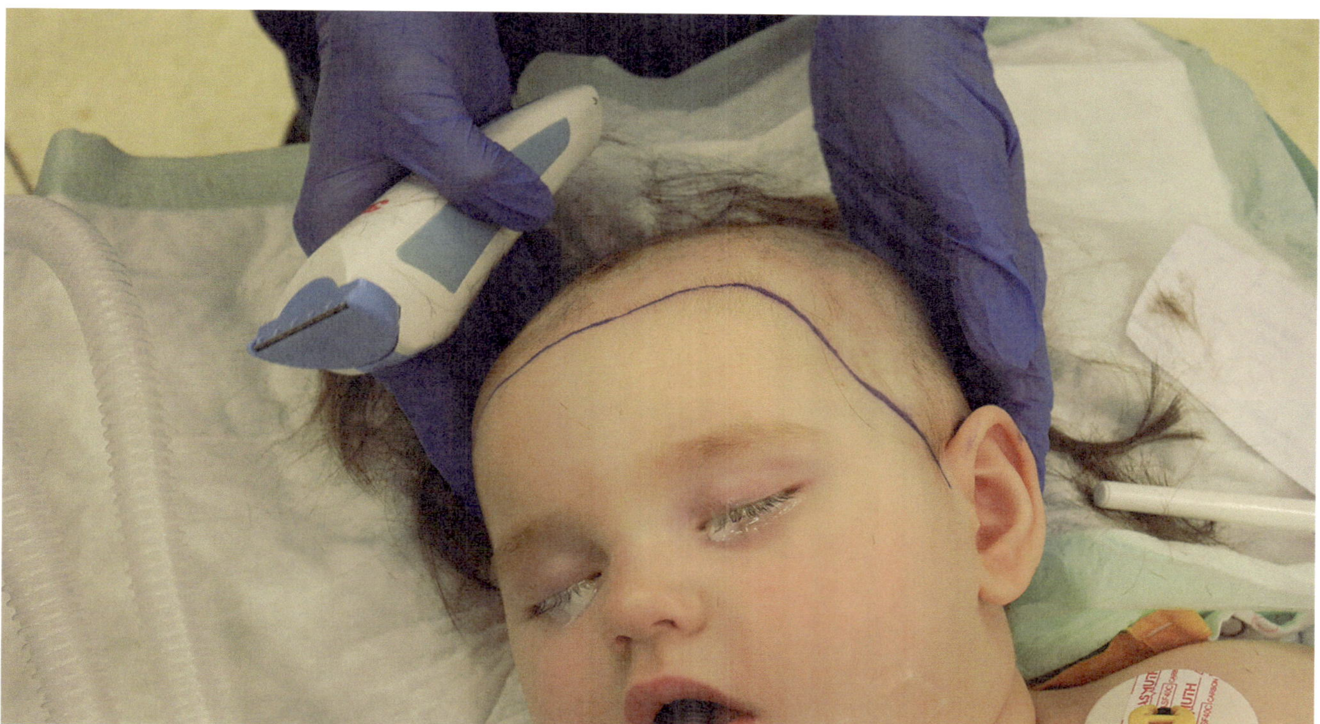

Abb. 11.27 Schritt 2: Als nächster Schritt 2 wird der kindliche Kopf mit einem Langhaarschneider rasiert

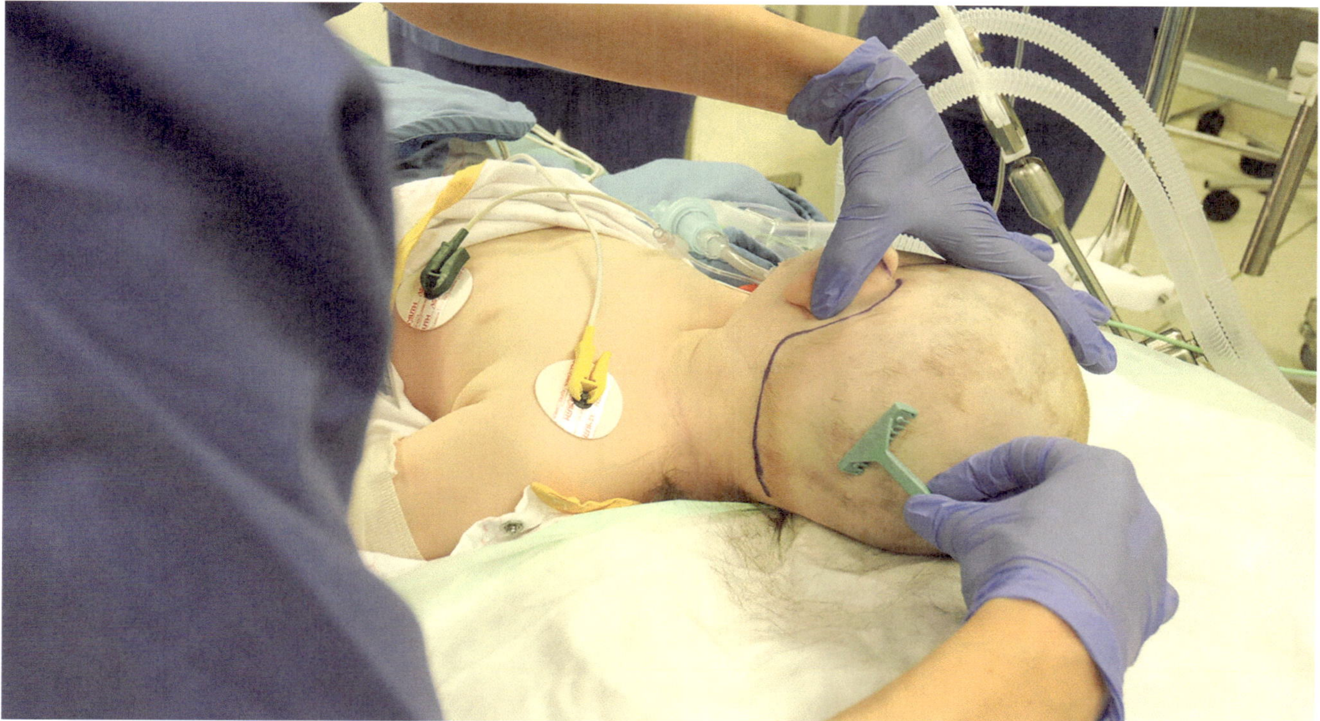

Abb. 11.28 Schritt 3: Entfernung der restlichen Harre mit einem Einmalrasierer

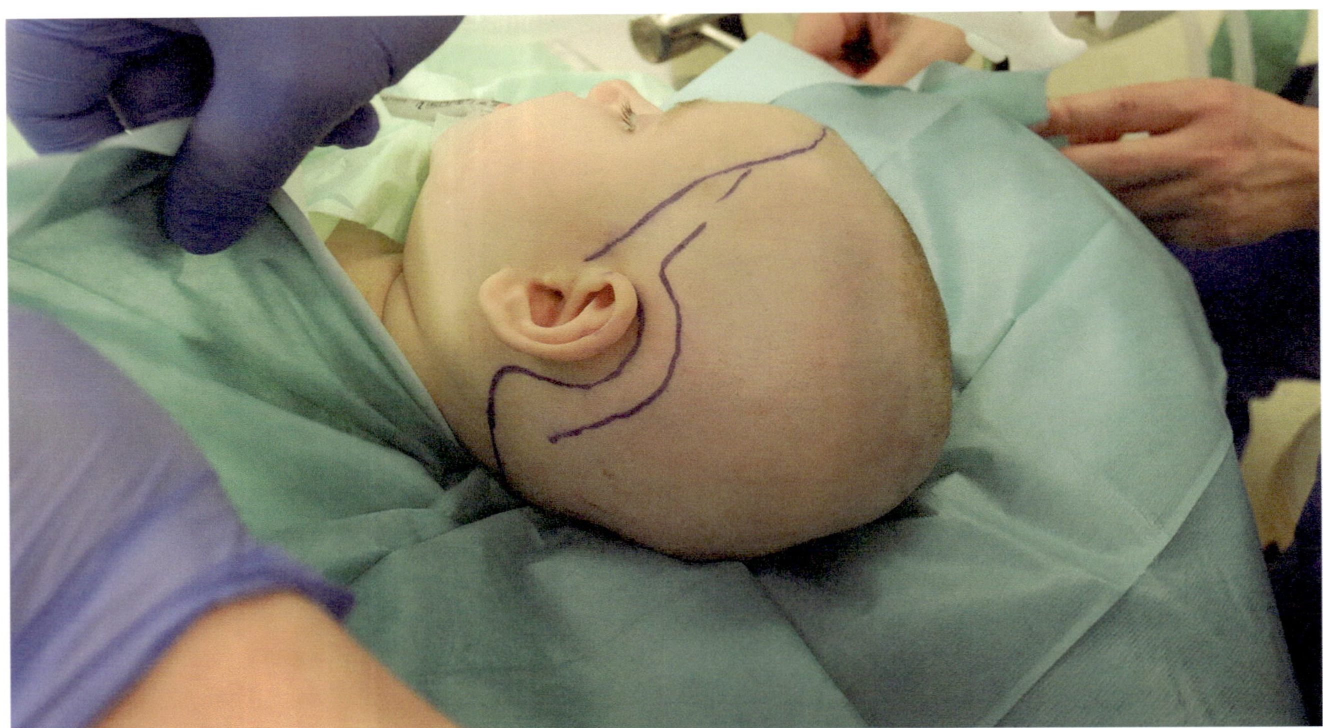

Abb. 11.29 Komplett rasierter Kopf mit eingezeichneten Haargrenzen

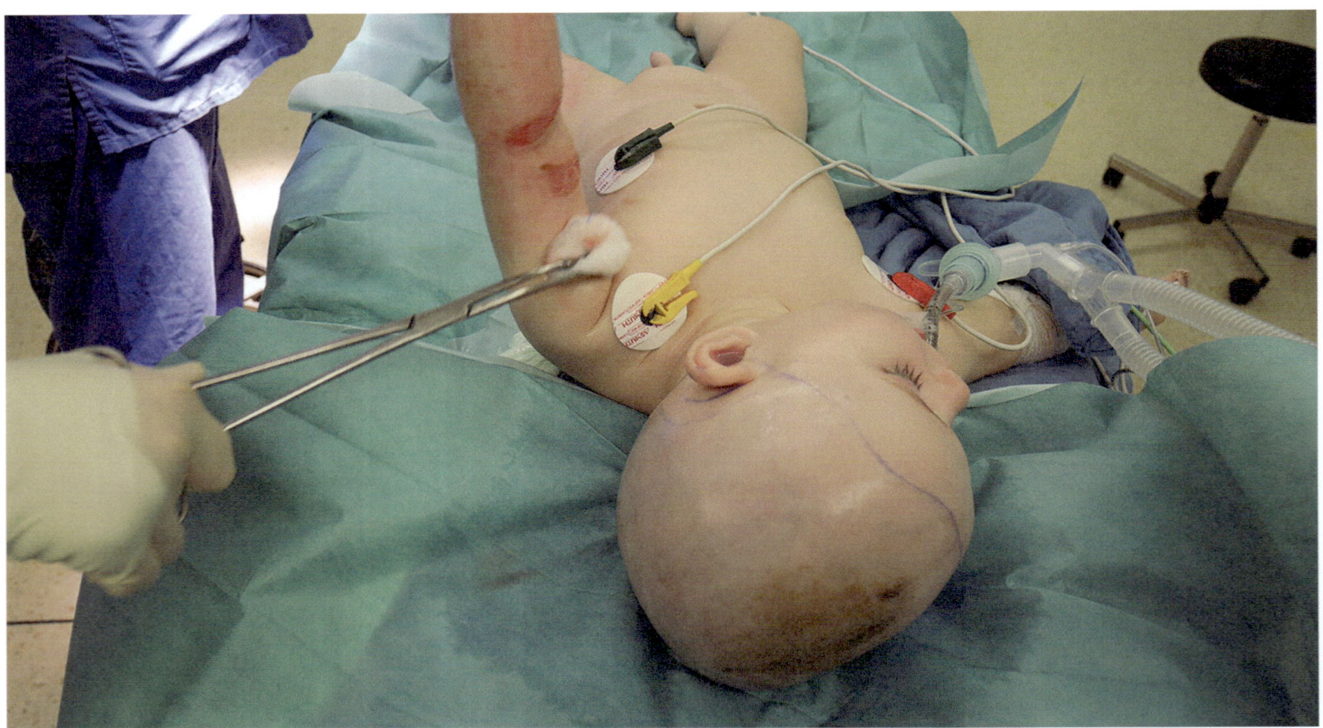

Abb. 11.30 Schritt 4: Nun folgt die mehrmalige Hautdesinfektion des Kopfes zur Antisepsis als OP Vorbereitung zur Spalthautentnahme am Kopf

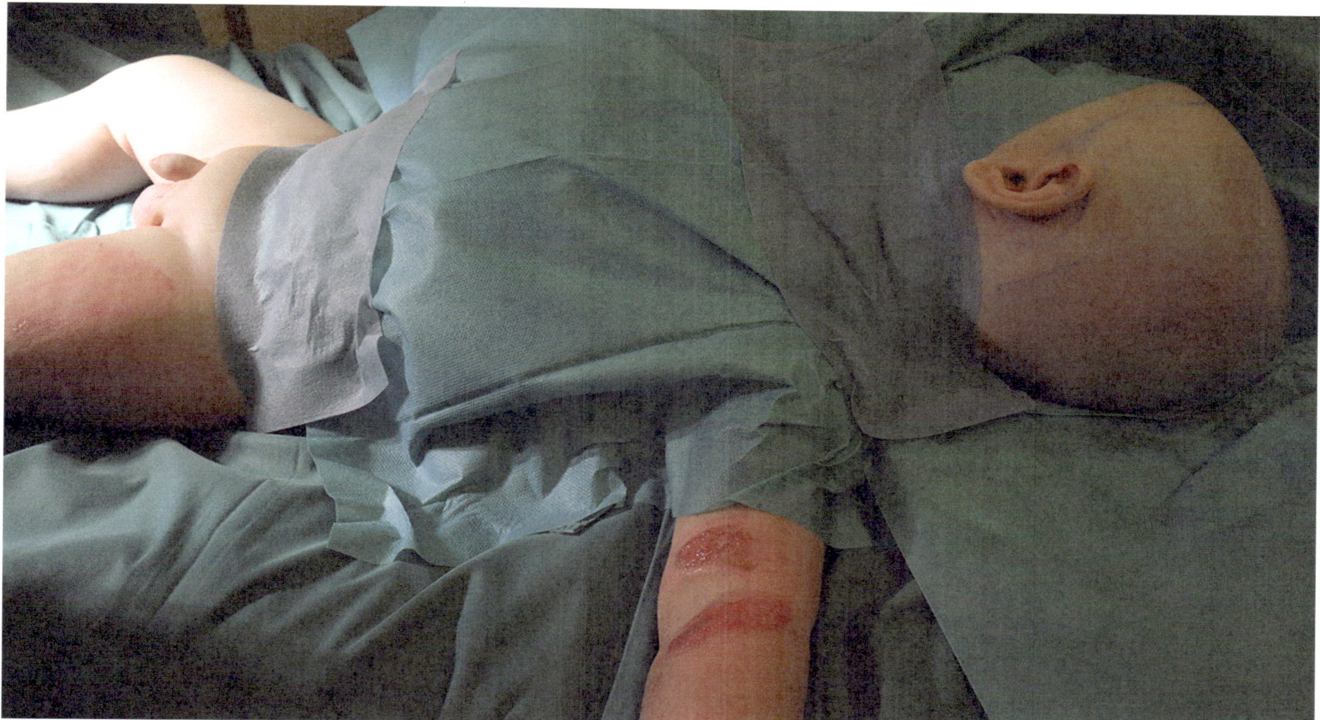

Abb. 11.31 Schritt 5: Abdecken des OP Bereichs mit sterilen OP Tüchern

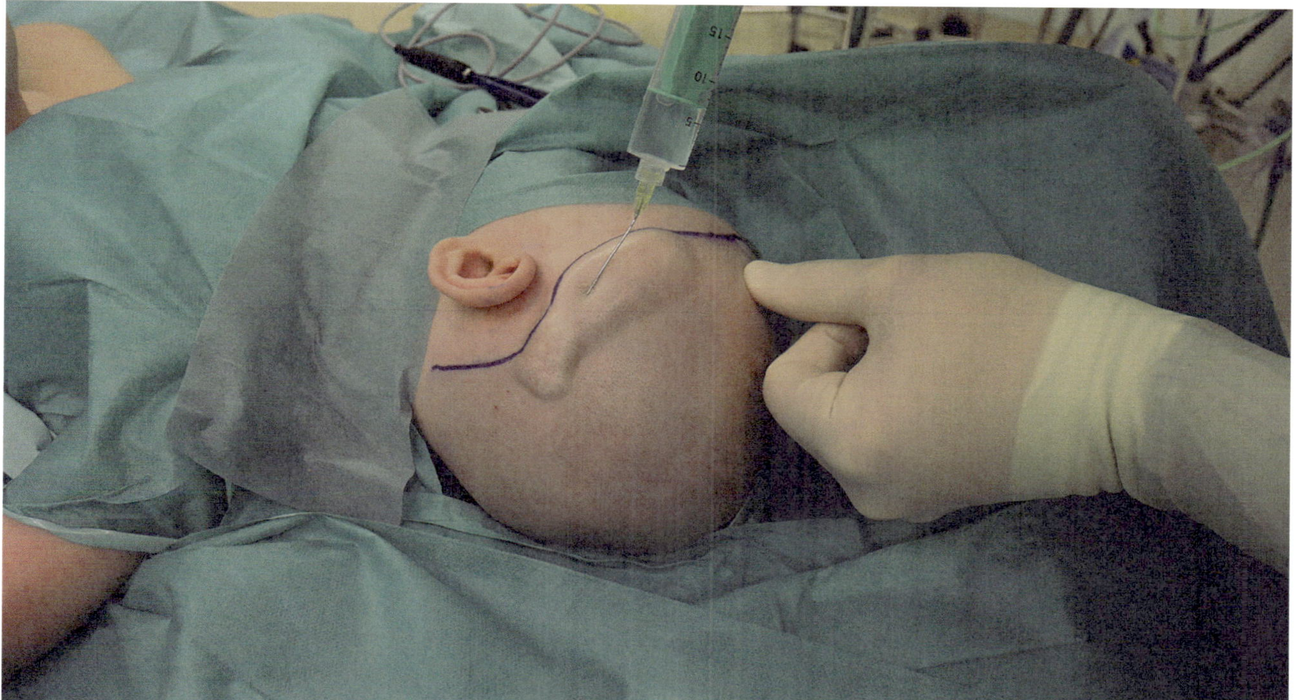

Abb. 11.32 Schritt 6: Nun erfolgt das Unterspritzen des Spenderareals mit reichlich NaCl um eine Hautoberflächen-vergrößerung des Spenderareals und eine größere Auflagefläche für das Dermatom zu erreichen. Die Flüssigkeit wird vom Körper resorbiert

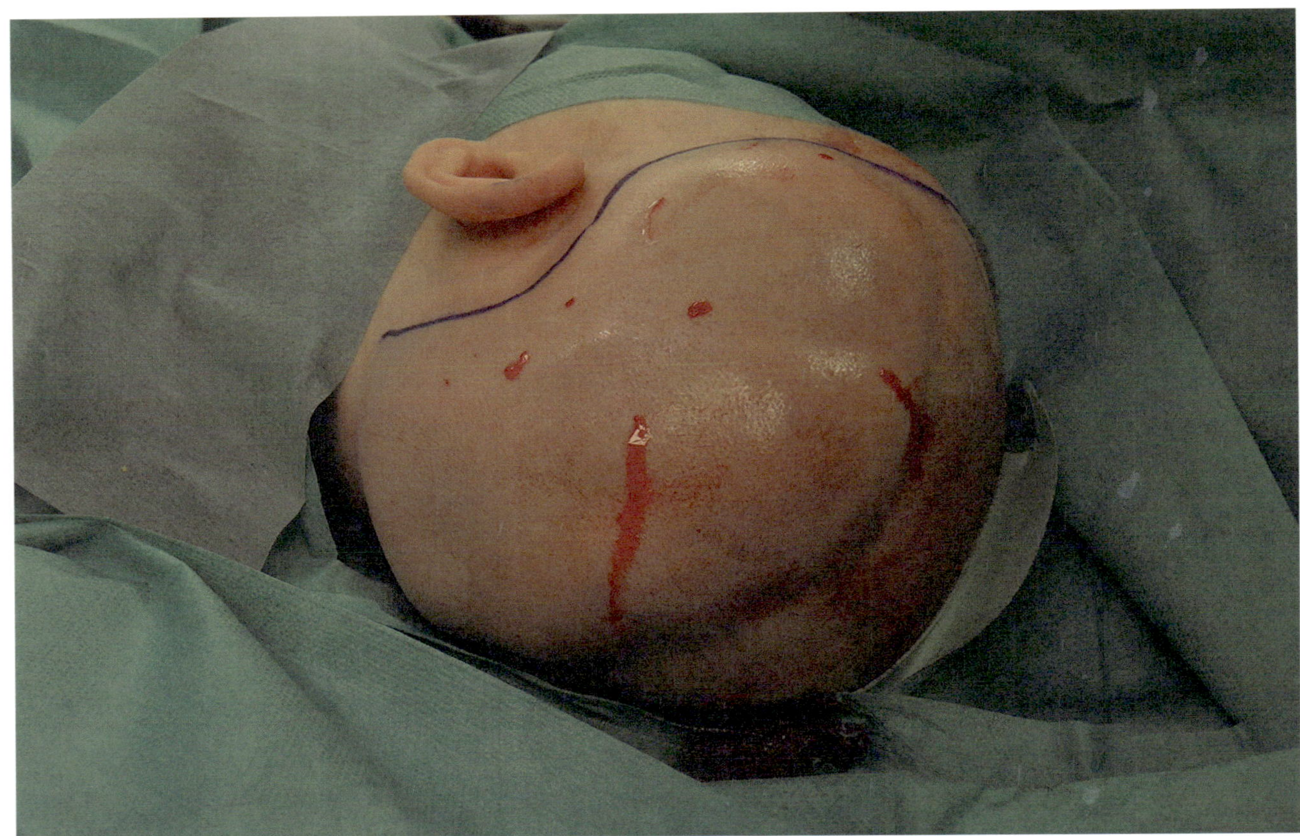

Abb. 11.33 Zustand nach massiver NaCl Unterspritzung

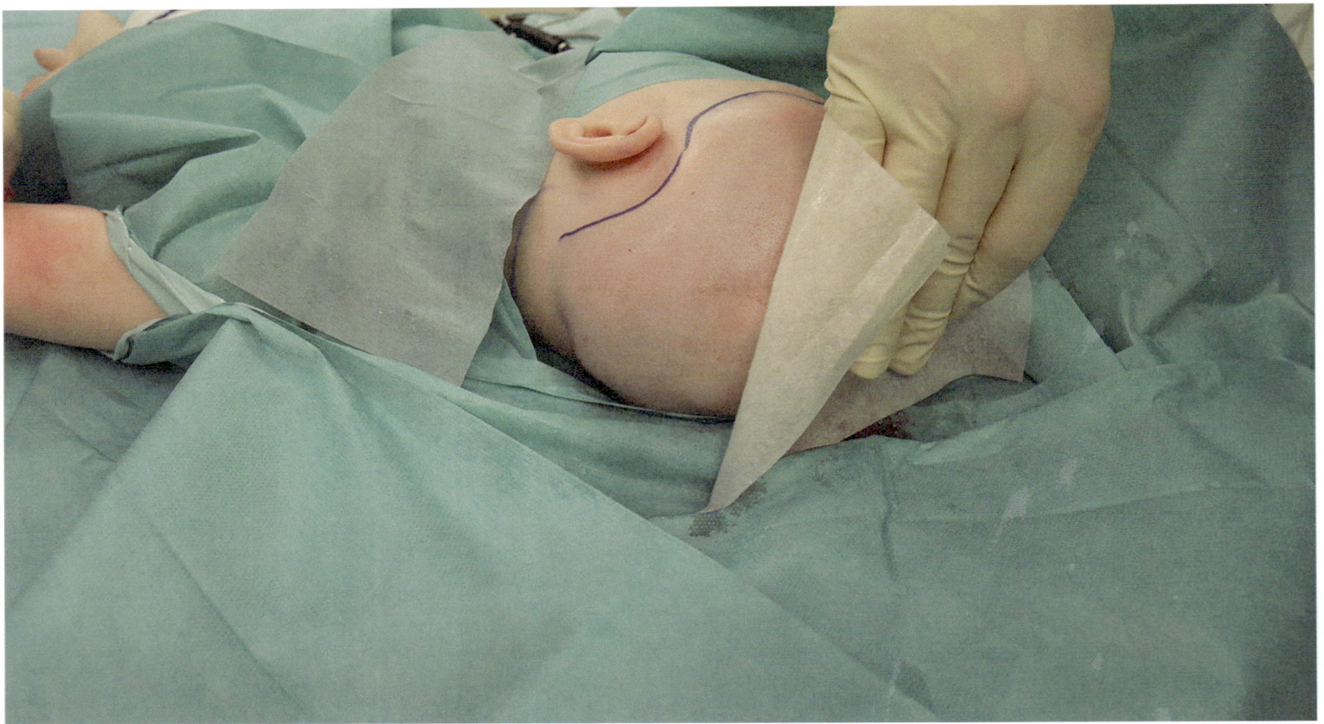

Abb. 11.34 Schritt 7: Einfetten des Kopfes

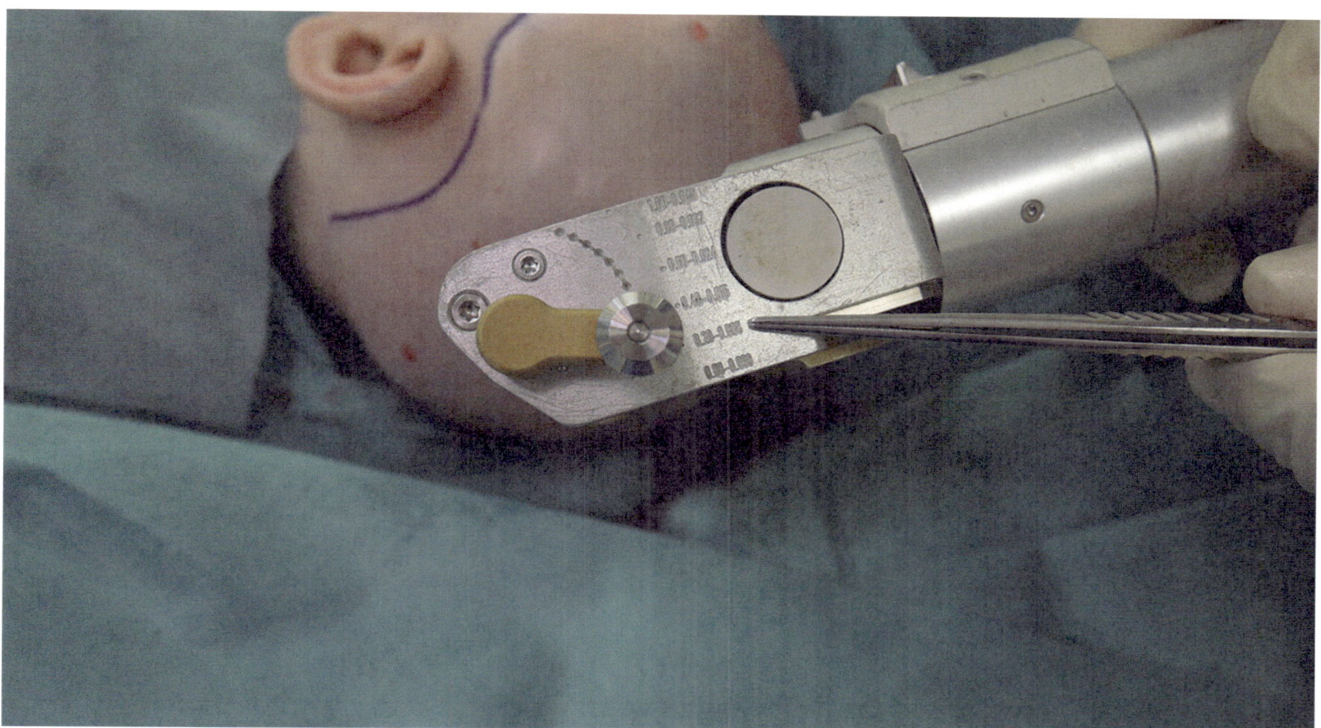

Abb. 11.35 Schritt 8: Das Dermatom wird auf eine Spalthaut Abnahmedicke von 0,2 mm eingestellt. Insebsondere am kindlichen Kopf muss auf die korrekt eingestellte Hautentnahmedicke geachtet werden, da es bei Spalthautentnahme mit zu hohem Dermisanteil eine persistierende Haarwachstumsstörung resultieren kann

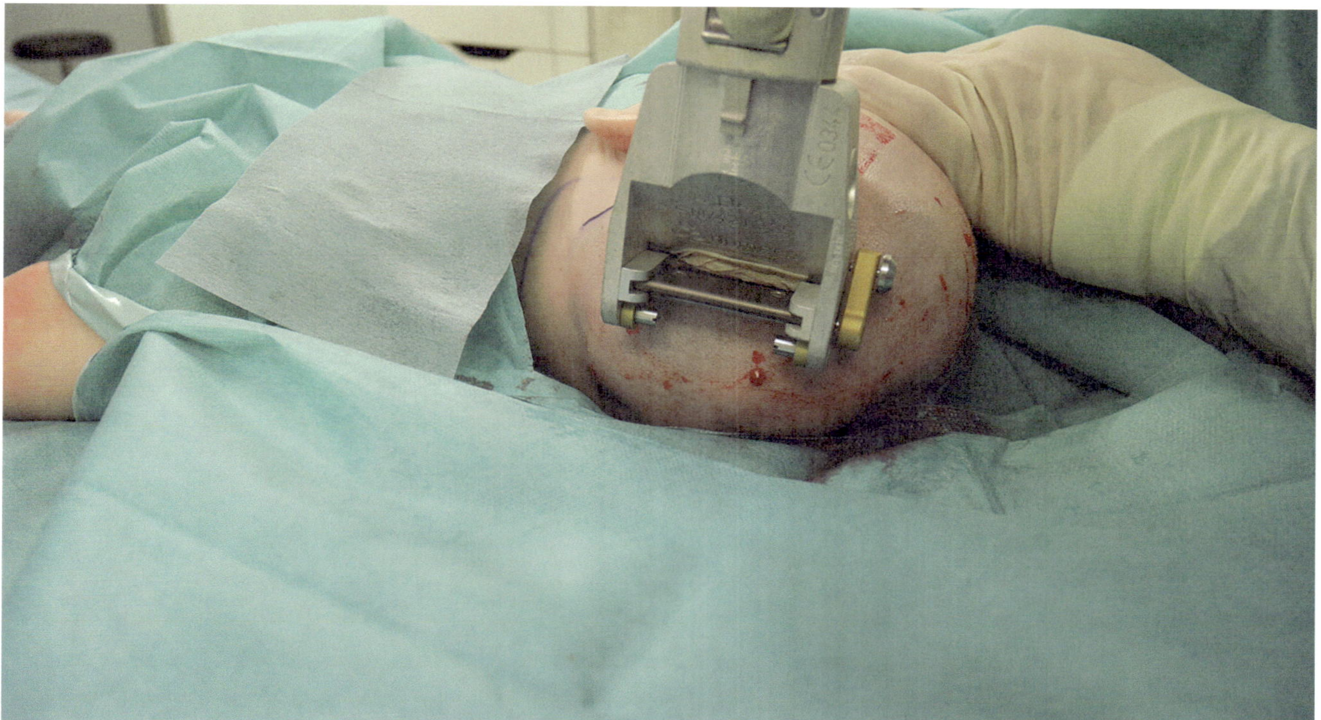

Abb. 11.36 Schritt 9: Nun erfolgt die Spalthautentnahme am Kopf mit dem Elektrodermatom, hier unter Verwendung eines Akkudermatoms. Der kindliche Kopf kann dabei mit der anderen Hand vorsichtig fixiert werden

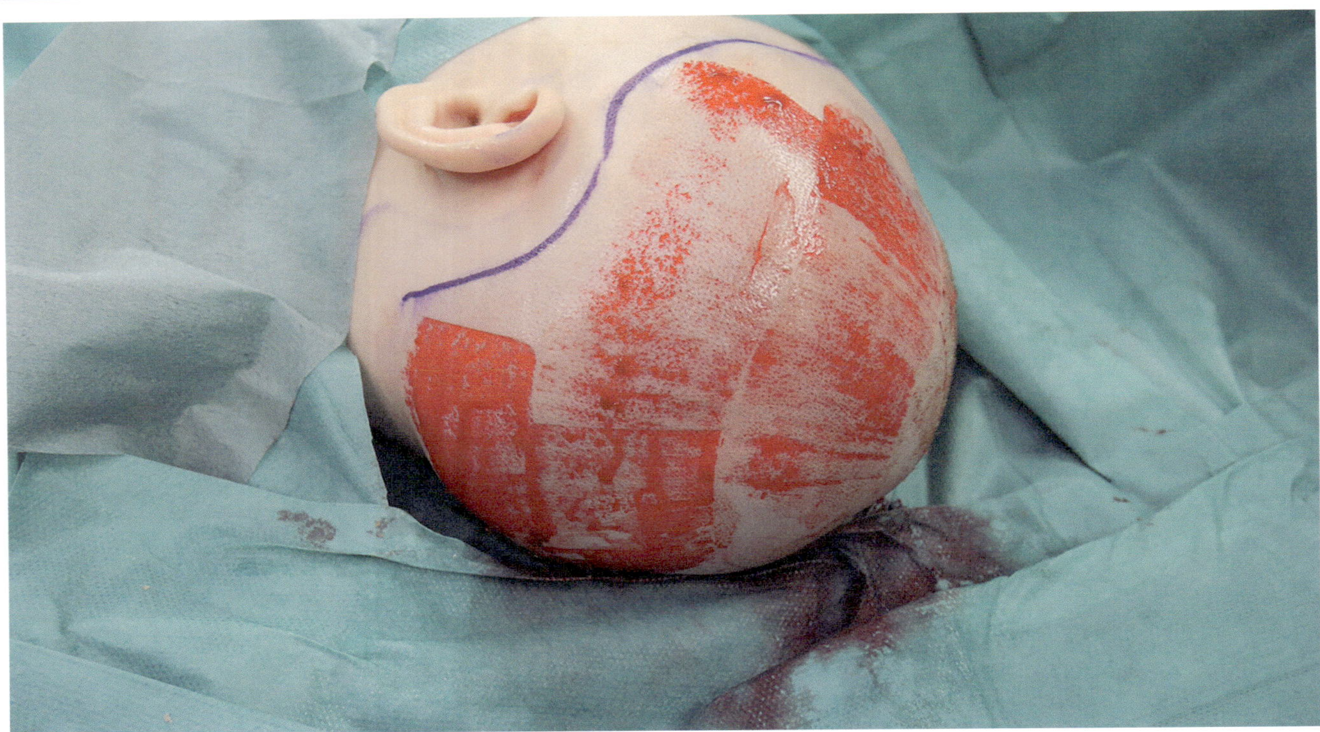

Abb. 11.37 Schritt 9: Befund nach kompletter Spalthautentnahme

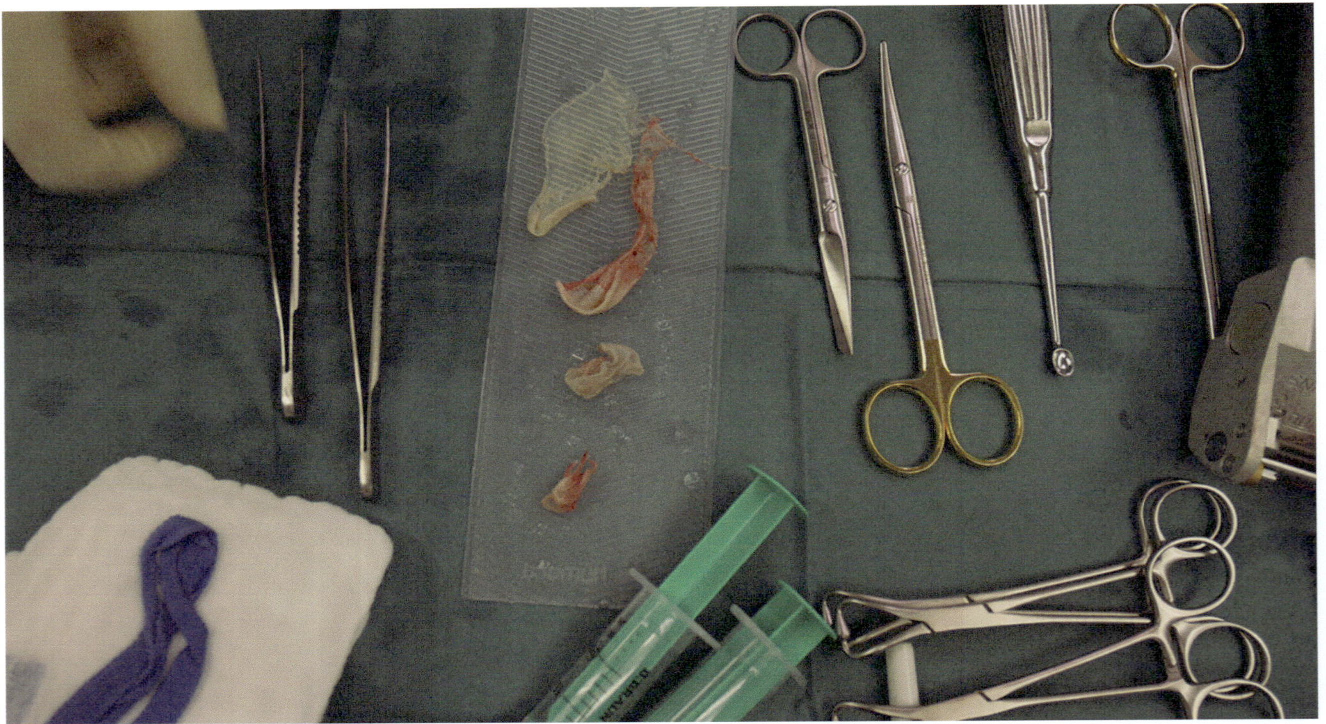

Abb. 11.38 Schritt 9: Die entnommene Spalthaut auf dem OP Tisch

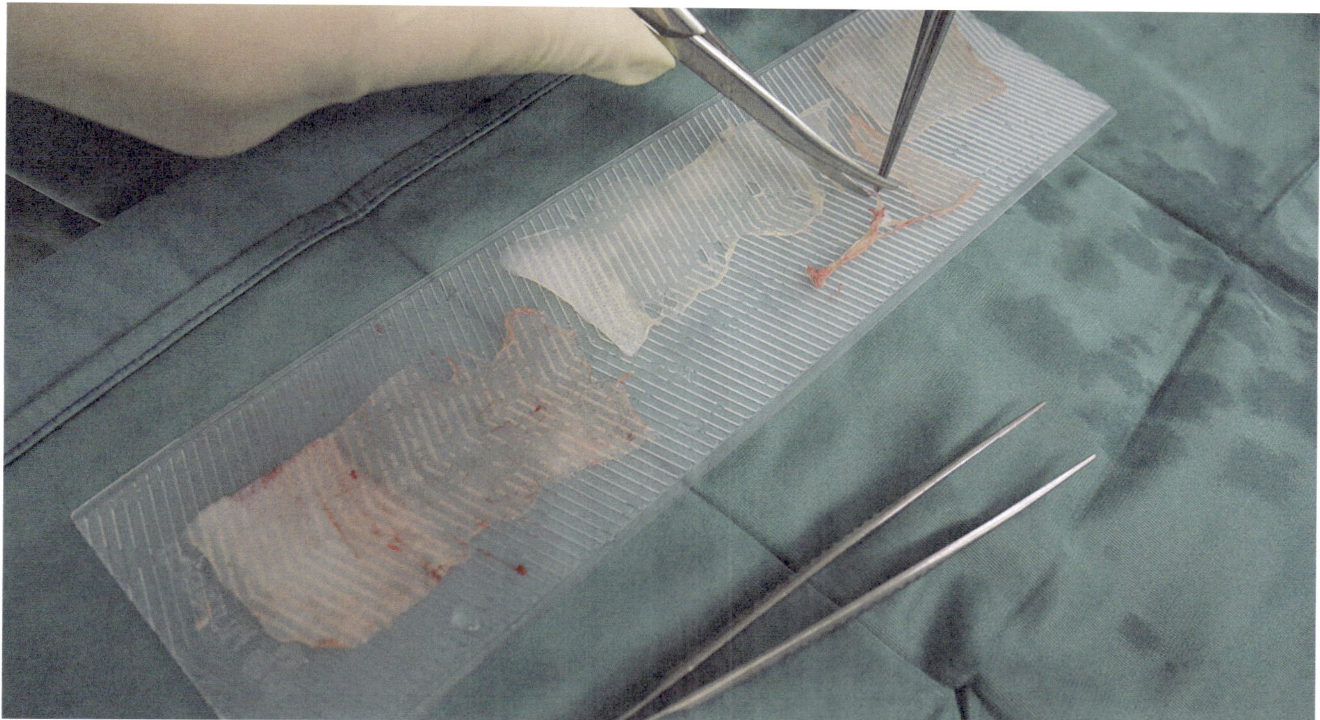

Abb. 11.39 Schritt 10: Nun wird die entnommene Spalthaut mit der Hautoberfläche nach oben auf dem Dermacarrier faltenfrei ausgebreitet

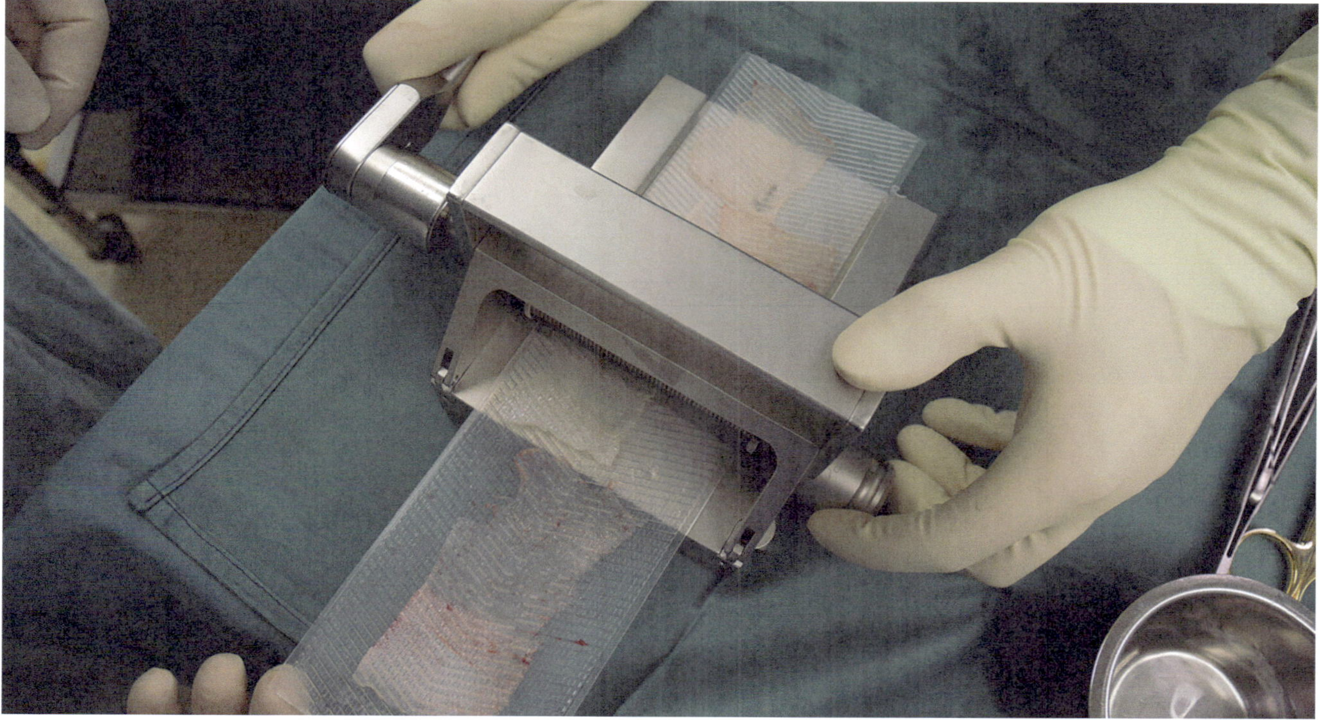

Abb. 11.40 Schritt 11: Meshen der Spalthaut mit dem Meshgerät. Die Struktur des Dermacarriers bestimmt dabei die Expansionsrate, hier 1:1. Durch die Kunststofftextur des Carriers und die Schneiden des Meshgerätes entsteht das Maschenmuster (Mesh)

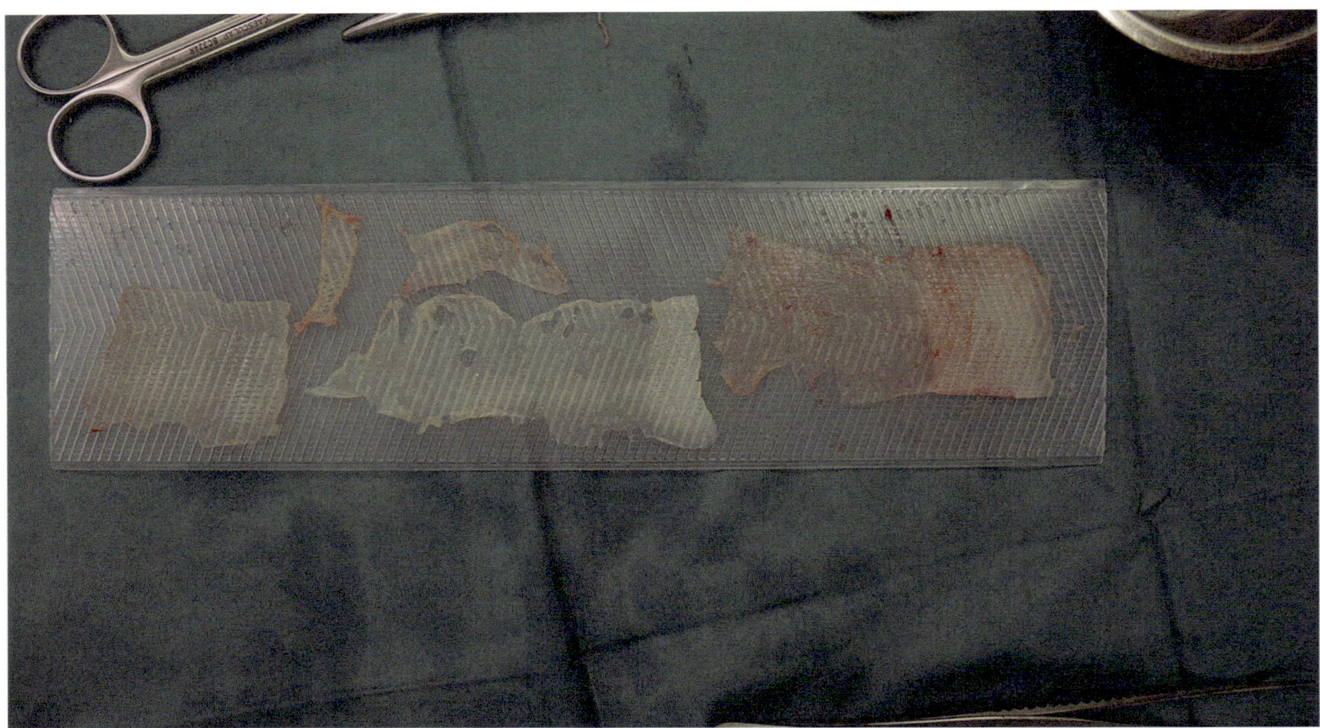

Abb. 11.41 Schritt 11: Gemeshte Hauttransplantate auf dem Dermacarrier

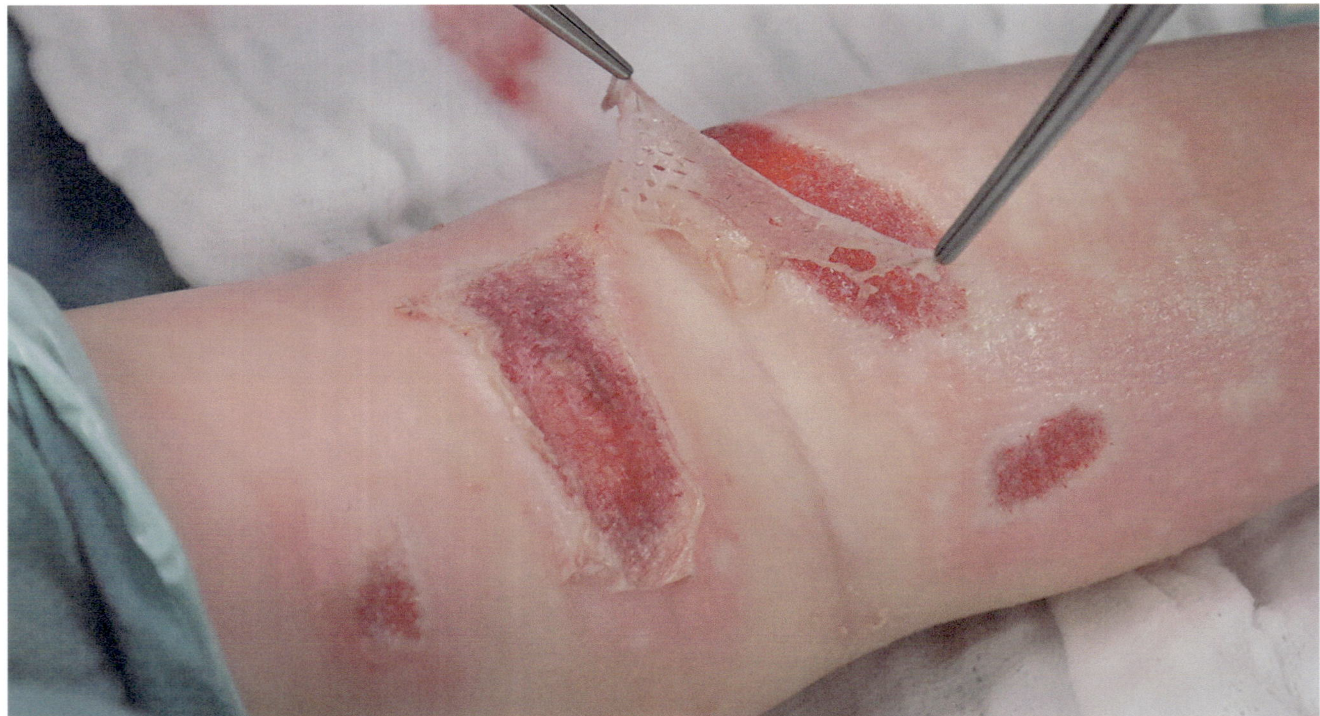

Abb. 11.42 Schritt 12: Die gemeshte, fragile Spalthaut wird nun mit zwei Pinzetten an den Ecken vom Carrier angehoben und auf die Wunde transplantiert. Anschließend wird die Spalthaut mit Deltaklammern (auch Tacker genannt) mittels Stapler fixiert

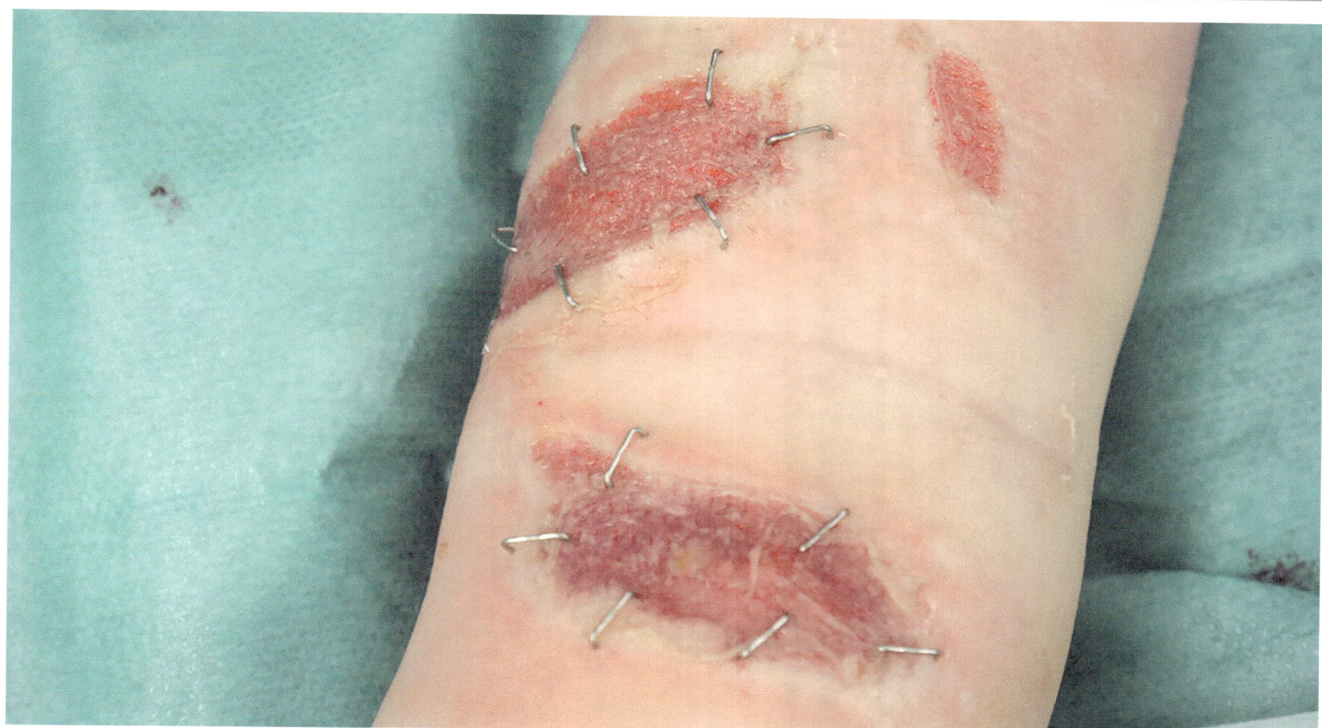

Abb. 11.43 Schritt 12: Fixation der transplantierten Spalthaut mittels Tacker (Stapler)

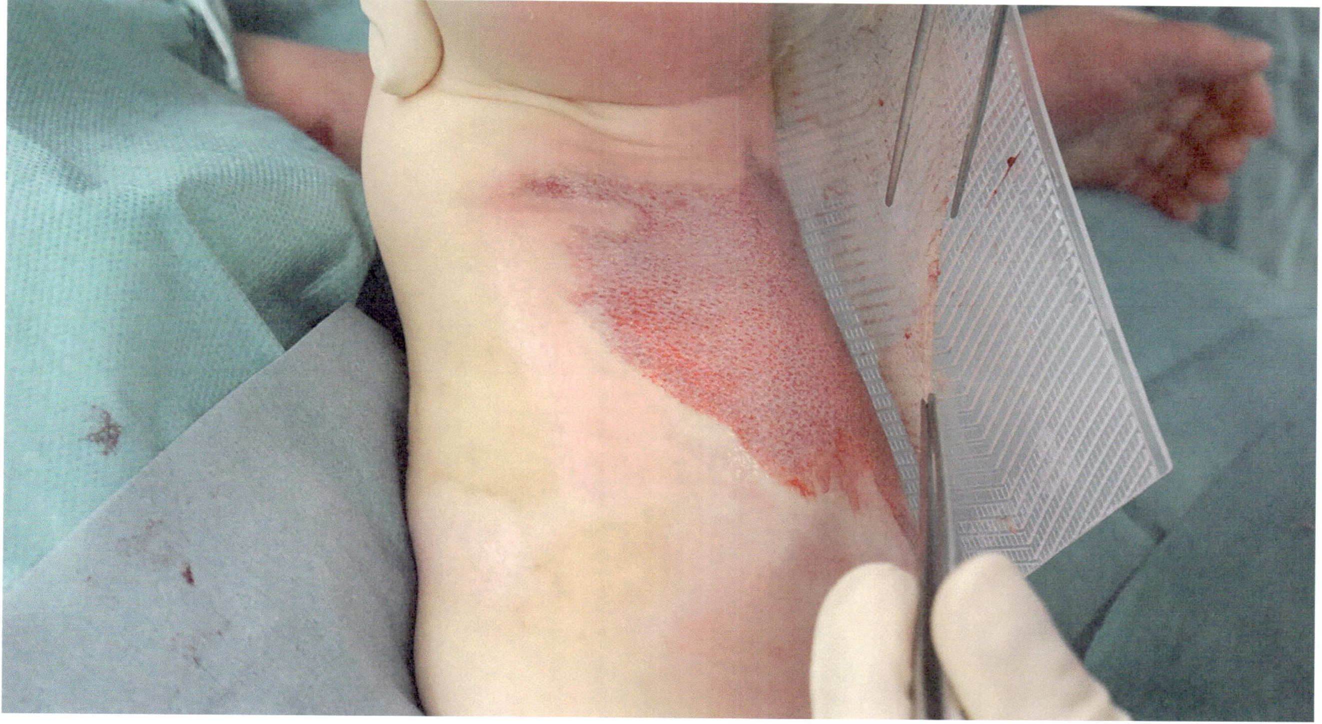

Abb. 11.44 Schritt 13: Transplantation der Spalthaut am rechten Oberschenkel. Der Carrier wird nahe an das Wundareal gehalten und die Spalthaut mit der Pinzette auf die Wunde transplantiert. Ein paar Tropfen NaCl Lösung unter dem Transplantat erleichtern die Verschiebung und richtige Platzierung des Hauttransplantats auf der Wunde. Fixation des Transplantates durch Deltaklammern, damit dieses bei der Verbandsanlage und im Heilungsverlauf nicht verrutscht

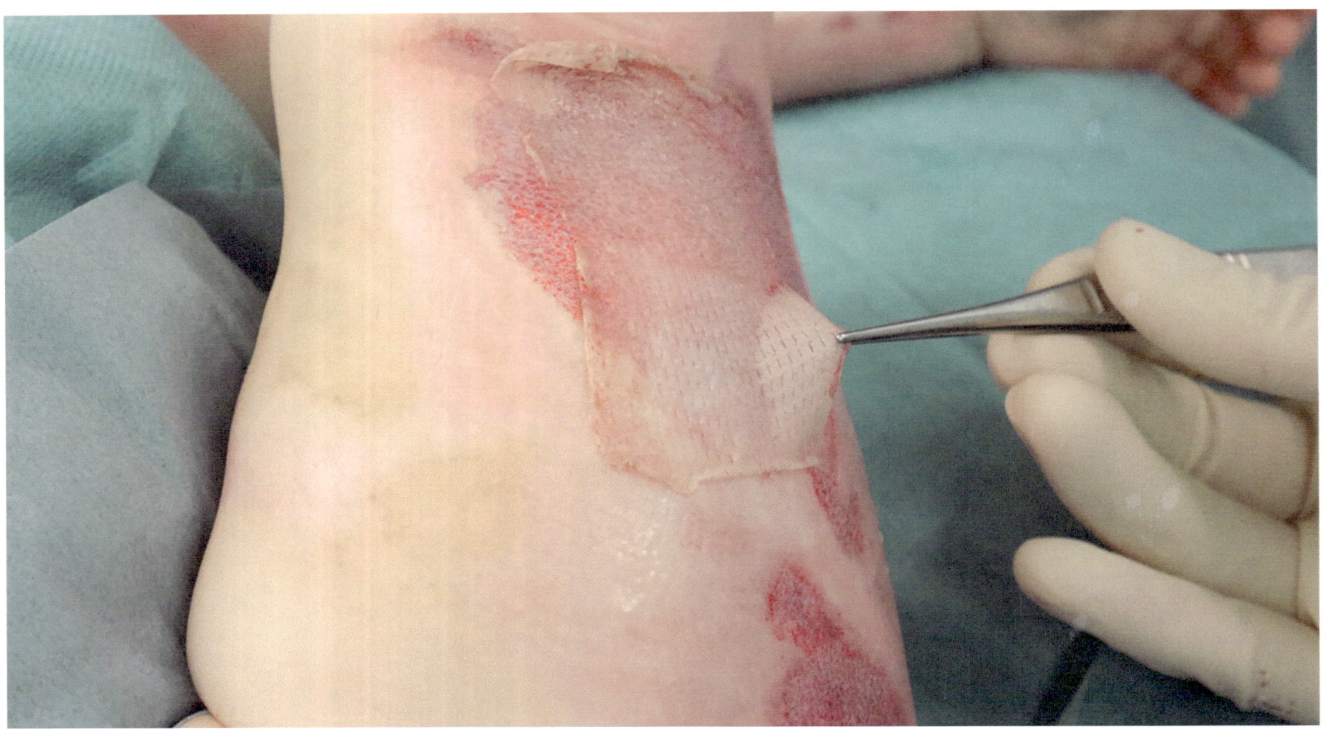

Abb. 11.45 Schritt 13: Vorsichtiges Ausbreiten des fragilen Hauttransplantates mit der Pinzette

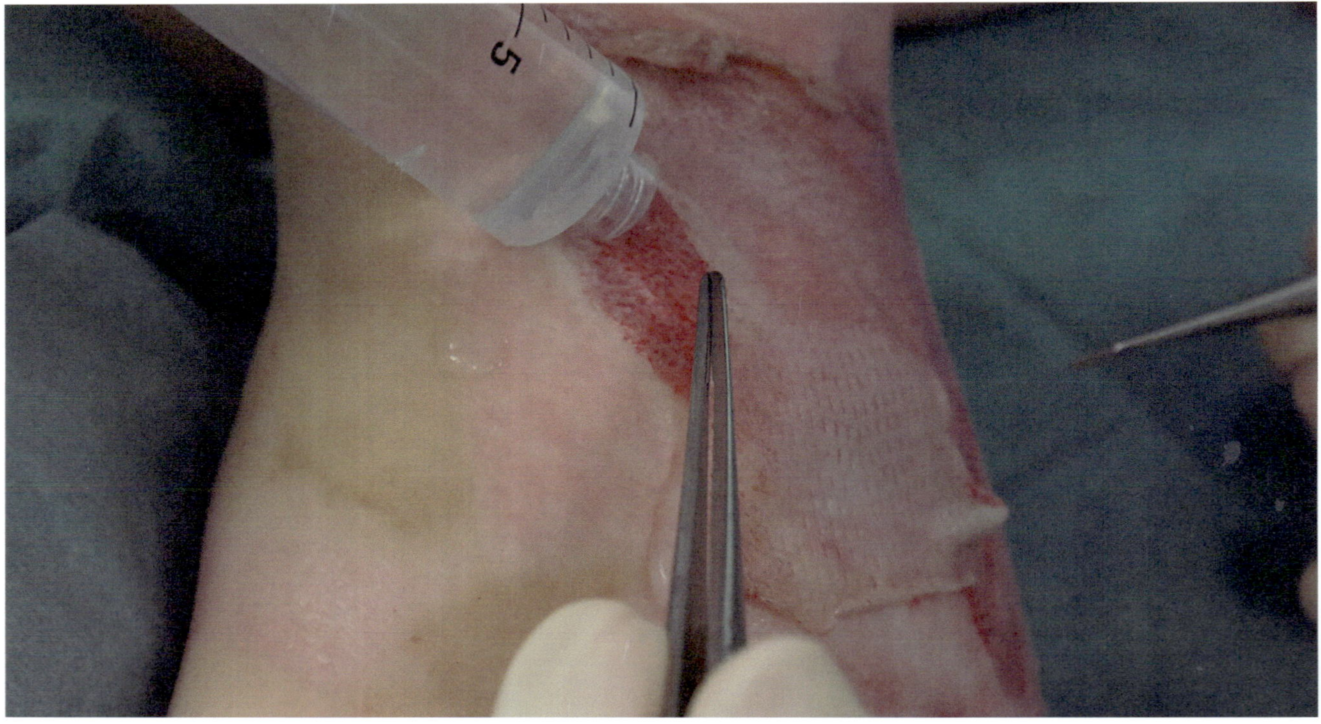

Abb. 11.46 Schritt 13: Ein paar Tropfen NaCl Lösung erleichtern die Platzierung des Transplantates

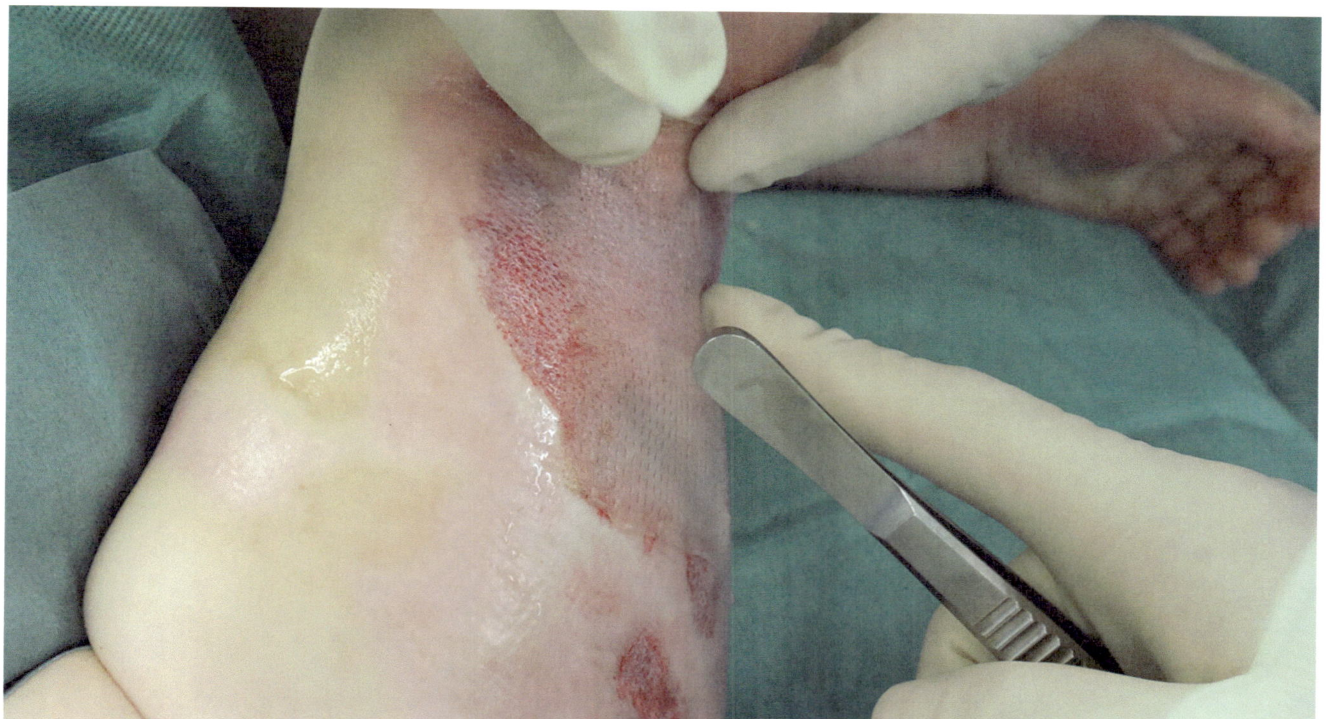

Abb. 11.47 Schritt 13: Anpassen des Transplantats an die Wundgröße

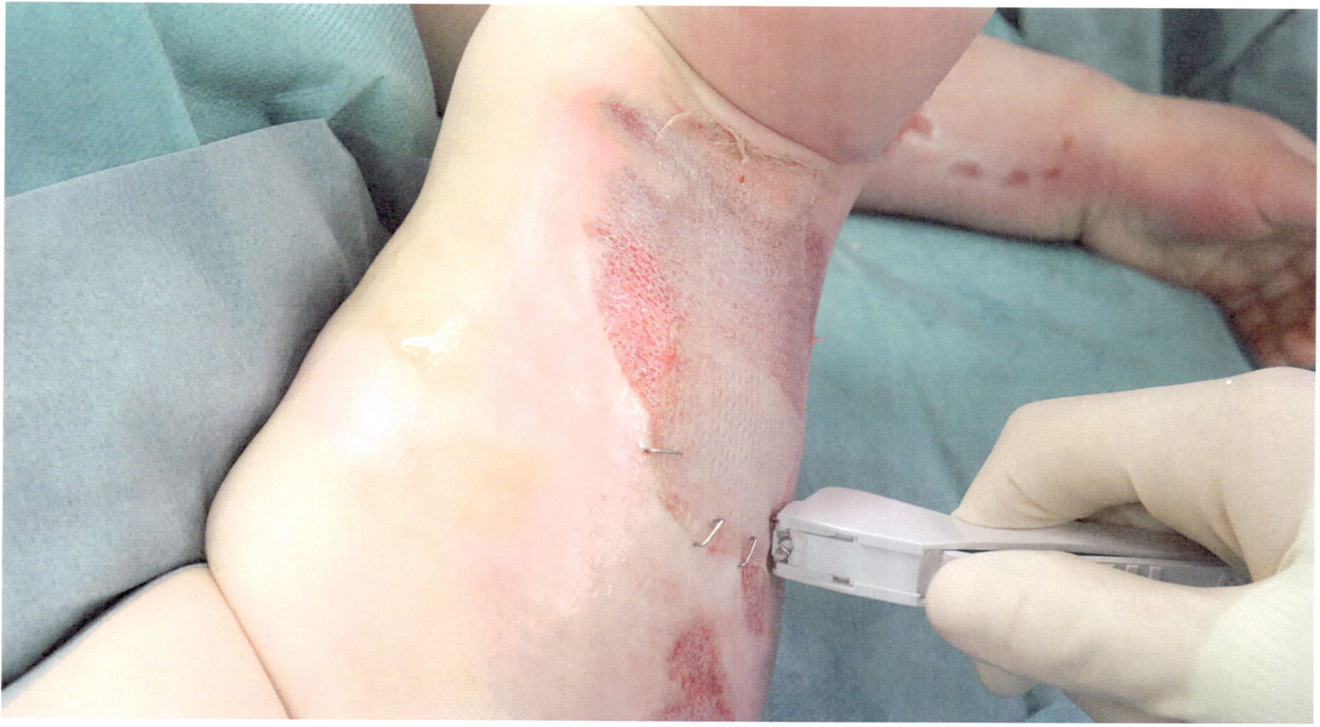

Abb. 11.48 Schritt 13: Fixation durch Tacker (Stapler)

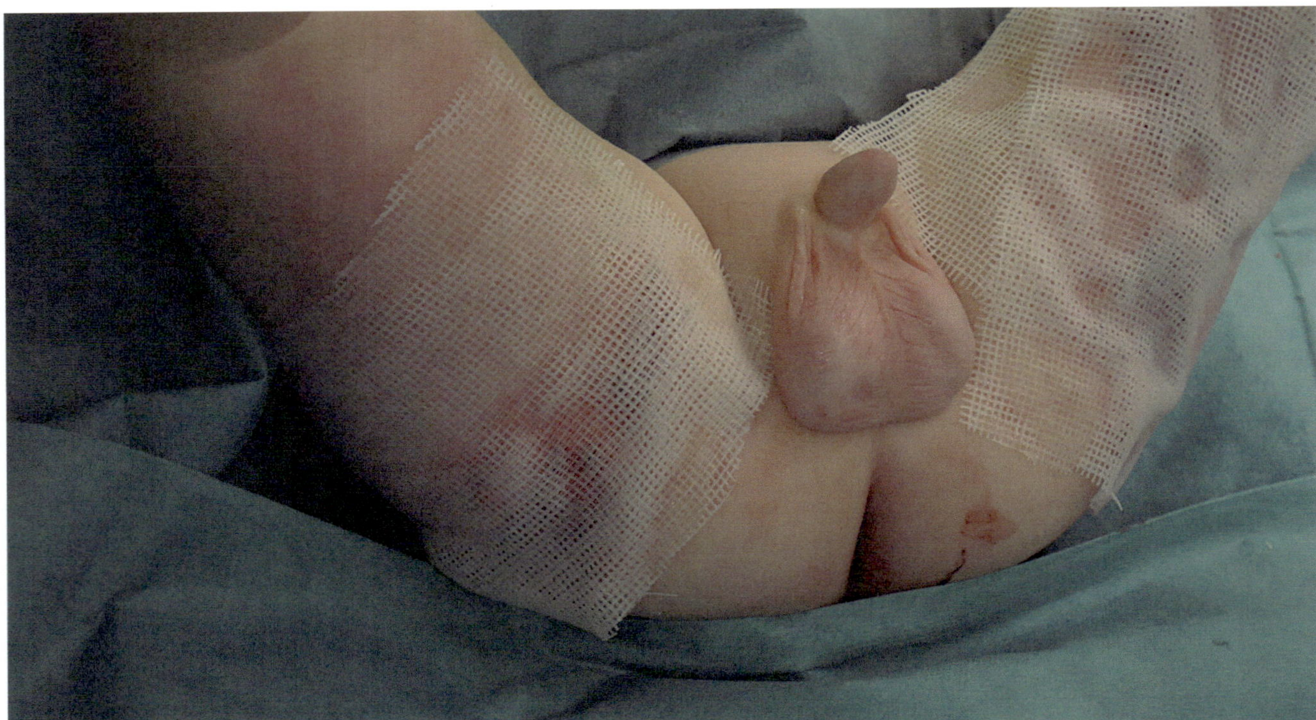

Abb. 11.49 Schritt 14: Anlage des Wundverbands der transplantierten Areale mit Fettgaze, Kompressen, Watte und Verbandsstoff. Als äußeren Verband empfehlen wir Mullbinden oder Peha-haft© Verband. Der Verband soll leicht komprimierend die Transplantate auf die Wunden pressen, um Scherkräfte zu vermeiden, die Das Einsprossen der Kapillaren in das Hauttransplantat verhindern

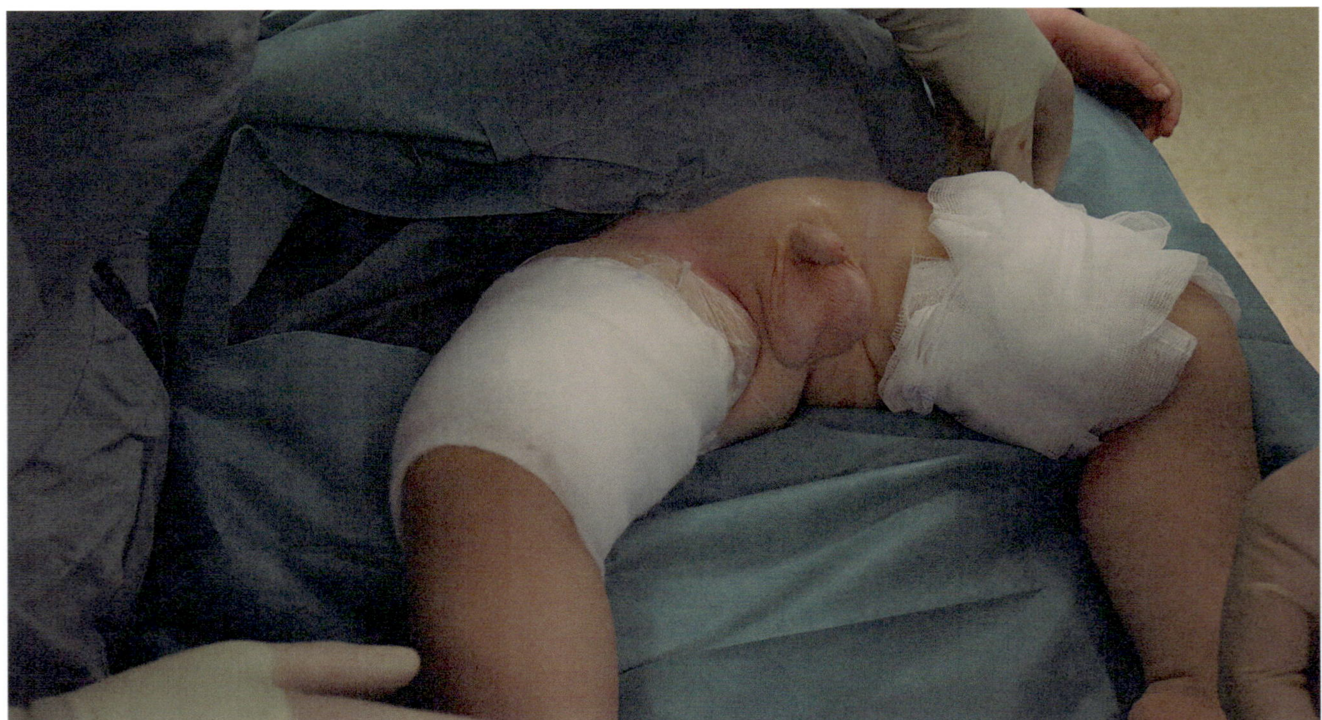

Abb. 11.50 Schritt 14: Über die Fettgaze werden aufgelockerte Kompressen und Watte angelegt

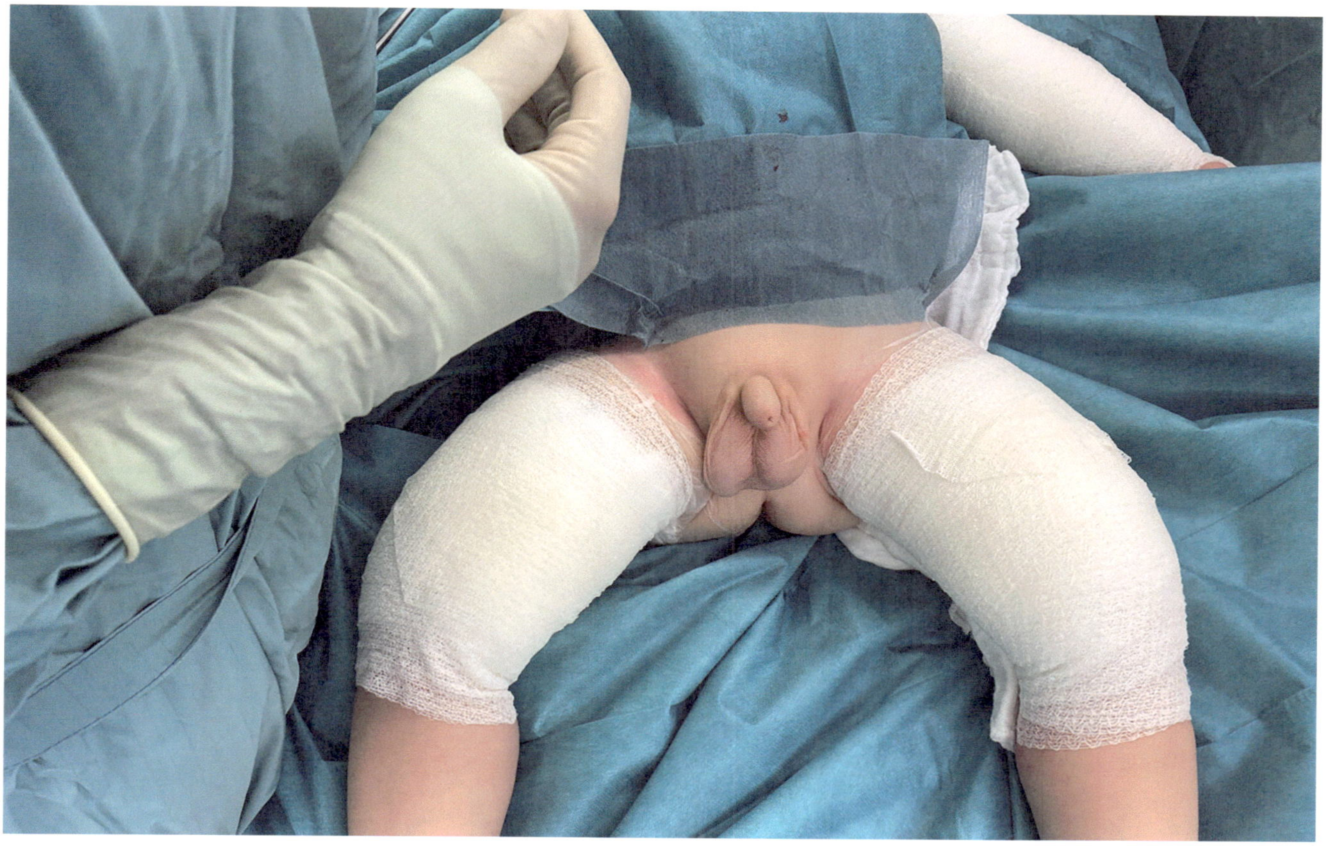

Abb. 11.51 Schritt 14 – Äußerer Verband mit Peha-haft©

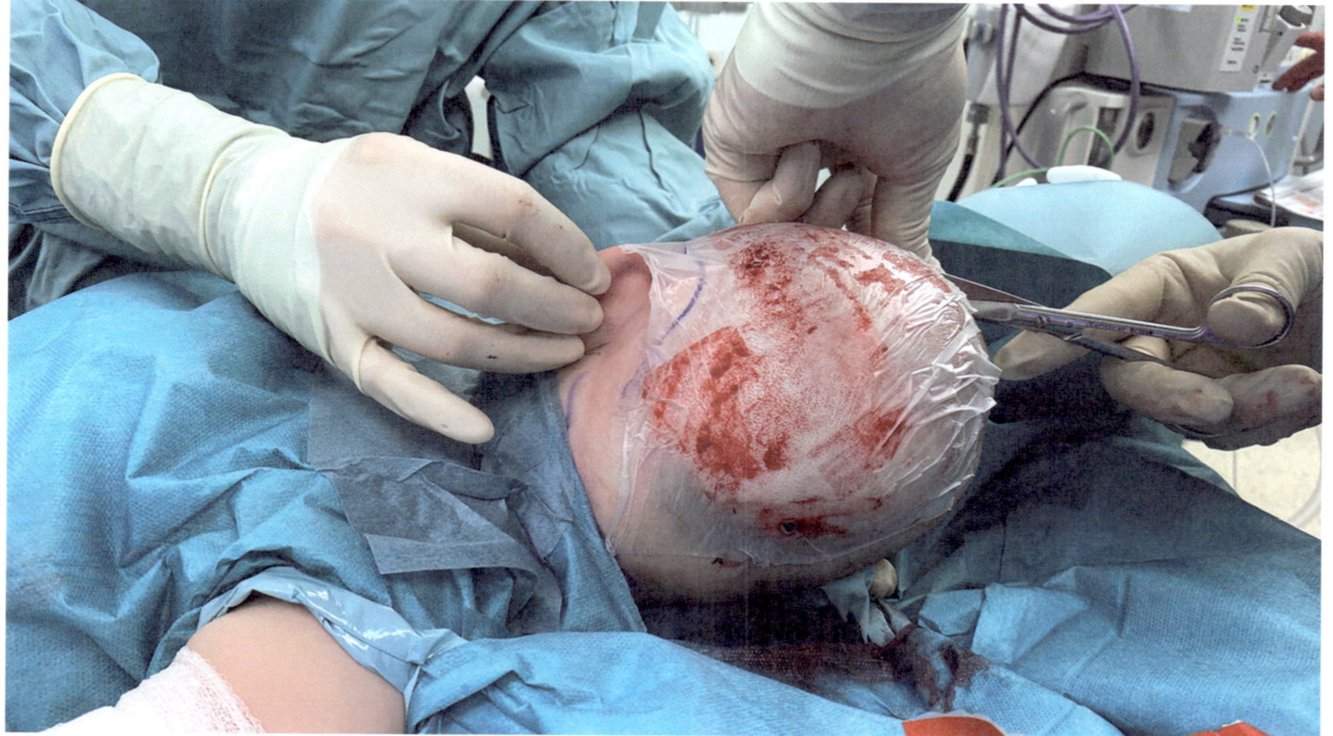

Abb. 11.52 Schritt 15: Anlage eines Folienverbandes am Kopf

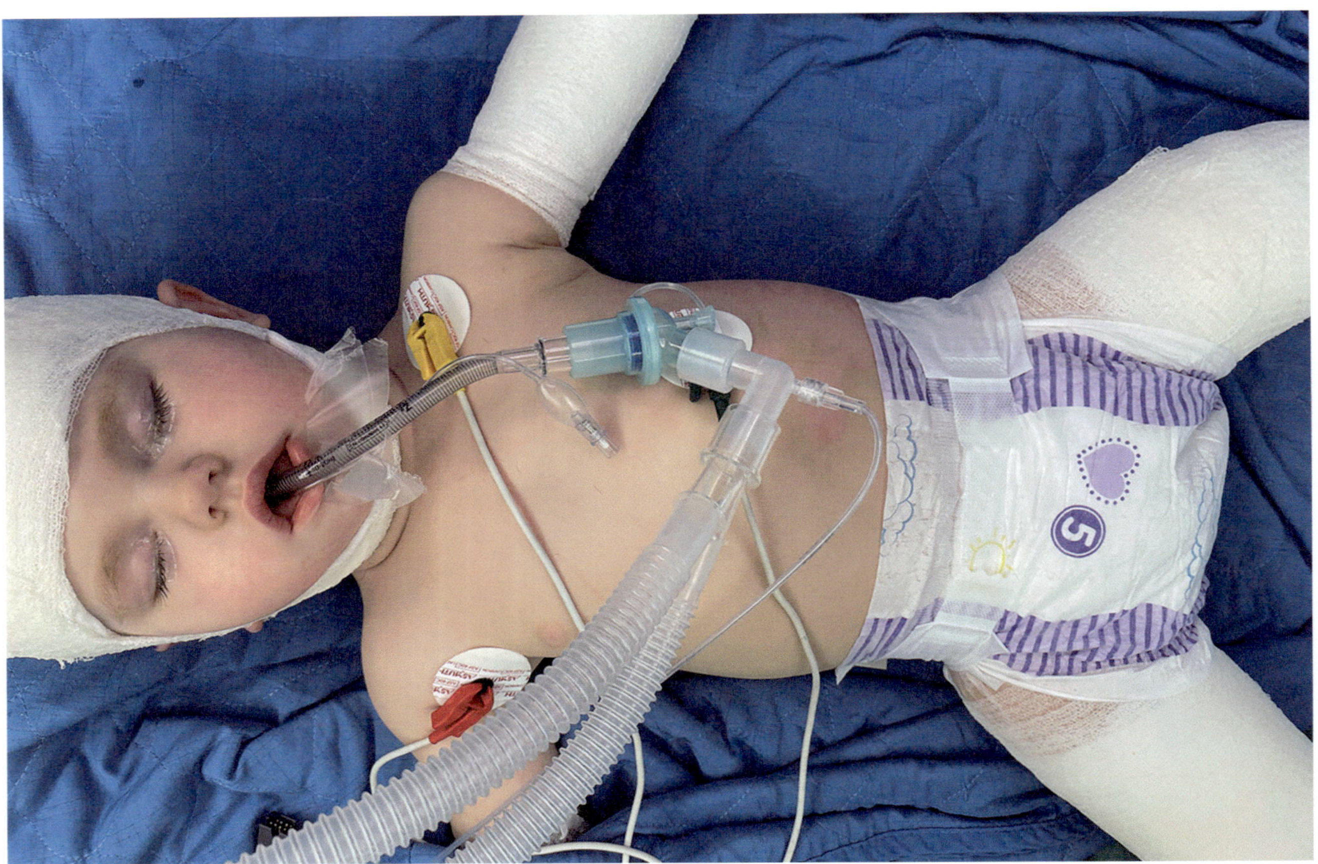

Abb. 11.53 Schritt 16: Als letzter Schritt erfolgt det abschließende, äußere Kopfverband mit Kopressen, Watte und Mullbinden oder Peha-haft©. OP Ende und OP Ausleitung

11.1.2 Meshgraft-Transplantation beim Erwachsenen: Operative Technik Step by Step

Dargestellt wird die Meshgaft-Transplantation im Verhältnis 1:1 bei einem Erwachsenen mit Entnahme der Spalthaut am Oberschenkel (Abb. 11.54, 11.55, 11.56, 11.57, 11.58, 11.59, 11.60, 11.61, 11.62, 11.63, 11.64, 11.65, 11.66 und 11.67).

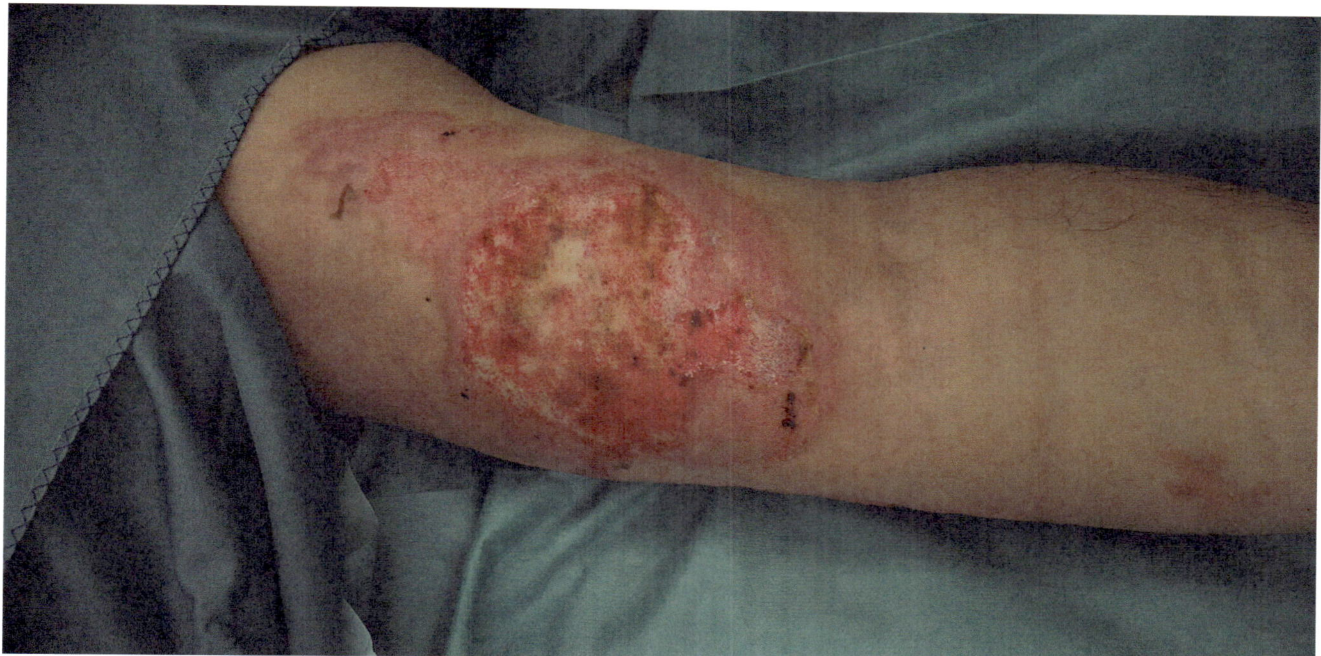

Abb. 11.54 Befund: IIb° – III°-Verbrennung über dem rechten Knie und kaudalen Unterschenkel eine Woche nach Verbrennungstrauma. Die avitalen Gewebeanteile haben sich sichtbar demarkiert

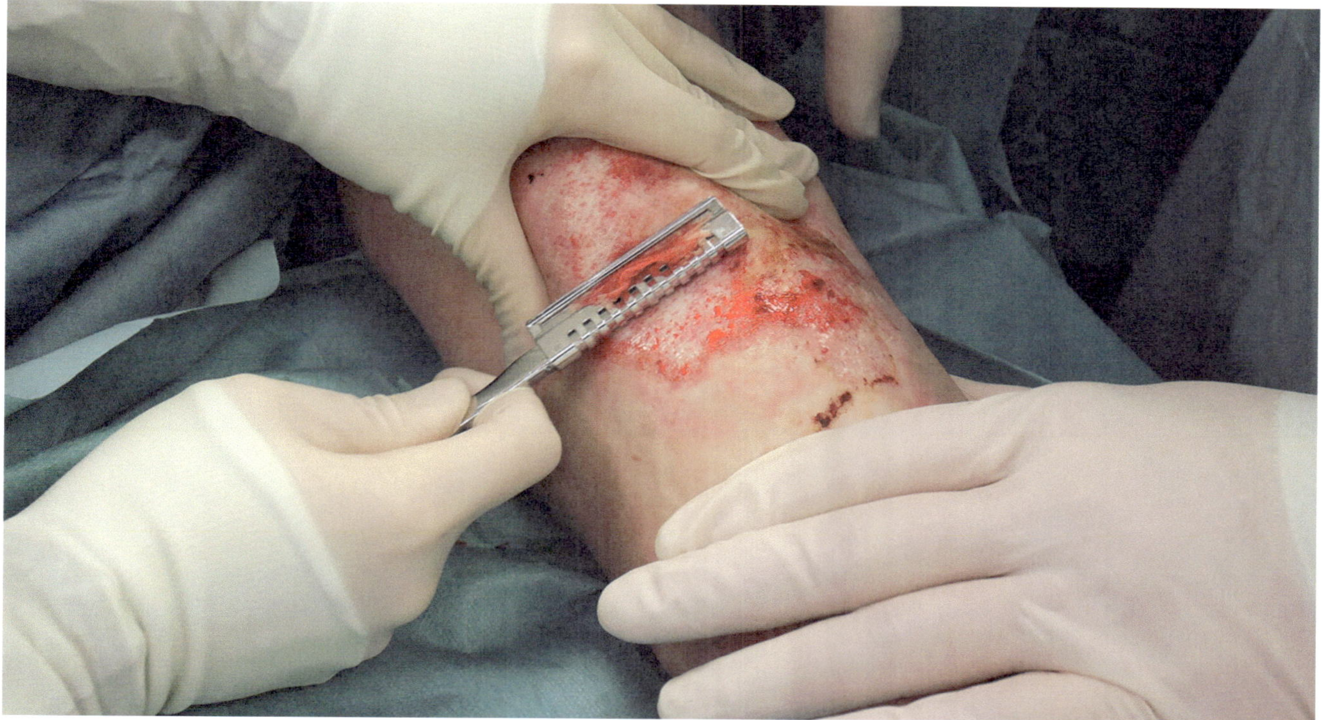

Abb. 11.55 Schritt 1: Als erster Schritt erfolgt die Nekrosektomie bzw. das Debridement der avitalen Gewebeanteile, bis sich ein vitaler, gut blutender Wundgrund darstellt. Das Debridement kann mittels Weckmesser oder Versajet© erfolgen. Bei oberflächlichen avitalen Gewebeanteilen eignet sich auch ein scharfer Löffel zur Wundanfrischung. Die richtige Gewebeschicht zur Hauttransplantation zeigt sich an multiplen, punktförmigen Blutungen. Diese werden durch suprareningetränkte Tücher gestillt. Suprarenin führt zu einer temporären Gefäßkontraktion

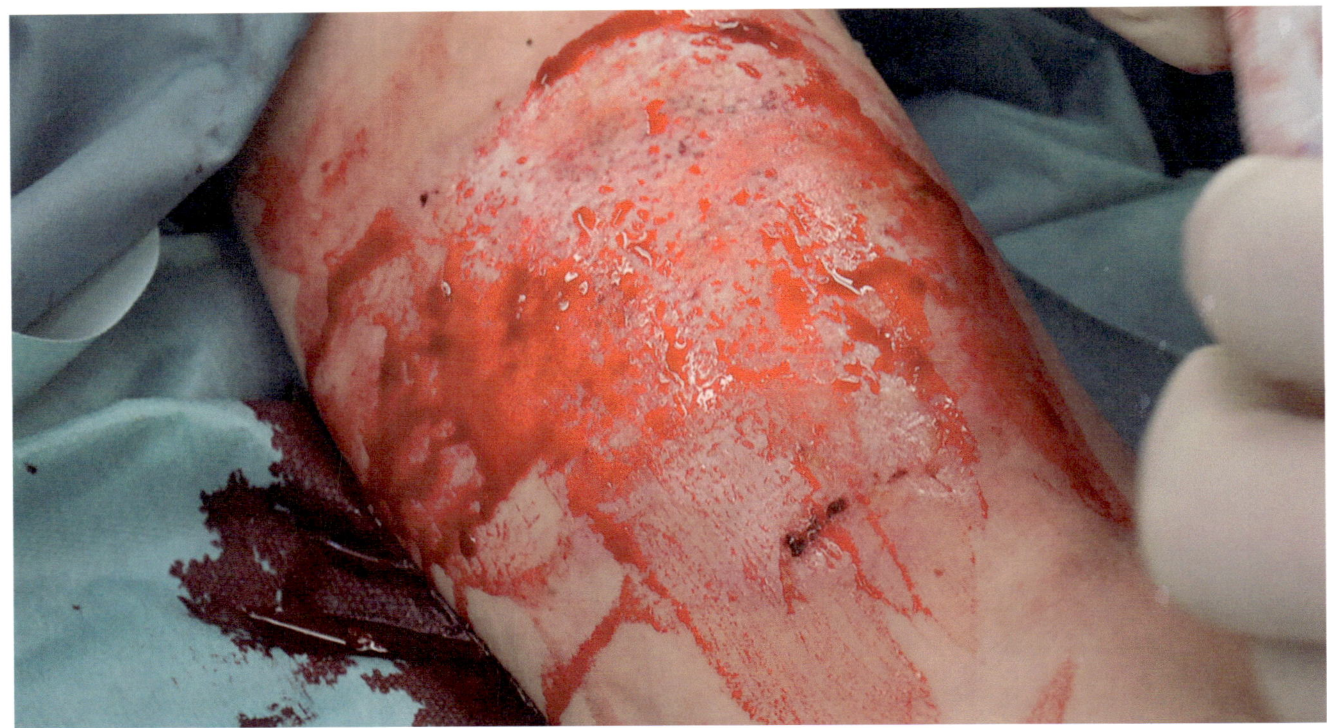

Abb. 11.56 Schritt 1: Optimale Gewebeschicht zur Hauttransplantation

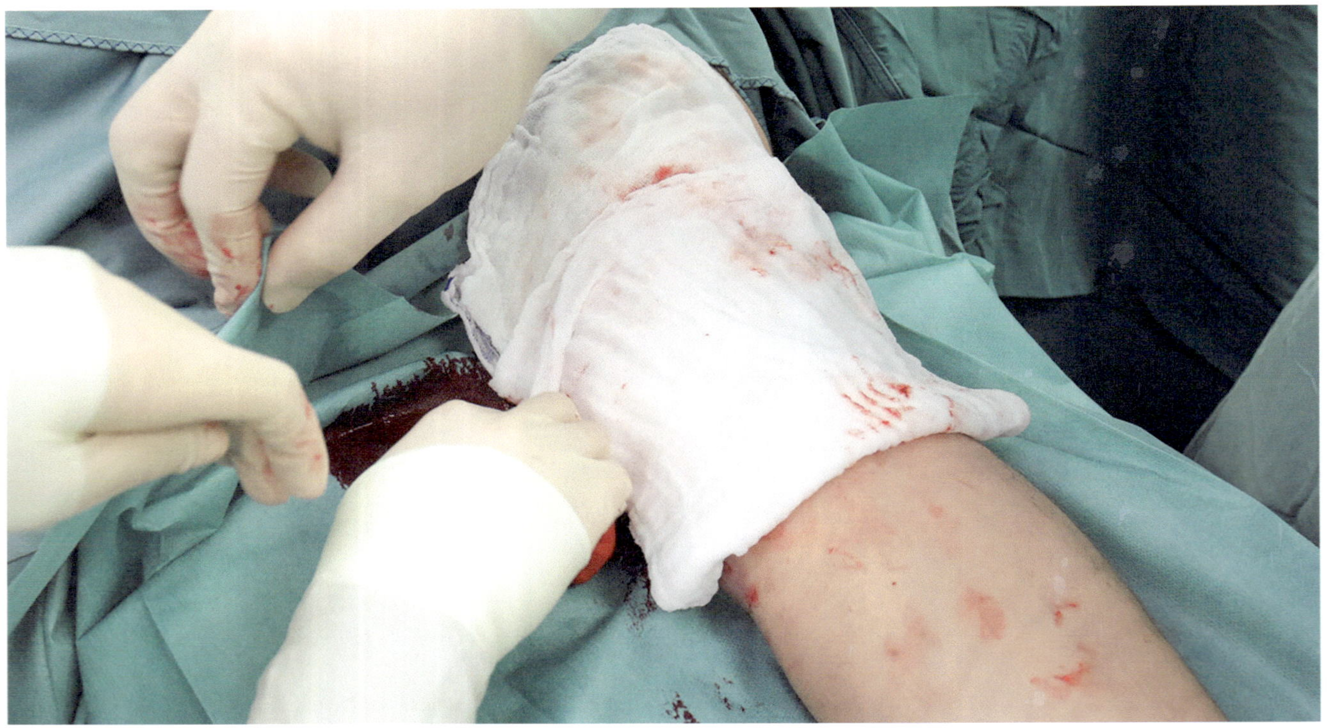

Abb. 11.57 Schritt 2: Temporäre Blutstillung durch Auflage eines Suprarenin-getränkten Bauchtuchs

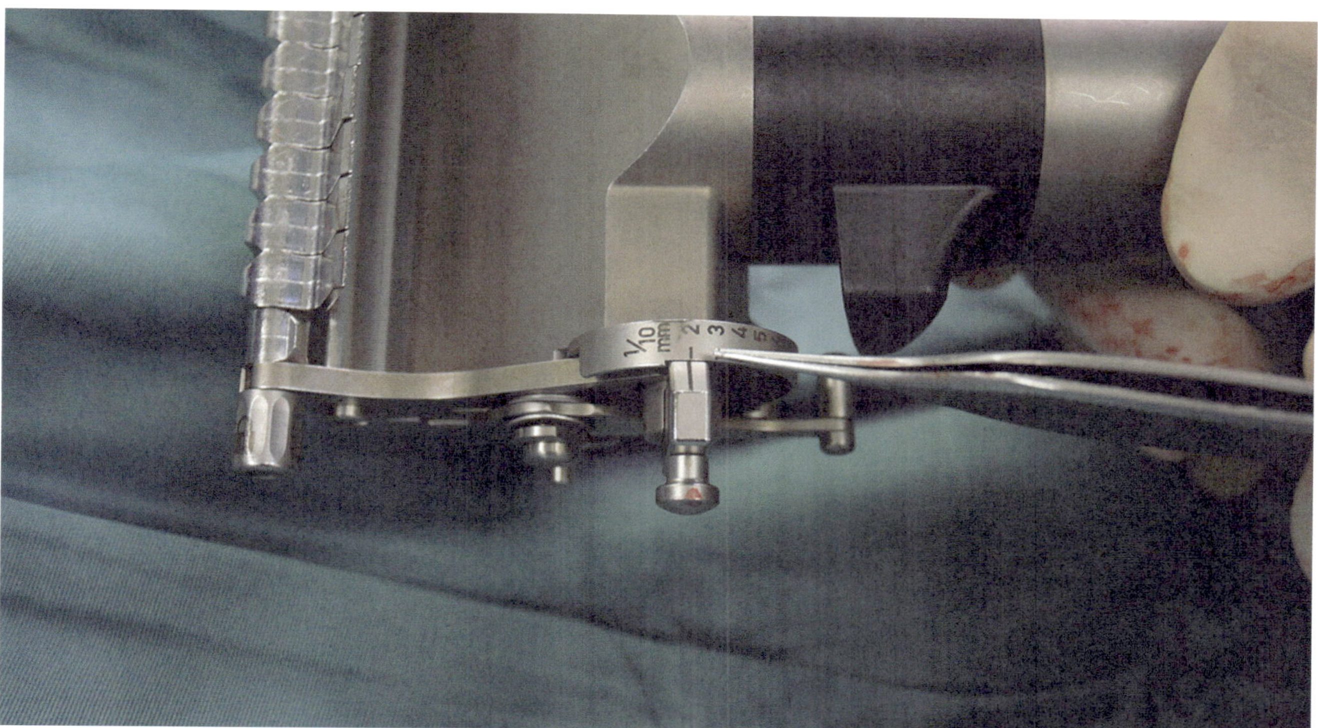

Abb. 11.58 Schritt 2: Einstellen des Hautdermatoms. In dieser OP erfolgt die Spalthautentnahme mittesls pressluftangetriebenem Dermatom. Unbedingt ist auf die richtige Einstellung der Abnahmedicke des Dermatoms zu achten

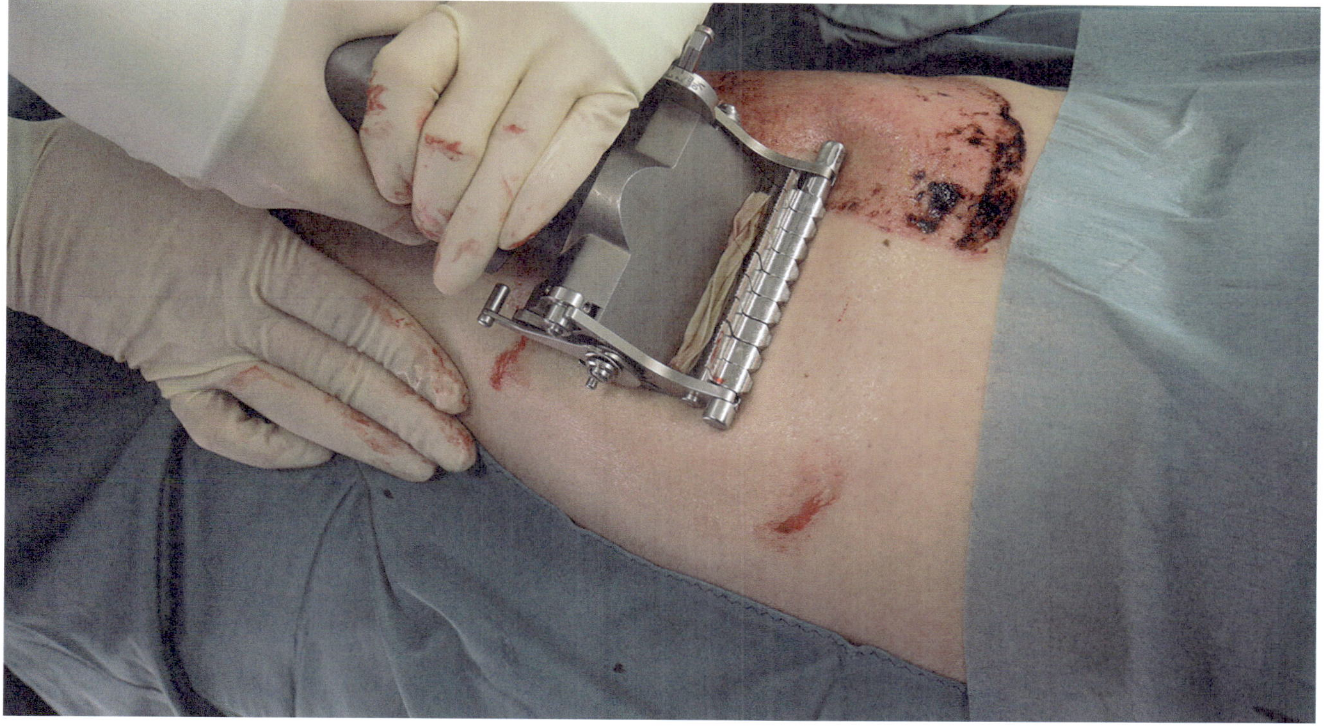

Abb. 11.59 Schritt 4: Abnahme der Spalthaut am linken, ventralen Oberschenkel

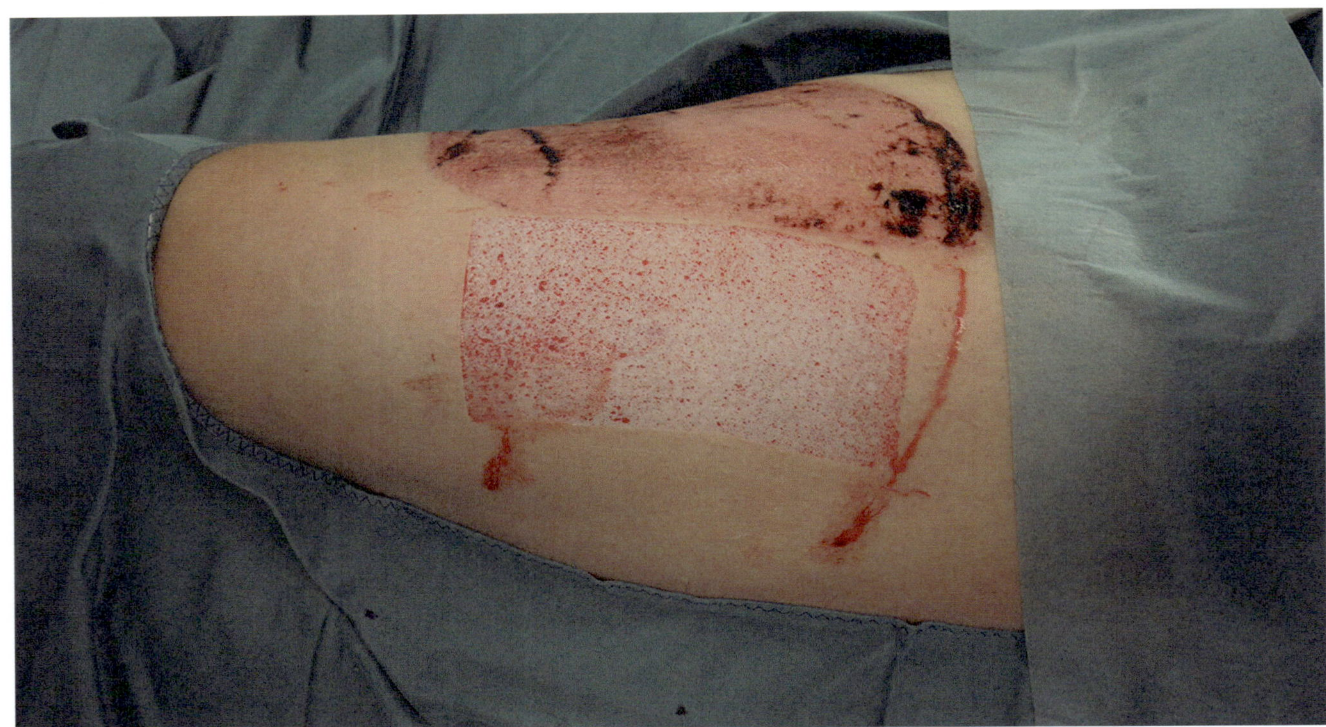

Abb. 11.60 Schritt 4: Frisches Spendeareal am Oberschenkel

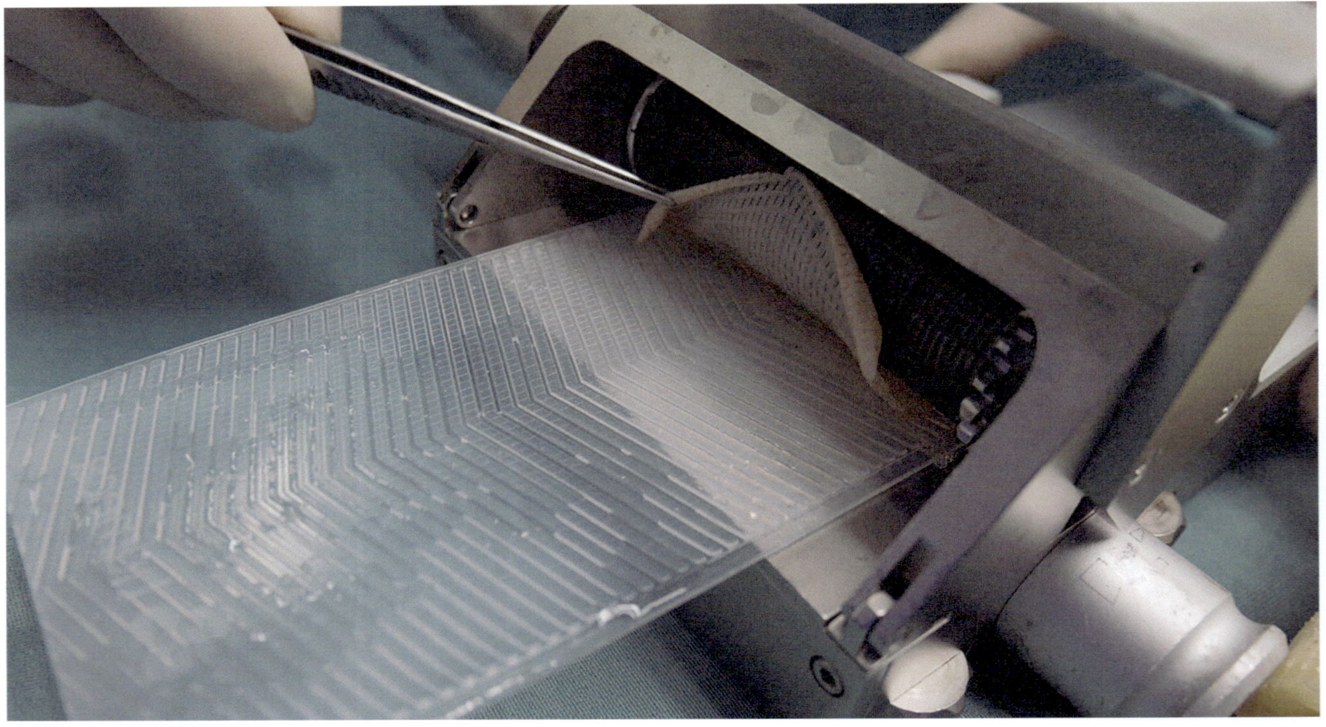

Abb. 11.61 Schritt 5: Meshen der Spalthaut mit dem Meshgerät, hier im Verhältnis 1:1

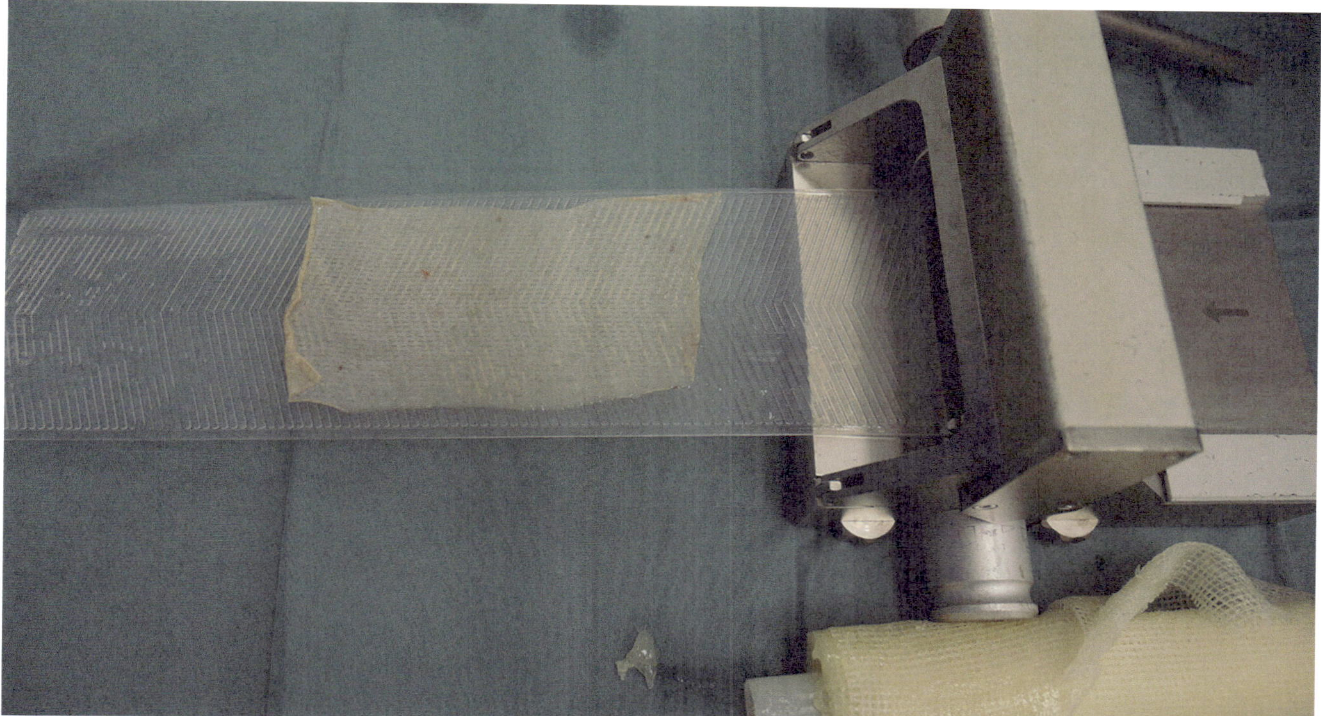

Abb. 11.62 Schritt 5: Komplett gemeshte Spalthaut

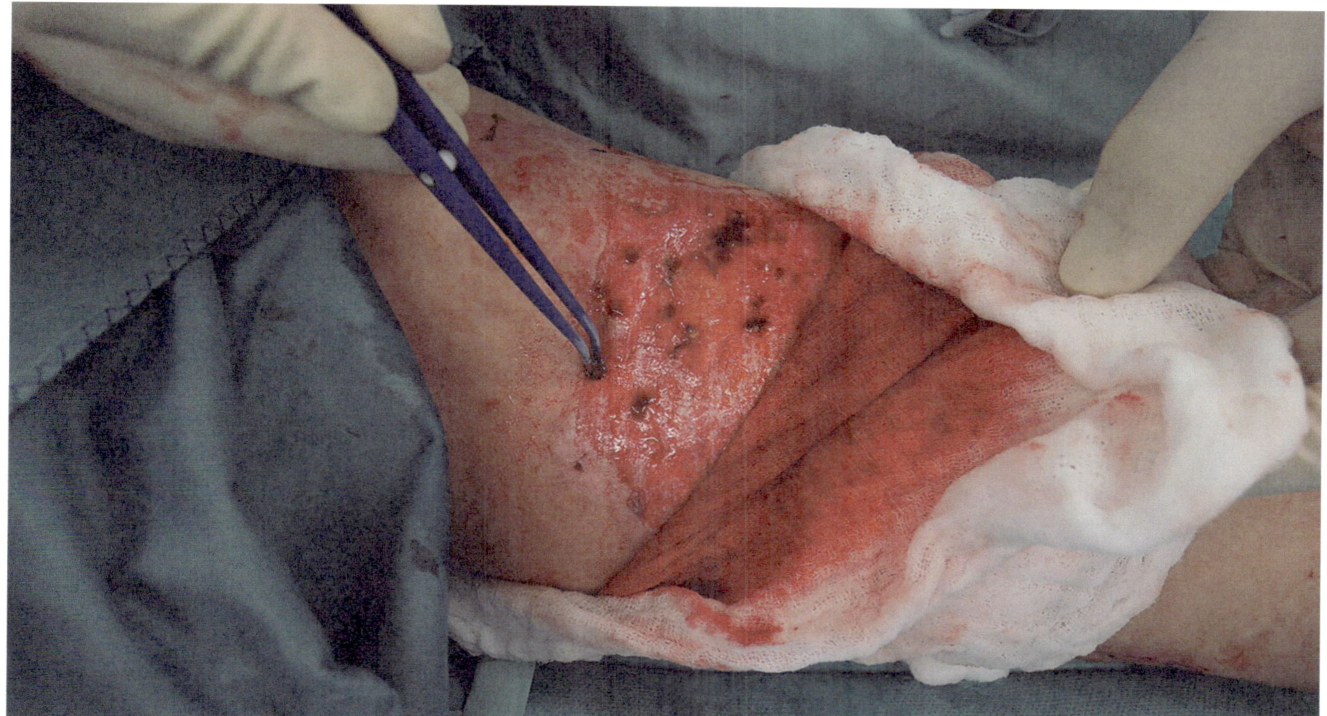

Abb. 11.63 Schritt 5: Vor der Hauttransplantation wird eine komplette und definitive Blutstillung mittels Elektrokauterisation durchgeführt. Größere Gefäße müssen umstochen werden. Wenn keine Bluttrockenheit besteht, kann ein Hämatom unter dem Transplantat persistieren, dass das Einsprossen der Kapillaren in die transplantierte Spalthaut verhindert und es so zum Transplantatverlust kommen kann. Um sehr kleine Blutungsquallen zu detektieren, hilft das wiederholte Anspülen und Betropfen der Wunde mit NaCl. Dadurch werden nicht nur minimale Blutungen besser erkannt, es verhindert auch das Austrocknen der Wunde. Definitive Blutstillung mittels Elektrokauterisation

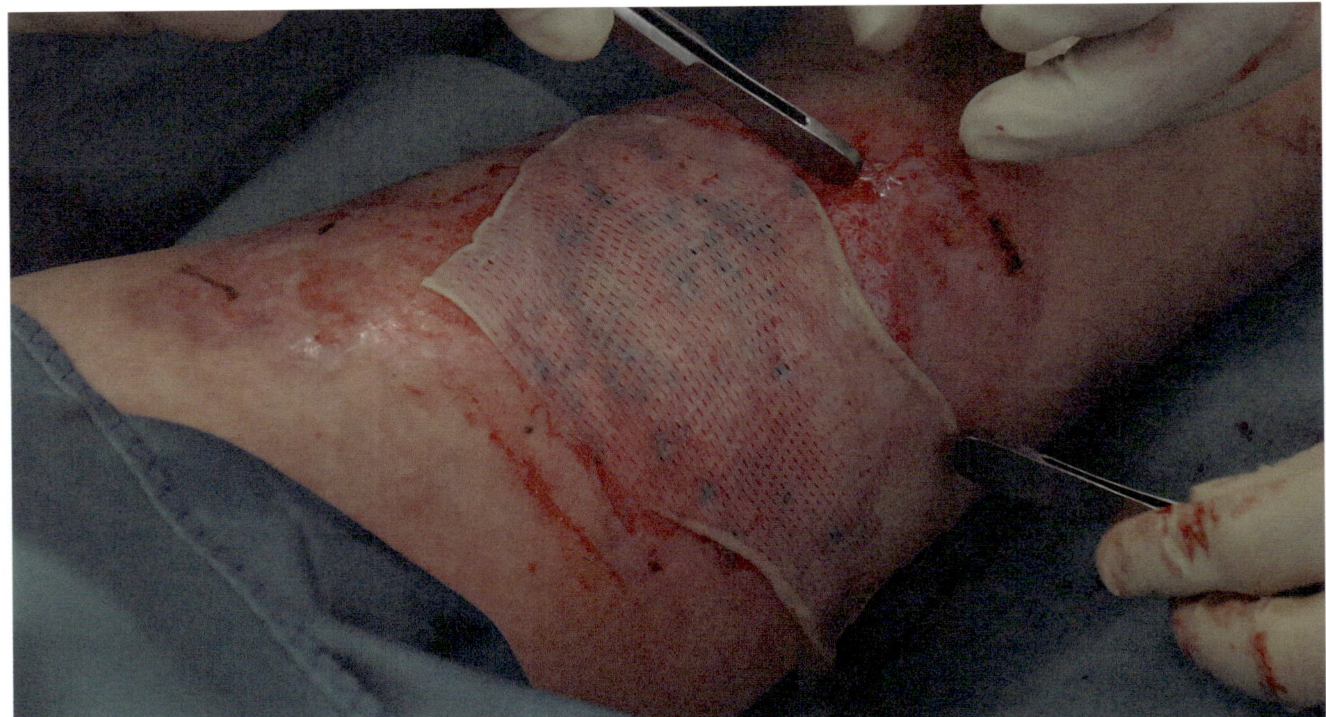

Abb. 11.64 Schritt 6: Nun erfolgt die Hauttransplantation durch Auflage der entnommenen Spalthaut auf die Wunde. Das Transplantat lässt sich leicht mit der Fingerbeere oder der Rückseite der Pinzette auf der Wunde verschieben. Mesh-Spalthausttransplantation auf die Optimal vorbereitete Wunde

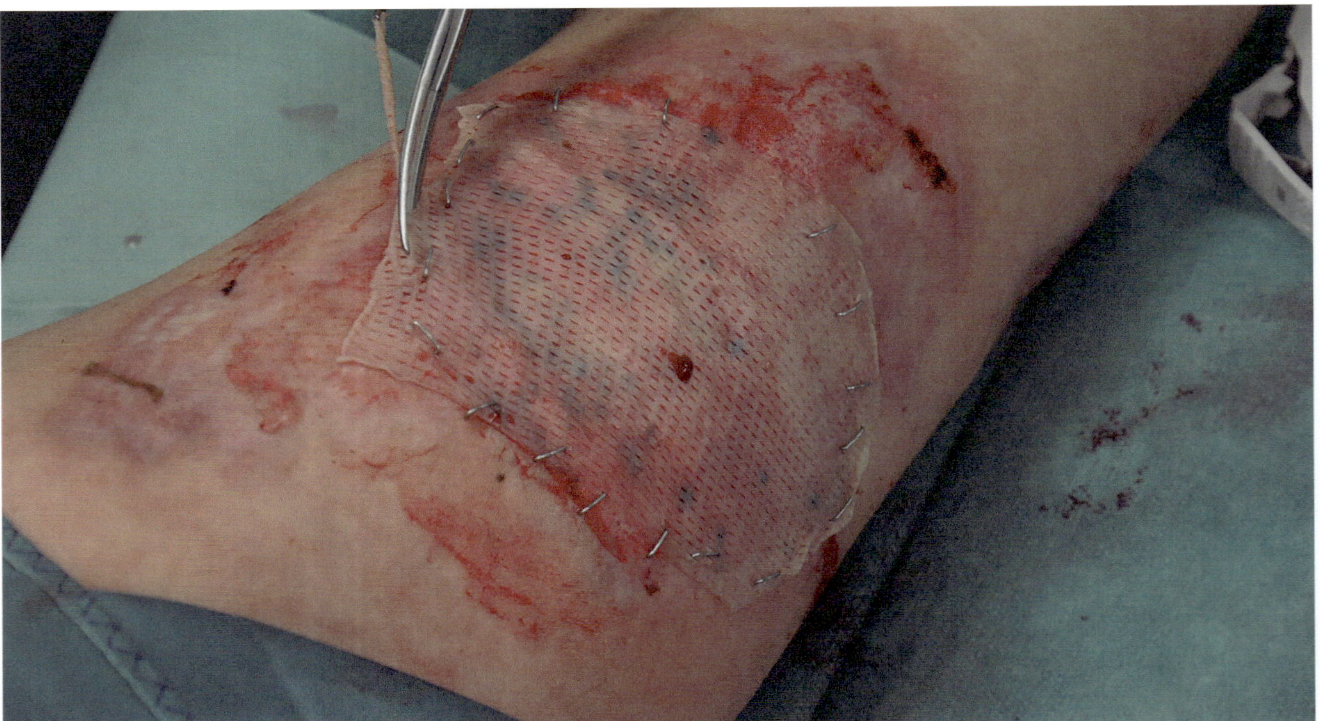

Abb. 11.65 Schritt 7: Fixation der transplantierten Spalthaut mittels Klammern. Nach der Fixierung lassen sich die überstehenden Wundränder abschneiden, ohne dass das Transplantat verrutscht. Fixation durch Klammern

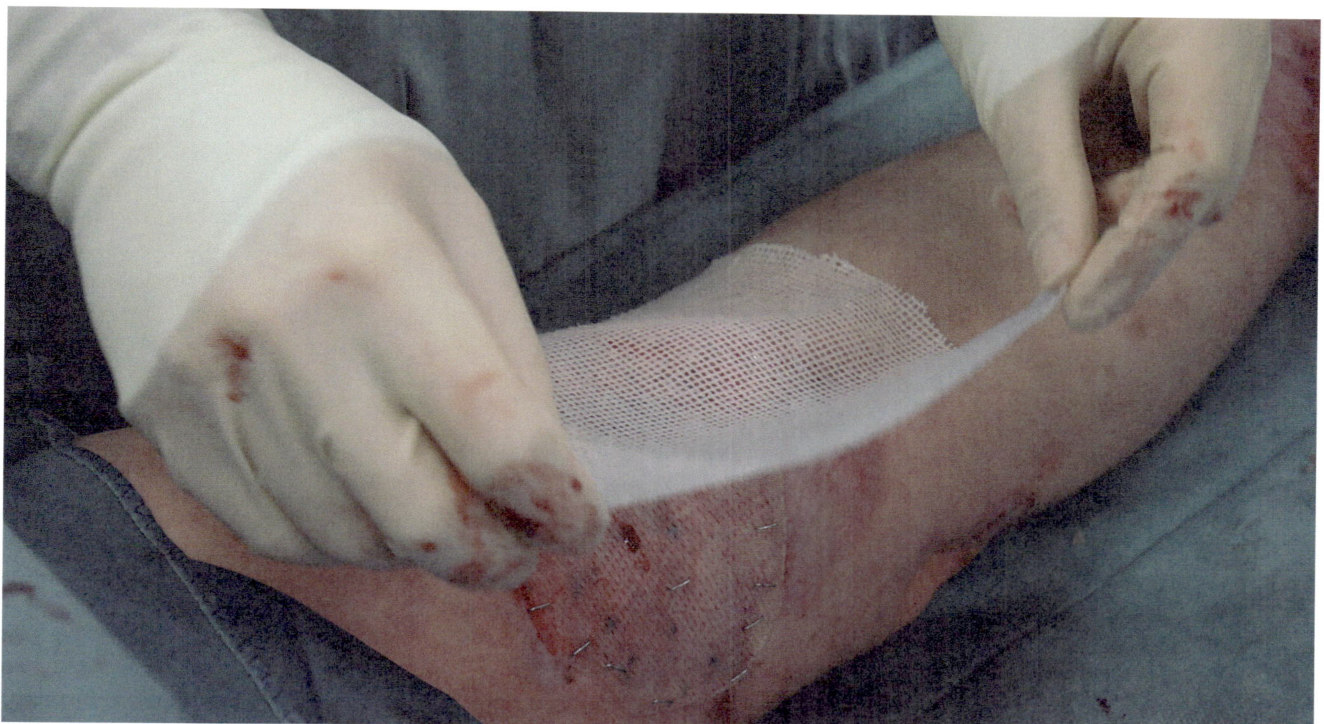

Abb. 11.66 Schritt 8: Wundverband des Hauttransplantates, wir empfehlen die Reihenfolge Fettgaze, Kompressen Watte und Verband. Der äußere Wundverband sollte mit leichten Druck angewickelt werden, um Scherkräfte zu vermeiden. Wundverband des transplantierten Areals

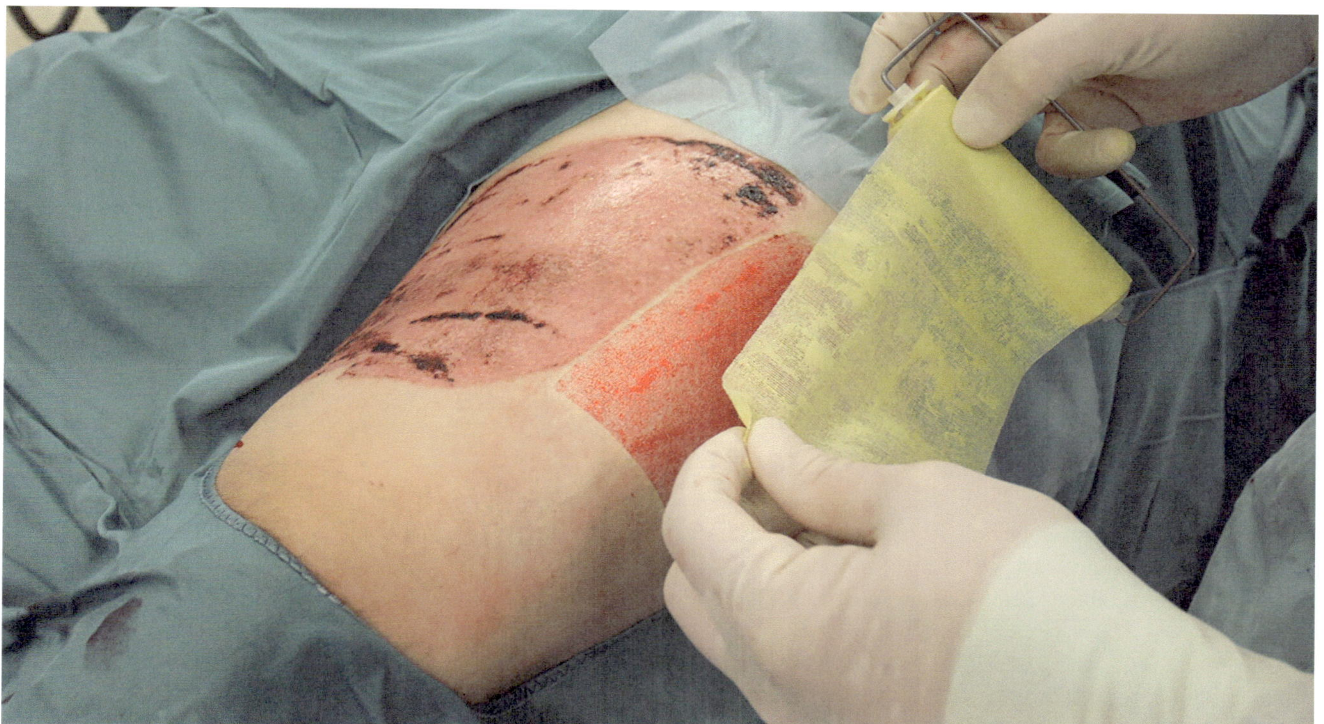

Abb. 11.67 Schritt 9: Abschließend erfolgt der Wundverband des Spenderareals, hier mit XeroformR, Fettgaze, Kompressen, Watte und Verband. XeroformR ist eine bakteriostatische, nicht klebende Wundauflage mit 3% Bismuth-Tribromophenate. Es eignen sich zahlreiche weitere Wundverbände für die Spalthautentnahmestelle (siehe Kapitel 18). Auftragen des Xeroform auf das Spenderareal

11.1.3 Expansion der Spalthaut

Sofern ausreichend Spenderareale zur Verfügung stehen, stellt ein Expansionsverhältnis bis 1:1,5 ein gutes Verhältnis zwischen Reepithelialisierungsdauer und Einheilungsrate dar [20]. Je höher die Expansion, umso länger dauert der Wundverschluss und die Konfluation der Keratinozyten in die Maschenlücken. Ab einer Expansionsrate von 1:6 ist die expandierte Spalthaut aufgrund der großen Maschen nur noch schwer zu transplantieren (Abb. 11.9, 11.11 und 11.12), weshalb viele Verbrennungszentren bei großflächigen Hautdeckungen die Technik nach Meek bevorzugen (Kap. 12 und 21). Ab einer Expansionsrate von 1:6 empfiehlt sich die Anwendung der Technik nach Alexander [21]. Dabei erfolgt eine zusätzliche Deckung der großen Maschenlücken und somit der der stark expandierten Spalthaut mit azellulärer Fremdhaut (Allograft, Leichenhaut), um ein Austrocknen der Wunde zu vermeiden und das Risiko einer Wundinfektion zu reduzieren [14, 22, 23].

Hauttransplantat-Meshgeräte liefern oftmals nicht die angegebene Expansionsrate [10, 24, 25]. Kamolz et.al analysierte die tatsächlichen Expansionsraten gebräuchlicher Meshgeräte. Bei einer Expansiosnrate von 1:1,5 wurde nur in 84 % eine exakte Expansion der Spalthaut von 1:1,5, erreicht, bei einer Expansionsrate von 1:3 in nur 54 % [26]. Zuverlässiger stellte sich die Meek-Technik dar, die in durchschnittlich 90 % die tatsächliche Expansionsrate der Transplantate erreichte (Kap. 12 und 25).

11.1.4 Transplantat-Schrumpfung und Wundkontraktion

Spalthauttransplantate tendieren wie alle freien Hauttransplantate in Abhängigkeit der dermalen Anteile zu einer Schrumpfung im Heilungsverlauf. Die Datenlage ist diesbezüglich sehr rar. So beschreiben Corps et al. in einer der wenigen Publikationen zur Schrumpfung von Hauttransplantaten im Ratten Tierversuch, dass Vollhauttransplantate weniger schrumpfen als Spalthauttransplantate [27]. Er konnte eine Abhängigkeit des Schrumpfungsausmaßes von der Lokalisation des Spendeareals und der Dicke des Transplantates detektieren, wogegen die Maschenrichtung und das Wundbett keinen Einfluss auf die Schrumpfung hatten. Durchschnittlich stellte er eine Schrumpfung transplantierter Spalthauttransplantate auf 65 % der transplantierten Ursprungsgröße fest, wobei dahingestellt sei, inwieweit die Wundheilung bei der verwendete Tierart Ratte mit der humanen Wundheilung vergleichbar ist. Eigene Beobachtungen im Tierversuch weisen auf eine extreme Wundkontraktion bei Ratten hin [28]. Adams et al. berichten bei ihrem Patientenkollektiv von einer Schrumpfung der transplantierten Spalthauttransplantate auf bis zu 70 % der Originalgröße. Zudem postulieren sie, dass dicke Spalthauttransplantate weniger zu Schrumpfung neigen als dünne Transplantate [29].

Inwieweit die Wundkontraktion von der Art der transplantierten Spalthaut (Meshgraft versus Sheetgraft) und dem Transplantationszeitpunkt (frühe versus späte Hauttransplantation) abhängt, wurde von El Hadidy et al. untersucht [30]. Bei einer frühen Exzision am Tag 2–5 resultierte eine Wundkontraktion um 56 % nach der Meshgraft Transplantation gegenüber 65 % nach der Sheetgraft Transplantation. Bei einer späten Wundexzision am Tag 25–35 resultierte dagegen nach der Meshgraft-Transplantation eine Wundkontraktion um 40 % gegenüber 51 % nach der Sheet-Transplantation. Die Schrumpfung der Transplantate war zudem abhängig vom Zeitpunkt der Transplantation. Bei der frühen Exzision zwischen Tag 2–5 zeigten die Meshgraft-Tranplantate eine durchschnittliche Schrumpfung auf 78 % der transplantierten Originalgröße, die Sheetgraft-Transplatate dagegen nur eine Schrumpfung auf 90 % ihrer ursprünglich transplantierten Größe. Bei Transplantation zwischen Tag 25–35 schrumpften die Meshgraft-Transplantate durchschnittlich auf 69 % und die Sheet-Transplantate auf 75 % ihrer transplantierten Originalgröße [30]. Fifer et. al konnten dagegen keinen Unterschied bezüglich der Wundkontraktion zwischen einem transplantierten 1:1,5 Meshgraft-Transplantat und einem Sheetgraft-Transplantat feststellen [31]. Wiederum konnte die Arbeitsgruppe um Petry et. al. bei Kaninchen, die mit einem Meshgraft- und einem Sheetgraft transplantiert wurden, nach drei Monaten einen signifikanten Unterschied in der Wundkontraktion und der Transplantatgröße feststellen. Die mit Meshgraft-Transplantaten versorgten Wunden schrumpften durchschnittlich auf eine Größe von 55 % gegenüber der Schrumpfung auf 81,5 % nach Sheetgraft-Transplantation [32]. Konkludierend bliebt die Datenlage unsicher, weitere Studien sollten folgen [33, 34].

11.2 Sheetgraft

Steht genügend Spenderareal zur Verfügung, kann die entnommene Spalthaut ohne Expansion zur Transplantation verwendet werden (Abb. 11.68, 11.69, 11.70, 11.71 und 11.72). Das Größenverhältnis beträgt dabei 1:1, das Transplantat wird als Sheetgraft bezeichnet. Sheetgraft Transplantate sind kosmetisch günstig, da sich bei diesen Transplantaten postoperativ ein glattes Hautrelief darstellt und typische Texturmuster, die nach allen Größenexpansionsmethoden (Meshgaft, Meekgraft) auftreten, ausbleiben [35, 36]. Aufgrund des oftmals limitierten Spenderareale werden sie häufig für kleinere, kosmetisch exponierte Areale verwendet, beim schwerbrandverletzten

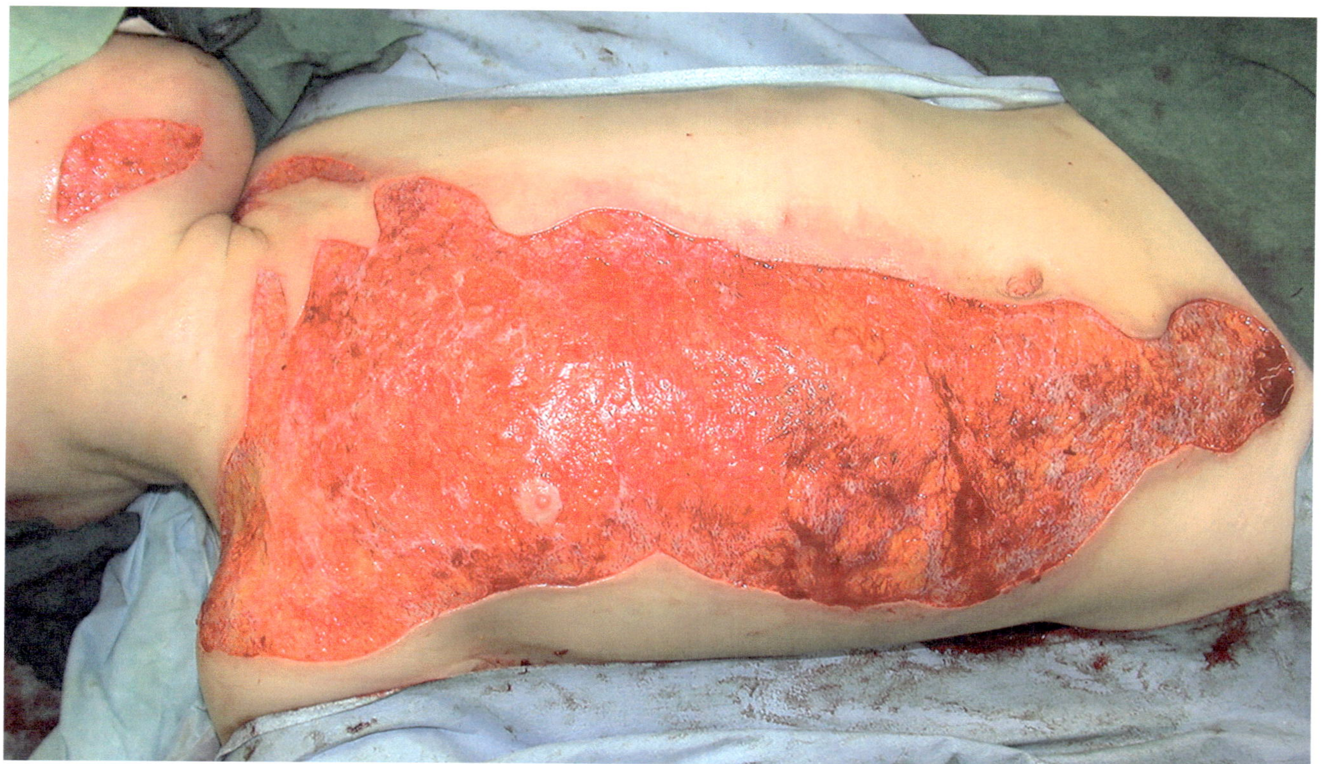

Abb. 11.68 Nekrosektomie vor Sheetgraft Transplantation. OP-Situs nach Nekosektomie

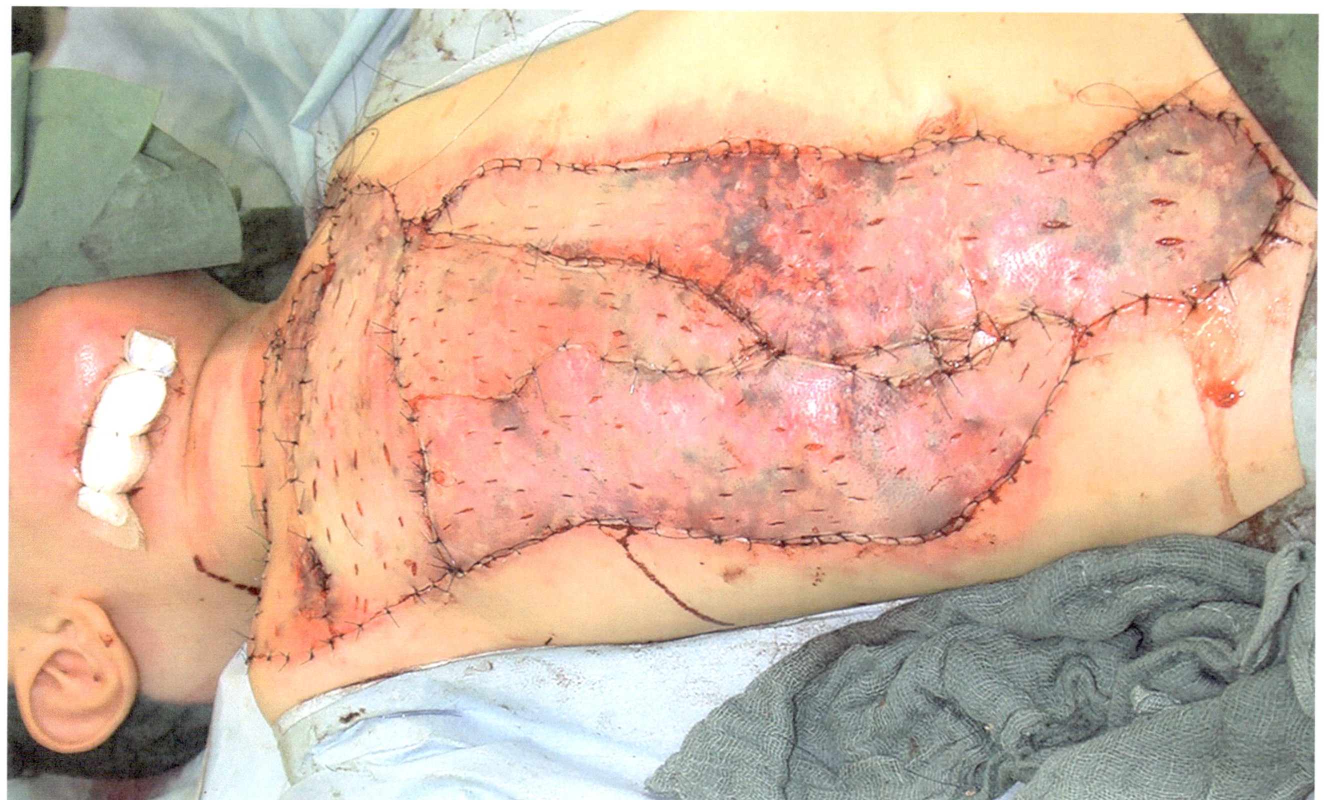

Abb. 11.69 Befund nach Sheetgraft-Transplantation, Tag 14 nach Transplantation

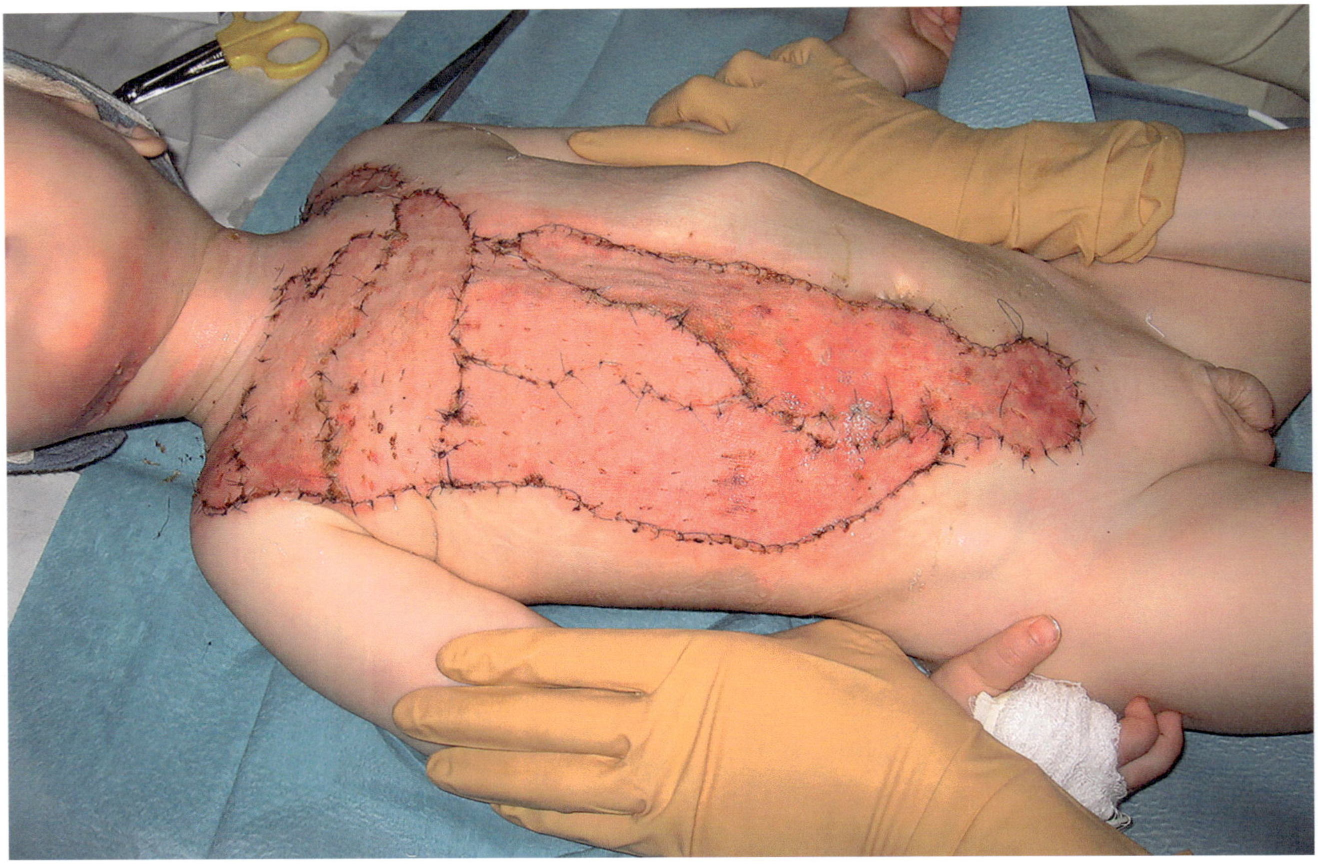

Abb. 11.70 Befund nach Sheetgraft-Transplantation, postoperativer Tag 10

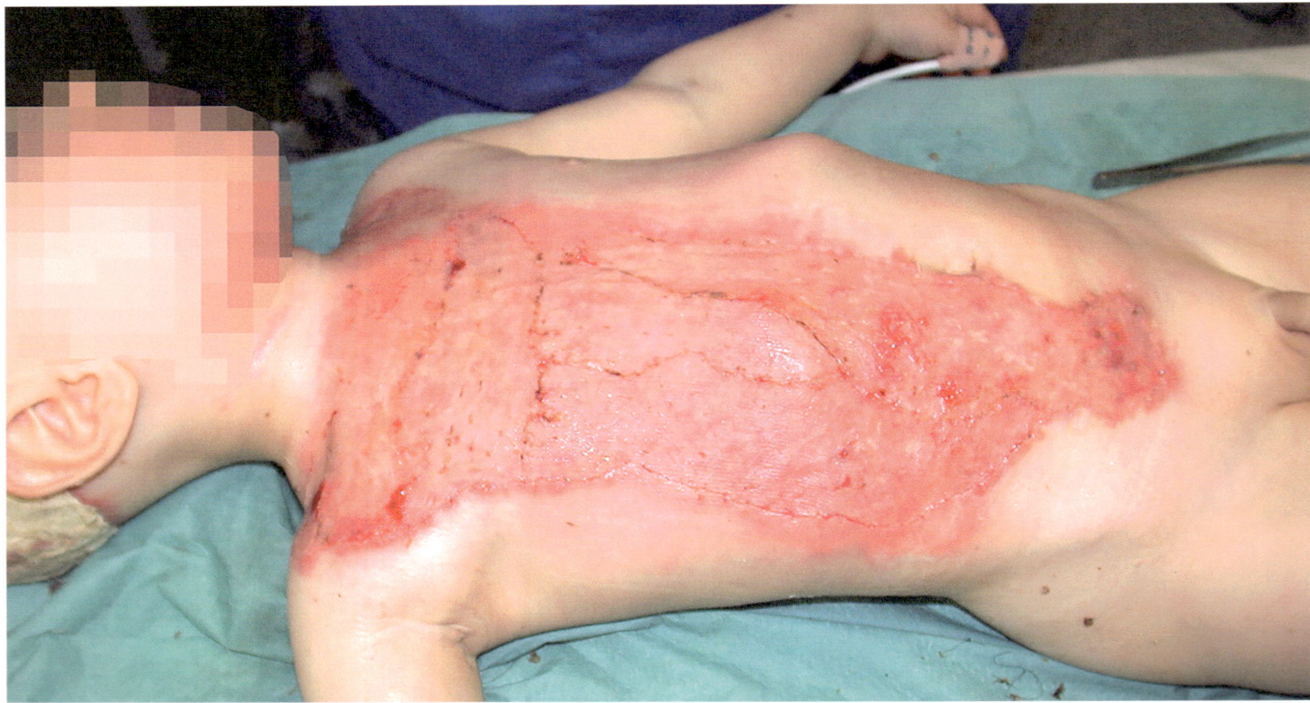

Abb. 11.71 Befund nach Sheetgraft-Transplantation, postoperativer Tag 21

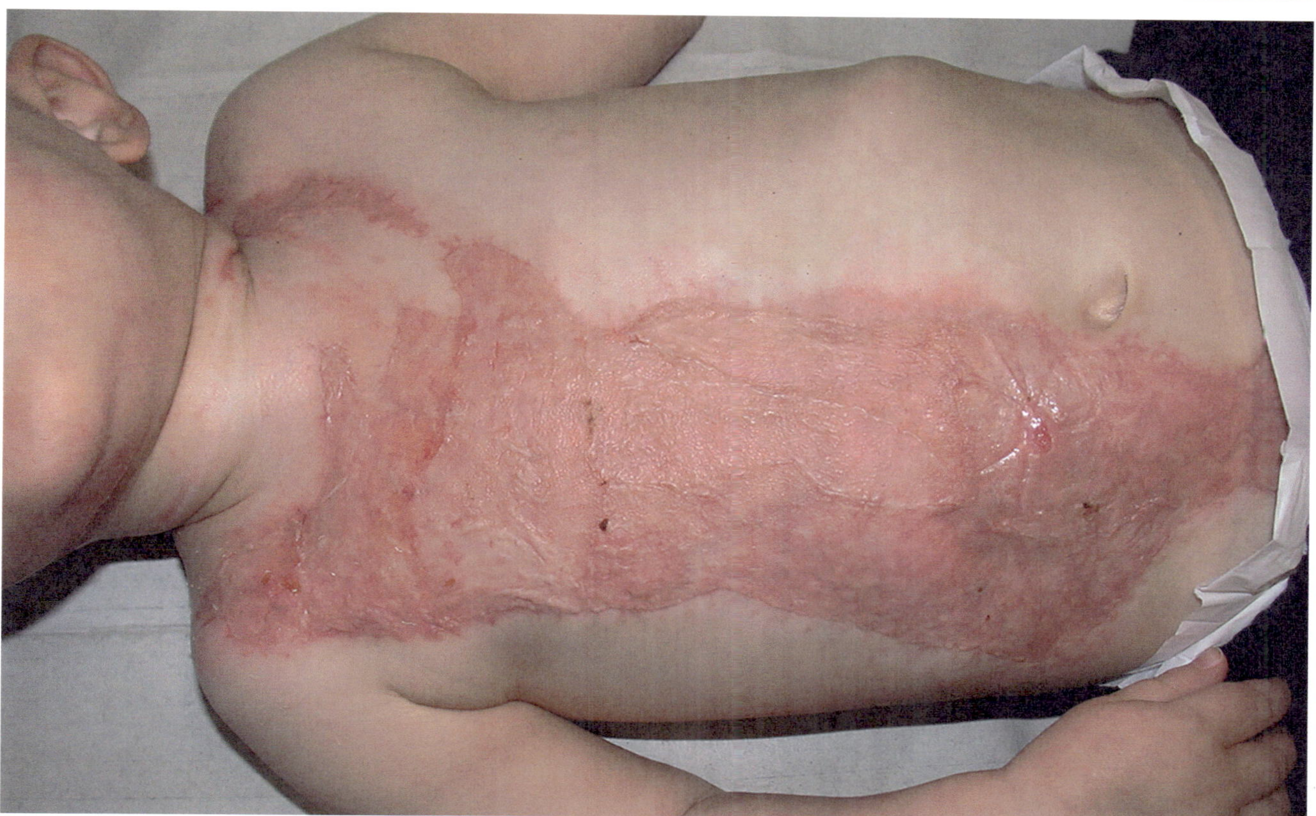

Abb. 11.72 Befund nach Sheetgraft-Transplantation, acht Wochen postoperativ

Patienten werden sie für die Hauttransplantation des Gesichts, Genitale und der Hände vorbehalten. Zu beachten ist dabei die allen, auch ungemeshten Spalthauttransplantaten innewohnende Schrumpfungstendenz in Abhängigkeit von der Entnahmedicke, die das initial oft ausgezeichnete kosmetische Ergebnis deutlich reduzieren kann (Abb. 11.73) [35, 36]. Bei der Hauttransplantation im Gesichtsbereich sollte sich die Platzierung der Transplantate an den ästhetischen Zonen des Gesichtes orientieren [37].

Der Gefahr einer Flüssigkeitsretention unterhalb des Sheetgraft-Transplantats mit einem drohenden Transplantatverlustes kann durch Skarifizieren begegnet werden. Dabei wird das Sheetgraft mit dem Skalpell gestichelt, da eine Flüssigkeitsansammlung unter dem Transplantat ein Einsprossen der Kapillaren verhindert (Abb. 11.74, 11.75 und 11.76) [13, 14]. Alternativ kann das Sheetgraft-Transplantat im Verhältnis 1:1 gemesht und nicht oder nur minimal expandiert werden [Abb. 11.77; 38]. Allerdings wird das Sheetgraft Transplantat nach dem Meshen im Verhältnis 1:1 bei strenger Klassifikation zu einem Meshgraft-Transplantat. Sheetgrafts haben im Vergleich zu Meshgrafts die geringere Schrumpfungstendenz und resultieren in ästhetisch besseren Ergebnissen. Während die meisten Autoren Meshgraft-Transplantate im Gesicht als konrtaindiziert erachten, gibt es Publikationen zur kosmetisch erfolgreichen Transplantation von minimal expandierten Meshgraft-Transplantaten an der Stirn [39–41]. Die Fixation des Sheetgraft Transplantats erfolgt wahlweise durch Klammern (Abb. 11.78), Naht (Abb. 11.79) oder Fibrinkleber (Abb. 11.80 und 11.81), wobei es Kombinationen aller drei Fixationstechniken gibt. Die Fixationstechnik hat auf das postoperative Ergebnis keine Auswirkung [42–44]. Auswirkungen auf den Transplantaterfolg hat dagegen der Wundverband als Überknüpf- oder Unterdruckverband (Abb. 11.14). Beim Überknüpfverband werden an den Wundrändern gegenüberliegende Fäden von ausreichender Länge angebracht. Ein entsprechend der Wundgröße zugeschnittenes Schaumstoffpolster wird auf die über dem Transplantat liegende Primärverband aufgebracht und kann durch Knüpfen der Fadenenden auf dem Polster unter Kompression fixiert (siehe Kap. 17) [8]. Angaben zum Unterdruckverband (VAC) finden sich in Kap. 17.

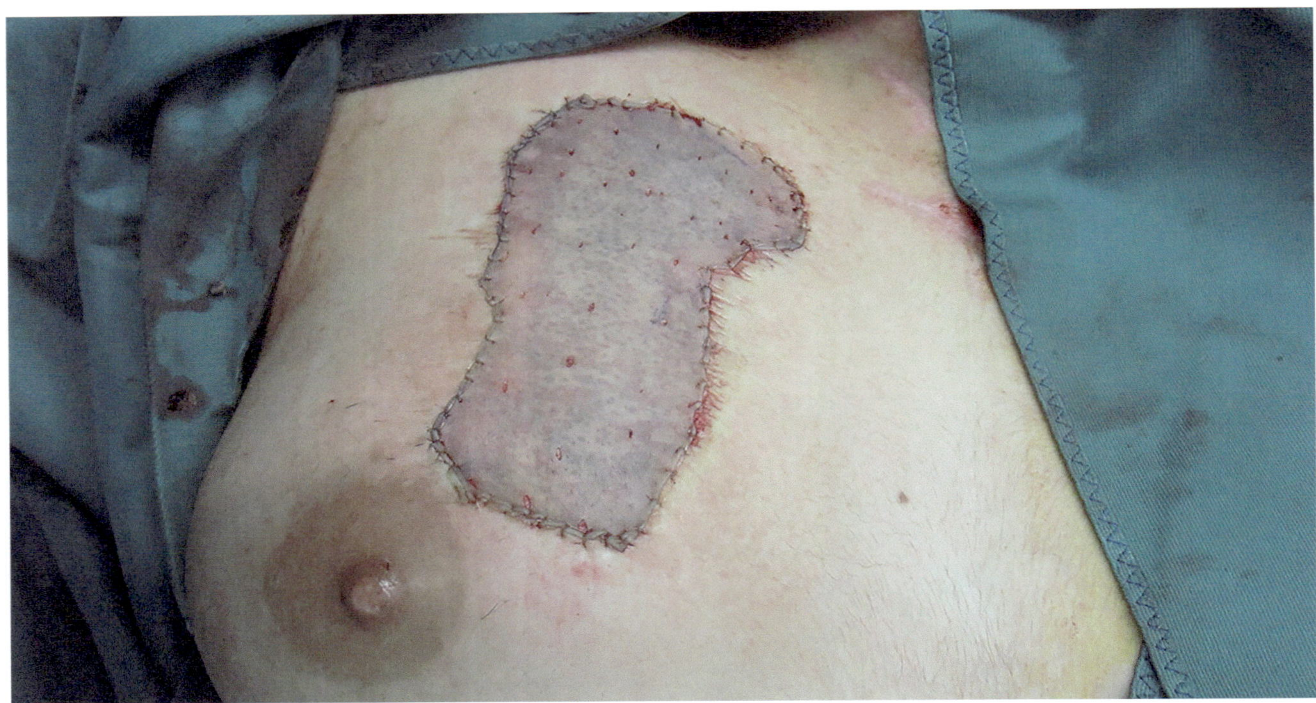

Abb. 11.73 Sheetgraft-Transplantation an der rechten Brust

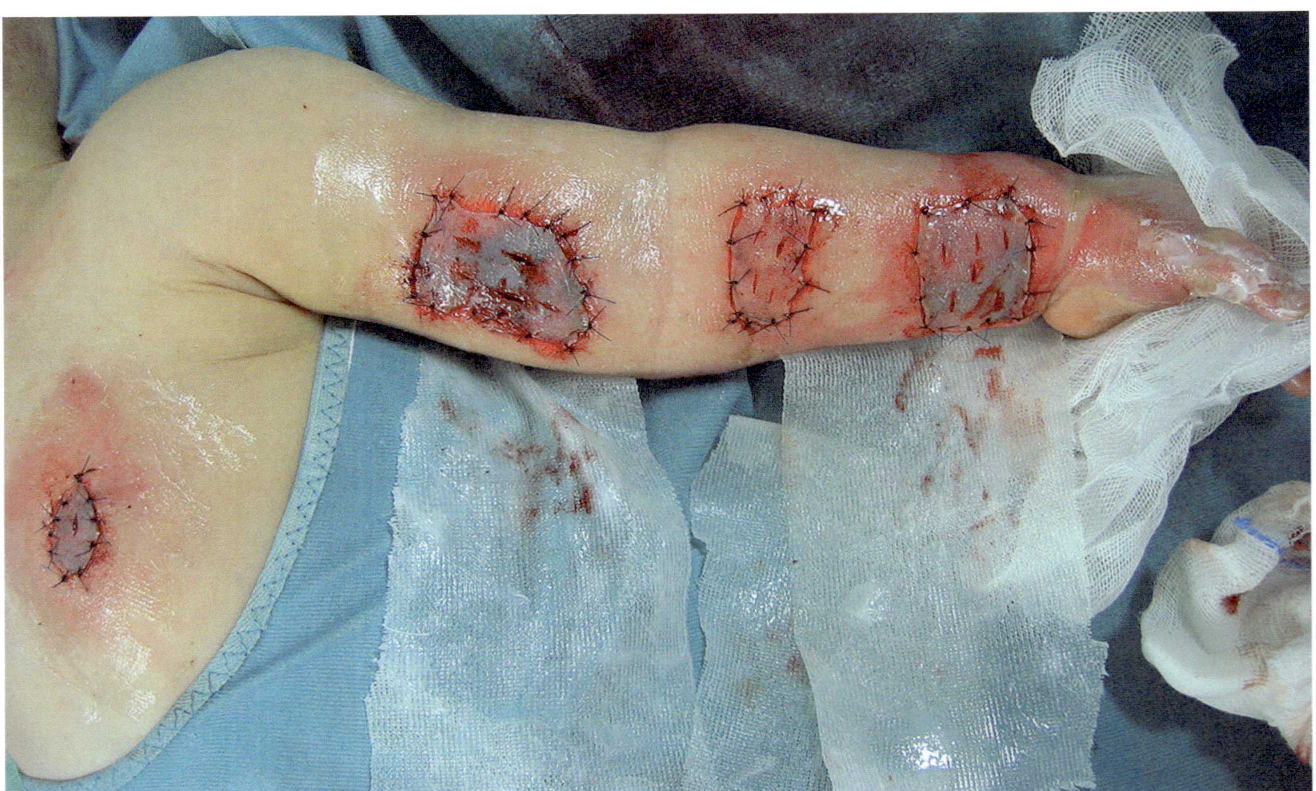

Abb. 11.74 Sheetgraft-Transplantation am kindlichen linken Ober- und Unterarm, OP-Situs

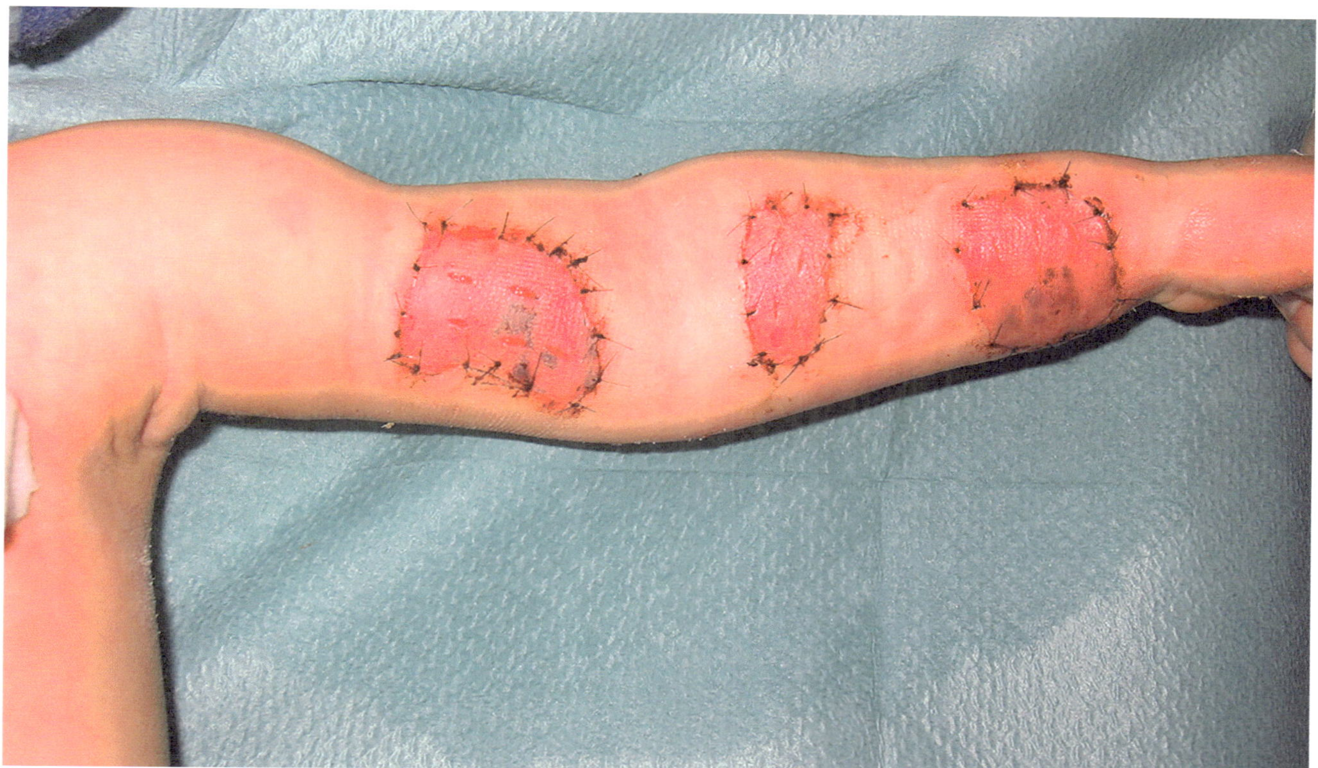

Abb. 11.75 Sheetgraft-Transplantation am kindlichen linken Ober- und Unterarm, postoperativer Tag 5

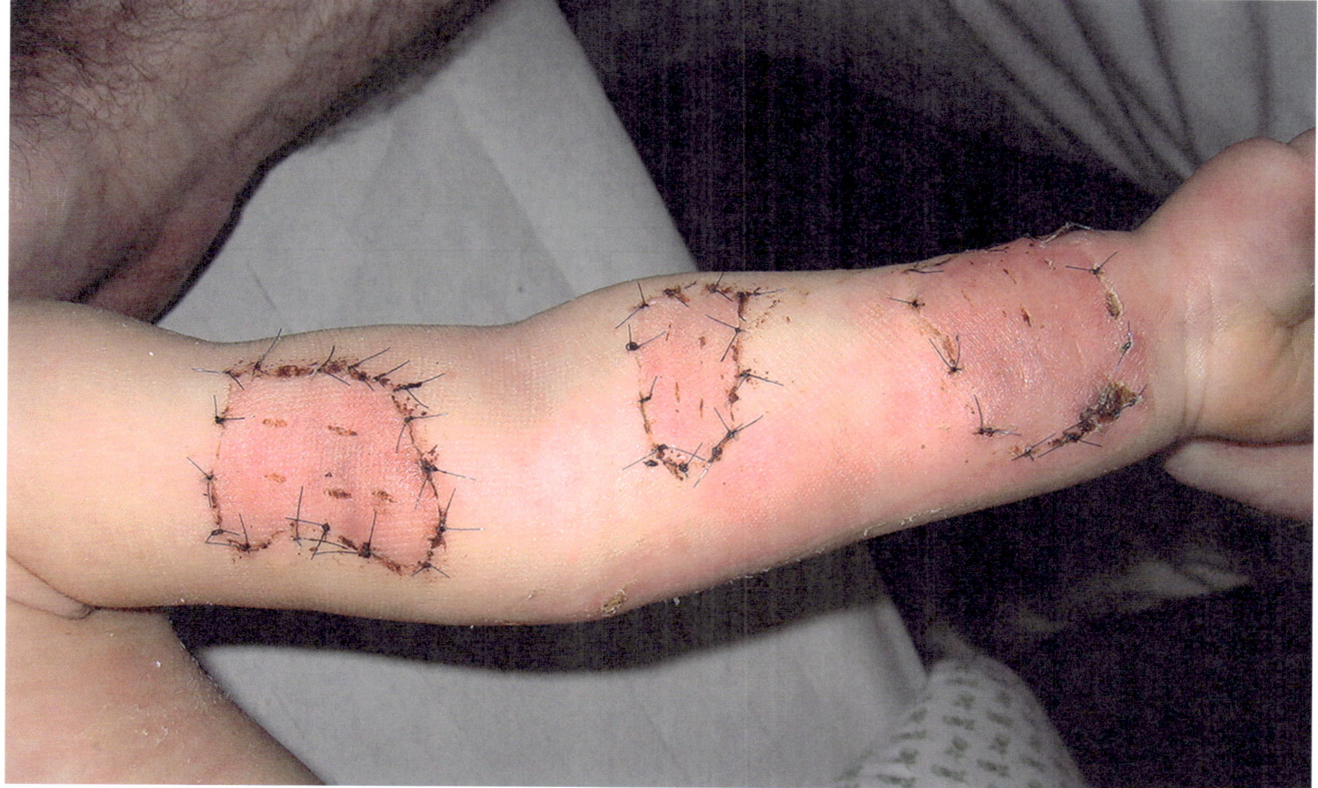

Abb. 11.76 Sheetgraft-Transplantation am kindlichen linken Ober- und Unterarm, postoperativer Tag 10

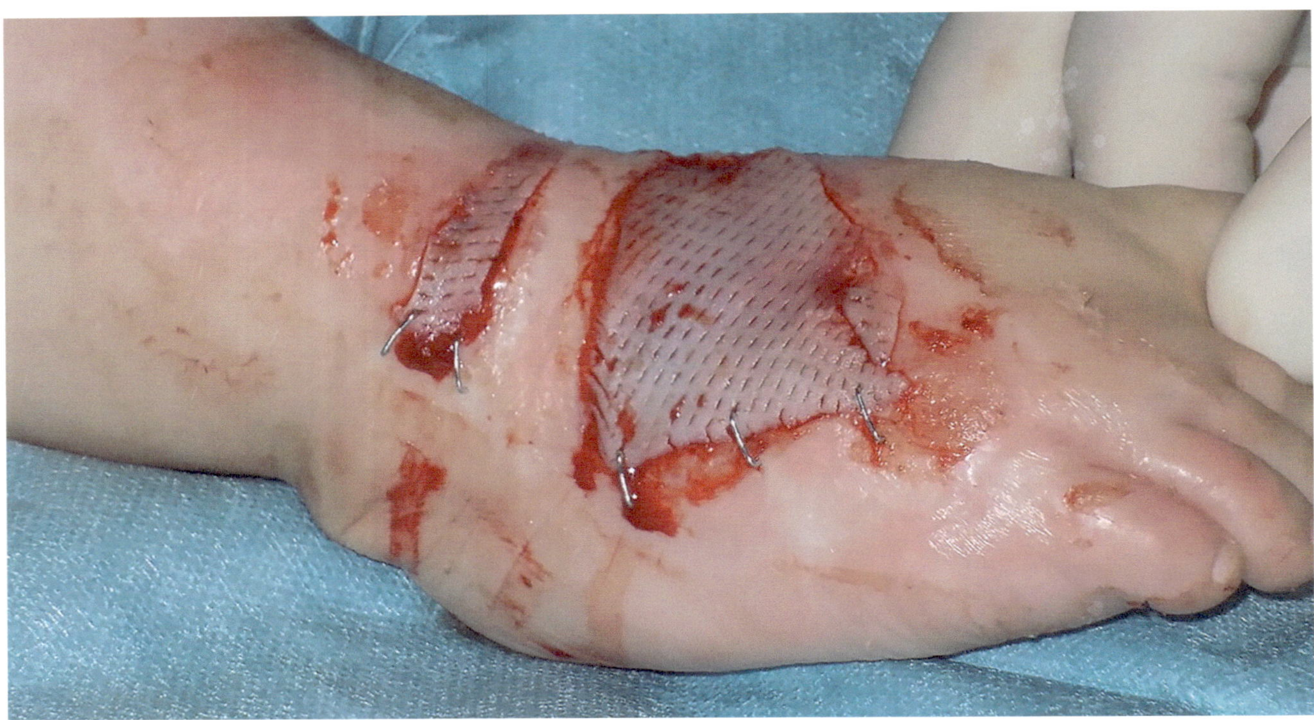

Abb. 11.77 Sheetgraft im Verhältnis 1:1 ohne Expansion am kindlichen Fuß

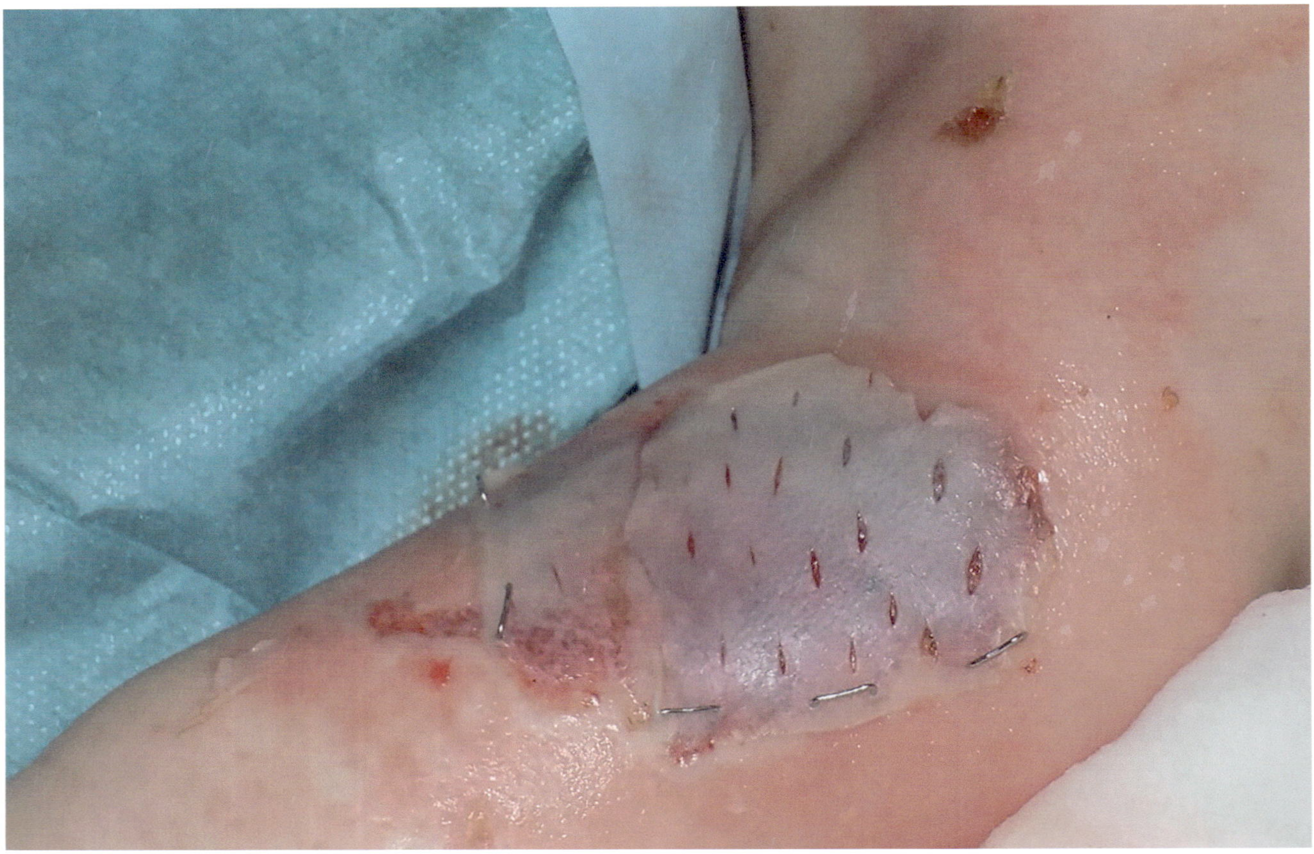

Abb. 11.78 Fixation des Hauttransplantats durch Klammern (Stapler)

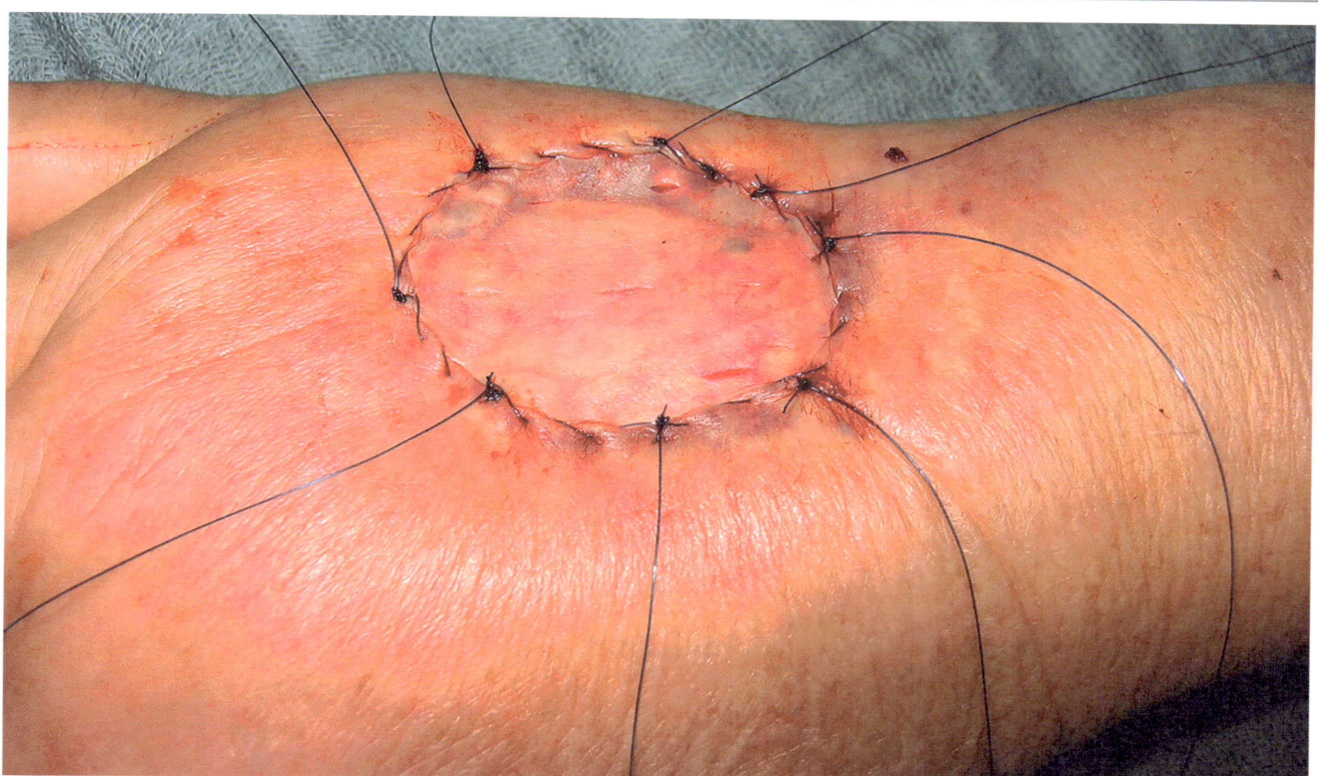

Abb. 11.79 Fixation des Hauttransplants durch Naht und Überknüpfverband

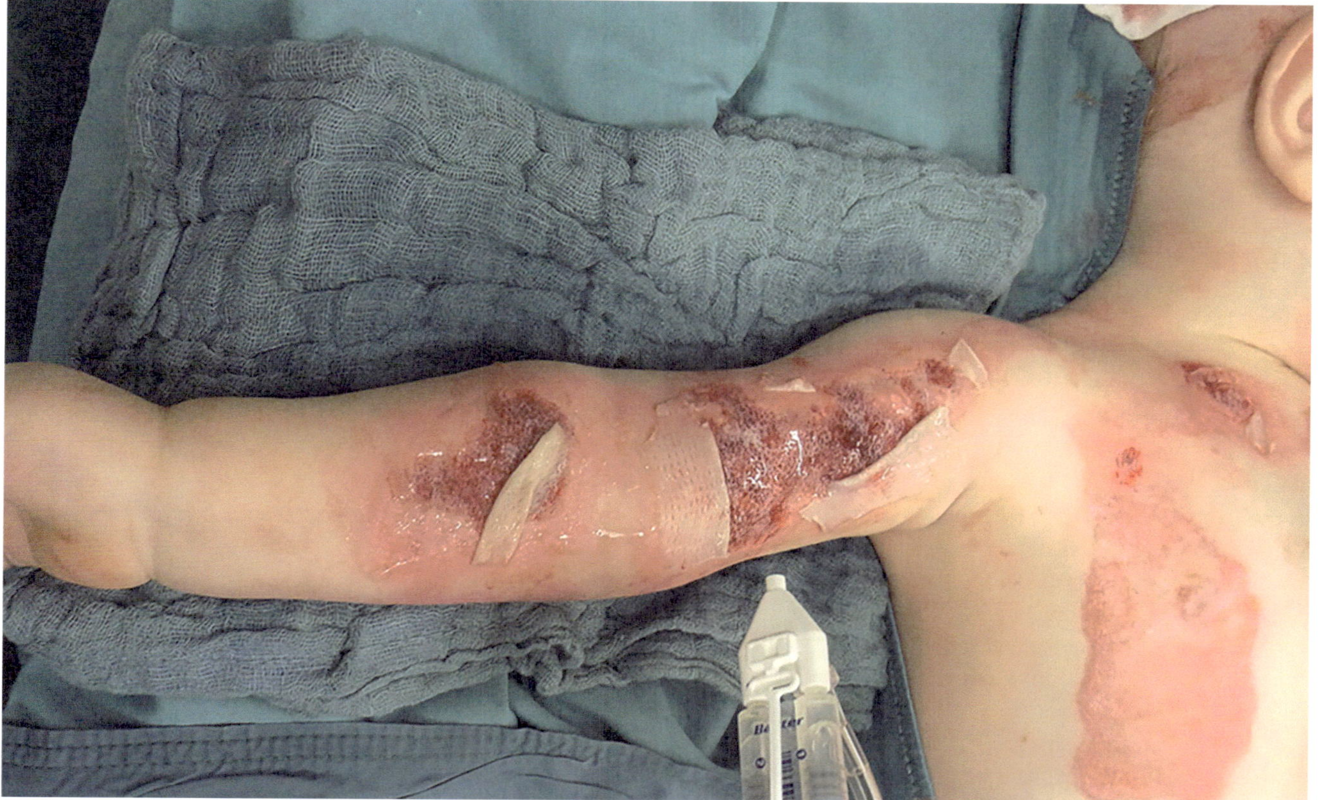

Abb. 11.80 Aufsprühen des Fibrinklebers auf die Wundflächen

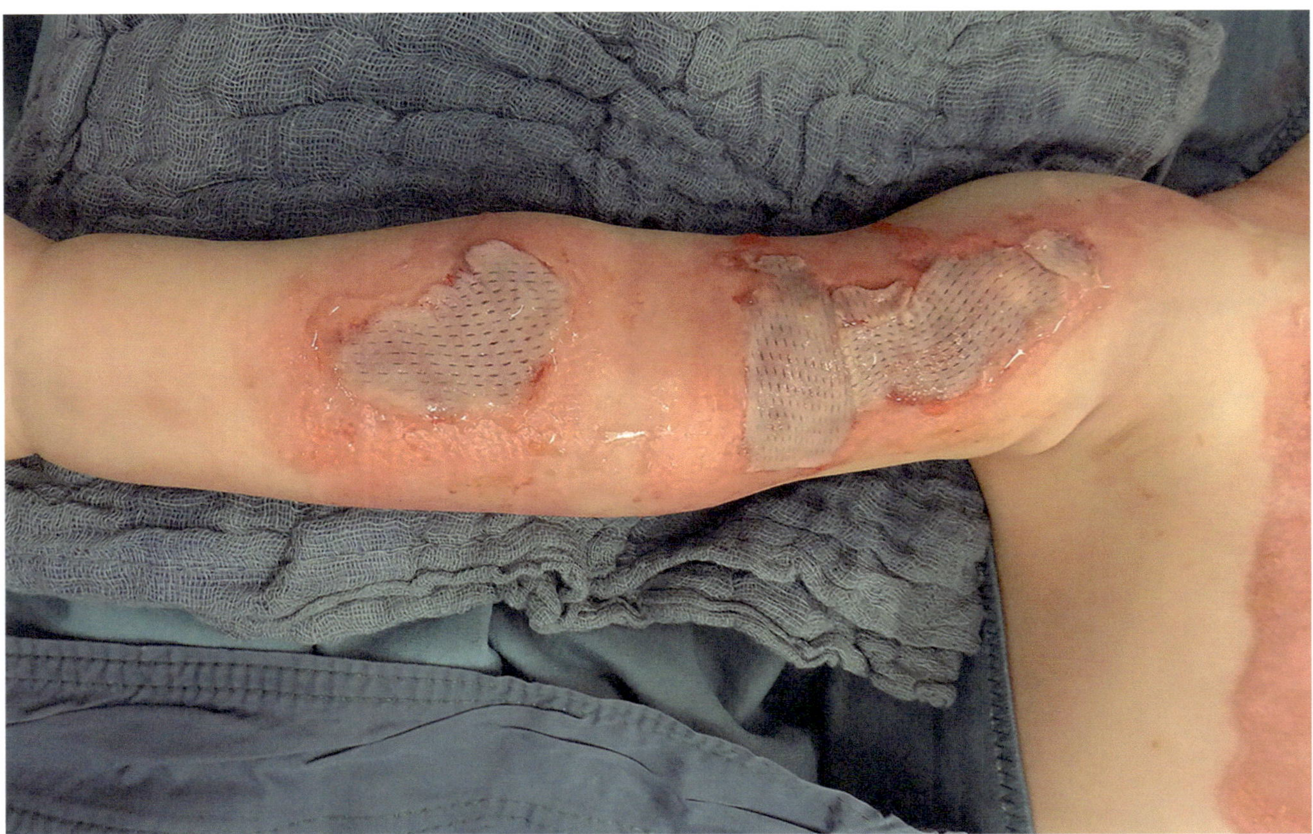

Abb. 11.81 Fixation des Spalthaut durch Fibrinkleber

11.3 Besonderheiten der Spalthaut-Transplantation an der Hand

Zur Defektdeckung an der Hand eignen sich dünne Spalthauttransplantate als Sheetgraft oder Meshgraft mit einer Expansionsrate von 1:1 bis maximal 1:1,5 (Abb. 11.82, 11.83, 11.84 und 11.85). Bei der Verwendung von Meshgraft-Transplantaten im Verhältnis 1:1 wird das typische resultierende Meshgraftmuster reduziert, dass bei größeren Expansionsraten dauerhaft prominiert (Abb. 11.86). Die Hände sind wie Gesicht und Dekolleté kosmetisch exponiert, so dass die Maschenmuster als stigmatisierend empfunden werden können und Patienten zum Teil über Jahre Handschuhe tragen. Bei der Transplantation an den Streckseiten der Finger und am Handrücken sollten die Spalthauttransplantate gelenkübergreifend angeordnet werden, da es besonders an den Transplantatgrenzen zur Schrumpfung kommt und damit funktionseinschränkende Narben resultieren können (Abb. 11.87).

Je stärker die mechanische Belastung des Transplantats, desto dicker sollte die Spalthaut ausgewählt werden. Am Handrücken und den Streckseiten der Finger reicht in der Regel eine Schichtdicke von 0,2 mm aus. Hingegen sind die palmaren Bereiche der Finger, vor allem die Fingerbeeren und die Hohlhand einer stärkeren mechanischen Belastung ausgesetzt, so dass bei Verwendung von Spalthaut in diesem Bereich eine Schichtdicke von 0,3–0,4 mm gewählt werden sollte (Abb. 11.88). Bei ausgestanzten Defekten und bei palmarer Defektlokalisation eignet sich als alternatives Vorgehen die Vollhaut-Transplantation (Abb. 11.89; siehe Kap. 13).

Um eine dermale Verschiebeschicht bei Defekten mit komplettem Dermisverlust zu erhalten, stehen dermale Ersatzmatrices zur Verfügung. Diese bestehen aus einem dreidimensionalen Gerüst aus Kollagen (mit Elastin und Hyaluronsäure), wobei sich die Zusammensetzung je nach Hersteller unterscheidet (Abb. 11.90) [45].

Die Fixierung der Spalthauttransplantate im Bereich der Finger kann mittels Einzelknopfnähte erfolgen, auch Klammern (Skinstapler) werden benutzt, wobei die Klammern bei kindlichen Fingern zu Gefäßverletzungen führen können. Einige Operateure verwenden Fibrinkleber zur Spalthautfixierung an der Hand.

Die konsequente Immobilisation ist bei der Hauttransplantation an der Hand unbedingte Voraussetzung für den Transplantaterfolg. Um eine gute Anhaftung der Transplantate an den Wundgrund zu erhalten und um Scherkräfte auf die Transplantate zu vermeiden, sollten leicht kompri-

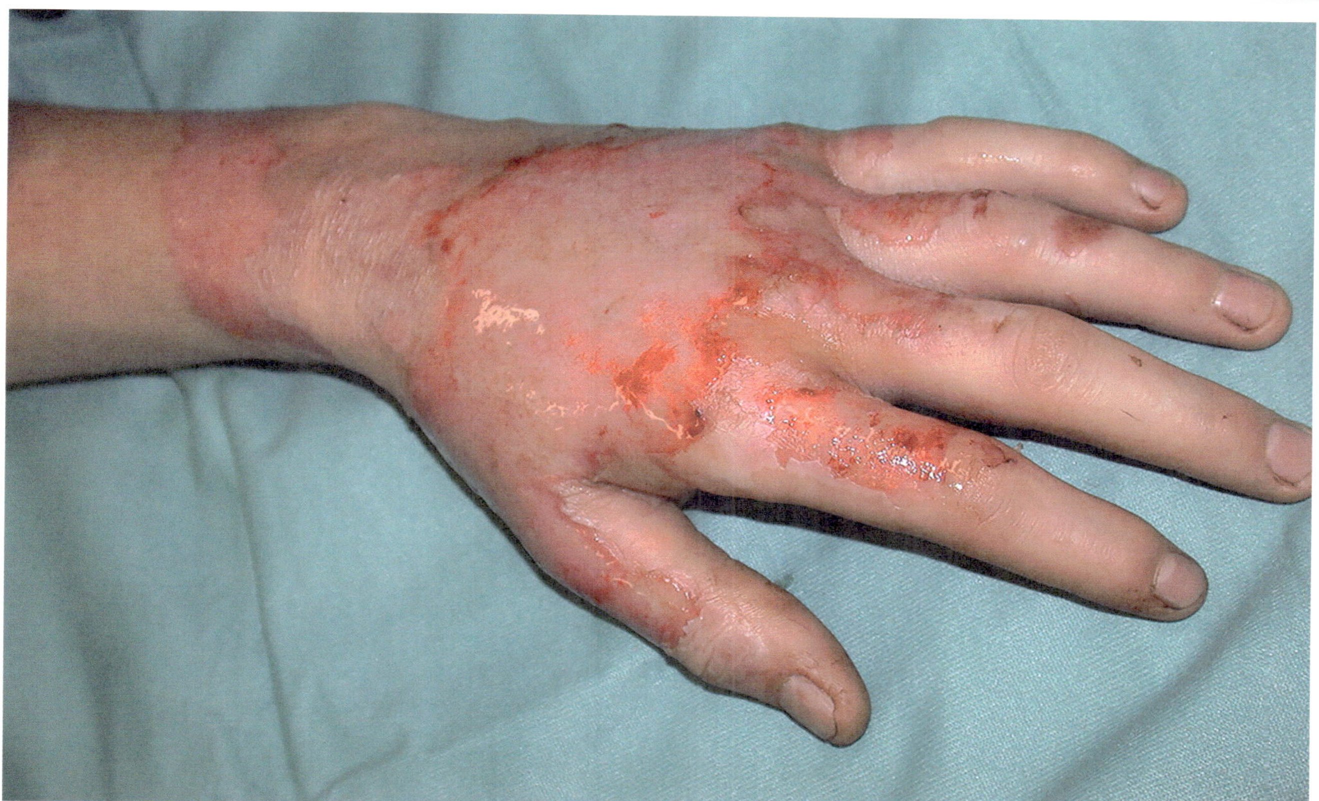

Abb. 11.82 Defektwunde am rechter Handrücken

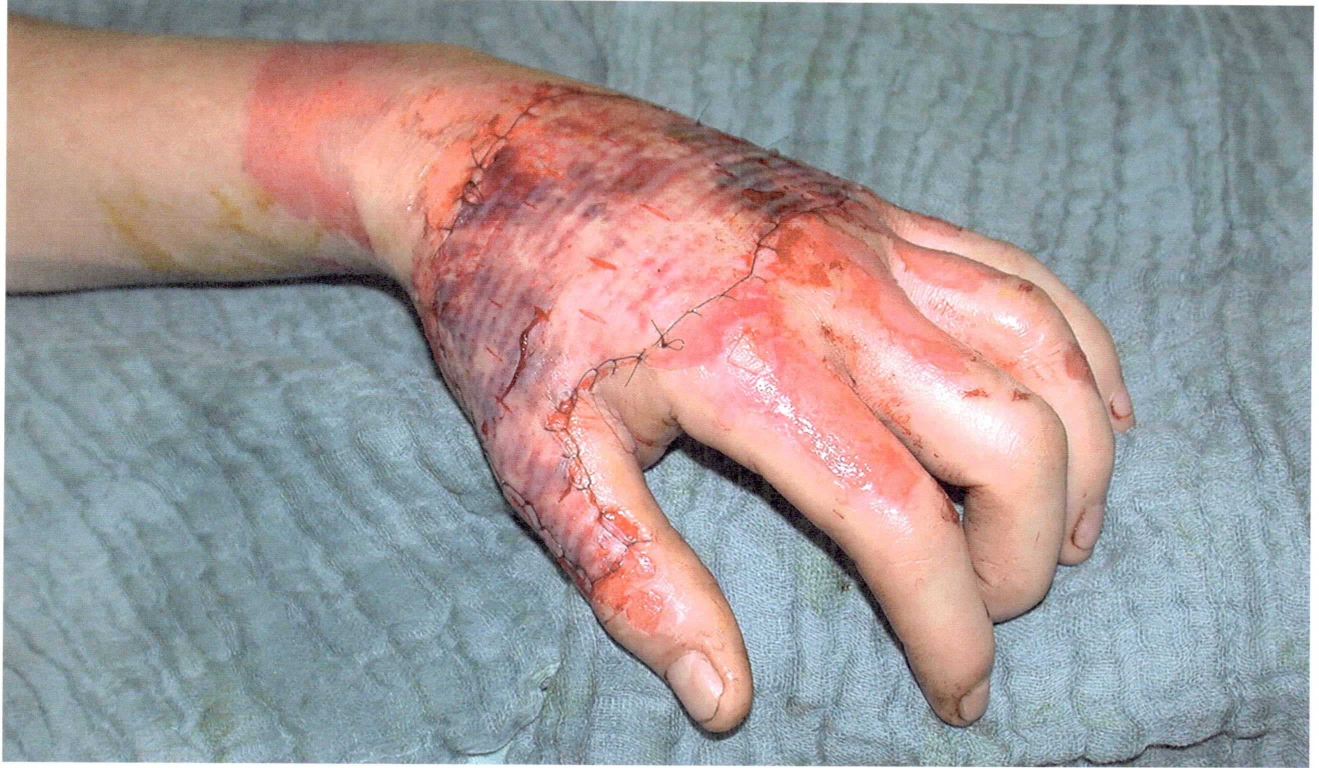

Abb. 11.83 Sheetgraft-Transplantation am rechten Handrücken mit Fixationsnähten und gelenkübergreifendem Transplantat

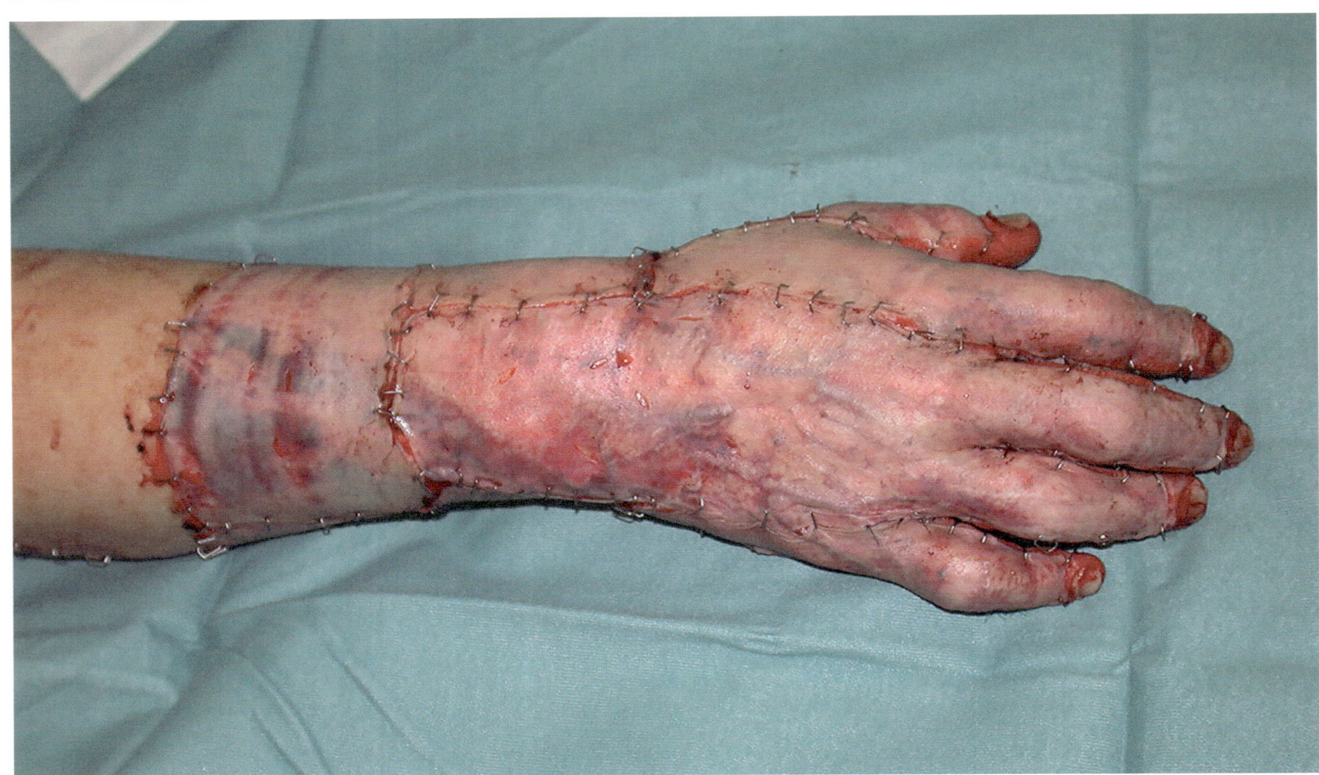

Abb. 11.84 Sheetgraft Transplantation am rechten dorsalen Unterarm und der rechten Hand

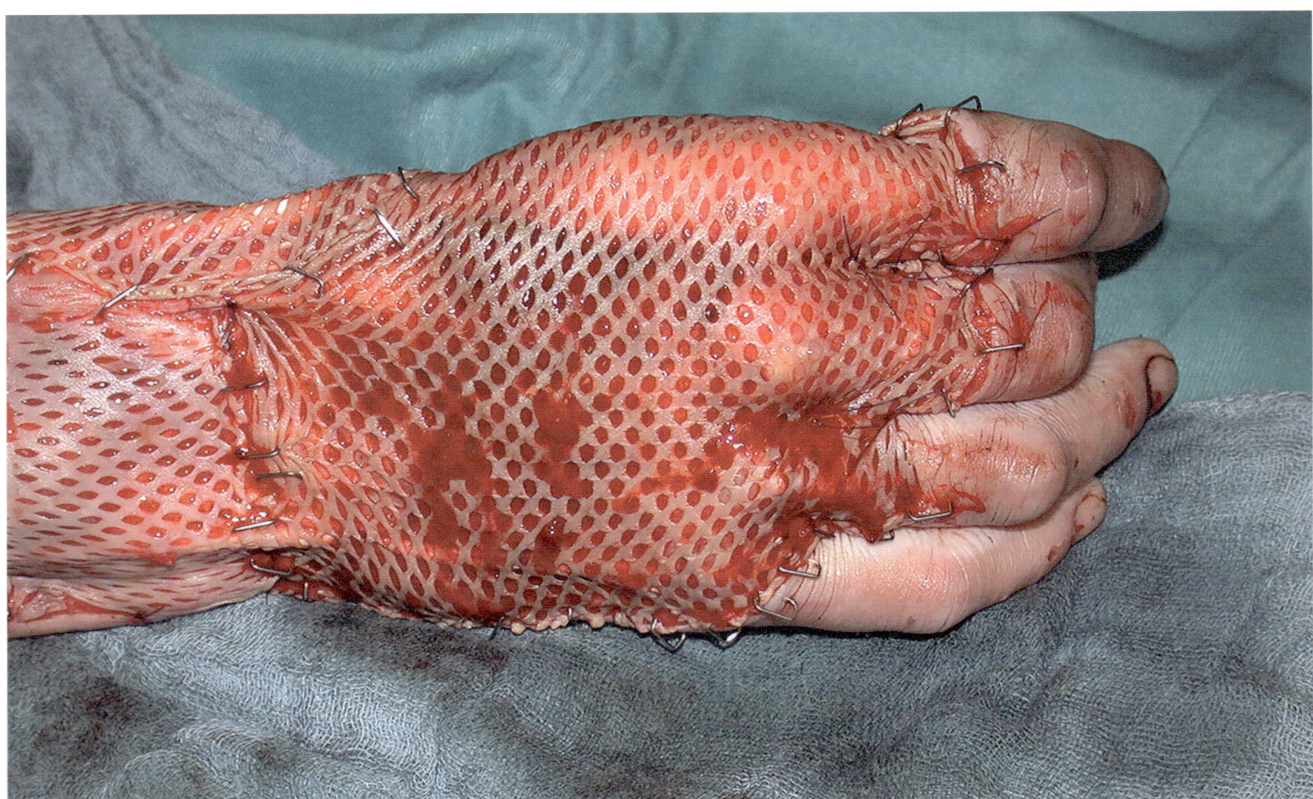

Abb. 11.85 Meshgraft-Transplantation im Verhältnis 1:1, 5 an der rechten Hand

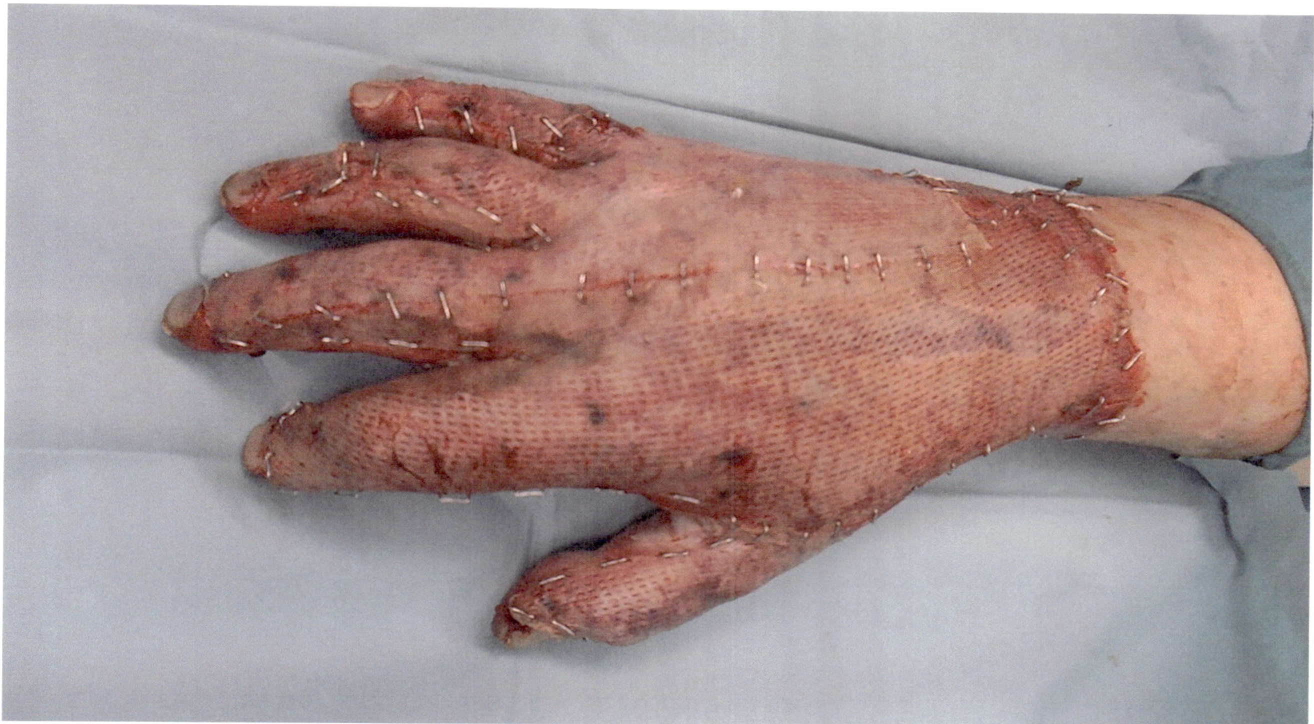

Abb. 11.86 Meshgraft Transplantation an der rechten Hand ohne Expansion

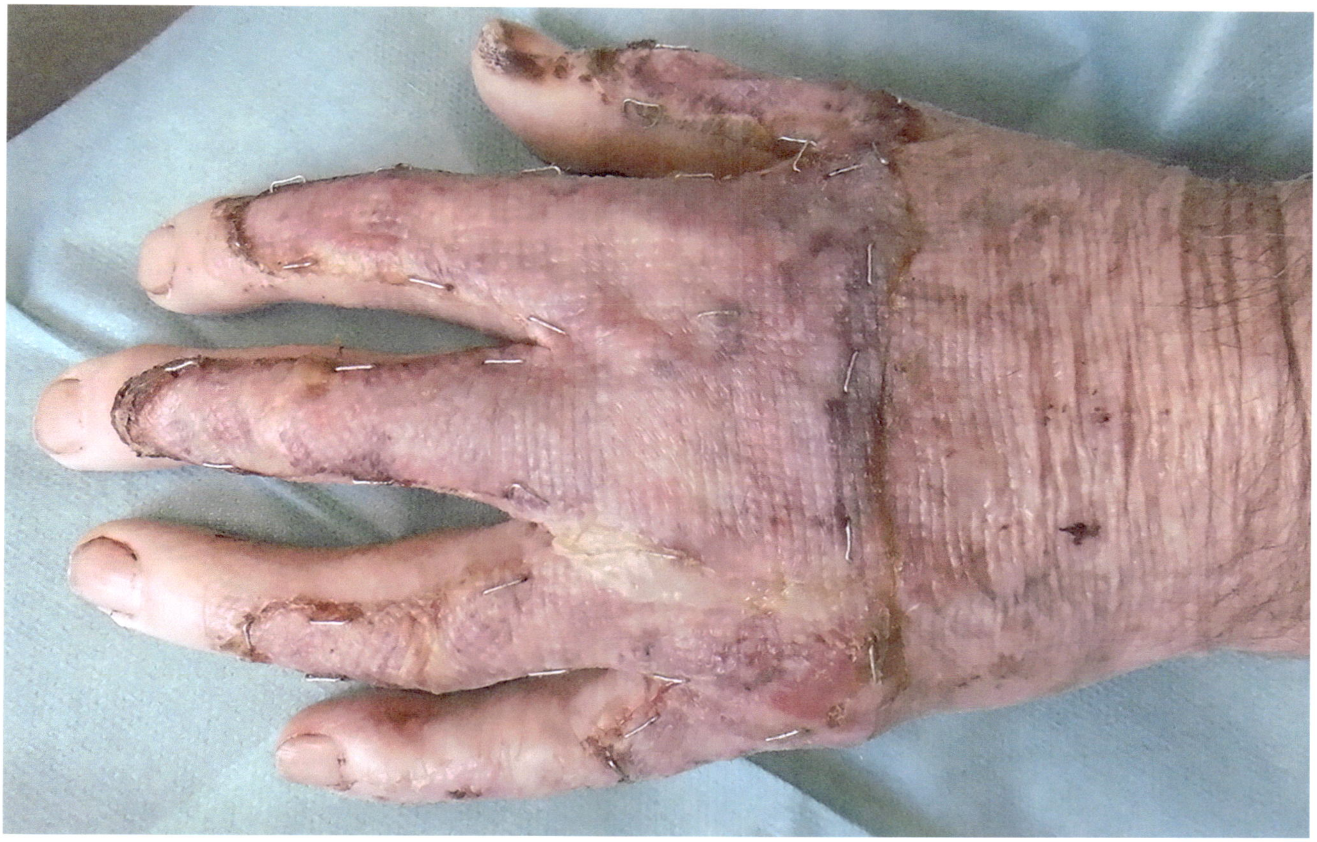

Abb. 11.87 Gelenkübergreifendes Sheetgraft-Transplantat

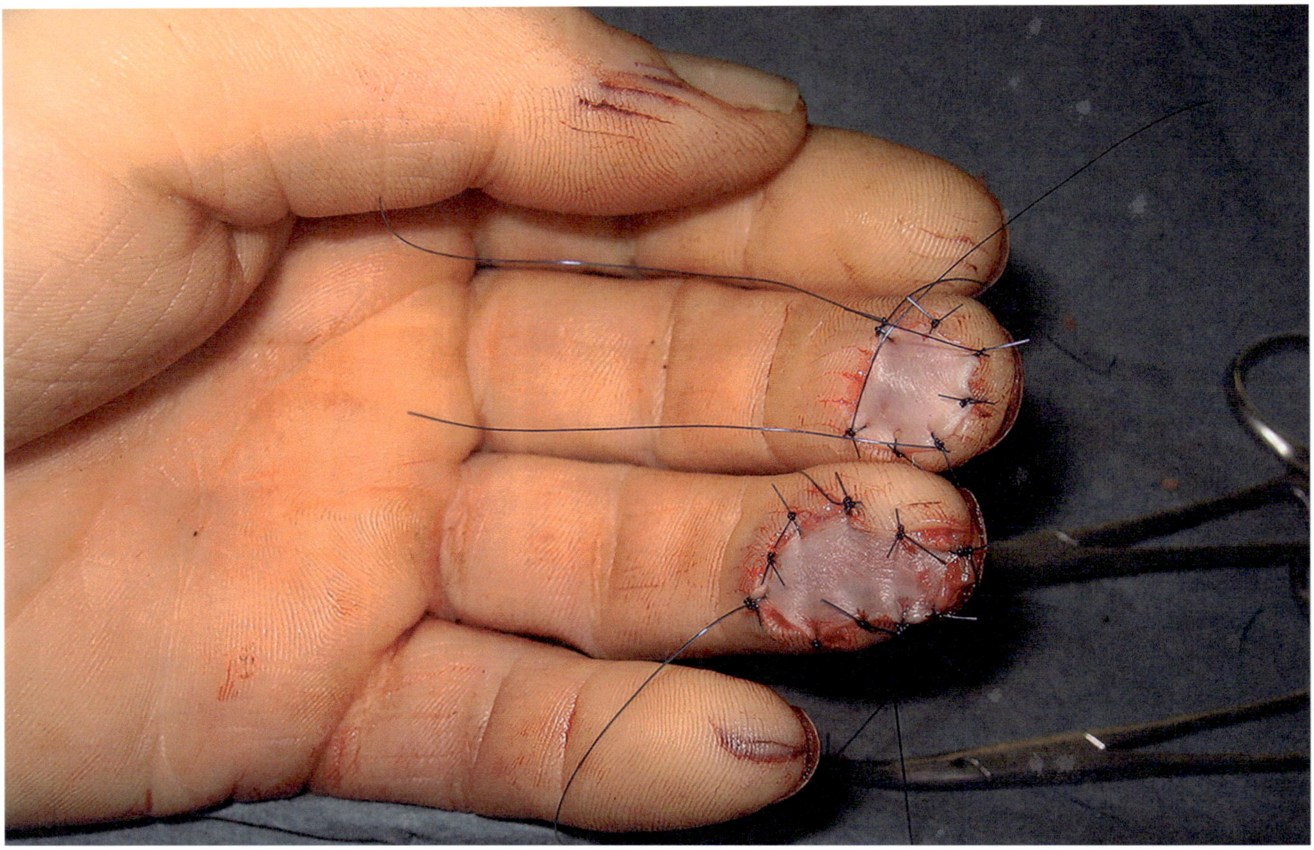

Abb. 11.88 Sheetgraft Transplantation an den palmaren Fingerspitzen Dig. III und IV links

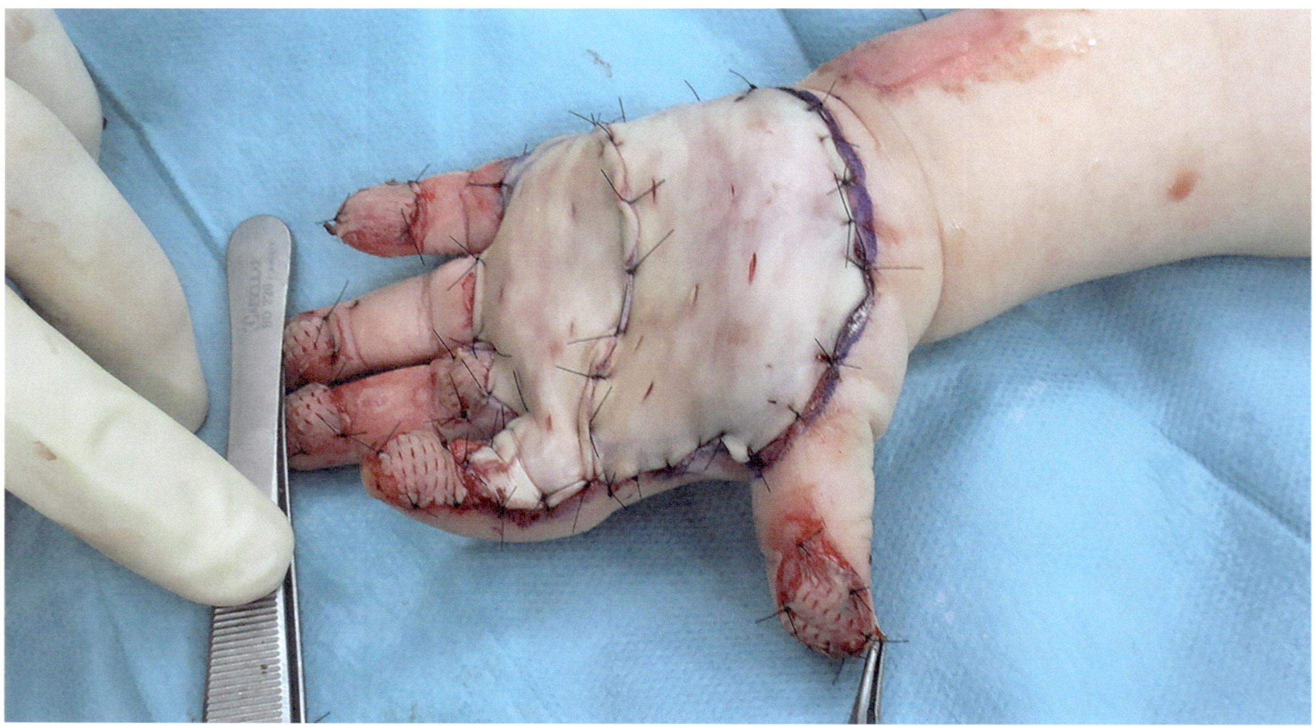

Abb. 11.89 Vollhauttransplantation an der rechten palmaren Handfläche

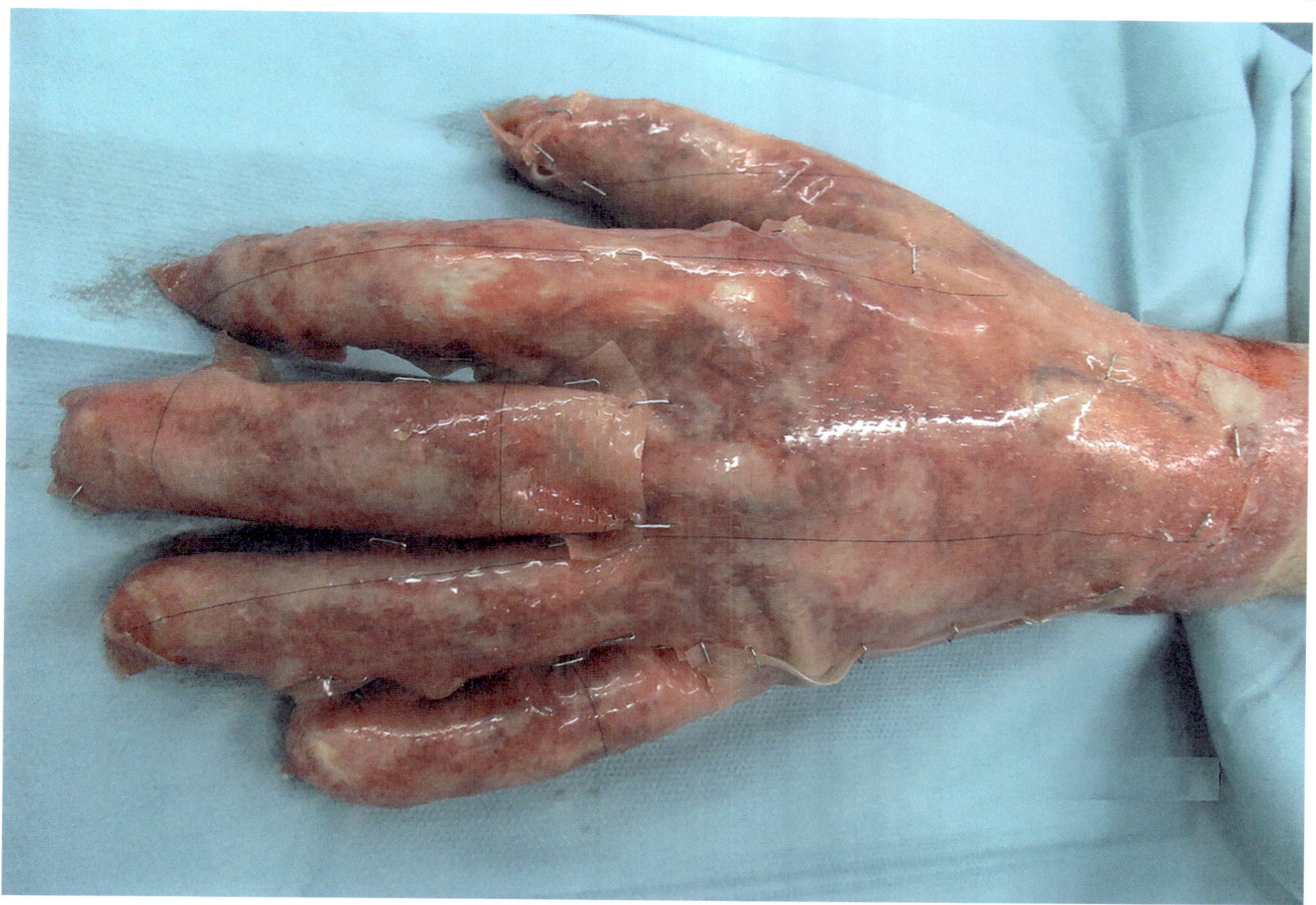

Abb. 11.90 Gemeshter Dermisersatz Integra®

mierende Verbände und eine Schiene zur Immobilisierung angelegt werden. Der Verband sollte unter mäßigem Zug erfolgen, darf jedoch auf keinen Fall die Fingerdurchblutung beeinträchtigen. Wichtig ist, dass jeder Finger einzeln verbunden wird, um eine Mazeration der gesunden Haut und ein Verkleben zu verhindern (Abb. 11.91) [46]. Gesunde Finger sollten dabei zum Beüben ausgespart bleiben (Abb. 11.92). Für den Unterdruckverband gibt es spezielle Handschuhe, die eine Vacuum-Anlage erleichtern (Abb. 11.93, 11.94 und 11.95).

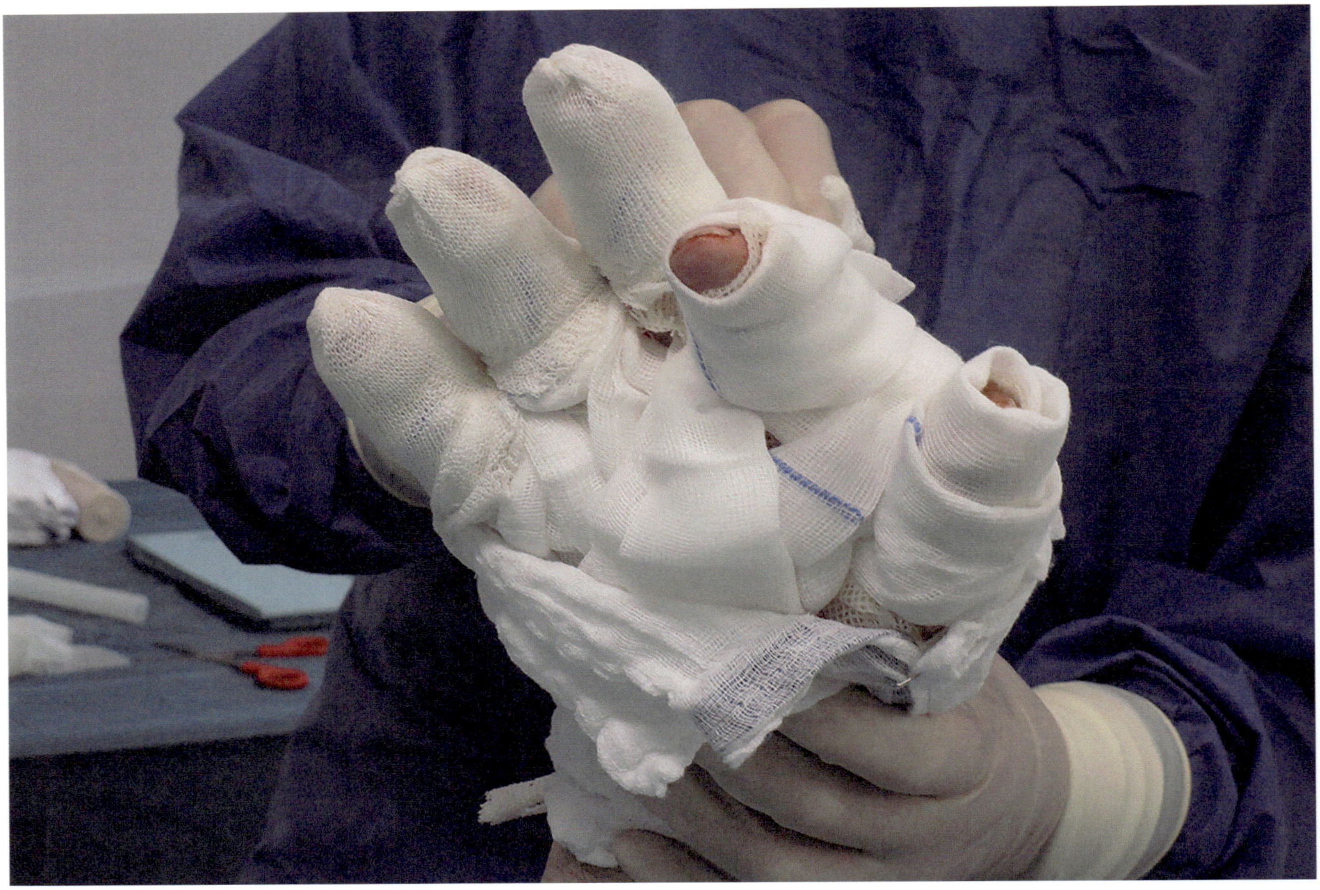

Abb. 11.91 Einzelfingerverband nach Hauttransplantation

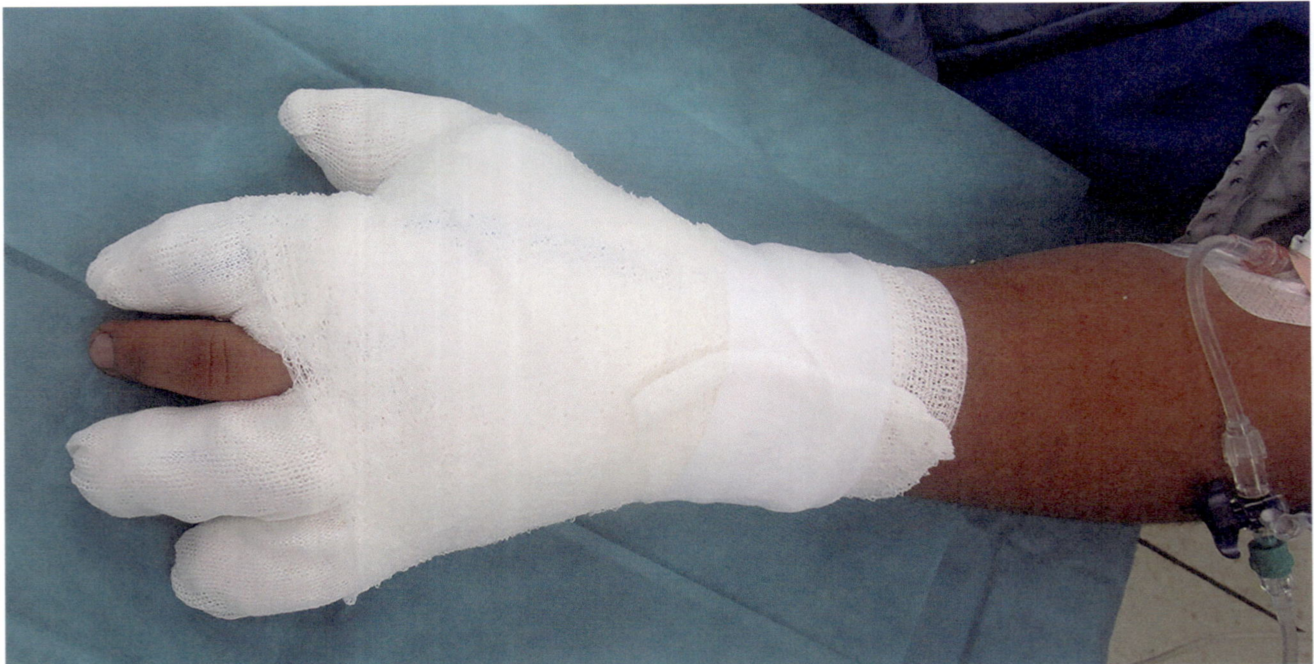

Abb. 11.92 Einzelfingerverband mit Auslassen des gesunden Fingers

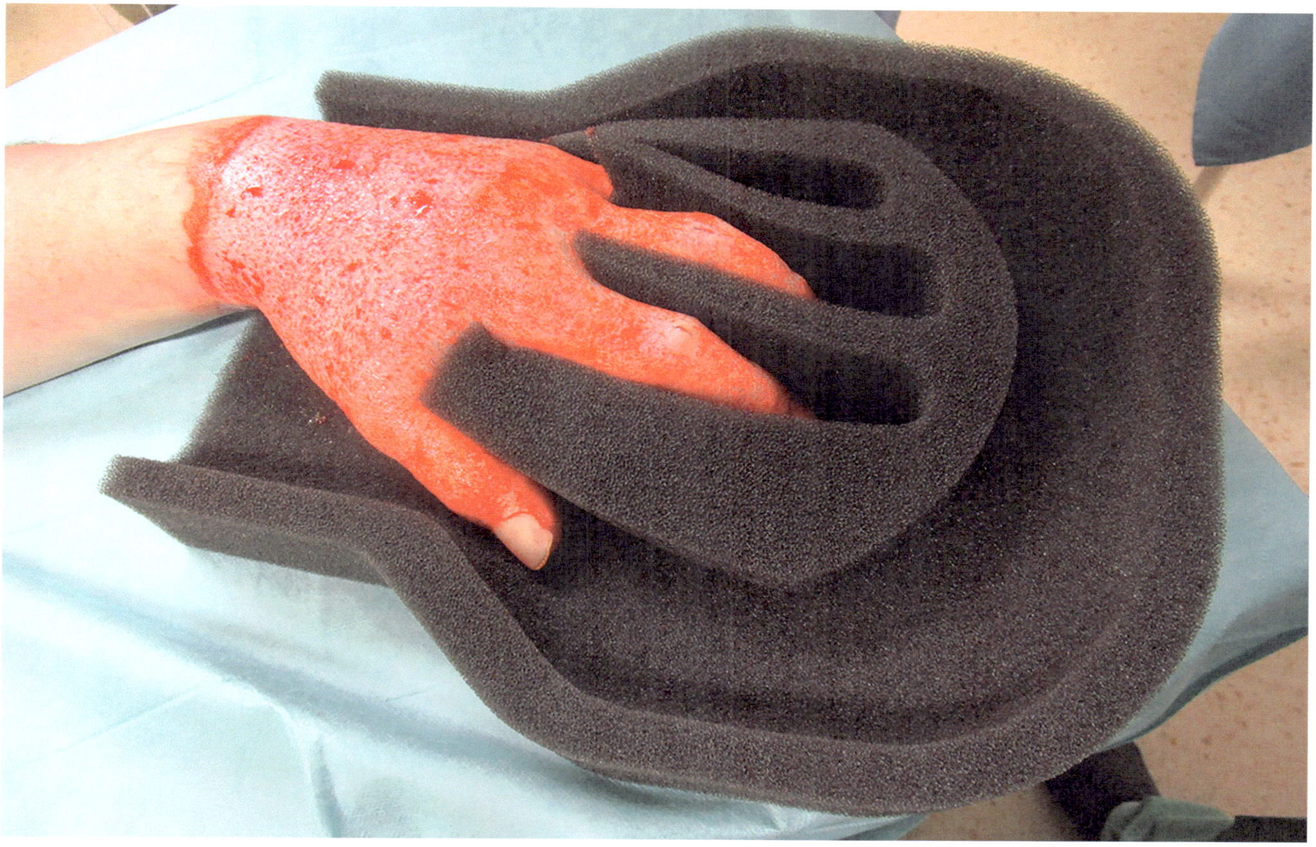

Abb. 11.93 VAC (Vacuum Assisted Closure) Anlage mit einem geformten Schaumhandschuh

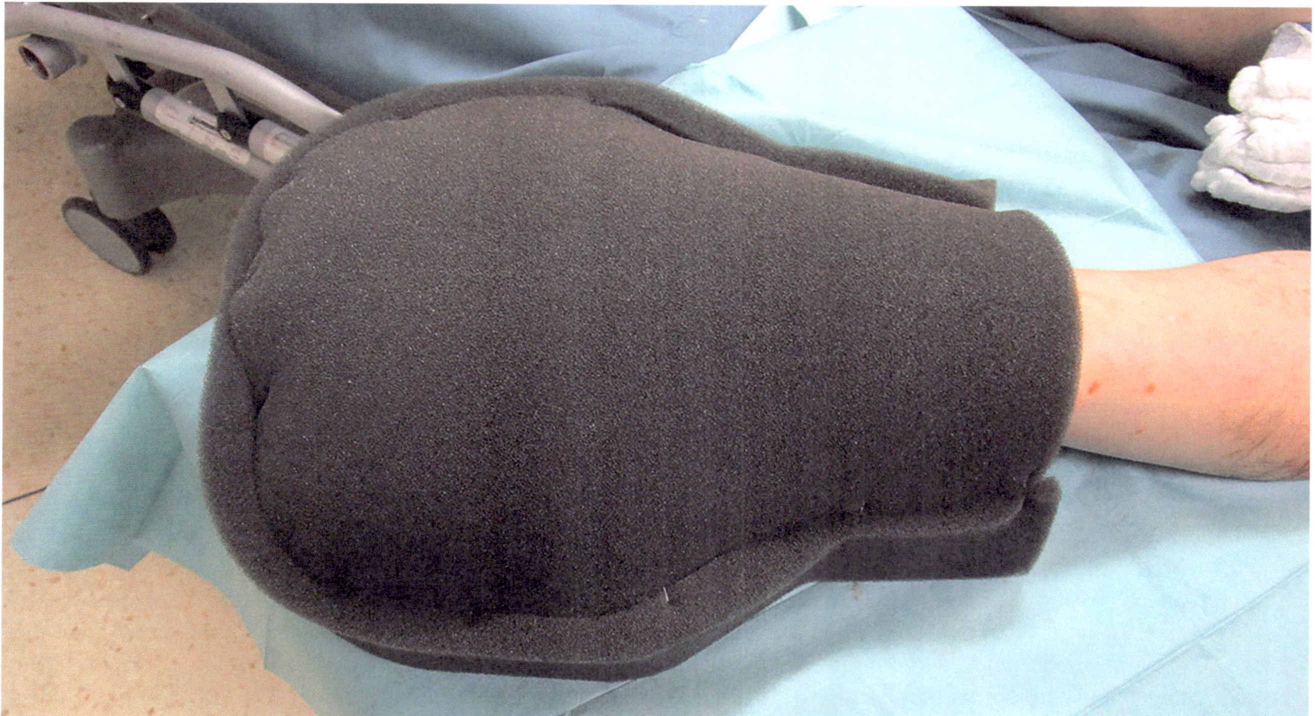

Abb. 11.94 Tacker erleichtern die Anlage des VAC Handschuhs

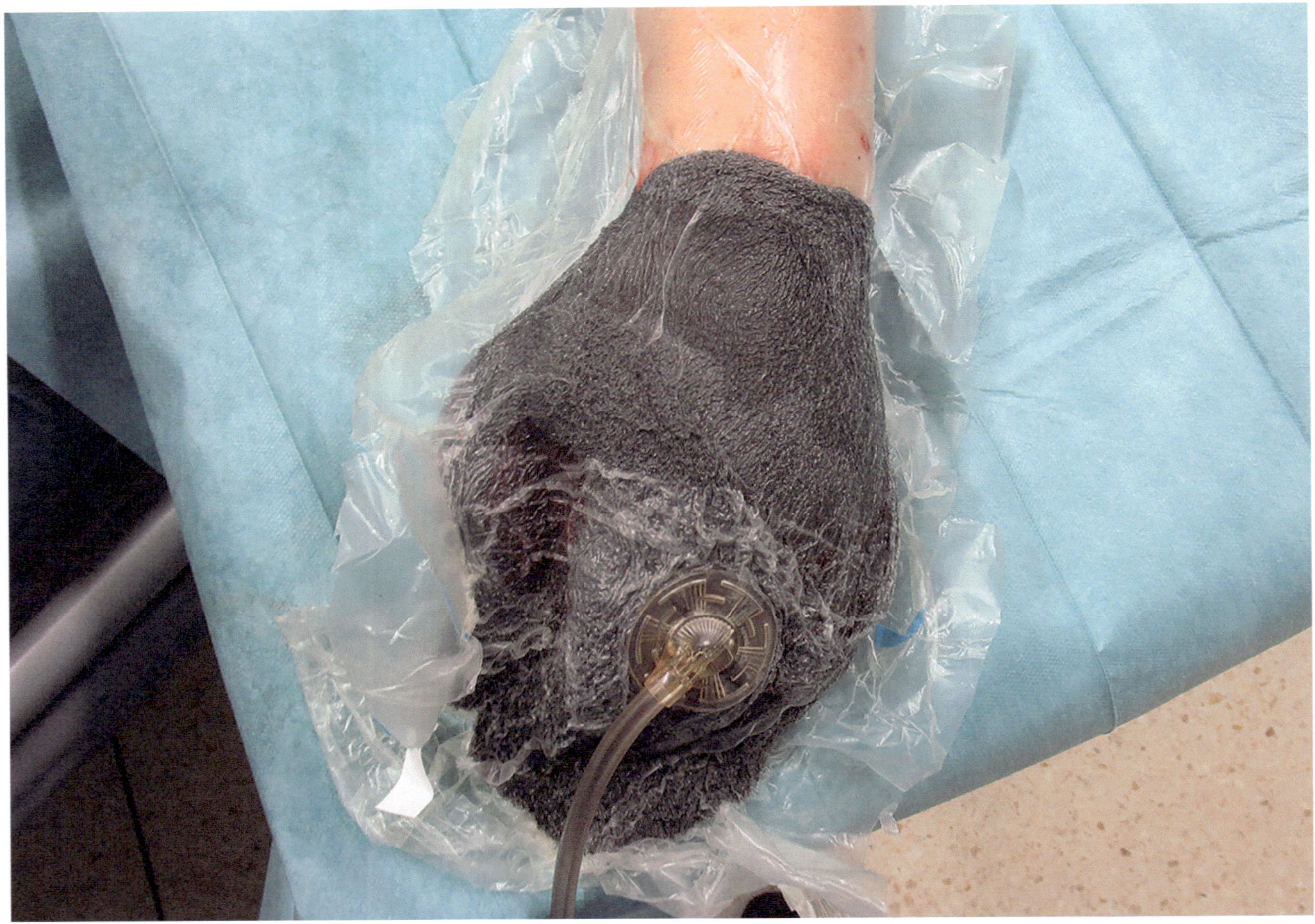

Abb. 11.95 Zustand nach Anlage des Unterdrucks

11.4 Besonderheiten der Spalthaut-Transplantation im Gesicht

Das Gesicht ist Spiegel der Emotionen und kommuniziert die individuelle Identität durch Ausdruck und Mimik. Das Gesicht beherbergt zudem wichtige funktionale Bereiche wie Lidschluss und Mundöffnung. Gesichtsverbrennungen können diese wichtigen funktionellen Strukturen zerstören und zu Schmerzen, stigmatisierenden Narben, Schwellungen und Kontrakturen mit dauerhaften physischen und psychischen Folgeerscheinungen führen [47].

Bei operationspflichtigen Wunddefekten (IIb°) im Gesichtsbereich mit noch erhaltenen dermalen Anteilen bieten sich Kulturhautverfahren an. Dabei werden autologe Keratinozyten im Labor gezüchtet und als Kulturhaut-Sheet auf die Wunden aufgetragen (Kap. 14, Abb. 11.96, 11.97 und 11.98). Gezüchtete (kultivierte) Keratinozyten sind neben der Anzüchtung auf einem Sheet als Suspension subkonfluenter, schnell proliferierender Zellen erhältlich. Der Vorteil besteht in einer verkürzten Kultivierungsdauer, so dass die Keratinozyten bereits nach einer Woche verfügbar sind und auf die Wunde gesprüht werden können [48]. Auch intraoperativ gewonnene Zellsuspensionen sind bei Gesichtsverbrennung sinnvoll einsetzbar (Abb. 11.99) [49].

Bei drittgradigen Verbrennungen im Gesicht stellt die frühzeitige Nekrektomie und suffiziente Wundkonditionierung vor der eigentlichen Transplantation das bestes Therapieverfahren dar (Abb. 11.100 und 11.101) [50]. Um vitale, subdermale Gewebeschichten zu erhalten, wird die Nekrektomie so exakt wie möglich mittels Weckmesser oder mittels Versajet[R] durchgeführt, bis sich ein gut blutender, vitaler Wundgrund darstellt (Abb. 11.102, 11.103 und 11.104) [51]. In der Phase der Frühnekrektomie finden sich bei Gesichtsverbrennungen noch ausgeprägte Ödeme im Wundbereich, die eine frühe Versorgung durch Spalthauttransplantate verhindern. Zum temporären Verschluss ist azelluläre Fremdhaut (Allograft) ein Mittel der Wahl. Die Fremdhaut wird teilweise inkorporiert und zeigt so die Vitalität des Wundbettes an. Verbleiben Kollagenanteile der transplantierten Fremdhaut dienen als neue dermale Anteile in der Wunde. Diese Kollagene sind wichtig für eine erfolgreiche Transplantation im Labor kultivierter Keratinozyten, da diese in Abwesenheit dermaler Strukturen schlechter anheilen [52]. Dermaler Ersatz kann darüber hinaus durch die Transplantation von Dermisersatzmatrices erreicht werden (Abb. 11.105 und 11.106).

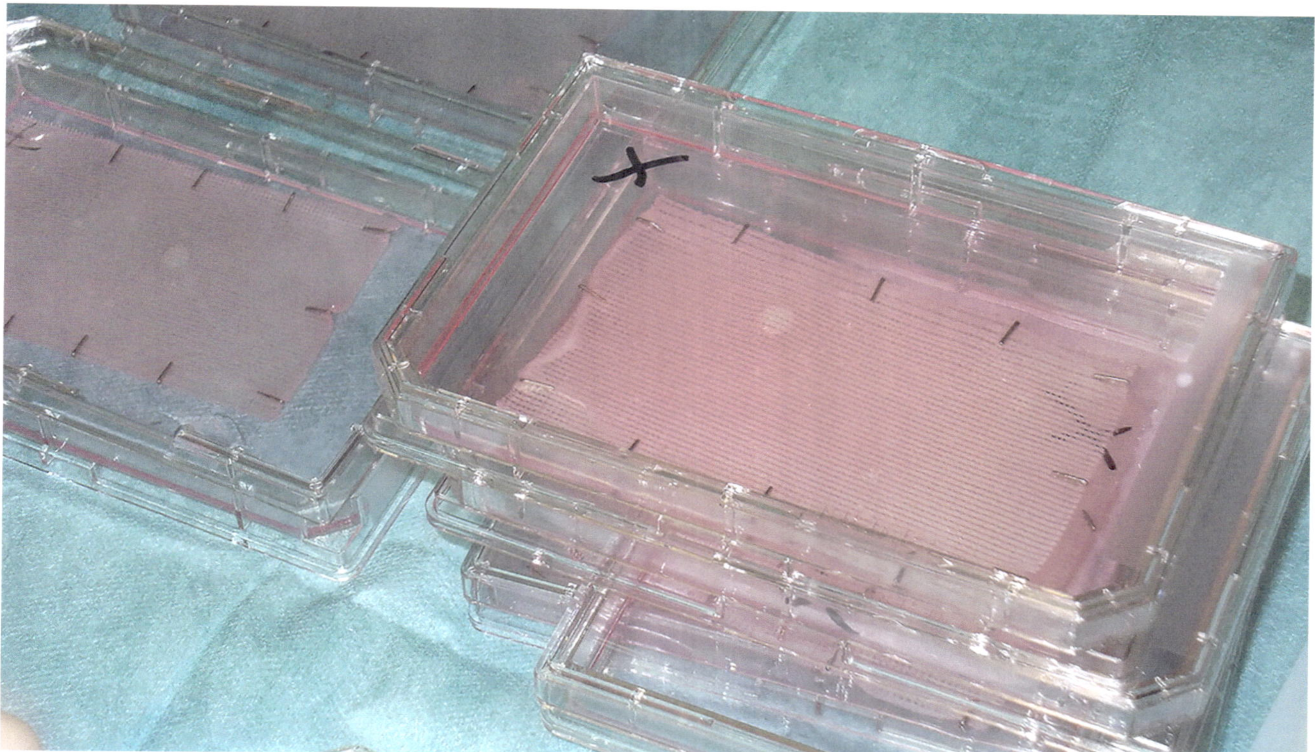

Abb. 11.96 Kulturhautsheets (CEA)

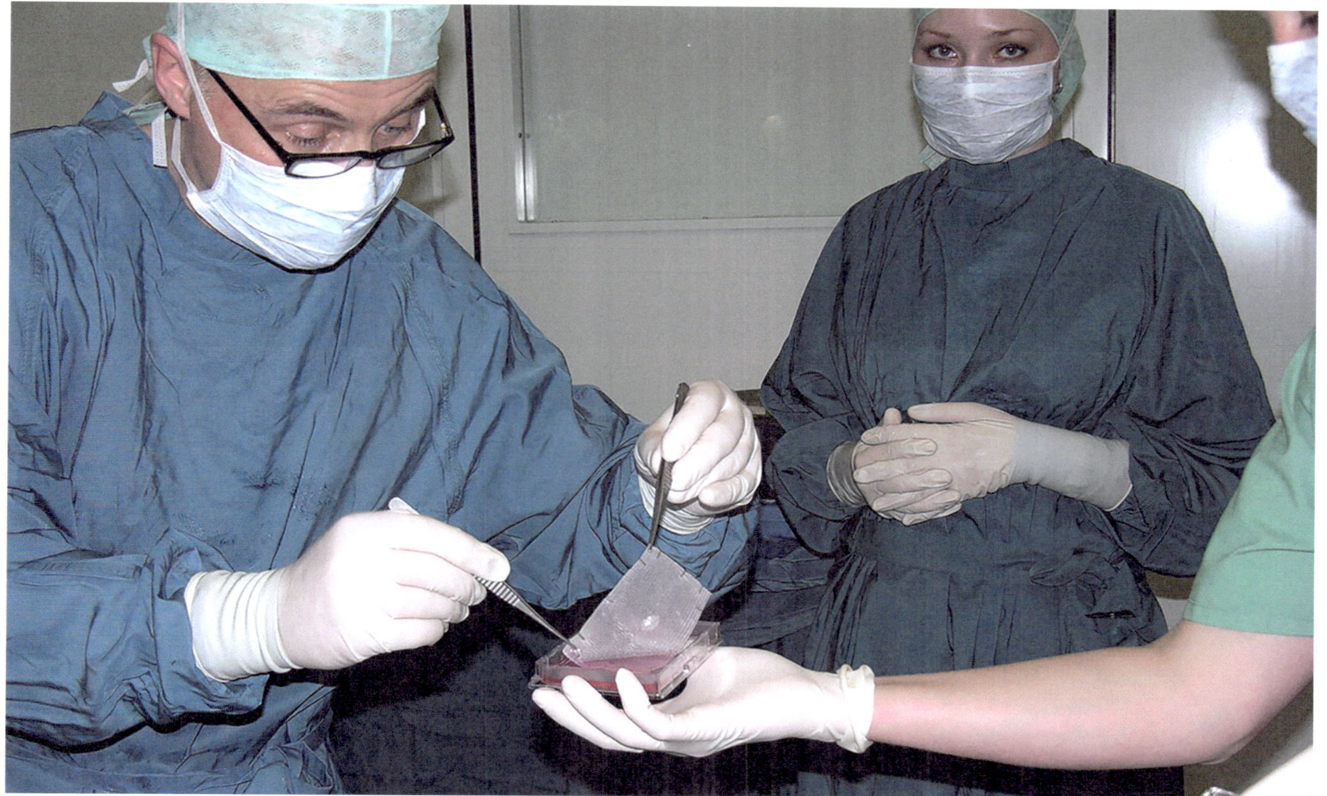

Abb. 11.97 Transplantation der sehr fragilen Kulturhautsheets

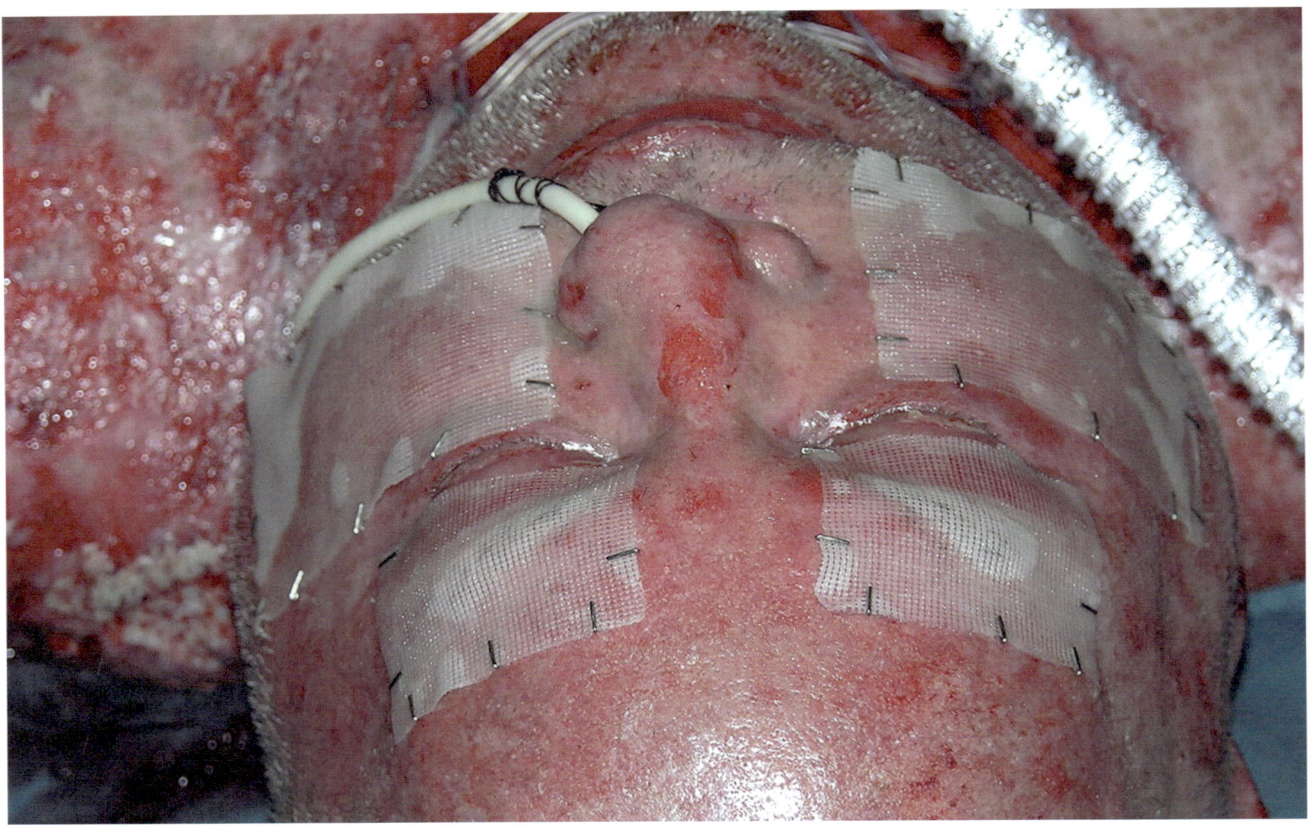

Abb. 11.98 Transplantation im Labor kultivierter Keratinozyten im Gesicht

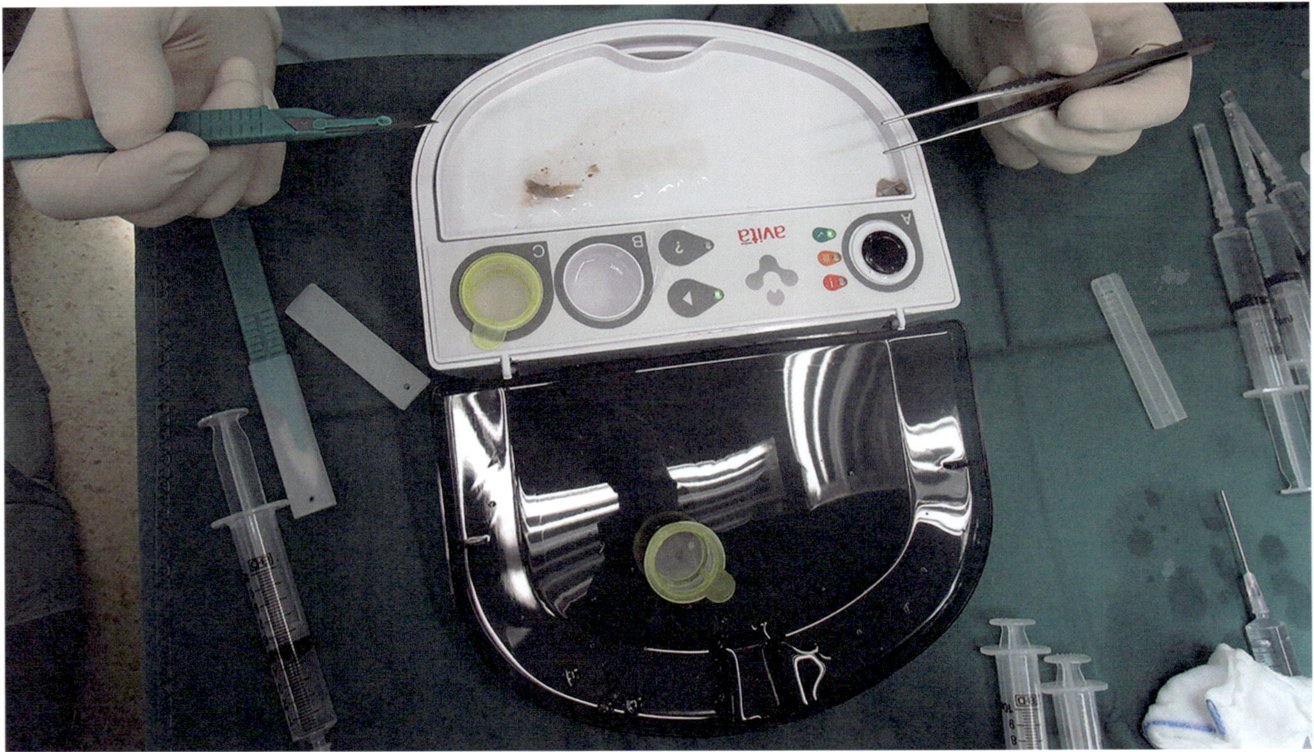

Abb. 11.99 Intraoperativ gewonnene Zellsuspension Recell®

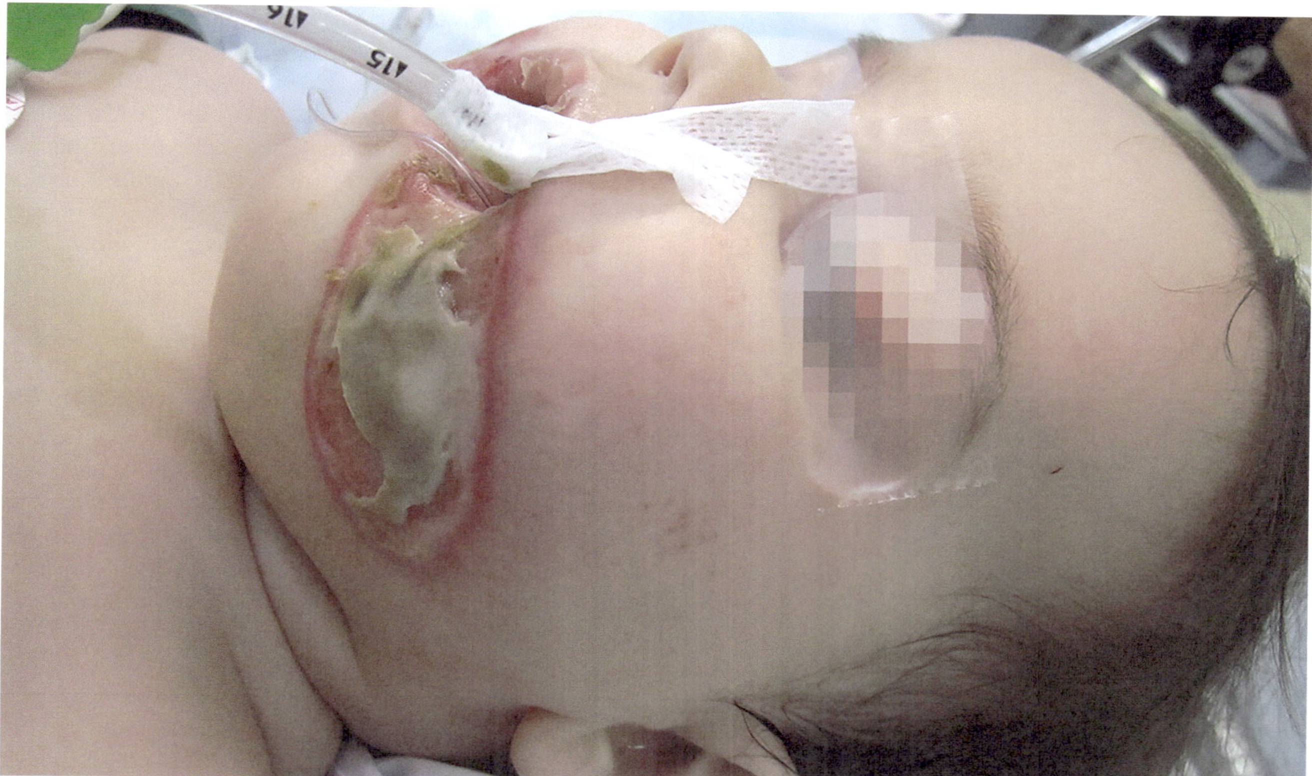

Abb. 11.100 III° gradige Kontaktverbrennung an der linken Wange

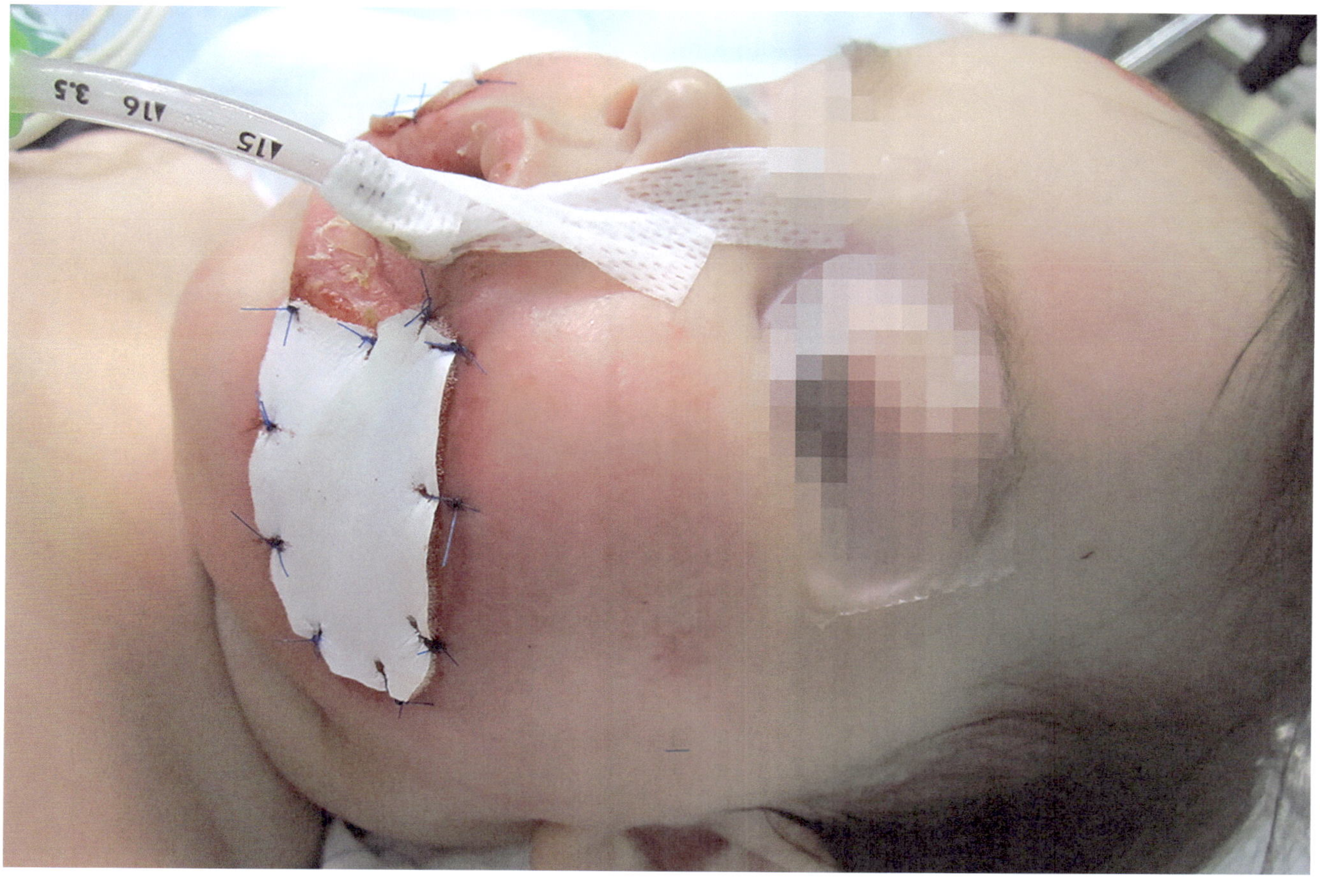

Abb. 11.101 Wundkonditionierung mittels Epigard

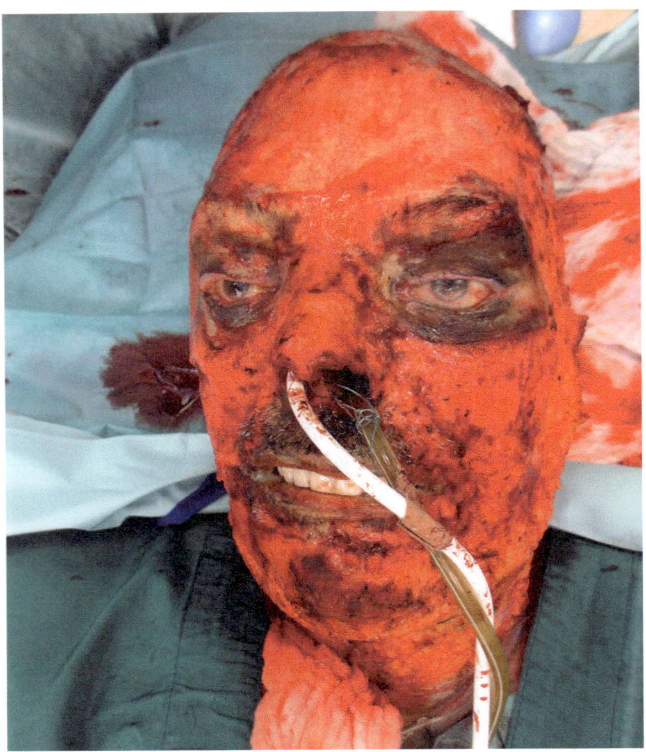

Abb. 11.102 III° Verbrennungen im Gesicht, Befund nach Nekrosektomie

Vor der definitiven Wundversorgung mittels Spalthauttransplantation sollte jegliches Granulationsgewebe mechanisch abgetragen werden, um eine überschießende Narbenbildung zu verringern. Die Hauttransplantation im Gesicht erfolgt durch autologe Spalthauttransplantate entsprechend der ästhetischen Zonen [53]. Sheet Transplantate sind kosmetisch günstig, da sich bei diesen Transplantaten kein Gittermuster im Verlauf darstellt, das in typischer Weise bei der Größenexpansion (Meshgraft) auftritt (Abb. 11.107, 11.108, 11.109 und 11.110). Die Spalthauttransplantate können alternativ im Größenverhältnis 1:1 gemesht (nicht expandiert) werden, da nur ein sehr geringer kosmetischer Unterschied zwischen Sheetgraft und unexpandiertem Meshgraft im Verhältnis 1:1 resultiert (Abb. 11.111) [54]. Bei Kindern können die Spalthauttransplantate aufgrund des größeren Kopfvolumens am rasierten Kopf entnommen werden, um sichtbare Textur- und Pigmentstörungen an den Spenderarealen zu vermeiden. Problematisch bei der Hauttransplantation im Gesicht ist die postoperative Kontraktur der transplantierten Spalthaut, die das anfänglich oft ausgezeichnete Ergebnis deutlich reduziert. Trotz der Fortschritte in der Verbrennungsmedizin ist das operative Ergebnis nach drittgradigen Verbrennungen im Gesicht nach wie vor unbefriedigend (Abb. 11.112, 11.113, 11.114, 11.115, 11.116 und 11.117) [55, 56].

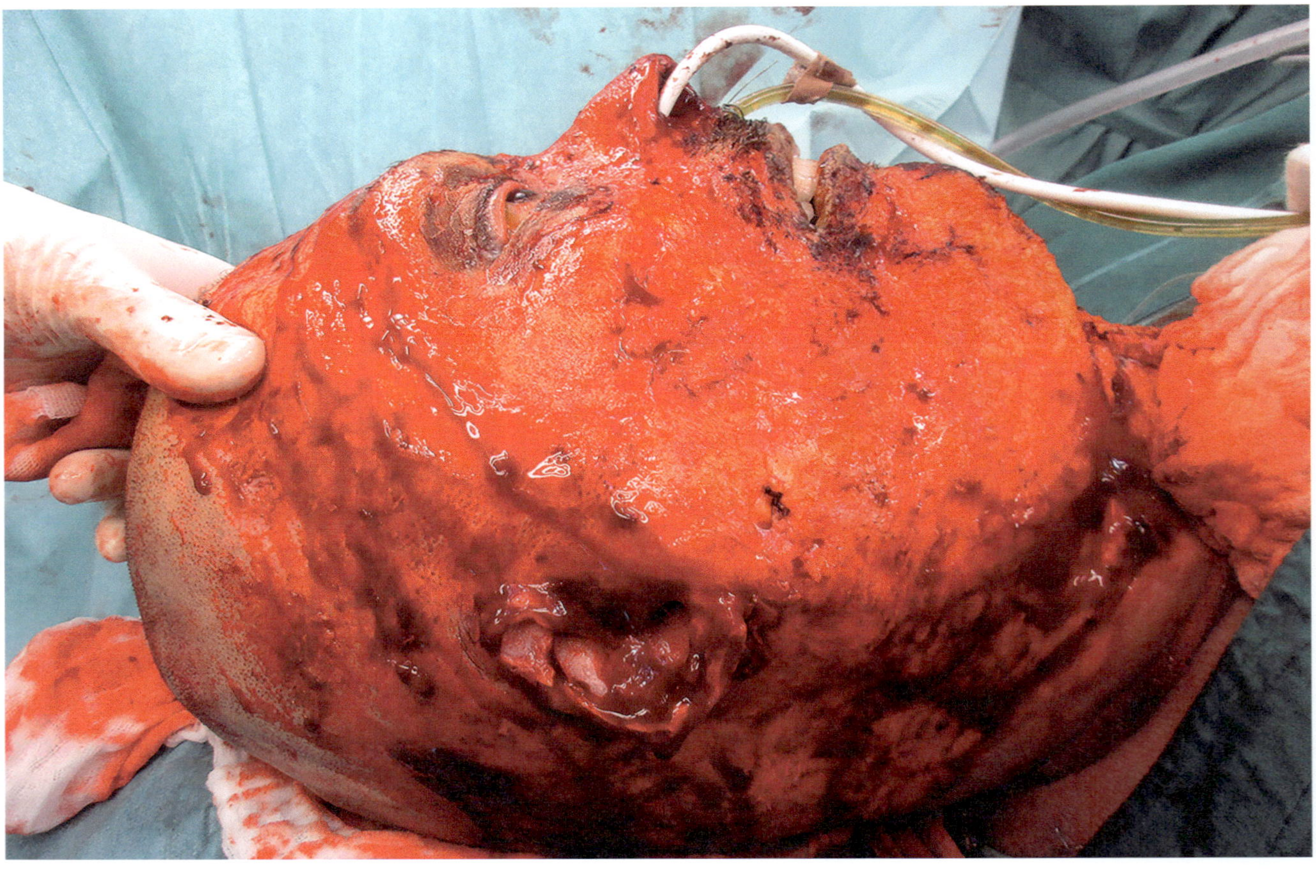

Abb. 11.103 Vitaler, gut blutender Wundgrund nach Wundkonditionierung

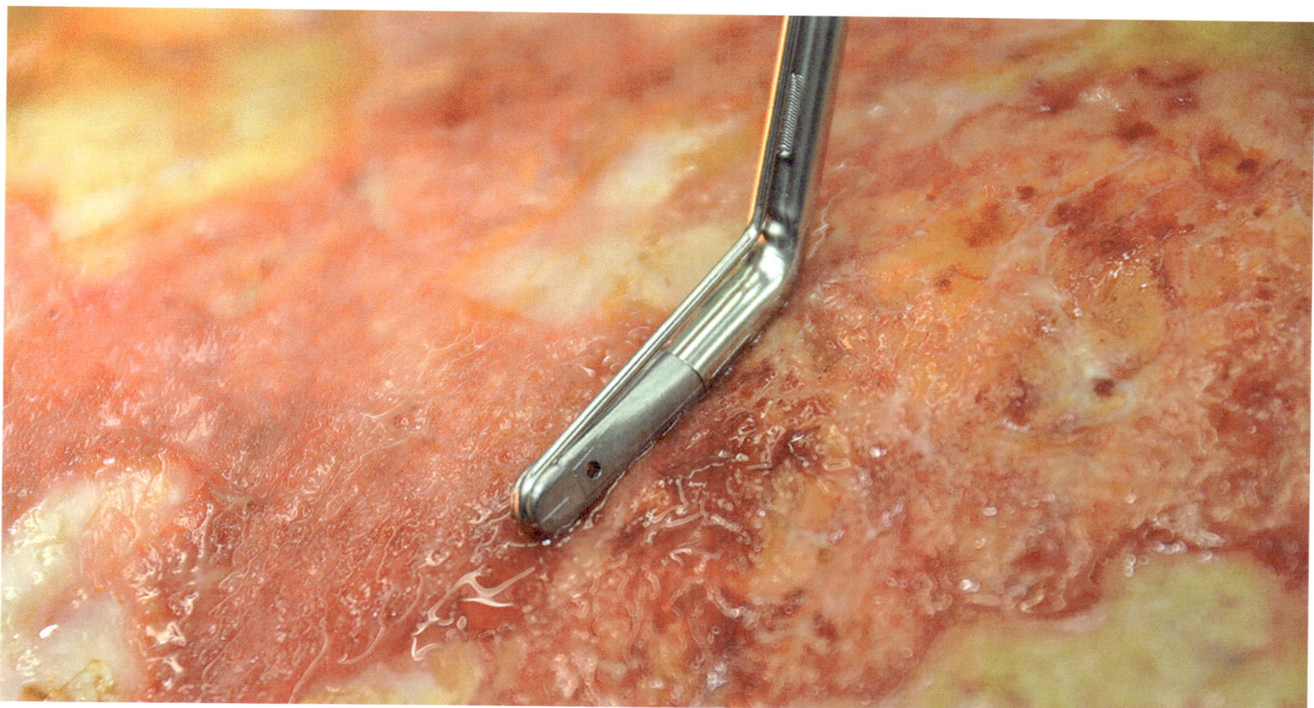

Abb. 11.104 Mit dem Versajet® lassen sich ultradünne nekrotische Gewebsschichten abtragen

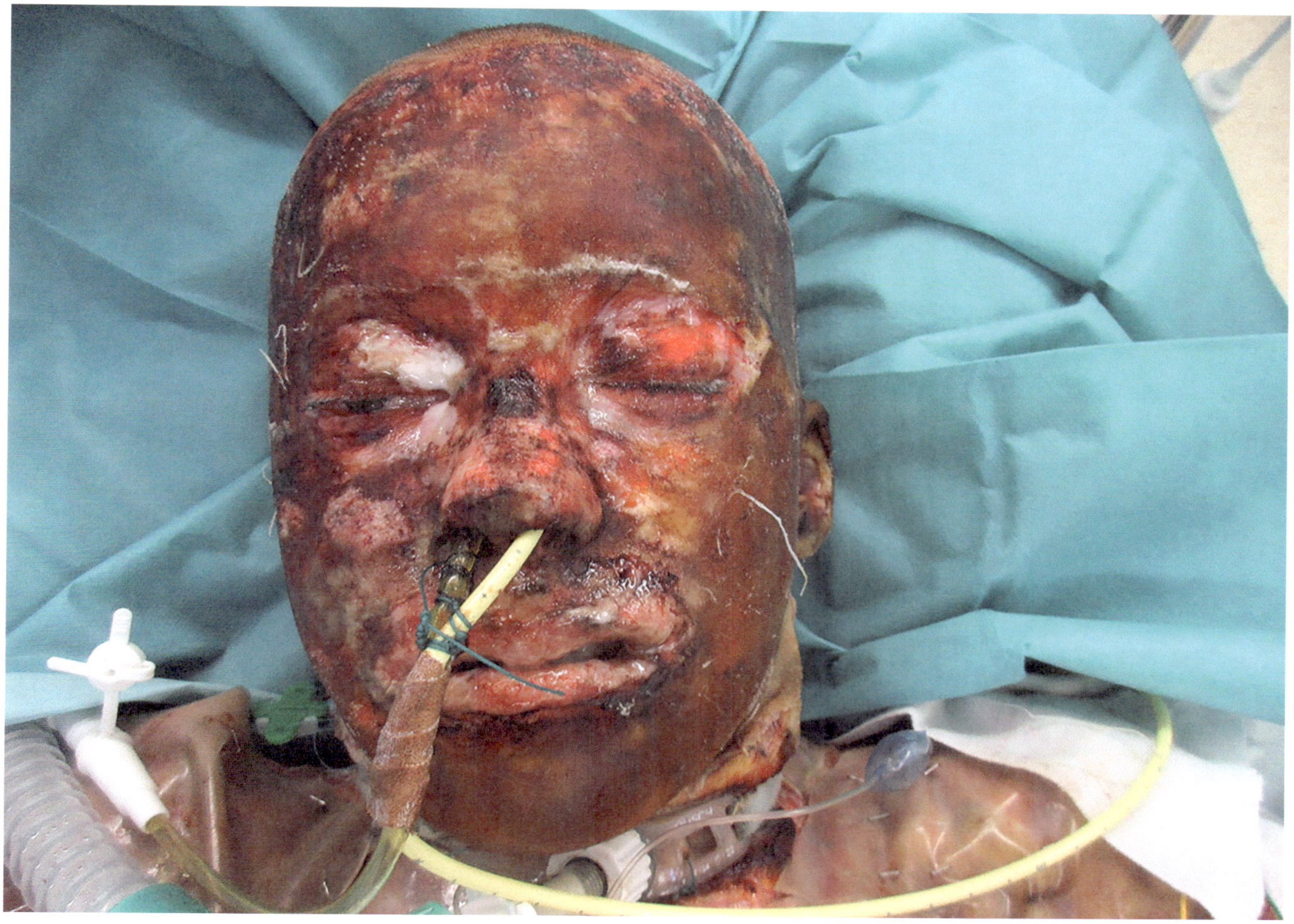

Abb. 11.105 Drittgradige Verbrennungen im Gesicht vor Nekrosektomie

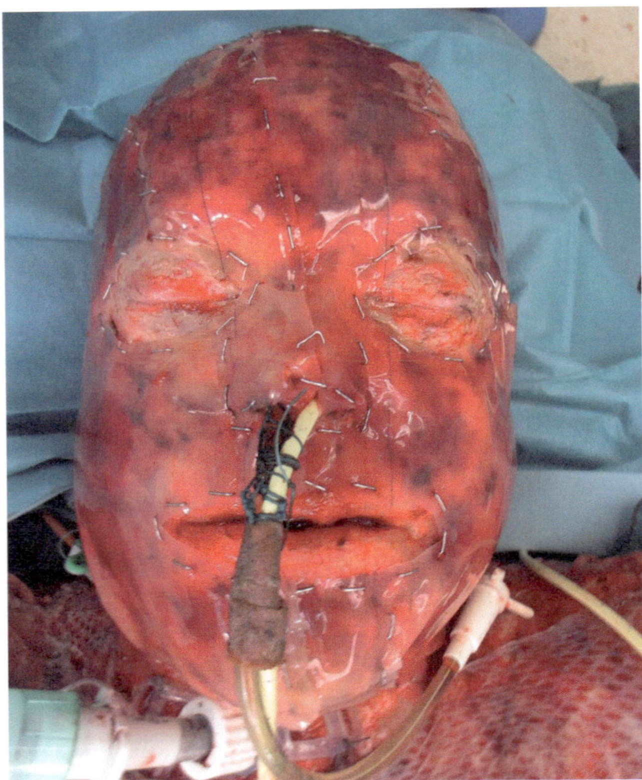

Abb. 11.106 Dermaler Ersatz mittels Integra nach Nekrosektomie und Wundkonditionierung im Gesicht

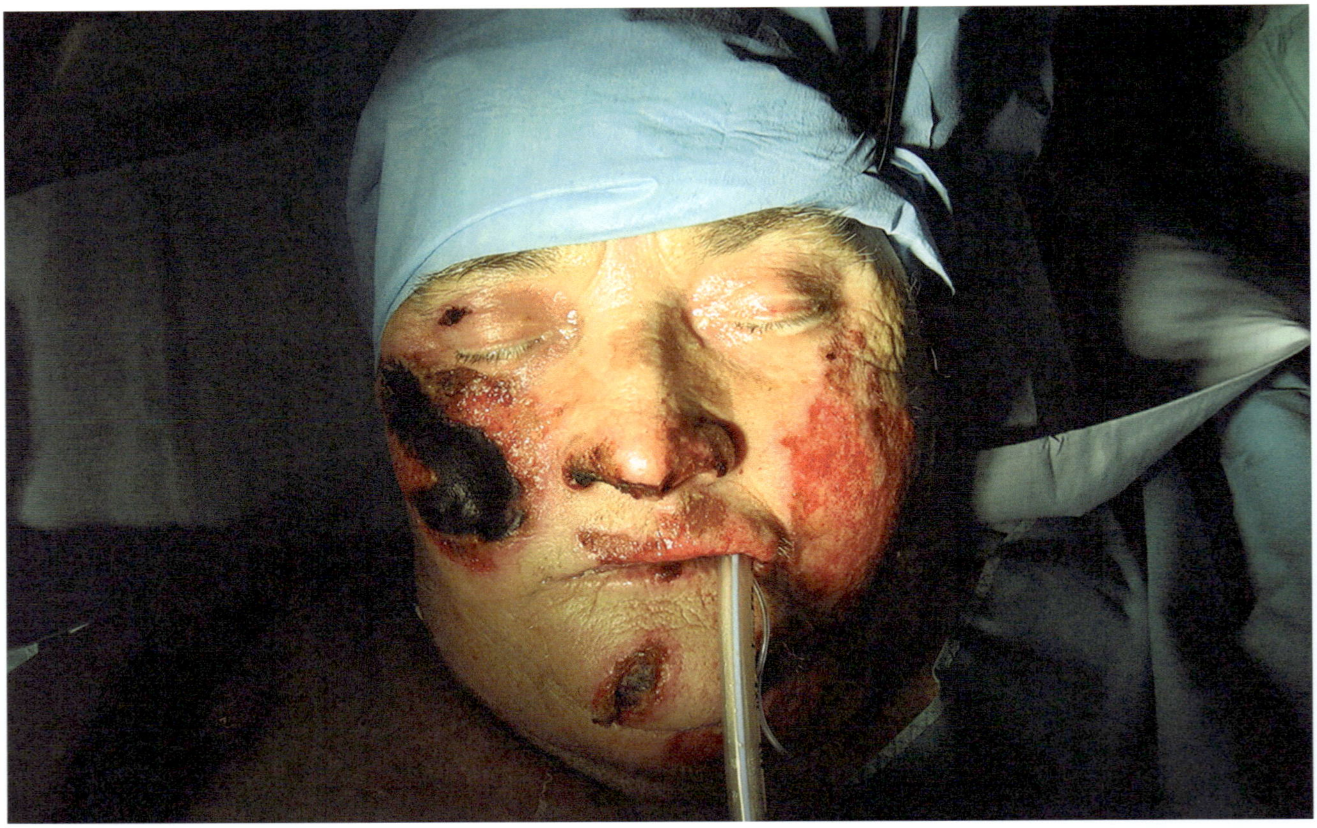

Abb. 11.107 II°-III°-Verbrennungen im Gesicht, Befund vor Nekrosektomie

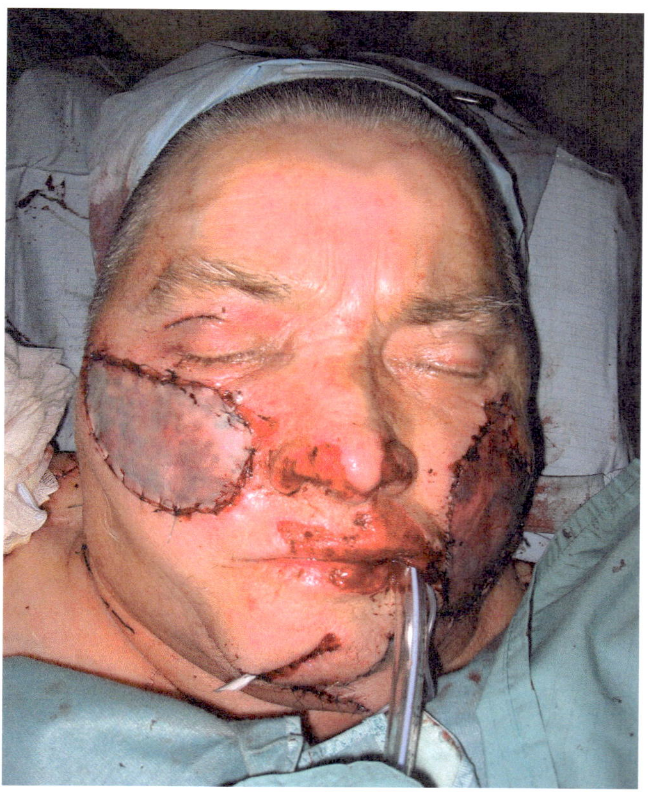

Abb. 11.108 Befund nach Debridement und Sheetgraft-Transplantation

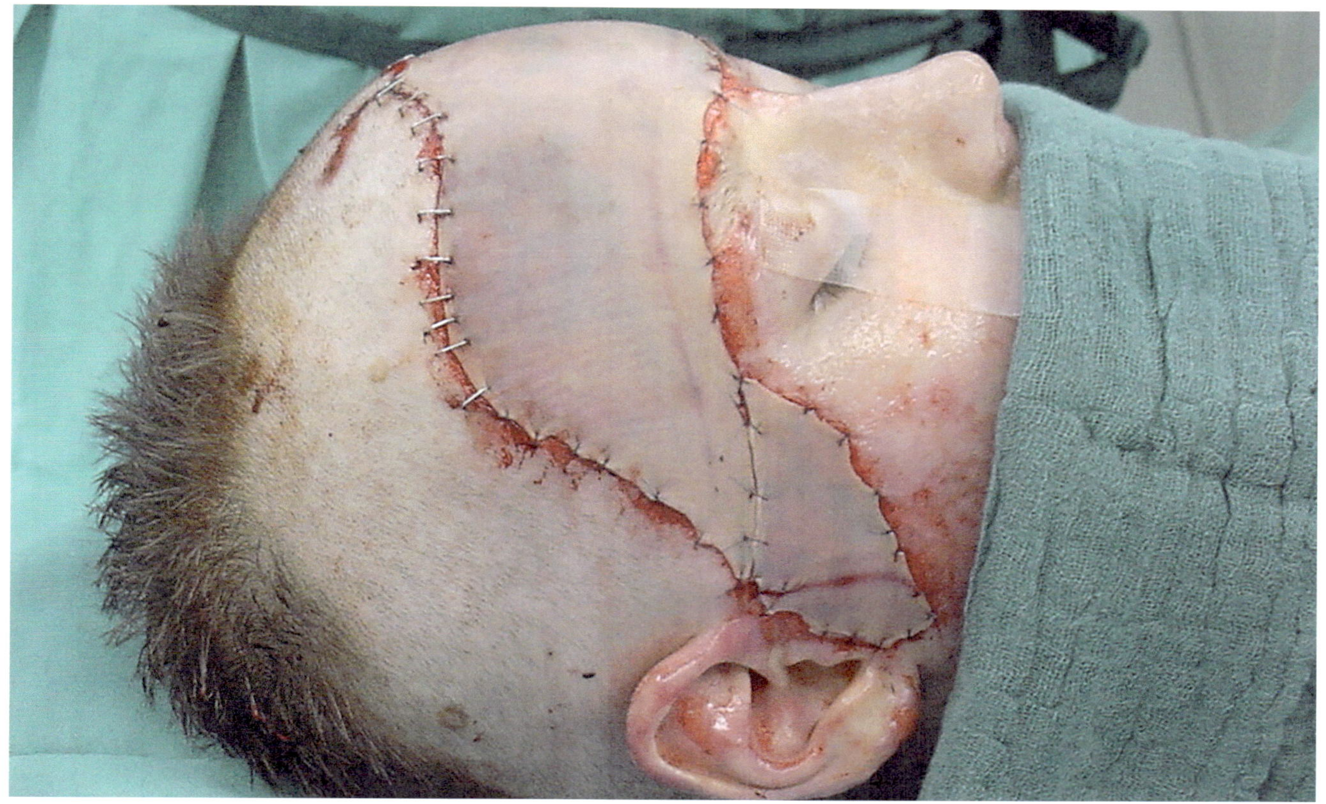

Abb. 11.109 Sheetgraft-Transplantation an der kindlichen Stirn

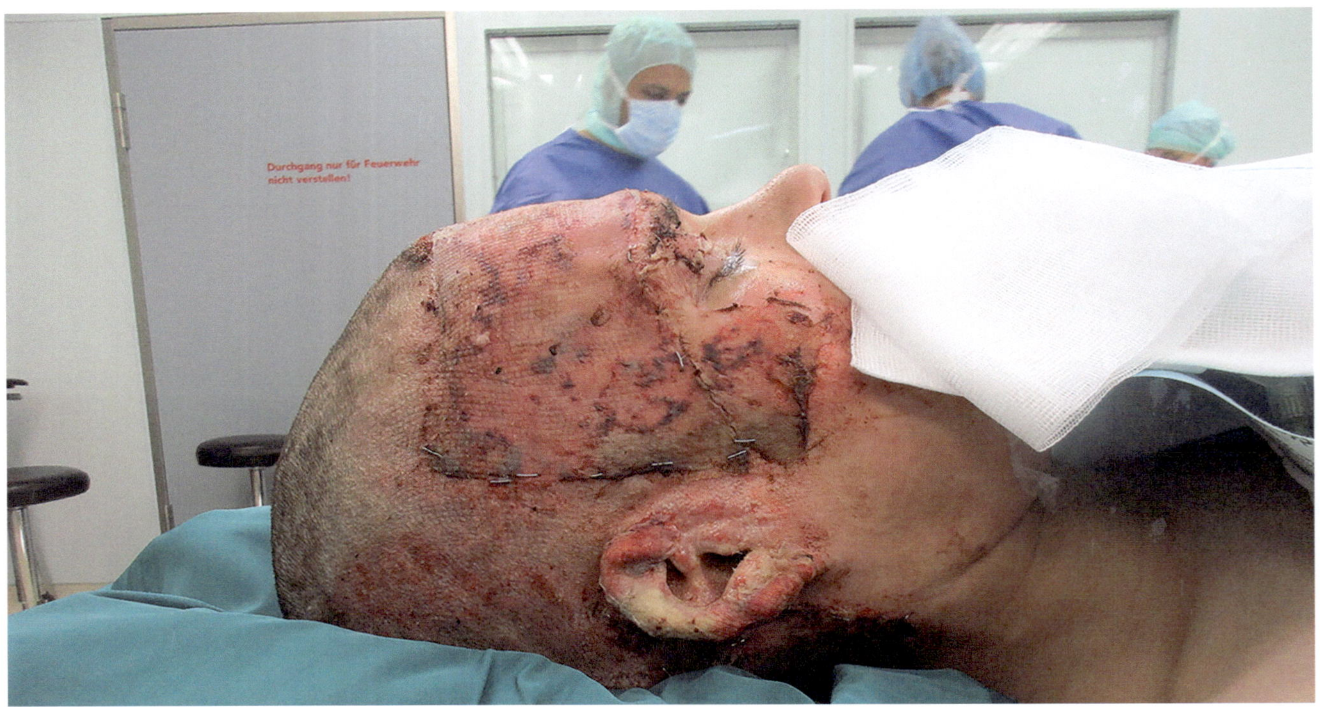

Abb. 11.110 Sheetgraft-Transplantation an der Stirn beim Erwachsenen

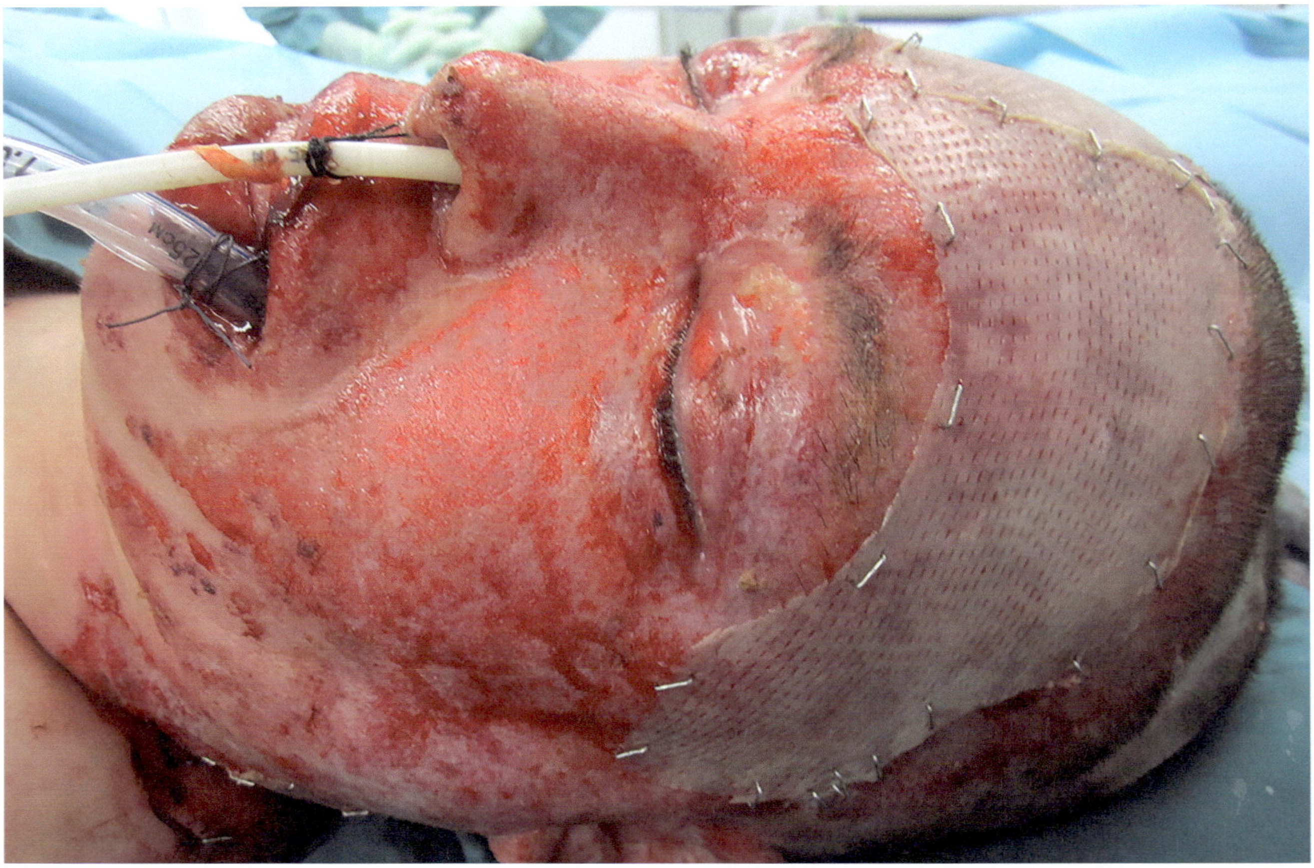

Abb. 11.111 Meshgraft Transplantation an der Stirn

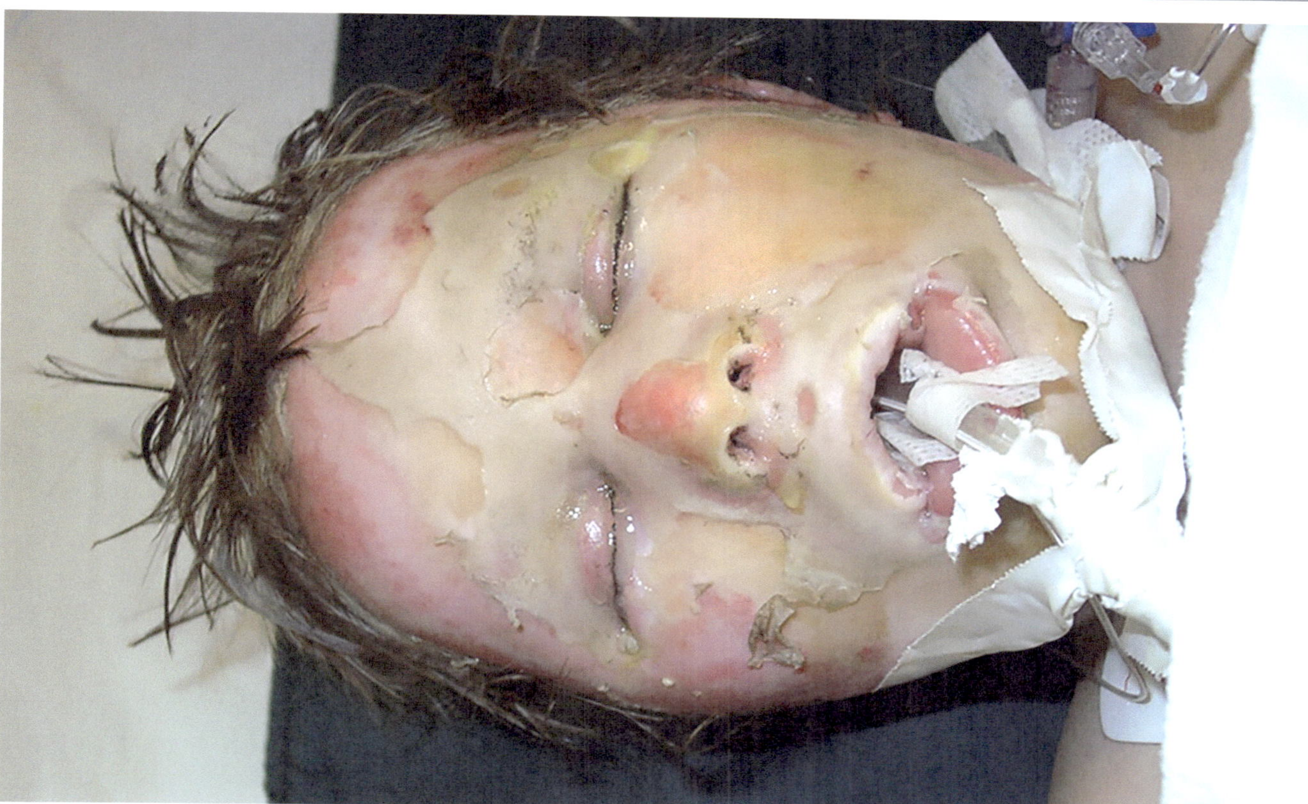

Abb. 11.112 IIb°-III°-Verbrennungen im kindlichen Gesicht, Aufnahmebefund

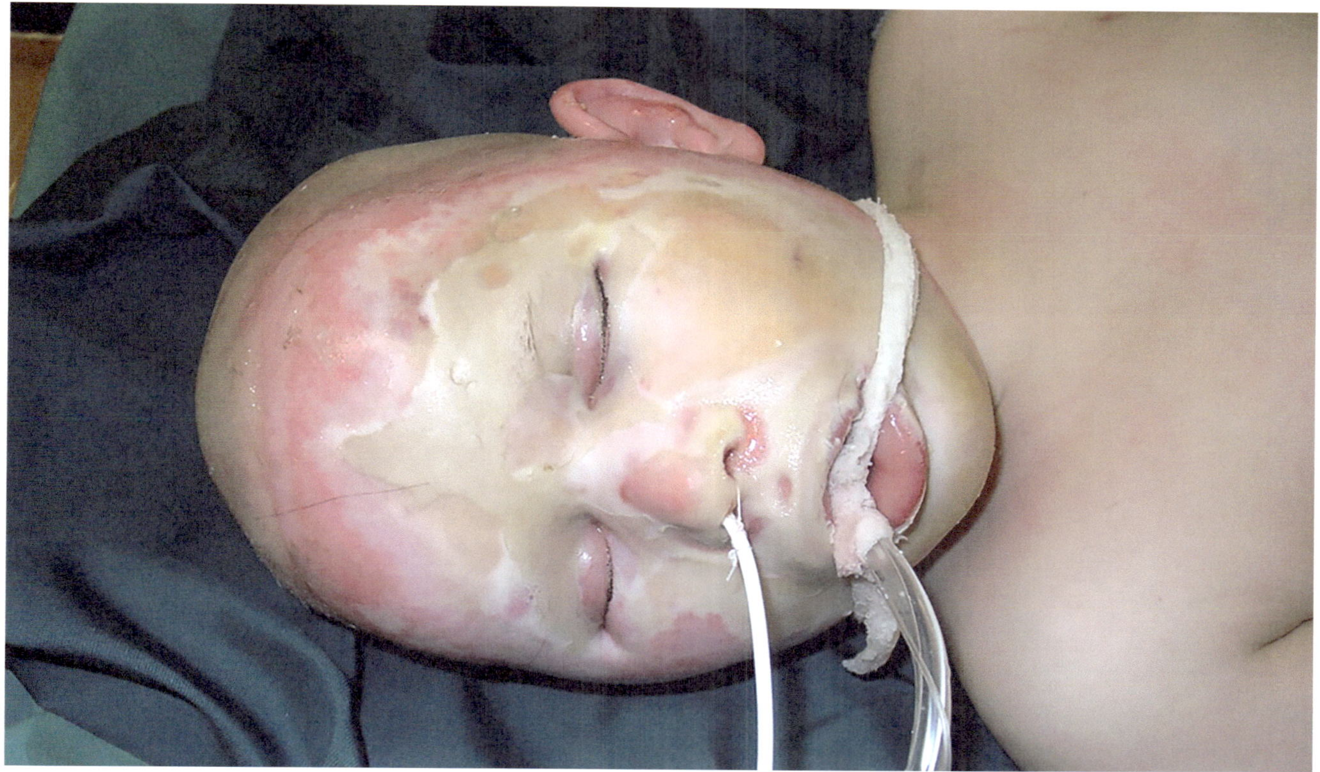

Abb. 11.113 Verbrennung im kindlichen Gesicht, Zustand nach Demarkierung der drittgradigen Areale

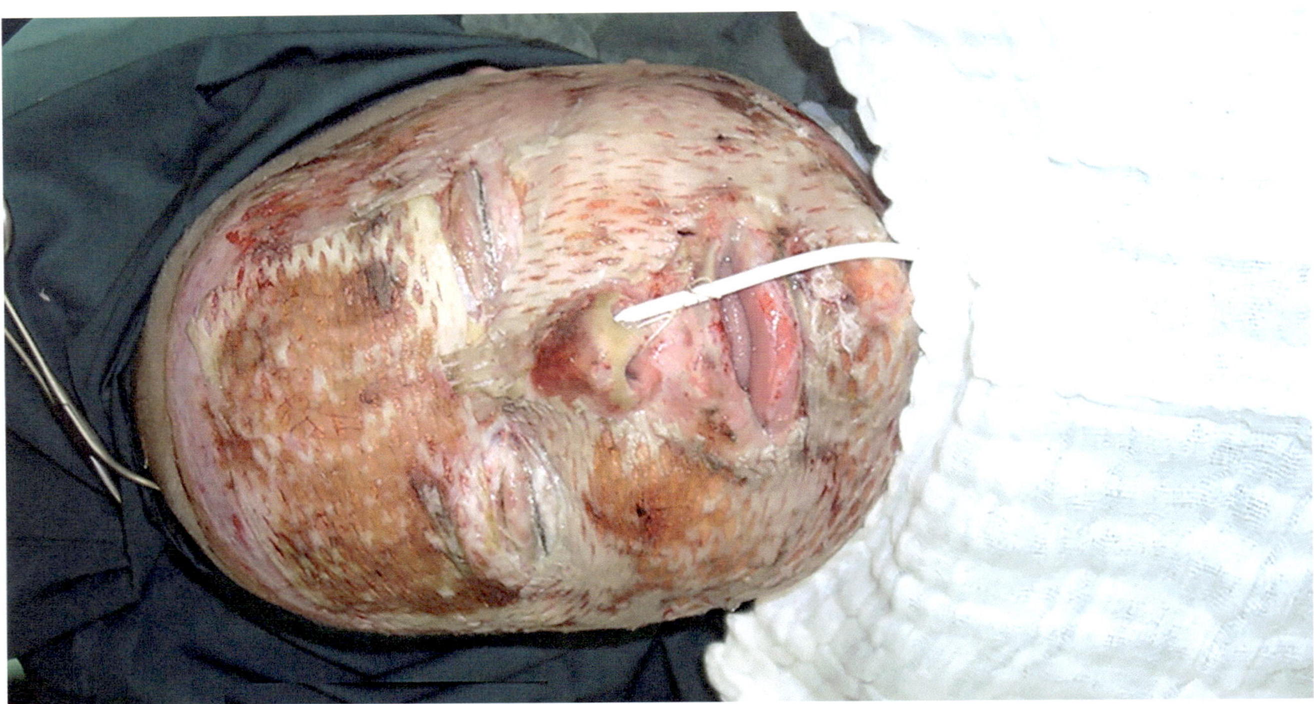

Abb. 11.114 III° Verbrennung im kindlichen Gesicht, Wundkonditionierung durch Fremdhaut (azelluläre Leichenhaut)

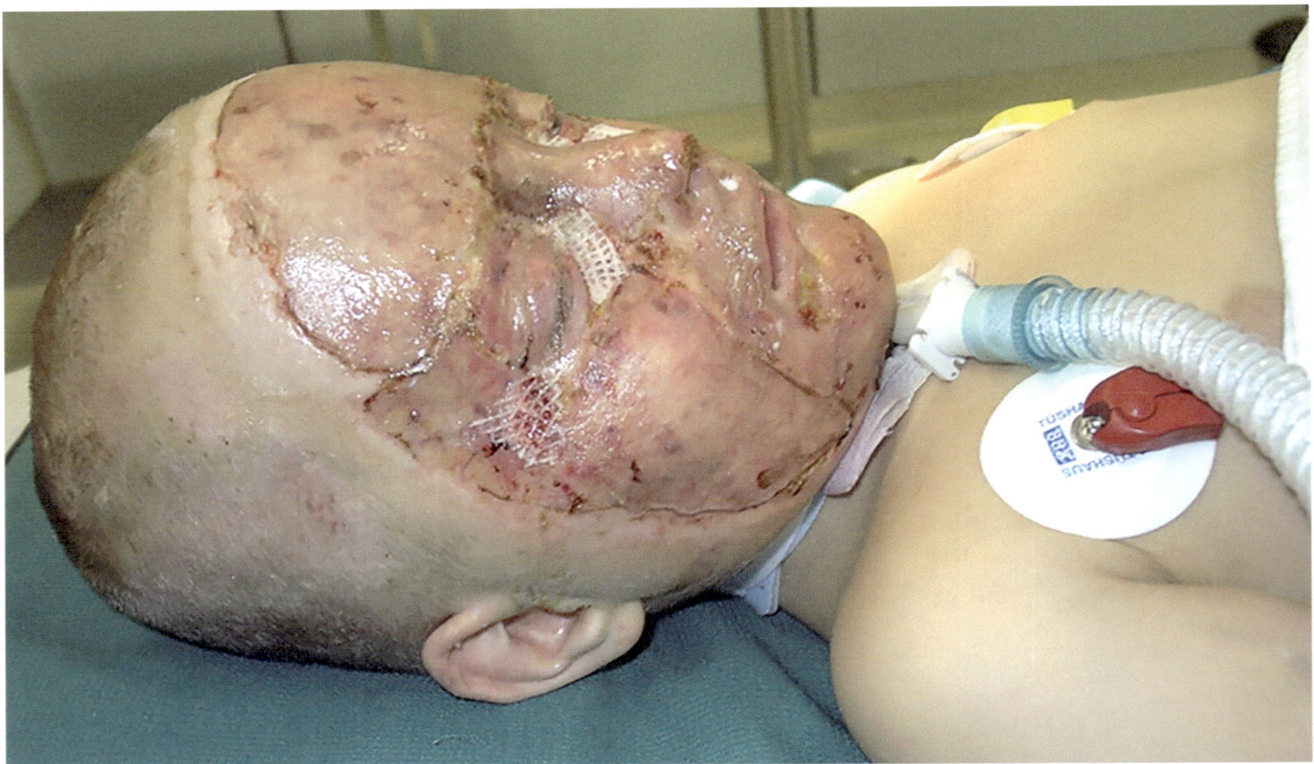

Abb. 11.115 Transplantation dünner Sheetgraft-Transplantate, zunächst kosmetisch günstiges Ergebnis

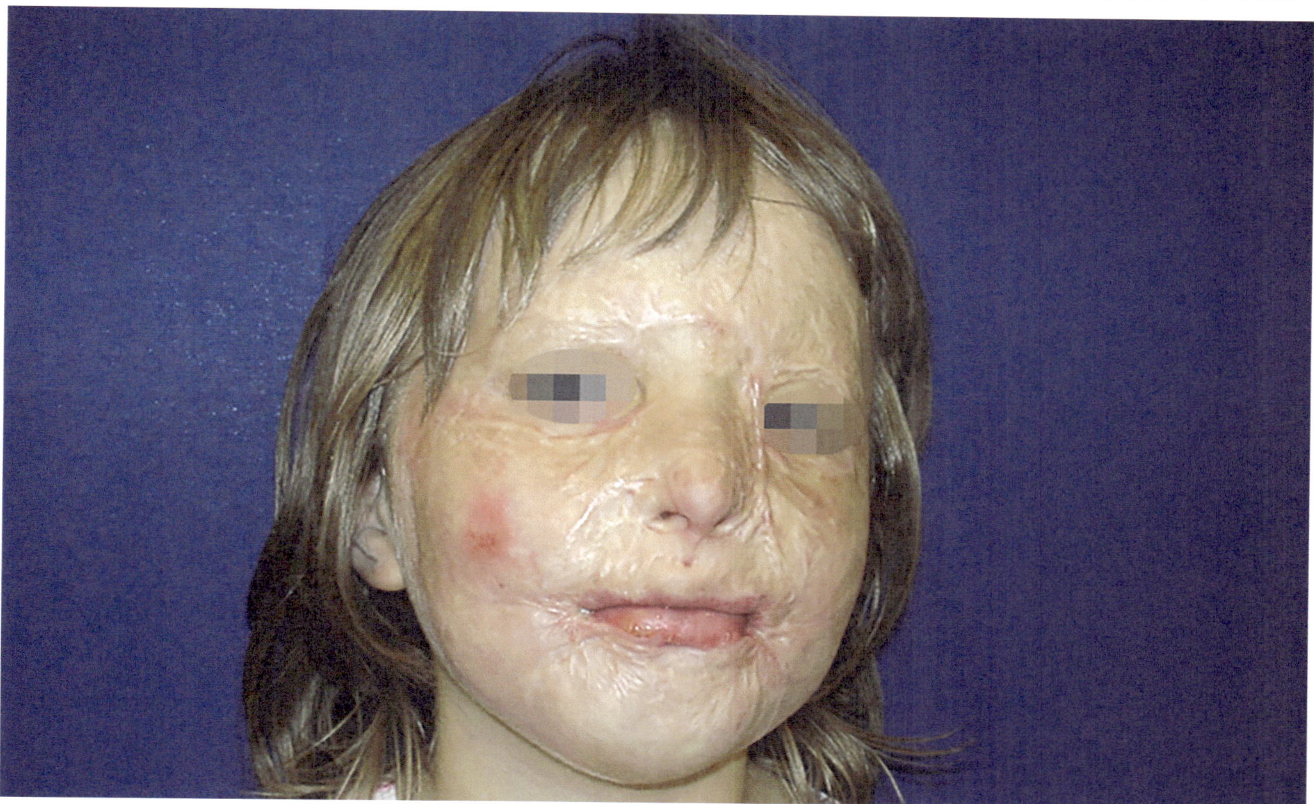

Abb. 11.116 Ein Jahr postoperativ deutliche Narbenstränge an den Transplantatgrenzen, stigmatisierende Narben im Gesicht

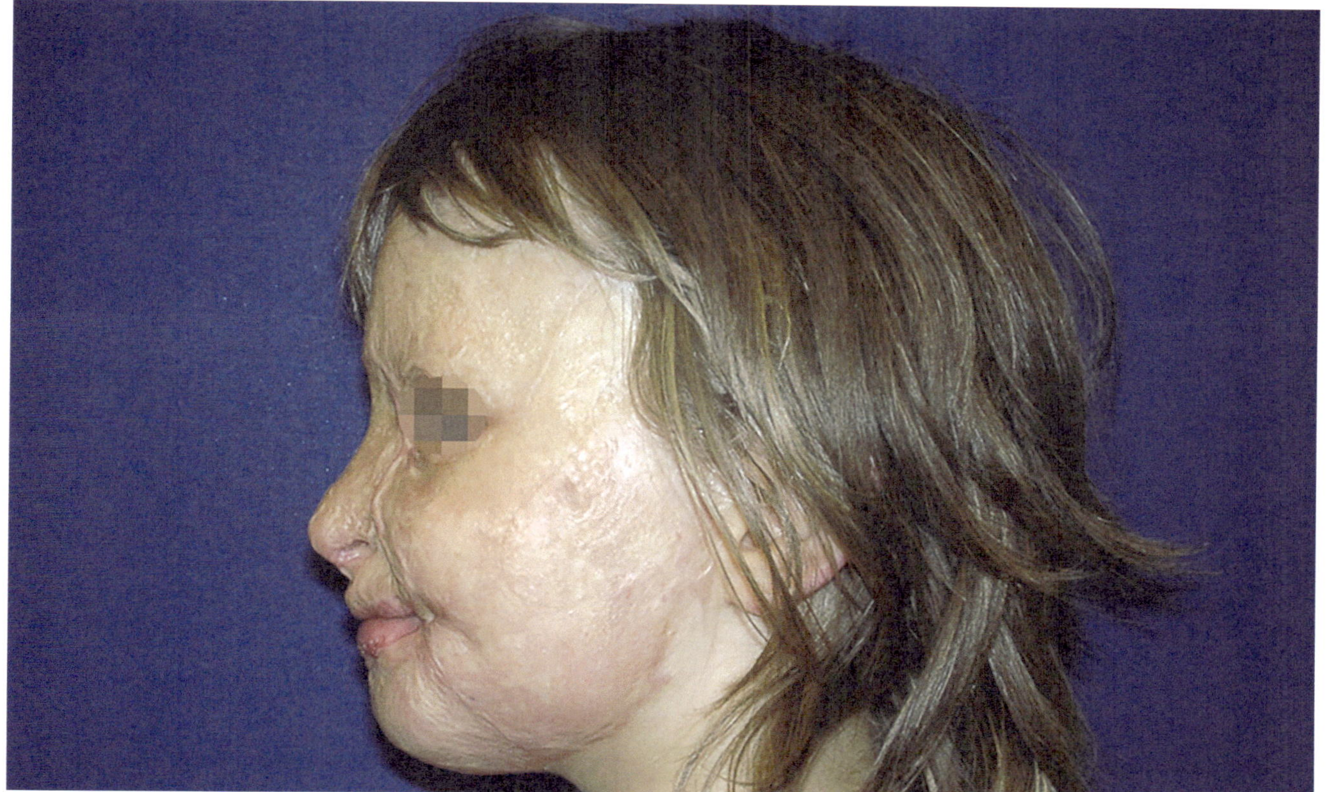

Abb. 11.117 Kosmetisch unbefriedigendes Ergebnis nach Spalthauttransplantation im Gesicht

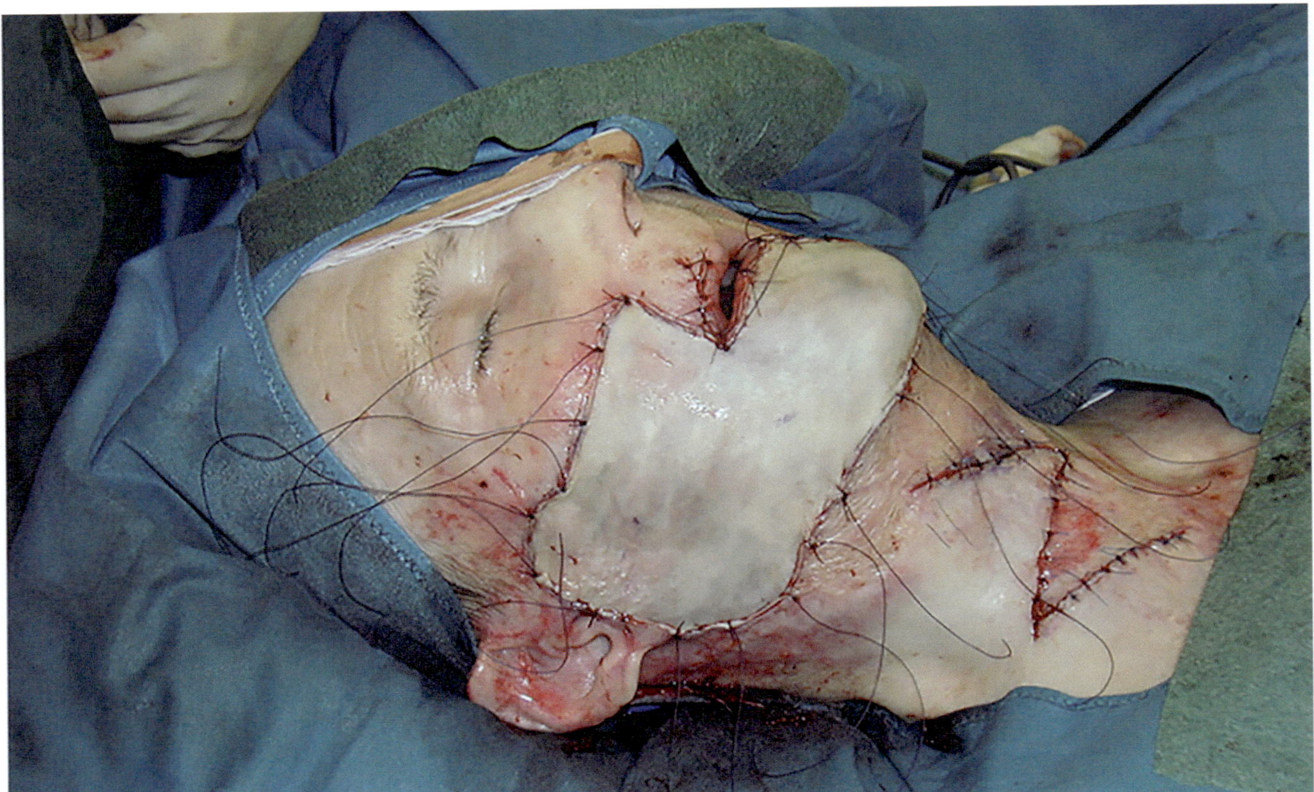

Abb. 11.118 Vollhauttransplantation im Gesicht

Der Einsatz von Vollhauttransplantaten ist in der Akutversorgung von Gesichtsverbrennungen dem Verbrennungsmuster und dem Behandlungsplan anzupassen. Die Vollhaut-Transplantation im Ober- und Unterlidbereich kann in der Akutphase sinnvoll sein, ansonsten liegt die Hauptindikation für Vollhaut-Transplantate im Bereich der späteren plastisch-rekonstruktiven Gesichtseingriffe (Kap. 13) (Abb. 11.118). Neue Transplantationsverfahren wie SkinDotR (Kap. 22) eröffnen dagegen neue Möglichkeiten einer sofortigen kosmetsich günstigen Vollhaut Transplantation im Gesicht.

11.5 Spalthaut-Transplantation im Gesicht: Operative Technik Step by Step

Dargestellt wird die Transplantation eines Sheetgraft-Transplants am Hals und im unteren Gesicht beim Kind. Am Hals erfolgte die Transplantation eines Sheetgrafts. Das Meshgraft im unteren Gesicht wurde im Verhältnis 1:1 gemesht und nur minimal expandiert. Die Entnahme der Spalthaut erfolgte am Oberschenkel. Die Fixation der Spalthautransplantate erfolgte durch Fibrinkleber (Abb. 11.119, 11.120, 11.121, 11.122, 11.123, 11.124, 11.125, 11.126 und 11.127).

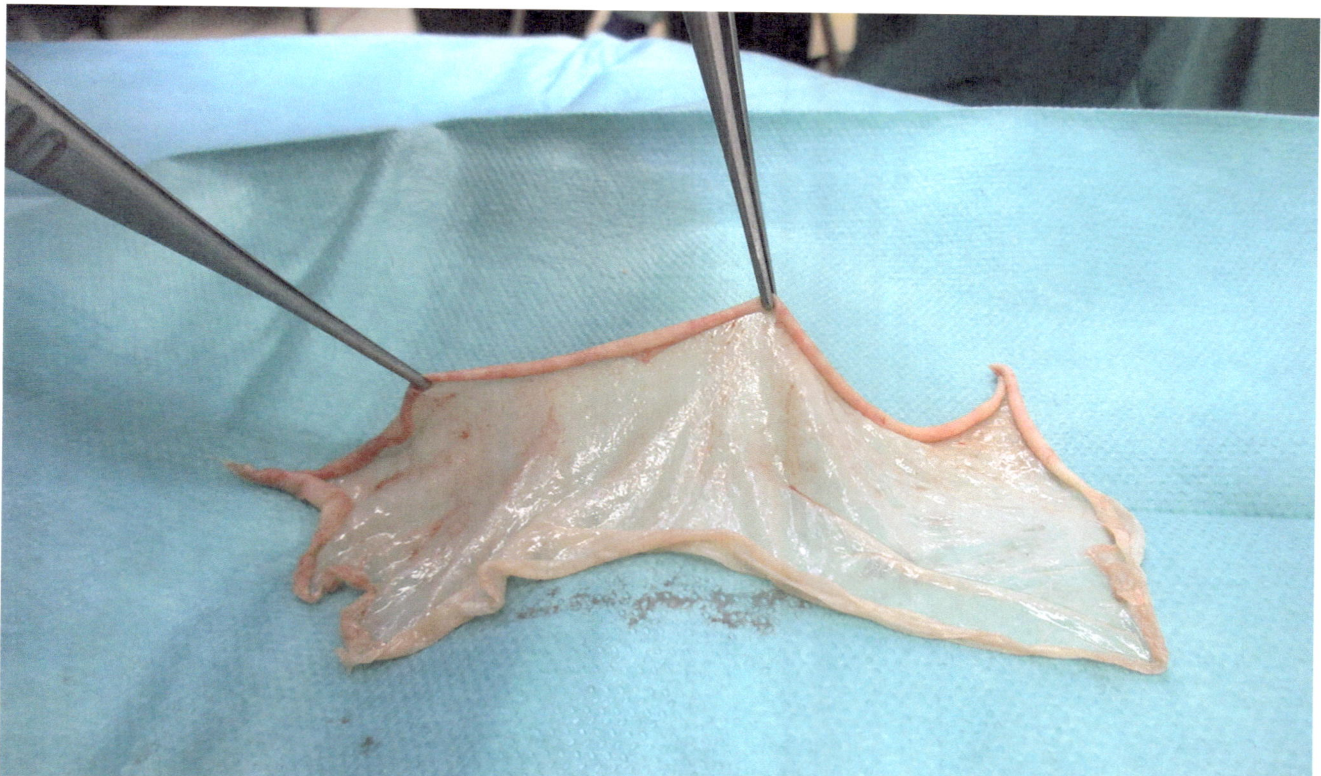

Abb. 11.119 Schritt 1: Zunächst erfolgt die Abnahme eines breiten, dünnen (0,2 mm dick) Spalthautstreifens am kindlichen Oberschenkel. Die abgenommene Spalthaut ist gleichmäßig dünn und besitzt so gut wie keine dermale Anteile. Anschließend Abnahme eines zweiten Spalthautstückes.

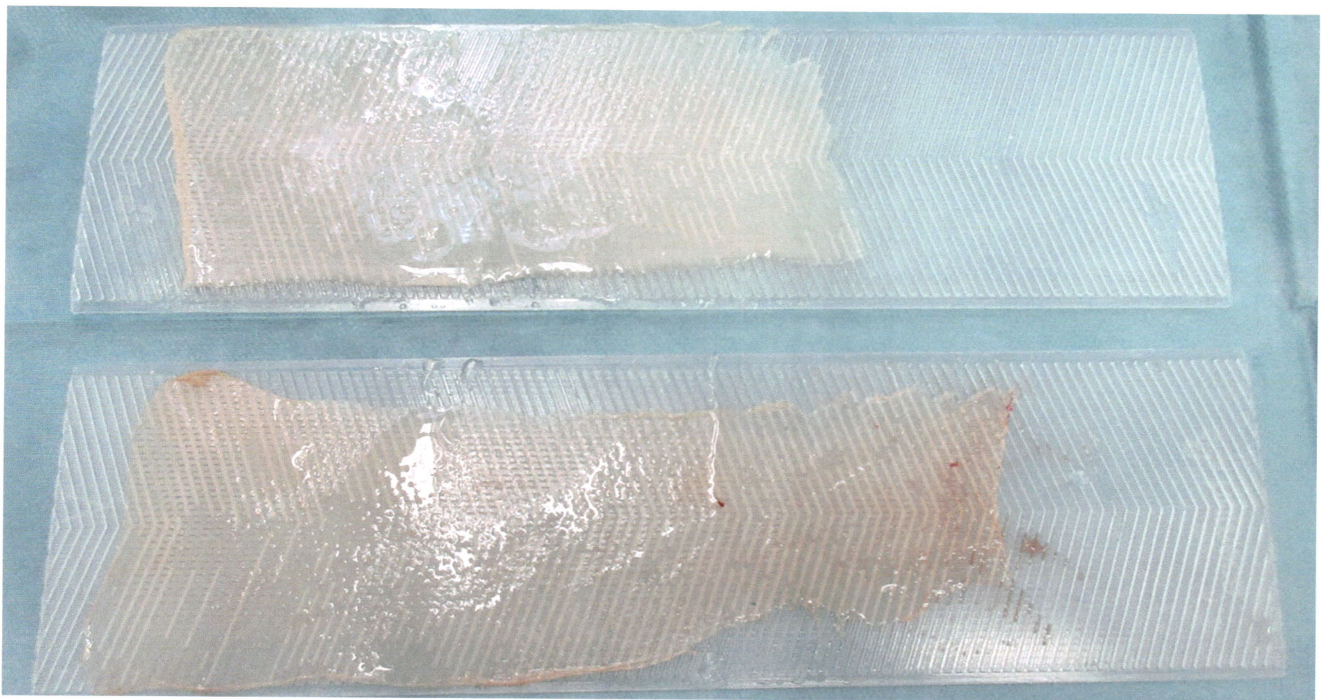

Abb. 11.120 Schritt 2: Von den beiden entnommenen Spalthautstücken wird das eine Hautstück mit einer Expansionsrate von 1:1 gemesht und soll als Sheet Transplantat verwendet. In der Abbildung 120 kann man bei dem unteren das Meshgraft Muster erkennen, das obere Hautstück ist ungemesht (Sheet). Das untere Meshgraft Transplantat zeigt das typische Schnittmuster, während das obere Sheet Transplantat nicht gemesht wurde

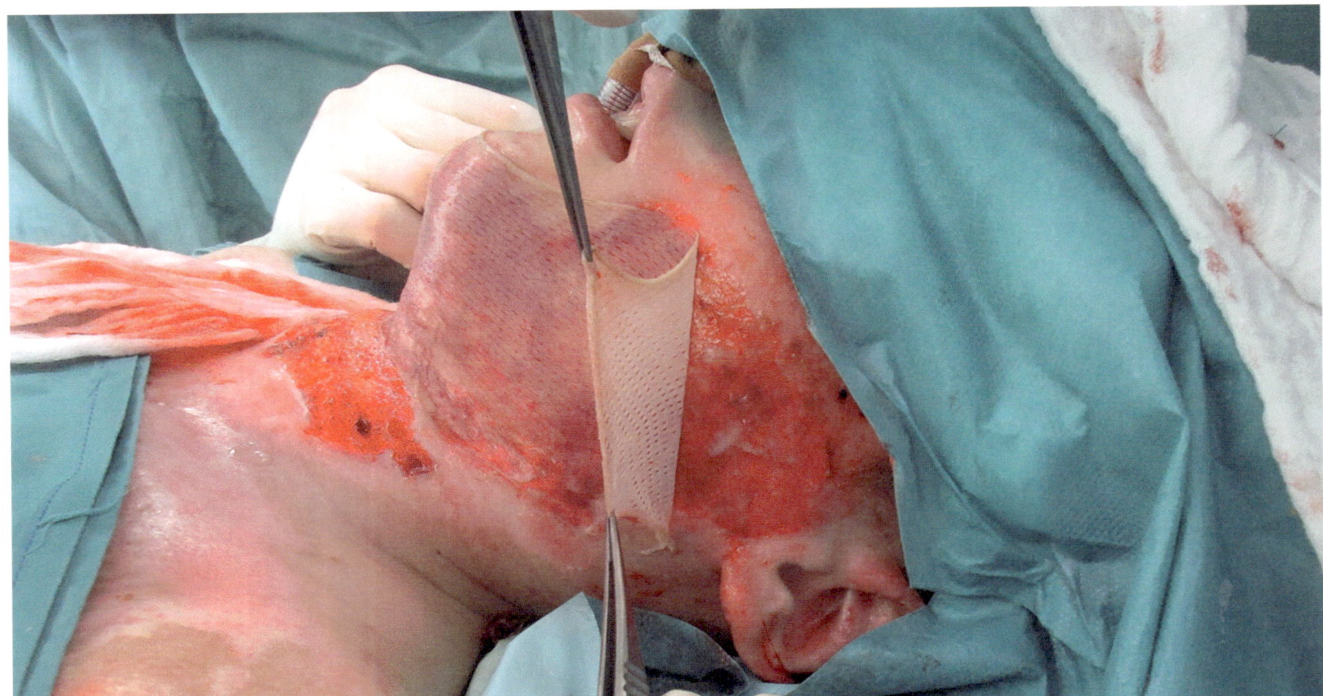

Abb. 11.121 Schritt 3: Meshgraft Hauttransplantation auf das untere Gesicht. Aufgrund der Breite des abgenommenen Spalthautstücks kann die gesamte Wunde im unteren Gesicht und Wangen mit dem Transplantat versorgt werden. Das fragile Spalthauttransplantat wird mit zwei Pinzetten an den Ecken angehoben und auf die Wunde transplantiert. Zur Fixation des Transplantates wird Fibrinkleber verwendet. Nach Fibrinkleber Applikation lässt sich das Spalthauttransplantat für einige Sekunden auf der Wunde verschieben, bis es die richtige Position eingenommen hat und haftet dann auf der bluttrockenen Wunde. Transplantation der Meshgraft-Transplantate auf das untere Gesicht

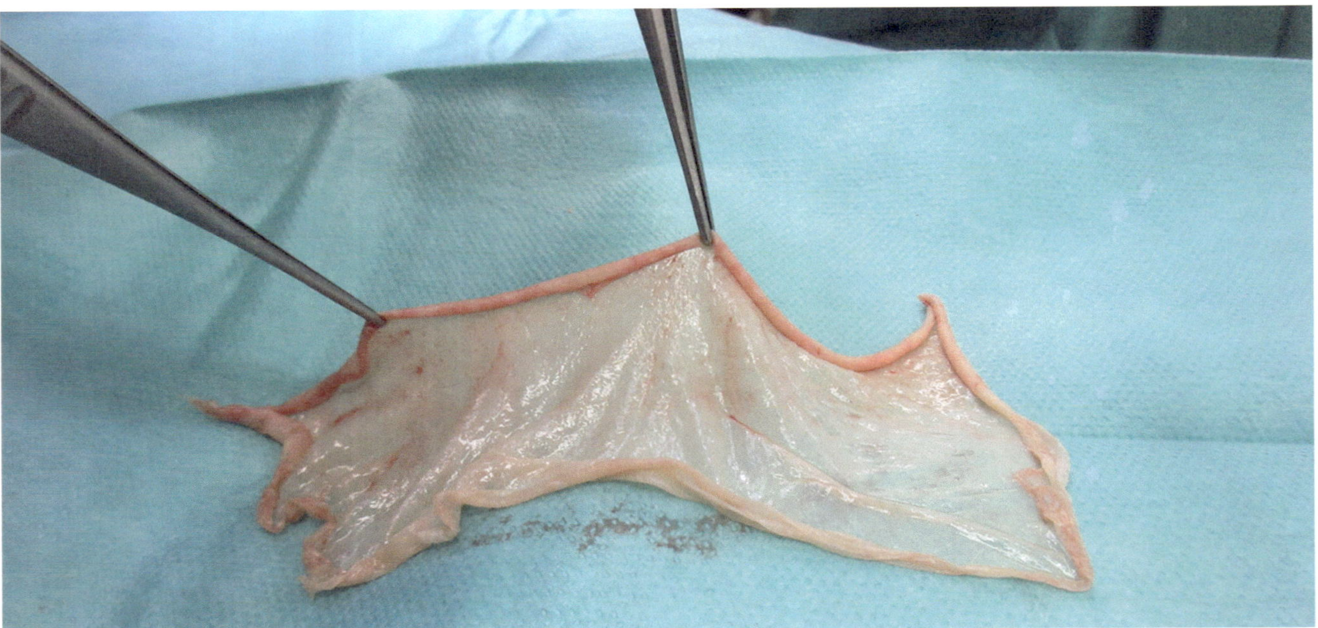

Abb. 11.122 Schritt 4: Sheetgraft Transplantation am Hals. Aufgrund des Fibrinklebers muss das Spalthauttransplantat nicht mit Klammern oder Nahr fixiert werden. Das ungemeshte Sheetgraft Transplantat

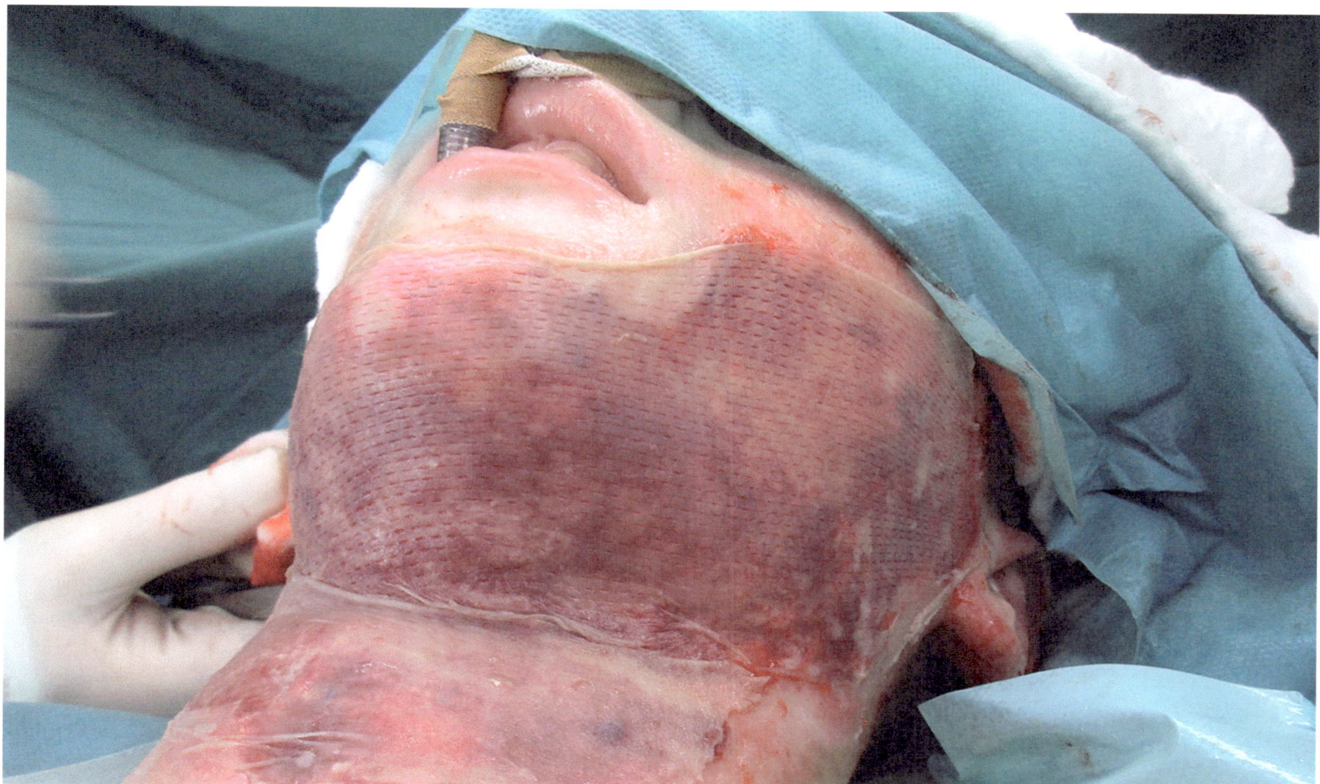

Abb. 11.123 Schritt 3: Gut erkennbar sind die beiden Meshgraft (unteres Gesicht) und Sheetgraft (Hals) Transplantate

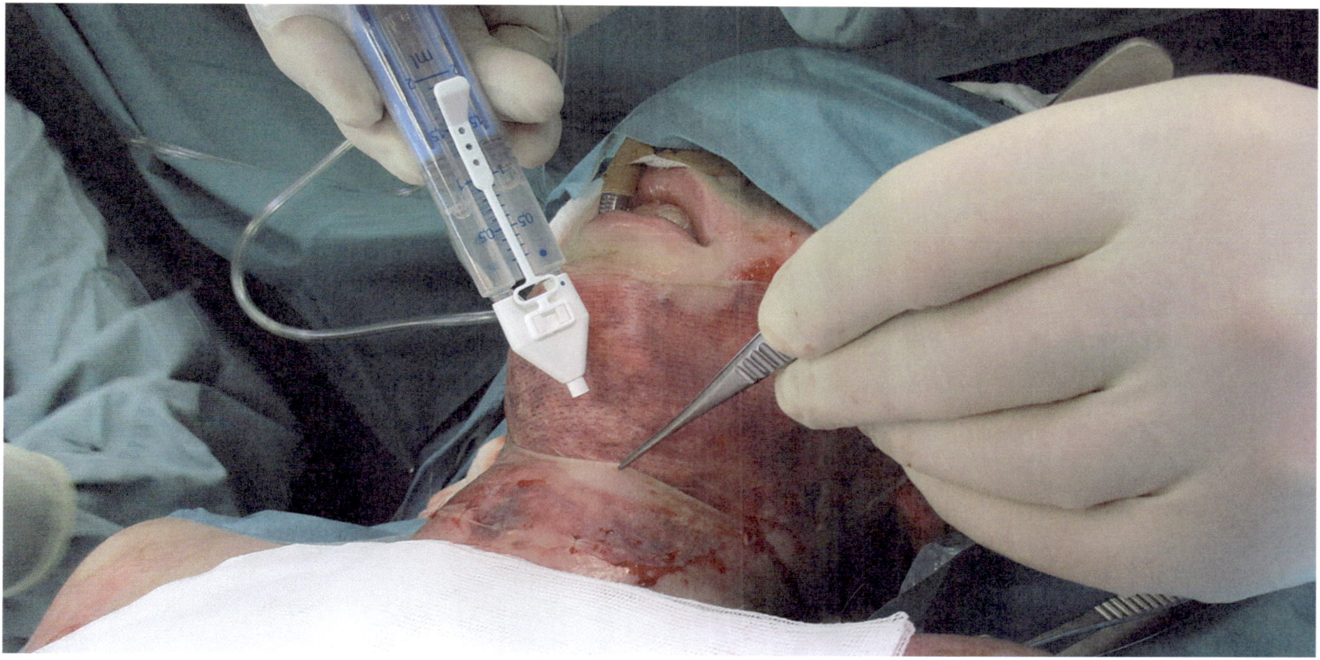

Abb. 11.124 Schritt 5: Der restliche Fibrinkleber wird unter die Transplantatränder aufgetragen, dabei werden die Transplantate leicht mit der Pinzette angehoben

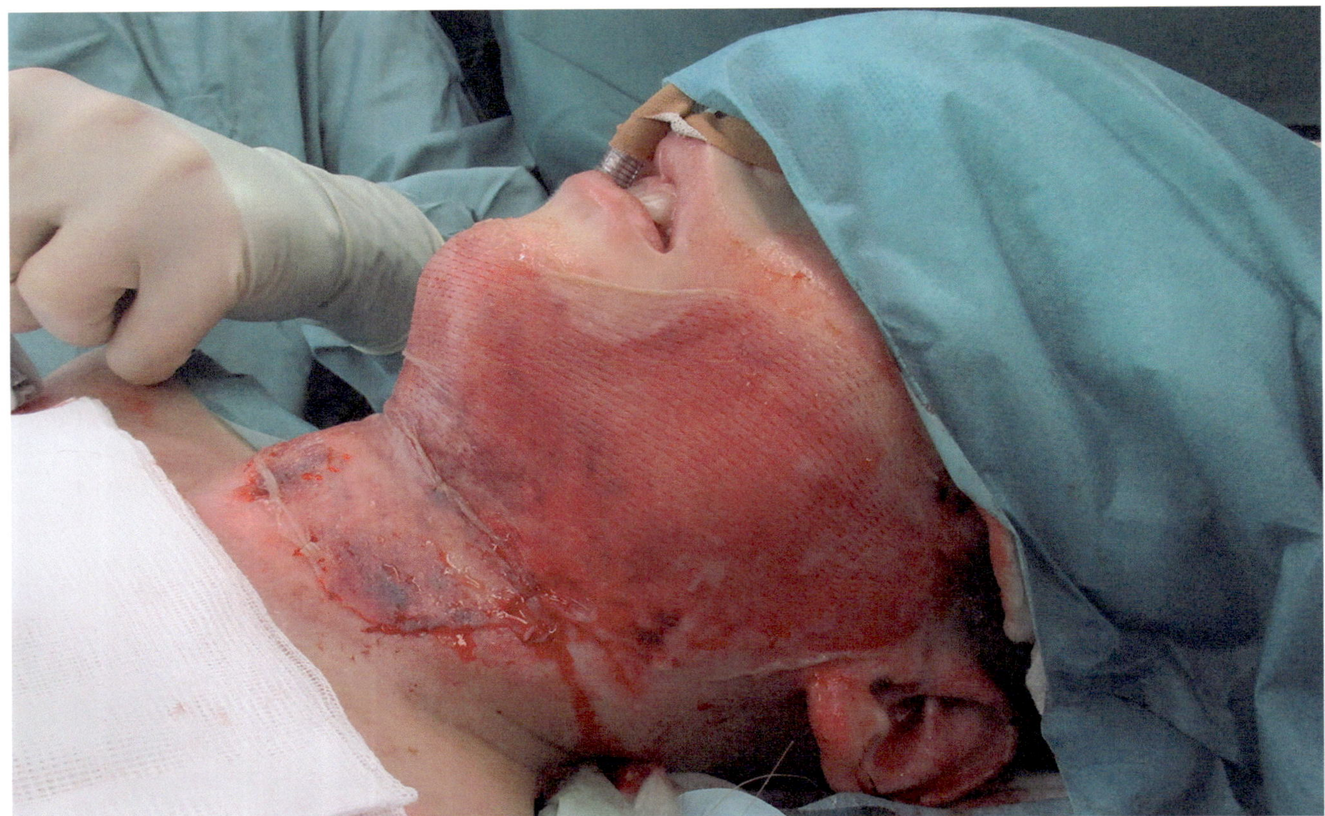

Abb. 11.125 Schritt 6: Als zusätzliche Fixation werden mit einem dünnen, resorbierbarem Faden am Hals Einzelknopfnähte angelegt, da die Bewegung am Hals besonders hoch ist und somit vermehrt Scherkräfte auftreten können

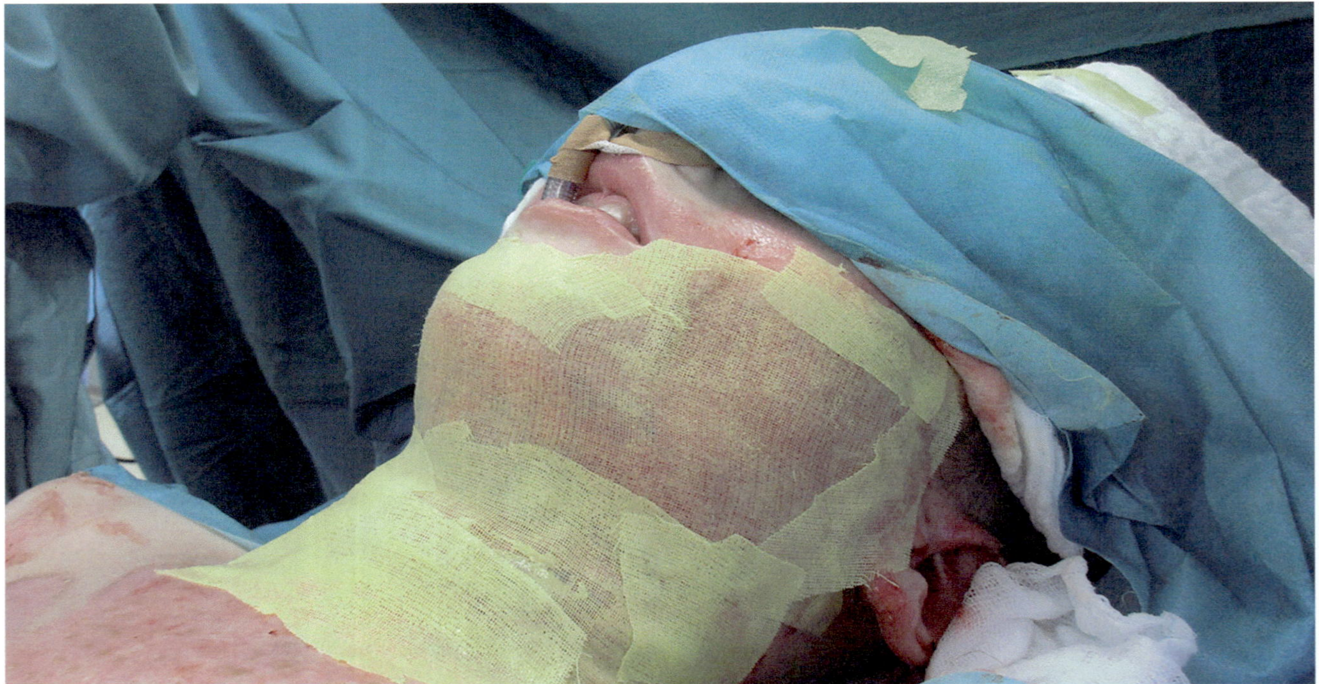

Abb. 11.126 Schritt 7: Als letzter Schritt erfolgt der Wundverband des Transplantates. Als direkte Wundauflage, die die Transplantate berühren, wird eine bakteriostatisches, nicht klebende 3% Bismuth-Tribromophenate Gaze verwendet (XenoformR). Diese kann auch auf das Spenderareal aufgetragen werden. Abschließend Überverband mit Kompressen, Watte und Verband. OP Ende und OP Ausleitung

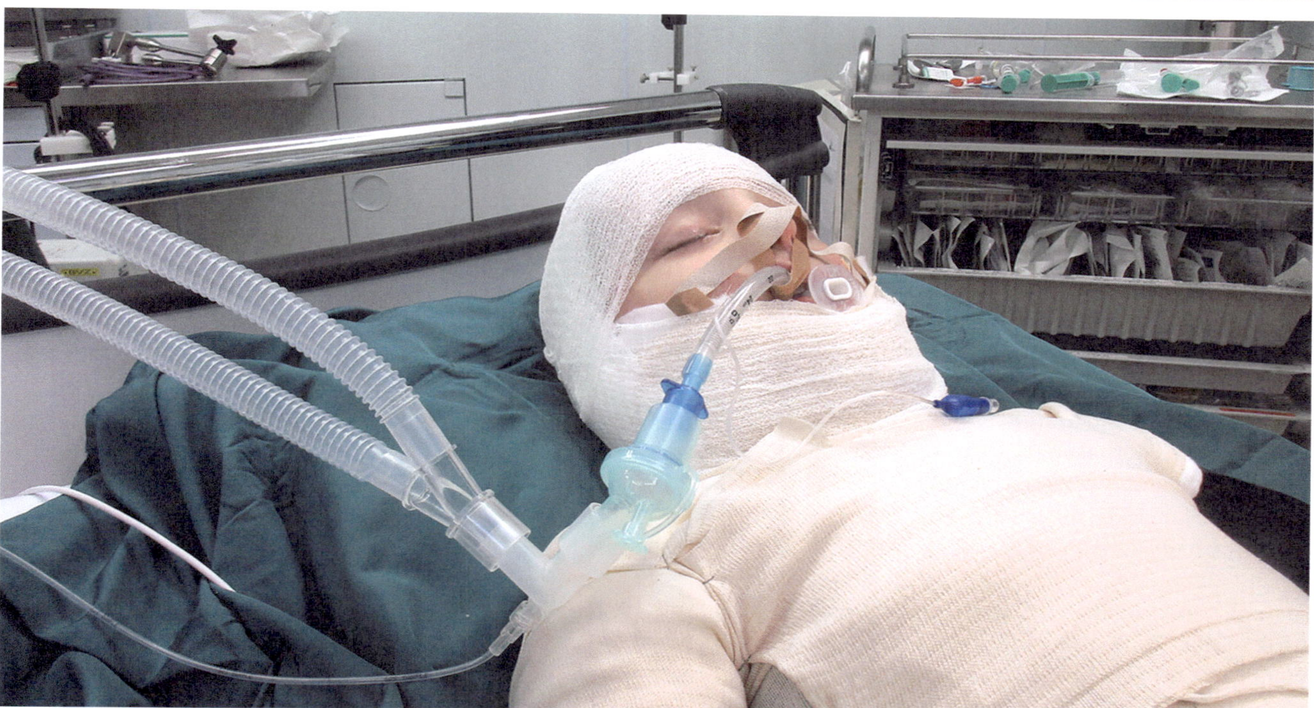

Abb. 11.127 Schritt 6: Dicker Polsterverband mit Kompressen, Watte und Verbandsstoff

11.6 Postoperative Ergebnisse nach Spalthauttransplantation

Narben entstehen bei Verletzung der tieferen retikulären Dermisstrukturen in Folge einer verzögerten Wundheilung [57]. Kann der Defekt nicht schnell genug durch originäres Gewebe ersetzt werden, erfolgt die Ausfüllung des Substanzverlustes mit Ersatzgewebe [58]. Liegen Wundränder sehr nah beieinander und befinden sich genug Stammzellen in der Wunde, resultiert eine Restitutio ad integrum (z. B. bei glatten, infektionsfreien Schnittwunden an der Fingerbeere) [59]. Bei der Entstehung von Narben ist daher die Dauer der Wundheilung relevant [60]. Beträgt die Reepithelisierungsdauer bei Erwachsenen länger als 14 Tage, können Narben entstehen. Die Entscheidung zur Hauttransplantation ist daher gerade bei IIb-gradigen Defekten oftmals zeitabhängig. Ist nach zwei Wochen keine Reepithelisierung erreicht, erfolgt die definitive Wundversorgung durch eine Spalthauttranplantation. Bei Kindern wird dieses Zeitfester großzügiger gewählt. IIb-gradige Wunden, die nach 14 Tagen noch keine Heilungstendenz zeigen, verheilen bei Kindern oftmals in der dritten. Woche weitgehend narbenfrei [61]. Narben sind ein faserreiches, funktionell minderwertiges, zu Kontrakturen neigendes Ersatzgewebe (siehe Kap. 3). Die Narbenbildung hat interindividuell völlig unterschiedliche Ausprägung. Prädisponierende Faktoren sind weibliches Geschlecht, jugendliches Alter, dunkle Hautfarbe, genetische Disposition und Defektlokalisation (Hals und Sternum) (Abb. 11.128, 11.129 und 11.130) [26, 62].

▶ Je höher die Expansionsrate, umso deutlicher die Texturveränderung der transplantierten Haut (Abb. 11.131, 11.132, 11.133, 11.134 und 11.135).

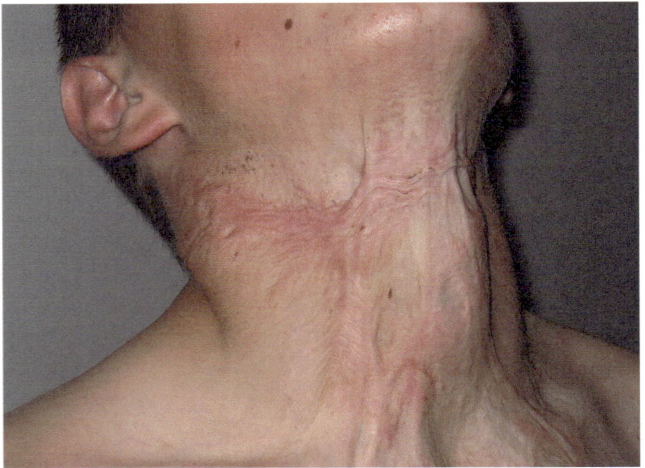

Abb. 11.128 Massiver Narbenstrang am Hals beim jugendlichen Patienten

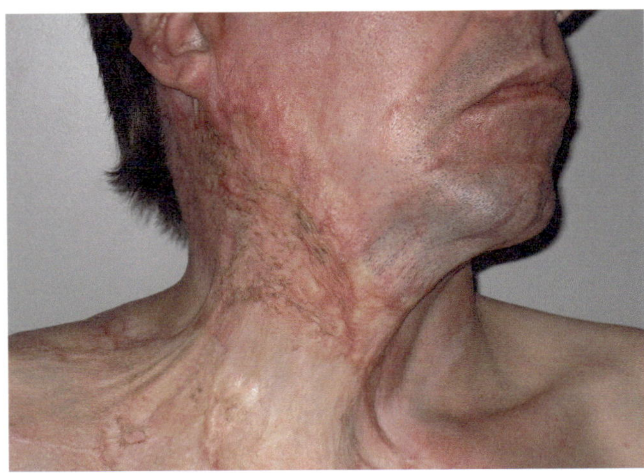

Abb. 11.129 Narbenstränge am Hals beim erwachsenen Patienten

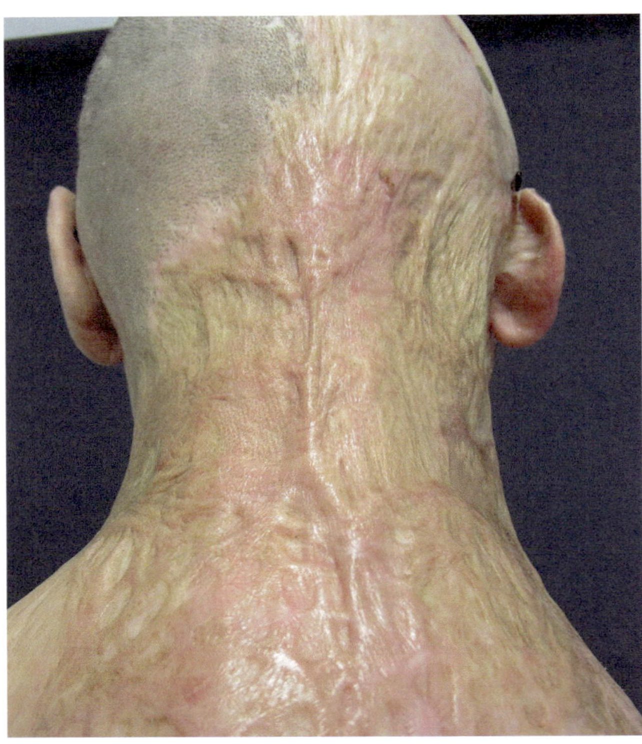

Abb. 11.130 Massive Narbenstränge am Nacken, Hals und Hinterkopf

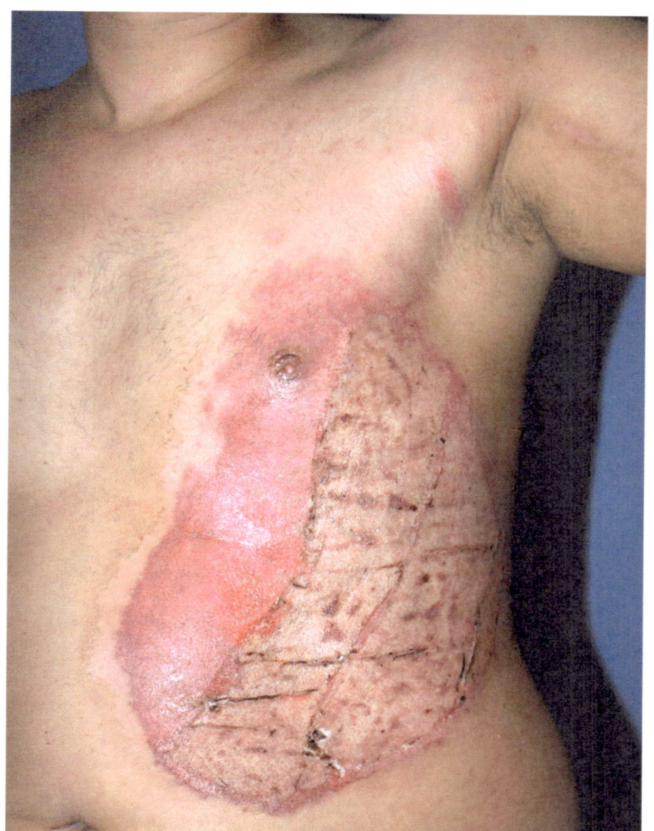

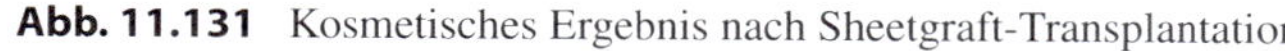

Abb. 11.131 Kosmetisches Ergebnis nach Sheetgraft-Transplantation

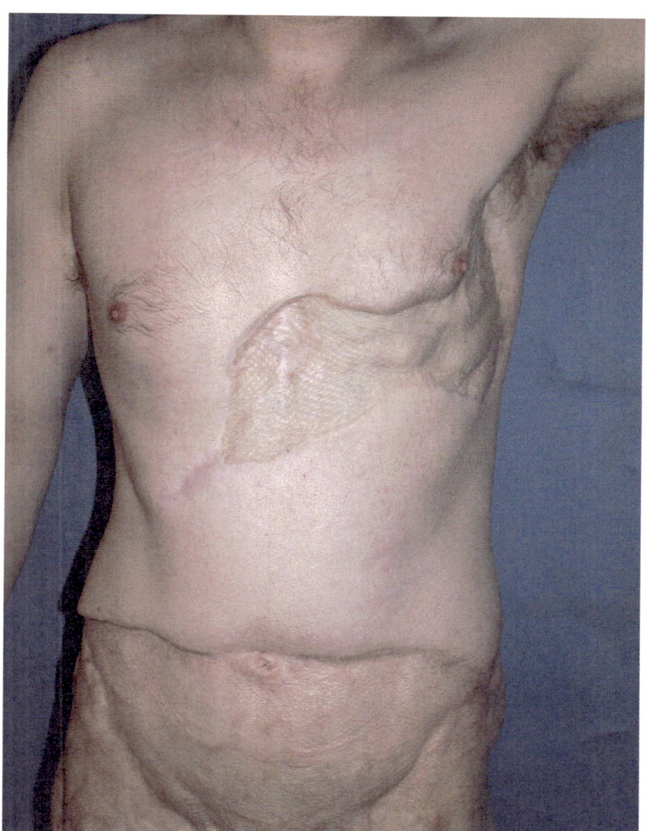

Abb. 11.132 Postoperatives Ergebnis nach Meshgraft-Transplantation mit einer Expansionsrate von 1:1, 5 mit massivem Texturunterschied

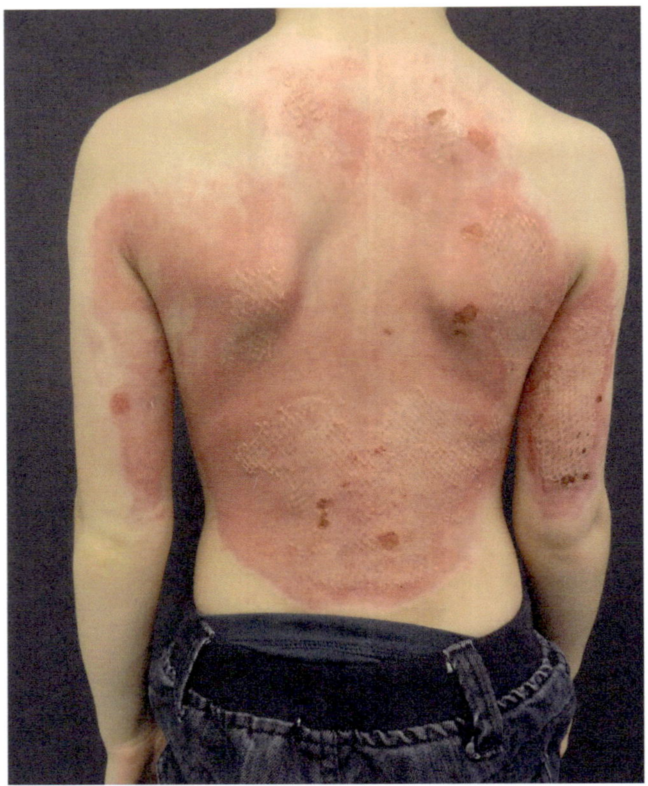

Abb. 11.133 Postoperatives Ergebnis nach Meshgraft-Transplantation mit einer Expansionsrate von 1:3, übertransplantierte Hautareale

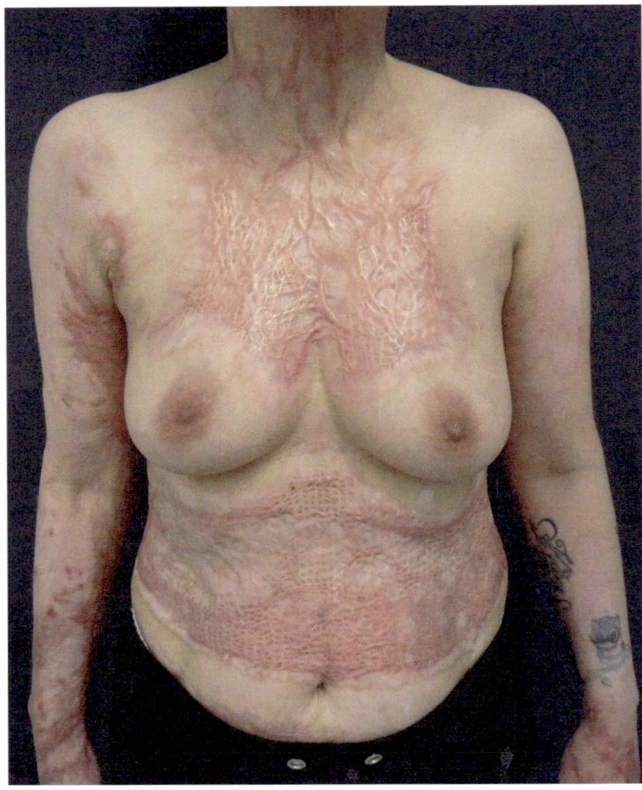

Abb. 11.134 Aktive Narbe mit massiven Texturveränderungen und Narbensträngen am Dekolleté und Rumpf

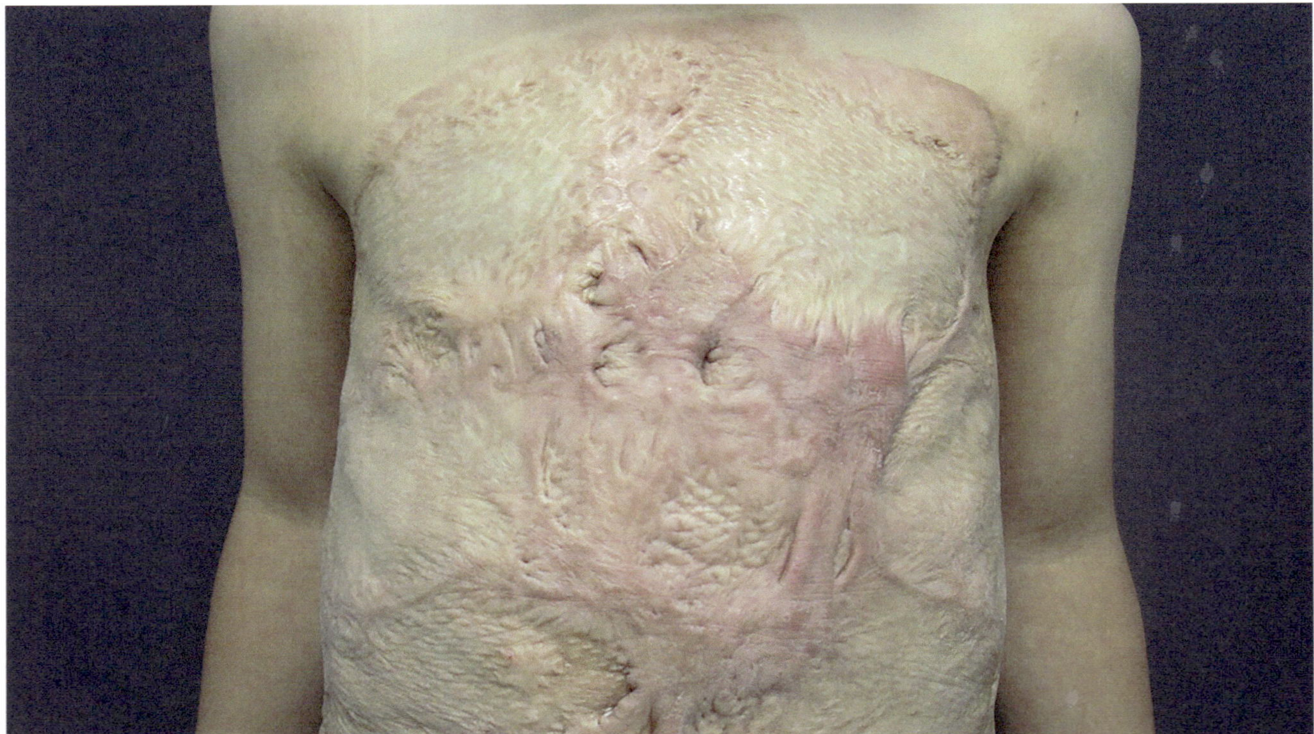

Abb. 11.135 Hypertrophe Narbenstränge

11.7 Historischer Rückblick

Hauttransplantationen wurden erstmals etwa 2500 bis 3000 v. Ch. in Indien beschrieben [1]. Erste Berichte über Hauttransplantationen in der westlichen Welt finden sich durch Giuseppe Baronio in seinem 1804 veröffentlichten Buch „Degli innesti Animali" (über Tiertransplantate) [2]. Baronio führte drei Experimente am Schaf aus, um die folgenden Fragen zu beantworten: Kann Haut transplantiert werden? Wie lange überlebt Haut, nachdem sie von der Durchblutung abgetrennt wird? Kann Haut ohne subdermales Fettgewebe transplantiert werden? Er beobachtete in den Tierversuchen, dass seine Transplantate am Schaf nach durchschnittlich 13 Tagen eingeheilt waren und eröffnete damit den Weg zur Hauttransplantation am Menschen. Bahnbrechende Veröffentlichungen zur Hauttransplantation erfolgten im 19. Jahrhundert durch Reverdin (1869) und Ollier (1872). Anfangs waren die Hauttransplantate sehr klein, Reverdin begann mit der Transplantation von epidermalen 1 mm^2 großen Inseln, später verwendetet er 3–4 mm^2 große Hautinseln, die er in einem Abstand von 0,5 cm transplantierte. Reverdin beobachtete, dass auch der Wundrand durch die Transplantate stimuliert wurde und so Epidermis vom Wundrand in Richtung der Transplantate wuchs. Felix Guyon präsentiert im Dezember 1869 die Ergebnisse von Reverdin der Imperial Surgical Society of Paris. Guyon setzte die Arbeiten von Reverdin fort und transplantierte ebenfalls erfolgreich 1 mm^2 große epidermale Hautinseln auf Verbrennungswunden [3]. Im Jahr 1895 führte Mangold das „Epthelial Scrapping" ein. Dabei wurde Hautpaste aus Blut und Keratinozyten gewonnen, die auf die Wunde gesprüht wurde. Mangold entfernte erstmals vor einer Hauttransplantation das Granulationsgewebe [2].

Carl Gustav Thiersch (1822–1895), geboren in München, war im Jahr 1843 Assistent unter Dieffenbach an der Charite. Thiersch veröffentlichte im Jahr 1886 erstmals Regeln zur erfolgreichen Hauttransplantation [4]:

- Hauttransplantation nur auf eine frische Wunde
- Anfrischung der Wunde durch Entfernung des Granulationsgewebes
- Ausreichende Blutstillung vor der Transplantation
- Transplantation von Epidermis mit dermalen Anteilen
- Transplantate sollen ausnahmslos Autografts sein
- Die komplette Wundoberfläche soll transplantiert werden

Sonnenberg und Tschmarke publizierten 1925 das Buch „Die Verbrennungen und Erfrierungen" und präsentierten erstmals das von Jungengel und Hofmann entwickelte Handdermatom sowie das erste mechanische Dermatom von G.L. Hagen aus dem Jahr 1915 [2]. Otto Lanz (1865–1935), geboren in der Schweiz, später Professor für Chirurgie an der Universität von Amsterdam, entwickelte die erste Apparatur zur Expansion der Spalthaut. Weitere Meilensteine in der Hauttransplantation stammen von JS Davis, der erstmals im Jahr 1920 erfolgreich 1–2 mm^2 große Vollhautinseln auf vollschichtige Hautwunden transplantierte. Nach dem zweiten Weltkrieg entwickelte When Humby das nach ihm benannte Humby Knife [5].

Brown and Barron beschrieben im Jahr 1948 erstmals ein Elektrodermatom zur Hautabnahme und schließlich J.C. Thanner und J.J. Vandeput im Jahr 1964 das Meshgerät zur Expansion der Spalthaut [6, 7].

Literatur

1. Frederick J, Stoddarm M, Dennis K et al (1989) Psychiatric outcome of burned children and adolescents. Journal of the American Academy of Child & Adolescent Psychiatry 28(4):589–595
2. Ziegenthaler H (2016) Narbenbehandlung nach thermischer Verletzung. In: Lehnhard M, Hartmann B, Reichert B (Hrsg) Verbrennungschirurgie. Springer Medizin
3. Akita S, Akino K, Imaizumi T, Hirano A (2008) Basic fibroblast growth factor accelerates and improves second-degree burn wound healing. Wound Repair and Regeneration 16(5):635–641
4. Vloemans J, Van der Wal MB, Middelkoop E (2014) Optimal treatment of partial thickness burns in children: a systematic review. Burns 40(2):177–190
5. Grennehalg D (2007) Consequences of excessive scar formation: dealing with the problem and aiming for the future. Wound Repair and Regeneration 15(1):2–5
6. der Wal V, Vloemans J, Tuinebreijer W, Middelkoop E (2012) Outcome after burns: an observational study on burn scar maturation and predictors for severe scarring. Wound Repair and Regeneration 20(5):676–687
7. Reverdin JL (1869) Greffe epidermique. Bull SOCImp Chir Paris 10:493–511
8. Clarckson P (1952) The Humby. Br Med J. 15(2):1101
9. Tanner JC, Vandeput JJ, Bradley BS (1966) Two years with mesh skin grafting. American Journal of Surgery 111(1):543–547
10. Tanner JC, Shea P, Bradley BS et al (1969) Large mesh skin grafts. Plastic and Reconstructive Surgery 44(5):504–506
11. Shimizu R, Kishi K (2011) Skin graft. Plastic Surgery International 12:67–72
12. Ratner D (1998) Skin grafting. From here to here. Dermatologic Clinics 16(1):75–90
13. Blair VP, Brown JB (1929) The use and uses of large split skin grafts of intermediate thickness. Surgery Gynecology & Obstetric 49:82–83
14. Hierner R, Degreed H, Vranckx J et al (2005) Skin grafting and wound healing – the dermato-plastic team approach. Clinics in Dermatology 23(4):343–352
15. Peeters R, Hubens A (1988) The mesh skin graft – true expansion rate. Burns 14(3):239–240
16. Alexander JW, Mac Millao BG, Law E, Kittur DS (1981) Treatment of severe burns with widely meshed skin autograft and meshed skin allograft overlay. J. Trauma 21:433
17. Gasperoni M, Neri R, Carboni A et al (2016) The alexander surgical technique for the treatment of severe burns. Ann Burns Fire Disasters 29(4):281–285
18. Rogers AD (2013) Indications for cadaver skin in burns and complex wound care. Wound Healing Southern Africa 6(2):54–55
19. Raff T, Hartmann B, Wagner H, German G (1996) Experience with the modified Meek technique. Acta chirurgiae plasticae 38(4):142

20. Breyere EJ, Barret MK (1960) Prolonged survival of skin homograffs in parous female mice. Journal of the National Cancer Institute 25(6):1405–1410
21. Schubert HM, Brandstetter M, Ensat F et al (2012) Spalthauttransplantation zur Weichteildefektdeckung. Oper Orthop Traumatol 24:432–438
22. Tanner JC, Vandeput J, Olley JF (1964) The mesh skin graft. Plast Reconstr Surg 34(287):92
23. Waltzmann JT, Derek E (2014) Vacuum-assisted closure device as a split-thickness skin graft bolster in the burn population. Journal of Burn Care & Research 35(5):338–342
24. Roka J, Andel H, Kamolz L (2007) Use of V.A.C. Therapy in the surgical treatment of severe burns: the Viennese concept. HaMiPla 39(5):322–327
25. Blackburn JH, Boemi L, Hall WW et al (1998) Negative-pressure dressings as a bolster for skin grafts. Annals of Plastic Surgery 40(5):453–457
26. Nikkah D, Booth S, Tay A (2015) Comparing outcomes of sheet grafting with 1:1 mesh grafting in patients with thermal burns: a randomized trial. Burns 41(2):257–264
27. Fahmy FS, Navasari HA, Frame JD et al (1993) Skin graft storage and keratinocyte viability. British Journal of Plastic Surgery 46(4):292–295
28. Yokota K, Nakanishi M et al (2009) Using full-thickness skin graft from amputated foot can provide a stump with durable skin. JPRAS 62(12):667–6696
29. Lehnhardt M, Kolbenschlag J (2016) Operatives Management der frischen Verbrennung. In: Lehnardt M (Hrsg) Verbrennungschirurgie. Springer Verlag
30. Kreis RW, Mackie DP, Vloemans HRP, AR. (1994) Expansion techniques for skin grafts: comparison between mesh and Meek island (sandwich-) grafts. Burns 20(1):39–42
31. Horch R, Stark GB, Kopp J, Spilker G (1994) Cologne Burn Centre experiences with glycerol-preserved allogeneic skin: part I: clinical experiences and histological findings (overgraft and sandwich technique). Burns 20(1):23–26
32. Vandeput J, Nelissen M, Tanner JC et al (1995) A review of skin meshers. Burns 21:364–370
33. Lumenta DB, Kamolz LP, Keck M et al (2011) Comparison of meshed versus Meek micrografted skin expansion rate: claimed, achieved and polled results. Plast reconst Surg 128:40–41
34. Kamolz LP, Schintler M, Parvizi et al (2013) The real expension rate of meshers and micrografts: things we should keep in mind. Annals of Burn and Fire Disaster. 26(1):26–29
35. Corps BVM (1969) The effect of graft thickness, donor site and graft bed on graft shrinkage in the hooded rat. JPRAS 22(2):125–133
36. Antonic A, Hartmann B, Ottomann C et.al. Extracorporeal shockwave therapy as supplemental therapy for closure of large full thickness defects – Rat full-thickness skin graft model. Wound Medicine 2018;(29):1-6
37. Adams D, Ramsey M (2006) Grafts in dermatologic surgery: review and update on full- and split-thickness skin grafts, free cartilage grafts, and composite grafts. Dermatol Surg 31(8):1055–1067
38. El Hadidy M, Tesauro P, Cavallini M et al (1994) Contraction and growth of deep burn wounds covered by non-meshed and meshed split thickness skin grafts in human. Burns 20(3):226–228
39. Fifer TD, Pieper D, Hawtof D (1993) Contraction rates of meshed, nonexpanded split-thickness skin grafts versus split-thickness sheet grafts. Annals of Plastic Surgery 31(2):162–163
40. Petry JJ, Wortham KA (1986) Contraction and groth of wounds covered by meshed and nonmeshed split thickness skin grafts. Br Plast Surg 39:478–482
41. Herd N, Hall P, Widdowson N, Tanner SB, Mesh graft. (1987) An 18-month follow-up. Burns 13(1):57–61
42. Davis JS, Kitlowski EA (1931) The immediate contraction of cutaneous grafts and its cause. Arch Surg 23:954–955
43. Hazani R, Whitney R, Brandon W (2012) Optimizing aesthetic results in skin grafting. The American Surgeon 78(2):151–154
44. Queenie C, Federica B, Harvey JG et al (2013) Functional and cosmetic outcome of full- versus split-thickness skin grafts in pediatric palmar surface burns: a prospective, independent evaluation. Journal of Burn Care & Research 34(2):232–236
45. Mittermayr R, Wassermann E, Thurner M et al (2006) Skin graft fixation by slow clotting fibrin sealant applied as a thin layer. Burns 32(3):305–311
46. Best T, Lobay G, Moysa G, Tredget E (1995) A prospective randomized trial of absorbable staple fixation of skin grafts for burn wound coverage. The Journal of Trauma 38(6):915–919
47. Kamolz LP, Lumenta D, Parvizi D (2014) Skin graft fixation in severe burns: use of topical negative pressure. Ann Burns Fire Disasters 27(3):141–145
48. Belliappa PP, McCabe SJ (1993) The burned hand. Hand Clin 9:313–324
49. Beasley RW (1981) Secondary repair of burned hands. Clin Plast Surg 8:141–148
50. Robotti EB, Edtsrom E (1991) Split-thickness plantar skin grafts for coverage in the hand and digits. The Journal of Hand Surgery 16(1):143–146
51. Demir E, Rahnama R, Gazyakan E, Germann G, Sauerbier M (2006) Palmare Verbrennung der Hand. Der Chirurg 77:367–375
52. Kraemer MD, Jones T, Deitch EA (1988) Burn contractures: incidence, predisposing factors and results of surgical therapy. J Burn Care Rehabil 9:261
53. Logsetty S, Heimbach DM (2000) Modern techniques for wound coverage of the thermally injured upper extremity. Hand Clin 16:205–210
54. Lionelli GT, Lawrence WT (2003) Wound dressings. Surg Clin North Am 83:617–638
55. Malt U (1980) Long-term psychosocial follow-up studies of burned adults: review of the literature. Burns 6(3):190–197
56. Hartmann B, Ekkernkamp A, Johnen C et al (2007) Sprayed cultured epithelial autografts for deep dermal burns of the face and neck. Annals of plastic surgery 58(1):70–73
57. ReCell WF (2013) In: Hyakusoku H, Orgill D, Ogawa R (Hrsg) Color atlas of burn reconstructive surgery. Springer, Berlin/Heidelberg
58. Greenhalgh DG, Hinchcliff K, Sen S, Palmieri TL (2013) A ten-year experience with pediatric face grafts. Journal of Burn Care & Research 34(5):576–584
59. Duteille F, Perrot P (2012) Management of 2nd-degree facial burns using the Versajet® hydrosurgery system and xenograft: a prospective evaluation of 20 cases. Burns 38(5):724–729
60. Callcut RA, Schurr MJ, Sloan M (2006) Clinical experience with Alloderm: a one-staged composite dermal/epidermal replacement utilizing processed cadaver dermis and thin autografts. Burns 32(5):583–588
61. Parry I, Sen S, Palmieri T, Greenhalgh D (2013) Scar management of the face: does early versus late intervention affect outcome? Journal of Burn Care & Research 34(5):569–575
62. Philp L, Umraw N, Cartotto R (2012) Late outcomes after grafting of the severely burned face: a quality improvement initiative. Journal of Burn Care & Research 33(1):46–56
63. Hauben DF, Baruchin A, Mahler D (1982) On the history of the free skin graft. AM Plast Surg 9:2442
64. Klasen HJ (2004) History of burns. Erasmus Publishing

Meek-Transplantation

12

Christian Ottomann

Inhaltsverzeichnis

12.1 Hintergrund

Eine operative Möglichkeit, das Problem des limitierten Spenderareals zu umgehen, ist eine höhere Expansion der Spalthaut. Bei der sogenannten Alexandertechnik wird die expandierte Spalthaut mit Fremdhaut (Allograft) kombiniert. So sind Expansionsraten der gemeshten Spalthaut bis 1:9 möglich, wenn auch selten durchgeführt [1, 2]. Eine alternative Technik, die Spalthaut zu expandieren, ist die Methode nach Meek. Diese bei großen Expansionsraten der Spalthaut sicher anzuwendende Methode ist wegen der einfacheren Transplantation und geringeren Fragilität gegenüber den großmaschigen Mesh- Transplantaten weltweit in vielen Verbrennungszentren etabliert und wird bei sehr großflächigen Verbrennungen der Meshgraft-Technik vorgezogen. Raff et al. konnten unter Verwendung der Meek Technik darstellen, dass bis zu einer verbrannten Körperoberfläche von 75 % die verbleibende nicht verbrannte Haut als Spenderareal ausreicht und nur einmal benutzt werden muss, um eine zusätzliche Anwendung von Kulturhaut zu umgehen [3]. Cicero Parker Meek (17.10.1914–19.04.1979) arbeitete als Allgemeinchirurg am Aiken County Hospital in South Carolina, USA, dessen besonderes Interesse der Behandlung schwerbrandverletzter Patienten galt. In seinem im Jahr 1958 im American Journal of Surgery publizierten Artikel „Successful Microdermagrafting using the Meek-Wall Microdermatome" beschreibt er erstmals eine gerätebasierte Methode zur Herstellung „briefmarkenartiger" kleiner Hauttransplantate [4]. Seine grundlegende Überlegung war, dass die Keratinozyten transplantierter Hautinseln vom Transplantatrand in die Peripherie konfluieren. Daraus folgerte er, dass die Wundheilung transplantierter Areale umso schneller sein müsse, je länger die Ränder der Transplantate seien. Mittels einer mathematischen Annäherungsweise stellte er das Prinzip dar, dass die Summe der Ränder der quadratischen Transplantate umso größer wird, je kleiner die

C. Ottomann (✉)
UnitTransferKlinik, Universität zu Lübeck, Lübeck, Deutschland
e-mail: christian.ottomann@uni-luebeck.de

C. Ottomann, B. Hartmann (Hrsg.), *Hauttransplantation*, https://doi.org/10.1007/978-3-662-62060-1_12

transplantierten Quadrate sind. Aus dieser Überlegung konstruierte er das in dem genannten Artikel erstmals vorgestellte Meek-Wall-Gerät zur Mikrografttransplantation [4]. Das in dem Originalartikel aus dem Jahr 1958 erstmals vorgestellte Gerät verfügte über 13 Schneidemesser, die von einem Elektromotor angetrieben wurden. Dabei wurde ein Korkplättchen als Träger des Hauttransplantates beschrieben und die Funktionsweise des Gerätes. Anfänglich tränkte Meek die kleinen (1/16 Inch = 4 mm) Hautinseln in Plasma und trug sie dann per Hand auf Fallschirmseide auf, die er direkt auf das Wundbett transplantiert. Im Februar 1963 meldete er zusammen mit S.P. Wall, dem Ingenieur, mit dem er das Gerät zusammen konstruiert hatte, das Meek-Wall-Dermatom beim United States Patent Office als „Microdermatome" an (Abb. 12.1 und 12.2). Im Jahr 1965 publizierte Meek einen zweiten Artikel, in dem er über seine Erfahrungen mit der neuen Technik berichtete und die einzelnen Schritte der Meek-Transplantation erstmals detailliert beschrieb [5]. Die Methode nach Meek geriet nach Einführung der Meshgraft-Technik im Jahr 1964 jedoch international in Vergessenheit, da die trägerlosen, gitterförmigen Mesh-Transplantate schneller und deutlich einfacher hergestellt werden konnten und sich daher die Mesh-Technik zunächst durchsetzte. Eine ähnliche, nicht gerätebasierte Methode aus China, Spalthaut inselförmig zu transplantieren, wurde international nicht publiziert (Abb. 12.3). Erst Anfang der 90er-Jahre wurde die Meek-Technik durch holländische Chirurgen des Red Cross Hospital in Beverwijk wieder aufgegriffen und technisch verbessert [6].

Ein speziell für die Haftung der Spalthaut auf den Korkplättchen entwickelter Sprühkleber und neue Nylonplissees wurden eingeführt. Die klinischen Ergebnisse dieser modifizierten Meek-Technik wurden erstmals von Kreis et al. im Jahr 1993 publiziert [6]. In dem Artikel empfehlen die Autoren erstmals eine Kombination aus Meek und Fremdhaut (Allograft) bei sehr hohen Expansionsraten. Circa eine Woche nach der Meek-Transplantation werden die Nylonplissees vorsichtig abgezogen und über die adhärenten nicht konfluierten Inseln Fremdhaut transplantiert. In einem weiteren Artikel von Kreis et al. über die Meek-Technik aus dem Jahr 1994 vergleichen die Autoren die Expansionsraten von Mesh und Meek Transplantaten und kommen zu dem Schluss, dass eine Expansion von 1:6 mittels Mesh Technik einer Expansion von 1:4 mittels Meek Technik entspricht [7]. Eine weitere Modifikation wurde von Raff et al. im Jahr 1996 publiziert. Die Autoren konstatieren, dass bei Expansionsraten bis 1:6 auf eine zusätzliche Transplantation von Fremdhaut verzichtet werden kann [3]. Im Jahr 1997 wurden auf Vorschlag des Chirurgen Robert Kreis erstmals Plissees mit einer Expansionsrate von 1:3 hergestellt. Die letzte Modifikation erfolgte im Jahr 2001 durch Dr. Abdul Reda Lari aus dem Al Babtain Burn Center in Kuweit City. Er hatte die Idee, den pneumatischen Motor (der die 13 Klingen antreibt) durch eine Handkurbel zu ersetzen, da in vielen Ländern kein Pressluftanschluss im OP vorhanden ist und das Meek Gerät so für Schwellen- und Entwicklungsländer einsatzfähig wird [8].

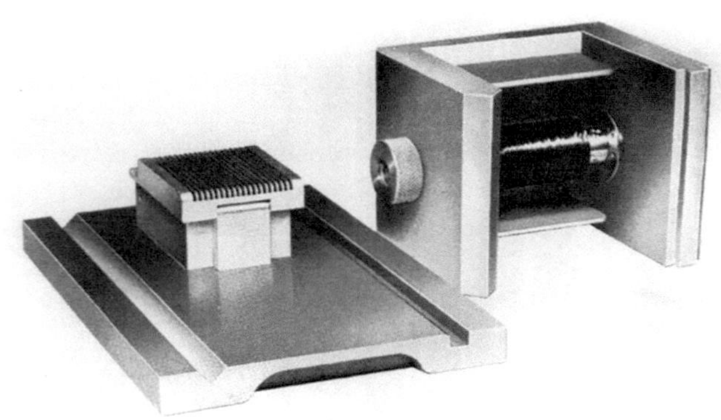

Abb. 12.1 Das Meek-Wall-Dermatom aus dem Jahr 1963

12.2 Indikation

Durch die Meek-Technik ist eine definitive Wundversorgung durch Spalthauttransplantation bis zu einer verbrannten Körperoberfläche von 75 % ohne zusätzliche Transplantation von Kulturhaut möglich [3, 9]. Die operative Versorgung kann aufgrund des intraoperativen Blutverlustes bei großflächigen Verbrennungen in mehreren Schritten notwendig sein. Je nach Zustand und intensivmedizinischer Vorbereitung (Auftransfusion) des Patienten ist eine Deckung von bis zu 25 % VKOF bei gleichzeitig erfolgter Nekrosektomie in einer operativen Sitzung möglich. Höhere Deckungsraten können erzielt werden, wenn der Patient bereits nekrosektomiert, die Wunden entsprechend debridiert und durch eine temporäre Wundversorgung konditioniert wurden. Bei einem komplikationslosen Verlauf haften die Meek Inseln spätestens circa 7 Tage nach der Transplantation fest auf dem Wundbett. Die komplette Reepithelisierung der Lücken zwischen den transplantierten Inseln wird bei Expansionsraten bis 1:3 innerhalb von zwei Wochen erreicht. Kreiss et al. berichten von einer Reepithelisierungsdauer von fünf Wochen bei einer Expansion von 1:9 in Kombination mit Fremdhaut [6].

12.3 Vorteile

- Kleine und ungünstig liegende Spenderareale können zur Spalthautgewinnung verwendet werden (z.B. Hals, Achselhöhlen, Fußrücken, Fußsohlen).
- Selbst minimale Spalthautreste, die einzeln auf das 4,2 × 4,2 cm große Korkplättchen gelegt werden, können zu Meek-Inseln verarbeitet werden.

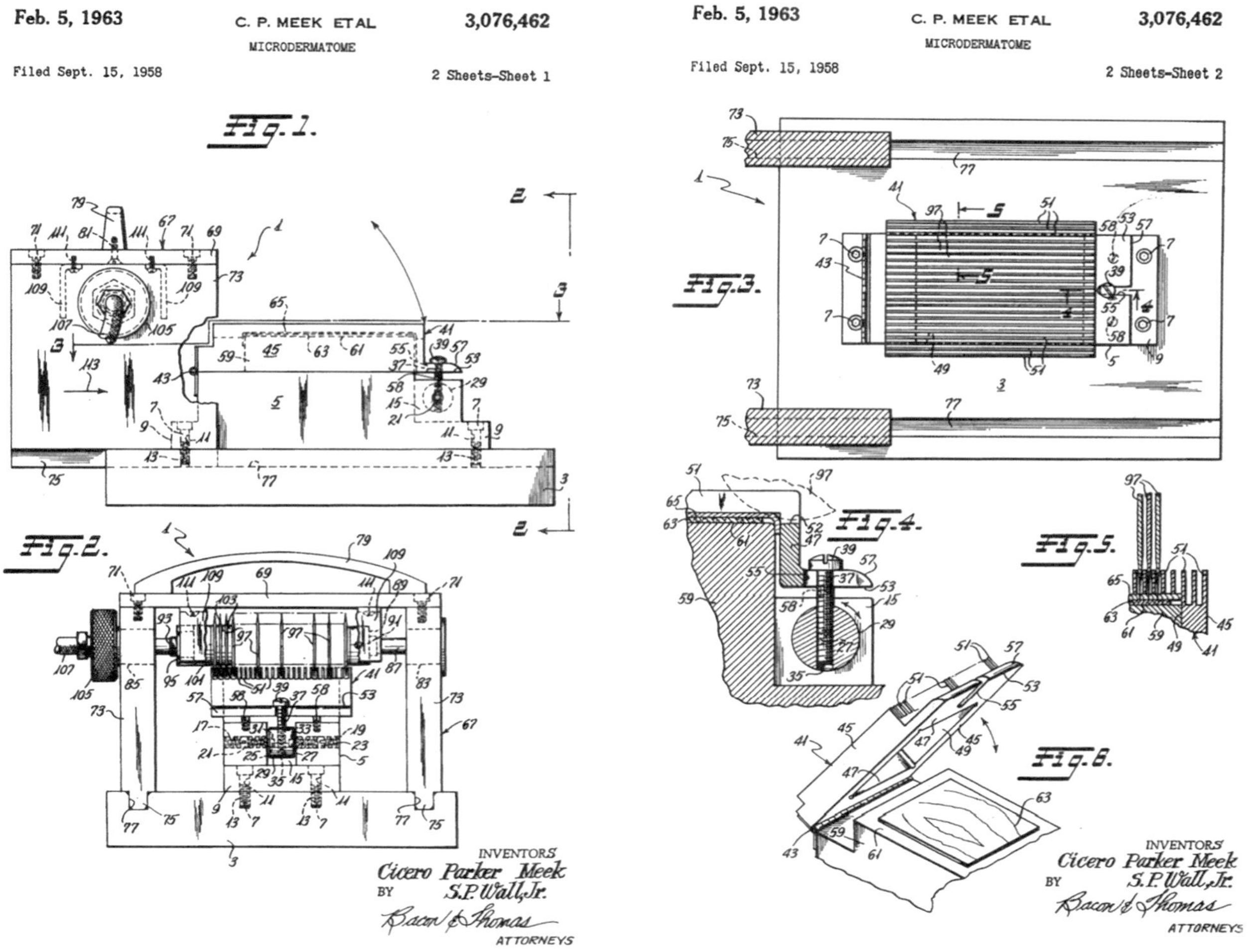

Feb. 5, 1963 C. P. MEEK ET AL 3,076,462

MICRODERMATOME

Filed Sept. 15, 1958 2 Sheets-Sheet 1

INVENTORS
Cicero Parker Meek
BY S.P. Wall, Jr.
Bacon & Thomas
ATTORNEYS

Feb. 5, 1963 C. P. MEEK ET AL 3,076,462

MICRODERMATOME

Filed Sept. 15, 1958 2 Sheets-Sheet 2

INVENTORS
Cicero Parker Meek
BY S.P. Wall, Jr.
Bacon & Thomas
ATTORNEYS

Abb. 12.2 Patentanmeldung des Meek-Wall-Gerätes aus dem Jahr 1963

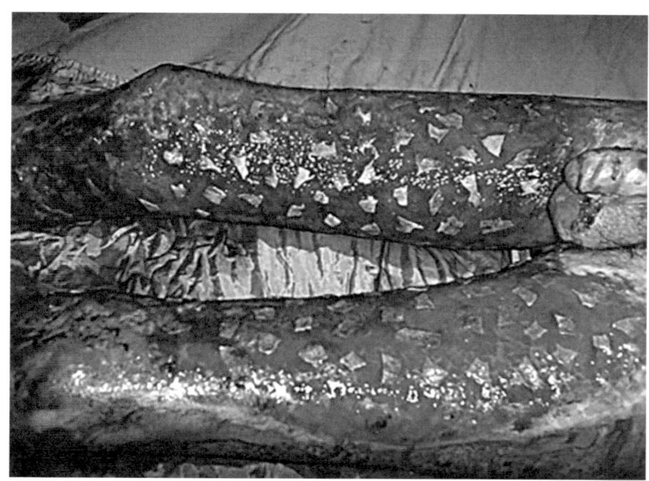

Abb. 12.3 Chinesische Inseltechnik (historische Aufnahme)

- Ein weiterer Vorteil ist die durch die Nylon Plisses verursachte leichtere Handhabung weit expandierter Spalthaut gegenüber fragilen Mesh-Technik ransplantaten hoher Expansion.
- Die tatsächliche Expansionsrate wird erreicht [10].

12.4 Nachteile

- Hoher Personalbedarf.
- Hoher Zeitaufwand bei der Herstellung der Meek-Transplantate [11].
- Ein paralleles Operieren durch 2 Operationsteams ist notwendig Zumeist zwei parallel arbeitende OP Teams notwendig (Abb. 12.4).

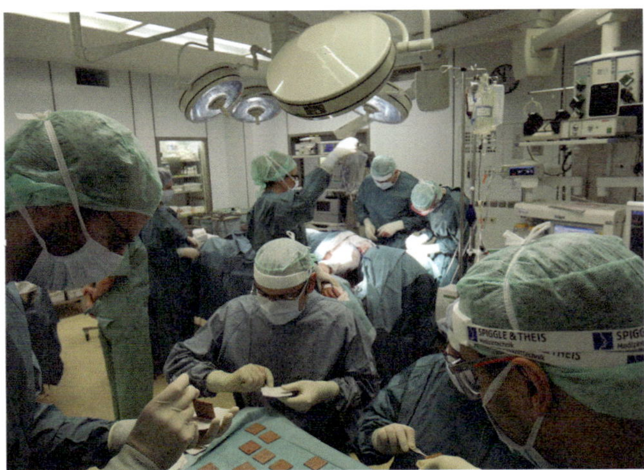

Abb. 12.4 Ein Team fertigt die Meek-Transplantate an, während das zweite OP Team die Wunden zur Transplantation vorbereitet

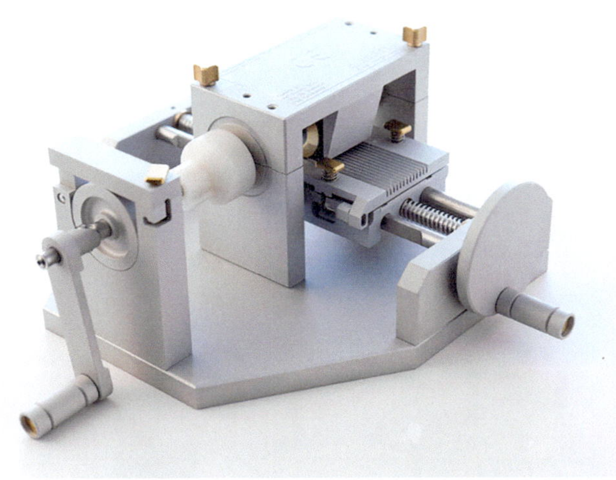

Abb. 12.5 Meek-Gerät, handangetrieben (Quelle: Humeca Enschede, The Netherlands)

12.5 Kombinierte Verfahren

Kreiss et al. empfahlen im Jahr 1993 in ihrer Modifikation der Meek-Technik zum Schutz der Meek-Inseln die Kombination mit zusätzlicher Fremdhaut [6]. Raff et al. konnten dagegen im Jahr 1996 darstellen, dass bis zu einer Expansionsrate von 1:4 eine zusätzliche Deckung mit Allograft-Transplantaten nicht notwendig ist [3]. Weitere kombinierte Verfahren wurden beschrieben. Im Jahr 1996 wurde von Raff et al. erstmals eine Kombination von Meek-Transplantaten und Kulturhaut angewendet [3]. Hierbei werden die Verbrennungswunden zunächst durch Meek-Transplantate mit einer hohen Expansionsrate versorgt. Innerhalb der ersten Woche werden die Plissees entfernt und Cultured Epithelial Autografts (CEA) Sheets über die gesamte Wundfläche und über die adhärenten Meek-Inseln aufgetragen, was zu einer deutlich verkürzten Reepithelisierungsdauer führte. Dieses kombinierte Vorgehen aus CEA- und Meek-Transplantation wurde von mehreren Autoren validiert [12–14]. Papp et al. berichteten im Jahr 2003 erstmals von der Transplantation kollagen-basierter Matrices in Kombination mit der Meek-Technik [15]. James et al. gelang im Jahr 2010 erstmals die erfolgreiche Kombination aus Meek und aufgesprühten kultivierten Keratinozyten [16].

12.6 Material

Das Meek-Gerät und das korrespondierende Meek-Dermatom zur Spalthautabnahme sowie Korkplättchen und Plissees werden seit 1984 von der Firma Humeca in Enschede, Holland, produziert. Der Vertrieb läuft in Deutschland über die Asclepios Medizintechnik in Gutach. Das Meek-Gerät enthält 13 Rundmesser, die das 4,2 × 4,2 cm große Transplantat in 196 quadratische Inseln a 3 × 3 mm schneidet. Die Rundmesser werden durch Pressluft oder Handkurbel angetrieben. Das

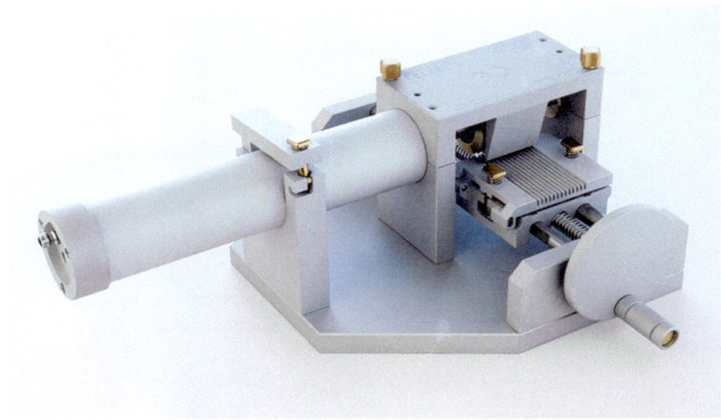

Abb. 12.6 Meek-Gerät mit zylindrischem Motorantrieb (Quelle: Humeca Enschede, The Netherlands)

Vorschieben des Schneideblocks, auf dem das Transplantat mittels Korkplättchen deponiert wird, erfolgt per Hand (Drehkurbel) oder wird durch einen zweiten. Elektromotor angetrieben (Abb. 12.5, 12.6, 12.7 und 12.8). Das Meek-Gerät und die Schneideblöcke sind bis auf den Motor komplett sterilisierbar. Angeboten wird ein einfacher und ein doppelter Schneideblock (Abb. 12.9 und 12.10). Mit dem doppelten Schneideblock können zwei Meek Transplantate gleichzeitig hergestellt werden, um Operationszeit- und Aufwand zu sparen. Die Firma Humeca bietet die zur Meek-Technik korrespondierenden akkubetriebenen Elektrodermatome D42 und D80 an. Die Autoren empfehlen für die Meek-Transplantation das hierfür speziell entwickelte Dermatom D42, da mit ihm Transplantate der Breite 4,2 cm gewonnen werden, die exakt auf die korrespondierenden Korkplättchen passen. Die Dicke des Transplantates ist von 0,1 bis 1,2 mm in 0,1mm Abständen variabel einstellbar (Abb. 12.11). Die sterilen Nylonplissees sind in 14 × 14 Quadrate vorgefalzt, woraus beim Auseinanderziehen die entsprechende Expansion der 196 Hautinseln resultiert (Abb. 12.12 und 12.13).

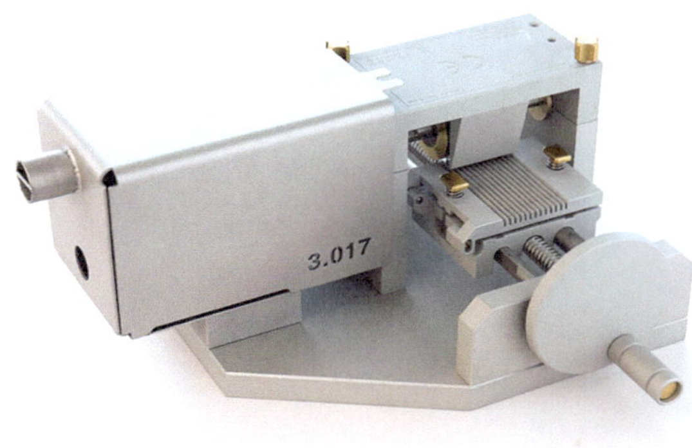

Abb. 12.7 Meek-Gerät mit Blockmotor (Quelle: Humeca Enschede, The Netherlands)

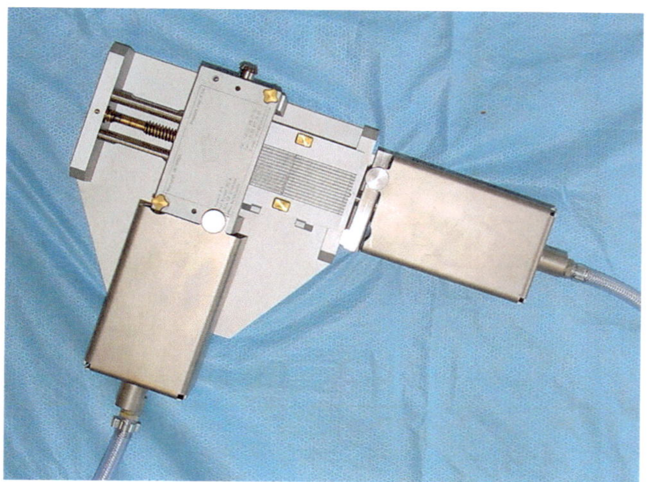

Abb. 12.8 Vollautomatisches Meek-Gerät (Quelle: Humeca Enschede, The Netherlands)

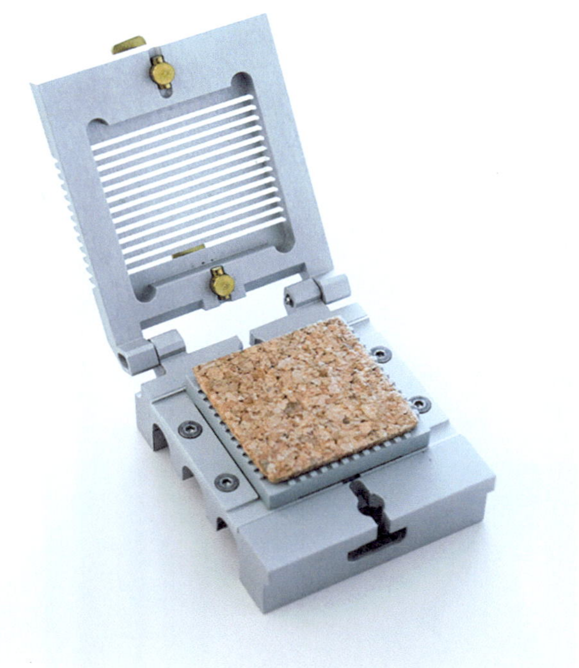

Abb. 12.9 Einfacher Schneideblock (Quelle: Humeca Enschede, The Netherlands)

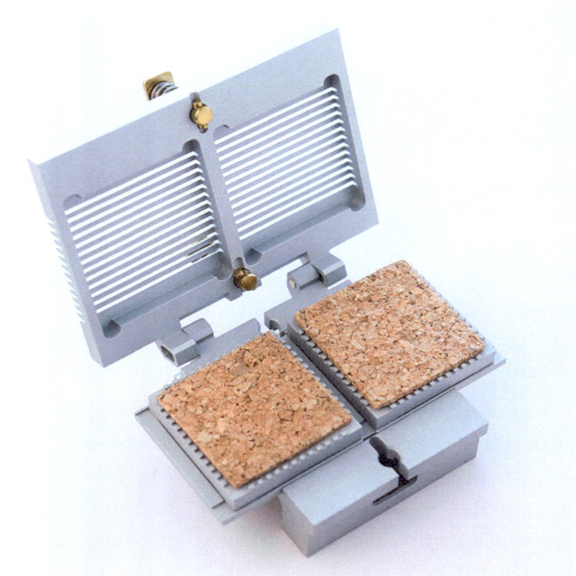

Abb. 12.10 Doppelter Schneideblock (Quelle: Humeca Enschede, The Netherlands)

12.7 Prinzip der Expansionsmethode

Durch Ziehen an allen vier Seiten des vorgefalzten Plissees wird die durch das Meek-Gerät in 196 Inseln geschnittene Spalthaut expandiert. Die Expansionsrate hängt von der Vorfalzung des Plissees ab. Eine Expansion von 1:3 bis zu 1:9 ist möglich (Abb. 12.14).

12.7.1 Operationstechnik

Schritt 1 – Wundkonditionierung

- Das zu transplantierende Areal muss radikal debridiert, d. h. frei von avitalen Gewebeanteilen und frei von Hypergranulation sein (Abb. 12.15)
- Penible Blutstillung durch Elektrokauterisation, um ein Hämatom unter den Meek-Transplantaten zu verhindern (Abb. 12.16)

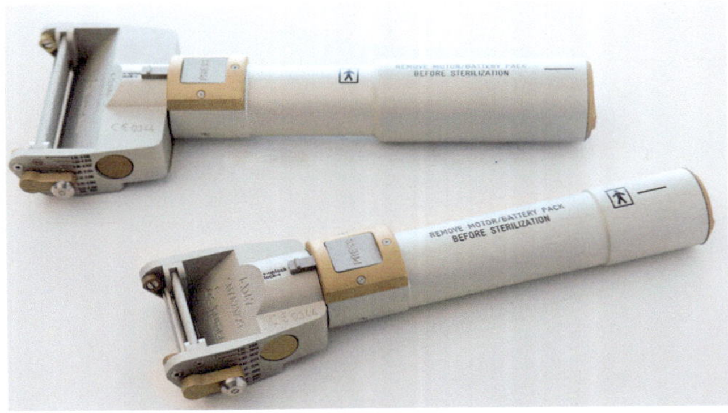

Abb. 12.11 Meek-Dermatome D42 und D80 (Quelle: Humeca Enschede, The Netherlands)

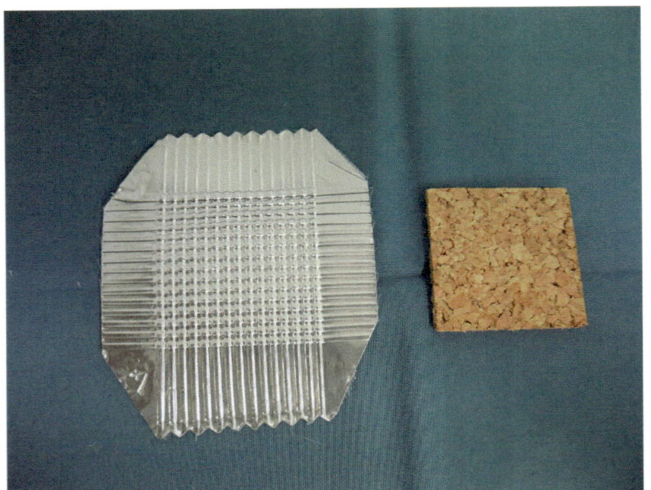

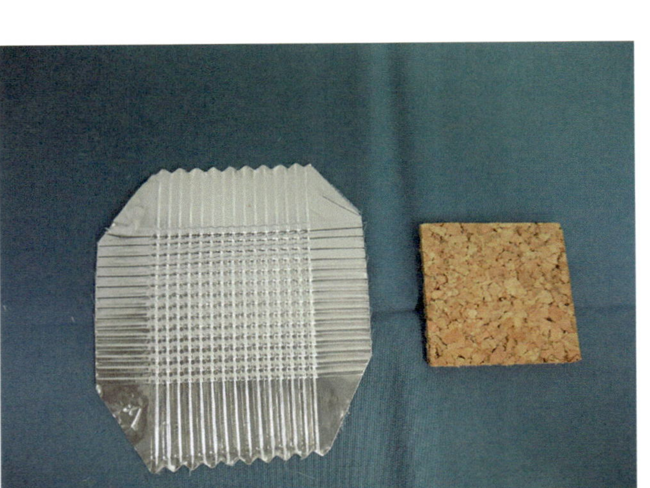

Abb. 12.12 Nylonplissee und Korkplättchen vor dem Auseinanderfalten

Abb. 12.13 Nylonplissee und Korkplättchen nach dem Auseinanderfalten

Abb. 12.14 Expansion der 3 × 3 mm Inseln im Verhältnis 1:4

Schritt 2 – Planung der benötigten Plissees

Die Anzahl der benötigten Plissees richtet sich nach der Expansionsrate und dem Ausmaß der verbrannten, zu transplantierenden Wundfläche in % VKOF. Eine genaue Abmessung der Wundfläche wird durch moderne Dokumentationssysteme wie das Burn Case 3D® auf den Quadratzentimeter genau errechnet. Verbrennungszentren, denen das Burn Case 3D nicht zur Verfügung steht, können die Körperoberfläche in cm^2 des Patienten mittels der folgenden Tabelle grob abschätzen (Abb. 12.17). Anhand der verbrannten Körperoberfläche (VKOF) in % und der Gesamtkörperoberfläche des Patienten in cm^2 kann die verbrannte Oberfläche in cm^2 errechnet werden. Beispiel: Ein Patient mit 50% VKOF, 1,75 m Körpergröße und 80 kg hätte demnach eine verbrannte Gesamtfläche von 9900 cm^2. Ein unexpandiertes Plissee hat eine Fläche von 17,64 cm^2 (4,2 × 4,2 cm). In dem genannten Beispiel würde bei einer 1:1 Transplantation, d. h. ohne Expansion, demnach 569 Plissees benötigen. Für den Fall, dass eine Expansion von 1:3 erreicht werden soll würde sich die Plisseeanzahl durch 3 dividieren, so dass bei einer Expansion von 1:3 insgesamt 198 Plissees benötigt würden. Aufgrund des Debridements verringert sich die Oberfläche des zu transplantierenden Areals durch den Gewebeverlust jedoch. Geht man zum Beispiel von einer durchschnittlichen Verringerung der Oberfläche nach Debridement von 10 % aus, würden circa 170 Plisses resultieren. Eine alternative Abschätzung der Plisseeanzahl kann anhand der folgenden Abb. 18–21 (Abb. 12.18, 12.19, 12.20 und 12.21) vorgenommen werden.

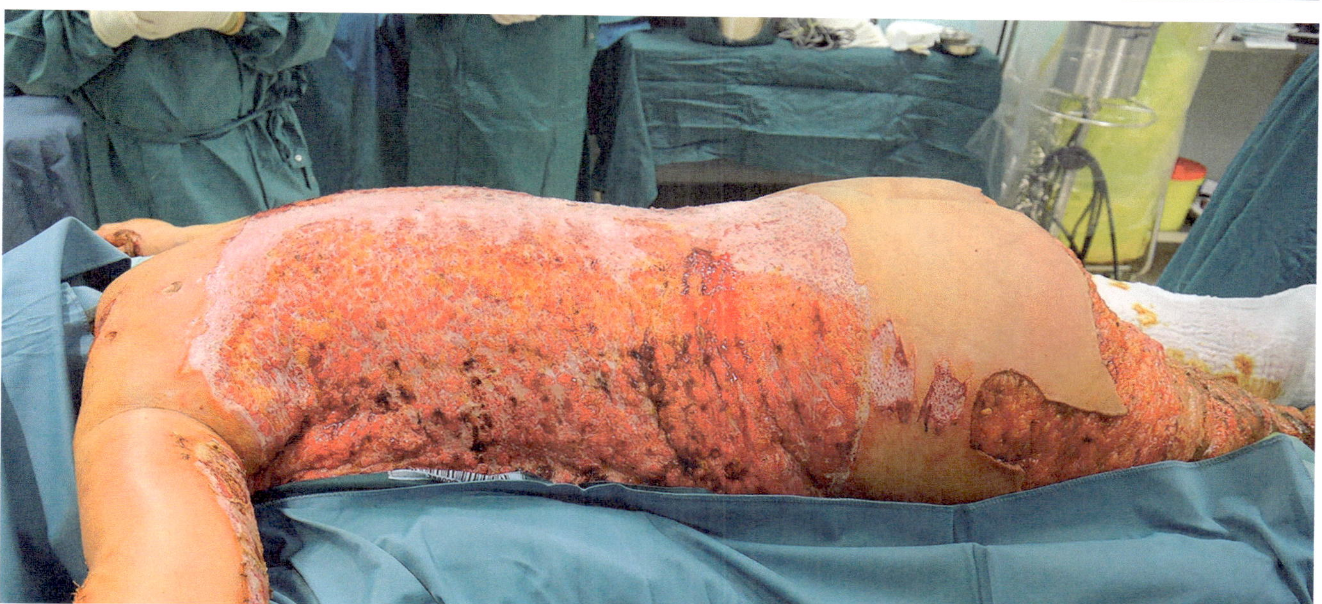

Abb. 12.15 Schritt 1 58-jährige Patientin mit IIb-III°-Verbrennungen von insgesamt 45 % VKOF. Die Wundflächen wurden in mehreren operativen Schritten debridiert und mittels Fremdhaut (Allograft) temporär gedeckt. Operativer Eingriff in Bauchlage zur Meek-Transplantation am Rücken, linker Flanke und linkem Oberschenkel

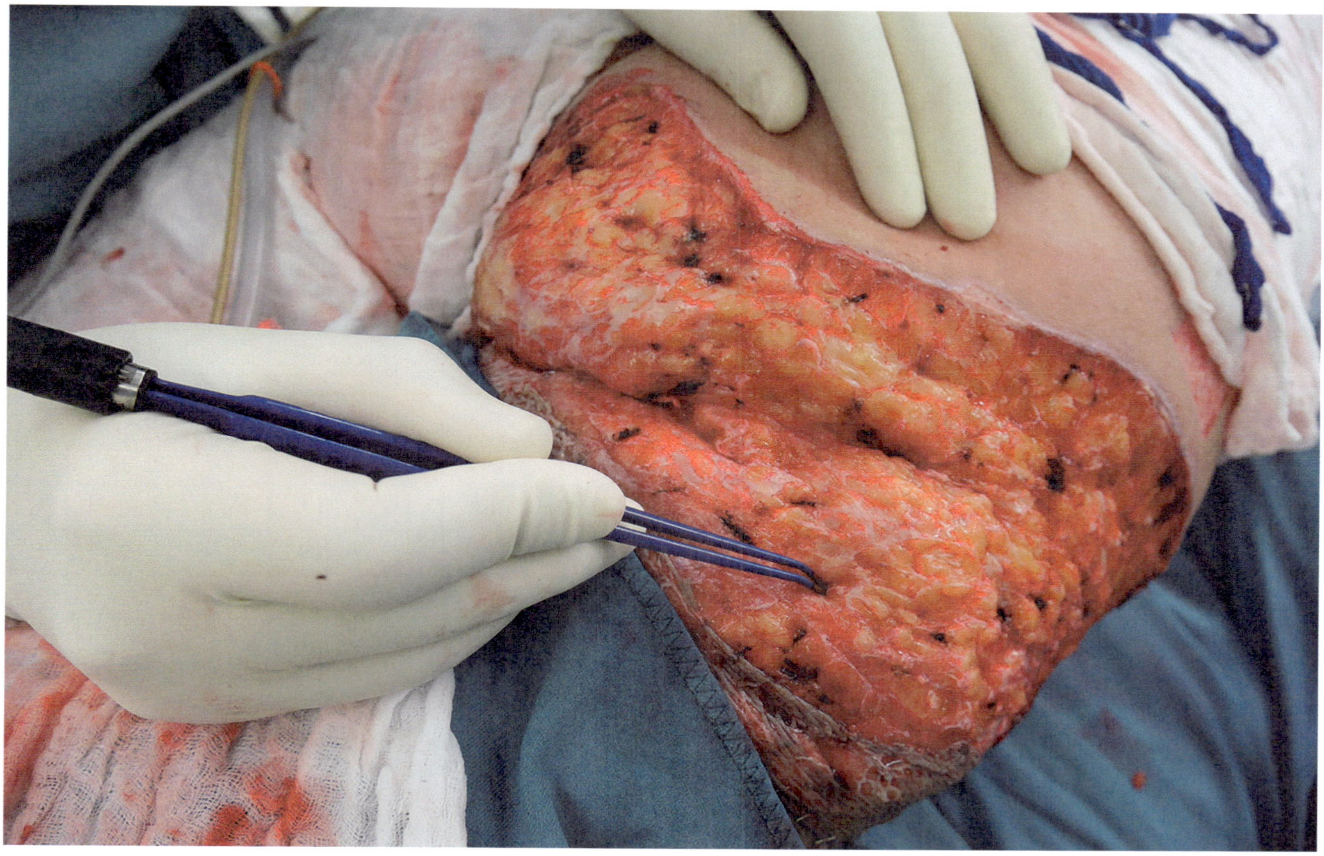

Abb. 12.16 Schritt 1 Penible Blutstillung mittels bipolarer Elektrokauterisation, um eine Hämatombildung unter den Meek-Transplantaten zu verhindern

Abb. 12.17 Einschätzung der Körperoberfläche des Patienten

Körpergewicht in kg / Körpergröße in cm	10	20	30	40	60	80	100	120
50	4000	5700	7100					
75	4800	6800	8400	9700				
100		7700	9500	11000	13500			
125		8400	10400	12100	24900			
150			11200	13100	16000	18700	20900	22900
175			12000	13900	17100	19800	22200	24500
200				14700	18100	21000	22600	26900
225					19200	22200	24700	27100

Abb. 12.18 Anzahl der Meek-Plissees pro % VKOF bei einer Expansionsrate von 1:3

Expansionsrate 1:3 Körpergewicht in kg / Körpergröße in cm	10	20	30	40	60	80	100	120
50	0,7	1	1,2					
75	0,8	1,2	1,4	1,6				
100		1,3	1,6	1,9	2,2			
125		1,4	1,8	2,1	2,5			
150			1,9	2,2	2,7	3,2	3,5	3,9
175			2,1	2,3	2,9	3,3	3,8	4,1
200				2,5	3,1	3,6	3,9	4,4

Abb. 12.19 Anzahl der Meek-Plissees pro % VKOF bei einer Expansionsrate von 1:4

Expansionsrate 1:4 Körpergewicht in kg / Körpergröße in cm	10	20	30	40	60	80	100	120
50	0,5	0,7	0,9					
75	0,6	0,9	1,1	1,3				
100		1	1,3	1,5	1,7			
125		1,1	1,4	1,5	1,9			
150			1,5	1,7	2,1	2,3	2,7	2,9
175			1,6	1,8	2,2	2,5	2,8	3,1
200				1,9	2,3	2,7	2,9	3,3

Abb. 12.20 Anzahl der Meek-Plissees pro % VKOF bei einer Expansionsrate von 1:6

Expansionsrate 1:6 / Körpergewicht in kg / Körpergröße in cm	10	20	30	40	60	80	100	120
50	0,4	0,4	0,6					
75	0,4	0,5	0,7	0,8				
100		0,6	0,8	0,9	1,2			
125		0,7	0,9	1	1,3			
150			1	1,1	1,4	1,6	1,8	2
175			1	1,2	1,5	1,7	1,9	2,1
200				1,3	1,5	1,8	1,9	2,2

Abb. 12.21 Anzahl der Meek-Plissees pro % VKOF bei einer Expansionsrate von 1:9

Expansionsrate 1:9 / Körpergewicht in kg / Körpergröße in cm	10	20	30	40	60	80	100	1,4
50	0,2	0,4	0,4					
75	0,3	0,4	0,5	0,5				
100		0,5	0,5	0,6	0,7			
125		0,5	0,6	0,7	0,8			
150			0,6	0,7	0,9	1,1	1,2	1,3
175			0,7	0,8	1	1,1	1,3	1,4
200				0,8	1	1,2	1,3	1,5

Schritt 3 – Abnahme der Spalthaut (Abb. 12.22 und 12.23)

- Maximale Dicke der abgenommenen Spalthaut 0,2 mm
- Abnahme der Spalthaut ohne dermale Anteile

Schritt 4 – Auftragen der Spalthaut auf die Korkplättchen

- Vorbereitung: Wässern der Korkplättchen in steriler Kochsalzlösung für 3–5 Minuten (Abb. 12.24)
- Ausbreiten der Spalthaut mit der Hautinnenseite nach oben (Abb. 12.25)
- Zuschneiden der Spalthaut entsprechend der Größe der Korkplättchen (Abb. 12.26)

Schritt 5 – Zuschneiden der Transplantate durch das Meek-Gerät

- Einlegen der mit der Spalthaut präparierten Korkplättchen in den Schlitten (Abb. 12.27)
- Die Haut wird durch die 13 rotierenden Schneideblätter in Streifen geschnitten (Abb. 12.28)
- Drehen der Korkplättchen um 90° und erneutes Einlegen in den Schlitten (Abb. 12.29)
- Nach dem zweiten Schneidevorgang durch das Meek-Gerät resultieren die Meek Inseln als Spalthaut-Quadrate (Abb. 12.30)

Schritt 6 – Auftragen des Sprühklebers

- Die Korkplättchen werden mit den Hautinseln nach oben auf einem sterilen Tisch drapiert, anschließend werden die Korkplättchen gleichmäßig mit dem Sprühkleber benetzt (Abb. 12.31)
- Nach ca. 8 Minuten hat der Kleber die richtige Viskosität erreicht (klebrig), was an der matten Oberfläche der Spalthaut erkennbar ist (Abb. 12.32)

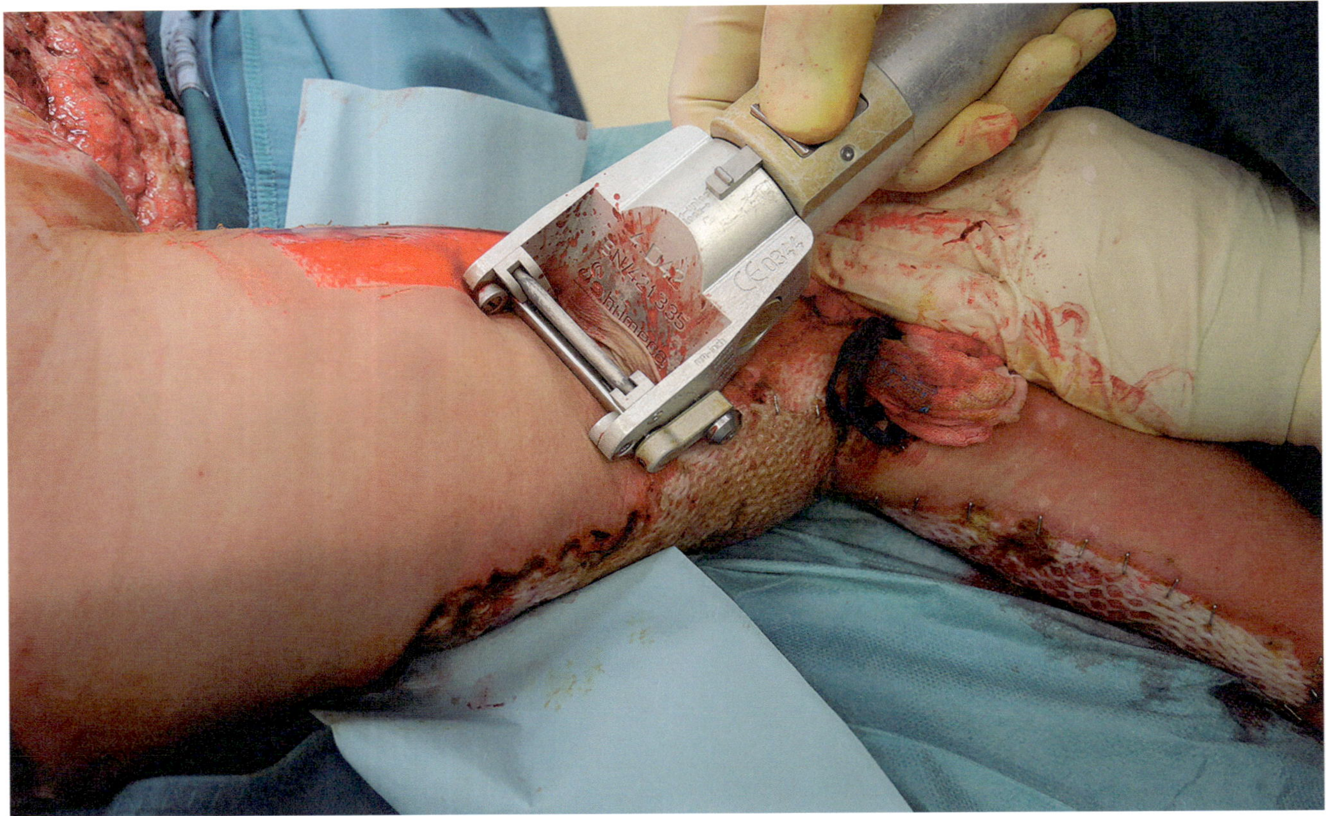

Abb. 12.22 Schritt 3 Abnahme der Spalthaut mit dem Meek-Dermatom D42 am linken Oberarm

Schritt 7 – Auftragen der Korkplättchen mit den Transplantaten auf die vorgefalzten Plissees

- Das klebrige Korkplättchen wird vorsichtig an einer Ecke mit einer Pinzette angehoben, anschließend wird das Korkplättchen auf das Plissee geklebt (Abb. 12.33)
- Plissee und das Korkplättchen werden mit beiden Daumen mehrmals für ca. 60 Sekunden fest zusammengedrückt (Abb. 12.34)
- Die Korkplättchen lassen sich nun vorsichtig abziehen, die Hautinseln sollen auf den Plissees kleben bleiben (Abb. 12.35)

Schritt 8 – Entfalten und Zuschneiden der Plissees

- Die Expansion wird durch das Auseinanderfalten des Plissees erreicht (Abb. 12.36)
- Auseinanderziehen des Plissees entlang der gezackten Ränder (Abb. 12.37)
- Danach Auseinanderziehen des Plissees in entgegengesetzter Richtung entlang der geraden Ränder (Abb. 12.38 und 12.39)
- Abschneiden der überstehenden Falzränder mit einer Materialschere (Abb. 12.40)
- Gegebenenfalls die Meek-Transplantate bis zur Transplantation in feuchte Kompressen einwickeln, um ein Austrocknen der fragilen Hautinseln zu vermeiden.

Schritt 9 – MeekTransplantation

- Auftragen der Meek-Transplantate auf die Wundflächen (Abb. 12.41)
- Fixation der Meek-Plissees mittels Deltaklammern (Abb. 12.42)
- Kontinuierliches Befeuchten der Transplantate mit steriler Kochsalzlösung, um ein Austrocknen der transplantierten Meek Inseln zu vermeiden (Abb. 12.43)

Schritt 10 – Wundverband

Als primären Wundverband empfehlen die Autoren Fettgaze. Über der Fettgaze werden weiche Polsterverbände aus Kompressen und Mullstoff angelegt. Um Scherkräfte, die ein Einsprossen der Kapillaren in die transplantierten Hautinseln verhindern zu vermeiden, sollten die Verbände mit leichtem Druck angewickelt werden (Abb. 12.44).

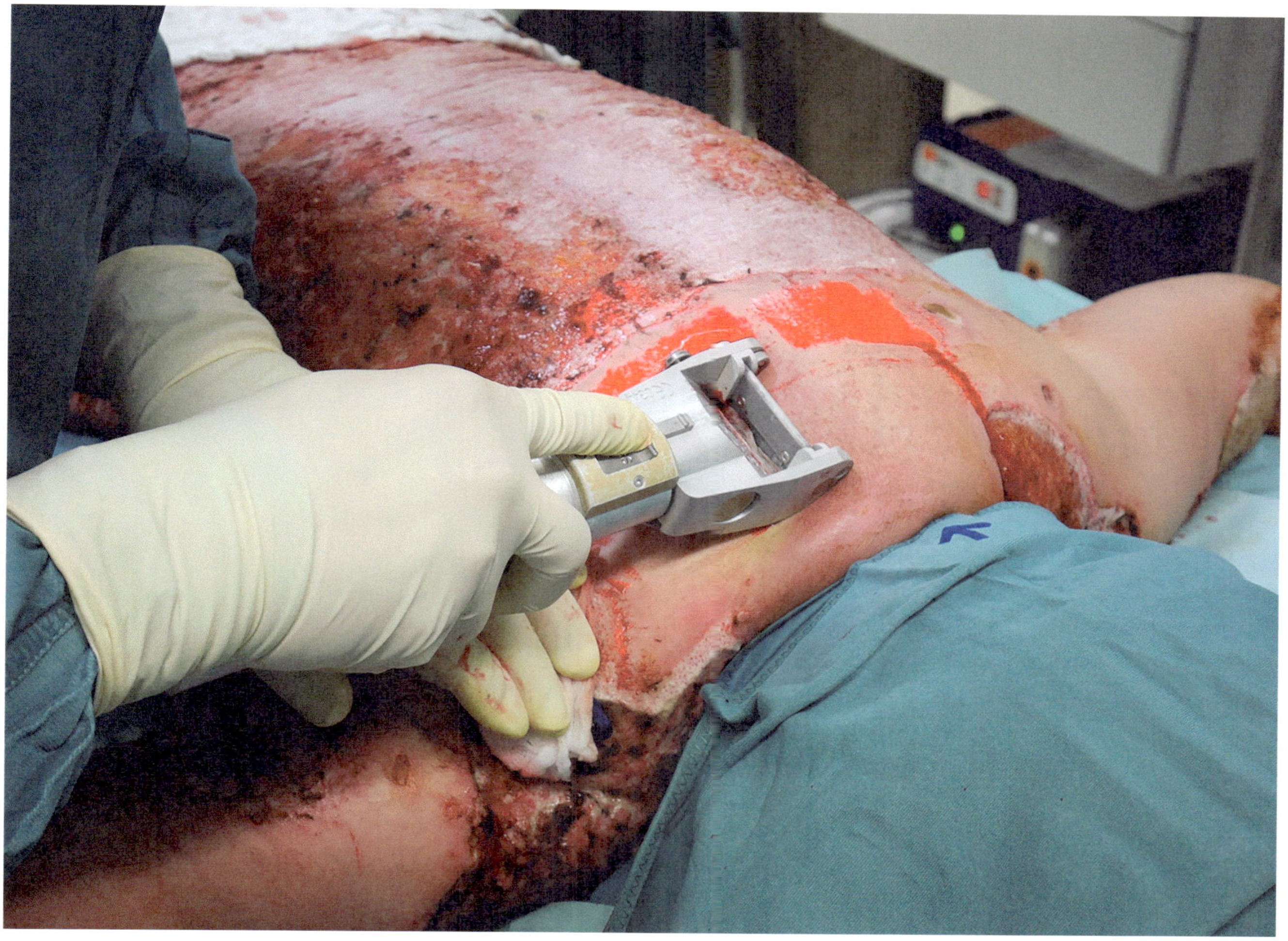

Abb. 12.23 Abnahme der Spalthaut mit dem Meek-Dermatom D42 am oberen Rücken

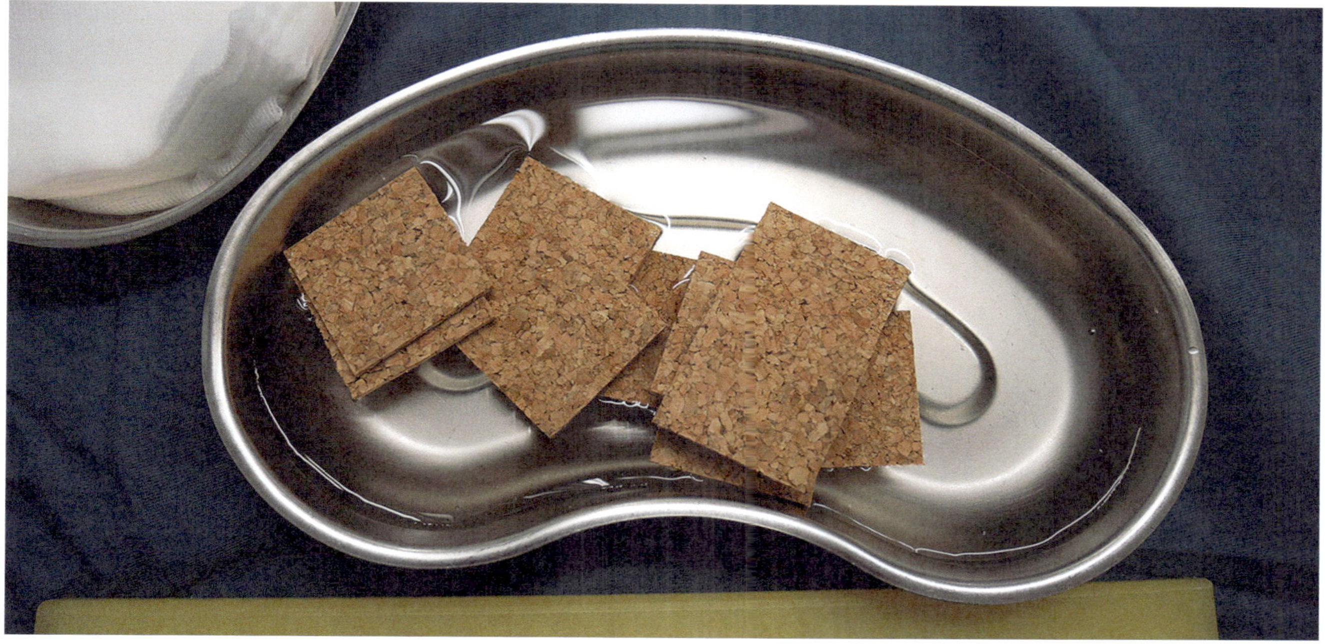

Abb. 12.24 Schritt 4 Wässern der Korkplättchen in steriler Kochsalzlösung für 3–5 Minuten

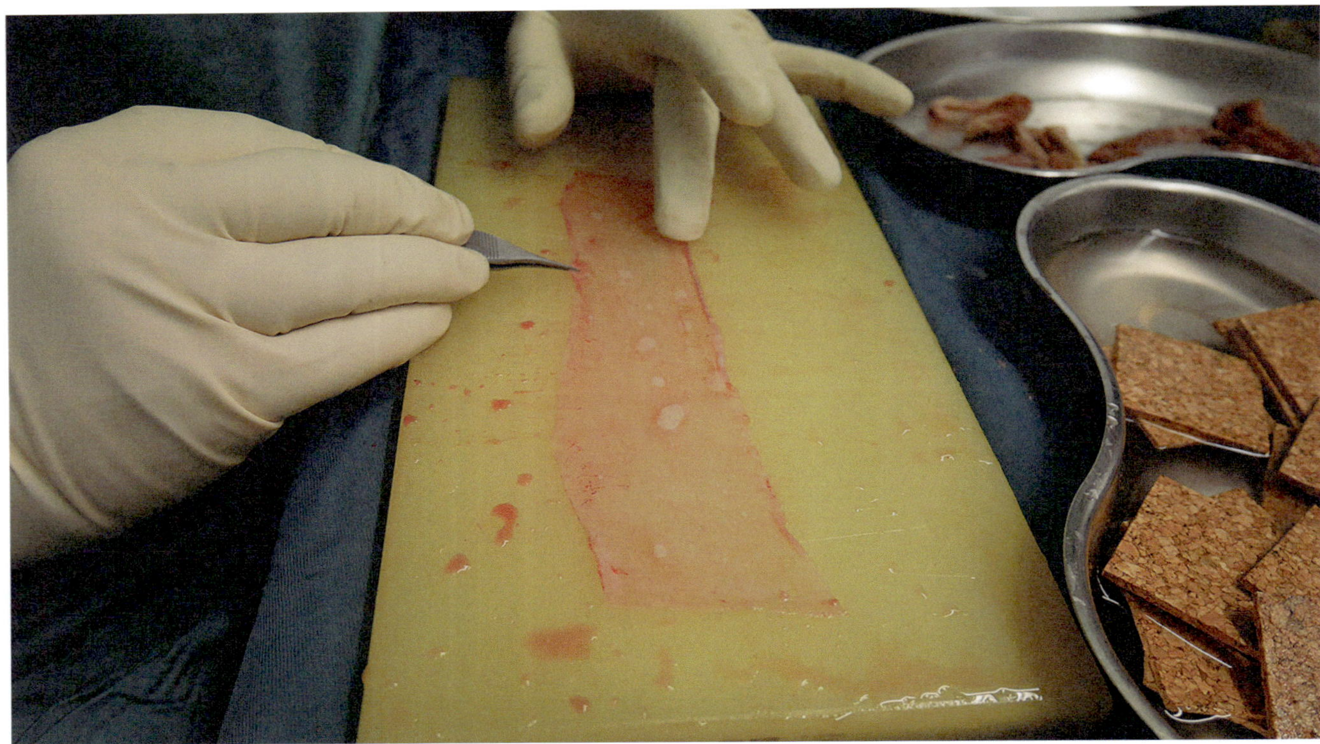

Abb. 12.25 Ausbreiten der Spalthaut mit der Hautinnenseite nach oben

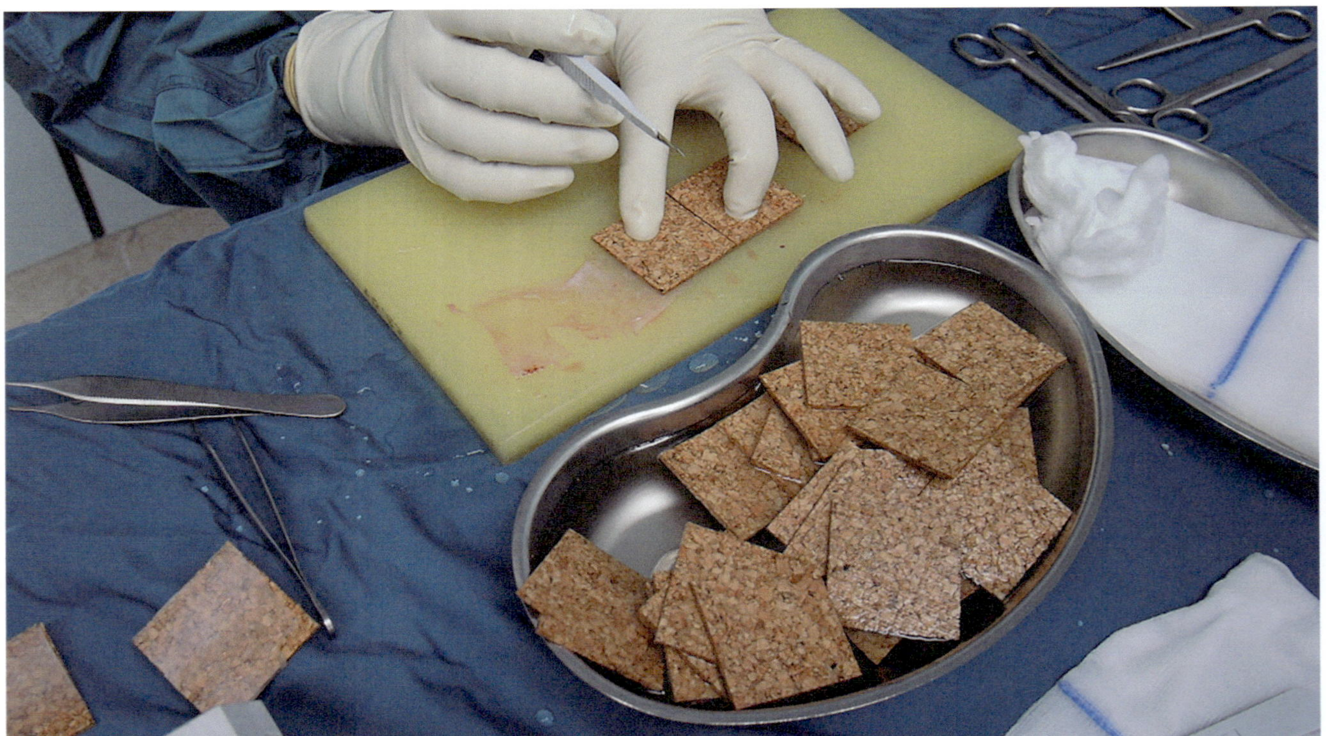

Abb. 12.26 Zuschneiden der Spalthaut entsprechend der Größe der Korkplättchen

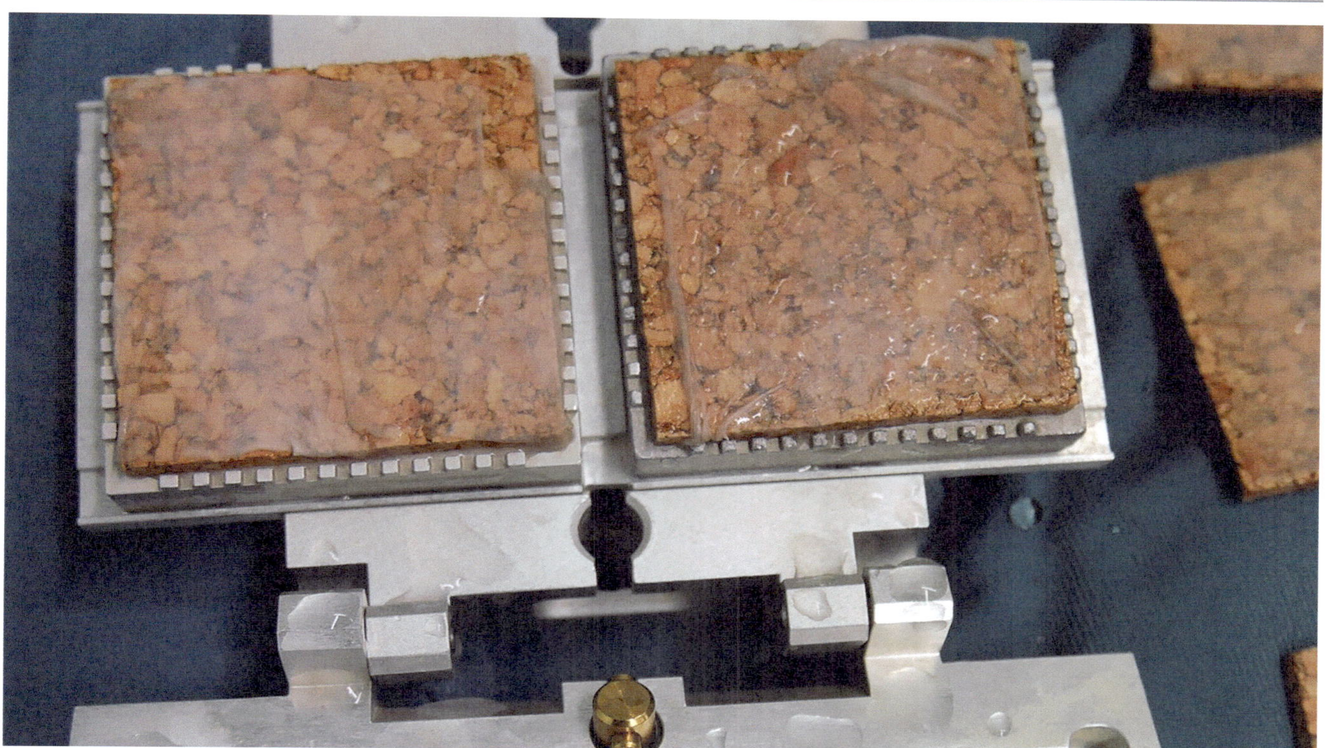

Abb. 12.27 Schritt 5 Einlegen der mit der Haut präparierten Korkplättchen in den Schlitten

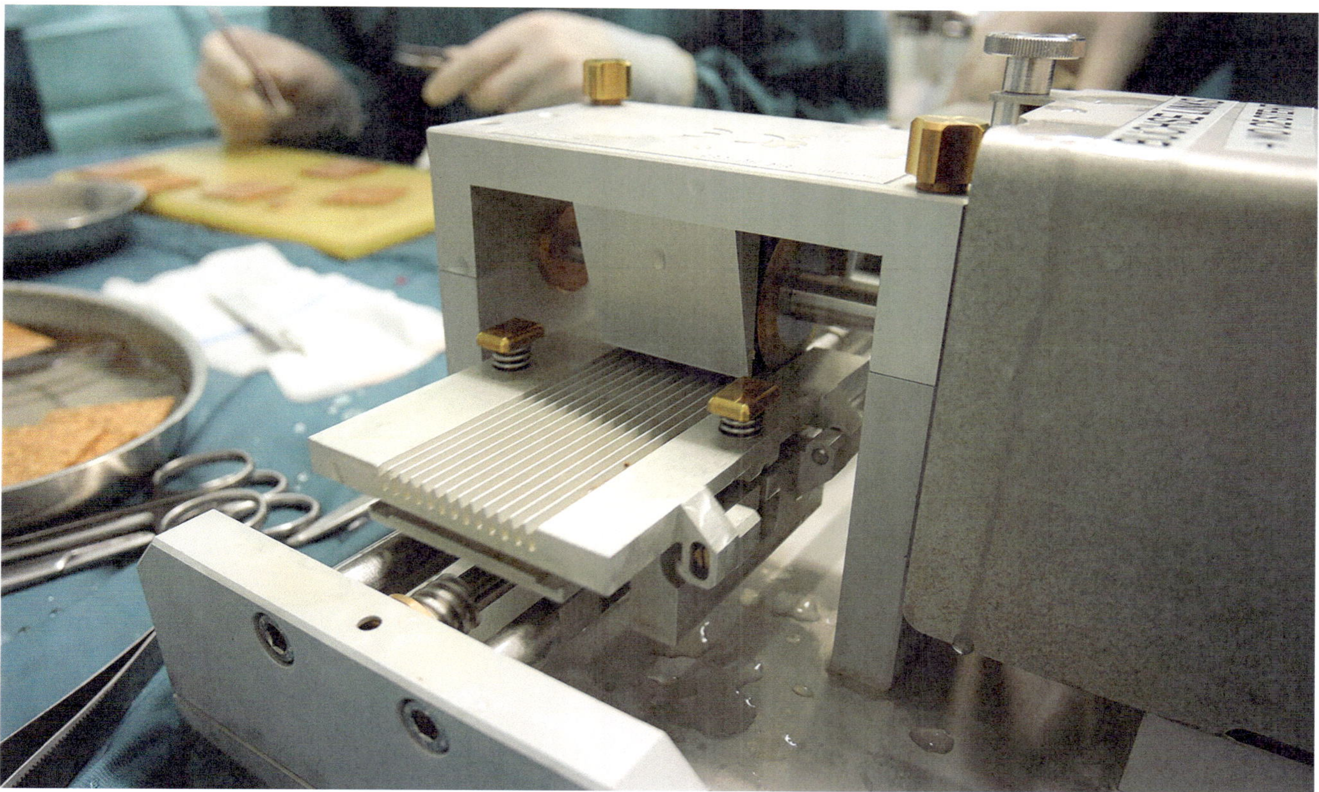

Abb. 12.28 Die Haut wird durch die 13 rotierenden Schneideblätter in Streifen geschnitten

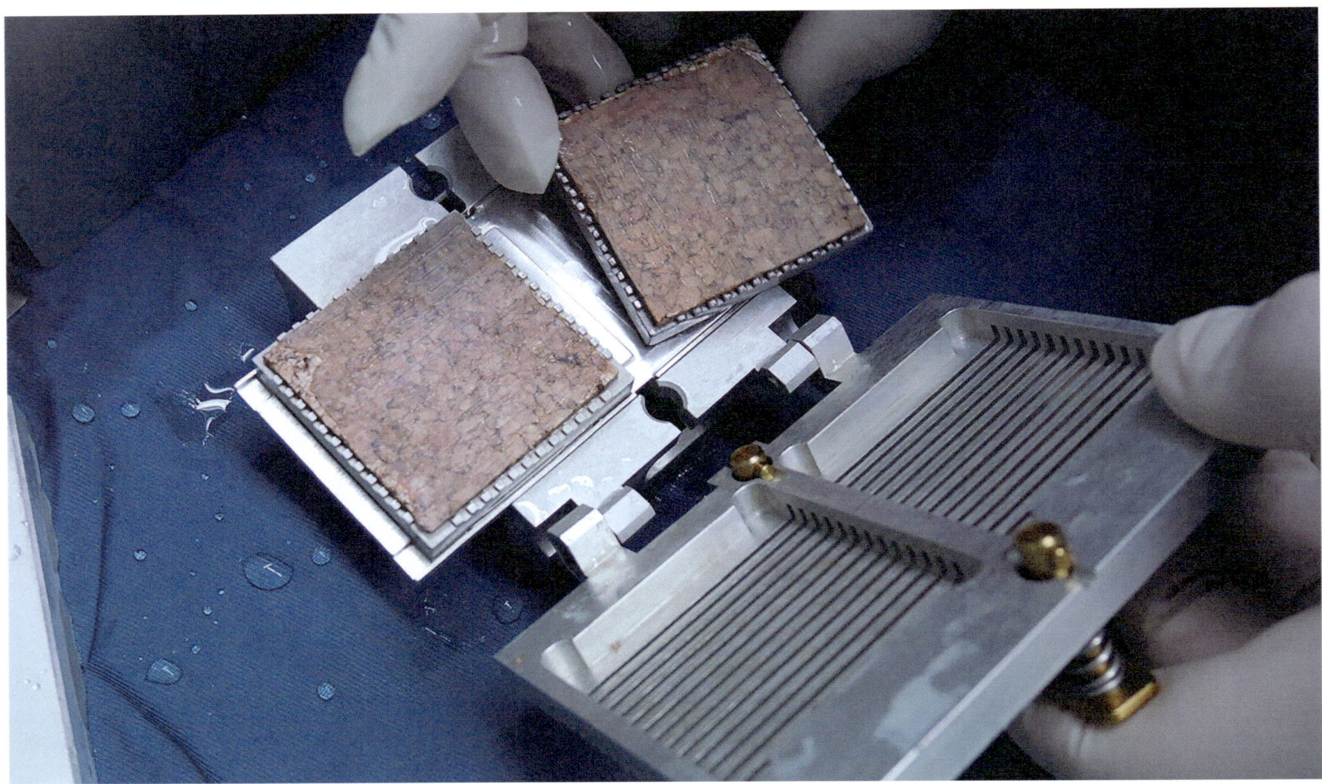

Abb. 12.29 Drehen der Korkplättchen um 90° und erneutes Einlegen in den Schlitten

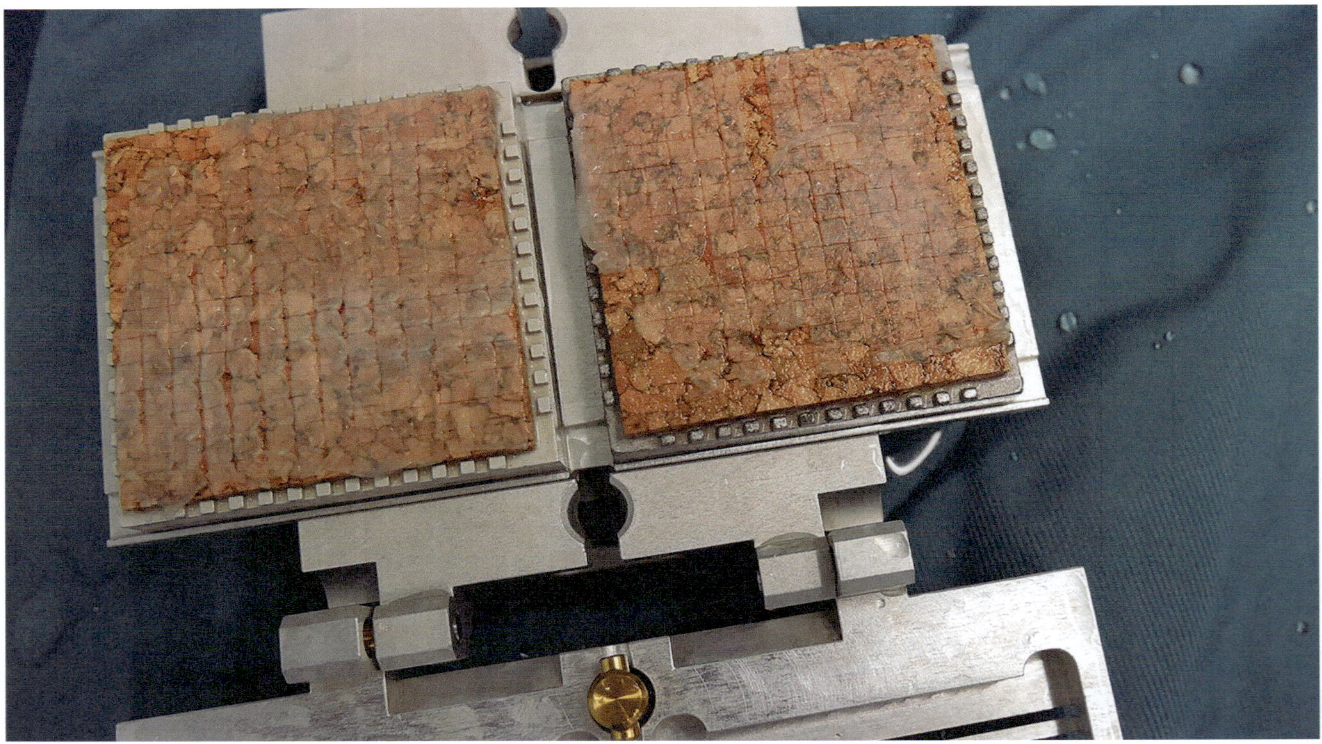

Abb. 12.30 Nach dem 2. Schneidevorgang durch das Meek-Gerät resultieren die Meek Inseln

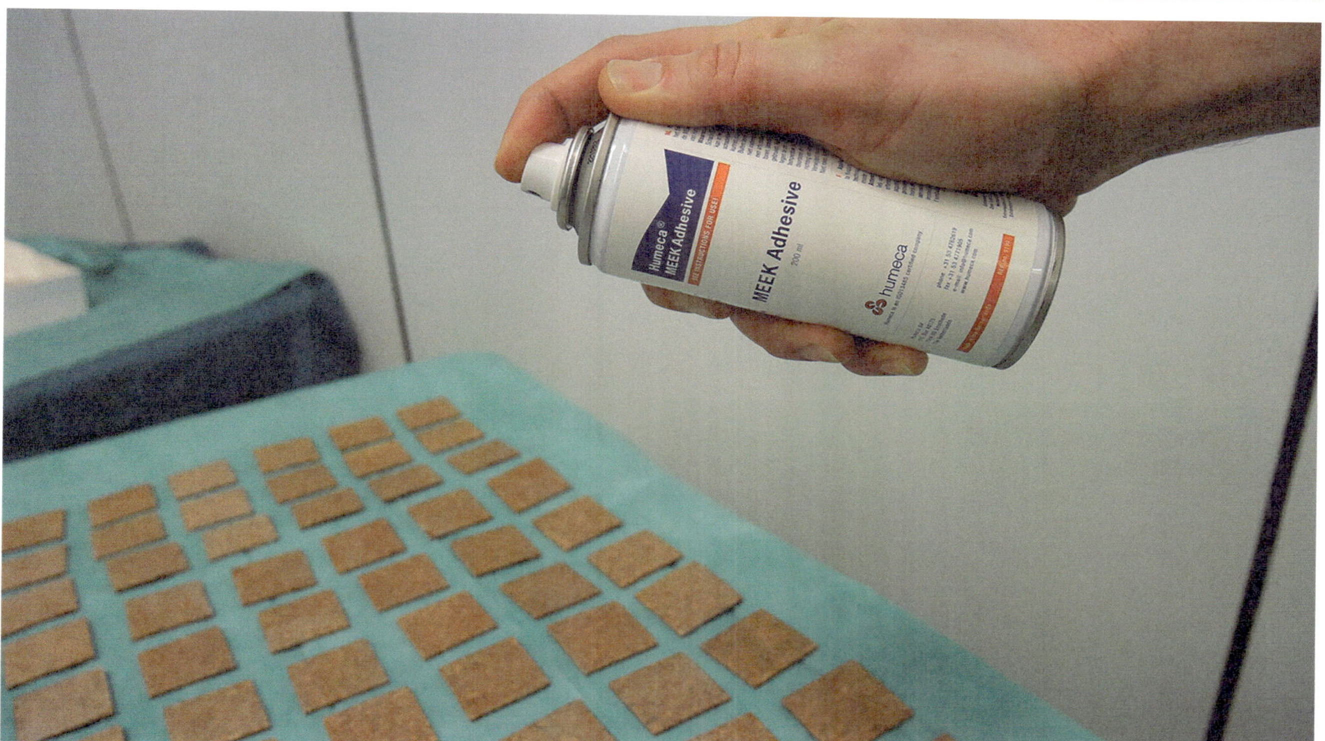

Abb. 12.31 Schritt 6 Die Korkplättchen werden mit den Hautinseln nach oben auf einem sterilen Tisch drapiert, anschließend werden die Korkplättchen gleichmäßig mit dem Sprühkleber benetzt

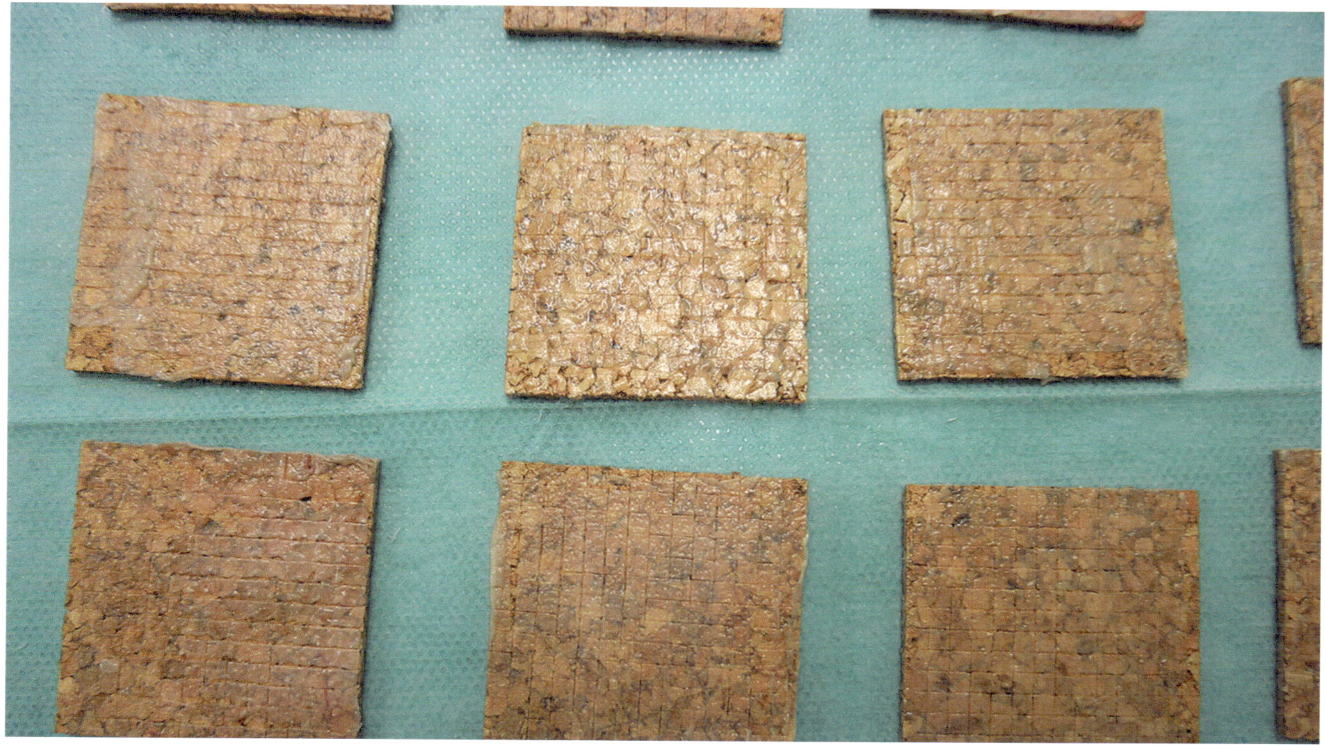

Abb. 12.32 Schritt 7 Nach ca. 8 Minuten hat der Kleber die richtige Viskosität erreicht

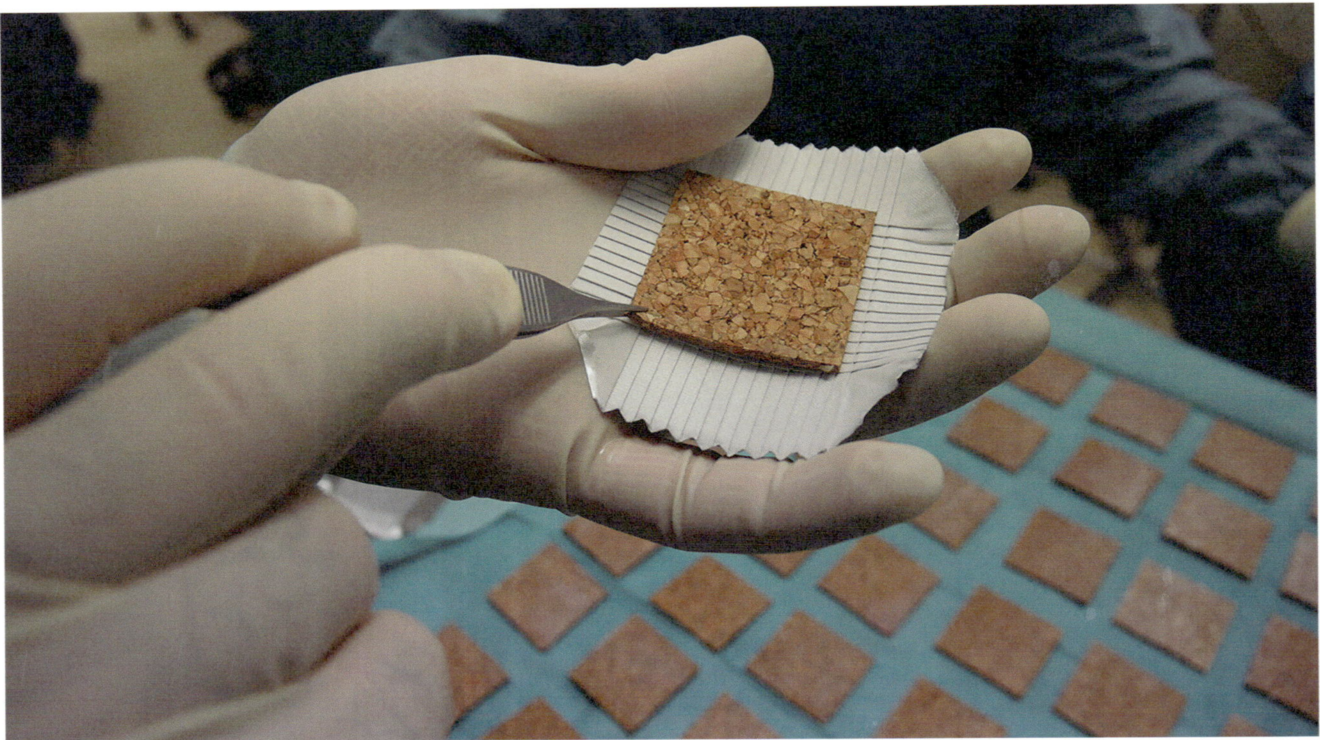

Abb. 12.33 Schritt 7 Das klebrige Korkplättchen wird vorsichtig an einer Ecke mit einer Pinzette angehoben, anschließend wird das Korkplättchen auf das Plissee geklebt

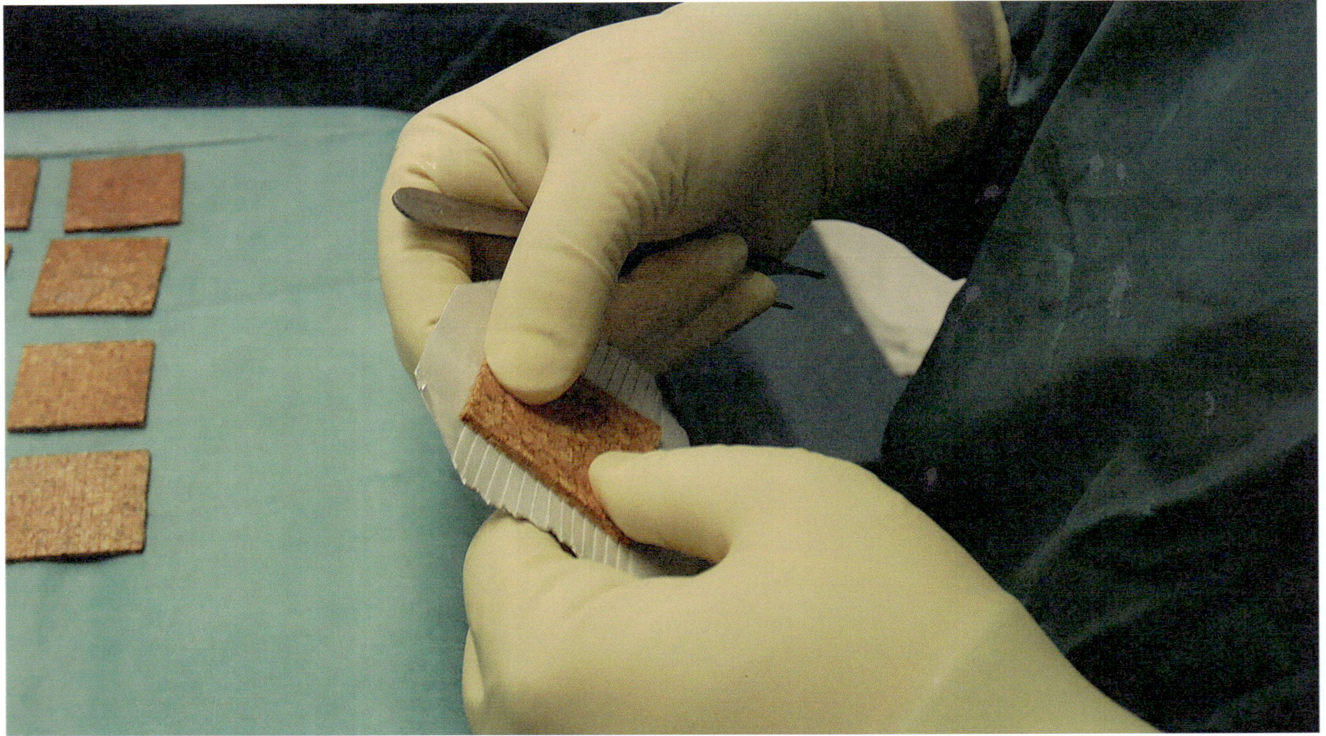

Abb. 12.34 Plissee und das Korkplättchen werden mit beiden Daumen mehrmals für ca. 60 Sekunden fest zusammengedrückt

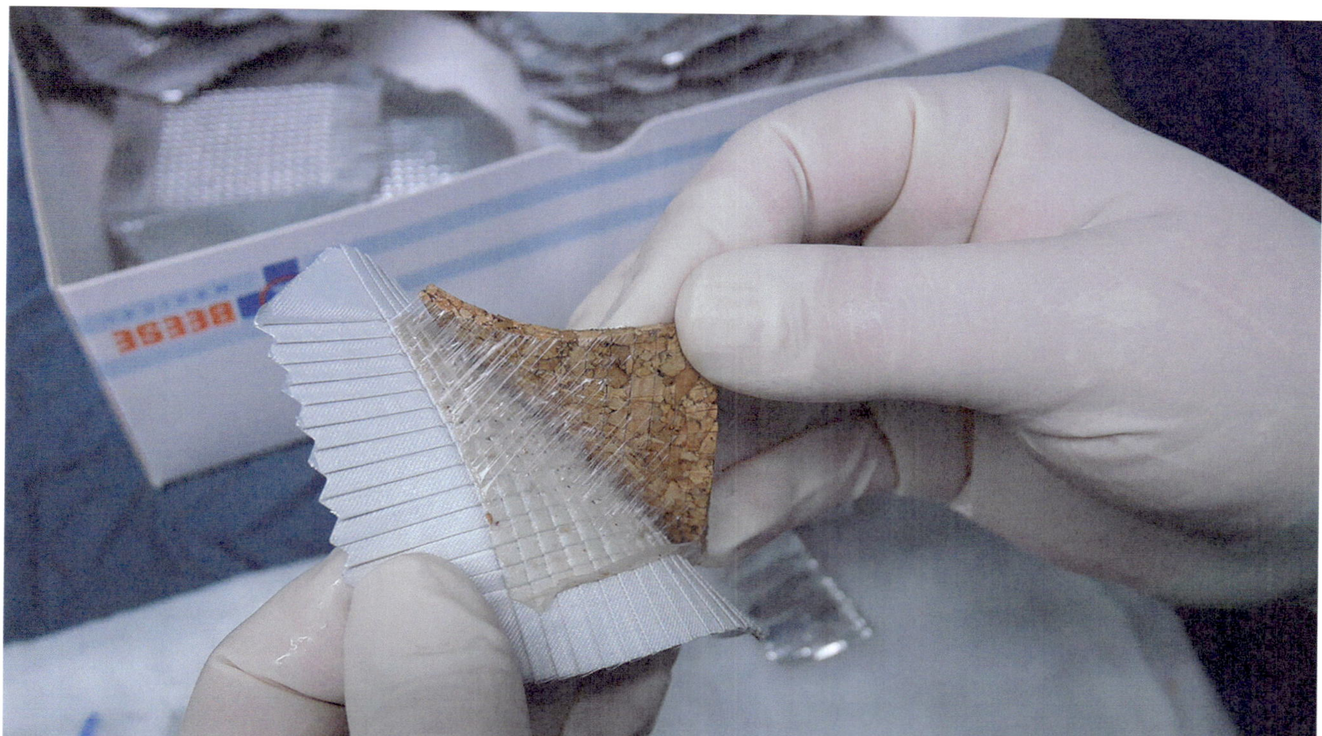

Abb. 12.35 Die Korkplättchen lassen sich nun vorsichtig abziehen, die Hautinseln sollen auf den Plissees kleben bleiben

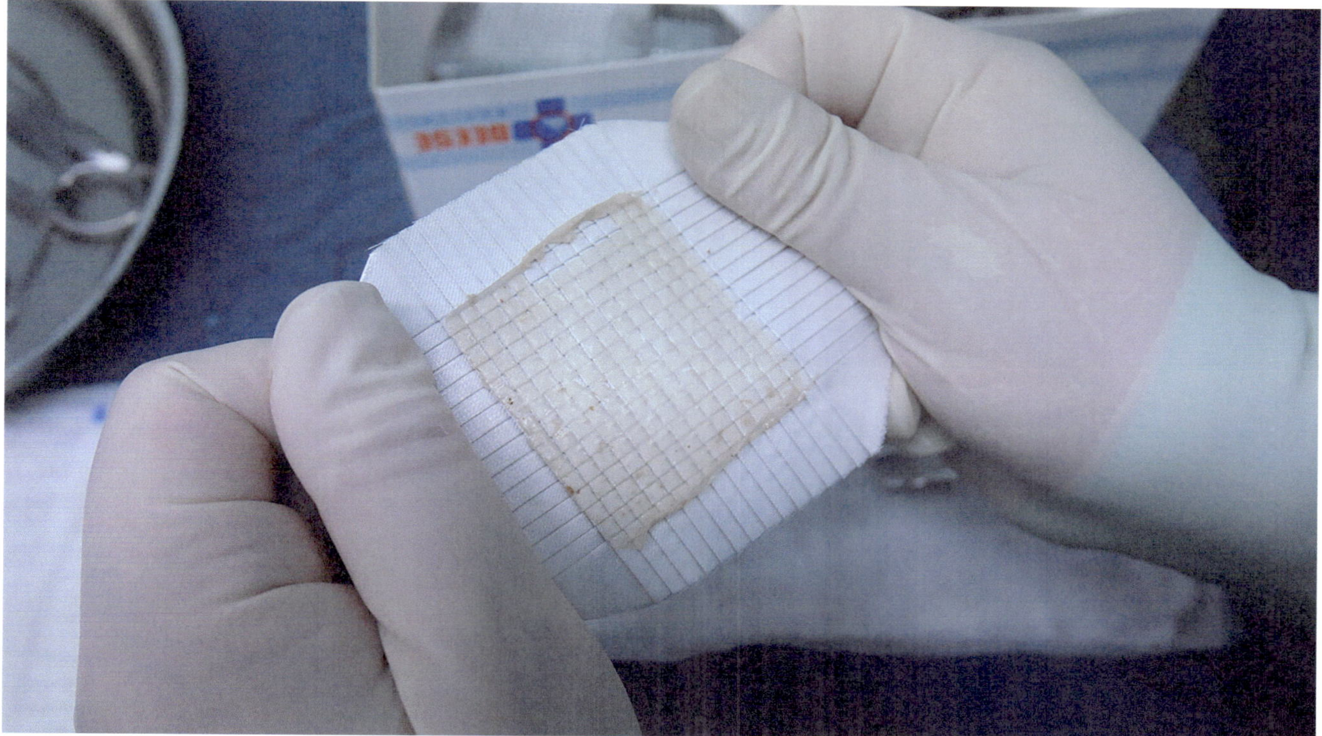

Abb. 12.36 Schritt 8 Die Expansion wird durch das Auseinanderfalten des Plissees erreicht

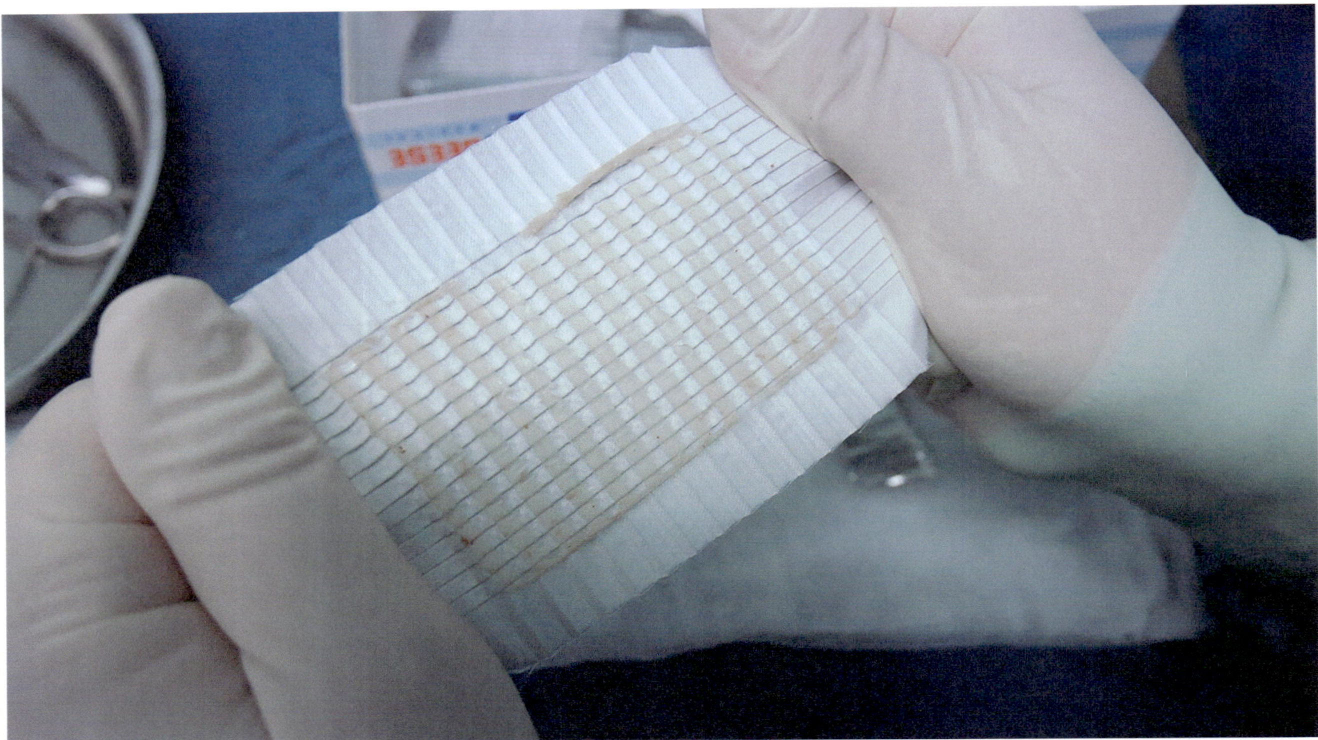

Abb. 12.37 Auseinanderziehen des Plissees entlang der gezackten Ränder

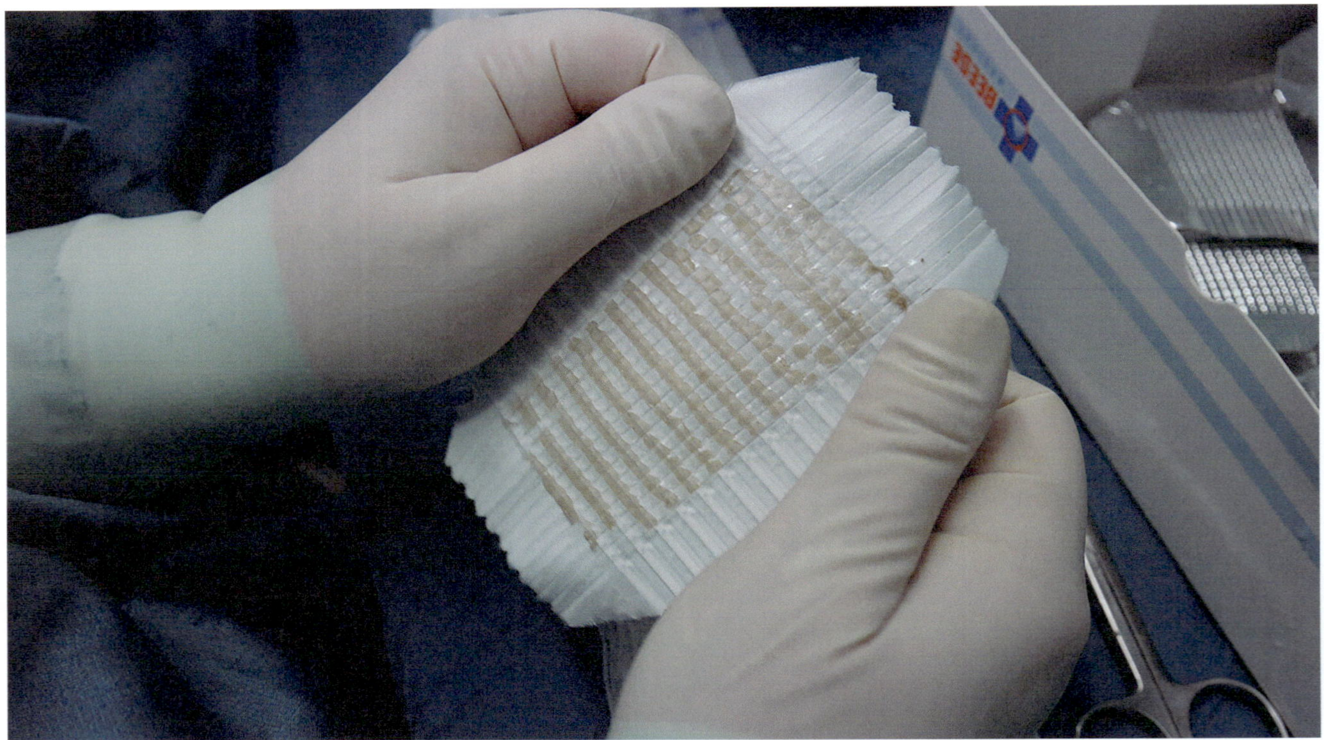

Abb. 12.38 Danach Auseinanderziehen des Plissees in entgegengesetzter Richtung entlang der geraden Rändern

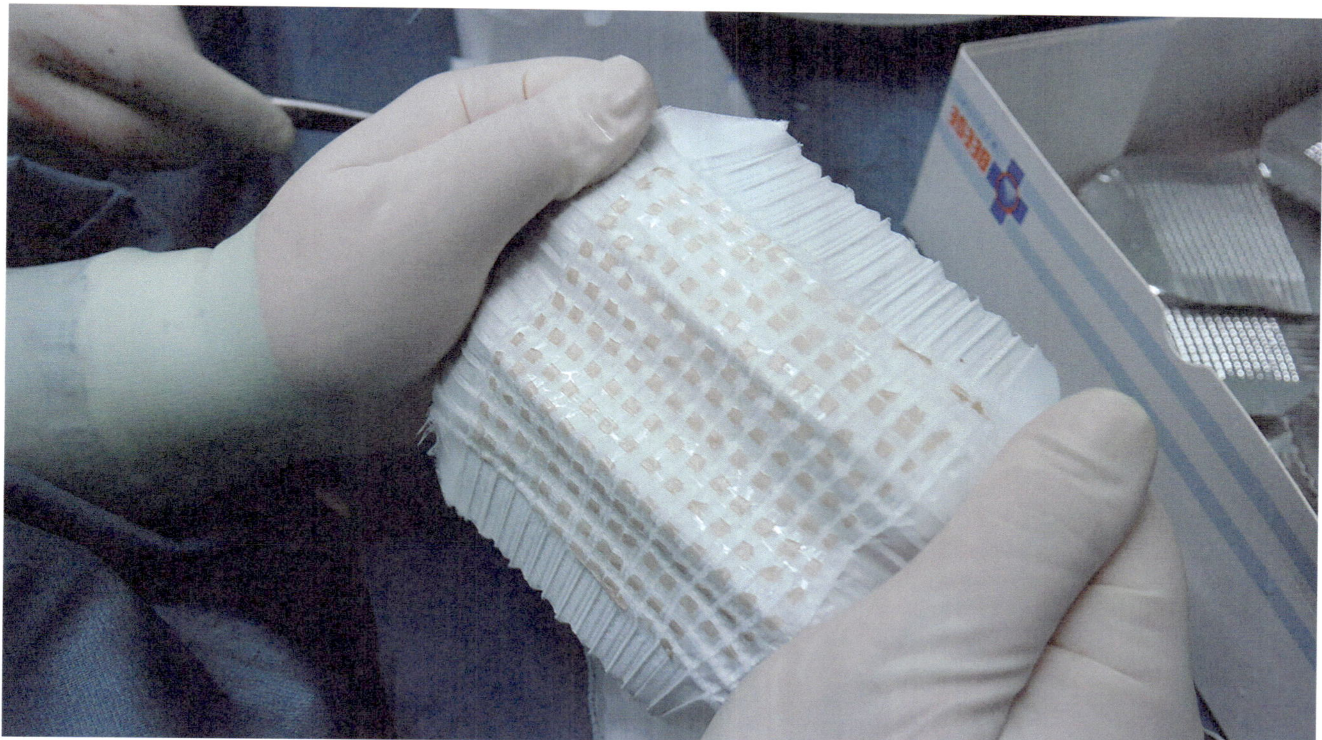

Abb. 12.39 Weiteres Auseinanderziehen des Plissees in entgegengesetzter Richtung entlang der geraden Rändern

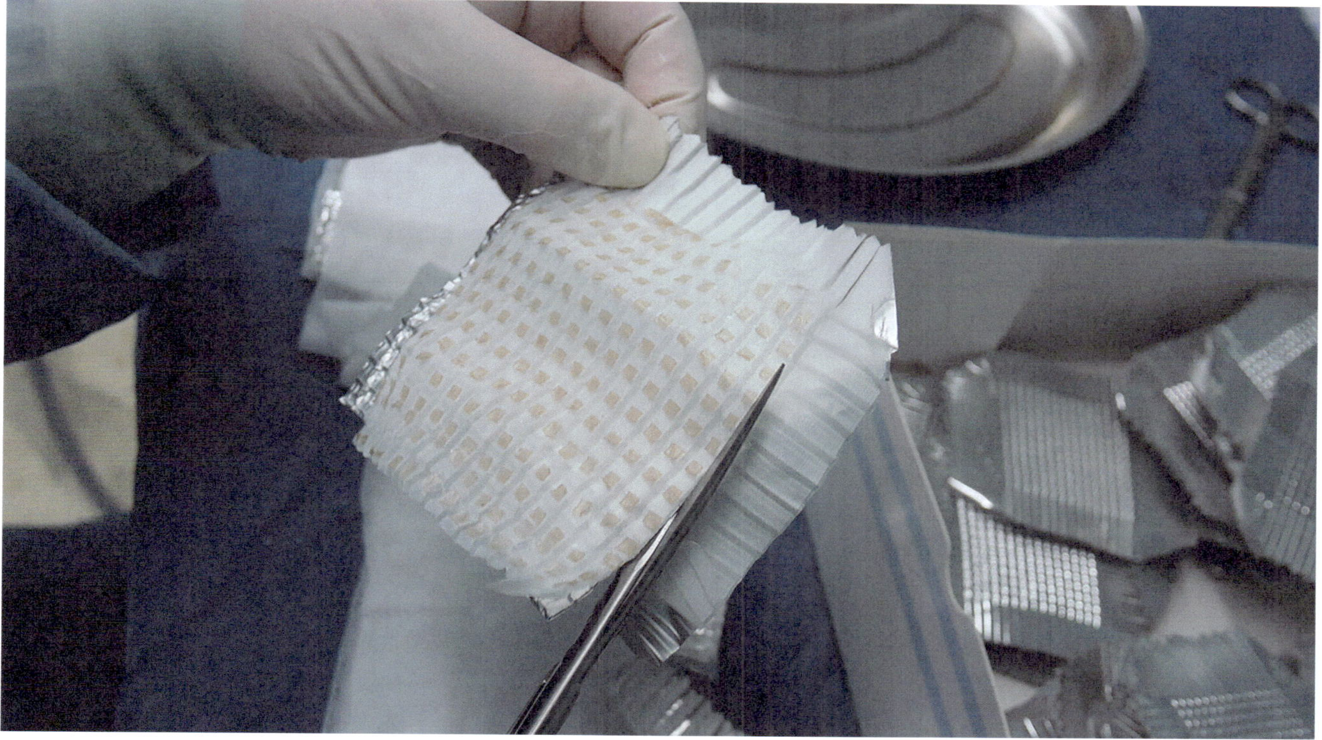

Abb. 12.40 Abschneiden der überstehenden Falzränder mit einer Materialschere

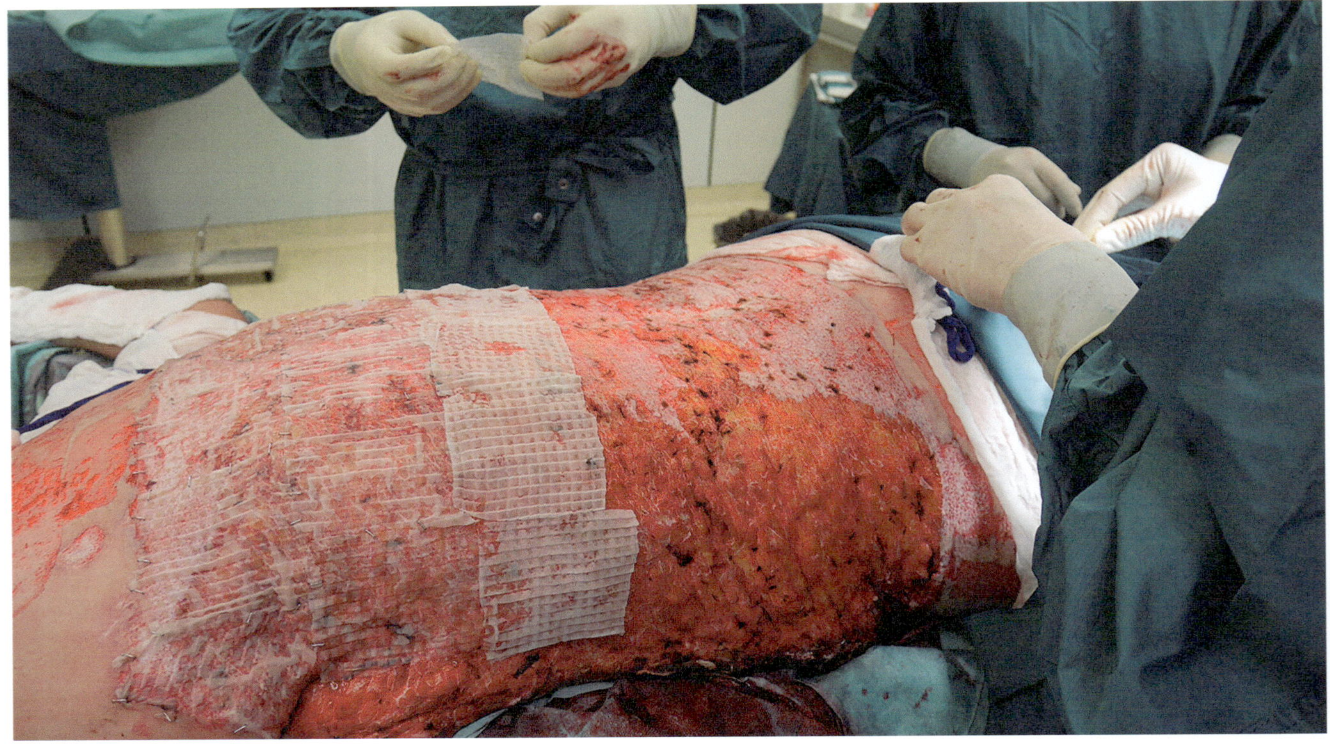

Abb. 12.41 Schritt 9 Auftragen der Meek-Transplantate auf die Wundflächen

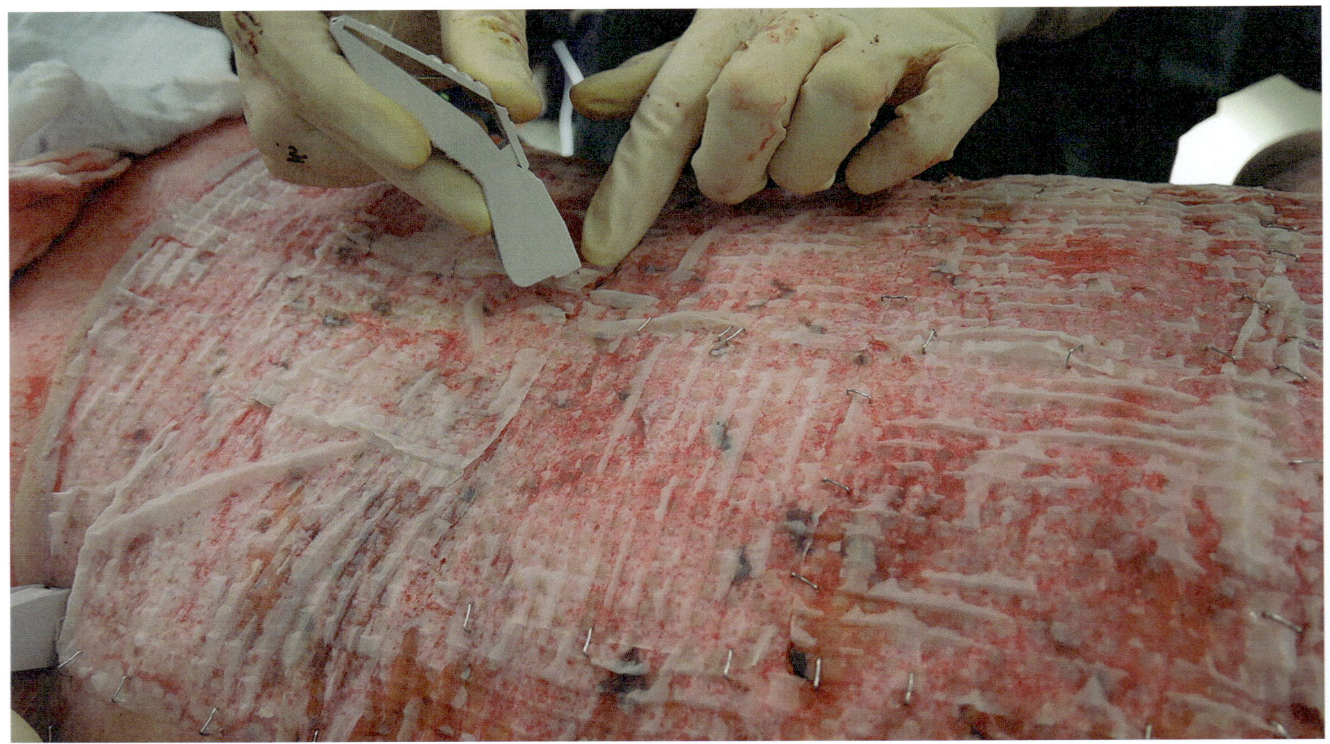

Abb. 12.42 Fixation der Meek-Plissees mittels Deltaklammern

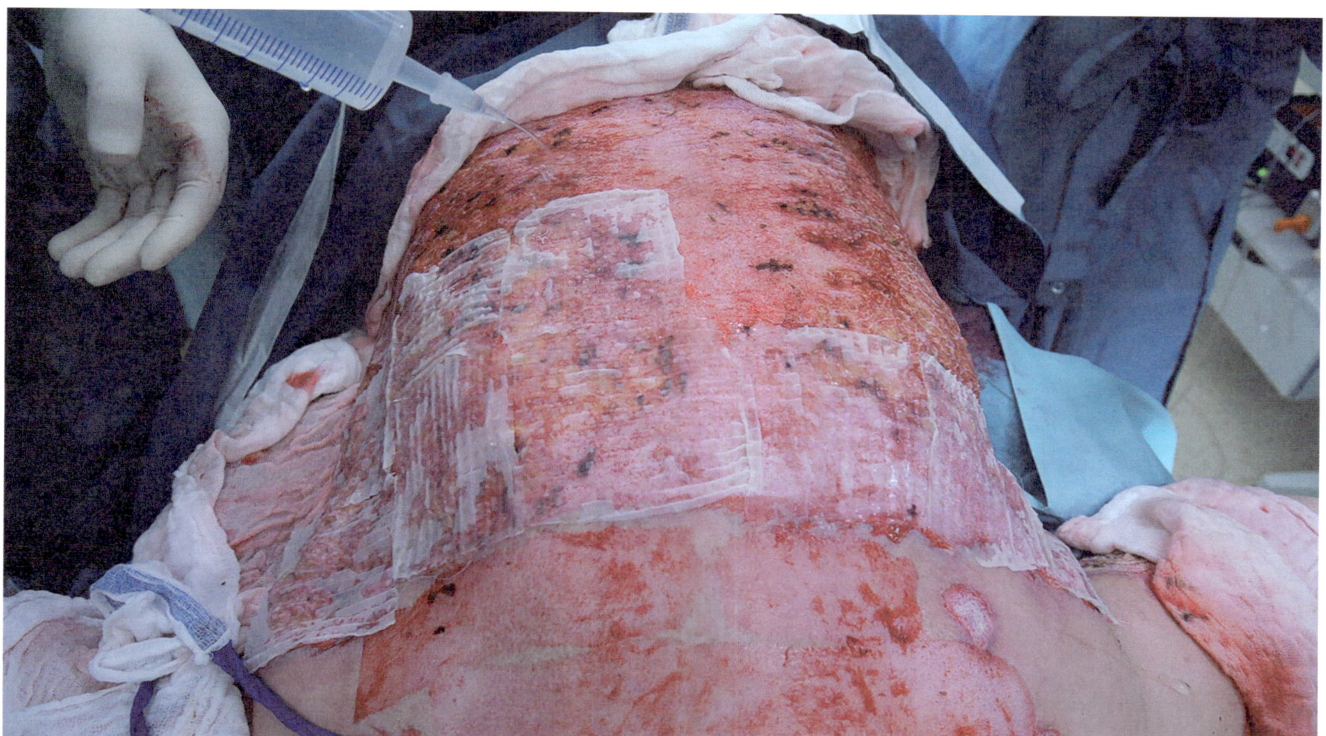

Abb. 12.43 Kontinuierliches Befeuchten der Transplantate mit steriler Kochsalzlösung, um ein Austrocknen der transplantierten Hautinseln zu vermeiden

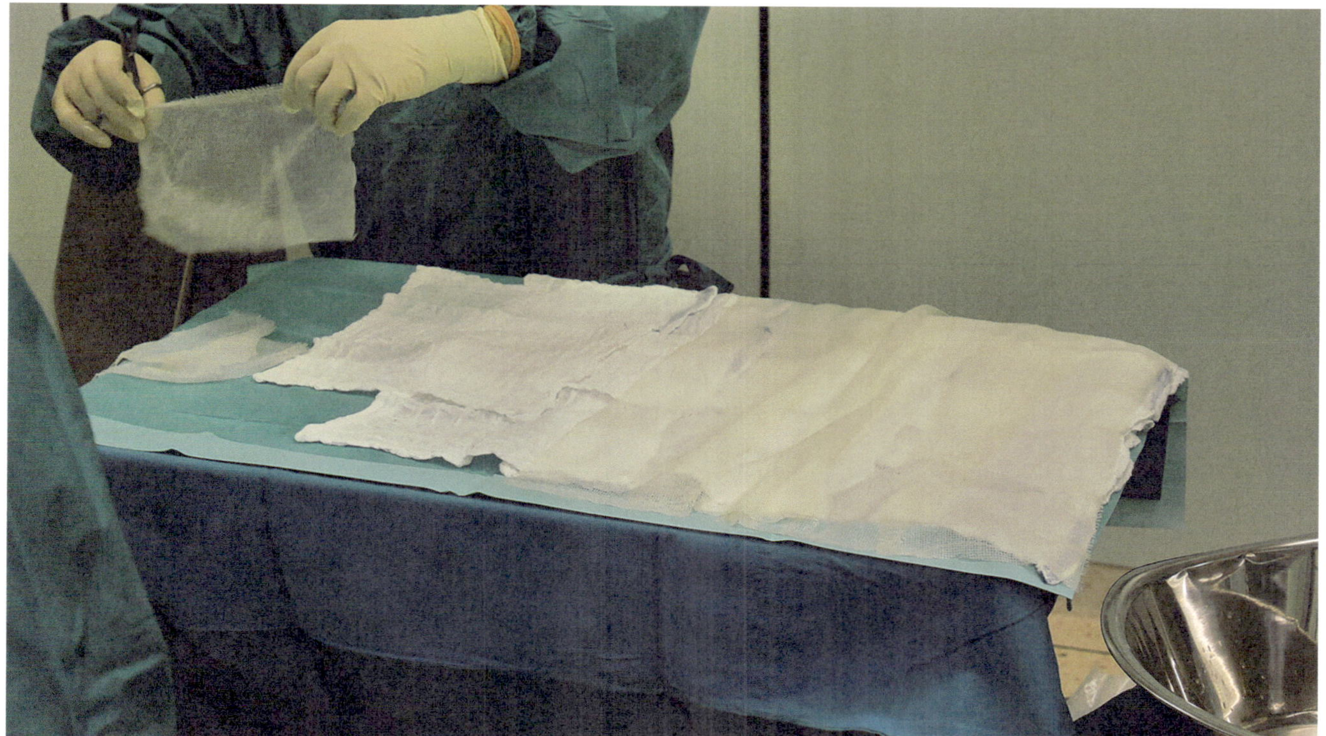

Abb. 12.44 Schritt 10 Wundverband mittels Fettgaze

12.8 Tipps und Tricks

Bei großflächiger Meek-Transplantation sollten zwei OP-Teams parallel arbeiten. Ein Team entnimmt die Haut mit dem Meek Dermatom, frischt die zu transplantierenden Wundflächen an, sorgt für absolute Bluttrockenheit der Wunden und transplantiert die Meek-Transplantate. Das parallel arbeitende Team bereitet aus der abgenommenen Haut die Transplantate mittels des Meek-Gerätes zu. Über Gelenken sollte, soweit vorhanden, nicht expandierte Spalthaut (Mesh) transplantiert werden. Steht Meshgraft aufgrund des Verbrennungsausmaßes nicht zur Verfügung, sollten grundsätzlich ganze Meek-Transplantate aufgetragen werden, d. h. zwei Meek-Transplantate sollten nicht über den Gelenkflächen aneinander angrenzen, da es an den Rändern der Meek-Transplantate zu einer Wundheilungsstörung mit konsekutiver Narbenbildung kommen kann.

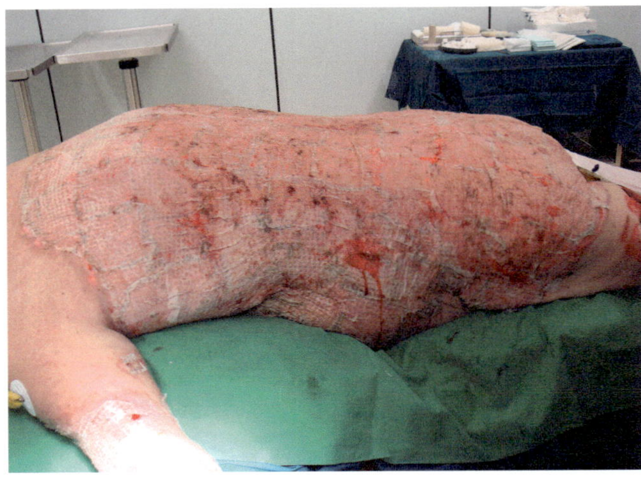

Abb. 12.45 Sukzessive Entfernung der Klammern innerhalb der Verbandswechsel

12.9 Postoperative Maßnahmen

12.9.1 Verbandswechsel

Erster postoperativer Verbandswechsel bei klinischer (lokaler) und laborparametischer (systemischer) Absenz von Entzündungszeichen nach fünf Tagen. Bei Auftreten begrenzter lokaler Entzündungszeichen spärliches Autragen von Betaisodona® oder alternativer antispetischer Salbe auf die Meek-Plissees. Im Falle einer beginnenden systemischen Infektion sofortige nach Abstrichergebnis entsprechende gezielte intravenöse Antibiotikatherapie. Täglicher Verbandswechsel im Verbrennungsbad zur Wundinspektion und ggf. Abtragung restlicher avitaler Haut- oder Gewebeanteile. Bei massiver lokaler Pseudomonas-Infektion können als letzte Instanz die Meek-Transplantate mit Mafenidacetat spärlich benetzt und die Verbände damit getränkt werden. Die Substanz ist jedoch hochgradig nephrotoxisch und sollte aufgrund der systemischen Resorption sehr zurückhaltend und bei eingeschränkter Nierenfunktion oder einer vorbestehenden Nierenerkrankung nicht appliziert werden. Bei komplikationslosem Verlauf Verbandswechsel je nach Zustand des Patienten im Verbrennungsbad alle fünf Tage. Die Klammern können sukzessive nach Adhärenz der transplantierten MeekInseln mittels Klammerentferner oder Klemmchen entfernt werden (Abb. 12.45). Nach Konfluation der Lücken zwischen den transplantierten Meek-Inseln lassen sich die Plissees ohne Gewalt abziehen oder fallen von alleine ab (Abb. 12.46).

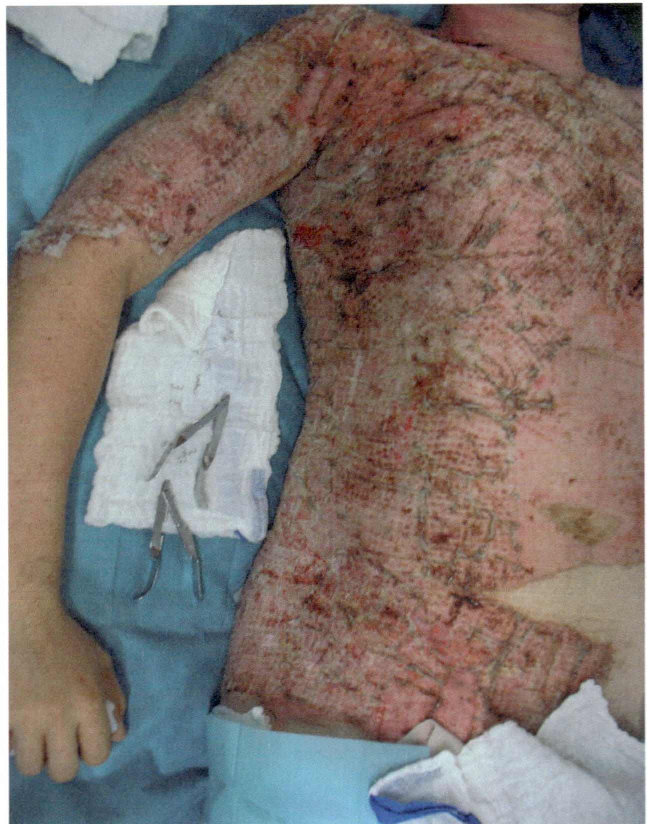

Abb. 12.46 Adhärente, reizfreie Meek-Transplantate an Rücken, linken Oberarm und linker Flanke am Tag 14 post OP

12.9.2 Wundheilung

Bei Komplikationsabsenz verfügen die Meek Inseln nach ca. fünf Tagen durch die eingesprossenen Kapillaren über eine eigene Blutversorgung. Innerhalb der ersten fünf postoperativen Tage sind die Inseln gegenüber Scherkräften besonders empfindlich. Die Dauer der Konfluation ist abhängig von der Expansionsrate. Bei einer Expansion von 1:3 ist die komplette Reepithelisierung (>95 %) nach ca. 2–3 Wochen erreicht (Abb. 12.47). Bei einer Expansion von 1:9 dauert die Reepithelisierung bis zu 6 Wochen. Abb. 12.48 und 12.49 zeigen das postoperatives Ergebnis bei einer 1:4 Meek-Transplantation nach 3 Wochen.

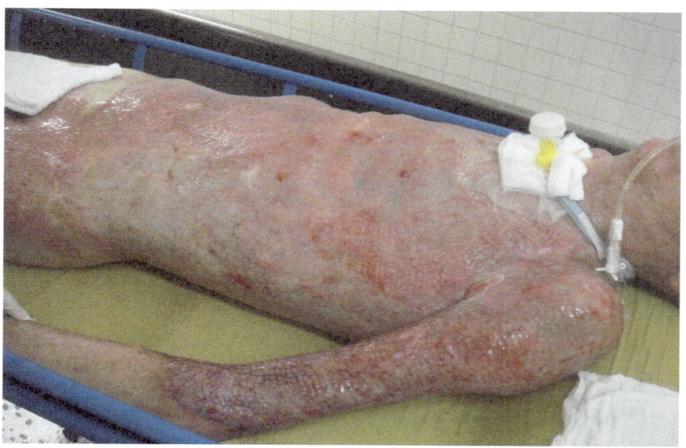

Abb. 12.47 Postoperativer Befund: 1:3 Meek-Transplantation am ventralen Thorax und linker oberer Extremität am 21. postoperativen Tag beim Verbandswechsel in der Dusche

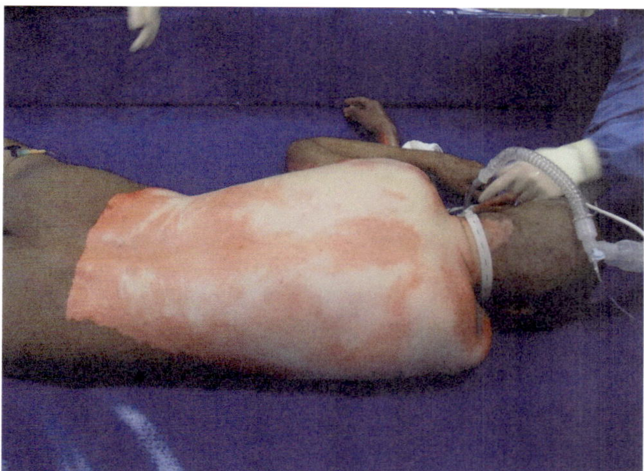

Abb. 12.48 Befund bei Aufnahme. Es zeigt sich eine IIb-III° Verbrennung am Rücken und Nacken von insgesamt 35 % VKOF

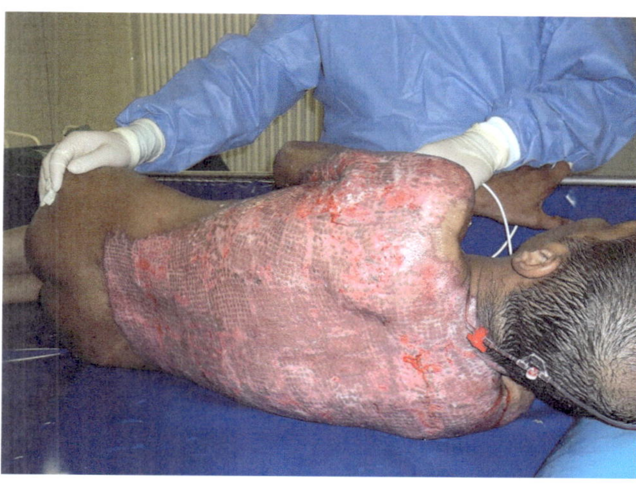

Abb. 12.49 Adhärente, reizfreie Meek-Transplantate drei Wochen nach Meek-Transplantation im Verhältnis 1:4

12.9.3 Nachsorge

Wir empfehlen den stringenten Sonnenschutz und regelmäßiges Einfetten der transplantierten Areale für mindestens sechs Monate. Die Langzeitergebnisse nach Meek Transplantation sind abhängig von der Narbentherapie und der Physiotherapie innerhalb der Rehabilitationsmaßnahmen. Trotz stringenter Kompressionstherapie und guter Compliance kann die Narbenbildung intra-individuell sehr unterschiedlich ausfallen [17] (Abb. 12.50, 12.51 und 12.52). Die Beurteilung der Langzeitergebnisse nach Meek-Transplantation sind abhängig von dem verwendeten Scar Skale (Vancouver versus POSAS u.a.) [18]. Texturunterschiede und Pigmentationsstörungen können nach der Meek Transplantation auftreten. Langzeitfolgen wie Juckreiz und Schweißfunktionsstörungen sind objektiv nur schwer erhebbar und stellen insbesondere im Rahmen der Einschätzung der MdE innerhalb der gutachterlichen Bewertung oftmals ein Problem dar.

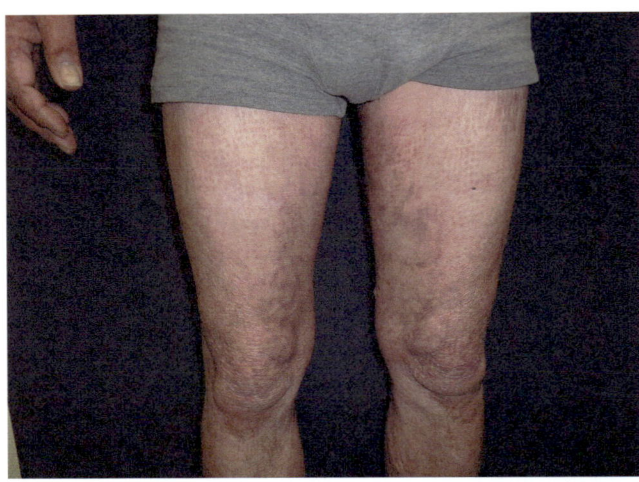

Abb. 12.51 6 Monate nach Meek-Transplantation im Verhältnis 1:3. An beiden Oberschenkeln zeigen sich Pigmentstörungen bei einem ausgezeichneten funktionalen Ergebnis

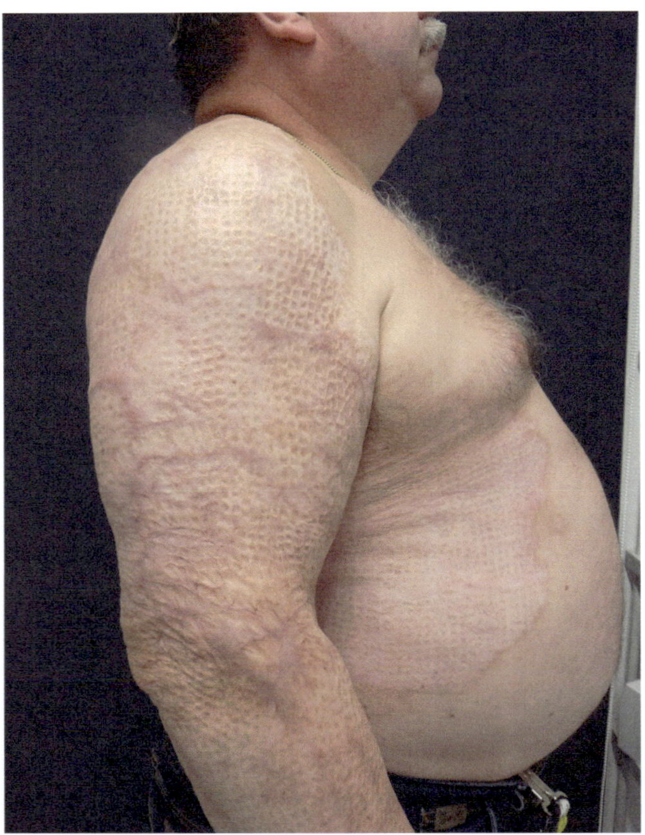

Abb. 12.50 Befund ein Jahr nach Meek-Transplantation an der rechten oberen und unteren Extremität

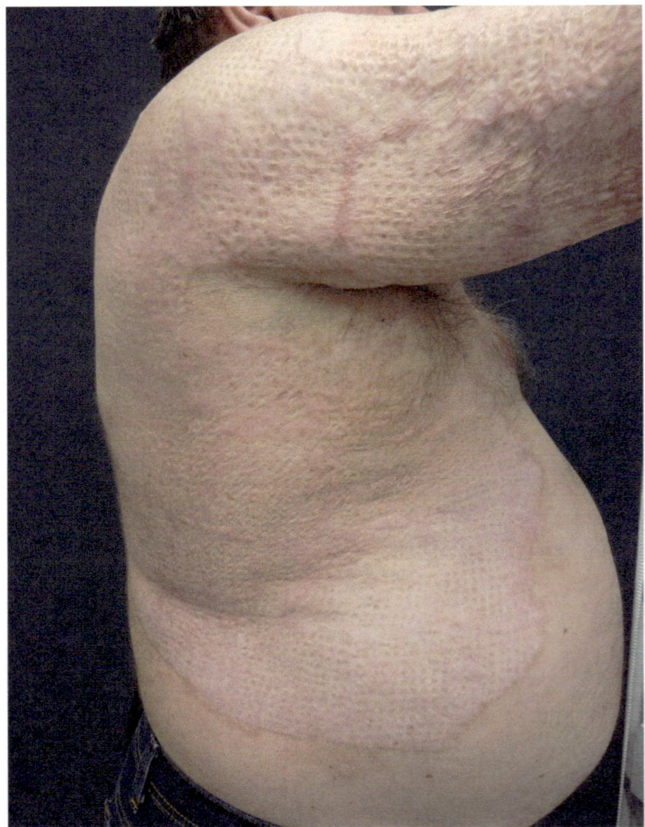

Abb. 12.52 Befund ein Jahr nach Meek-Transplantation an der rechten Flanke und rechtem Rücken

Literatur

1. Rogers AD (2013) Indications for cadaver skin in burns and complex wound care. Wound Healing Southern Africa 6(2):54–55
2. Alexander JW, MaeMillao BG, Law E, Kittur DS (1981) Treatment of severe burns with widely meshed skin autograft and meshed skin allograft overlay. J Trauma 21:433
3. Raff T, Hartmann B, Wagner H, German G (1996) Experience with the modified Meek technique. Acta Chir Plast 38(4):142
4. Meek CP (1958) Successful microdermagrafting using the Meek-Wall microdermatome. Am J Surg 96:557–558
5. Meek CP (1965) Microdermagrafting: the Meek technic. Hosp Top (4):114–116
6. Kreis RW, Mackie DP, Vloemans AW, Hermans RP, Hoekstra MJ (1993) Widely expanded postage stamp skingrafts using a modified Meek technique in combination with an allograft overlay. Burns 19:142–145
7. Rw K, Mackie DP, Hermans RP, Vloemans AR (1994) Expansion techniques for skin grafts: comparison between mesh and Meek islands (sandwich) grfts. Burns 20(1):93–42
8. Lari AL, Gang RK (2001) Expansion technique for skin grafts (Meek technique) in the treatment of severely burned patients. Burns 27:61–66
9. Tanner JC, Vandeput J, Olley JF (1964) The mesh skin graft. Plast Reconstr Surg 34(287):92
10. Peeters R, Hubens A (1988) The mesh skin graft – true expansion rate. Burns 14(3):239
11. Tempelman FRH, Vloemans AFPM, Middelkoop E, Kreis RW (2004) The Meek-wall micrograft technique. In: Téot L, Banwell PE, Ziegler UE (Hrsg) Surgery in Wounds. Springer, Berlin/Heidelberg, S 427–434
12. Ottomann C, Kuentscher M, Hartmann B (2007) The combination of cultured epidermal autograft (CEA) and split thickness skin graft technique (Meek) in therapy for severe burns. Osteo Trauma Car 15:29–33
13. Dorai AA, Lim CK, Cik Farcha A, Halim AS (2008) Cultured epidermal autografts in combination with Meek micrografting technique in the treatment of major burn injuries. Med J Malaysia 63(7)., Supplement A
14. Menon S, Li Z, Harvay JG (2013) The use of the Meek technique in conjunction with cultured epithelial autograft in the management of major paediatric burns. Burns 39(4):674–679
15. Papp A, Härmä M (2003) Case report: a collagen based dermal substitute and the modified Meek technique in extensive burns – Report of three cases. Burns 29:167–171
16. James SE, Booth S, Gilbert PM et al (2010) Sprayed cultured autologous keratinocytes used alone or in combination with meshed autografts to accelerate wound closure in difficult-to-heal burn patients. Burns 36:10–20
17. Hsieh CS, Schuong JY, Huang WS (2008) Five years' experience of the modified Meek technique in the management of extensive burns. Burns 34(3):350–354
18. Wal M, Vloemans JFPM et al (2012) Outcome after burns: an observational study on burn scar maturation and predictors for severe scarring. Wound Repair Regen 20(5):676–687

Vollhauttransplantate

13

Christina Irene Günter, Beate Blank, Daniel Fuge
und Bert Reichert

Inhaltsverzeichnis

13.1 Einführung

Die ersten Berichte von Vollhauttransplantaten oder zumindest ähnlichen Verfahren stammen aus dem antiken Indien von vor ca. 2500 bis 3000 Jahren. Genauso wie die Nasenrekonstruktion mittels „Indischem Lappen" zeigt dieses Beispiel wie hoch entwickelt die chirurgische Kunst damals war. Insbesondere wenn man bedenkt, dass die Möglichkeiten der Asepsis und der Narkose maximal rudimentär entwickelt gewesen seien dürften.

Erste Berichte über Voll-, bzw. Spalthauttransplantationen in der Moderne stammen aus der 2. Hälfte des 19. Jahrhunderts (1872 Ollier, bzw. 1875 Wolf).

Mittlerweile ist die Vollhauttransplantation eine etablierte Routinemethode und sollte von jedem Chirurgen sicher beherrscht werden.

Die Spenderregion für eine Vollhautentnahme sollte in ihrer Beschaffenheit dem zu deckenden Defektareal möglichst ähnlich sein.

In Bezug auf das Empfängerbett sind Vollhauttransplantate anspruchsvoll, sie benötigen ein gut durchblutetes Empfängerbett. Freiliegender Knochen bzw. Knorpel ohne Perichondrium sind nicht geeignet, ebenso freiliegende Sehnen. Um ein gut vaskularisiertes Wundareal zu schaffen, müssen gefäßreiche anatomische Basisstrukturen wie Periost und Perichondrium erhalten sein / bleiben. Eine penible intraoperative Hämostase ist eminent wichtig, ein Hämatom hebt das Vollhauttransplantat zwingend vom Bett ab und verlängert damit die Diffusionsstrecke, was zum Untergang des Vollhauttransplantates führen kann. Zu bedenken ist, dass die Blutstillung mittels Elektrokoagulation nekrotisches

C. I. Günter (✉)
Klinik für Plastische Chirurgie und Handchirurgie, Klinikum rechts der Isar, München, Deutschland
e-mail: ChristinaGuenter@web.de

B. Blank
Klinik für Plastische und Handchirurgie, Klinikum Kulmbach, Kulmbach, Deutschland
e-mail: Beate.Blank@klinikum-kulmbach.de

D. Fuge
Klinik für Plastische Chirurgie, Klinikum Nürnberg Süd, Nürnberg, Deutschland
e-mail: plastische-chirurgie@klinikum-nuernberg.de

B. Reichert
Klinik für Plastische, Wiederherstellende und Handchirurgie, Zentrum für Schwerbrandverletzte, Klinikum Nürnberg Süd, Nürnberg, Deutschland
e-mail: bert.reichert@klinikum-nuernberg.de

C. Ottomann, B. Hartmann (Hrsg.), *Hauttransplantation*, https://doi.org/10.1007/978-3-662-62060-1_13

Tab. 13.1 Vor- und Nachteile der Vollhauttransplantation

	Vorteile	Nachteile
Vollhauttransplantat	Wenig Kontraktur	Pigmentstörungen
	Unauffälliger durch besseres „Matching" mit Umgebung	Hohe Ansprüche an Empfängerbett (gute Vaskularisierung notwendig)
	Wachstumspotential	Schwierige Beurteilbarkeit während Einheilungsphase
	Potenzielles Haarwachstum	Potenzielles Haarwachstum
	Talgdrüsen	Talgdrüsen
	Ekkrine Schweißdrüsen	Apokrine und ekkrine Schweißdrüsen
	Direktverschluss der Entnahmewunde möglich	Mögliche Hebedefektmorbidität

Gewebe hinterlässt, was Entzündungsreaktionen auslösen kann und Infektionen begünstigt. Die Verwendung von Fibrinkleber wird als günstig beschrieben, zumal Fibrinkleber nicht nur hämostatisch, sondern auch in einem gewissen Ausmaß bakteriostatisch wirkt. Jedoch ist auch hier ein zu dickes Auftragen zu vermeiden, da es auch wieder die Diffusionsstrecke verlängert (Tab. 13.1).

Die Einheilung des Vollhauttransplantates erfolgt indem die Kapillaren des Wundgrundes in das Transplantat einsprossen und mit den dort vorhandenen Kapillaren in Kontakt treten. Dies geschieht auch mit den Lymphgefäßen und den jeweiligen Nervenenden. Diese Vorgänge dauern Minimum 4–5

Tage (Blutgefäße) bis mehrere Monate (Nerven). Bis die Blutgefäße eingesprosst sind muss das Vollhauttransplantat durch Diffusion versorgt werden. Daher soll das Vollhauttransplantat möglichst dünn sein, was maßgeblich durch seine Anatomische Ursprungsregion beeinflusst wird. Bei dickeren Vollhauttransplantaten beobachtet man des Öfteren eine Autolyse artige Phase während der man geneigt ist anzunehmen, dass Transplantat sei zugrunde gegangen. Innerhalb von wenigen Tagen erholt sich das Vollhauttransplantat jedoch und man findet einen hochwertigen Vollhautgraft. Bis die Nervenenden eingesprosst sind, ist das Vollhauttransplantat asensibel. Der Patient muss drüber aufgeklärt werden und angewiesen werden, das Vollhauttransplantat regelmäßig auf unbemerkte Verletzungen zu kontrollieren. Das komplette Remodelling der Extrazellulärmatrix und die Narbenreifung dauern ein bis zwei Jahre.

Vollhauttransplantate gibt es grundsätzlich autolog (vom Patienten selbst), als Homograft und Allograft (gleiche Spezies = vom Menschen), als Isograft (von genetisch identischen Spendern), und als Heterograft, bzw. Xenograft (andere Spezies z. B. Schwein). Wobei anekdotische Verwendungen von Heterografts, bzw. Xenografts die Regel bleiben werden, solange diese eine ausgeprägte Immunantwort im Rahmen der Abstoßungsreaktion hervorrufen. Auch Homografts fallen der Abstoßungsreaktion anheim und haben daher nur in Ausnahmefällen ihren Platz in der Therapie.

13.2 Indikationen

Indikationen für Vollhauttransplantate bestehen immer dann, wenn Nahlappen nicht verfügbar oder unangemessen sind und das Empfängerbett keine höherwertige Deckung (Muskel- / Faszienlappen) fordert und Spalthaut nicht geeignet ist. Vollhauttransplantate besitzen eine ähnliche Qualität wie lokale Lappen. Insbesondere ist die Schrumpfungstendenz gering.

Klassische Indikationen für Defektdeckungen durch Vollhauttransplantate sind:

- Trennung von Syndaktylien
- Rekonstruktion des Areolen-Mamillen-Komplexes
- Narben- / Kontrakturkorrekturen in Gelenknähe
- Deckungen an der Fußsohle (Belastungszone)

13.3 Operative Methode

Das Vollhauttransplantat sollte spindelförmig exzidiert werden, um einen anschließenden primären Wundverschluss zu ermöglichen. Die Formung des Transplantates erfolgt zumeist nach Entnahme, dabei ist die Retraktionstendenz des Gewebes zu beachten. Es ist daher empfehlenswert, sich die gewünschte Form des Transplantates vor Entnahme einzuzeichnen und die Spindel um die Einzeichnung zu planen. Ein Unterspritzen der Entnahmeregion mit NACL oder Tumeszenzlösung kann u. U. empfehlenswert sein. Essenziell ist sodann die penible Befreiung der Transplantatunterseite von subcutanem Fettgewebe. Dies erfolgt am besten, indem man sich das Transplantat straff über die Fingerkuppen zieht und dann in kleinen Schritten das Fett mit einer scharfen Schere entfernt. Das Vollhauttransplantat sollte, abgesehen von Ausnahmen, vorsichtig skarifiziert werden, damit ggf. anfallende Wundflüssigkeit oder Hämatom durch die feinen Schlitze ablaufen kann. Wird die Skarifizierung hinreichend vorsichtig durchgeführt, sollten die resultierenden Narben nicht stören; ggf. können diese auch in die Rekonstruktion sinnvoll mit einbezogen werden (Areolen-Mamillen-Komplex-Rekonstruktion).

Das Einnähen des Vollhauttransplantates geschieht präferenziell mittels Allgöwer-Rückstichnaht. Ist dies aus guten Gründen nicht möglich ist eine Einzelknopf-Naht angebracht. Der Knoten liegt jeweils am gegenüberliegenden Wundrand. Das Fixieren durch einen eingenähten Druckverband ist umstritten. Von Vorteil ist die sichere Fixierung auf dem Wundgrund. Andererseits ist die Kontrollmöglichkeit während der ersten kritischen Tage des Einheilens (Hämatom, Serom, Infektion mit Vollhauttransplantatablösung!) erschwert, bzw. unmöglich. Ein erster Verbandwechsel sollte am ersten post-OP-Tag stattfinden. Bei reizlosen Verhältnissen kann der zweite am vierten postoperativen Tag erfolgen, nach 6–10 Tagen können die Fäden entfernt werden.

13.3.1 Geeignete Spender- und Empfängerregionen

Gesicht
Geeignete Empfängerregionen sind: die Frontal-Region, die Nase und auch die Ober- und Unterlieder. Für die mimisch stark beanspruchte Wangen- und Perioralregion sind Vollhauttransplantate wenig geeignet. Überbrückt ein Vollhauttransplantat zwei mimisch unterschiedlich aktive Bereiche: eine mit stärkerer mimischer Beanspruchung und einen mit Muskelbewegungen wenig beanspruchten Bereich, so ist mit (Teil-) Nekrosen, Vollhauttransplantatschrumpfungen und Gewebehypertrophien zu rechnen. Grundsätzlich müssen bei Transplantation eines Vollhauttransplantates im Gesicht die ästhetischen Einheiten berücksichtigt werden. Geeignete Spenderareale für Vollhauttransplantate im Gesicht sind:

- **Retroaurikularbereich**: Die Rückseite der Ohrmuschel und die benachbarte unbehaarte Region über dem Mastoid sind als Spenderareale für den Gesichtsbereich besonders geeignet.
- **Präaurikular**: Die in zunehmendem Alter im Überschuss vorhandene Haut vor dem Tragus (vgl. Facelift) eignet sich besonders gut zur Deckung des Wundbettes in Bereichen knorpel- oder knochengestützter Gewebe, z. B. Nase und Ohr, aber auch am inneren Lidwinkel.
- **Oberlid**: Hier findet sich mit zunehmenden Lebensalter häufig ein Hautüberschuss in der Oberlidregion, der zur Defektdeckung im Lidbereich verwertbar ist (kann auch als gestielter Lappen für die Unterlidrekonstruktion verwendet werden).
- **Supraklavikular- und Halsregion**: Benötigt man größere Vollhauttransplantate ist die Haut supraklavikulär, der des Retroaurikularbereiches ähnlich und daher auch geeignet (auch hier gibt es die Möglichkeit gestielter Lappenplastiken).

Hand/Finger
Gelenkbeugenhaut: für Vollhauttransplantate im Handbereich sind insbesondere die Haut der Cubita und der Beugeseite des Handgelenkes geeignet.

Handfläche/Fußsohle
Oberschenkel- und Bauchregion: die relativ dicken Dermisschichten in diesen Bereichen sind besonders für Transplantationen an Palma manus und Planta pedis zu empfehlen.

Körper
Sofern alternative Methoden einer Defektdeckung nicht realisierbar sind, können ausgedehntere Vollhauttransplantate spindelförmig von zervikal, supraklavikulär oder von der Oberarminnenseite, aus der Leiste oder der Abdominalzone entnommen werden. Je nach Größenerfordernis lassen sich auch aus Vollhaut Meshgrafts herstellen.

13.3.2 Ergebnisse

Häufig kann eine livid-rote Verfärbung des Vollhautlappens während der ersten postoperativen Tage beobachtet werden. Zwischen dem fünften und achten postoperativen Tag liegt nicht selten eine teilweise Vollhauttransplantatautolyse vor, die zur Ausbildung von Blasen und dunkler Krusten führen und als Totalnekrose fehlgedeutet werden können. Diese Zeit sollte „ausgesessen" werden, in aller Regel zeigt sich nur wenige Tage später ein tadelloser eingeheilter Vollhautgraft. Durch oberflächliche vorsichtige Inzisionen lässt sich eine mit Bläschenbildung einhergehende Autolyse drainieren. Zeigt sich beim ersten Verbandswechsel nach dem Eingriff ein Hämatom unter dem Transplantat, sollte dieses behutsam exprimiert werden. Im Idealfall ist das Vollhauttransplantat so gut eingepasst, dass es sich nach kompletter Einheilung nicht mehr von der Umgebung unterscheidet und somit ein funktionelles, unauffälliges und ästhetisch ansprechendes Ergebnis resultiert. In den ersten Monaten findet sich häufig noch eine gewisse Rötung, die durch die Hyperämie des Remodellingprozesses verursacht wird. Diese verschwindet nach dieser Zeit in aller Regel von selbst. Das Einsprossen der sensiblen Nervenenden dauert ebenso einige Monate, erst dann ist mit der Ausbildung von zumindest einer gewissen Schutzsensibilität zu rechnen. Auch das Einwachsen des autonomen Nervensystems benötigt einige Monate, erst dann beginnt das Transplantat zu schwitzen. Unerlässlich ist ein sorgfältiger UV-Schutz in den ersten 18 bis 24 Monaten nach Transplantation, da es sonst unweigerlich zu Pigmentverschiebungen kommt.

13.3.3 Unerwünschte Ergebnisse/ Komplikationen

Akut Komplikationen

- Hämatome
- Teil-Nekrosen
- Infektionen
- Abscheren des Vollhauttransplantates bei unzureichender Fixierung
- Heilungs- und Funktionsstörungen an der Entnahmestelle

Spätkomplikation

- Gewebeschrumpfungen
- hypertrophe Narben
- Keloide
- Hyper- oder Hypopigmentierungen (prophylaktischer Sonnenschutz!)

13.4 Fallbeispiele

13.4.1 Areolen-Mamillen-Komplex Rekonstruktion Step by Step

Fallbeispiel 1
Die Bilderserie (Abb. 13.1, 13.2, 13.3, 13.4, 13.5, 13.6, 13.7, 13.8, 13.9 und 13.10) zeigt die Rekonstruktion des Areolen-Mamillen-Komplex durch ein Vollhauttransplantat.

13.4.2 Trennung von Syndaktilien Step by Step

Fallbeispiel 2
Die Bilderserie (Abb. 13.11, 13.12, 13.13, 13.14, 13.15, 13.16, 13.17 und 13.18) zeigt eine Vollhauttransplantation im Rahmen der Syndaktilietrennung am Digitus III und IV der rechten kindlichen Hand.

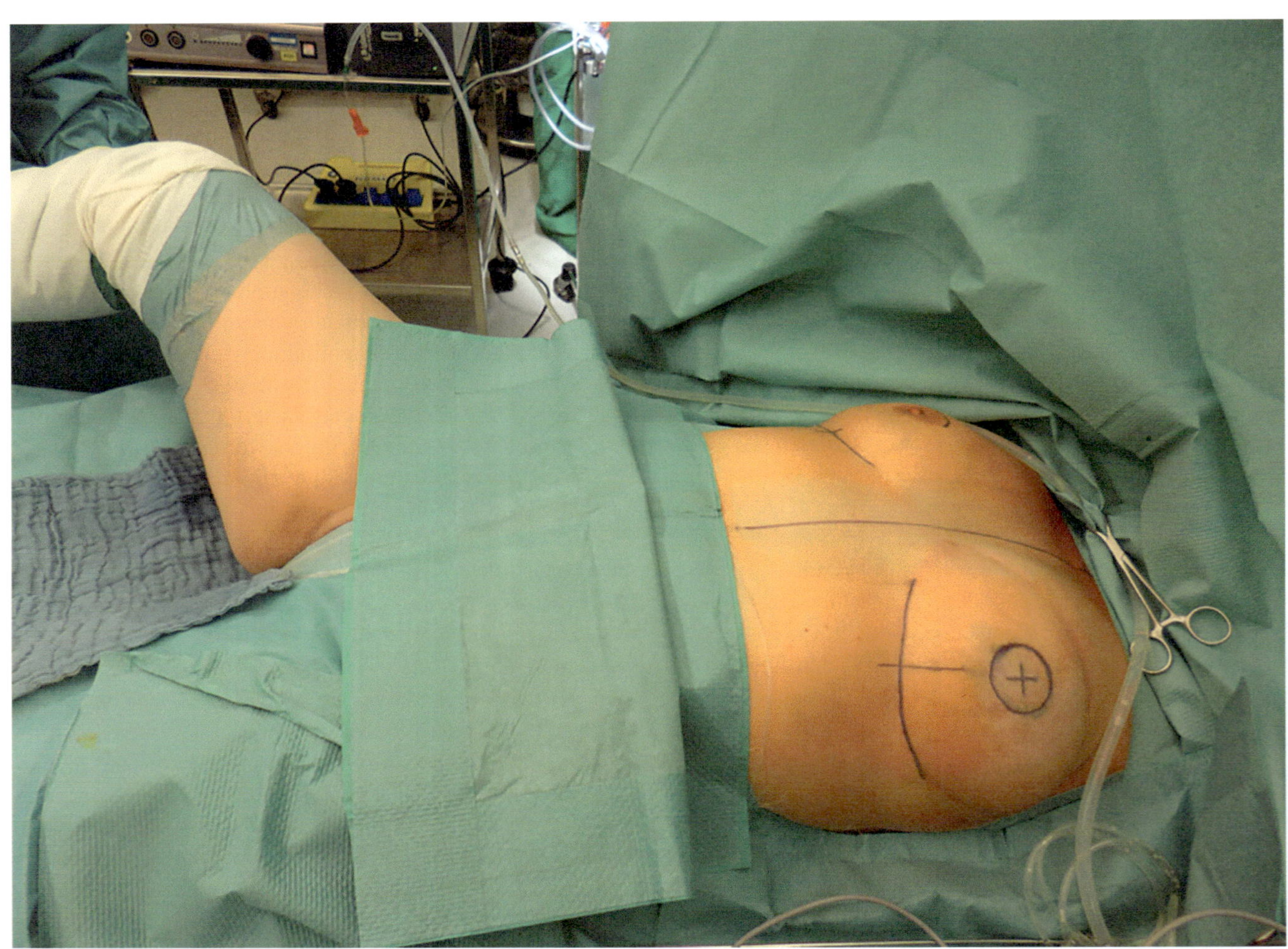

Abb. 13.1 Patientin nach Mamma-Ca, Mamma-Ablatio und Rekonstruktion mit einem DIEP-Lappen. Aktuell steht die Rekonstruktion des Areolen-Mamillen-Komplexes an. Hier nach Planung und Einzeichnung der Empfängerregion des Vollhauttransplantates

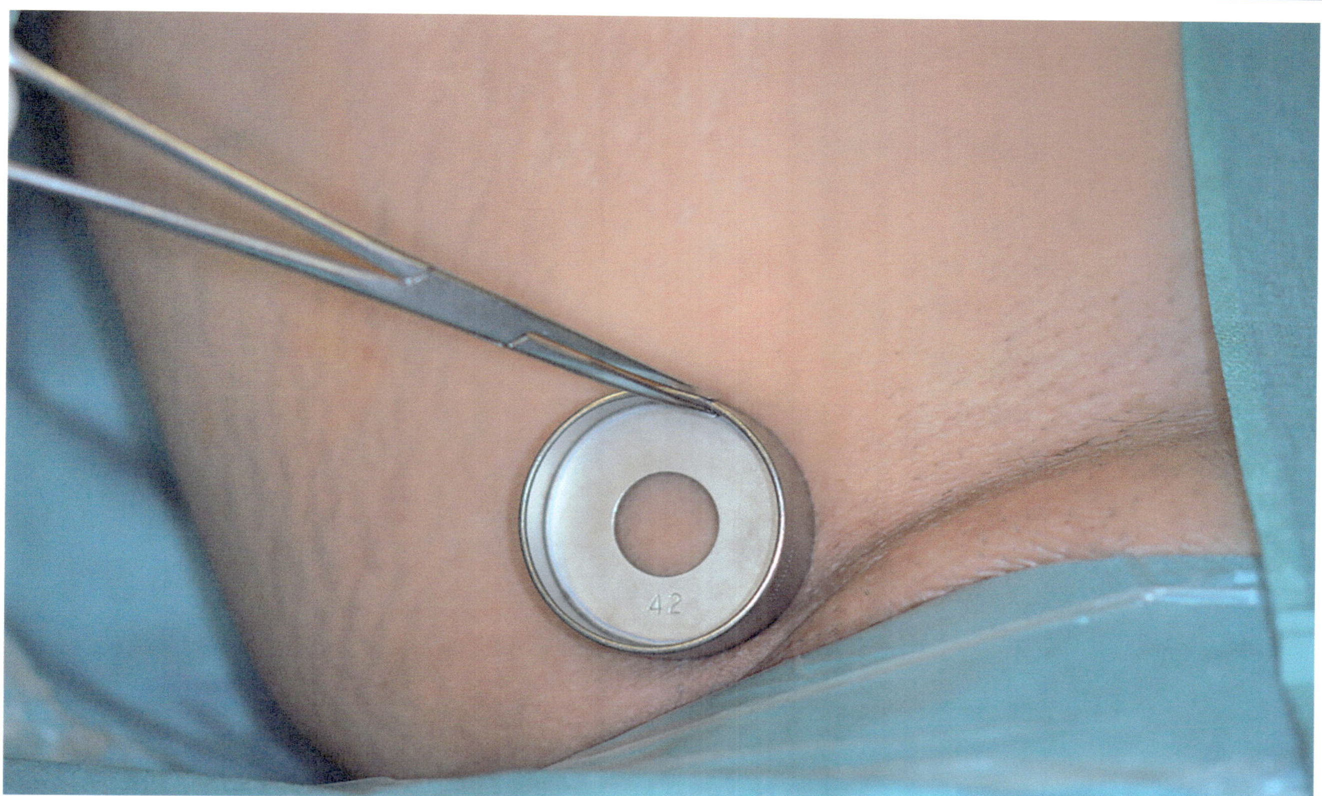

Abb. 13.2 Step 1 Planung der Hautspindel unter Verwendung einer Schablone

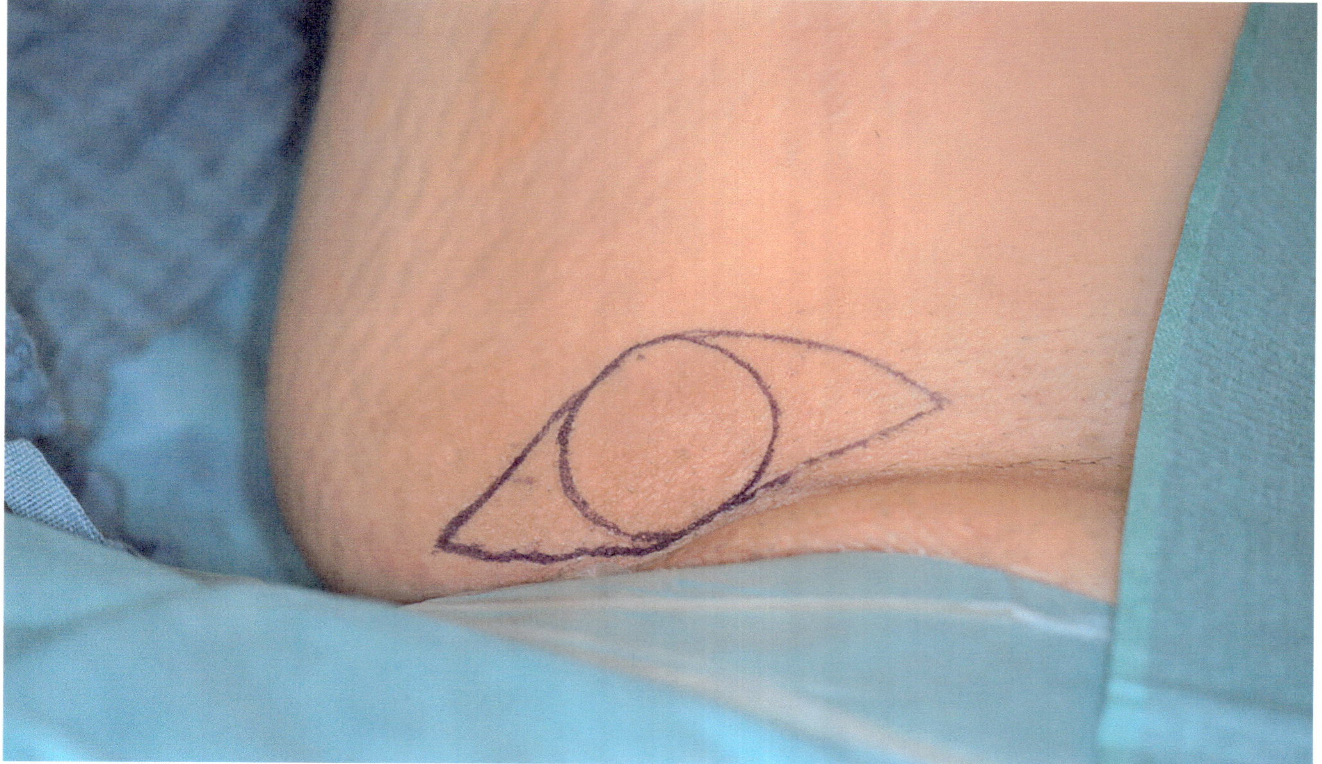

Abb. 13.3 Step 2 Einzeichnen der Entnahmestelle

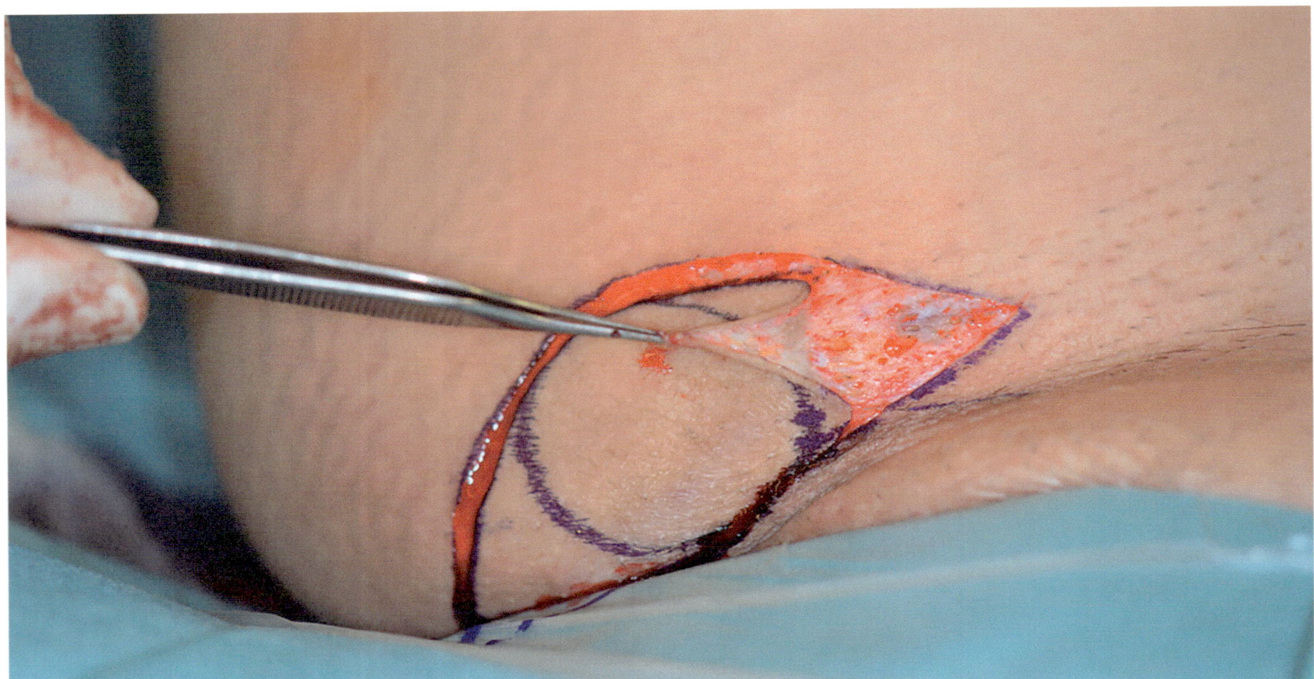

Abb. 13.4 Step 3 Entnahme des Vollhauttransplantats

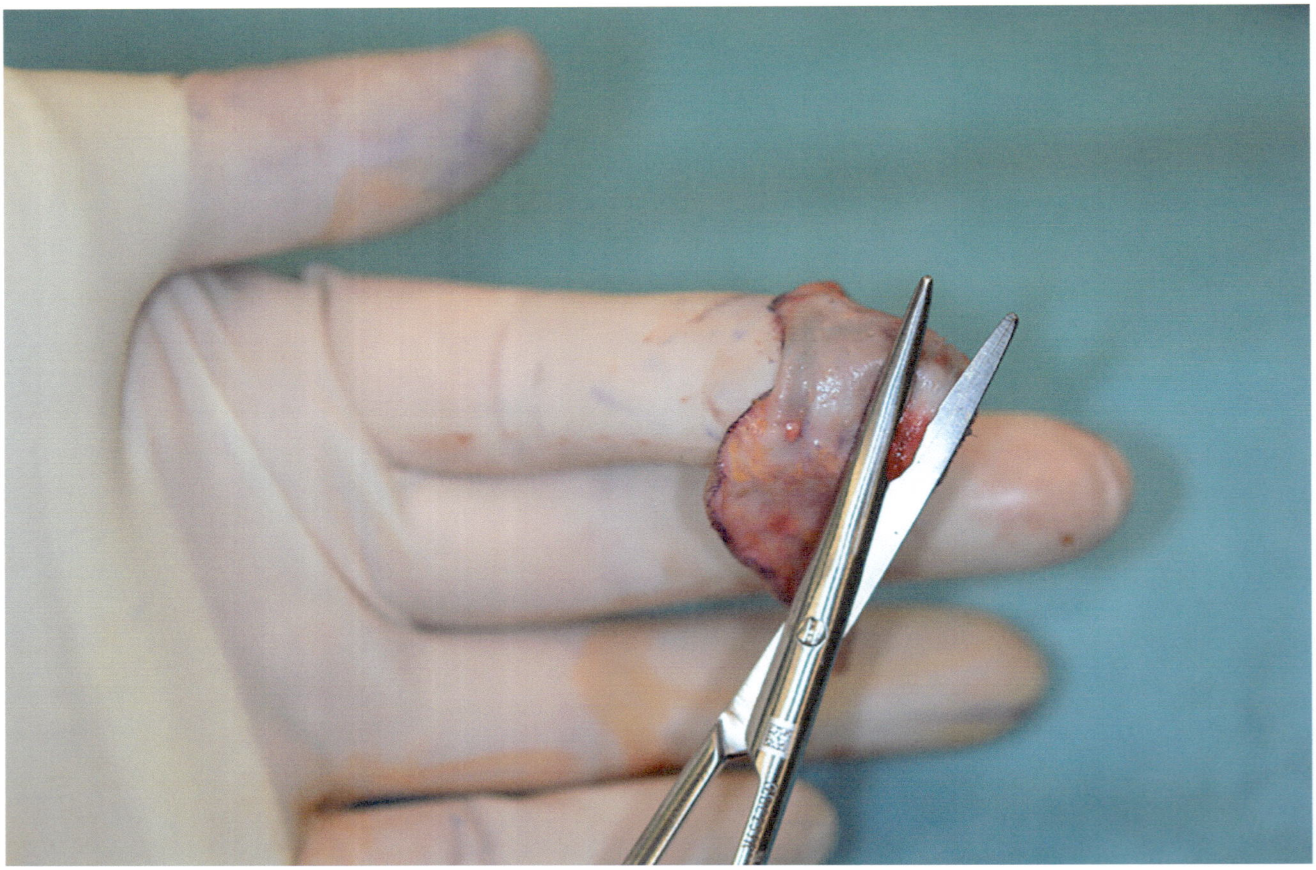

Abb. 13.5 Step 4 Entfettung des Vollhauttransplantates

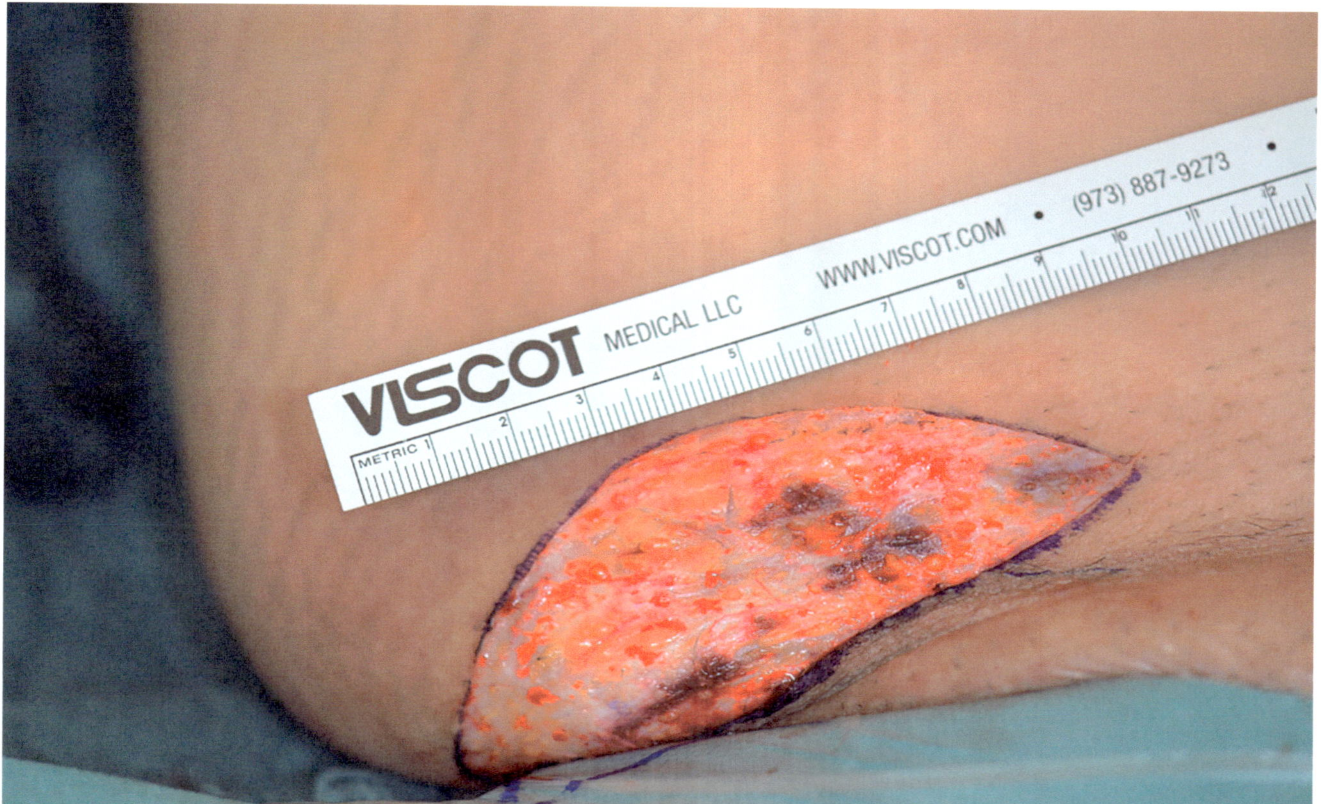

Abb. 13.6 Defekt nach Vollhautentnahme (Spenderareal)

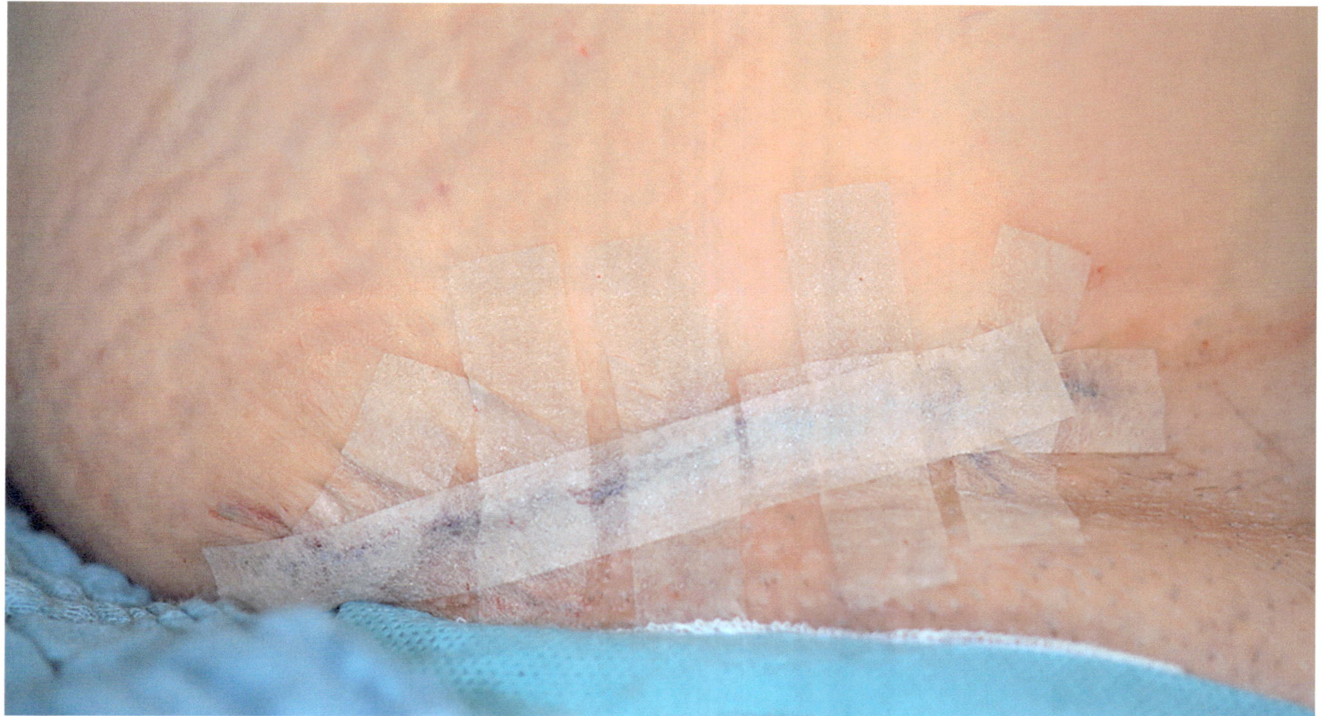

Abb. 13.7 Step 5 Spannungsfrei direktverschlossener Defekt (Spenderareal)

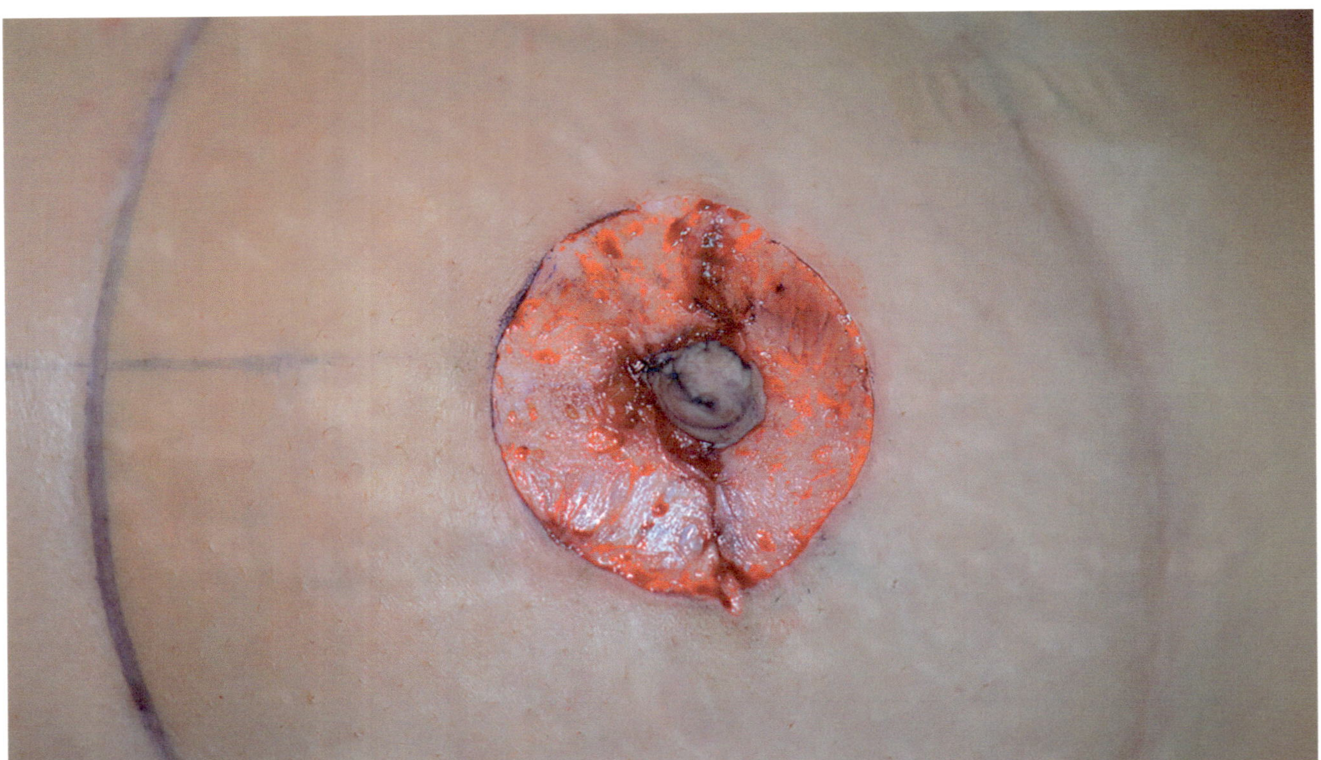

Abb. 13.8 Geformter Areolen-Mamillen-Komplexes

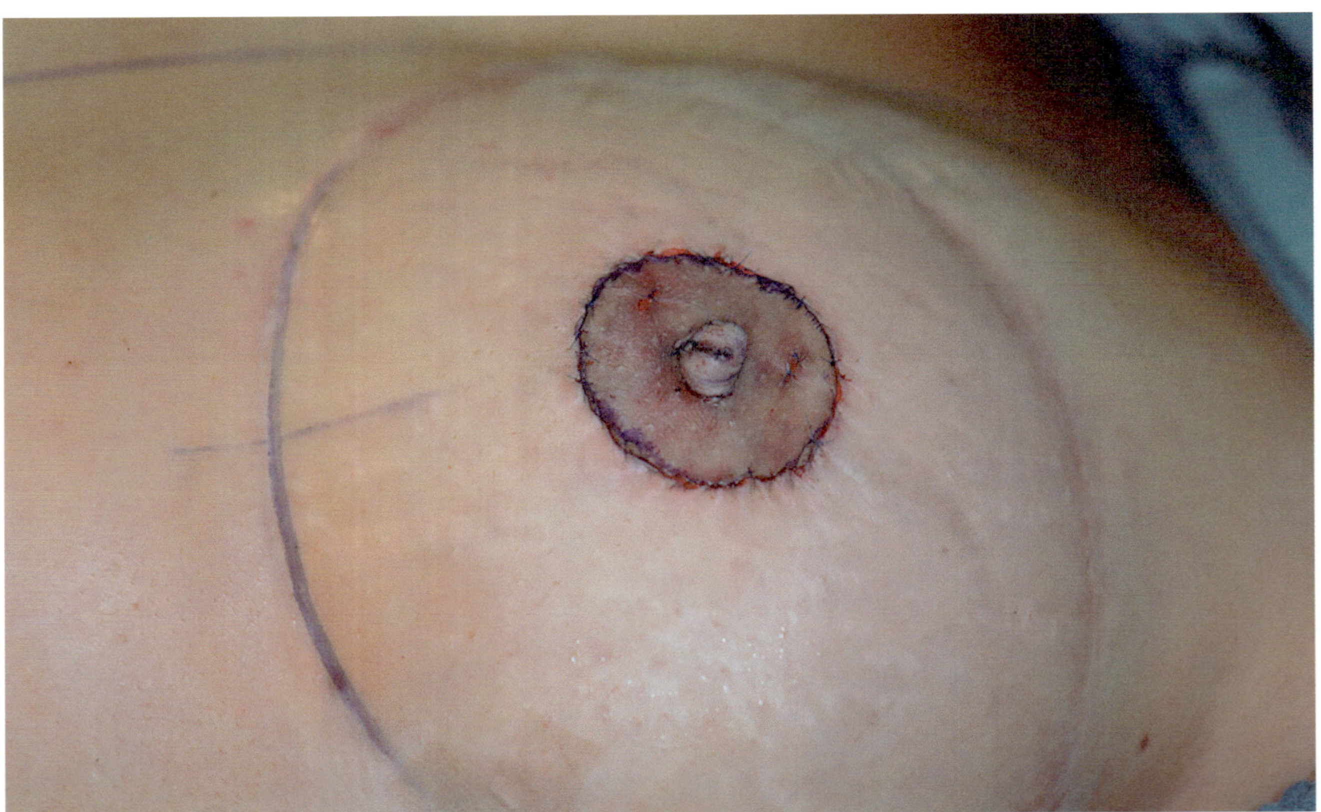

Abb. 13.9 Step 6 Einnaht des Vollhauttransplantates

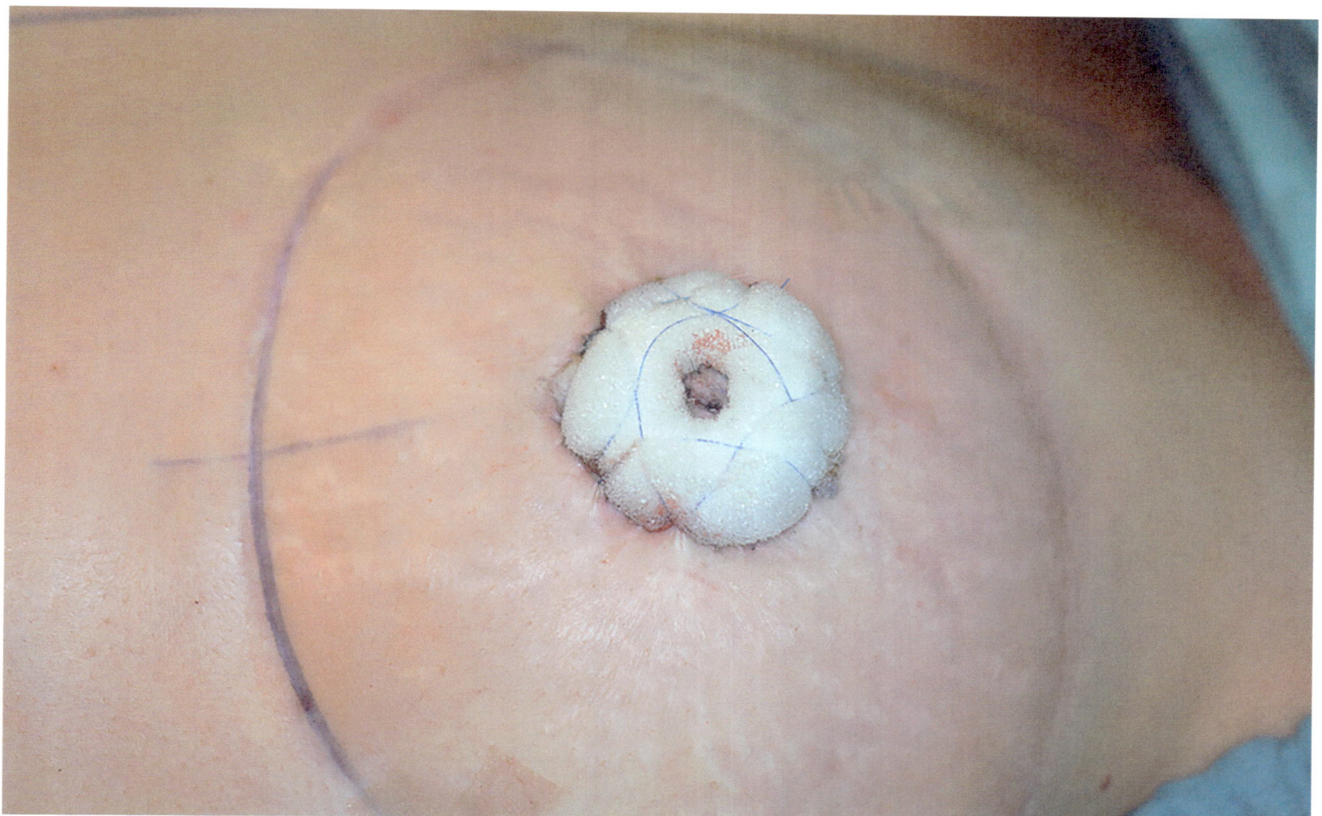

Abb. 13.10 Step 7 Schaumstoff-Überknüpfer-Verband

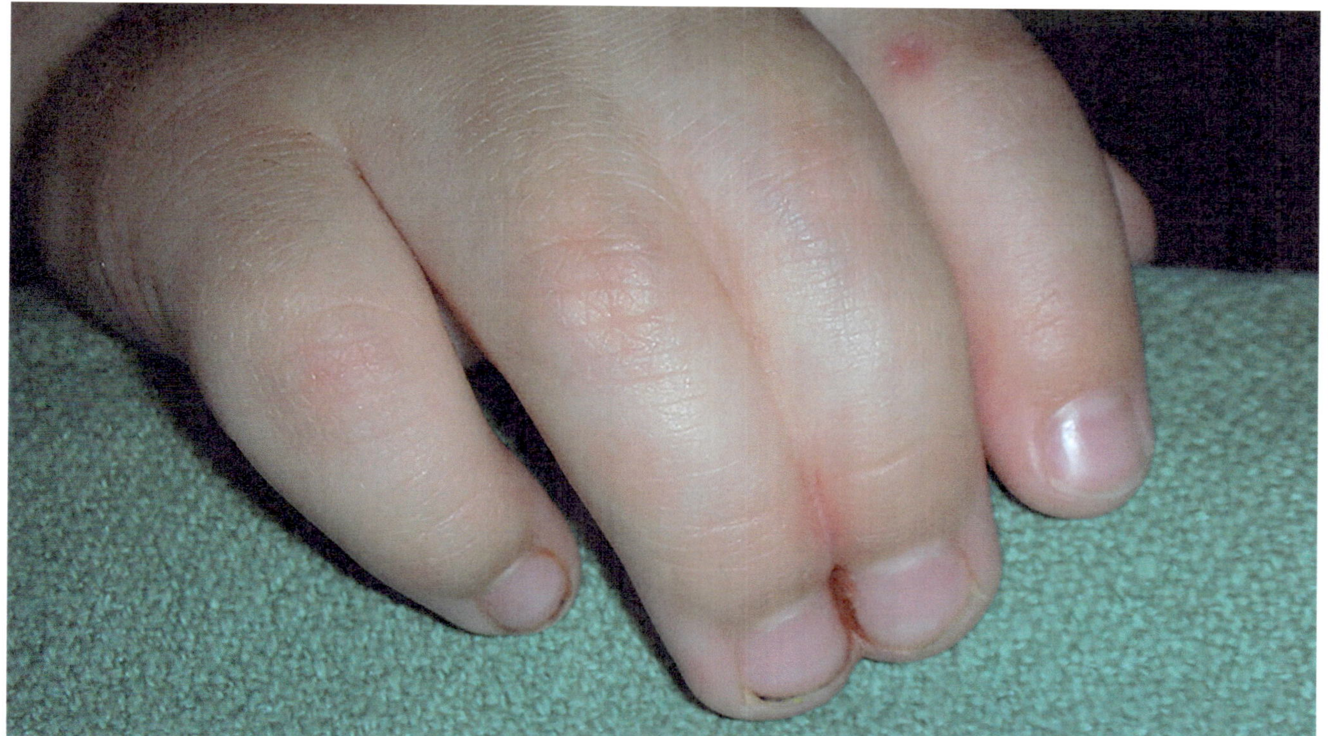

Abb. 13.11 Status bei initialer Vorstellung: Syndaktilie Digitus III und IV Hand rechts

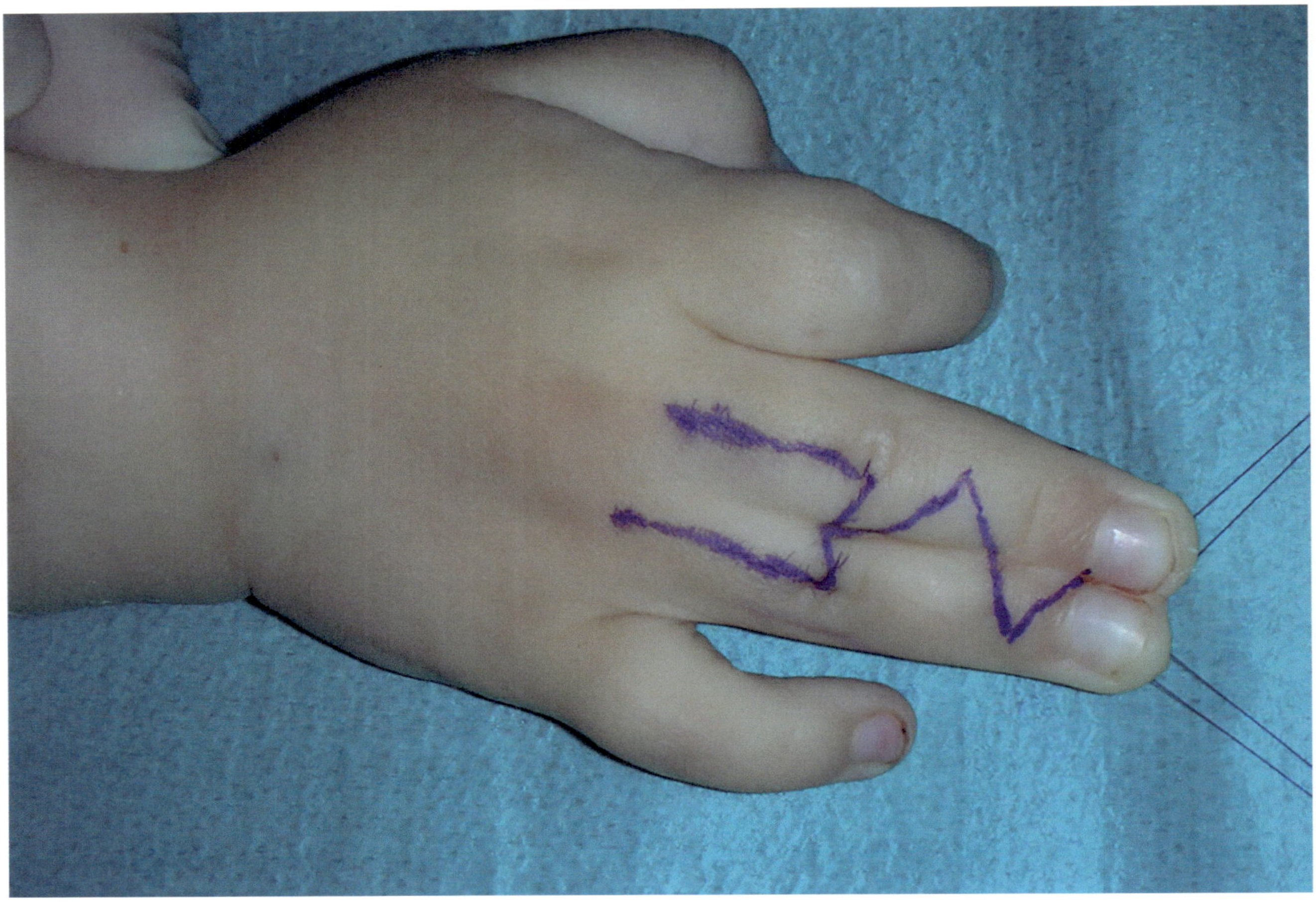

Abb. 13.12 Step 1 Planung der Inzision zur Syndaktilietrennung. Cave: Dabei resultiert nach Inzision zwingend ein Hautdefizit!

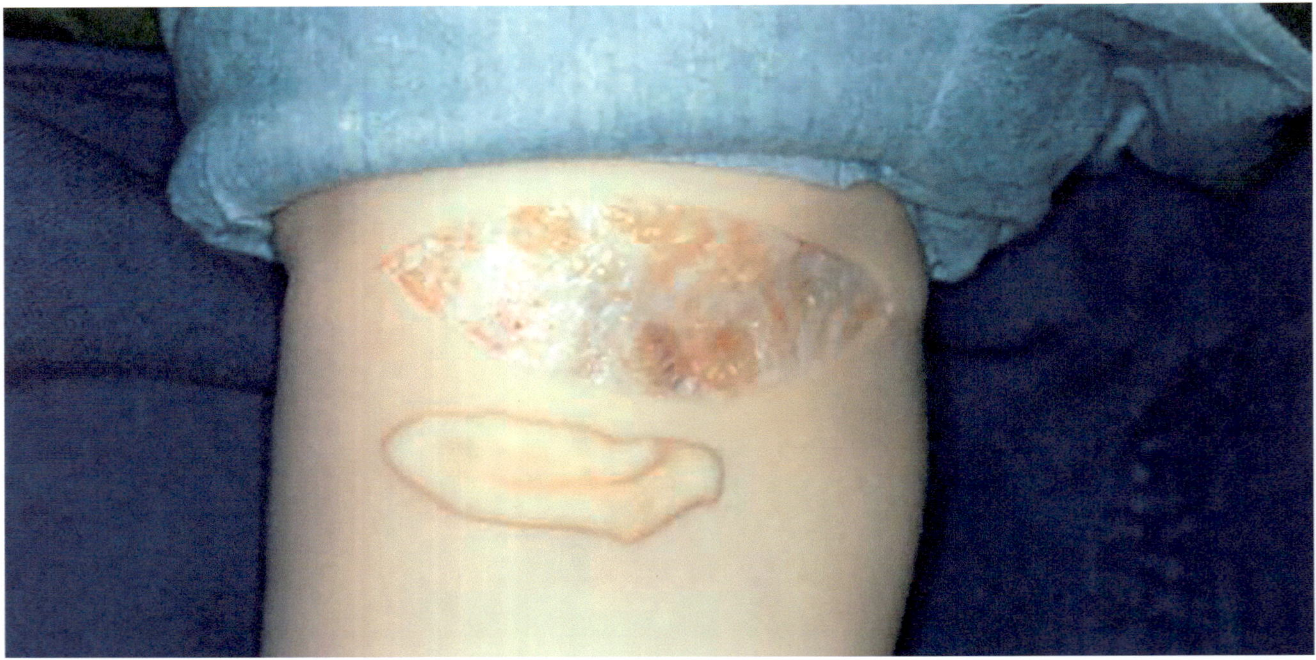

Abb. 13.13 Step 13 Entnahme des Vollhauttransplantates aus der Cubita. Die Haut hat die idealen Eigenschaften, um einen Defekt an der Hand zu decken

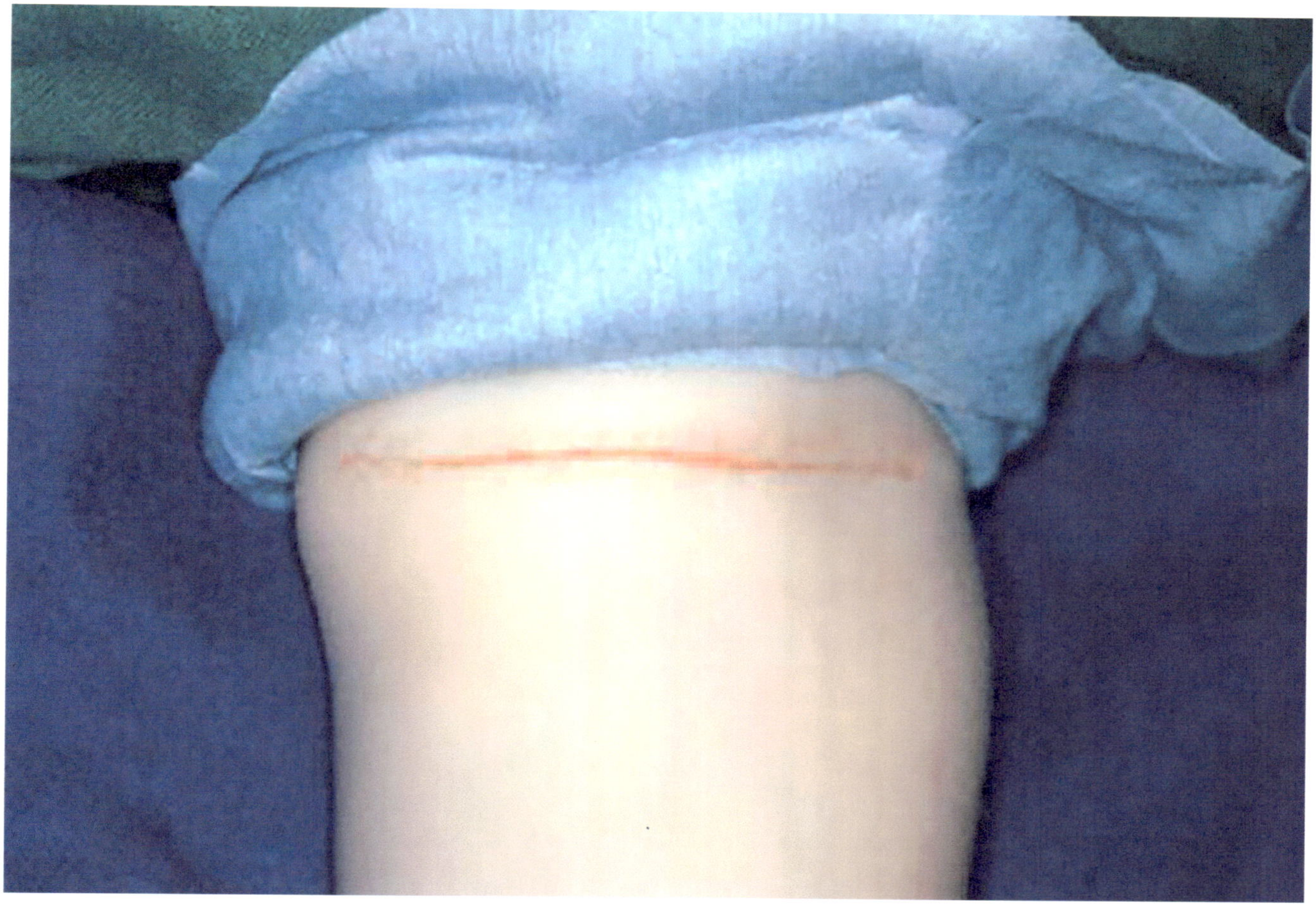

Abb. 13.14 Step 3 Defektverschluss des Spenderareals

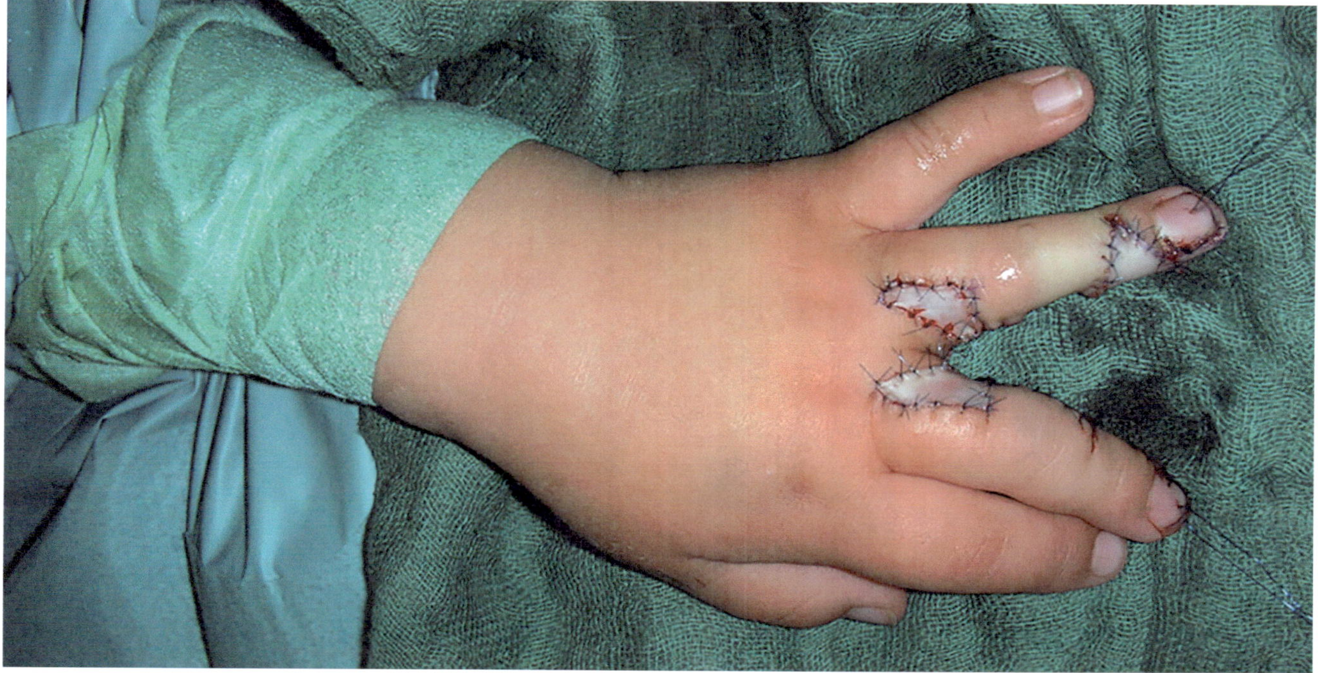

Abb. 13.15 Befunde am Ende der erfolgreichen OP zur Syndaktilietrennung, die eingenähten Vollhauttransplantate sind deutlich auf Höhe der Grund- und Endgelenke erkennbar

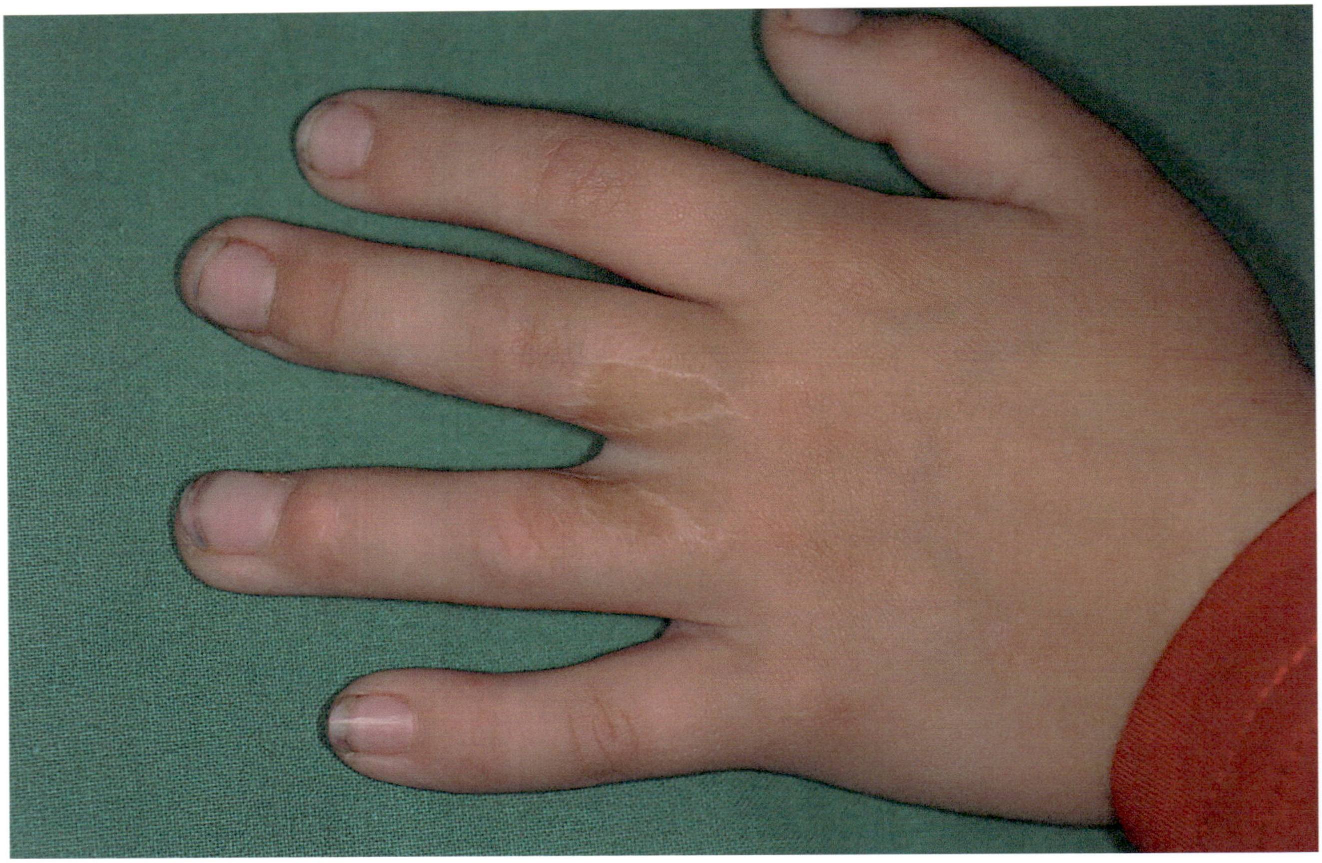

Abb. 13.16 Langzeitresultat nach 2 Jahren

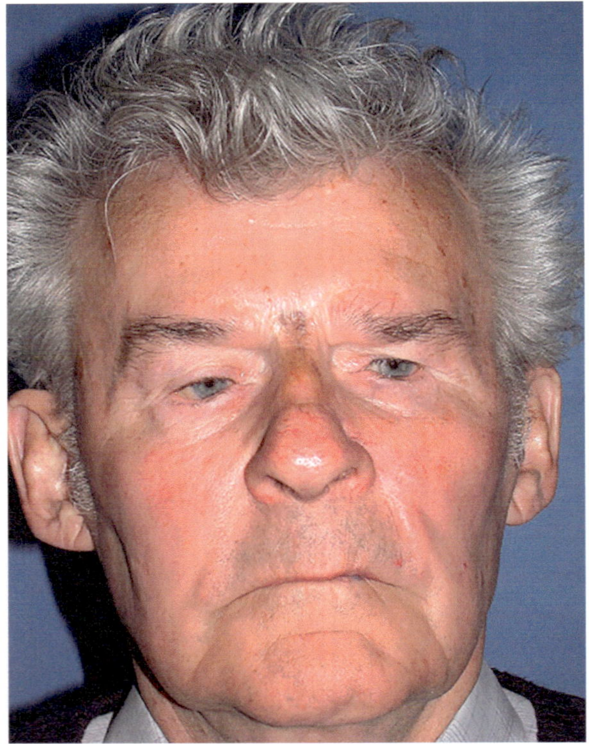

Abb. 13.17 Vollhauttransplantation auf dem Nasenrücken

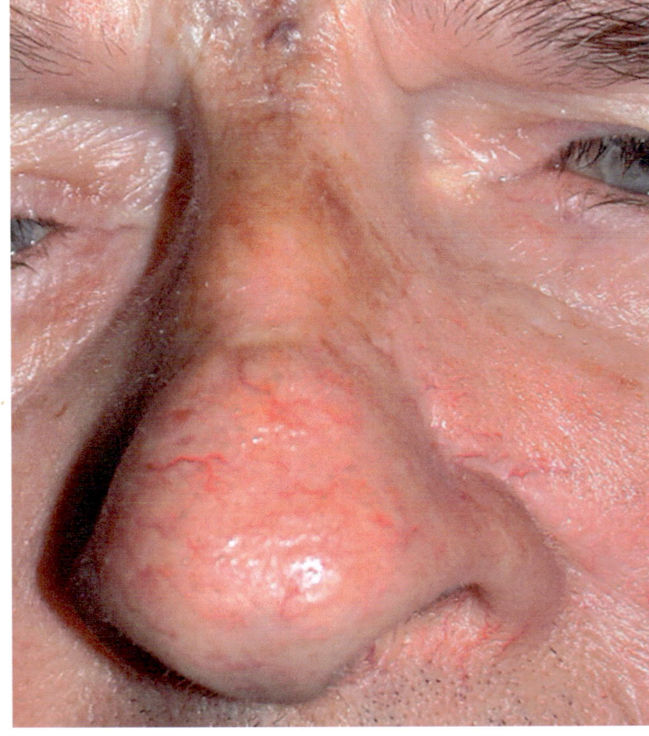

Abb. 13.18 Trotz der entstandenen diskreten Hyperpigmentierung ein unauffälliges Resultat bei mangelhafter postoperativem UV-Schutz

13.5 Komplikationen nach Vollhauttransplantation

In den Abb. 13.19, 13.20, 13.21, 13.22, 13.23, 13.24 und 13.25 werden typische Komplikationen nach Vollhauttransplantation dargestellt.

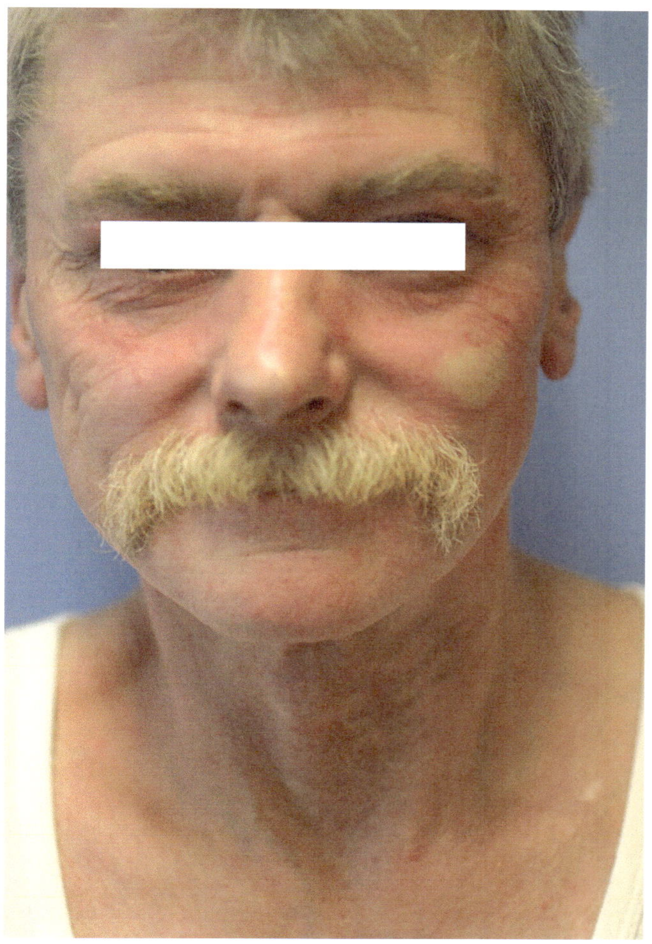

Abb. 13.19 Deutlich erkennbares Vollhauttransplantat an der linken Wange. Diese fällt störend auf, da zum einen die ästhetische Einheit nicht berücksichtigt wurde und es zudem zu einer Pigmentierungsdifferenz gekommen ist, da die Empfänger- und die Spenderregion unterschiedliche Pigmentierungen aufwiesen

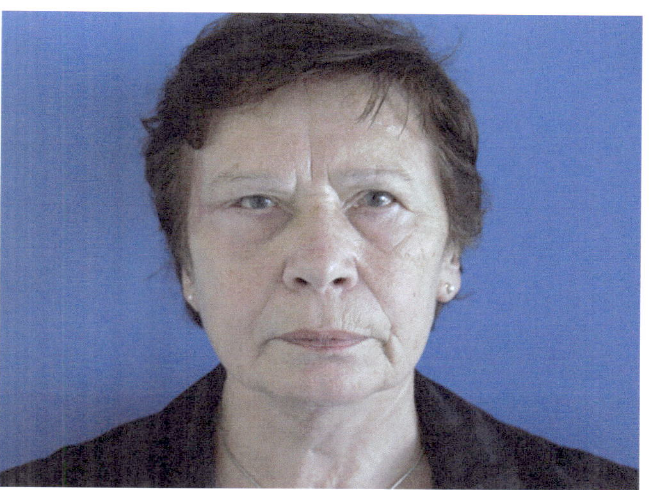

Abb. 13.20 Tumorextripation Schläfe rechts und Deckung mittels Spalthauttransplantat (ex domo). Hier ist deutlich die Schrumpfung des Transplantates und die daraus resultierende Spannung auf den lateralen Augenwinkel zu erkennen. Dies führte auch zu funktionellen Beeinträchtigungen. Durch „aggressives" Zuwarten kam es letztlich zur Entspannung und damit zu einem zufriedenstellenden Ergebnis, wobei die deutlich erkennbare Pigmentverschiebung dauerhaft bestehen blieb. Diese Situation wäre mit einem Vollhauttransplantat mit hoher Wahrscheinlichkeit mit einem deutlich besseren Resultat behandelt worden

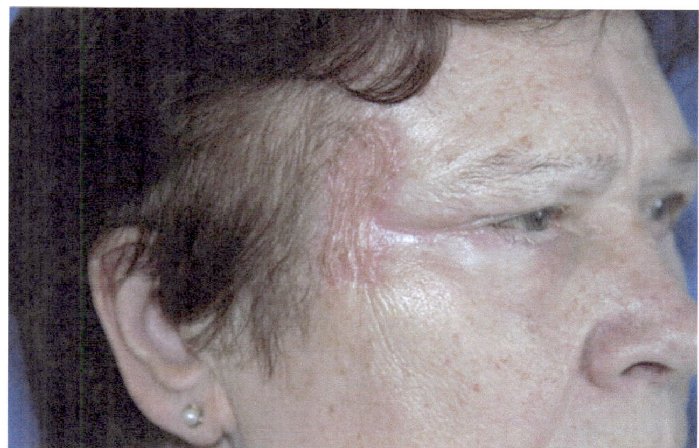

Abb. 13.21 Detail: Tumorextripation Schläfe rechts und Deckung mittels Spalthauttransplantat (ex domo). Hier ist deutlich die Schrumpfung des Transplantates und die daraus resultierende Spannung auf den lateralen Augenwinkel zu erkennen. Dies führte auch zu funktionellen Beeinträchtigungen. Durch „aggressives" Zuwarten kam es letztlich zur Entspannung und damit zu einem zufriedenstellenden Ergebnis, wobei die deutlich erkennbare Pigmentverschiebung dauerhaft bestehen blieb. Diese Situation wäre mit einem Vollhauttransplantat mit hoher Wahrscheinlichkeit mit einem deutlich besseren Resultat behandelt worden

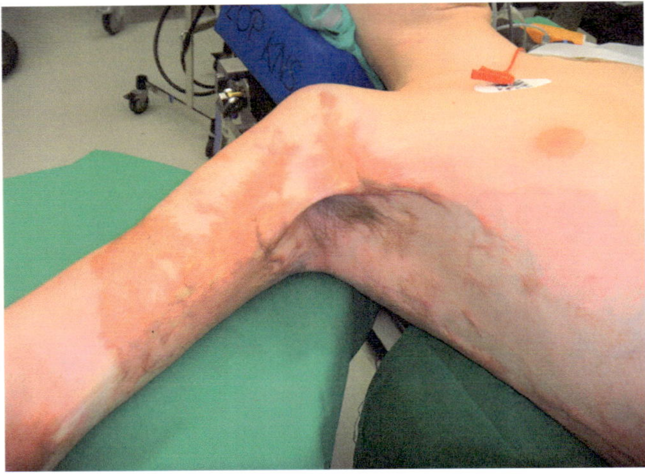

Abb. 13.22 Schulterkontraktur bei Zustand nach Verbrennungsverletzung, hypertropher Narbenbildung und Narbenstrang

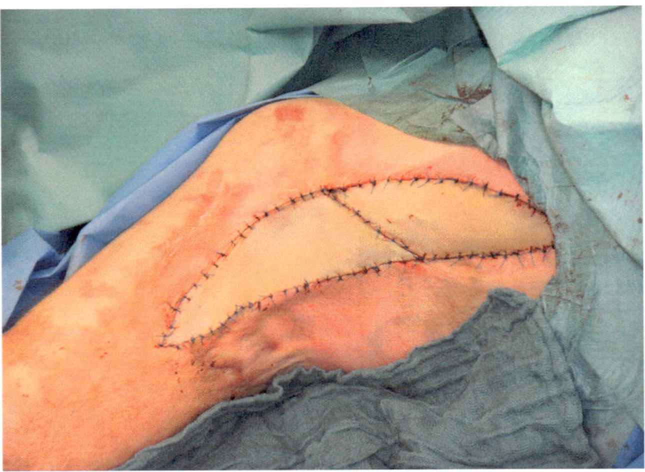

Abb. 13.23 Initialer Therapieversuch mittels Vollhauttransplantation

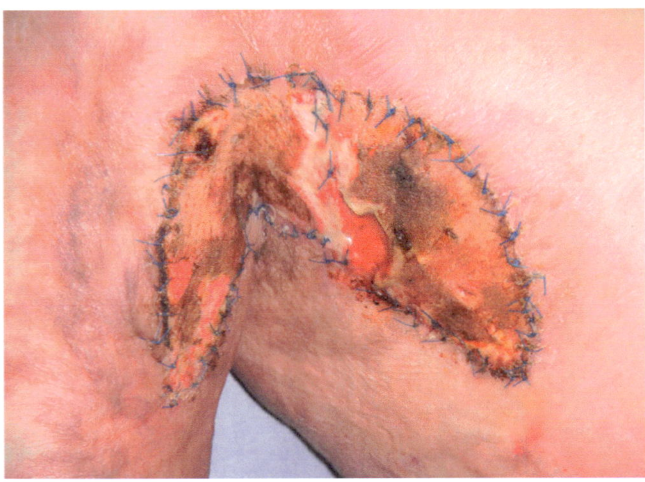

Abb. 13.24 Wundheilungsstörung und Teilnekrose des Vollhauttransplantates

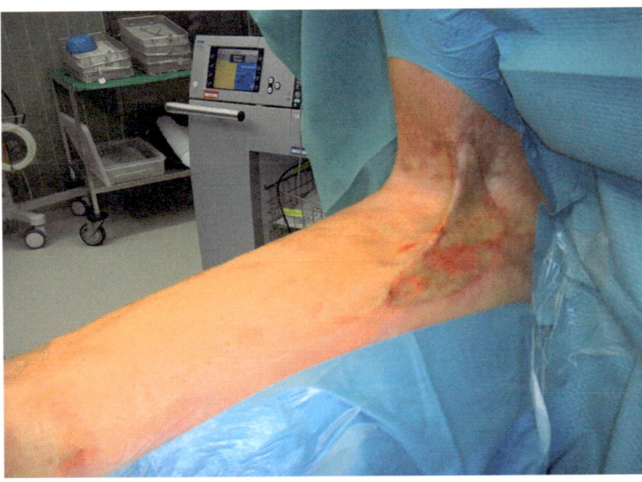

Abb. 13.25 Endresultat: Erneute Kontrakturbildung nach Vollhauttransplantation

Weiterführende Literatur

1. Adnot J, Salasche SJ (1987) Visualized basting sutures in the application of fullthickness skin grafts. J Dermatol Surg Oncol 13: 1236–1239
2. Andreassi A, Bilenchi R, Biagioli M et al (2005) Classification and pathophysiology of skin grafts. Clin Dermatol 23:332–337
3. Benatar N (2004) Foreword. Handchir Mikrochir Plast Chir 36(2/03):71–72. https://doi.org/10.1055/s-2004-817876
4. Bennett RG (2002) Anatomy and physiology oft he skin. In: Papel ID: facial plastic and reconstructive surgery, 2. Aufl. Thieme, New York, S 3–14
5. Breuninger H, Holzschuh J (1994) Die lückenlose histologische Darstellung der Schnittränder eines Hauttumorexzisates (3-D-Histologie) in einer Schnittebene mittels der „Flundertechnik". Akt Dermatol 20:7–10
6. Chen JC, Jain SA (2010) Principles of skin grafts. In: Weinzweig J (Hrsg) Plastic Surgery Sectrets plus. ISBN-13: 978-0323034708, 2.Ed: 677683
7. Currike LJ, Sharpe JR, Martin R (2001) The use of skin glue in skin grafts and tissue-engineered skin replacements: a rewiev. Plast Reconstr Surg 108:1713–1726
8. Diem E (1984) Fehler und Komplikationen bei freien Hauttransplantationen. In: Konz B, Braun-Falco O (Hrsg) Komplikationen in der operativen Dermatologie. Springer, Berlin
9. Kelton P (1999) Skin grafts. Selected Read Plast Surg 9:1–26
10. Kurte A, Lange-Ionescu S, Budde J, Frosch PJ (1994) Plastische Deckung von großen Hautdefekten mit Vollhauttransplantation aus der Leistenbeuge: eine zu wenig genutzte Chance? In: Mahrle G, Schulze HJ, Krieg T (Hrsg) Wundheilung-Wundverschluss, Fortschritte der operativen und onkologischen Dermatologie, Bd 8. Springer, Berlin/Heidelberg/New York, S 119–120
11. Rudolph R, Ballantyne DL (1990) Skin grafts. In: JG MC (Hrsg) Plastic surgery. WB Saunders, Philadephia, S 221–274
12. Schulz H (1988) Basaliome und Präkanzerosen der Nase und Ohrmuschel. Z Allg Med 64:320–324
13. Triana RJ, Murakami CS, Larrabee WF (2002) Skin grafts and local flaps. In: Papel ID (Hrsg) Fascial plastic and reconstructive surg, 2. Aufl. Thieme, New York, S 38–54

Cultured Epithelial Autografts (CEA)

14

Lars-Peter Kamolz, David Benjamin Lumenta, Alexandru Tuca und Paul Wurzer

Inhaltsverzeichnis

14.1 Einleitung

Jährlich ist bei Tausende von Brandverletzten sowie Hunderttausende von Patienten mit akuten und chronischen Wunden unterschiedlicher Genese ein Wundverschluss nötig, um Flüssigkeits- und Elektrolytverluste, Infektionen, Stoffwechselentgleisungen, Schmerzen und Amputationen zu verhindern.

Allein die Kosten für die stationäre Behandlung von Schwerbrandverletzten an den deutschen Zentren für Brandverletzte betragen jährlich mehrere 100 Millionen Euro bei Tagessätzen zwischen 2000 und 4000 Euro. Die Kosten für die Behandlung chronisch nicht heilender Wunden bei Diabetes mellitus und arterieller Verschlusskrankheit sowie venös bedingter Ulcera und Dekubitalulcera, die mit steigendem Alter vermehrt auftreten, gehen sogar in die Milliarden [1]. Mit demografisch zunehmendem Lebensalter der Bevölkerung ist zu erwarten, dass diese Zahlen noch steigen werden. Somit ist den Entwicklungen auf dem Gebiet des

L.-P. Kamolz (✉)
Klinische Abteilung für Plastische, Ästhetische und Rekonstruktive Chirurgie, Universitätsklinik für Chirurgie, Medizinische Universität Graz, Graz, Österreich

COREMED - Kooperatives Zentrum für Regenerative Medizin, JOANNEUM RESEARCH Forschungsgesellschaft mbH, Graz, Österreich
e-mail: lars.kamolz@medunigraz.at

D. B. Lumenta
Klinische Abteilung für Plastische, Ästhetische und Rekonstruktive Chirurgie, Universitätsklinik für Chirurgie, Medizinische Universität Graz, Graz, Österreich
e-mail: david.lumenta@medunigraz.at

A. Tuca · P. Wurzer
Klinische Abteilung für Plastische, Ästhetische und Rekonstruktive Chirurgie, Universitätsklinik für Chirurgie, Medizinische Universität Graz, Graz, Österreich
e-mail: alexandru.tuca@medunigraz.at; paul.wurzer@medunigraz.at

C. Ottomann, B. Hartmann (Hrsg.), *Hauttransplantation*, https://doi.org/10.1007/978-3-662-62060-1_14

Hautersatzes eine wesentliche medizinische und wirtschaftliche Bedeutung beizumessen.

Seit über hundert Jahren bedienen sich Chirurgen der autologen Vollhaut- oder Spalthauttransplantation [2]. Darüber hinaus kam im Laufe der letzten Jahrzehnte vermehrt die Idee auf, künstlich hergestellte Hautersatzmaterialien einzusetzen. Der Nachteil bei den autologen Hauttransplantationen besteht darin, dass an den Spenderstellen eine Hebedefektmorbidität entsteht und dies ein zusätzliches Trauma darstellt.

Außerdem wird die Deckung ausgedehnter, exzidierter Brandwunden natürlicherweise durch die Menge der verfügbaren Hautspenderareale des Patienten begrenzt. So kann eine plastische Deckung des Hautverlustes ab etwa 70 % der Körperoberfläche nicht mehr durch patienteneigene Haut alleine erzielt werden [3], sondern es müssen vermehrt Hautersatzmaterialien und Hautersatztechniken zum Einsatz kommen.

14.2 Anforderungen an einen Hautersatz

Hautersatz und Hautersatzmaterialien müssen sich an den Eigenschaften menschlicher Haut orientieren und deren Funktionen übernehmen; d. h. ein Hautersatzmaterial muss die Fähigkeit besitzen, mit dem Wundbett in physiologischer Weise zu interagieren. Der ideale Hautersatz sollte also eine gute Adhärenz an das Wundbett und eine Keimbarriere gewährleisten. Er sollte einen Schutz vor Flüssigkeitsverlust bieten und zur Temperaturregulation beitragen.

Außerdem sollte ein optimaler Hautersatz die Wundheilung unterstützen, eine überschießende Narbenbildung verhindern und langfristig zufriedenstellende Ergebnisse, was die mechanische und ästhetische Qualität angeht, liefern [4, 5, 6]. In der Vergangenheit wurden tiefe Verbrennungswunden (Grad 2b, Grad 3) routinemäßig mit autologen Vollhaut oder gemeshten beziehungsweise ungemeshten Spalthauttransplantaten direkt im Anschluss an eine Nekrosektomie gedeckt. Hauttransplantate werden nach der Stärke ihres anhängigen dermalen Anteiles entweder in Spalt- oder Vollhauttransplantate eingeteilt. Wird die Haut mit komplett erhaltener Dermis abgenommen, spricht man von Vollhaut. Die „typische" Spalthaut ist jedoch dünner und beinhaltet lediglich Anteile der Dermis. Die in den tieferen dermalen Schichten lokalisierten Hautanhangsgebilde verbleiben aber am Ort der Abnahme und stellen so die Ressourcen, die zur Abheilung des Entnahmedefektes notwendig sind, zur Verfügung.

14.2.1 Autologe Vollhauttransplantate

Besonders bei der Deckung verbrannter Areale an Gesicht, Händen und im Bereich der großen Gelenke erweist sich das Vollhauttransplantat als funktional und kosmetisch beste Wahl, da durch die kräftigte dermale Komponente einer exzessiven Narbenbildung mit konsekutiver Schrumpfung vorgebeugt wird. Limitierend für den Einsatz von Vollhauttransplantaten ist jedoch der Umstand, dass die Entnahmestellen der Vollhauttransplantate immer primär verschlossen werden müssen und somit zumeist nur kleinere Transplantate zur Verfügung stehen.

14.2.2 Autologe Maschen-Spalthauttransplantate (Mesh-Graft)

Beim Gitter-Spalthaut-Transplantat (Mesh-Graft)wird durch eine spezielle Anordnung von parallelen Messern auf einer Walze eine definierte maschenartige Perforation in unterschiedlichem Maßstab erzeugt, die zu einer relativen Flächenvermehrung des Transplantates führt. Spalthauttransplantate kommen besonders dort zum Tragen, wo große verbrannte Flächen nur noch mit einem Rest an verbliebener gesunder Haut gedeckt werden können. Vorzugsweise wählt man ein Expansions-Verhältnis von 1:1,5 bis 1:3. Bei größeren Expansionsverhältnissen ist das Meek-Graft dem Mesh-Graft aber hinsichtlich Einheilung und Expansion überlegen.

14.2.3 Meek-Technik

1958 beschrieb Meek ein Dermatom, mit welchem man die gewonnene Spalthaut in kleine, gleich große quadratische Inseln schneiden konnte. In den 1990er-Jahren kam es zu einer Modifikation dieser Methode in Verbindung mit einer leicht zu handhabenden Transplantationsmethode, die es in einem Schritt ermöglichte, die Spalthaut nicht nur zu schneiden, sondern auch nach Auftragen auf einen Kork und Seideträger (Plissee) in Verhältnissen bis 1:9 zu expandieren und zu transplantieren. Diese etwas einfacher anzuwendende Methode ist wegen der mathematisch günstigen Ausnutzung des Vergrößerungsfaktors mittlerweile in vielen Verbrennungszentren etabliert und wird bei sehr großflächigen Verbrennungen dem Mesh-Graft vorgezogen.

14.2.4 Kombinierte Rekonstruktion

Das Rekonstruktionsergebnis nach Hauttransplantation hängt entscheidend von der Qualität der noch bestehenden oder rekonstruierten dermalen Komponente ab. Bei vollschichtigen Hautdefekten in funktionell wichtigen Regionen (zum Beispiel Hände) kommt häufig die kombinierte Hautrekonstruktion mittels Spalthaut (häufig ungemesht) und dermaler Matrix zum Einsatz. Hierfür kommen derzeit vor allem zwei Matrizes in Frage (Matriderm® und Integra®) in Frage [7].

14.3 Allogene und xenogene Transplantate

Der Einsatz der chirurgischen Standardmethoden hängt entscheidend von der Verfügbarkeit einer genügend großen Fläche ungeschädigter Haut als Spenderareal für Transplantate ab. Um diese Limitierung zu umgehen, konzentrierten sich die Bemühungen in den letzten Jahren auf die Suche nach Alternativmethoden, damit auch Patienten, bei denen mehr als 70 % der Körperoberfläche verbrannt sind, eine realistische Überlebenschance haben.

14.3.1 Allogene Transplantate

Hierbei soll ein sicherer und stabiler, temporärer Wundverschluss erreicht werden, bis entweder Spenderareale für eine erneute Nutzung zur Spalthautentnahme zur Verfügung stehen oder aber ausreichend große epitheliale Transplantate aus den Hautbiopsien eines Brandverletzten gezüchtet wurden. Zu dieser Gruppe gehört die homologe Spenderhaut, die den besten verfügbaren temporären Wundverschluss darstellt. Das größte Risiko der Fremdhauttransplantation ist die Übertragung von Infektionskrankheiten. Fremdhaut wird in aller Regel von Leichen gewonnen. Frische Fremdhaut besitzt eine sehr gute Barriere Funktion und hat eine günstige Wirkung auf die Heilung. Die kosmetischen Ergebnisse sind bei Anwendung von zweitgradigen Verbrennungen sehr gut. Probleme bestehen in den antigenen Eigenschaften, die innerhalb von 3 bis 4 Wochen zu einer Abstoßung führen. Die Aufbewahrung über eine Woche hinaus macht die Kryokonservierung erforderlich, wobei die antigenen Eigenschaften erhalten bleiben. Derzeit wird an den meisten deutschen Verbrennungszentren glycerolkonservierte Haut verwendet, die von der Euro Skin Bank in Beverwijk, Niederlande, bezogen wird [8]. Sie kann bei 4 °C gelagert werden und ist im Gegensatz zu frischer und kryokonservierter Haut avital. Während des Konservierungsprozesses gehen sowohl die dermalen als auch die epidermalen Zellen zugrunde. Dies führt zu einer Reduzierung der antigenen Eigenschaften. Auf diesem Gebiet leistete Medawar in den 30er- und 40er-Jahren Pionierarbeit. Er erhielt für seine Arbeit auf dem Gebiet der erworbenen Immuntoleranz nach Hauttransplantation 1960 den Nobelpreis für Medizin [9].

Hauptprobleme bei der Verwendung von Leichenhaut sind aber die Abstoßungsreaktionen und die potenzielle Gefahr der Übertragung von Krankheitserregern. Daher kommen heute allogene Transplantate vorrangig als temporärer Hautersatz zum Einsatz, vor allem wenn nicht genügend Spenderareale zur autologen Transplantation zur Verfügung stehen.

Eine weitere Verbreitung fanden die allogenen Transplantate bei der Anwendung der sog. „Sandwich-Technik“, bei der weit gemeshte autologe Transplantate mit weniger weit gemeshten Allotransplantaten „überdeckt“ werden.

14.3.2 Xenogene Transplantate

Seit Mitte der 1950er-Jahre wird vor allem in China Schweinehaut sehr oft zur passageren Deckung großer Wundflächen verwendet. Nach der Transplantation findet

das Xenograft zunächst nutritiven Anschluss an das basale Wundbett. Die Dermis wird zwar anfänglich revaskularisiert, aber dann meist rasch im Verlauf aufgelöst und durch Kollagenstrukturen ersetzt. Besonders in Ländern, in denen aus ethischen Gründen

keine allogenen Transplantate eingesetzt werden, ist die temporäre Wundabdeckung durch Xenotransplantate noch heute ein wichtiges Verfahren.

Zellkultur und Tissue Engineering

Die chirurgischen Standardmethoden haben bei großflächig verbrannten Personen hinsichtlich ihrer Effektivität ihre Grenzen, da die verbliebenen unverbrannten Resthaut-Ressourcen als Spenderareale je nach Ausmaß häufig auf ein Minimum reduziert sind. Die Entwicklung und Verbesserung von Kultivierungsmethoden sowie die Einführung von transplantier- und resorbierbaren Biomaterialien mithilfe des sogenannten Tissue Engineerings ermöglichen einen potenziellen Ausweg aus dem Dilemma. Zielsetzung ist hier die Generierung von Geweben, welche in der Lage sind, spezifische Defekte permanent zu decken und „verloren gegangenes“ Gewebe durch Gewebe mit vergleichbarer biomechanischer-biochemischer Qualität zu ersetzen.

Speziell die Epidermis war das erste Organ beziehungsweise die erste biologische Struktur, die erfolgreich *in vitro* gezüchtet und in vivo transplantiert werden konnte. Diese Erfolge haben es insbesondere während der letzten 30 Jahre ermöglicht, auch Patienten mit Verbrennungen von mehr als 80 % der Körperoberfläche erfolgreich zu behandeln. Mittlerweile sind kultivierte autologe und allogene Zelltransplantate kommerziell zu erwerben und stellen ein wichtiges Armentarium in der Behandlung von Schwerstbrandverletzten dar.

14.3.3 Synthetische Materialien

Neben biologischen Materialien kommen aber immer mehr auch rein synthetische Materialien zum Einsatz. Im Fokus der Entwicklung und Anwendung stehen Materialien, die auch Bestandteil der extrazellulären Matrix sind (zum Beispiel Kollagen, Hyaluronsäure und ihre Derivate). Darüber hinaus kommen auch verschiedene Polymere/Polymerkomposite (unter anderem Polycaprolacton PCL, Polyurethan PU, Silikone, Polymilchsäureverbindungen PLA/PGLA) sowie „natürliche" Materialien wie Seidenproteine und Bakterienzellulose zum Einsatz, die technisch und/oder rekombinant hergestellt werden.

Synthetische Ersatzmaterialien sollen möglichst die Funktionen der natürlichen ECM nachbilden. Dazu gehören unter anderem die Beeinflussung der Zellproliferation, Zellmigration und Zelldifferenzierung. Bei der Entwicklung und Herstellung von synthetischen Biomaterialien werden vor allem folgende Faktoren berücksichtigt:

- Zusammensetzung und Eignung (Biokompatibilität),
- Biodegradation *in vitro* und *in vivo*,
- Herstellung und Formung,
- Verfügbarkeit,
- Batch-to-Batch-Variabilität,
- Herstellung unter physiologischen Bedingungen (zum Beispiel Temperatur, pH) und
- einfache Verarbeitung und Anwendung in der Klinik.

Die Materialien sollten außerdem auch der Haut möglichst ähnliche physiologische Eigenschaften wie Elastizität beziehungsweise biomechanische Stabilität aufweisen und eine 3D-Struktur für die Geweberegeneration bereitstellen.

14.4 Gängige Herstellungsmethoden von Biomaterialien

Gängige Verfahren zur Herstellung von Biomaterialien sind Gefriertrocknung, Salt Leaching, Gas Foaming und Elektrospinning. Die Gefriertrocknung (Lyophillisation) ist eine schonende Technik, um sensible Wertstoffe (wie beispielsweise Proteine) zu trocknen und kann effektiv zur Herstellung wie zum Beispiel von Kollagenmatten eingesetzt werden. Es entsteht eine poröse 3D-Struktur, die entweder mit körpereigenen Zellen besiedelt werden kann (*in vitro* Tissue Engineering) oder das Einwachsen körpereigener Zellen aus dem umgebenden Gewebe und ECM (*in vivo*-Tissue-Engineering) ermöglicht. Salt Leaching und Gas Foaming sind Techniken, bei denen Salzkristalle oder Gas (zum Beispiel CO_2) gezielt in die Materialmischung eingebracht und später herausgelöst werden. So entstehen poröse 3D-Membranen. Beim Elektrospinning können natürliche (z. B. Kollagen) oder synthetische Polymerlösungen (zum Beispiel PCL) in einem elektrischen Feld zu sehr dünnen Fasern (Nano- bis Mikrometer) gesponnen werden. Diese Fasern (z. B. Polymer, Kollagen) können auch als Bündel sowie als Matten verarbeitet werden.

14.5 Keratinozyten – Grundlagen

Durch die Errungenschaften in den letzten Jahrzehnten auf dem Gebiet der *in vitro*-Kulturtechniken entstanden neue Möglichkeiten zur Schaffung eines Hautersatzes. Rheinwald und Green gelang durch die Kultivierung von Keratinozyten bereits 1975 die Herstellung von mehrlagigen Epithelschichten im Labor [10].

Die erste Transplantation eines derartigen Hautersatzes auf einen Menschen wurde bereits ein paar Jahre später durch O'Connor durchgeführt [11, 12]. Die Haut war somit das erste mittels „Tissue Engineering" hergestellte Organ.

Ziel des „Tissue Engineering" ist somit die Regeneration und Rekonstruktion von Gewebe mit normaler Anatomie und Funktion zu ermöglichen.

Die anfängliche Euphorie wurde jedoch gedämpft, da es trotz intensiver Bemühungen weltweit bis dato nicht gelungen war, einen Hautersatz zu schaffen, der in sämtlichen Eigenschaften wie beispielsweise Stabilität und Ästhetik der natürlichen Haut entspricht.

Im Bereich der Verbrennungsmedizin haben sich vornehmlich drei Techniken durchgesetzt:

14.5.1 Kultivierte autologe Epidermis

Die Transplantation eines kultivierten epidermalen „Häutchens" aus autologen Keratinozyten (CEA – Cultured Epidermal Autografts) war der erste erfolgreiche klinische Einsatz einer gezüchteten Organkomponente [12], wobei die applizierten kultivierten Epidermis-Transplantate in der Regel aus 3 bis 5 Zell-Lagen bestehen. Allerdings sind die Transplantate sehr fragil und deren Handling relativ schwierig. Ein weiteres Problem besteht im Fehlen einer dermalen Komponente; dies ist vor allem bei Verbrennungen 3. Grades von entscheidender Bedeutung [13]. Um diesem Problem aber zu begegnen, wurde in den vergangenen Jahren die Entwicklung von dermalen Analogen unterschiedlichster Zusammensetzung vorangetrieben und deren Kombination (Karatinozyten plus Matrix) bereits klinisch mit Erfolg eingesetzt [7].

14.5.2 Zell-Suspensionen

Bereits 1895 konnte von Mangold erstmalig erfolgreich in autologem Wundserum suspendierte, abgeschabte Keratinozyten transplantieren. Dennoch konnte sich diese

Technik initial nicht durchsetzen, da es an einer geeigneten Trägersubstanz mangelte. Der Einsatz von Keratinozyten-Suspensionen zielt vor allem auf die Ausnutzung der parakrin sezernierenden Aktivität der Zellen ab. In Arealen mit dem Verbrennungsgrad 2a bis 2b kann so die Reepithelisierung aus den verbliebenen Hautanhangsgebilden stimuliert und die Zeit bis zur Abheilung signifikant verkürzt bzw. das Langzeitergebnis verbessert werden. Gleiches gilt für Spalthautentnahme-Areale, wo deren Einsatz eine schnellere Wiederverfügbarkeit der Spenderareale sicherstellen kann. [14, 15, 16, 17]

14.5.3 Composite-Grafts

Neben dem epidermalen Anteil eines Hautersatzes spielt auch der dermale Anteil eine wichtige Rolle. Die Bedeutung einer dermalen Matrix bei der Behandlung von drittgradigen Verbrennungswunden, bei denen die Lederhaut zerstört ist, wurde durch zahlreiche wissenschaftliche Arbeiten und klinische Studien bestätigt [18, 19, 20, 21]. Durch den Einsatz einer dermalen Matrix wird die Bildung von Granulationsgewebe gehemmt und die Wundkontraktion reduziert. Außerdem führt sie durch die Bildung von Verankerungsstrukturen zwischen Oberhaut und Lederhaut zu einer mechanisch belastbaren Neodermis [22, 23, 24]. Da die Ansprüche an einen Hautersatz immer höher werden, gewinnen die vielversprechenden Composite-Verfahren zunehmend an Bedeutung. Sie bestehen aus einem epidermalen und einem dermalen Anteil und haben von allen Ersatzverfahren mit der Architektur der gesunden Haut die größte Ähnlichkeit. Untersuchungen belegten die wechselseitige stimulierende Wirkung von Epidermis und Dermis und führen zur Ausbildung einer stabilen neuen Haut. Zwar sind diese Verfahren bislang technisch sehr aufwendig und mit hohen Kosten verbunden, doch sprechen die Vorteile einer rascheren Reepithelialisierung und einer verminderten Wundkontraktion für sich [25, 26, 27].

Ein noch ungelöstes Problem dieser Verfahren stellt die Vaskularisierung des Transplantates dar, die im Wesentlichen von deren Dicke abhängt. Dünnere Transplantate werden schneller revaskularisiert und sichern somit die Durchblutung des Präparates und das Überleben der oberflächlichen, epidermalen Zellen. Dickere Transplantate führen jedoch zu besseren Wundheilungsergebnissen mit beispielsweise einer geringeren Wundkontraktion und besseren ästhetischen Ergebnissen.

Die Kombination von kultivierten autologen Keratinozyten auf alloplastischen oder gemischt synthetisch-biologischen Trägern mit verschiedenen alloplastischen Materialien als dermale Regenerationsmatrizes ist von verschiedenen Gruppen untersucht worden. 1989 stellten Yannas und Burke ein Hautäquivalent durch Zentrifugation primär trypsinierter Keratinozyten und Fibroblasten in eine Kollagen-Glykosaminoglykan-Matrix (C-GAG) her, welche nach Transplantation auf Meerschweinchen komplett einheilte. In den letzten Jahren kam hierfür aber auch zunehmend die Kollagen-Elastin-Matrix (Matriderm®) zum Einsatz (Abb. 14.1).

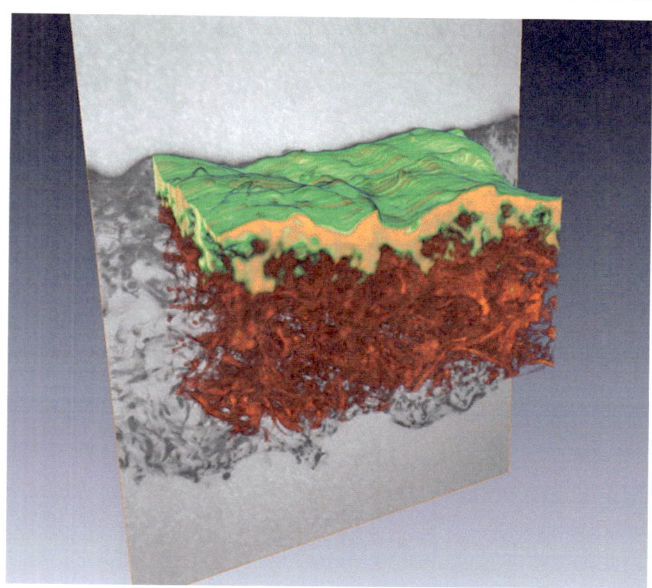

Abb. 14.1 3D-Darstellung (HREM): Keratinozyten kultiviert auf einer Kollagen-Elastin-Matrix (Matriderm®)

Ziel dieser Technik ist es, das Indikationsgebiet von Keratinozyten durch die Kultivierung auf einer dermalen Matrix in Richtung einer Verbrennung dritten Grades auszudehnen bzw. das Langzeit-Rekonstruktionsergebnis zu verbessern.

14.5.4 Keratinozyten - Faktor Zeit und Stabilität

Den Grundstein für die Entwicklung von gezüchteten Hauttransplantaten haben 1975 Rheinwald und Green gelegt, denen es zum ersten Mal gelang humane Keratinozyten über mehrere Passagen hinweg zu kultivieren und somit eine signifikante Flächenvergrößerung erreichte. Dadurch war es nun möglich, kleine Hautstücke beim Patienten zu entnehmen und in einem entsprechenden Labor die Zellen zu isolieren und zu vermehren.

Durch Fortschritte in der Zellkultivierung gelang es, mehrlagige Keratinozyten-transplantate, sog. „Cultured Epidermal Autografts“ (CEA), herzustellen. 1981 wurden zum ersten Mal erfolgreich 2 schwerstverbrannte Patienten mit diesen CEAs behandelt. Die Transplantate wurden in einer dreiwöchigen Kultivierungszeit hergestellt und führten bei den Patienten zu einem dauerhaften Wundverschluss (Abb. 14.2).

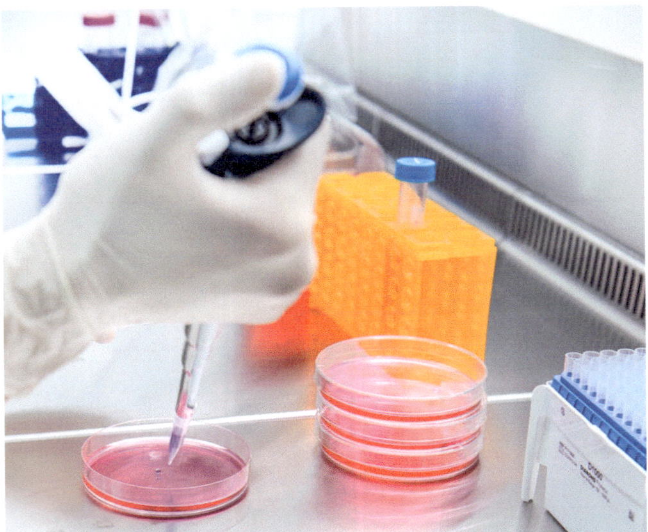

Abb. 14.2 Keratinozyten-Sheet-Grafts in Nährlösung nach dreiwöchiger Kultivierung

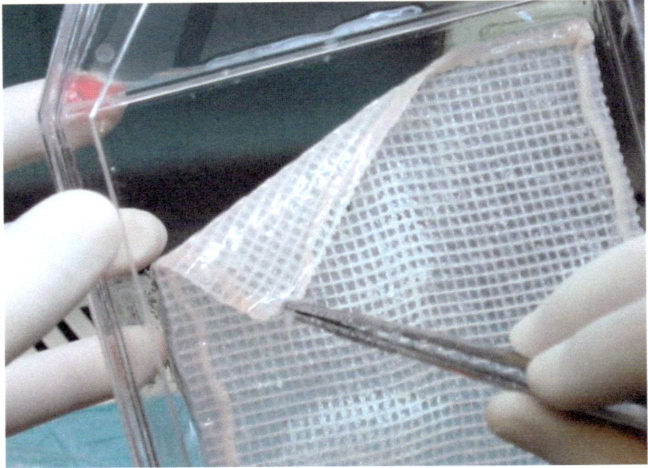

Abb. 14.3 Mechanisches Ablösen eines Keratinozyten-Sheet-Grafts (ohne die Verwendung von Enzymen-Dispase) mittels Pinzette. Die Keratinozyten wurden hierfür auf einer Fibrinkleber-Fibroblasten-Matrix kultiviert (Kultivierungszeit 2 Wochen). Die Fettgaze dient zum leichteren Transfer der Sheet-Grafts

Nach anfänglicher Euphorie zeigten sich bald die Probleme dieser neuen Methode. Die Einheilungsrate, so genannte „Take Rate", der Sheet Graft lag mit 60–70% signifikant unter der von Spalthauttransplantationen. Ein möglicher Grund dafür ist die kurz vor Transplantation durchgeführte enzymatische Ablösung des CEAs vom Boden der Kulturflasche. Hierbei kommt es zu einer Schädigung der Basalzellen und dem Verlust von Integrinen, die für die Ausbildung der Hemidesmosomen notwendig sind. Die Verankerung der Epidermis mit der Dermis ist somit gestört. Die verzögerte Rekonstitution der Basalmembran und das Ausbleiben der Bildung von Reteleisten machen das Transplantat sehr empfindlich gegenüber mechanischen Belastungen, insbesondere Scherkräfte (Abb. 14.3). Es kommt selbst nach Jahren noch zu spontanen Blasenbildungen. Weitere Nachteile von Sheet-Grafts sind die schlechte Handhabbarkeit, die langen Kultivierungszeiten und die damit verbundenen hohen Kosten in der Herstellung. Es dauert drei bis fünf Wochen, um aus einer 2 cm^2 großen Hautbiopsie eine 1,8 m^2 große Zellschicht herzustellen. Aber gerade in diesen ersten Wochen sind Verbrennungsopfer gegenüber Infektionen besonders gefährdet. Deshalb ist eine vorübergehende Deckung der Wunden mit Allografts, Xenografts oder synthetischen Hautersatzmaterialien erforderlich. Cuono et al. führten 1986 einen Wundverschluss mit Leichenhaut und CEAs durch. Die Wunde wurde zunächst mit Fremdhaut (Leichenhaut) gedeckt. Der immunologische epidermale Anteil der Haut wurde nach einiger Zeit abgestoßen und entfernt und durch autologe Keratinozyten (CEAs) ersetzt. Ein definitiver Wundverschluss erfolgte somit in einer zweizeitigen Operation. In weiteren Studien konnte gezeigt werden, dass die Einheilungsrate durch Einsatz eines dermalen Substitutes verbessert wurde. Ein Grund hierfür scheint die Konditionierung des Wundgrundes, ein weiterer, der Effekt der Dermis-Anteile auf die Epidermis und die frühzeitige Entwicklung von Reteleisten, die auch die mechanische Stabilität der neuen Haut verbessern. Ein Nachteil, der nicht zu ändern ist, ist die fehlende Proliferationsfähigkeit der transplantierten CEAs aufgrund der schon vorhandenen Ausdifferenzierung der Zellen.

Eine wichtige Weiterentwicklung war das Arbeiten mit kultivierten autologen Keratinozyten als Einzelzellen zu ermöglichen. Die ersten Versuche hierzu, die zeigten, dass ein vollständiger Wundverschluss mit einem Epithelbrei aus Hautfragmenten möglich ist, gab es schon 1895 von Mangoldt et al. Erst 1982 gelang es dann Worst et al. mithilfe des entdeckten Trypsins eine Einzelzellsuspension herzustellen und daraus ein mehrlagiges Epithel auf der Maus zu generieren [28]. Um die Einzelzellsuspension auf die Maus zu bringen, war eine Trägersubstanz notwendig. Hierzu erwies sich Fibrin als sehr geeignet. Hunyadi et al. versorgten 1987 erstmals Patienten mit einem Fibrinnetz und einer nicht kultivierten Keratinozyten Suspension und konnten eine schnelle Wundheilung zeigen [29, 30].

Fibrin hat mehrere günstige Eigenschaften. Als Endprodukt der Gerinnungskaskade unterstützt es die Hämostase und das Einsprossen von Gefäßen. Darüber hinaus zeigte sich in mehreren Studien ein positiver Effekt auf die Proliferations- und Migrationsfähigkeit von Keratinozyten und Fibroblasten [31].

Eine Weiterentwicklung des Verfahrens war die Verwendung von kultivierten Keratinozyten, die in Fibrinkleber resuspendiert und dann auf die Wunde aufgetragen wurden (Keratinozyten-Fibrinkleber-Suspension, KFGS)

[32, 33, 34, 35, 36]. Anfangs wurde die KFGS noch mit allogener Fremdhaut (Leichenhaut) kombiniert. Es zeigte sich eine Verbesserung der Wundheilung bei Kombination mit KFGS. 1998 konnte gezeigt werden, dass eine Kombination mit Leichenhaut nicht notwendig ist. Beim Vergleich von KFGS gegenüber Sheet Grafts, stellte sich eine Überlegenheit des KFGS heraus. Es ist zeitlich schneller verfügbar und deutlich besser in der Handhabung. In den histologischen Untersuchungen zeigte sich, dass es zu einer Reorganisation eines ausdifferenzierten Neoepithels kommt. Die transplantierten Keratinozyten sind proliferativer und weisen eine bessere Rekonstitution des epidermo-dermalen Übergangs auf. Ein weiterer Vorteil, der durch die Handhabung besteht, ist die Behandlung von Wunden, die mit herkömmlichen Transplantaten nur schwer zu decken wären, wie z. B. chronische Wunden.

Ein Nachteil der KFGS ist die relativ hohe Zellzahl, die aufgrund der dreidimensionalen Struktur innerhalb des Trägergerüstes, benötigt wird. Nur die Zellen, die direkt am Wundgrund zu liegen kommen, bilden ein Neoepithel, die andern Zellen proliferieren zu Zellnestern und gehen im Laufe der Zeit durch Abschilferung verloren.

Ein anderer Ansatz ist die Entwicklung sog. „Composite-Grafts", die aus einer dermalen und einer epidermalen Komponente bestehen. Beide Komponenten werden *in vitro* zusammengeführt und in einem einzeitigen Verfahren zum Wundschluss verwendet.

Der große Vorteil dieser „Composite-Grafts" liegt in der Möglichkeit tiefere Hautdefekte, die mit einem Verlust der Lederhaut einhergehen zu behandeln. Ein kompletter Wundschluss ist durch das einzeitige Verfahren deutlich schneller möglich, was dem Flüssigkeitsverlust und der Infektionsgefahr vorbeugt. Es konnte außerdem gezeigt werden, dass es durch die Kombination mit einem dermalen Ersatz zu einer verminderten Wundkontraktion und zu einem schnelleren Einwachsen von Blutgefäßen und Nerven kommt. Ein weiterer Vorteil der Composite-Grafts gegenüber den CEAs und den KFGS ist, dass die unmittelbar vor der Transplantation durchzuführende enzymatische Ablösung der Zellen entfällt, und sich somit keine nachteiligen Effekte für das Wachstumsverhalten der Zellen ergeben. Diese enzymatische Schädigung wird auch für die mangelnde „take-Rate" und die fehlende Verankerung durch verminderte Bildung von zellulären Bestandteilen der Basalmembran (Kollagen VII) verantwortlich gemacht. Der wichtigste Vorteil ist die unterstützende Wirkung auf das Keratinozytenwachstum und die Bildung einer Basalmembran (Abb. 14.4).

Als Dermisersatz dienen zahlreiche Substanzen, wie allogene, nicht-antigene Dermis, Trägermatrizes aus Bestandteilen der extrazellulären Matrix, wie Kollagen oder Elastin oder *in vitro* kultivierte Fibroblasten Sheets. Die Keratinozyten können entweder als Zellsuspension, als KFGS oder als Sheet-Grafts mit dem Dermisersatz kombiniert werden.

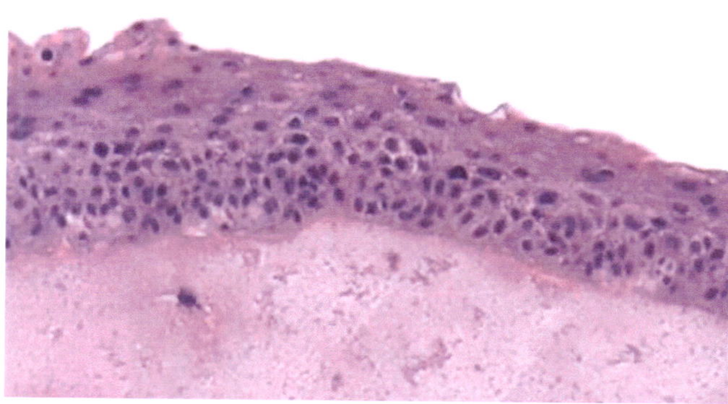

Abb. 14.4 Keratinozyten-Sheet-Graft: Die Keratinozyten wurden hierfür 2 Wochen lang auf einer Fibrinkleber-Fibroblasten-Matrix kultiviert

Vielversprechende Ergebnisse wurden mit allogener Dermis erzielt. Heutzutage ist allogene Dermis (AlloDerm®), bei der die immunologischen Anteile unter Erhalt der Basalmembran entfernt wurden, kommerziell erhältlich.

Der Vorteil von AlloDerm® ist die intakte Basalmembran. Ralston et al. konnten 1999 zeigen, dass es nur in der Gruppe mit Basalmembran zur Bildung von Hemidesmosomen kam, die die Epidermis mit der Dermis verbanden. Darüber hinaus kam es zu einer weiteren Differenzierung der Epidermis und zur bleibenden Bildung von Basalmembranproteinen wie Laminin und Kollagen IV [37]. Erste Langzeitergebnisse von 6–7 Jahren zeigen gute Einheilungsergebnisse von AlloDerm®. Nachteile von AlloDerm® sind die hohen Kosten und der nicht definitive Ausschluss von Krankheitsübertragungen.

Synthetische Matrizes sind meist kostengünstiger. Sie bestehen hauptsächlich aus Kollagen, dessen positive Einflüsse auf die Wundheilung unumstritten sind. Die Wunden heilen schneller und besser als ohne Kollagen und es zeigt sich eine verminderte Wundkontraktion.

Der wichtigste Vorteil synthetischer Matrizes ist die fehlende Antigenität. Dadurch kommt es zu keinen Abstoßungsreaktionen wie dies bei allogenen Transplantaten unter Umständen der Fall ist. Die Matrizes können *in vitro* mit autologen Fibroblasten und Keratinozyten besiedelt werden und eine neue Haut bilden, die dann für die Behandlung tiefer Hautwunden verwendet wird. Erste Versuche auf diese Weise eine künstliche Haut herzustellen, wurden schon 1983 durchgeführt.

1989 behandelten Hansbrough et al. 4 Patienten mit schweren Verbrennungen mit einem Composite-Graft, bestehend aus einer kollagen-glykosaminoglykan Membran mit Fibroblasten und einem CEA als epidermale Komponente. Es zeigte sich eine gute „Take Rate" und die Bildung einer Basalmembran nach 9 Tagen [38, 39].

Besonders gute Ergebnisse wurden bei der Kombination von Keratinozyten und Fibroblasten erzielt. In näheren Untersuchungen konnte gezeigt werden, dass Fibroblasten und Keratinozyten sich gegenseitig beeinflussen und die Bildung von Kollagen VII gesteigert wird. Kollagen VII ist ein wesentlicher Bestandteil der Basalmembran der Haut. Als Ankerfibrillen verbindet es die Basalzellschicht der Epidermis mit den Strukturen der oberen Dermis und ist somit entscheidend für die mechanische Stabilität und Belastbarkeit der Haut. Cooper et al. zeigten 1993 bei einem Vergleich Composite-Graft zu CEAs deutliche Vorteile des Composite-Graft auf. In den Histologien konnte man eine stärkere Verzahnung der Epidermis mit der Dermis erkennen, die Reteleisten sehr ähnlich sah [40].

Für die Wundkontraktion sind Myofibroblasten verantwortlich, die sich aus Fibroblasten entwickeln. Die Umwandlung wird von den Keratinozyten beeinflusst und gesteuert. Shephard et al. fanden 2004 heraus, dass der Zeitpunkt der Umwandlung von dem Gleichgewicht zwischen der TGF-beta und der Interleukin1-Aktivität abhängt [41, 42]. Bis heute sind noch andere Regulatoren, wie Endothelin oder GM-CSF bekannt, aber der genaue Vorgang ist noch nicht verstanden. Die Anwesenheit oder Abwesenheit einer Basalmembran hat keinen Einfluss auf die Wundkontraktion.

Trotz einzelner guter Ergebnisse der Composite-Grafts im klinischen Alltag besteht eine große Differenz zwischen der experimentellen und praktischen Anwendung. Ein Problem ist weiterhin die Zeit, bis ein Composite-Graft mit autologen Zellen zur Verfügung steht. Eine Lösung wäre die vorübergehende Deckung mit allogenen Fibroblasten in einem Dermissubstitut und spätere Aufbringung autologer Keratinozyten.

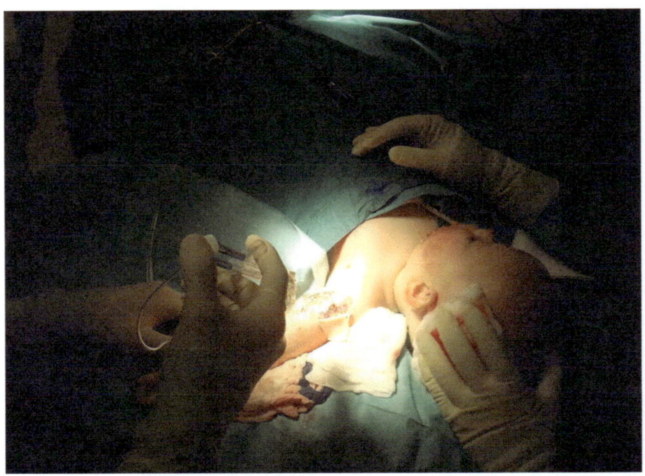

Abb. 14.5 Keratinozyten in Fibrinkleber zum Aufsprühen

Abschließend sein auch das Aufsprühen einer nicht kultivierten Keratinozytensuspension als Applikationsmöglichkeit erwähnt. Es wurde gezeigt, dass die Behandlung von Vollhautwunden mit Spalthauttransplantaten und einer aufgesprühten Keratinozyten-suspension zu einer schnelleren Reepithelialisierung führte als die Verwendung von Spalthauttransplantaten, die nur mit Kulturmedium ohne Zellen besprüht wurden (Abb. 14.5, 14.6, 14.7, 14.8).

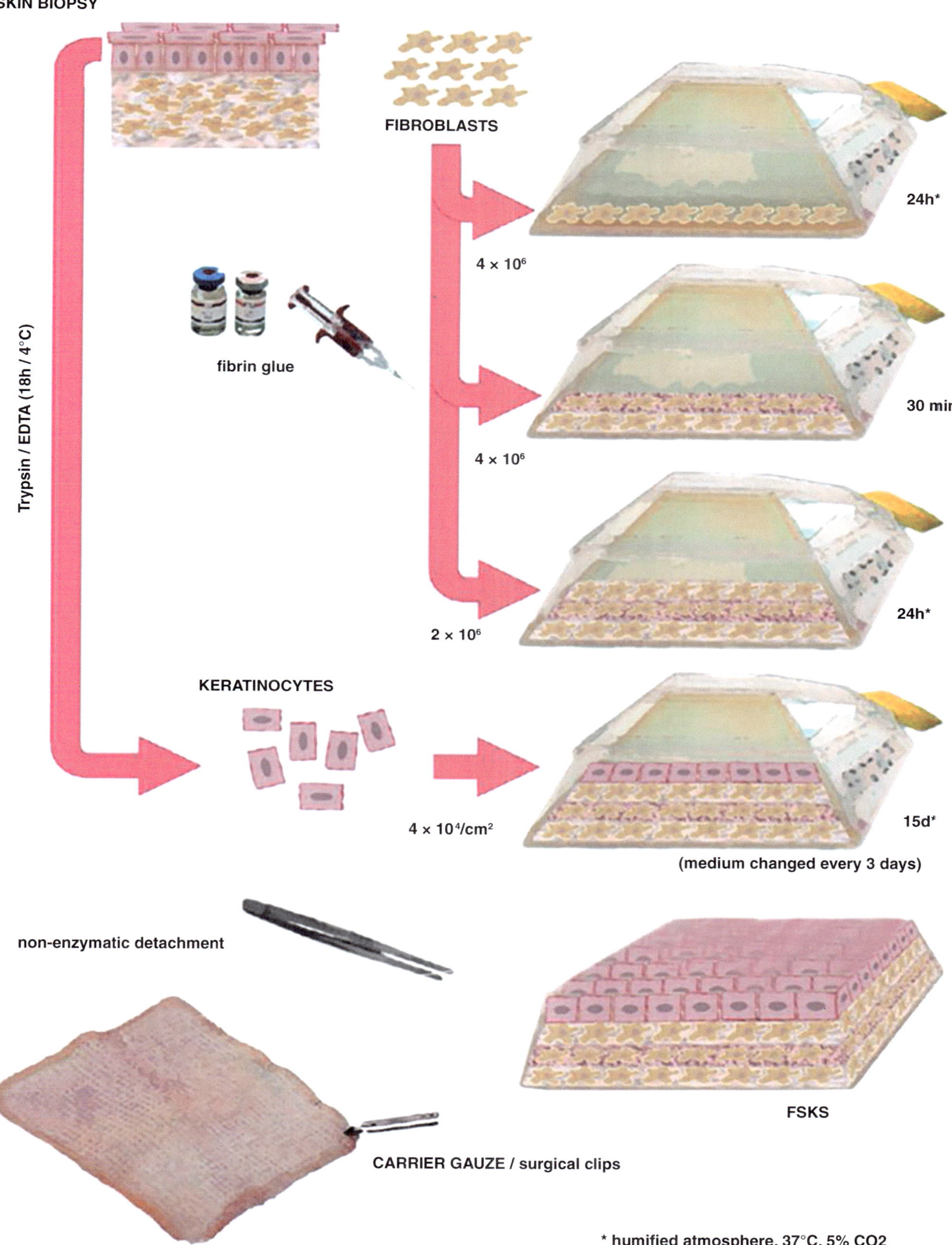

Abb. 14.6 Schematische Darstellung der Herstellung von Keratinozyten-Sheet-Grafts (Keratinozyten kultiviert auf einer Fibrinkleber-Fibroblasten-Matrix)

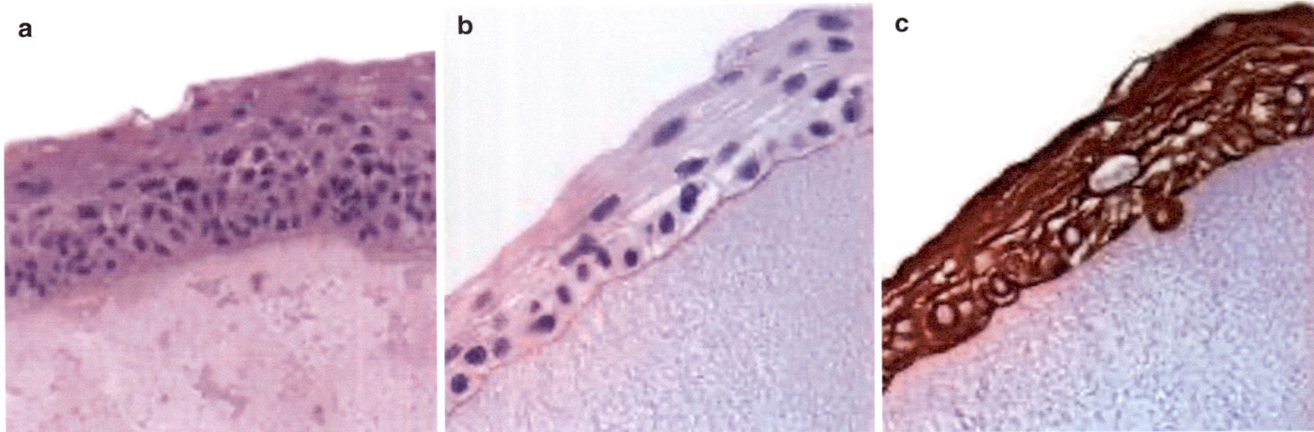

Abb. 14.7 a–c **a** Histologischer Schnitt durch ein Keratinozyten-Sheet-Graft (kultiviert auf einer Fibrinkleber-Fibroblasten-Matrix). **b** und **c** Positiv auf Kollagen IV und Laminin

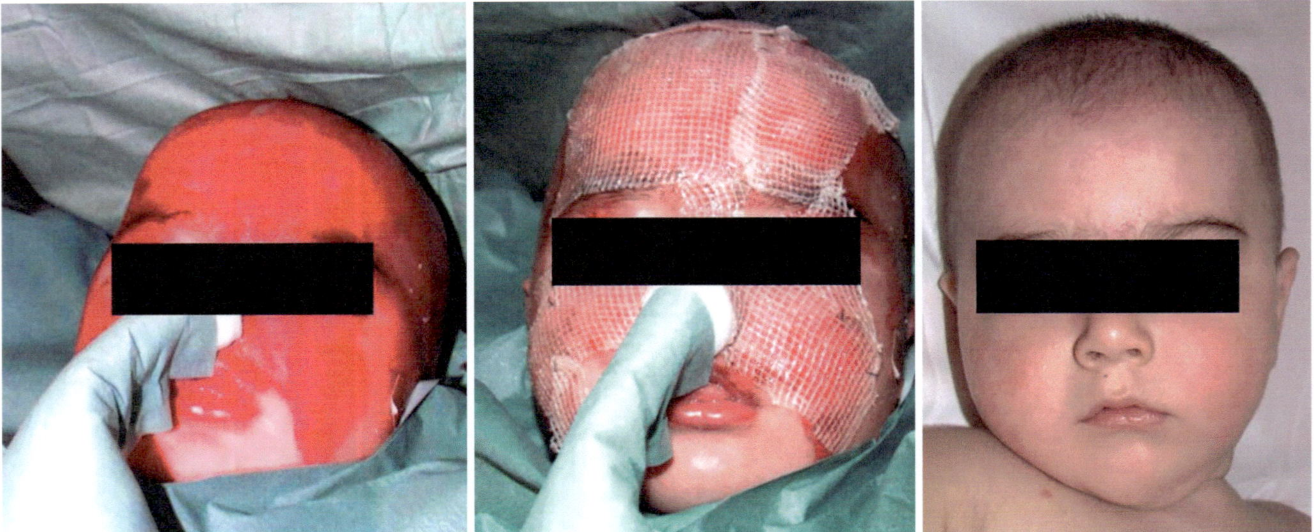

Abb. 14.8 Klinisches Beispiel: 2a–2b°-Verbrühung im Gesicht – Débridement und Deckung mit Keratinozyten-Sheet-Grafts → Klinisches Ergebnisse nach 3 Monaten

14.6 Tissue Engineering-Produkte

Tissue Engineering-Produkte befinden sich mittlerweile in größerer Anzahl auf dem Markt. Es wird auch weiter an immer neuen oder veränderten Produkten geforscht, sodass eher mit einer Zunahme der verschiedenen Erzeugnisse als mit einer Abnahme zu rechnen ist. Nachdem lange Zeit nicht ausdrücklich geregelt war, zu welcher Produktart Tissue Engineering-Produkte gehören, sind sie auf europäischer Ebene nun durch die Verordnung (EG) 1394/2007 über Arzneimittel für neuartige Therapien dem Arzneimittel-Recht unterstellt und als Arzneimittel definiert.

Literatur

1. Kremer M, Berger A (2000) Perspektiven des künstlichen Hautersatzes. Deutsches Ärzteblatt 97:938–943
2. Reverdin J (1872) De la greffe epidermique. Arch Gen Med 19: 276, 555, 703
3. Mühlbauer W, Henckel von Donnersmarck G, Hoefter E, Hartinger A (1995) [Keratinocyte culture and transplantation in burns] Chirurg 66(4):271–276
4. Ruszczak Z, Schwartz RA (2000) Modern aspects of wound healing: an update. Dermatol Surg 26(3):219–229
5. Schulz JT 3rd, Tompkins RG, Burke JF (2000) Artificial skin. Annu Rev Med 51:231–244
6. Boyce ST (2001) Design principles for composition and performance of cultured skin substitutes. Burns 27(5):523–533

7. Keck M, Haluza D, Lumenta DB, Burjak S, Eisenbock B, Kamolz LP, Frey M (2011) Construction of a multi-layer skin substitute: simultaneous cultivation of keratinocytes and preadipocytes on a dermal template. Burns 37(4):626–630
8. Horch R, Stark GB, Kopp J, Spilker G (1994) Cologne Burn Centre experiences with glycerol-preserved allogeneic skin: part I: clinical experiences and histological findings (overgraft and sandwich technique). Burns 20(Suppl 1):S23–S26
9. Horch R, Stark GB, Kopp J, Spilker G (1994) Cologne Burn Centre experiences with glycerol-preserved allogeneic skin: part I: clinical experiences and histological findings (overgraft and sandwich technique). Burns 20(Suppl 1):S23–S26
10. Rheinwald JG, Green H (1975) Serial cultivation of strains of human epidermal keratinocytes: the formation of keratinizing colonies from single cells. Cell 6(3):331–343
11. Compton CC, Gill JM, Bradford DA, Regauer S, Gallico GG, O'Connor NE (1989) Skin regenerated from cultured epithelial autografts on full- thickness burn wounds from 6 days to 5 years after grafting. A light, electron microscopic and immunohistochemical study. Lab Investig 60(5):600–612
12. Gallico GG 3rd, O'Connor NE, Compton CC, Kehinde O, Green H (1984) Permanent coverage of large burn wounds with autologous cultured human epithelium. N Engl J Med 311(7):448–451
13. Beier JP, Boos AM, Kamolz L, Vogt PM, Koller R, Horch RE (2010) [Skin tissue engineering--from split skin to engineered skin grafts?]. Handchir Mikrochir Plast Chir 42(6):342–353
14. Kaiser HW, Stark GB, Kopp J, Balcerkiewicz A, Spilker G, Kreysel HW (1994) Cultured autologous keratinocytes in fibrin glue suspension, exclusively and combined with STS-allograft (preliminary clinical and histological report of a new technique). Burns 20(1):23–29
15. Stark GB, Kaiser HW (1994) Cologne Burn Centre experience with glycerol-preserved allogeneic skin: part II: combination with autologous cultured keratinocytes. Burns 20(Suppl 1):S34–S38
16. Stark GB, Kaiser HW, Horch RE, Kopp J, Spilker G (1995) Cultured autologous keratinocytes suspended in fibrin glue (KFGS) with allogenic overgraft for definitive burn wound coverage. Eur J Plast Surg 18:267–271
17. Navarro FA, Stoner ML, Park CS, Huertas JC, Lee HB, Wood FM, Orgill DP (2000) Sprayed keratinocyte suspensions accelerate epidermal coverage in a porcine microwound model. J Burn Care Rehabil 21(6):513–518
18. Wainwright DJ (1995) Use of an acellular allograft dermal matrix (AlloDerm) in the management of full-thickness burns. Burns 21(4):243–248
19. Wainwright D, Madden M, Luterman A, Hunt J, Monafo W, Heimbach D, Kagan R, Sittig K, Dimick A, Herndon D (1996) Clinical evaluation of an acellular allograft dermal matrix in full-thickness burns. J Burn Care Rehabil 17(2):124–136
20. Gustafson CJ, Kratz G (1999) Cultured autologous keratinocytes on a cell-free dermis in the treatment of full-thickness wounds. Burns 25(4):331–335
21. Livesey SA, Herndon DN, Hollyoak MA, Atkinson YH, Nag A (1995) Transplanted acellular allograft dermal matrix. Potential as a template for the reconstruction of viable dermis. Transplantation 60(1):1–9
22. Brown D, Garner W, Young VL (1990) Skin grafting: dermal components in inhibition of wound contraction. South Med J 83(7):789–795
23. Medalie DA, Eming SA, Tompkins RG, Yarmush ML, Krueger GG, Morgan JR (1996) Evaluation of human skin reconstituted from composite grafts of cultured keratinocytes and human acellular dermis transplanted to athymic mice. J Invest Dermatol 107(1):121–127
24. Coulomb B, Friteau L, Baruch J, Guilbaud J, Chretien-Marquet B, Glicenstein J, Lebreton-Decoster C, Bell E, Dubertret L (1998) Advantage of the presence of living dermal fibroblasts within in vitro reconstructed skin for grafting in humans. Plast Reconstr Surg 101(7):1891–1903
25. Cuono C, Langdon R, McGuire J (1986) Use of cultured epidermal autografts and dermal allografts as skin replacement after burn injury. Lancet 1(8490):1123–1124
26. Rennekampff HO, Kiessig V, Griffey S, Greenleaf G, Hansbrough JF (1997) Acellular human dermis promotes cultured keratinocyte engraftment. J Burn Care Rehabil 18(6):535–544
27. Walden JL, Garcia H, Hawkins H, Crouchet JR, Traber L, Gore DC (2000) Both dermal matrix and epidermis contribute to an inhibition of wound contraction. Ann Plast Surg 45(2):162–166
28. Worst PK, Mackenzie IC, Fusenig NE (1982) Reformation of organized epidermal structure by transplantation of suspensions and cultures of epidermal and dermal cells. Cell Tissue Res 225(1): 65–77
29. Hunyadi J, Farkas B, Bertényi C, Oláh J, Dobozy A (1987) Keratinocyte grafting: covering of skin defects by separated autologous keratinocytes in a fibrin net. J Invest Dermatol 89(1):119–120
30. Hunyadi J, Farkas B, Bertényi C, Oláh J, Dobozy A (1988 Jan) Keratinocyte grafting: a new means of transplantation for full-thickness wounds. J Dermatol Surg Oncol 14(1):75–78
31. Kamolz LP, Luegmair M, Wick N, Eisenbock B, Burjak S, Koller R, Meissl G, Frey M (2005) The Viennese culture method: cultured human epithelium obtained on a dermal matrix based on fibroblast containing fibrin glue gels. Burns 31(1):25–29
32. Kaiser HW, Stark GB, Kopp J, Balcerkiewicz A, Spilker G, Kreysel HW (1994) Cultured autologous keratinocytes in fibrin glue suspension, exclusively and combined with STS-allograft (preliminary clinical and histological report of a new technique). Burns 20(1):23–29
33. Bannasch H, Horch RE, Tanczos E, Stark GB (2000) Treatment of chronic wounds with cultured autologous keratinocytes as suspension in fibrin glue. ZentralblChir 125(Suppl 1):79–81
34. Bannasch H, Fohn M, Unterberg T, Knam F, Weyand B, Stark GB (2003) Gewebeersatz (tissue engineering) von Dermis und Epidermis. Chirurg 74(9):802–807
35. Horch RE, Bannasch H, Kopp J, Andree C, Stark GB (1998) Single-cell suspensions of cultured human keratinocytes in fibrin-glue reconstitute the epidermis. Cell Transplant 7(3):309–317
36. Stark GB, Horch RE, Voigt M, Tanczos E (1998) [Biological wound tissue glue systems in wound healing]. Langenbecks Arch Chir Suppl Kongressbd 115:683–688
37. Ralston DR, Layton C, Dalley AJ, Boyce SG, Freedlander E, Mac NS (1999) The requirement for basement membrane antigens in the production of human epidermal/dermal composites in vitro. Br J Dermatol 140(4):605–615
38. Hansbrough JF, Boyce ST, Cooper ML, Foreman TJ (1989) Burn wound closure with cultured autologous keratinocytes and fibroblasts attached to a collagen-glycosaminoglycan substrate. JAMA 262(15):2125–2130
39. Hansbrough JF, Morgan JL, Greenleaf GE, Bartel R (1993) Composite grafts of human keratinocytes grown on a polyglactin mesh-cultured fibroblast dermal substitute function as a bilayer skin replacement in full-thickness wounds on athymic mice. JBurn Care Rehabil 14(5):485–494
40. Cooper ML, Andree C, Hansbrough JF, Zapata-Sirvent RL, Spielvogel RL (1993) Direct comparison of a cultured composite skin substitute containing human keratinocytes and fibroblasts to an epidermal sheet graft containing human keratinocytes on athymic mice. J Invest Dermatol 101(6):811–819
41. Shephard P, Hinz B, Smola-Hess S, Meister JJ, Krieg T, Smola H (2004) Dissecting the roles of endothelin, TGF-beta and GM-CSF on myofibroblast differentiation by keratinocytes. Thromb Haemost 92(2):262–274
42. Shephard P, Martin G, Smola-Hess S, Brunner G, Krieg T, Smola H (2004) Myofibroblast differentiation is induced in keratinocyte-fibroblast co- cultures and is antagonistically regulated by endogenous transforming growth factor-beta and interleukin-1. Am J Pathol 164(6):2055–2066

Blister-Grafting (Epidermal Micro-Grafting) 15

Martin Purschke

Inhaltsverzeichnis

15.1 Hintergrund

Die Technik der Separation von Epidermis und Dermis ist seit über 100 Jahren bekannt. Bereits um 1900 beobachtete Weidenfeld die Trennung von Epidermis und Dermis in *ex vivo* Haut als Folge von Blasenbildung durch Wasserdruck [1]. Mitte des letzten Jahrhunderts wurde das heutige Konzept der behutsamen Trennung der Epidermis von Dr. Blank und Dr. Miller am Massachusetts General Hospital entwickelt [2]. Hierbei wird mithilfe von negativem Druck und moderater Erwärmung (39 – 40 °C) eine sanfte Trennung der Epidermis von der Dermis an der D-E-Junction erreicht (Abb. 15.1). Die Melanozyten und Keratinozyten in der Epidermis bleiben bei dieser Methode unbeschädigt (Abb. 15.2, 15.3) [3]. Die Transplantation autologer Epidermis wurde in den folgenden Jahren weiterentwickelt und in den 70iger-Jahren hauptsächlich zur Behandlung von Vitiligo sowie chronischer Wunden angewendet. Da sich diese Methode jedoch als sehr arbeits- und zeitintensiv gestaltete, bei der zudem nur kleinere Flächen behandelt werden konnten, hat sich das sog. Blister-Grafting in Europa und den USA kaum etabliert [4, 5]. In Indien und China dagegen, ist die Methode insbesondere für die Behandlung von Pigmentstörungen der Haut (insbesondere Vitiligo) etabliert [6]. Im Jahr 2008 wurde die konventionelle Blister-Grafting-Methode zur Gewinnung eines autologen epidermalen Hauttransplantats im Massachusetts General Hospital modifiziert und weiterentwickelt. Rox Anderson, Professor an der Harvard Medical School und Erfinder der erfolgreichen fraktionierten Laserbehandlung [7], kombinierte das frak-

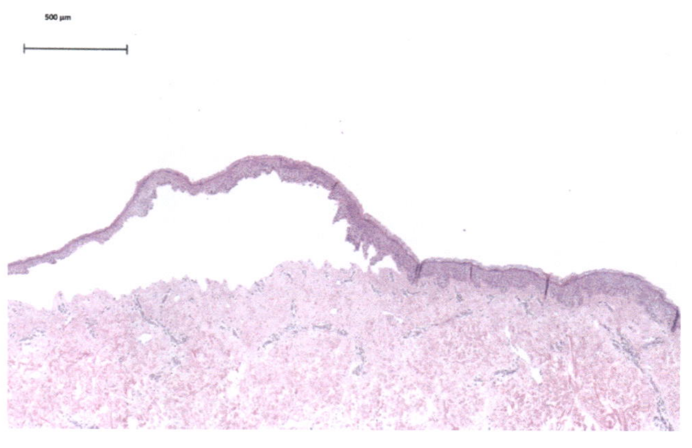

Abb. 15.1 Haematoxylin und Eosin-Färbung (H&E) der Haut nach Vakuumbehandlung (Blistermethode). Klare Separation der Epidermis von der Dermis

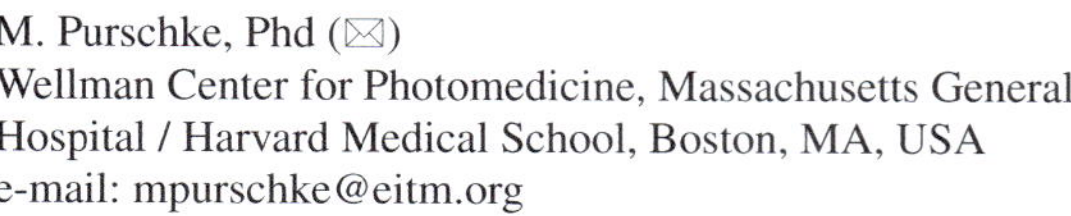

M. Purschke, Phd (✉)
Wellman Center for Photomedicine, Massachusetts General Hospital / Harvard Medical School, Boston, MA, USA
e-mail: mpurschke@eitm.org

C. Ottomann, B. Hartmann (Hrsg.), *Hauttransplantation*, https://doi.org/10.1007/978-3-662-62060-1_15

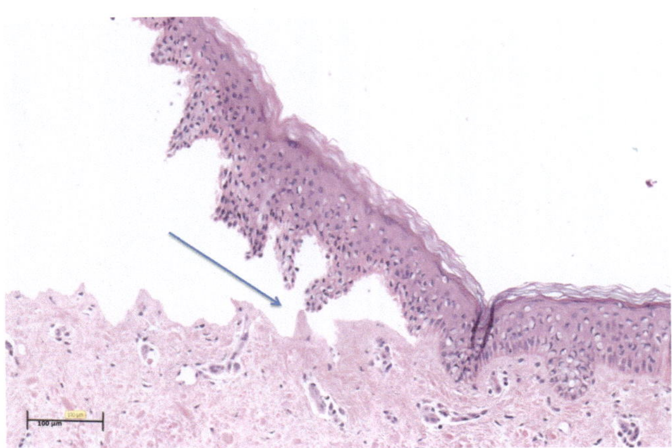

Abb. 15.2 H&E-Färbung der Haut nach Vakuum-Blisterbehandlung. Intakte Keratinozyten in der Epidermis und Fibroblasten in der Dermis

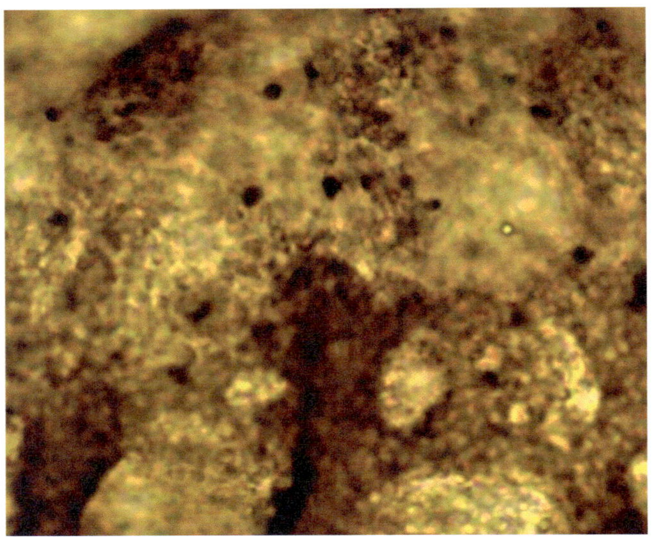

Abb. 15.3 L-3,4-Dihydroxyphenylalanin-Färbung (DOPA) zur Messung von vitalen Melanozyten in der Epidermis (dunkle dendritische Zellen sind Melanozyten)

tionierte, also nicht wie bisher, flächige sondern auf viele kleine Gewebsareale verteilte Konzept, mit dem der konventionellen epidermalen Blasenbildung. Anstelle einer 1–2 cm großen Blase wurde ein Gerät entwickelt, welches simultan 100 kleine Mikroblasen (ca. 1 mm) auf einer Fläche von 25 cm^2 formt (Abb. 15.4). Mithilfe eines integrierten Schneidemechanismus und eines adhäsiven Folienverbandes (Tegaderm™) werden die gebildeten epidermalen Mikrotransplantate einfach und semiautomatisiert von der Haut getrennt und im Anschluss atraumatisch mithilfe des Folienverbandes auf die vorbereitete Wunde / Donorstelle transplantiert. Die Behandlung ist somit nicht mehr größenlimitiert und verkürzt sich auf ca. 40 Minuten. Zudem wird aufgrund der geringen Größe der einzelnen Blister eine deutlich schnellere Abheilung des Spenderareals erreicht (Abb. 15.5, 15.6 und 15.7, [3]). Dies führte in den letzten 3 Jahren zu einer Wiederbelebung der epidermalen Blistermethode für die Behandlung von Vitiligo und vermehrt auch von chronischen Wunden in den USA und Europa.

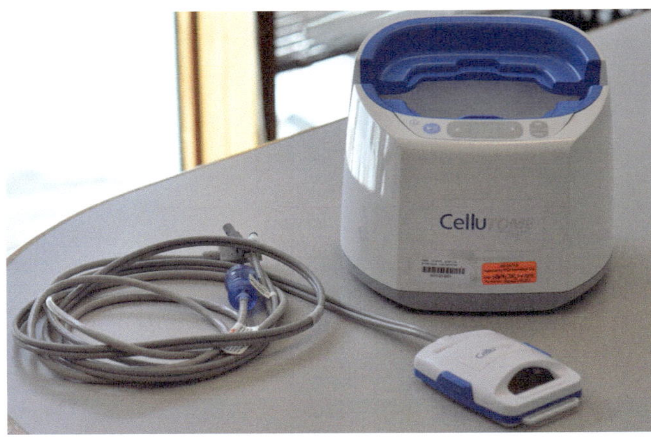

Abb. 15.4 Cellutome, Gerät zum fraktionierten epidermalen Blister-Grafting. Die Kontrolleinheit im Hintergrund regelt die Stärke des Vakuums und die Temperatur am Applikator (vorne rechts) sowie die Zeit der Anwendung

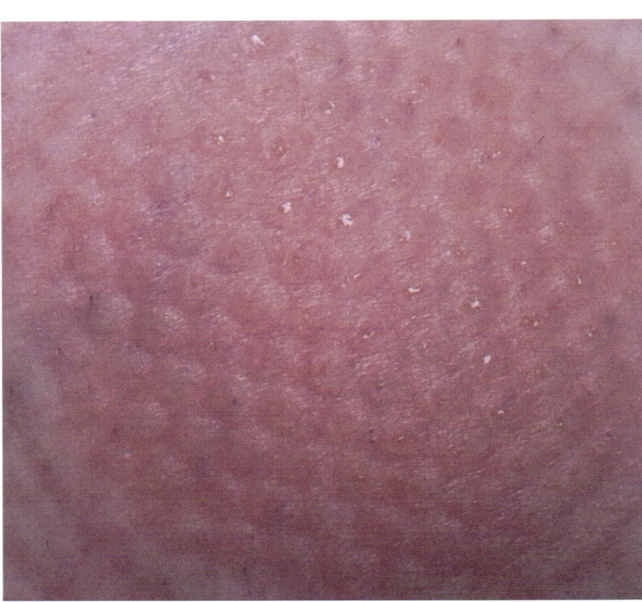

Abb. 15.5 Donorseite direkt nach dem Entnahmezeitpunkt

15.2 Indikationen

Die Microblister-Methode zur Erzeugung autologer epidermaler Hauttransplantate hat sich in den letzten Jahren als schnelle, einfache und effektive Methode zur Behandlung

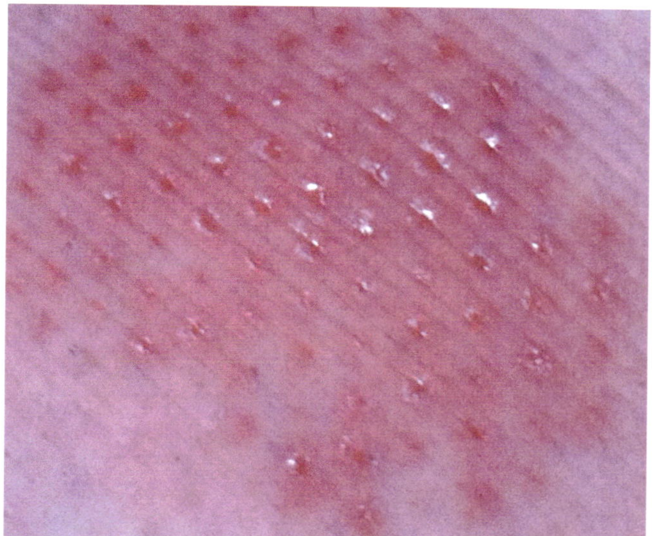

Abb. 15.6 Donorseite am Tag 1 nach Entnahme

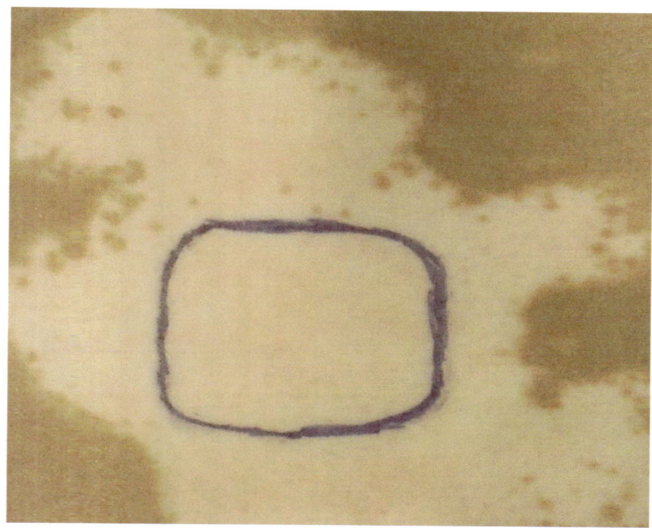

Abb. 15.8 Patient 1: Vor der Vitiligobehandlung mit der fraktionierten epidermalen Micro-Grafting

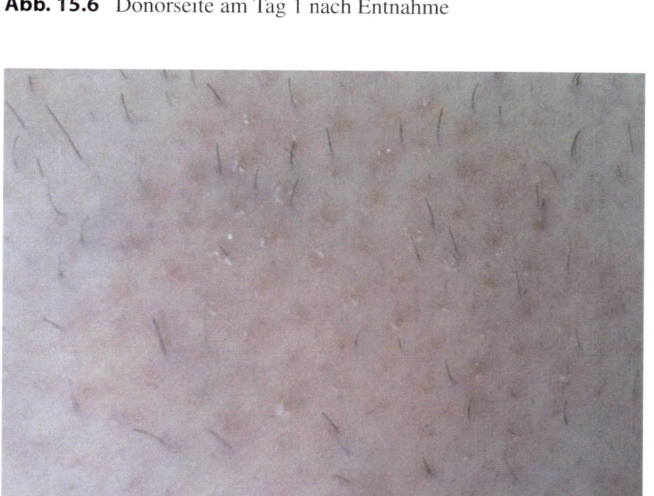

Abb. 15.7 Donorseite am Tag 7. Die Entnahmestelle heilt innerhalb von 7 Tagen nach epidermalem Blister-Grafting

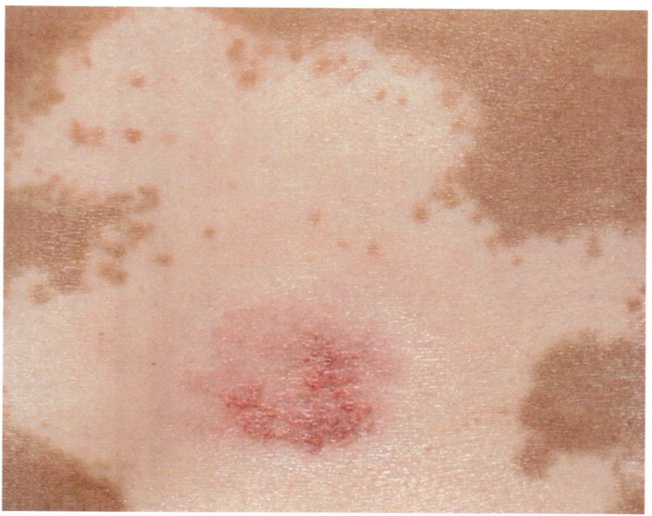

Abb. 15.9 Patient 1: 4 Wochen nach Behandlung, 50 % Repigmentierung

chronische Wunden sowie Pigmentstörungen der Haut (insbes. Vitiligo) etabliert (Abb. 15.8, 15.9, 15.10, 15.11, 15.12 und 15.13). Zudem kann sie in Kombination mit konventionellen Methoden in der akuten Wundheilung, z. B. bei Verbrennungen oder bei der Mohs-Chirurgie zur Entfernung von malignen Hauttumoren, eingesetzt werden, um den Wundheilungsprozess zu beschleunigen. Hierbei agiert die transplantierte Epidermis als natürliche vitale Barriereschicht. Ein weiterer potenzieller Nutzen dieser Methode kann bei allogenen Transplantationen angedacht werden. Da die Abstoßungsreaktion eines Transplantates überwiegend von der Epidermis ausgeht, könnte durch die Entfernung dieser eine Immunreaktion eventuell verringert bzw. verhindert werden [8]. Eine weitere Anwendungsmöglichkeit für das epidermale Micro-Grafting ist die Behandlung von strahleninduzierter Hautschäden wie z. B. strahleninduzierte Dermatitis oder Fibrose. In einer Pilotstudie in Vietnam wurden p^{32} bestrahlte Hautareale mit Laser und anschließendem epidermalen Micro-Grafting behandelt, um die Funktionalität und das Aussehen der Haut zu verbessern. Die vorläufigen Ergebnisse dieser Studie deuten klar auf eine Verbesserung der Funktionalität sowie der äußeren Erscheinung der Haut hin [9].

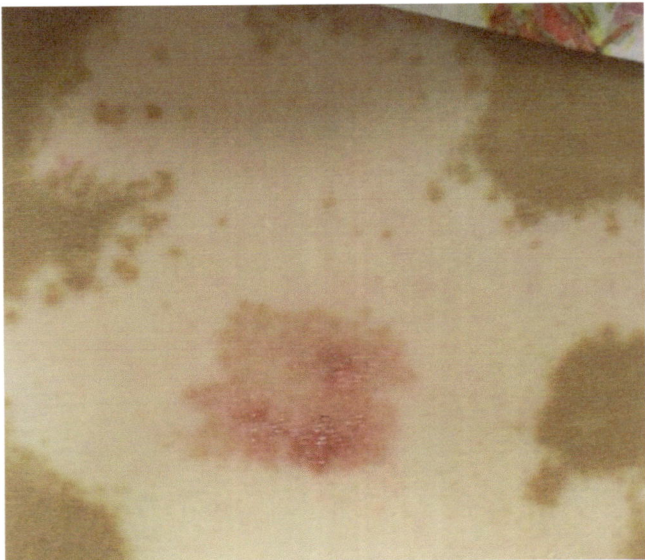

Abb. 15.10 Patient 1: 7 Wochen nach Behandlung, 90 % Repigmentierung

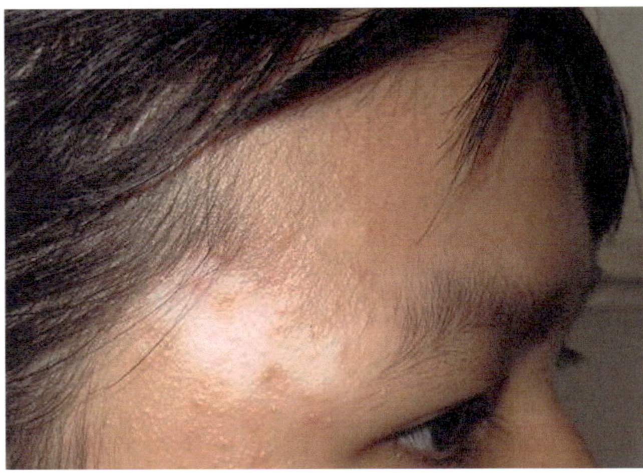

Abb. 15.11 Patientin 2: Vor der Vitiligobehandlung mit der fraktionierten epidermalen Micro-Grafting

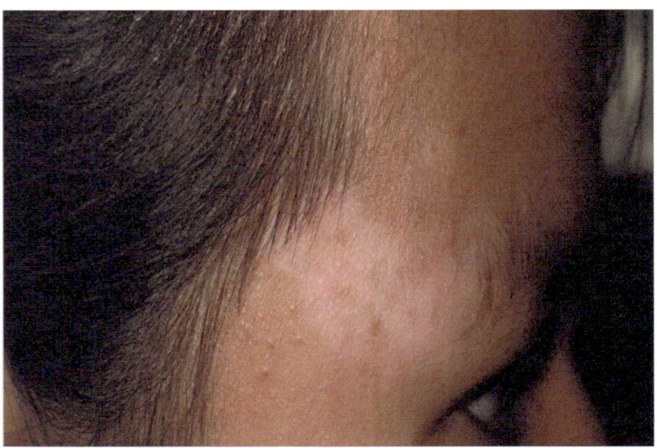

Abb. 15.12 Patientin 2: 4 Wochen nach der fraktionierten epidermalen Micro-Grafting behandlung

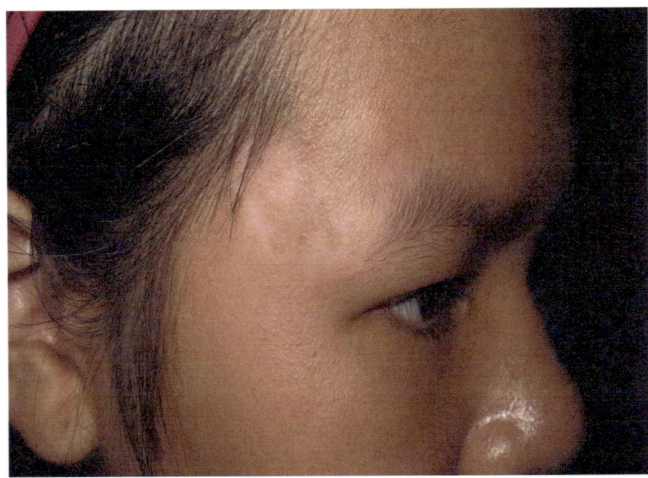

Abb. 15.13 Patientin 3: 8 Wochen nach der fraktionierten epidermalen Micro-Grafting behandlung

Vorteile

- Einfache automatische und reproduzierbare Methode zur Gewinnung autologer epidermaler Transplantate
- Atraumatische Entnahme und Transplantation der vulnerablen Epidermis
- Kostengünstiges Verfahren zur Generierung einer autologen Hautbarriere (ca. 500 € pro Graft)
- Schnelle Abheilung der Entnahmestelle durch fraktioniertes Vorgehen

Nachteile

- Erhöhter Zeitaufwand zur epidermalen Graft gewinnung (40 min)
- Trotz größerer Behandlungsfläche von 25 cm^2 besteht zurzeit noch eine limitierte Flächenbehandlung (größere Vakuumkopfteile sind in Planung)

15.3 Material

Der Prototyp zur Entnahme autologer epidermaler Mikrotransplantate wurde am Massachusetts General Hospital in Kooperation mit der Firma „MoMelan Technologies" entwickelt. 2013 wurde die Technologie an KCI, einen weltweit anerkannten Anbieter von medizinischen Therapiesystemen zur modernen Wundbehandlung, verkauft. KCI vertreibt seitdem die kommerzielle Version für das Microblister-Grafting unter dem Namen „CelluTome™ – Epidermal Harvesting System". Das Gerät besteht aus einer Kontrolleinheit, die sowohl das Vakuum, die Vakuumszeit und die Temperatur steuert und einem Vakuumapplikator. Eine sterile Harvestereinheit, welche mit einem „Klick"-Mechanismus an dem Vakuumapplikator angeschlossen wird, enthält eine semiautomatische Schneidevorrichtung, um nach erfolgreicher Blisterformierung die Epidermis von der Haut zu ernten. Der epidermale Graft wird dann mit einem adhäsiven Folienverband (Tegaderm™) auf die vorbereitete Läsion (Wunde) transplantiert.

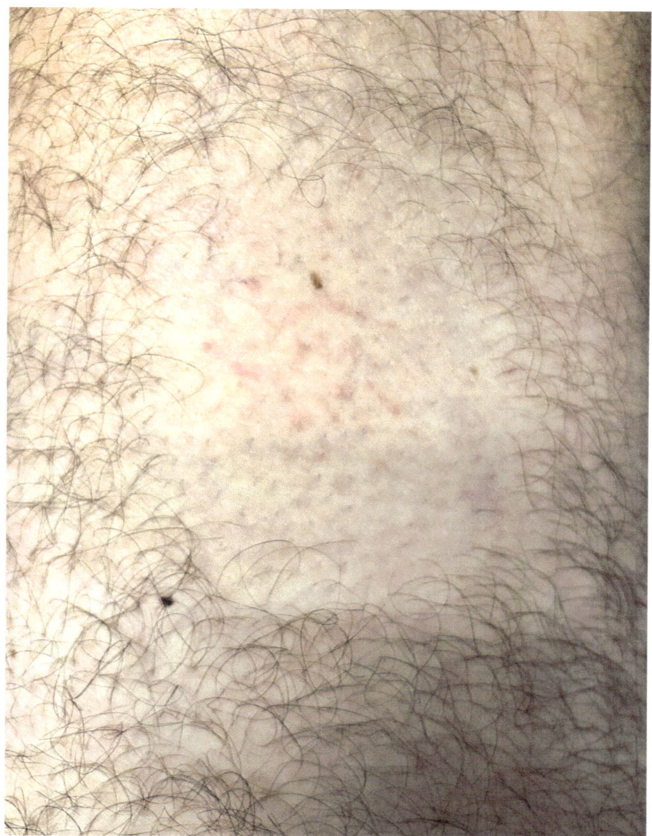

Abb. 15.14 Präparation der Donorseite. Um guten Kontakt zur Haut zu gewährleisten, wird die Donorseite sorgfältig enthaart

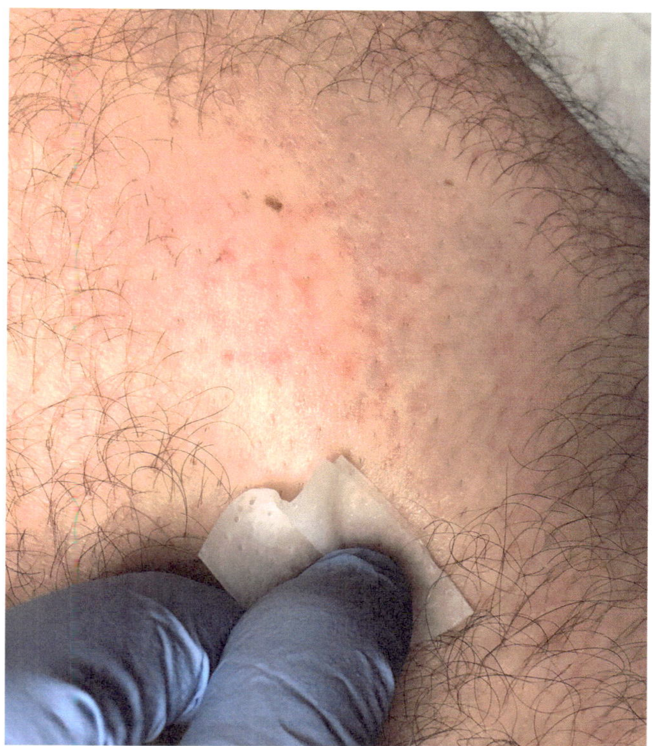

Abb. 15.15 Desinfektion der Donorseite mit 70 %igem Alkohol

15.4 Operationstechnik/Anwendung

Die Entnahmestelle (Donorseite) wird zuerst enthaart (rasiert), um einen guten Kontakt des Applikators mit der Haut zu gewährleisten, damit ein ausreichendes Vakuum erzeugt werden kann (Abb. 15.14). Anschließend wird die Donorseite mit 70 %igem Alkohol desinfiziert (Abb. 15.15). Der sterile Harvester wird sorgfältig auf das vorbereitete Areal platziert und mittels Gurt sicher fixiert (Abb. 15.16). Die Innenseite des Oberschenkels ist hierbei die bevorzugte Entnahmestelle, da diese schnell heilt und eine ausreichende planare Fläche bietet. Die sterile Harvestereinheit wird dann mit dem Vakuumapplikator verbunden und die Behandlung an der Kontrolleinheit gestartet (Abb. 15.17). Bei gutem Hautkontakt (optimales Vakuum) leuchtet ein grünes Kontrolllicht an der Kontrolleinheit auf, und auf dem Display erscheint die verbleibende Zeit zur Blasenformierung (Abb. 15.17). Bei suboptimalem Kontakt von der Harvestereinheit zur Haut erscheint eine Fehlermeldung am Kontrollgerät (blinkendes gelbes Licht) und der Prozess stoppt automatisch. In diesem Fall muss der Harvester repositioniert werden, um ein optimales Vakuum zu ermöglichen. Um den Verlauf der Blasenformierung zu verfolgen, hat der Vakuumapplikator ein Kontrollfenster (Abb. 15.18). Nach Ablauf der angezeigten Zeit schaltet sich das Gerät automatisch ab. Visuell wird die vollständige Blasenformierung überprüft (Abb. 15.19). Anschließend wird der Vakuumsapplikator durch Drücken der 2 blauen Knöpfe vorsichtig vom Harvester gelöst (Abb. 15.20). Manuell wird ein selbstklebender, transparenter Folienverband auf den Harvester und den epidermalen Graft appliziert und sanft mit den Fingern angedrückt (Abb. 15.21). Abschließend wird, durch Anheben und wieder Absenken des blauen Hebels am Harvester, der Schneidevorgang aktiviert und durchgeführt (Abb. 15.22). Der Folienverband mit dem epidermalen Mikrograft wird dann behutsam vom Harvester abgezogen, um einen vollständigen Transfer zu gewährleisten (Abb. 15.23). Um das Austrocknen des epidermalen Grafts zu vermeiden, wird dieser sofort auf die vorbereitete Wunde bzw. Läsion aufgetragen. Mit leichtem Fingerdruck wird sichergestellt, dass das Transplantat einen guten Kontakt zur Wundoberfläche hat. Optional kann der Folienverband vor der Transplantation mit einer sterilen Nadel perforiert werden, um einen besseren Hautkontakt zu gewährleisten (Vermeidung von Luft- und Flüssigkeitseinschluss). Abschließend wird der Folienverbandstabilisator (Papierrand) vorsichtig entfernt und visuell sichergestellt, dass ein guter Kontakt zwischen Wunde und Transplantat besteht.

15.4.1 Wundpräparation

Vor der Applikation des epidermalen Hauttransplantates muss eine Wunde sorgfältig débridiert und gereinigt werden. Im Falle von Pigmentstörungen, wie bei Vitiligo-Patienten,

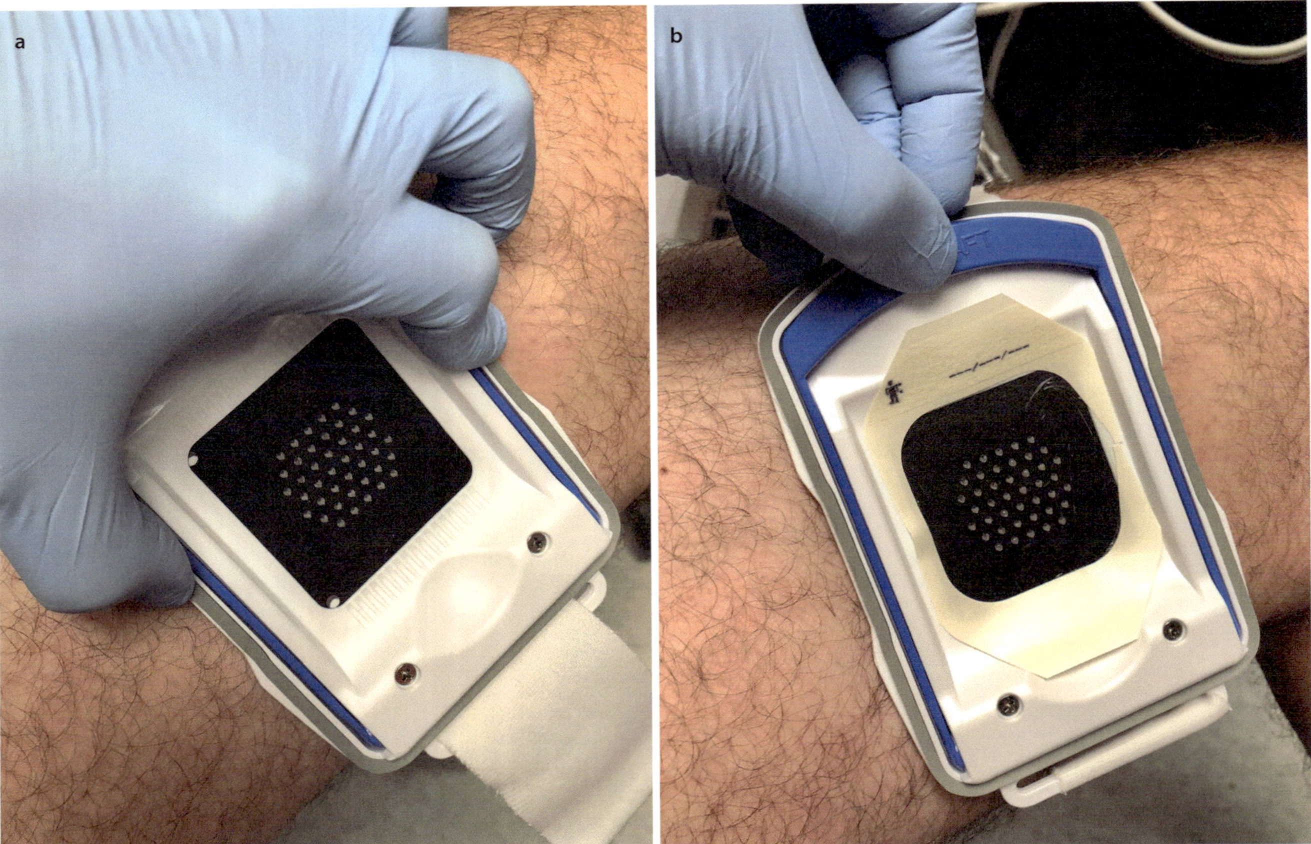

Abb. 15.16 a, b Der Harvester wird auf die vorbereitete Donorseite platziert und mit einer elastischen Binde gesichert

muss die defekte Epidermis vor der Behandlung zunächst, zum Beispiel mittels Laser oder mechanisch, entfernt werden [10, 11].

15.5 Postoperative Maßnahmen

Nach Applikation des fraktionierten epidermalen Grafts muss überprüft werden, ob ein guter Kontakt zwischen der Wunde/Läsion besteht. Dies kann mithilfe der Perforation des Folienverbandes erreicht werden, um die Bildung von Luftbläschen zu unterbinden. Zudem kann ein Druckverband verwendet werden, um einen guten Kontakt sicherzustellen. In den ersten 24 – 48 Stunden nach der Transplantation sollte jeglicher mechanischer Stress für die Wunde vermieden werden, um ein erfolgreiches Anwachsen des epidermalen Grafts zu gewährleisten. Nach 1 Woche kann der Verband entfernt werden.

15.6 Wundheilung

Die menschliche Epidermis wächst ca. 0,5 mm pro Tag, um eine Wunde zu reepitalisieren [12]. Die epidermalen Mikroblister im Harvester sind deshalb so angeordnet, dass zwischen den einzelnen Blistern ein Abstand von 4–5 mm besteht. Bei dieser Konfiguration dauert es 4–5 Tage, um eine vollständige Reepitalisierung einer 25 cm^2 großen Wunde zu erreichen [3]. Im Vergleich zu anderen Transplantationsmethoden bestehen aufgrund der ausgewogenen Abdeckung des epidermalen Transplantats und der Schonung der Dermis nur geringe bis keine Nebenwirkungen.

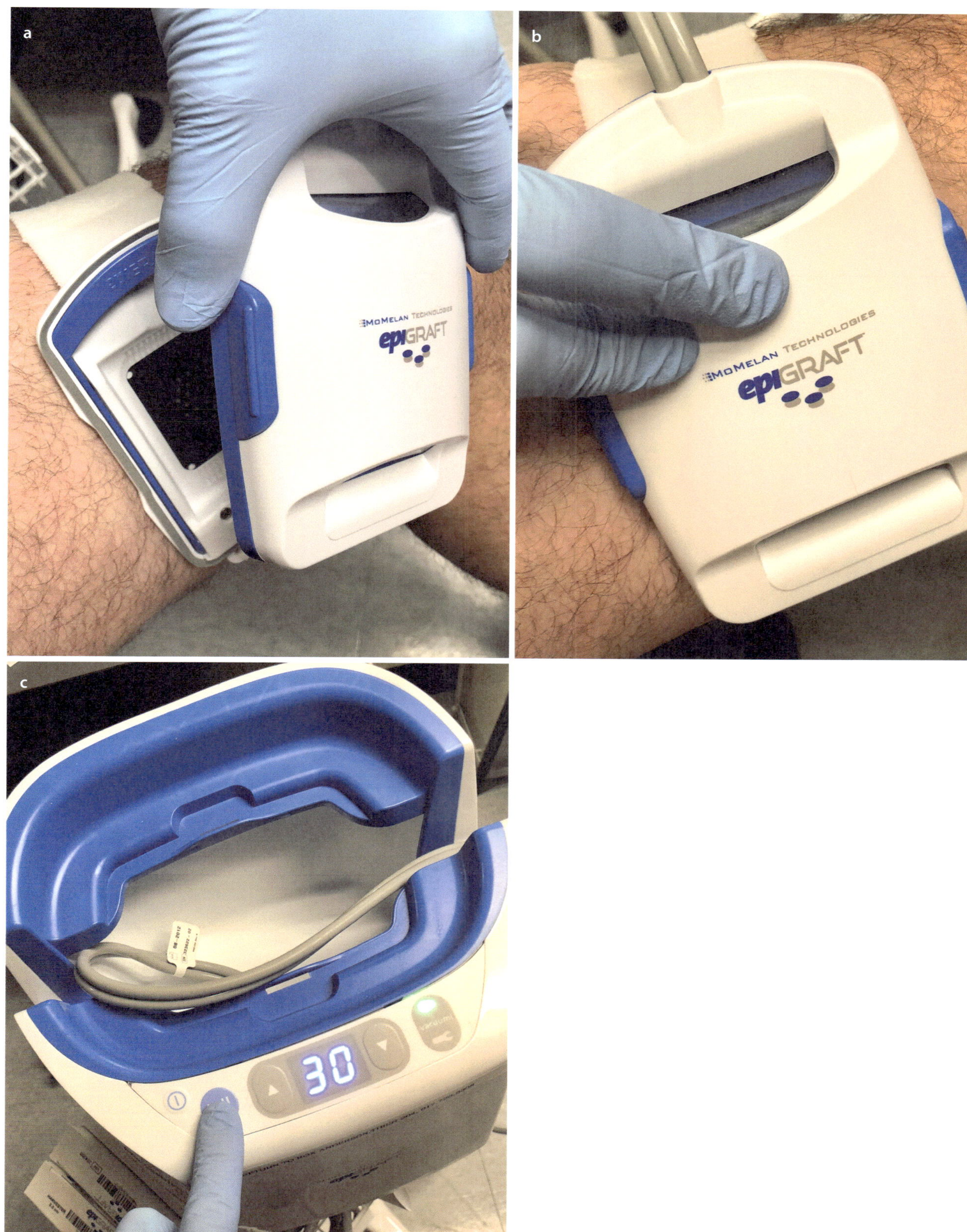

Abb. 15.17 **a–c** Der Vakuumapplikator wird mit der Harvestereinheit verbunden („Klick" Mechanismus). Bevor der Blisterprozess an der Kontrolleinheit gestartet wird muss sichergestellt sein, dass der Applikator guten Kontakt zur Haut hat

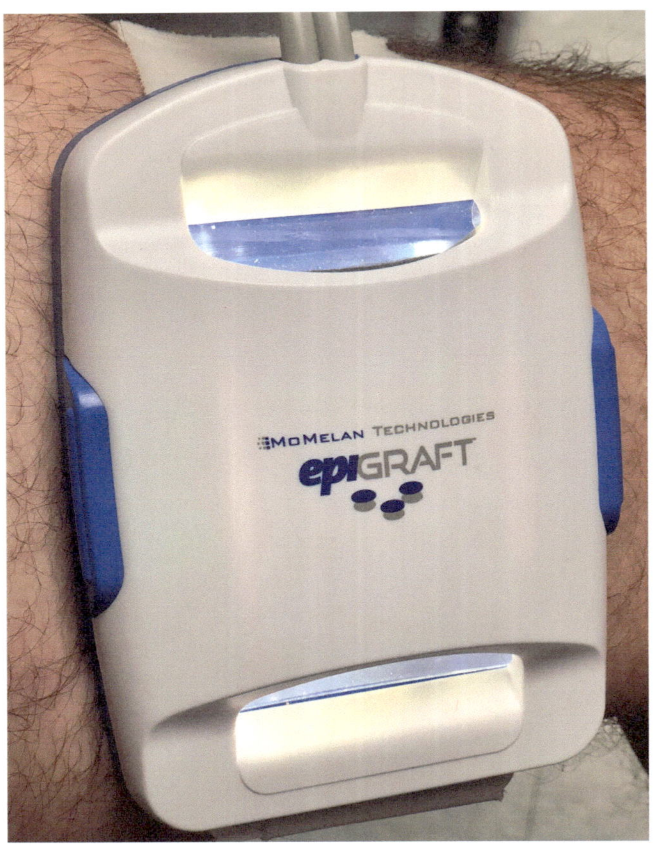

Abb. 15.18 Der Bildung der Microblister kann am beleuchteten Sichtfenster des Applikators verfolgt werden

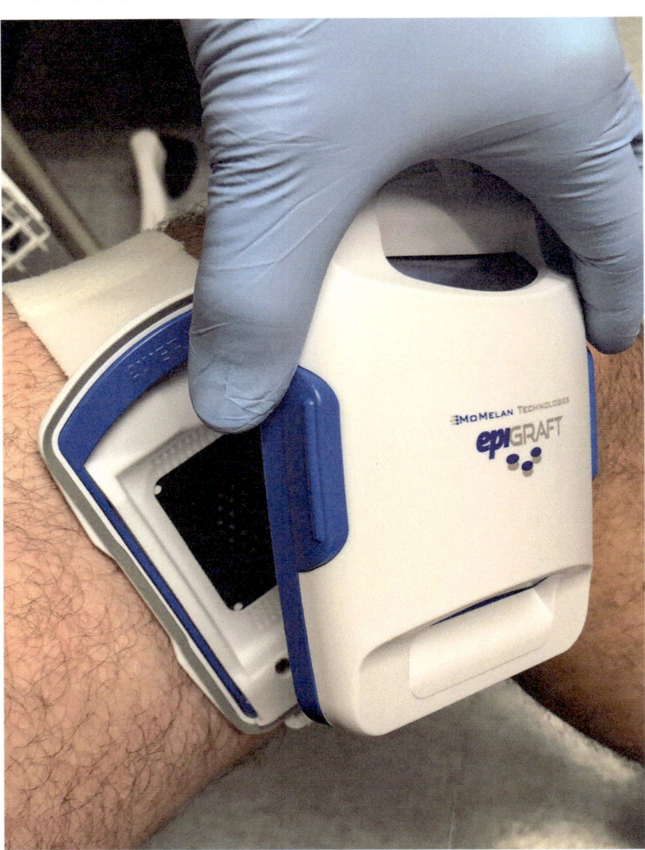

Abb. 15.20 Zum Ernten des epidermalen Grafts muss zuerst der Vakuumapplikator durch Drücken der zwei blauen Knöpfe entfernt werden

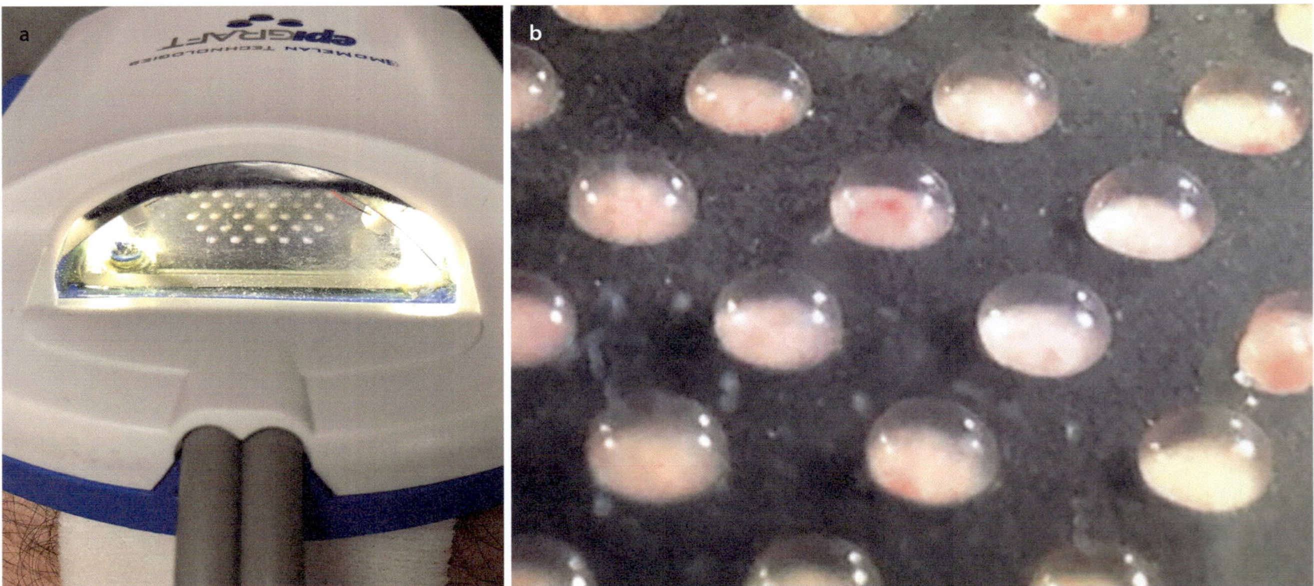

Abb. 15.19 **a, b** Überprüfung der vollständigen Blasenbildung

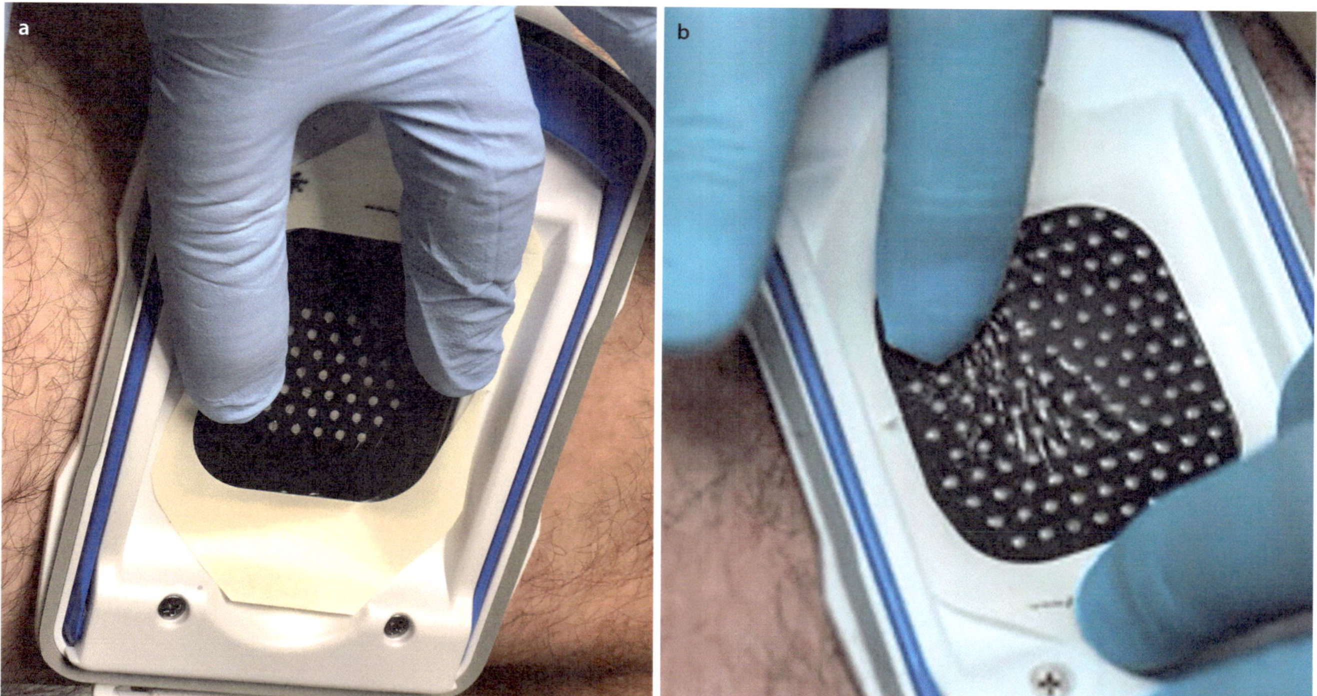

Abb. 15.21 a, b Ein Folienverband (Tegaderm) wird auf dem Harvester/Graft aufgetragen und mit den Fingerns angedrückt, um einen guten Kontakt mit dem epidermalen Graft zu gewährleisten

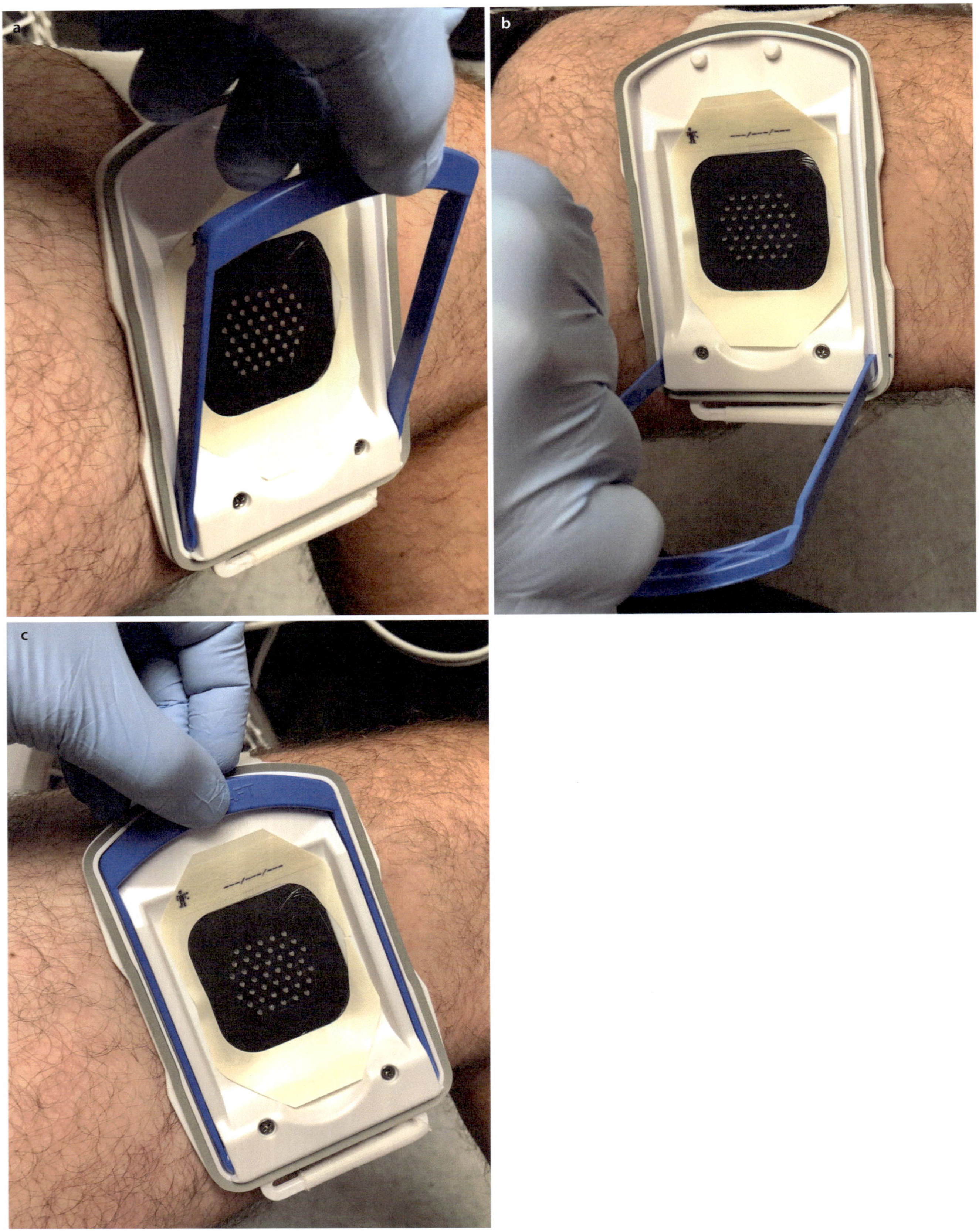

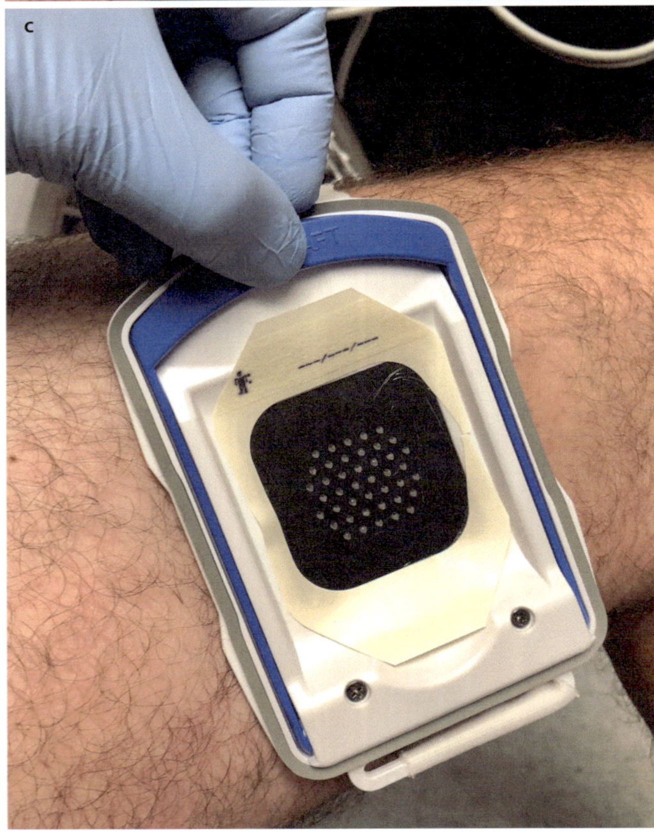

Abb. 15.22 **a–c** Der Schneidemechanismus wird durch vollständiges Anheben des blauen Hebels (A) in die senkrechte Position aktiviert, welches akustisch durch ein „Klicken" signalisiert wird. Das folgende Absenken des blauen Hebels in die Ausgangsposition beendet den Schneidevorgang

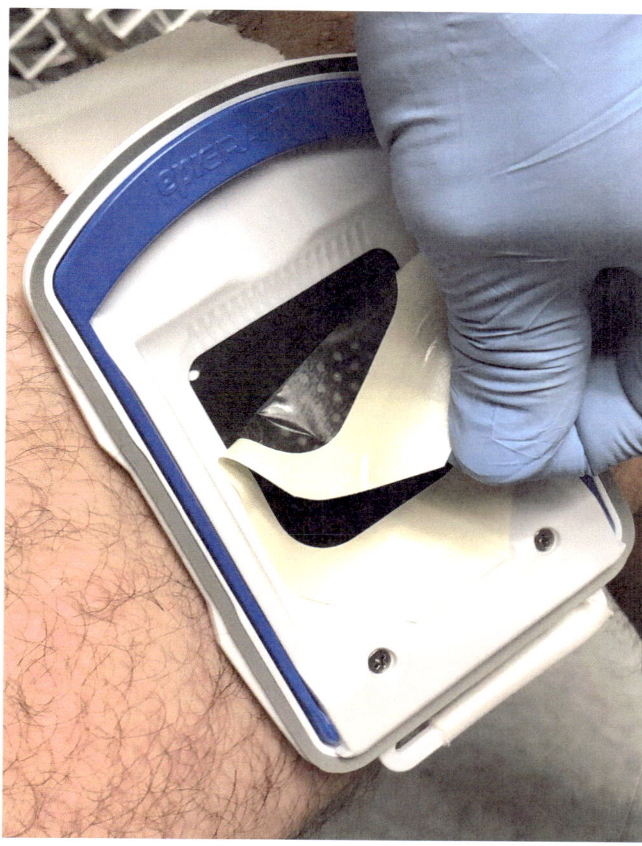

Abb. 15.23 Der epidermale Graft wird vorsichtig vom Harvester abgehoben, die epidermalen Micro-Grafts kleben auf dem Folienverband

Literatur

1. Weidenfeld S (1900) Zur Physiologie der Blasen-bildung. I Mittheilung. Arch Derm 53:1
2. Blank IH, Miller OG (1950) A method for the separation of the epidermis from dermi. J Invest Derm 15:9
3. Purschke M, Asrani FA, Sabir SA, Farinelli WA, Anderson RR (2015) Novel methods for generating fractional epidermal micrografts. Br J Dermatol 172(4):1021–1028
4. Maleki M, Banihashemi M, Sanjari V (2012) Efficacy of suction blister epidermal graft without phototherapy for locally stable and resistant vitiligo. Indian J Dermatol 57(4):282–4
5. Tang WYM, Chan LY, Lo KK (1998) Treatment of vitiligo with autologous epidermal transplantation using the roofs of suction blisters Hong Kong Med J 4(2):219–224
6. Gupta S, Kumar B (2003) Epidermal grafting in vitiligo: influence of age, site of lesion, and type of disease on outcomeJ Am Acad Dermatol 49(1):99–104
7. Manstein D, Herron GS, Sink RK, Tanner H, Anderson RR (2004) Fractional photothermolysis: a new concept for cutaneous remodeling using microscopic patterns of thermal injury. Lasers Surg Med 34:426–438
8. Benichou G, Yamada Y, Yun S-H, Lin C, Fray M, Tocco MG (2011) Immune recognition and rejection of allogeneic skin grafts. Immunotherapy 3(6):757–770
9. Tran TT, Hoang MV, Phan QN, Phung TL, Purschke M, Farinelli WA, Sabir SA, Ziegler A, Nelson S, Anderson RR (2015) Fractional epidermal grafting in combination with laser therapy as a novel approach in treating radiation dermatitis. Frontline Medical Communications. Sem Cutaneous Med Surg 34(1):42–47
10. Patel NS, Paghdal KV, Cohen GF (2012) Advanced treatment modalities for vitiligo. Dermatol Surg 38:381–391
11. Sachdev M, Krupashankar DS (2000) Suction blister grafting for stable vitiligo using pulsed erbium:YAG laser ablation for recipient site. Int J Dermatol 39:471–473
12. Forsberg S, Saarialho-Kere U, Rollman O (2006) Comparison of growth-inhibitory agents by fluorescence imaging of human skin re-epithelialization in vitro. Acta Derm Venereol 86:292–299

Besonderheiten der Hauttransplantation im Kindesalter 16

Jens Gesche

Inhaltsverzeichnis

16.1 Hintergrund

Thermische Verletzungen im Kindesalter sind häufig. Etwa 40–50 % aller stationär behandelter Verbrennungspatienten sind Kinder und Jugendliche unter 16 Jahre [1] Es gibt einen klaren Altersgipfel im Säuglings- und Kleinkindalter von 0 bis 4 Jahren, wobei hier die Gruppe der Einjährigen führend ist [1–4]. Damit stellen Kinder und Jugendliche ein wichtiges Kollektiv in der Gruppe der Brandverletzten dar. Die Behandlung dieser Patienten bedarf besonderer Sorgfalt und unterscheidet sich in einigen wesentlichen Punkten vom Vorgehen bei erwachsenen Patienten. Erfreulicherweise hat durch entsprechende Präventions- und Aufklärungsarbeit die Zahl der schwerbrandverletzten Kinder in Europa im Laufe der letzten 10 bis 20 Jahre stetig abgenommen. Die Zahl der brandverletzten Kinder insgesamt ist hingegen nur leicht rückläufig [1, 3, 5] Abgesehen von den wirklich schwerbrandverletzten Kindern, die einen sehr kleinen Teil des Gesamtkollektivs ausmachen, stellen thermische Verletzungen im Kindesalter in der Regel keine vitale Bedrohung dar [3]. Die Hauptsorge gilt somit meist nicht dem Überleben der Patienten, sondern einer Kind-gerechten Behandlung mit optimalem Outcome im Hinblick auf Kosmetik und Funktionalität.

Ätiologisch sind thermische Verletzungen im Kindesalter zu einem hohen Prozentsatz (ca. 75 %) [3, 6] durch Verbrühungen mit heißer Flüssigkeit verursacht. Die Unfallmechanismen sind oft stereotyp, zum Beispiel durch Herunterziehen von heißen Getränken oder anderen Flüssigkeiten vom Tisch oder der Küchenarbeitsplatte. Verbrennungen treten zu einem großen Teil als Kontaktverbrennungen der Hände durch Herdplatten, Kaminöfen oder Backofen-Türen auf. Der natürliche Spiel- und Entdeckungsdrang der Kinder bei gleichzeitig fehlendem Gefahrenbewusstsein und möglicherweise eine unzureichende Aufsicht begünstigen diese Art von Unfällen. Typischerweise entstehen bei den Verbrühungen meist gemischt-gradig betroffene Areale mit unterschiedlicher Tiefenausdehnung.

Aufgrund der dünneren Beschaffenheit der Haut kommt es bereits früher, das heißt bei geringeren Temperaturen und kürzeren Kontaktzeiten als bei Erwachsenen, zu einer relevanten thermischen Schädigung. Verhältnismäßig banale Unfallmechanismen können so zu einer relativ großflächigen und tief dermalen Verletzung führen. Im Vergleich zu erwachsenen Patienten resultieren hieraus wesentliche

J. Gesche (✉)
Klinik für Kinderchirurgie und Kinderurologie, Universitätsklinikum Marburg, Marburg, Deutschland
e-mail: jens.gesche@med.uni-marburg.de

C. Ottomann, B. Hartmann (Hrsg.), *Hauttransplantation*, https://doi.org/10.1007/978-3-662-62060-1_16

Unterschiede im Hinblick auf die typischen Verletzungsmuster und das therapeutische Vorgehen.

In der Behandlung brandverletzter Kinder ist es in besonderem Maße wichtig, die Patienten und deren Eltern frühzeitig in das Behandlungskonzept einzubinden. Hierdurch kann die Akzeptanz gegenüber den weiteren therapeutischen Maßnahmen, zum Beispiel auch einer Hauttransplantation, deutlich verbessert werden. Oft ist die Situation durch Schuldgefühle oder gegenseitige Schuldzuweisungen auf Seiten der Eltern zusätzlich belastet. Eine professionelle psychosoziale Betreuung der Betroffenen ist daher eine wesentliche Säule einer erfolgreichen Therapie. Darüber hinaus hat sich in den meisten Fällen die frühzeitige Herstellung eines Kontakts zu Initiativen oder Selbsthilfegruppen (namentlich Paulinchen e.V.) als sehr hilfreich erwiesen. Auch sollte jeder Fall auf entsprechende Verdachtsmomente einer Kindesmisshandlung geprüft werden. Eine verspätete ärztliche Vorstellung, inkonsistente anamnestische Angaben, ungewöhnliche Verletzungsmuster (z. B. Immersionsverletzungen durch Eintauchen in heiße Flüssigkeit) oder andere Verdachtsmomente sollten niederschwellig die Aktivierung eines interdisziplinären Kinderschutz-Teams zur Folge haben.

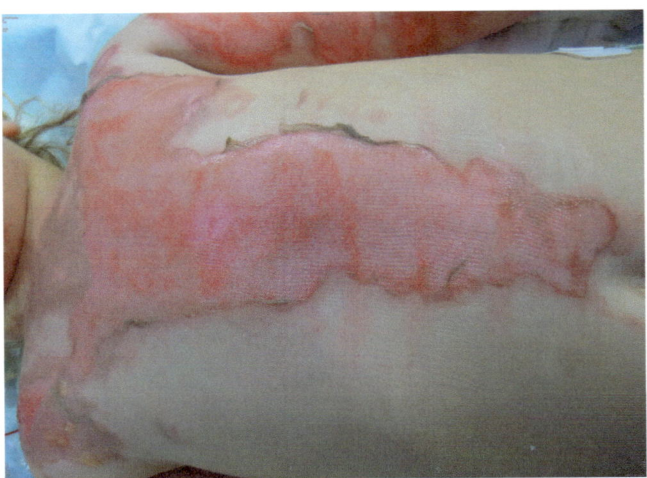

Abb. 16.1 Typisches Bild einer gemischtgradigen Verbrühung beim Kind

16.2 Indikation

16.2.1 Spalthaut-Transplantation

Für Hauttransplantationen bei pädiatrischen Patienten stehen grundsätzlich dieselben Techniken wie bei erwachsenen Patienten zur Verfügung. Dennoch gibt es – insbesondere bei der Spalthaut-Transplantation – wesentliche Unterschiede in Indikationsstellung und Technik. Insbesondere bei den häufigen zweitgradigen Verbrühungen sollte man bei der Beurteilung der Verbrennungstiefe anfangs zurückhaltend sein. Durch sekundäre Schädigung der Dermis (sogenanntes „Nachbrennen") kommt es innerhalb der ersten 72 Stunden zu einer weiteren Vertiefung des Befundes. Die zu optimistische Einschätzung der Wunde als oberflächlich dermale 2a-gradige Verletzung ist hierbei ein häufiger Fehler und führt in der Konsequenz nicht selten zu falschen Entscheidungen bei der Festlegung des Therapiekonzeptes. Bei den typischen gemischtgradigen Befunden sollte nach einem initialen Wunddebridement und Herstellen eines günstigen Wundmilieus durch konditionierende Verbände zunächst der weitere Heilungsverlauf abgewartet werden (Abb. 16.1). Die endgültige Indikationsstellung zur Spalthauttransplantation ist nach einem Zeitraum von 10–14 Tagen nach dem Trauma sinnvoll möglich. Wird hier die Indikation zur Transplantation zu früh gestellt, besteht die Gefahr des „Overtreatments", also der Transplantation eines betroffenen Areals, das zumindest teilweise auch ohne Transplantation narbenfrei abgeheilt wäre. Dies ist unnötig und geht bei entsprechender Größe zu Lasten einer geringeren, also günstigeren Expansionsrate des tatsächlich benötigten Transplantates. Zögert man hingegen zu lange mit der Entscheidung zur Transplantation und akzeptiert eine langwierige Sekundärheilung, bleibt die Narbe lange aktiv und das kosmetische und funktionelle Ergebnis bleibt auch nach einer späteren Hauttransplantation durch hypertrophe Narbenbildung und Schrumpfung des Transplantates suboptimal [7, 8]. Zudem steigt das Risiko einer bakteriellen Kontamination des Wundbetts und damit des Transplantatverlustes [9].

Ein bereits initial offensichtlich komplett tief dermal bis drittgradiger Befund ist unter der Vielzahl der thermischen Verletzungen im Kindesalter eher die Ausnahme. Hier kann und sollte die Indikation zum Hautersatz nach Nekrosektomie früh gestellt werden, da eine kurzfristige Verbesserung des Befundes nicht zu erwarten ist und die Ergebnisse einer frühen Deckung mit Spalthaut - ggfs. nach Wundkonditionierung durch VAC®-System oder konditionierende Schaumstoffverbände (z.B. EpiGARD®) - einem verzögerten Vorgehen überlegen sind [10].

Als hilfreiches Tool zur frühzeitigen Bestimmung der Verbrennungstiefe und damit Identifikation von tief dermal betroffenen Arealen kann auch bei Kindern die Visualisierung der dermalen Mikrozirkulation mittels Laser-Doppler Verfahren (Laser-Doppler-Imaging/LDI) dienen [11, 12]. Diese Methode ist allerdings aufgrund der relativ hohen Vorhaltekosten derzeit nicht flächendeckend verfügbar und daher nur wenigen Zentren vorbehalten. Steht eine entsprechende Methode zur Verfügung, kann die Indikation zur Hauttransplantation gegebenenfalls früher gestellt werden.

16.2.2 Vollhaut-Transplantation

Die Indikation zur Vollhaut-Transplantation bei Kindern beschränkt sich fast ausschließlich auf die typischen Kontaktverbrennungen der Hände palmar und – deutlich seltener – der Füße plantar. In diesen viel beanspruchten Bereichen sind die Transplantate hohen Belastungen ausgesetzt. Hier haben sich Vollhaut-Transplantate aus Leiste, Ellenbeuge oder dem unbelastetem Teil der Fußsohle gegenüber Spalthaut-Transplantaten leicht überlegen gezeigt [13, 14]. Für den Zeitpunkt der Transplantation gelten dieselben Empfehlungen wie für die Spalthaut-Transplantation.

16.3 Material

Generell sind im Kindes- und Jugendalter die gleichen Geräte wie in der Verbrennungs-Chirurgie bei Erwachsenen einsetzbar. Mittlerweile haben sich überwiegend Akkubetriebene Dermatome durchgesetzt. Für den Einsatz bei Neugeborenen und Säuglingen sollte ein Dermatom zur Verfügung stehen, das Schichtdicken von 0,1 mm zulässt. Im Vergleich zu erwachsenen Patienten muss aus Gründen der Patienten-Compliance noch strenger eine Immobilisation der Empfängerregion zur Vermeidung von Scherkräften erfolgen. Alternativ zu aufwendigen, konventionellen Verbänden hat sich die Verwendung eines VAC®-Systems insbesondere dort bewährt, wo die Anlage eines konventionellen Verbandes schwierig ist [15]. VAC®-Verbände werden von Kindern in der Regel sehr gut toleriert.

Verbandswechsel sollten in entspannter, keimarmer Atmosphäre, bei warmer Raumtemperatur und mit der Möglichkeit einer adäquaten Analgosedierung durchgeführt werden. Hier hat in den letzten Jahren der Einsatz von Lachgas aufgrund des günstigen Risikoprofils und der anxiolytischen Wirkung eine Renaissance erlebt [16, 17].

16.4 Prinzipien der Spalthautentnahme am Kopf

Als primäre Donorstelle für autologe Spalthauttransplantate bei Kindern hat sich nach mehreren Einzelfallberichten in den 60er- und 70er-Jahren und nach den Arbeiten von Taylor sowie Klöti und Pochon Anfang der 80er-Jahre der behaarte Kopf etabliert [18–20]. Die Vorteile sind eine sehr gute und homogene Qualität der Spalthaut und das hervorragende Regenerationspotenzial der Donor-Region. In nahezu allen Fällen kommt es zu einer raschen und narbenfreien Abheilung. Eine eventuell noch länger verbleibende Hypopigmentierung wird durch die nachwachsenden Haare verdeckt und bereits nach wenigen Wochen ist der Entnahmedefekt nahezu unsichtbar. Bei anderen Entnahmestellen (z. B. Oberschenkel oder Gesäß) werden deutlich häufiger Wundheilungsstörungen oder kosmetisch unbefriedigende Resultate beobachtet.

Neben der guten Qualität und Kosmetik begünstigt das Verhältnis der Oberfläche des Kopfes zur Gesamtkörperoberfläche (beim Säugling ca. 20 %, beim Erwachsenen <10 %) dieses Verfahren. In aller Regel ist für nahezu alle Empfängerstellen eine Schichtdicke von 0,2 mm ausreichend. Dies ist deutlich oberhalb der in den tieferen Dermis-Schichten gelegenen Haarwurzeln und Hautanhangsgebilden. Sollte eine Hauttransplantation im Neugeborenen- und Säuglingsalter notwendig werden, ist in der Regel eine Schichtdicke von 0,1 mm ausreichend.

Je nach Größe des zu transplantierenden Bereiches kann die Transplantation idealerweise als ungemeshtes Spalthaut-Transplantat oder in Meshgraft-Technik (1:1,5 bis 1:4) erfolgen. Hohe Expansionsraten sollten jedoch zugunsten eines optimalen kosmetischen und funktionellen Ergebnisses vermieden werden und erst erfolgen, wenn der komplette behaarte Kopf als Spenderareal ausgeschöpft ist. Tatsächlich ist dies nur sehr selten der Fall. Zudem kann am Kopf bei erfolgter Abheilung nach ca. 10–14 Tagen an derselben Donorstelle ohne relevantes Alopezie-Risiko erneut Spalthaut entnommen werden [21]. Dieses Konzept der fraktionierten Spalthauttransplantation führt in der Regel zu besseren Ergebnissen als hohe Expansionsraten der Transplantate. Aufgrund der oft unterschiedlichen Tiefenausdehnung kann die Zeit bis zur Abheilung der Donorstellen zur Wundkonditionierung und Einheilung biosynthetischer Dermis-Ersatzprodukte (z. B. Integra Artificial Skin®, Matriderm® u. a.) im Bereich von dritt- bis viertgradig betroffenen Arealen genutzt werden. Ein Meshgraft von 1:1,5 ist von einem ungemeshten Transplantat im kosmetischen und funktionellen Outcome in der Regel kaum zu unterscheiden. Ab einem Verhältnis von 1:2 bleibt in der Regel das retikuläre Muster erkennbar und es besteht ein deutlich höheres Risiko für ein suboptimales Ergebnis durch Schrumpfung des Transplantates und hypertrophe Narbenbildung [10, 22, 23]. Meshgrafts mit hohen Expansionsraten (> 1:3) oder die Meek-Technik werden im Kindesalter nur bei den glücklicherweise seltenen, wirklich schwerbrandverletzten Patienten (>30 % KOF) angewendet. Hier ist, wie bei den erwachsenen Patienten auch, die limitierte Verfügbarkeit von autologer Spalthaut weiterhin eine der größten Herausforderungen. In diesen Fällen ist oftmals die Kombination mit anderen Verfahren, wie in den Kapiteln zuvor beschrieben (Sandwich-Technik, Keratinozytenkultur, Cultured Epithelial Autografts), sinnvoll und notwendig. Da diese Techniken und die intensivmedizinische Behandlung dieser Patienten eine komplexe Infrastruktur und große Expertise voraussetzen, sollten sie nur in ausgewiesenen Zentren für schwerbrandverletzte Kinder durchgeführt werden [24].

16.5 Operationstechnik Spalthauttransplantation Step by Step

1. Je nach Größe des zu deckenden Areals wird der behaarte Kopf rasiert und die Entnahmestelle entsprechend vorbereitet (Abb. 16.2). Hierbei ist es bei kleinflächigen Verletzungen oftmals gar nicht notwendig, den gesamten Kopf zu rasieren und es reicht die Entnahme von temporal. Dies erhöht die Akzeptanz der Methode bei Eltern und Kindern (insbesondere Mädchen mit langen Haaren) enorm. Aufgrund der hervorragenden Heilungstendenz ist eine Rasur des kompletten Kopfes aus infektiologischen Gründen (anders als bei thermischen Verletzungen im Bereich des behaarten Kopfes selbst) nicht notwendig. (Step 1).
2. Die umgebenden Haare können mit Haar-Gel oder z. B. Endoskopie-Gleitgel aus dem OP-Feld „frisiert“ werden (Abb. 16.3). (Step 2).
3. Anschließend erfolgt eine ausgiebige Desinfektion sowohl der Entnahme – als auch der Empfängerstelle (z. B. Octenidindihydrochlorid oder Polihexanid).
4. Beim Abdecken des OP-Feldes kann es sinnvoll sein, die Abdecktücher zu zerteilen, um eine bessere Fixierung zu erreichen. (Step 3).

▶ Da die Spalthautentnahme ausschließlich im Bereich des behaarten Kopfes erfolgen sollte und die Haargrenzen durch die Rasur und die weitere Vorbereitung gegebenenfalls schlecht sichtbar sind, empfiehlt es sich, diese mit einem Stift zu markieren (Abb. 16.4, 16.5, 16.6, und 16.7). (Step 4).

5. Die Entnahmestelle wird mit einer verdünnten Epinephrin (Suprarenin®)-Lösung (1:200.000) subgaleal unterspritzt. Hierdurch entsteht eine glatte, gespannte Oberfläche der Haut. Gleichzeitig kann der intraoperative Blutverlust deutlich reduziert werden (Abb. 16.8). (Step 4).
6. Die Entnahmestelle wird nun zusätzlich eingefettet (hier mit Paraffingaze). Dies ermöglicht ein gutes Gleiten des Dermatoms bei der Spalthautentnahme und damit zusätzlich die Entnahme eines sehr homogenen Transplantats (Abb. 16.9). (Step 5).

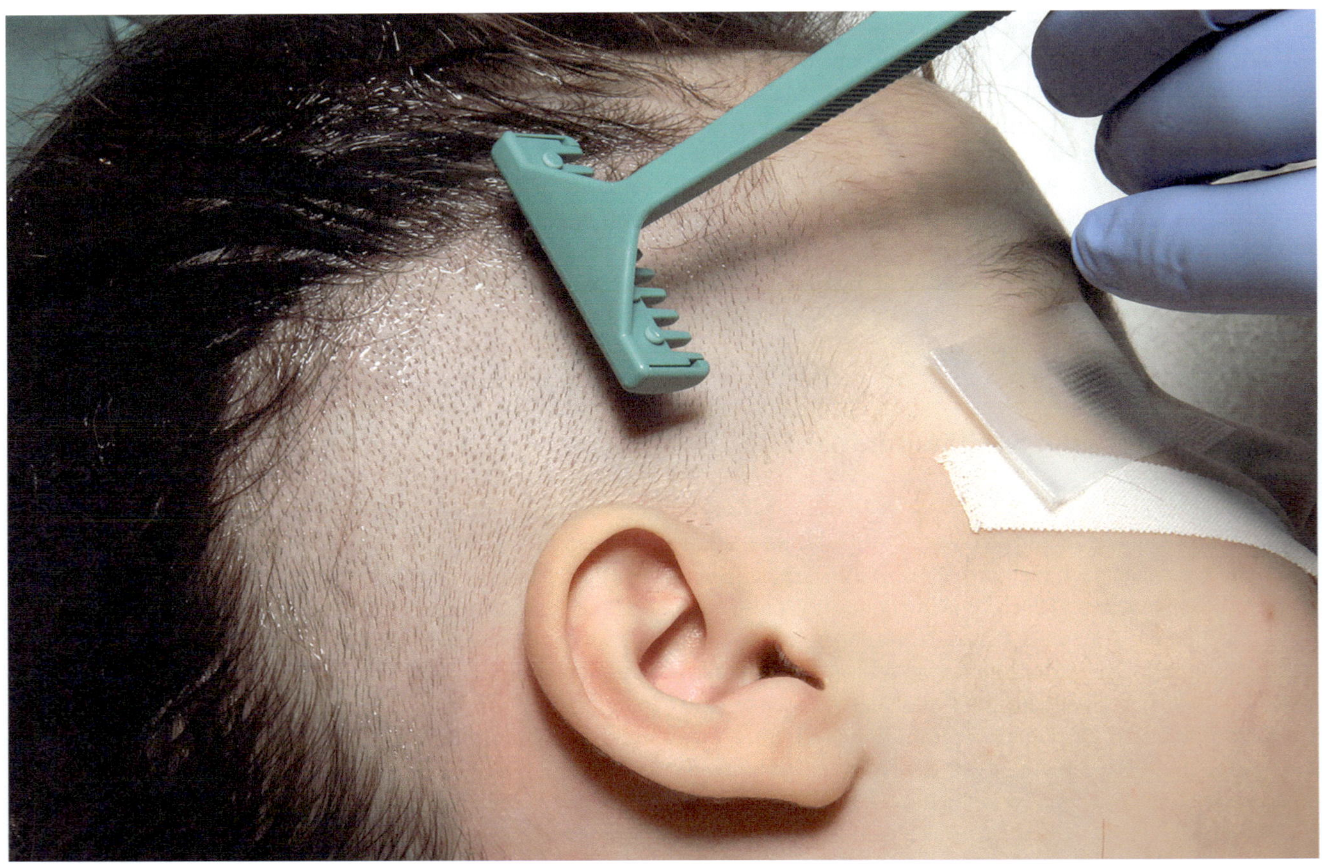

Abb. 16.2 Step 1 Je nach Größe des zu deckenden Areals wird der behaarte Kopf rasiert

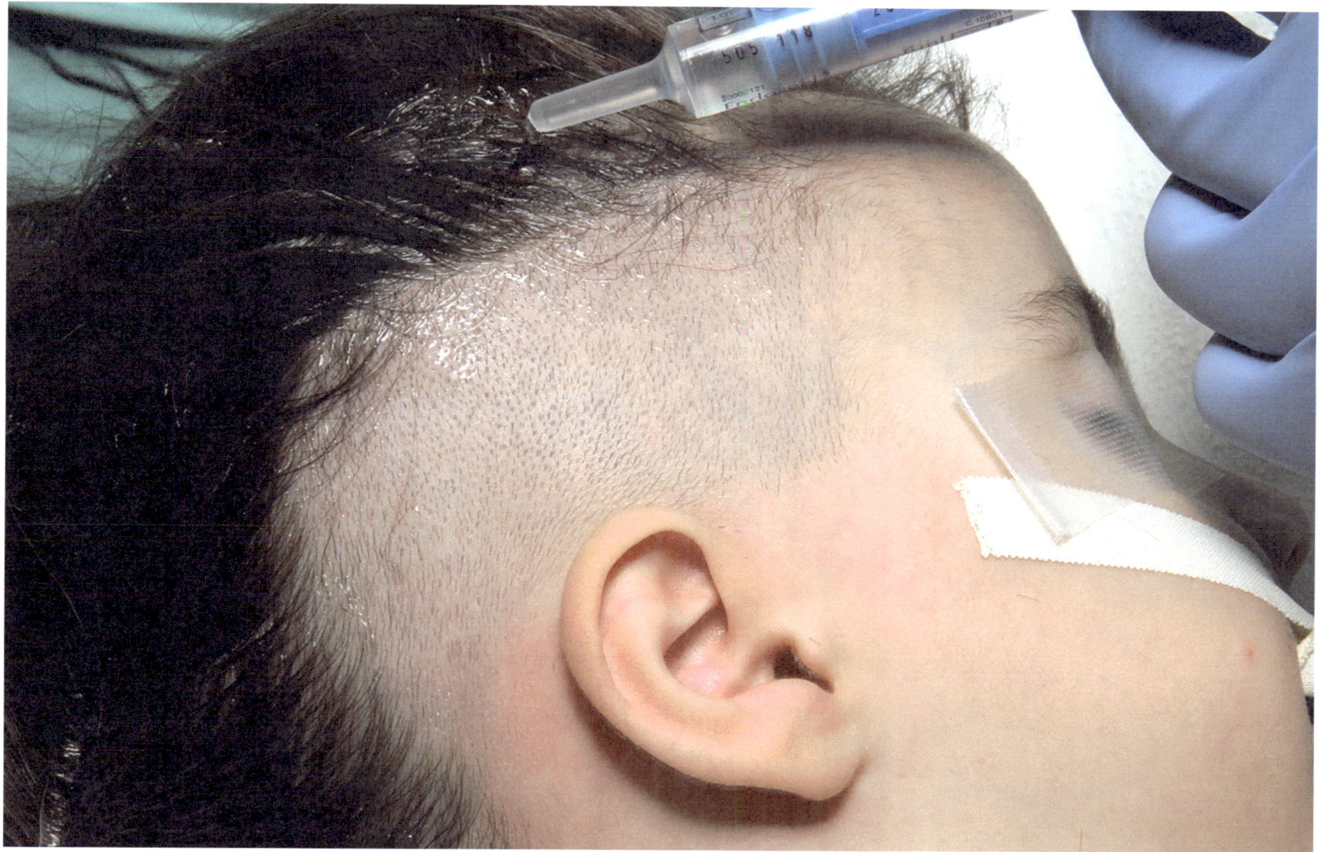

Abb. 16.3 Step 2 Die umgebenden Haare können mit Gel aus dem OP-Feld „frisiert" werden

7. Vor der Entnahme der Spalthaut ist nochmals die Einstellung des Dermatoms zu überprüfen (Spalthautdicke 0,1 mm bei Neugeborenen und Säuglingen, 0,2 mm bei allen anderen Patienten, Abb. 16.10). Eine versehentliche, zu tiefe Abnahme der Spalthaut durch eine Fehleinstellung des Dermatoms und damit das Risiko einer Alopezie des Donorareals ist unbedingt zu vermeiden. Sollte dieser Fall dennoch eingetreten sein, muss eine unmittelbare Re-Transplantation auf die Donorstelle erfolgen und das Transplantat an anderer Stelle gewonnen werden. (Step 6).
8. Bei der Entnahme der Spalthaut wird ein kontrollierter, gleichmäßiger Anpressdruck mit dem Dermatom ausgeübt. Hierfür ist es sinnvoll, den OP-Tisch etwas abzusenken und den Kopf durch eine weitere Person zu fixieren. Es ist darauf zu achten, dass sich die Entnahmestellen nicht überlappen, um eine akzidentelle Vertiefung des Donorareals mit einem dann relevanten Alopezie-Risiko zu vermeiden (Abb. 16.11). (Step 7).
9. Nach der Entnahme wird die Donorstelle mit einer Suprarenin-Getränkten Kompresse (selbe Lösung wie in Schritt 4) abgedeckt, um den Blutverlust zu minimieren (Abb. 16.12). (Step 8).
10. Nach der Entnahme wird das Transplantat bis zum definitiven Aufbringen auf die Empfängerstelle in eine feuchte Kompresse mit Ringer- oder isotoner Kochsalzlösung gelegt.
11. Vor dem Aufbringen des Transplantates auf das Empfängerareal werden situative Fenestrations-Schnitte mit dem Stichskalpell angelegt (Abb. 16.13). Dadurch kann das Risiko für einen Transplantatverlust durch Sekretstau minimiert werden. Alternativ kann die Transplantation auch als Meshgraft erfolgen, wobei - wenn irgend möglich - für ein optimales Ergebnis auf eine relevante Expansion verzichtet werden sollte. (Step 9).
12. Spalthauttransplantation. Ein Transplantieren über bereits epithelialisierte Bereiche (ein sogenanntes Overgrafting) sollte vermieden werden, da in diesen Fällen wulstige Ränder entstehen und das kosmetische und eventuell auch das funktionelle Ergebnis unbefriedigend ist. Es empfiehlt sich bei Kindern, die Transplantate mit resorbierbarem Nahtmaterial (z. B. Polyglactin - Vicryl rapide®) zu fixieren, um das Entfernen von Klammern oder Fäden zu vermeiden (Abb. 16.14). Je nach Lokalisation der Empfängerstelle und Beschaffenheit des Transplantates kann eine

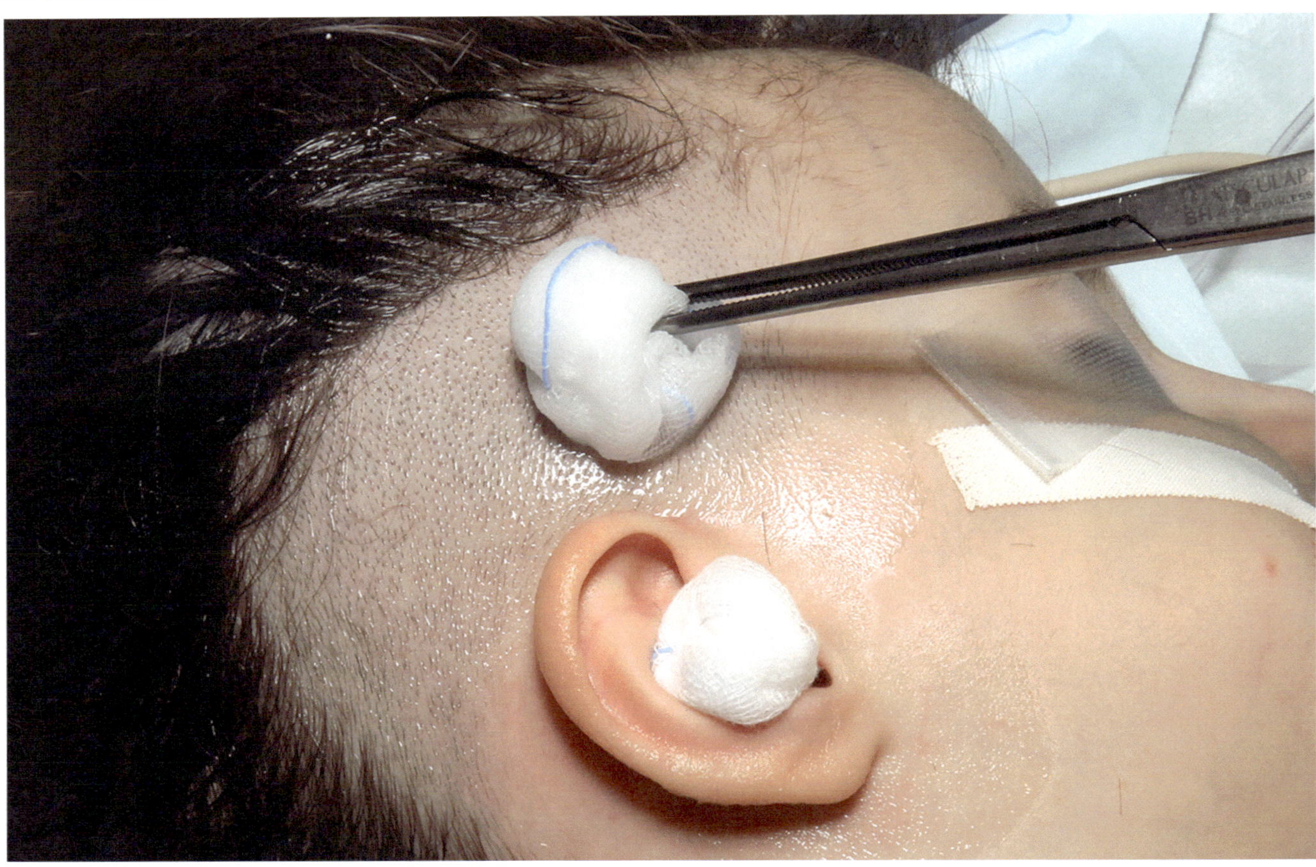

Abb. 16.4 Step 3 Mehrmalige Desinfektion des OP-Feldes

zusätzliche Fixierung mittels einer dünnen Schicht Fibrinkleber sinnvoll sein. (Step 10).

- Kinder besitzen einen natürlichen Bewegungsdrang. Es darf – insbesondere bei Kleinkindern und Säuglingen – nicht davon ausgegangen werden, dass das transplantierte Areal automatisch geschont wird. Um Scherkräfte zu vermeiden und ein gutes Einheilen des Transplantates zu ermöglichen, sollte der Verband dieser Tatsache Rechnung tragen und mit besonderer Sorgfalt angelegt werden. Als primäre Wundauflage haben sich nicht haftende, silikonhaltige Wundauflagen bewährt. Darüber kann ein mehrlagiger Kompressenverband erfolgen. Im Bereich der Extremitäten empfiehlt sich eine temporäre Ruhigstellung mittels Cast oder entsprechenden Immobilisations-Verbänden. In einigen Fällen kann ein VAC®-Verband hilfreich sein. Auch hier sollte allerdings eine nicht haftende Wundauflage zwischen VAC®-Schwamm und Transplantat aufgebracht werden.

13. Die Deckung der Entnahmestelle kann mit mehrlagigem Fettgaze-Verband und Kompressen erfolgen (Abb. 16.15). (Step 11).

Donorstelle 2 und 6 Wochen nach Spalthautentnahme (Abb. 16.16, Abb. 16.17). Im Vergleich deutliche hypertrophe Narbenbildung und Hypopigmentierung nach Spalthautentnahme am Oberschenkel (Abb. 16.18, 16.19).

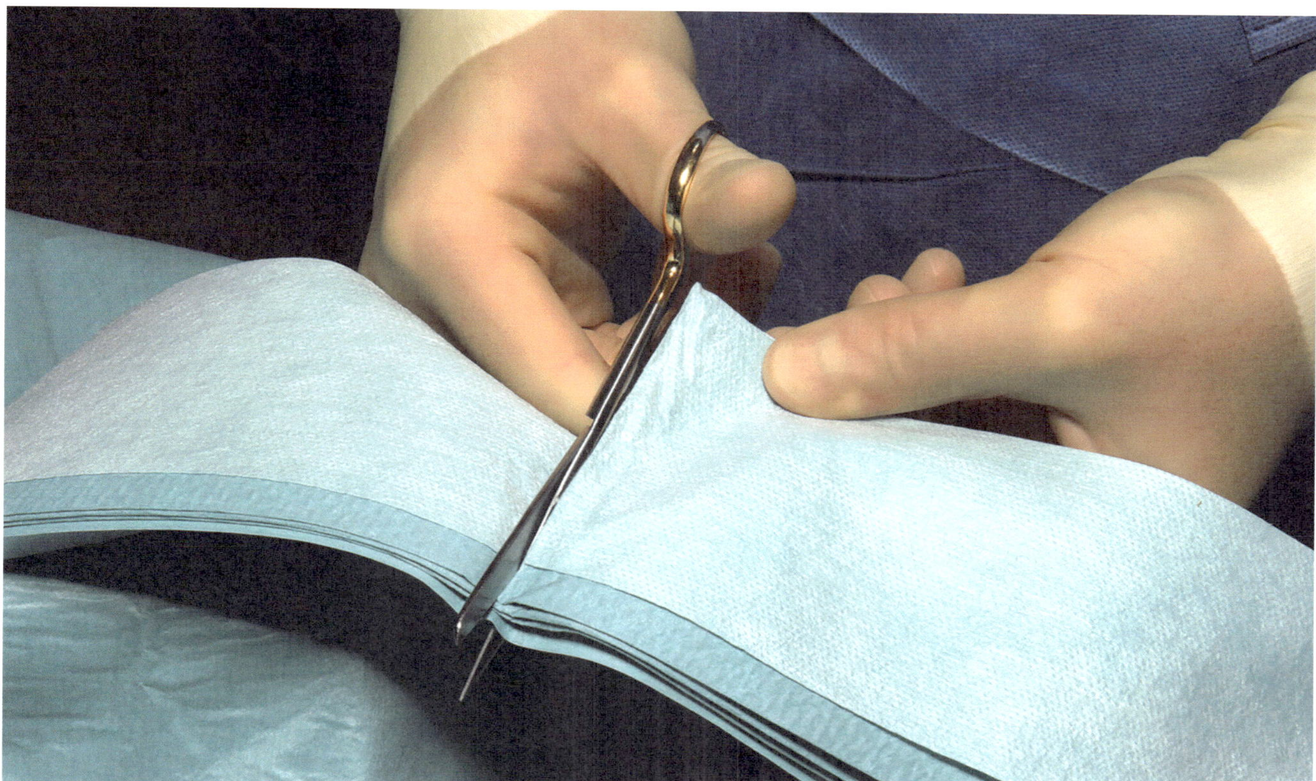

Abb. 16.5 Zuschneiden der Abdecktücher

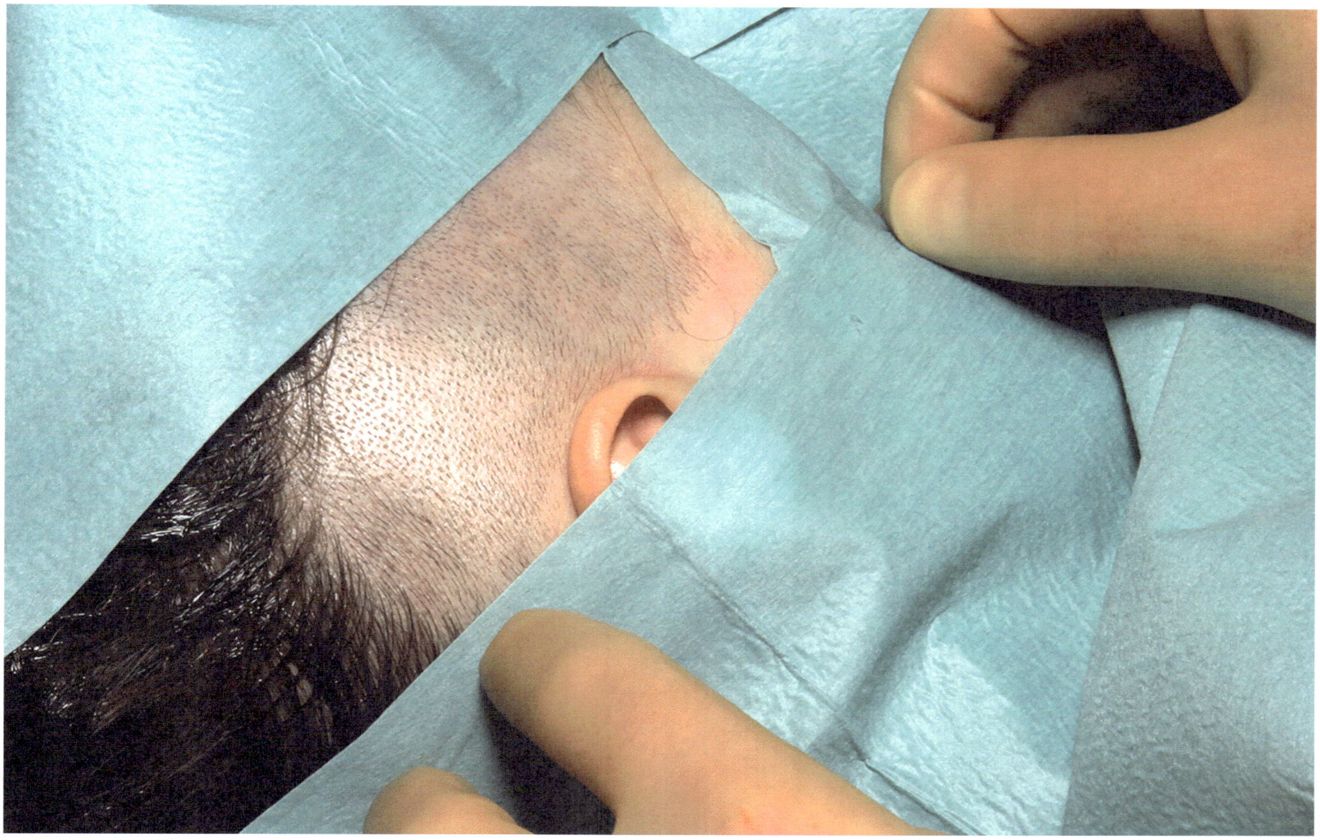

Abb. 16.6 Steriles Abkleben des OP-Areals

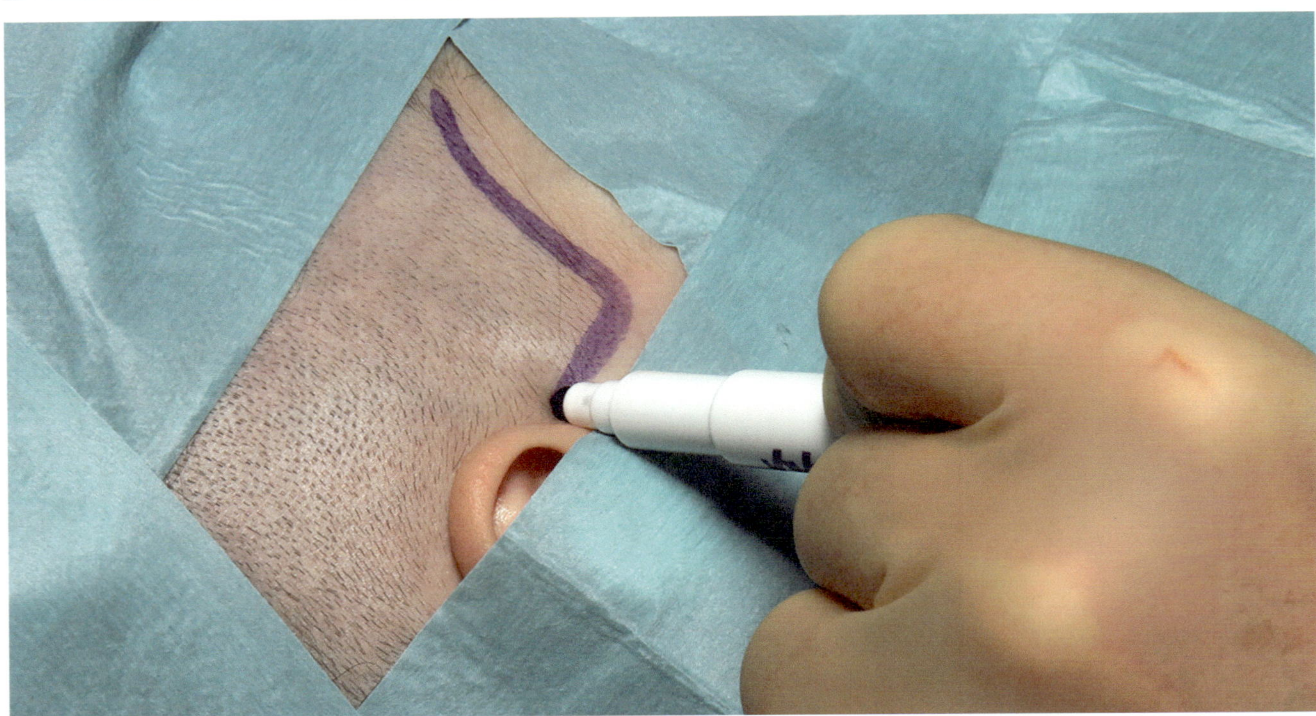

Abb. 16.7 Einzeichnen der Haargrenze

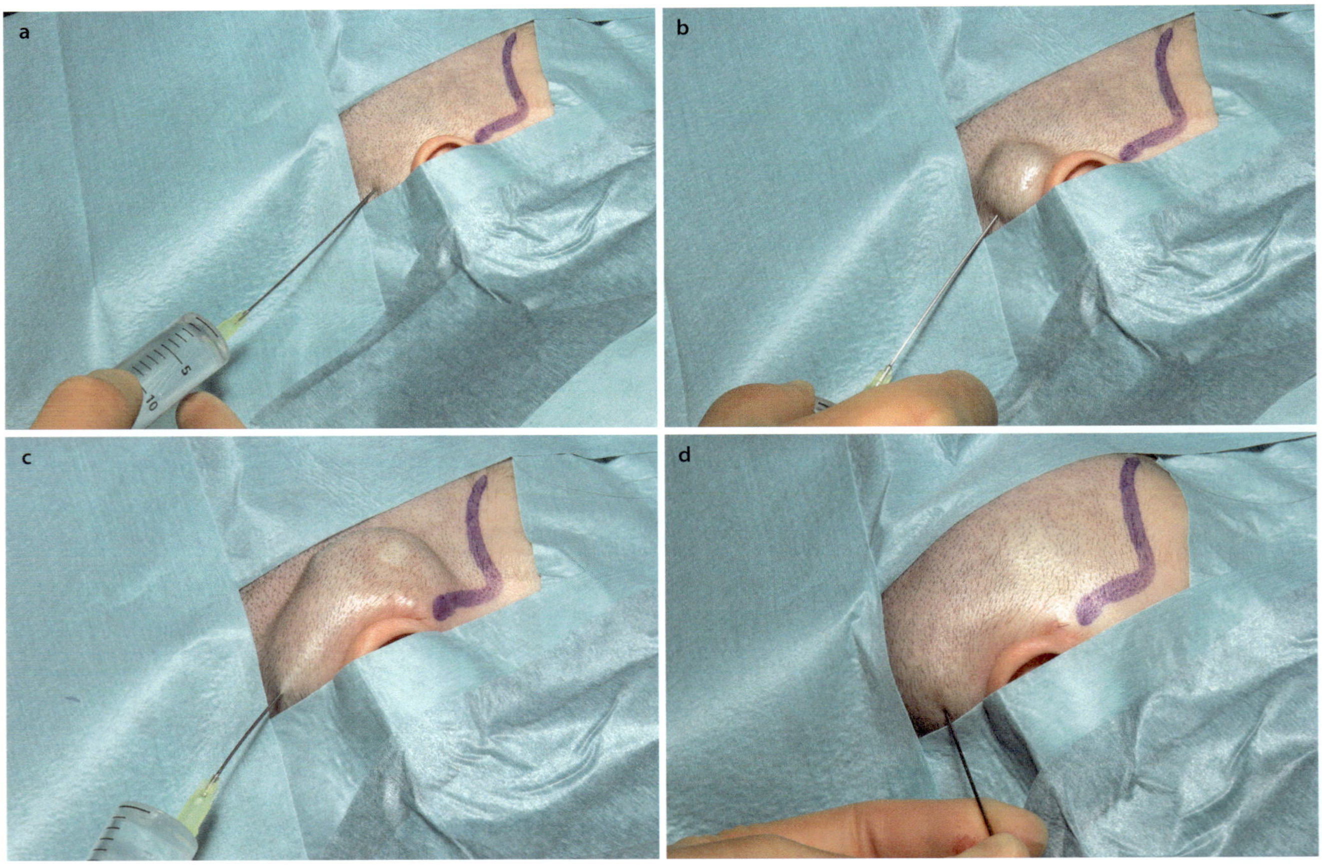

Abb. 16.8 **a–d** Step 4 Unterspritzen des Donorareals mit verdünnter Epinephrin (Suprarenin®)-Lösung (1:200.000)

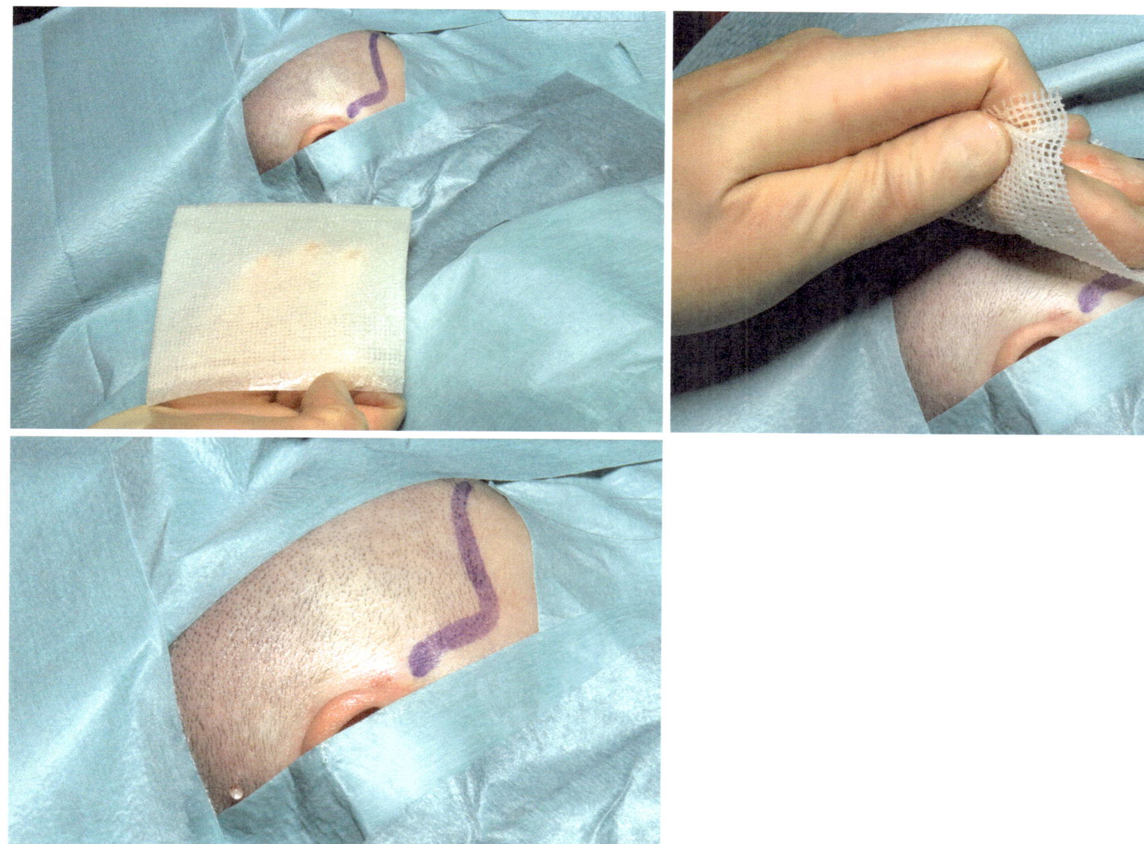

Abb. 16.9 Step 5 Einfetten des Donorareals

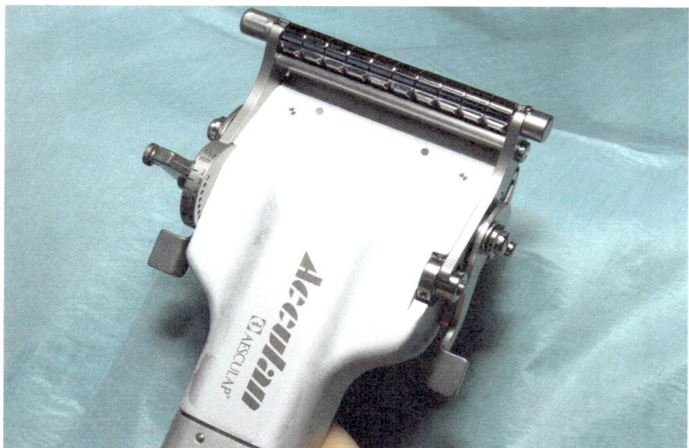

Abb. 16.10 Step 6 Spalthautdicke 0,1 mm bei Neugeborenen und Säuglingen, 0,2 mm bei allen anderen Patienten

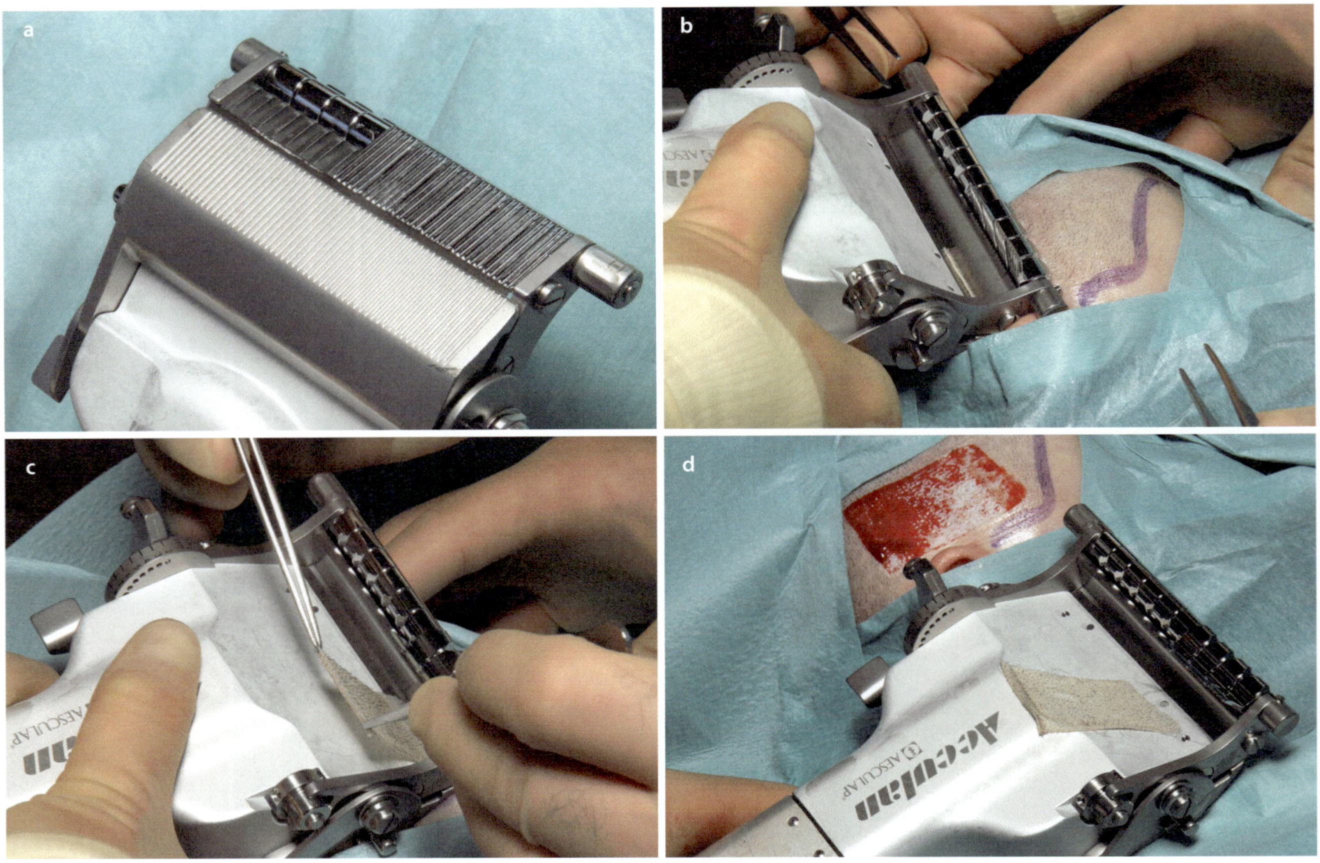

Abb. 16.11 **a–d** Step 7 Entnahme der Spalthaut am behaarten Kopf

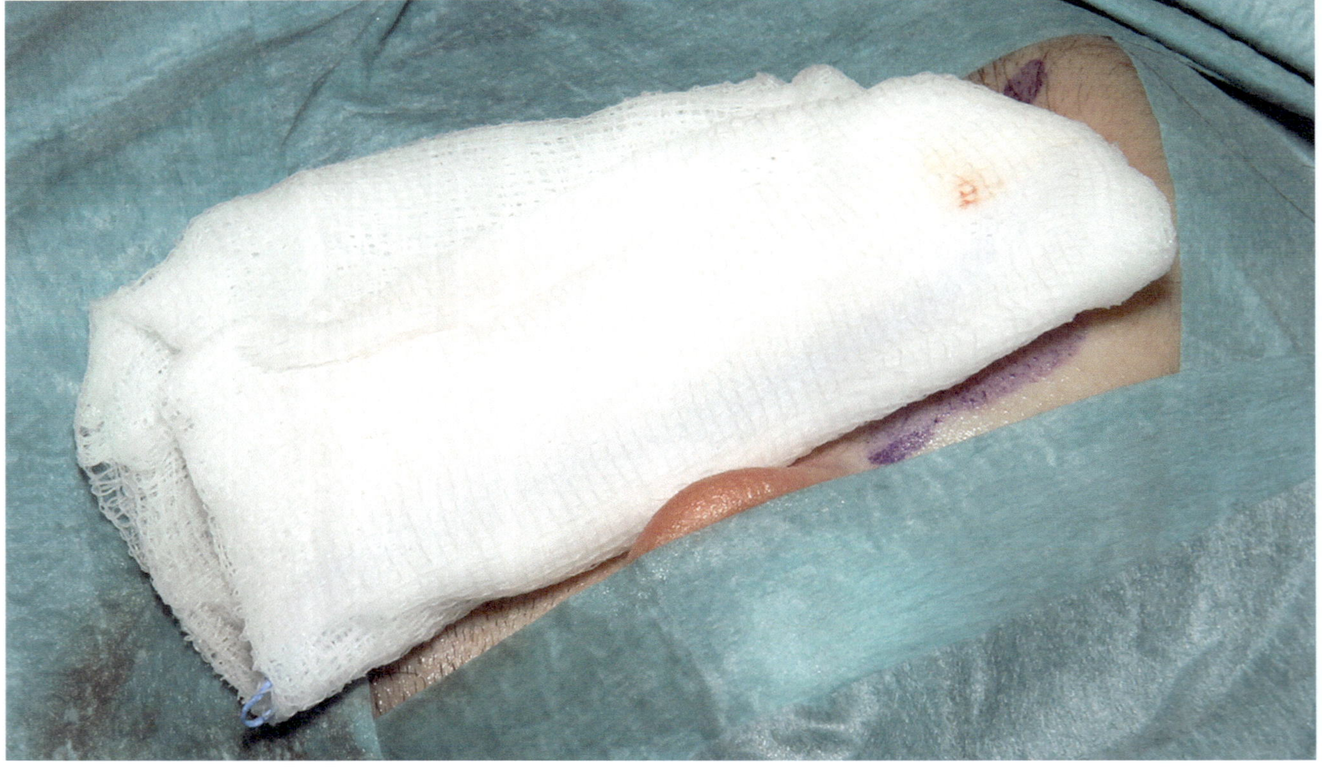

Abb. 16.12 Step 8 Abdeckung der Donorseite mit Epinephrin (Suprarenin®) (1:200.000) -getränkten Kompressen

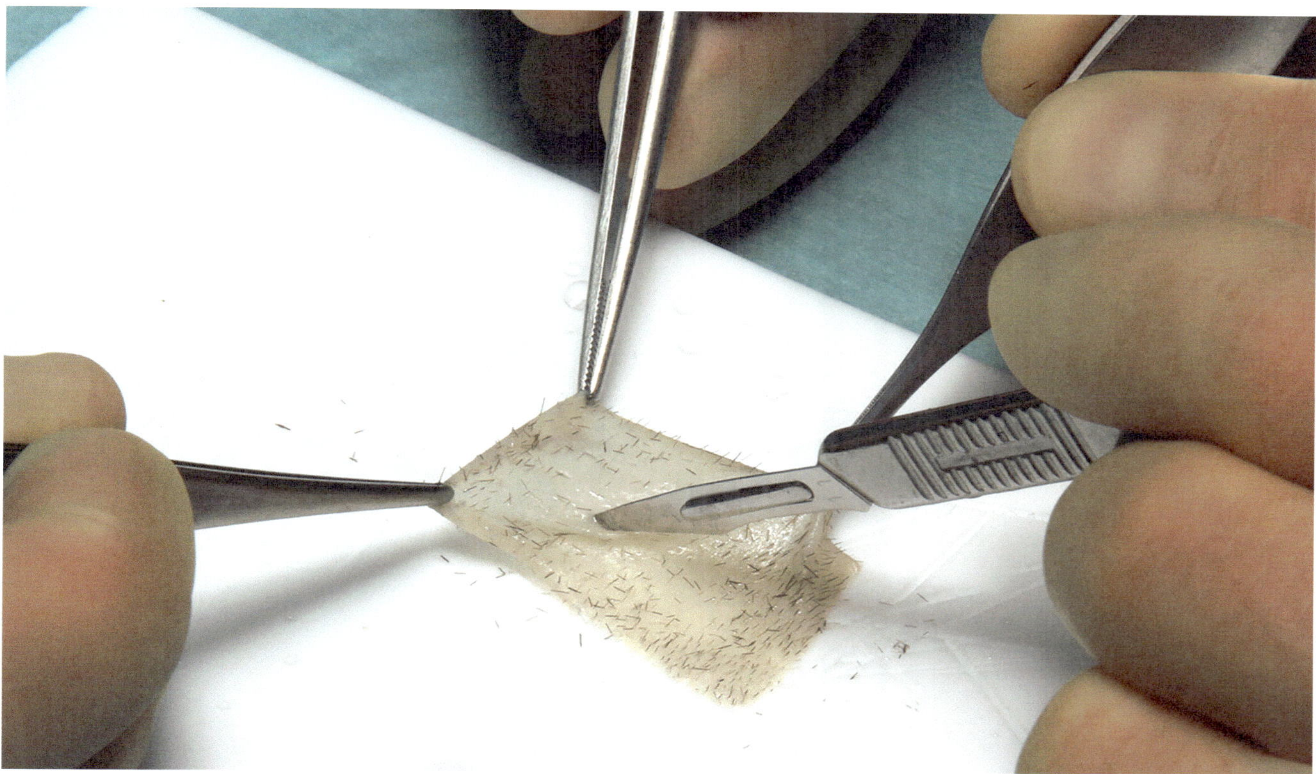

Abb. 16.13 Step 9 Stichelung des Transplantates, um einen ausreichenden Sekretabfluss zu gewährleisten

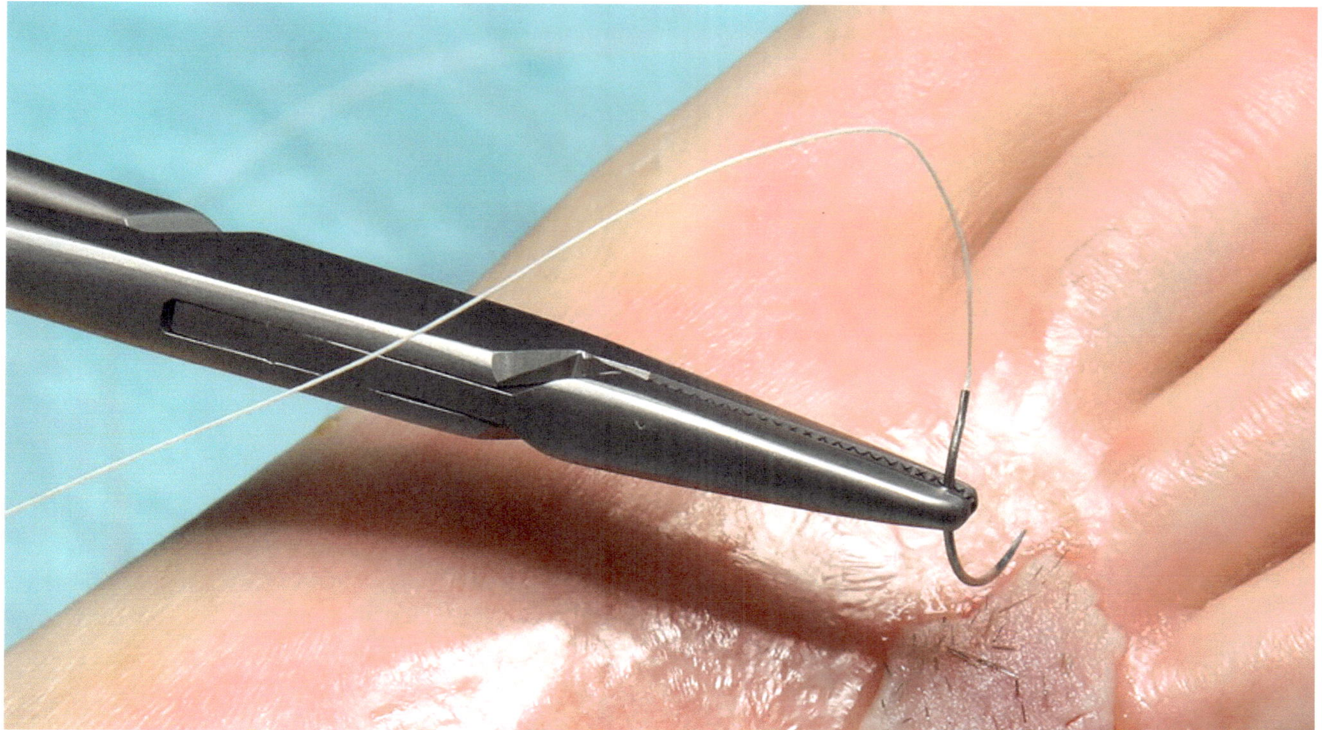

Abb. 16.14 Step 10 Situative Annaht des Hauttransplantats

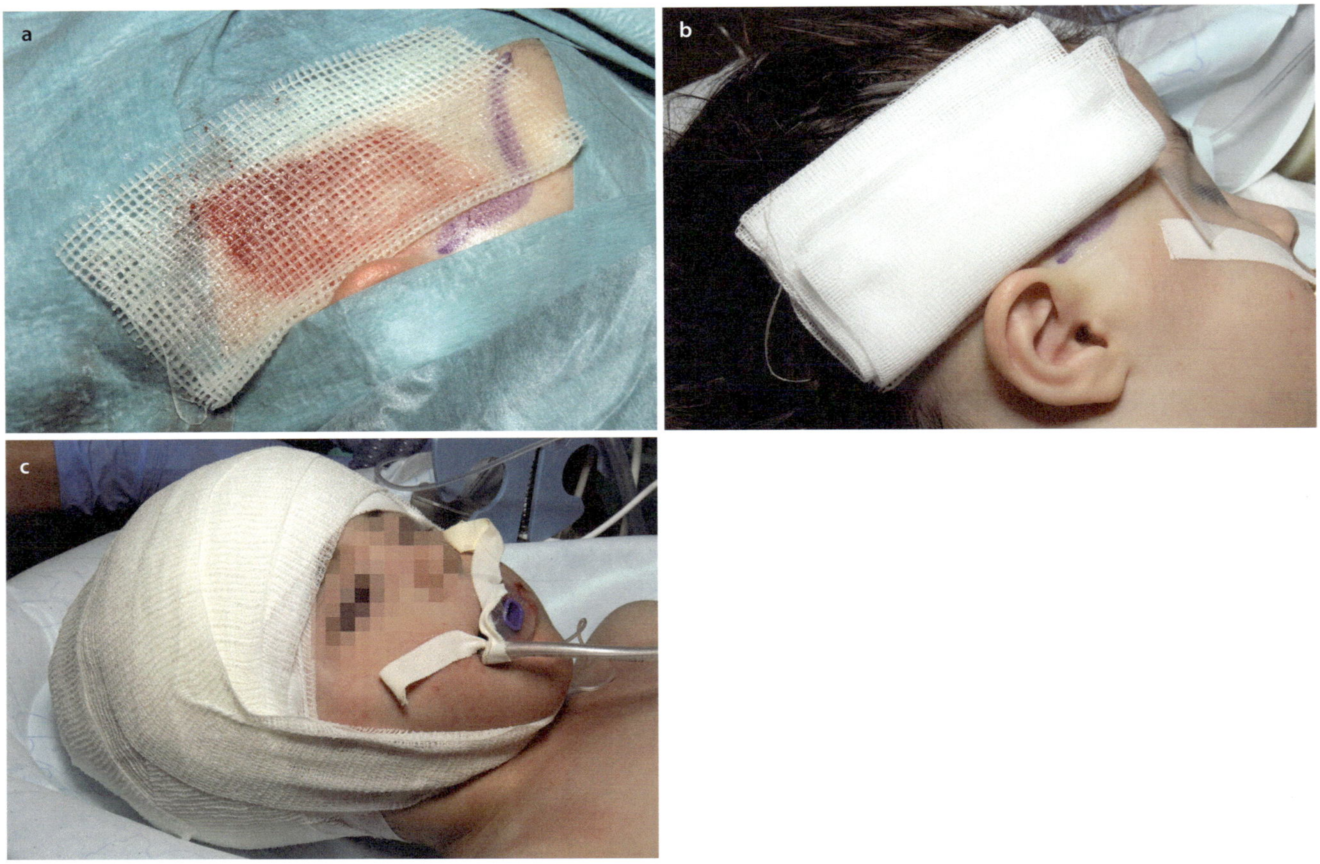

Abb. 16.15 **a–c** Step 11 Wundverband des Spenderareals mit Fettgaze und sterilen Kompressen

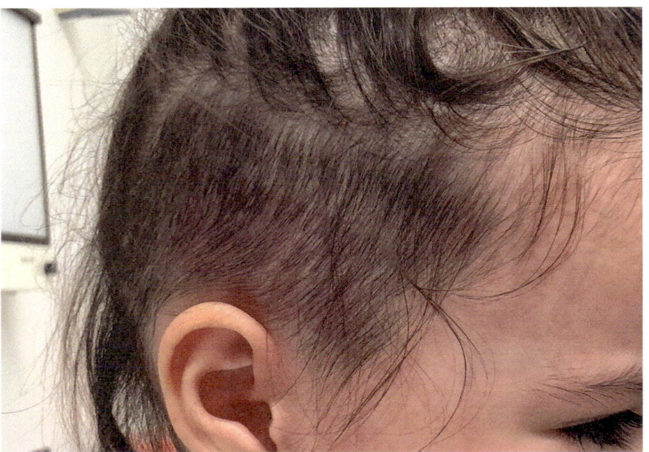

Abb. 16.16 Befund des Spenderareals 2 Wochen nach Spalthautentnahme

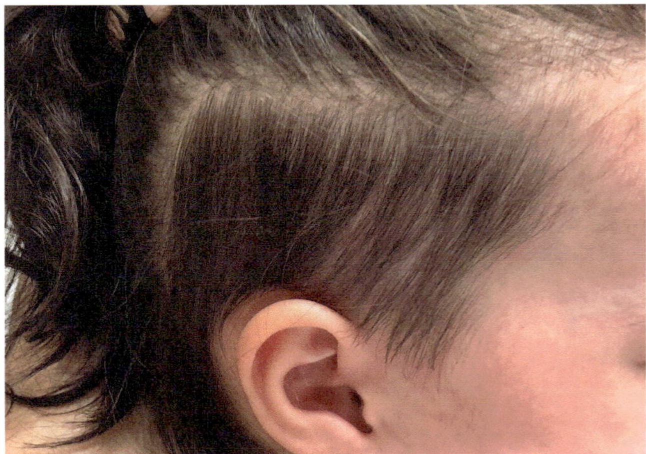

Abb. 16.17 Befund des Spenderareals 7 Wochen nach Spalthautentnahme

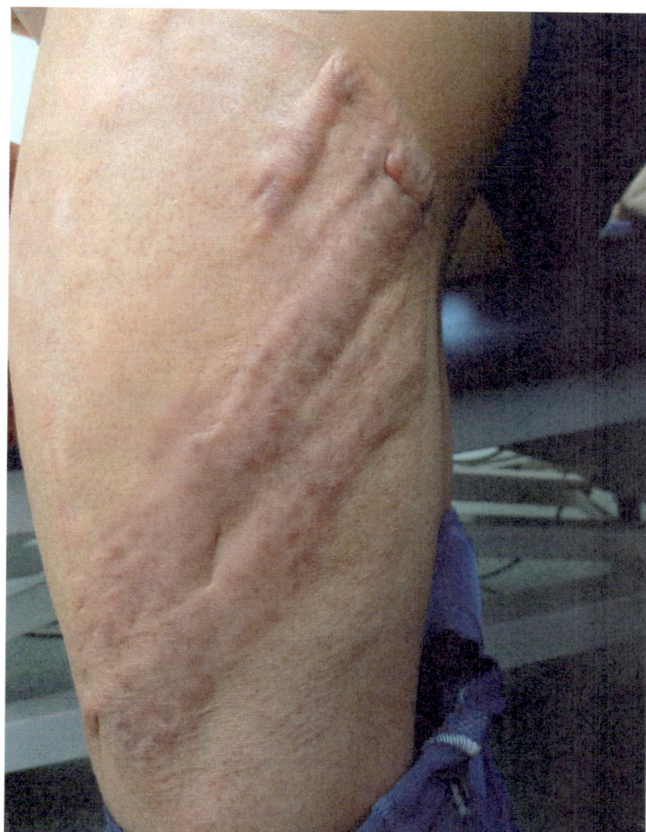

Abb. 16.18 Hypertrophe Narben am rechten Oberschenkel nach Spalthautentnahme (mit freundlicher Genehmigung von PD Dr. Verena Ellerkamp, Tübingen)

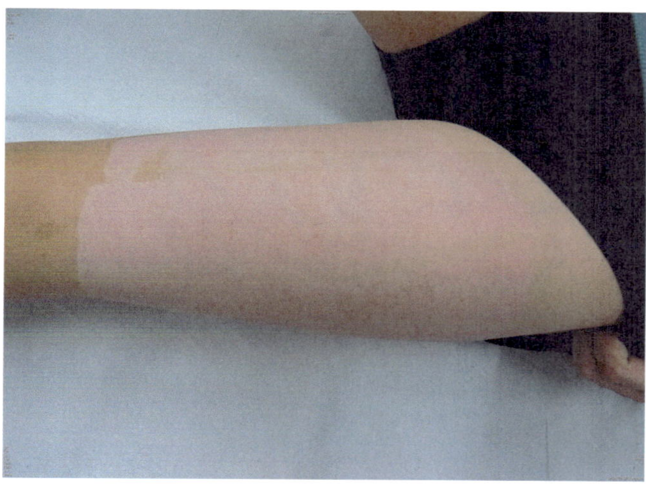

Abb. 16.19 Deutliche Hypopigmentierung nach Spalthautentnahme am linken Oberschenkel (mit freundlicher Genehmigung von PD Dr. Verena Ellerkamp, Tübingen)

16.6 Postoperative Maßnahmen

In der postoperativen Phase empfiehlt es sich, die Verbandswechsel auf ein Minimum zu beschränken. Dies ist jedoch von der transplantierten Fläche, dem klinischen Zustand des Patienten und dem Empfängerareal abhängig. In der Regel ist der 1. Verbandswechsel an der Empfängerstelle nach 4–5 Tagen sinnvoll. Bei Zeichen einer lokalen oder gar systemischen Infektion muss ein vorzeitiger Verbandswechsel durchgeführt und ein mikrobiologischer Abstrich entnommen werden. Sollte eine VAC®-Therapie erfolgt sein, kann sie zum Zeitpunkt des 1. Verbandswechsels in der Regel beendet werden. Bei guter Einheilung des Transplantates kann die weitere Behandlung mit Dexpanthenolsalbe und ggf. einem leichten, nicht haftenden Verband erfolgen. Im Bereich der Extremitäten kann bei noch instabilem Transplantat eine Immobilisation mittels Cast-Verband fortgeführt werden. Dies ist in aller Regel aber nicht länger als eine Woche notwendig.

An der Donorstelle kann nach einer Woche der Kompressenverband entfernt werden. Durch repetitives Auftragen von Dexpanthenolsalbe auf und um den Fettgazeverband, kann dieser in den darauffolgenden Tagen von der dann bereits epithelialisierten Haut abgelöst werden.

Das transplantierte Areal sollte in der Folge stets mit einer maßgefertigten Kompressionswäsche versorgt werden. Optimalerweise erfolgt das Ausmessen der Kompressionskleidung durch speziell geschulte Orthopädietechniker schon unmittelbar vor der Transplantation im OP. So kann nach erfolgter, stabiler Einheilung des Transplantates (nach ca. 10–14 Tagen) zügig mit der Kompressionstherapie begonnen werden. Die Indikation für eine physiotherapeutische Narbentherapie sollte großzügig und auch frühzeitig gestellt werden, wenn entsprechend geschulte Therapeuten zur Verfügung stehen.

Literatur

1. Brusselaers N, Monstrey S, Vogelaers D, Hoste E, Blot S (2010) Severe burn injury in Europe: a systematic review of the incidence, etiology, morbidity, and mortality. Crit Care 14:R188
2. Bessey PQ, Arons RR, Dimaggio CJ, Yurt RW (2006) The vulnerabilities of age: burns in children and older adults. Surgery 140:705–715. discussion 715–707
3. Jahresbericht (2019) Verbrennungsregister der DGV. https://www.verbrennungsmedizin.de/verbrennungsregister/jahresberichte. Zugegriffen am 28.02.2020
4. Ravat F, Fontaine M, Latarjet J, Voulliaume D (2018) [Burn: epidemiology, evaluation, organisation of care]. Rev Prat 68:1078–1082

5. Smolle C, Cambiaso-Daniel J, Forbes AA et al (2017) Recent trends in burn epidemiology worldwide: a systematic review. Burns 43:249–257
6. Langer S, Hilburg M, Drucke D, Herweg-Becker A, Steinstrasser L, Steinau HU (2006) [Analysis of burn treatment for children at Bochum University Hospital]. Unfallchirurg 109: 862–866
7. Berman B, Viera MH, Amini S, Huo R, Jones IS (2008) Prevention and management of hypertrophic scars and keloids after burns in children. J Craniofac Surg 19:989–1006
8. Deitch EA, Wheelahan TM, Rose MP, Clothier J, Cotter J (1983) Hypertrophic burn scars: analysis of variables. J Trauma 23:895–898
9. Rowan MP, Cancio LC, Elster EA et al (2015) Burn wound healing and treatment: review and advancements. Crit Care 19:243
10. Schiestl C (2007) Treatment of scald injuries in infants and toddlers: the Zurich concept. Handchir Mikrochir Plast Chir 39:356–359
11. Shin JY, Yi HS (2016) Diagnostic accuracy of laser Doppler imaging in burn depth assessment: systematic review and meta-analysis. Burns 42:1369–1376
12. Holland AJ, Martin HC, Cass DT (2002) Laser Doppler imaging prediction of burn wound outcome in children. Burns 28:11–17
13. Schwanholt C, Greenhalgh DG, Warden GD (1993) A comparison of full-thickness versus split-thickness autografts for the coverage of deep palm burns in the very young pediatric patient. J Burn Care Rehabil 14:29–33
14. Prasetyono TO, Sadikin PM, Saputra DK (2015) The use of split-thickness versus full-thickness skin graft to resurface volar aspect of pediatric burned hands: a systematic review. Burns 41:890–906
15. Azzopardi EA, Boyce DE, Dickson WA et al (2013) Application of topical negative pressure (vacuum-assisted closure) to split-thickness skin grafts: a structured evidence-based review. Ann Plast Surg 70:23–29
16. Seiler M, Landolt MA, Staubli G (2017) Nitrous oxide 70% for procedural analgosedation in a pediatric emergency department with or without intranasal fentanyl?: Analgesic efficacy and adverse events if combined with intranasal fentanyl. Pediatr Emerg Care 35(11):755–759
17. Heinrich M, Menzel C, Hoffmann F, Berger M, Schweinitz D (2015) Self-administered procedural analgesia using nitrous oxide/oxygen (50:50) in the pediatric surgery emergency room: effectiveness and limitations. Eur J Pediatr Surg 25:250–256
18. Kloti J, Pochon JP (1981) Split skin grafts from the scalp. Prog Pediatr Surg 14:111–122
19. Crawford BS (1964) An unusual skin donor site. Br J Plast Surg 17:311–313
20. Taylor JW, Wilmore DW, Peterson HD, Pruitt BA Jr (1977) Scalp as a donor site. Am J Surg 133:218–220
21. Wyrzykowski D, Chrzanowska B, Czauderna P (2015) Ten years later-scalp still a primary donor site in children. Burns 41:359–363
22. Herd AN, Hall PN, Widdowson P, Tanner NS (1987) Mesh grafts--an 18 month follow-up. Burns Incl Therm Inj 13:57–61
23. Nikkhah D, Booth S, Tay S, Gilbert P, Dheansa B (2015) Comparing outcomes of sheet grafting with 1:1 mesh grafting in patients with thermal burns: a randomized trial. Burns 41:257–264
24. Al-Mousawi AM, Mecott-Rivera GA, Jeschke MG, Herndon DN (2009) Burn teams and burn centers: the importance of a comprehensive team approach to burn care. Clin Plast Surg 36:547–554

Teil III

Nachsorge

Wundverband des Transplantates (Überknüpfverband/VAC) 17

Corrado Parodi und Henrik Menke

Inhaltsverzeichnis

17.1 Historischer Abriss

Die Hauttransplantation wird bereits in einem medizinischen Manuskript der Ägypter ca. 1500 v. Chr. erwähnt [1]. Erste systematische Verfahren sollen vor ca. 3000 Jahren in Indien stattgefunden haben mit der Verwendung von Hauttransplantaten zur Nasenrekonstruktion.

Weitere erfolgreiche Transplantationen wurden in Europa in der ersten Hälfte des 19. Jahrhunderts durchgeführt. 1872 berichtete Ollier in Frankreich über die Transplantation von Haut von bis zu 8 Quadratzentimetern [2].

Kurz danach, 1886, schrieb Thiersch in Deutschland über seine ersten Spalthauttransplantationen [3].

Weitere Berichte über Vollhauttransplantationen erschienen 1875 von Wolfe in Glasgow [4] und 1896 von Krause in Altona [5]. Die Vollhauttransplantation sollte zu besseren Ergebnissen im Vergleich zu den dünneren Spalthauttransplantation nach Ollier-Thiersch führen. Erstmals wurde in der Publikation von Krause Bilder eines Überknüpfverbandes gezeigt.

In der Verbrennungschirurgie kamen die ersten Hauttransplantationen jedoch später, 1941 von Brown und McDowell, zum Einsatz [6]. Ein weiterer wichtiger Fortschritt fand 1964 statt. Tanner, Vandeput und Olley berichteten über die ersten Meshgrafts [7].

C. Parodi (✉)
Sektion für Plastische, Rekonstruktive und Ästhetische Chirurgie, Klinikum Darmstadt GmbH, Darmstadt, Deutschland
e-mail: corrado.parodi@mail.klinikum-darmstadt.de

H. Menke
Klinik für Plastische, Ästhetische und Handchirurgie - Zentrum für Schwerbrandverletzte, Sana Klinikum Offenbach, Deutschland, Offenbach
e-mail: henrik.menke@sana.de

17.2 Indikationen

Bei der Transplantatentnahme erfolgt eine vollständige Abnahme der Haut von dem Wundgrund und damit ihrer vaskulären Versorgung. Die Haut wird dann auf die neue Empfängerstelle aufgelegt und der Annahmeprozess (Take Rate) des Transplantates beginnt.

Bereits zum Ende des 18. Jahrhunderts wurde die Pathophysiologie der Hauttransplantation erforscht und von Goldman beschrieben. Dies entspricht im Wesentlichen dem heutigen Wissensstand:

In der Anfangsphase (24-48 Stunden) wird das Transplantat über Plasma aus dem Wundgrund ernährt. Diese Phase fängt bereits einige Minuten nach der Transplantation an. Daraufhin erfolgt die Befestigung der transplantierten Haut durch "Fibrinbrücken". Über dieses Netz bestehend aus Fibrin erfolgt die Neovaskularisation der transplantierten Haut. Dieser Prozess fängt ca. 48-72 Stunden nach der

C. Ottomann, B. Hartmann (Hrsg.), *Hauttransplantation*, https://doi.org/10.1007/978-3-662-62060-1_17

Transplantation an und kann ca. eine Woche dauern. Die Bildung von Lymphgefäßen beginnt ca. 7 Tage nach der Transplantation, die der Nerven nach einigen Wochen. Die Heilung von dünneren Transplantaten ist weniger anspruchsvoll.

Die erfolgreiche Einheilung einer Hauttransplantation erfordert somit einen gut durchbluteten Wundgrund und muss in einem eng begrenzten Zeitfenster erfolgen, um die Vitalität der Haut zu erhalten. Mögliche Scherkräfte sind zu vermeiden, da diese zu einer Beeinträchtigung der Durchblutung und der erfolgreichen Einheilung der Haut führen können.

Die Interposition von Blut oder Wundflüssigkeit (Hämatom-, Serombildung) zwischen Wundgrund und Transplantat verursacht ebenfalls eine Beeinträchtigung des Einheilungsprozesses und möglicherweise die Nekrose des Transplantates.

Die Anforderungen an den Wundgrund nehmen mit der Dicke des Transplantates vom ultradünnen Spalthauttransplantat bis hin zur Vollhaut zu. Zur besseren Fixierung der Hauttransplantate an der Empfängerstelle und zur Vermeidung einer Entstehung vn Hohlräumen, werden bei all diesen Indikationen sogenannte Überknüpfverbände eingesetzt.

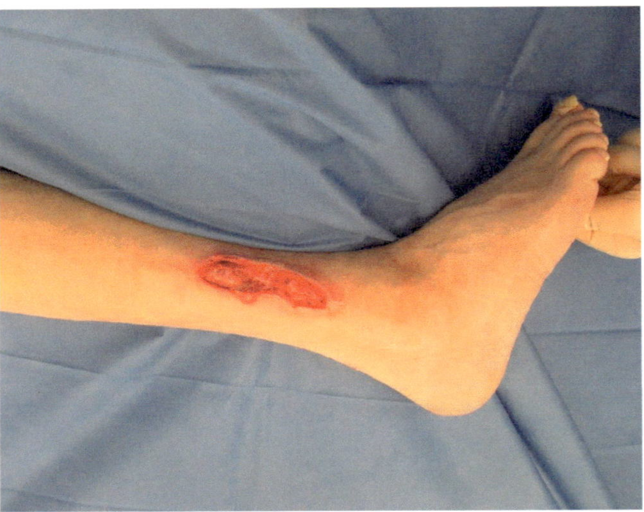

Abb. 17.1 Tiefreichende Wunde am rechten Unterschenkel eines Patienten. Die Wunde wurde mit VAC-Therapie 5 Tage vorbehandelt. Es konnten saubere und gut granulierte Wundverhältnisse erreicht werden

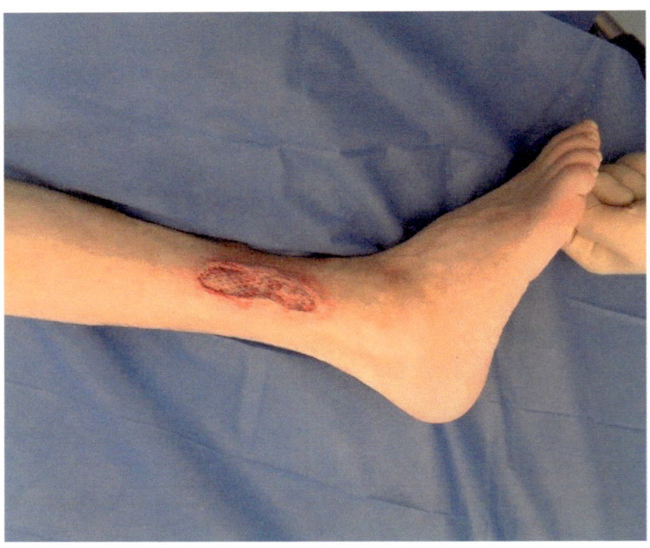

Abb. 17.2 Die Auflage des Transplantates

17.3 Materialien

Es gibt zahlreiche Varianten von Überknüpfverbänden. Diese weisen einen einheitlichen strukturierten Aufbau mit drei wesentlichen Anteilen auf:

- Eine nicht haftende Wundauflage (z. B. eine Fett- oder Silikongaze) direkt über dem Hauttransplantat verhindert das Verkleben des Hauttransplantates mit dem eigentlichen Wundverband.
- Eine Polsterauflage (z. B. Tupfer/Kompressen oder Schwämme) dient als übertragendes Kompressionsmedium auf das Transplantat.
- Zur Druckerzeugung werden multiple Fäden oder alternativ ein Unterdruckverband („VAC"-Verbände - Unterdruck-Wundtherapie) verwendet.

Der Druckverband wird in der Regel 5 Tage belassen bis zum ersten Verbandswechsel.

17.4 Formen

17.4.1 Klassischer Überknüpfverband

Nach ausreichender Vorbereitung des Wundgrundes erfolgt die Auflage und Fixierung des Hauttransplantates. (Abb. 17.1, 17.2). Anschließend werden am Wundrand mit der Gegenseite korrespondierenden Fäden mit nicht resorbierbarem Nahtmaterial vorgelegt. Die Fadenenden werden lang belassen, um diese später miteinander verknoten zu können und damit den Überknüpfverband zu sichern (Abb. 17.3). Auf das Hauttransplantat werden mehrere Lagen einer Fettgaze platziert, um ein Verkleben mit dem nachfolgenden weiteren Wundverband zu verhindern. Eine zusammengerollte oder gebauschte Kompresse wird auf die Fettgaze gelegt (Abb. 17.4). Darüber erfolgt schrittweise der Verschluss der vorgelegten korrespondierenden Faden-Enden mit ausreichender Kompression auf den Wundbereich (Abb. 17.5). Abschließend wird ein üblicher Wundschutzverband mit sterilem Verbandmaterial angelegt. Wir

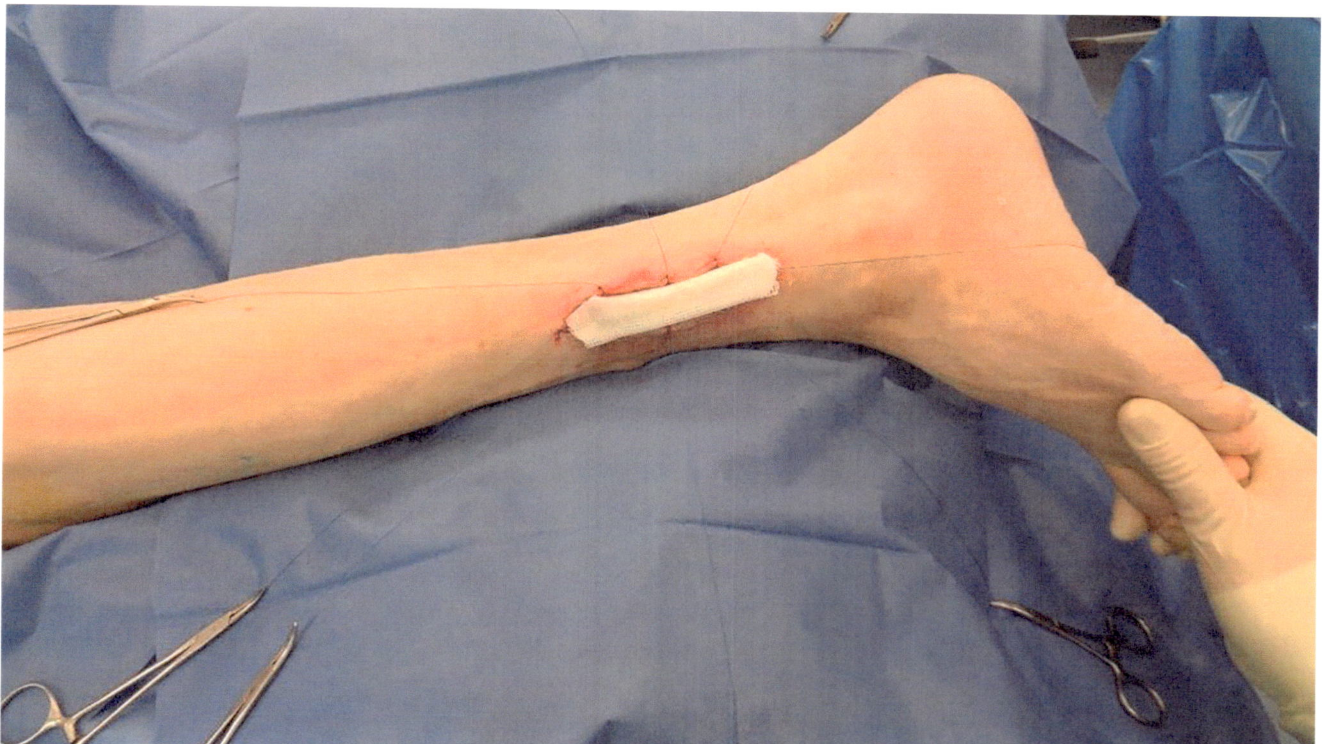

Abb. 17.3 Nun werden am Wundrand mit der Gegenseite korrespondierende Fäden mit nicht resorbierbarem Nahtmaterial vorgelegt. Die Fadenenden werden lang belassen, um den Überknüpfverband später zu sichern. 3 Lagen Fettgaze werden der Wundgröße entsprechend zugeschnitten und aufgelegt

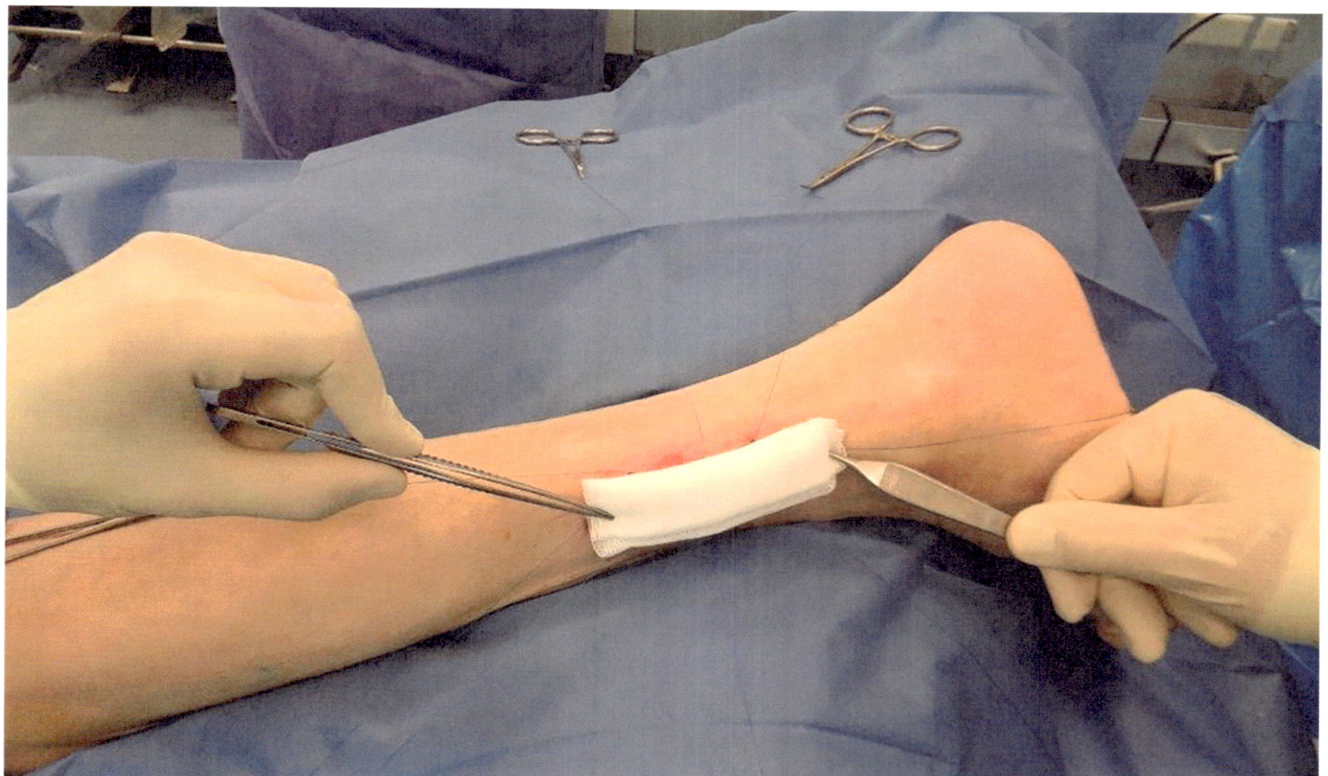

Abb. 17.4 Eine zusammengerollte oder gebauschte Kompresse wird auf die Fettgaze gelegt

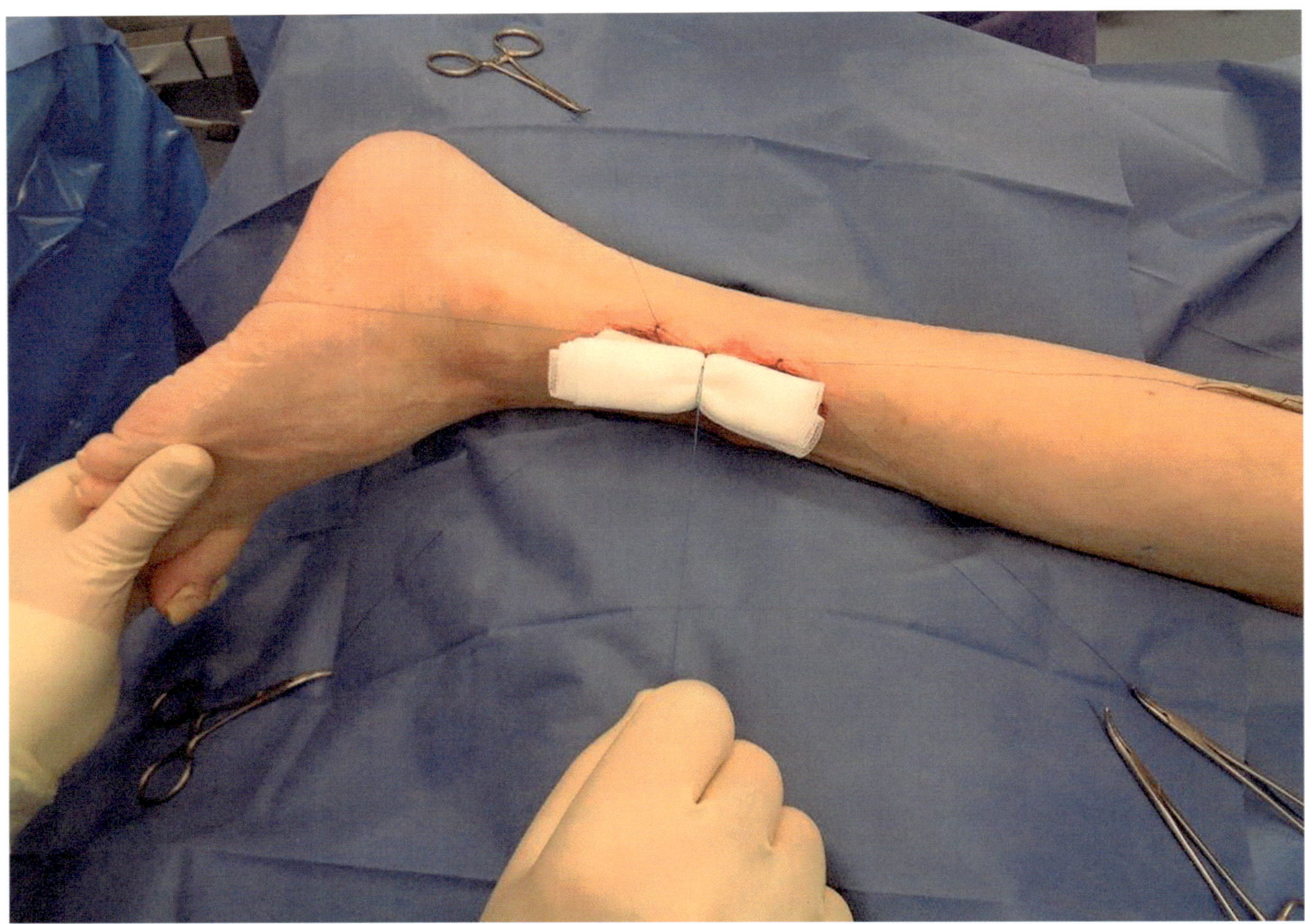

Abb. 17.5 Schrittweise werden die vorgelegte korrespondierenden Fadenenden miteinander verknotet. Darüber erfolgt ein üblicher Wundschutzverband mit sterilem Verbandmaterial

führen tägliche Wundkontrollen bei geschlossenem Überknüpfverband durch und entfernen diesen erstmals nach 5 Tagen.

17.4.2 Überknüpfverband mit Unterdrucksysteme (VAC)

Der VAC-Verband repräsentiert eine mögliche Alternative zum klassischen Überknüpfverband. Die Indikation zur VAC-Anlage stellt sich insbesondere bei großflächigen Wunden, bei sehr unebenem Wundgrund oder bei vorhandener vermehrter Sekretion, die aus technischen Gründen schwer mit "konventionellen" Überknüpfverbänden zu versorgen sind (Abb. 17.6). Die Vorgehensweise entspricht dem Vorgehen beim klassischen Überknüpfverband (Abb. 17.7, 17.8, 17.9, 17.10, 17.11). Der abschließende Kompressionsverband beinhaltet nach Auflage der Fettgazen die Bedeckung mit einem der Wundgröße exakt angepassten Polyurethanschwammes (Abb. 17.12). Als letzter Schritt erfolgt das Aufbringen der abdeckenden Kunststofffolie für den Okklusionsverband ohne Faltenbildung (Abb. 17.13).

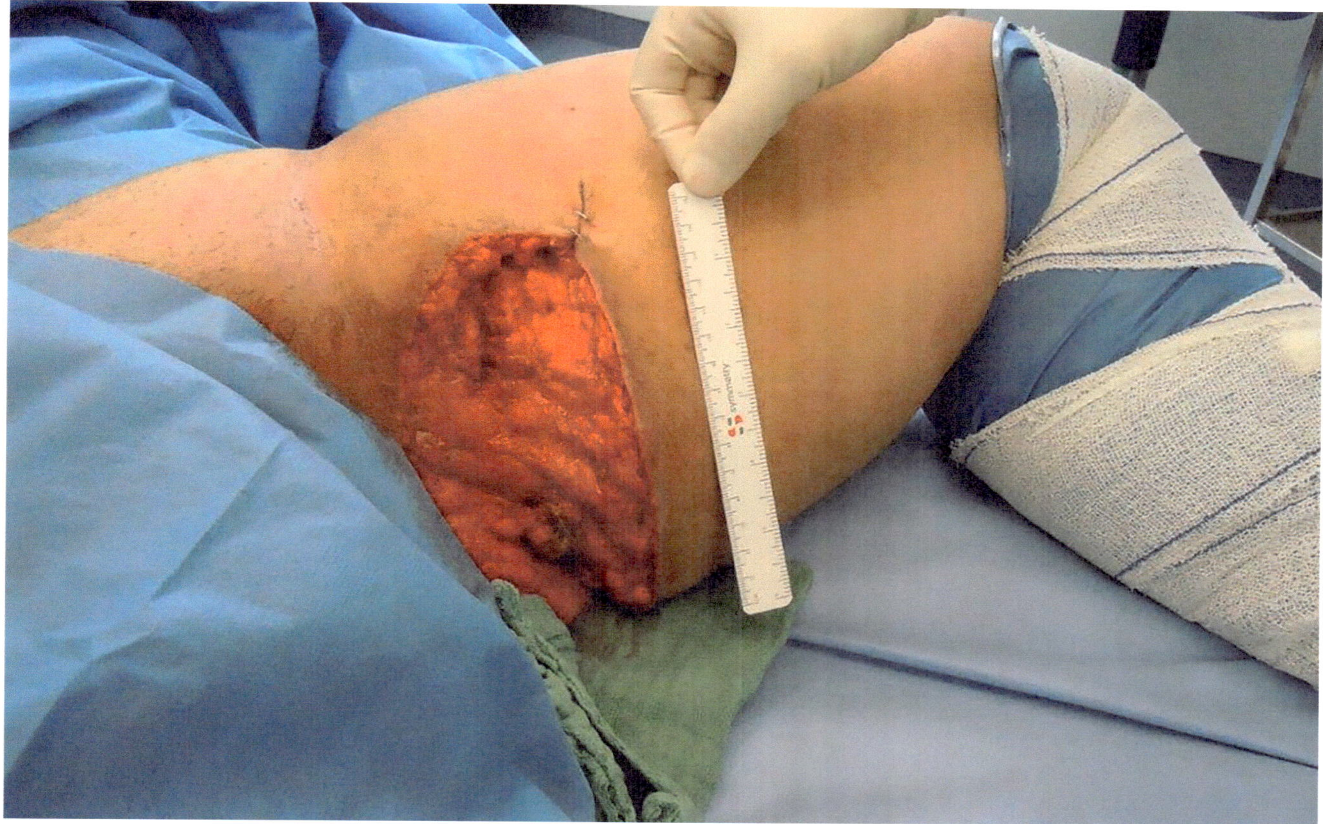

Abb. 17.6 Defektwunde im Bereich des linken Oberschenkels. Die Wunde wurde mit einer VAC-Therapie vorbehandelt und zeigt ausreichend granulierte Wundverhältnisse für eine Hauttransplantation. Die Größe des verbleibenden Defektes wird gemessen zur Ermittlung des Hautbedarfes

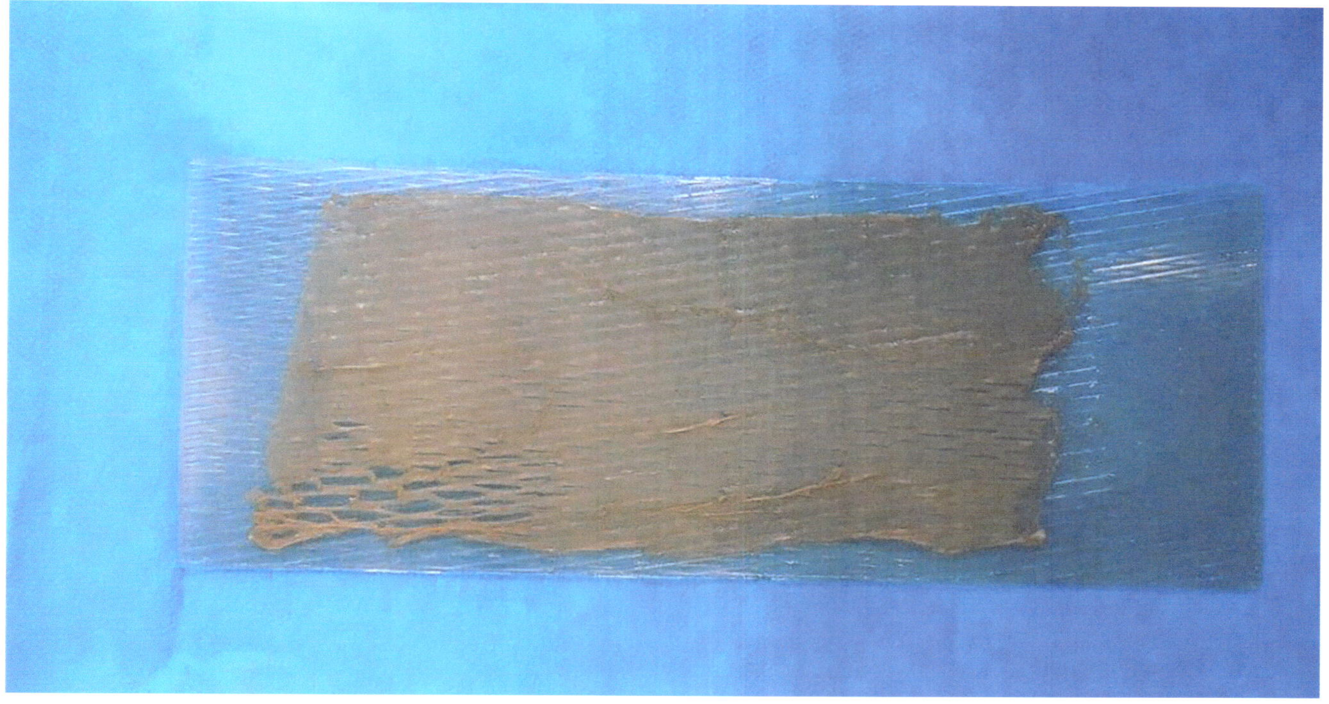

Abb. 17.7 Entsprechend der gemessenen Defektgröße erfolgt die Hautentnahme. Die Haut wurde hier mit einem Elektrodermatom vom Oberschenkel in der Dicke von 0,2 mm entnommen und um das Verhältnis 1 zu 1,5 mit einer Mesh-Platte expandiert

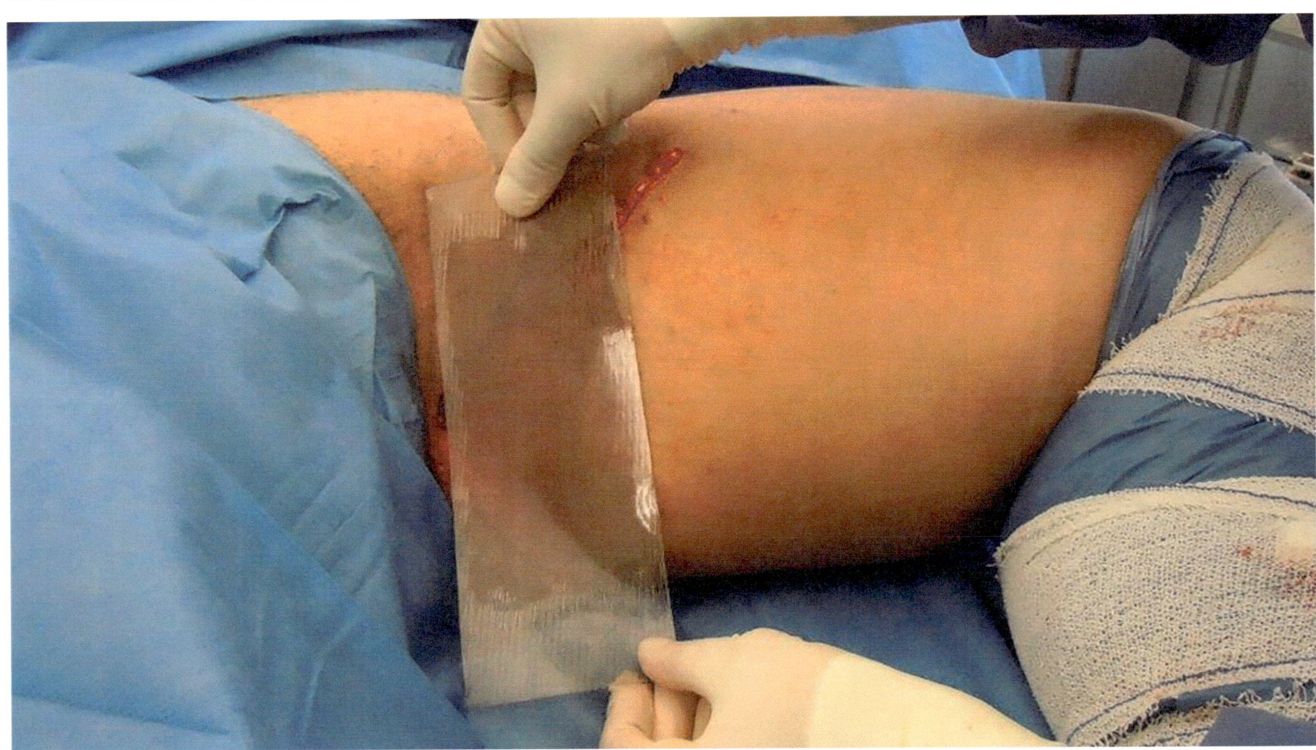

Abb. 17.8 Die Haut wird mithilfe der umgewendeten Mesh-Platte auf die Defektwunde aufgelegt

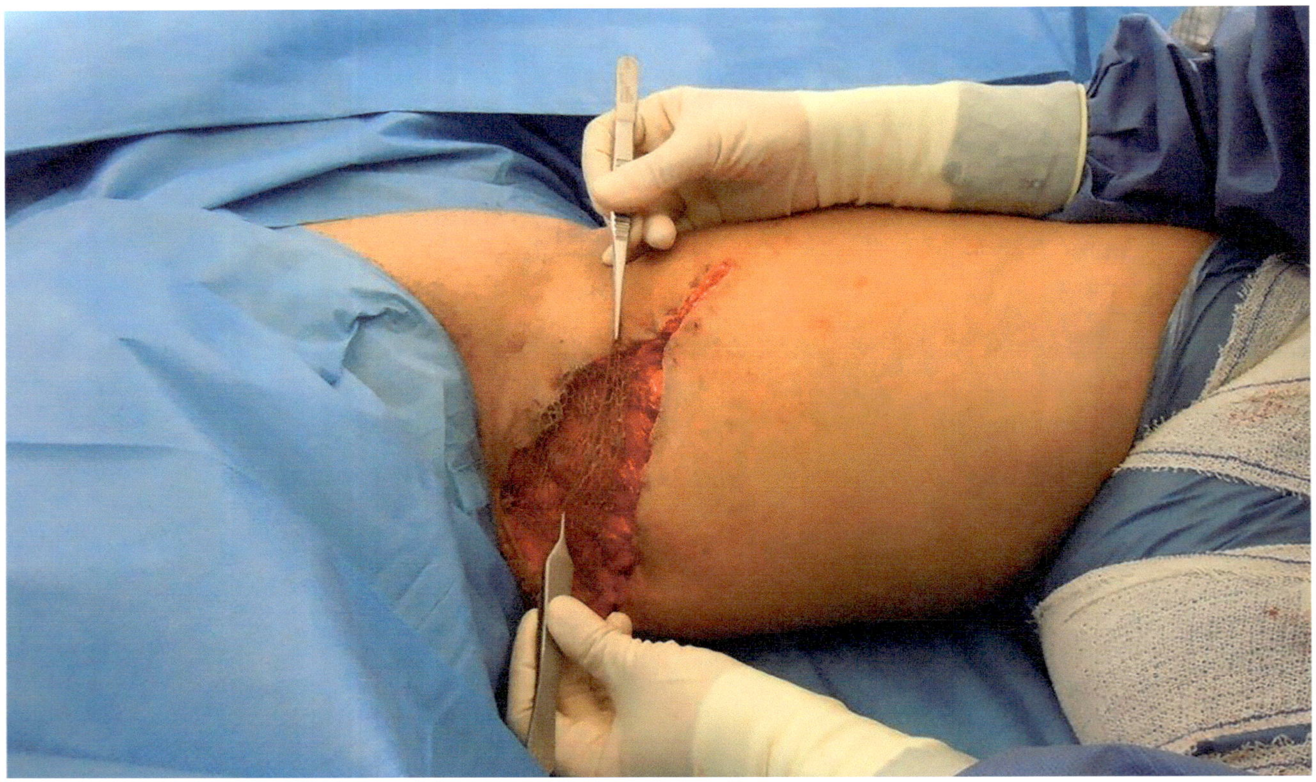

Abb. 17.9 Es erfolgt eine möglichst genaue Verteilung des Transplantates

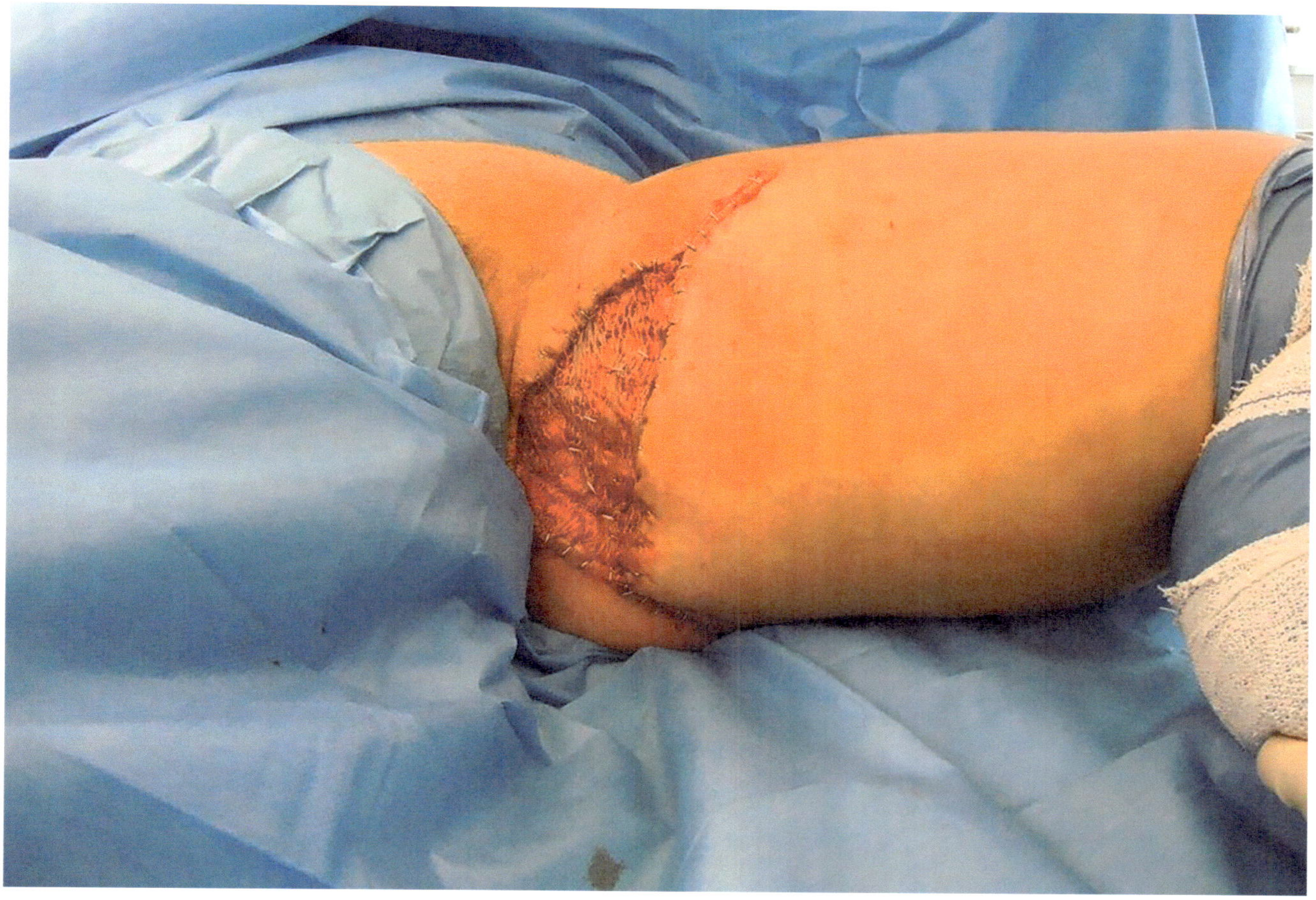

Abb. 17.10 Die Spalthaut wird mit Klammern befestigt

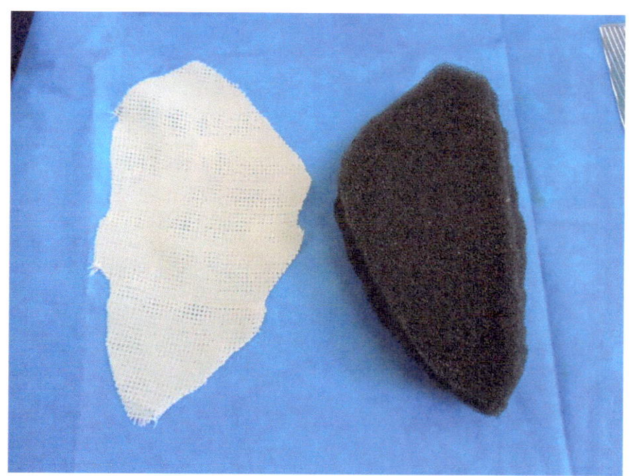

Abb. 17.11 Die Fettgaze und der VAC-Schwamm werden in der benötigten Größe vorbereitet

Die Heilungstendenz unter einem VAC-Verband ist vergleichbar dem klassischen Überknüpfverband, sodass dieser ebenfalls 5 Tage belassen wird. Bei deutlich höheren Kosten ist eine unkritische Anwendung zu bedenken.

Wie hoch soll der Unterdruck bei der VAC-Therapie auf dem Transplantat sein?

Eine Studie von Evangelista et al. fand keine relevanten Unterschiede in der Einheilungsrate der Transplantate unter Applikation von unterschiedlichen Unterdruckwerten mit einem VAC-Verband von 50, 75, 100 oder 125 mmHg [8].

Die Autoren können darüber berichten, dass sich der kontinuierliche Druck von 75 mmHg als sicher und effizient bewährt hat.

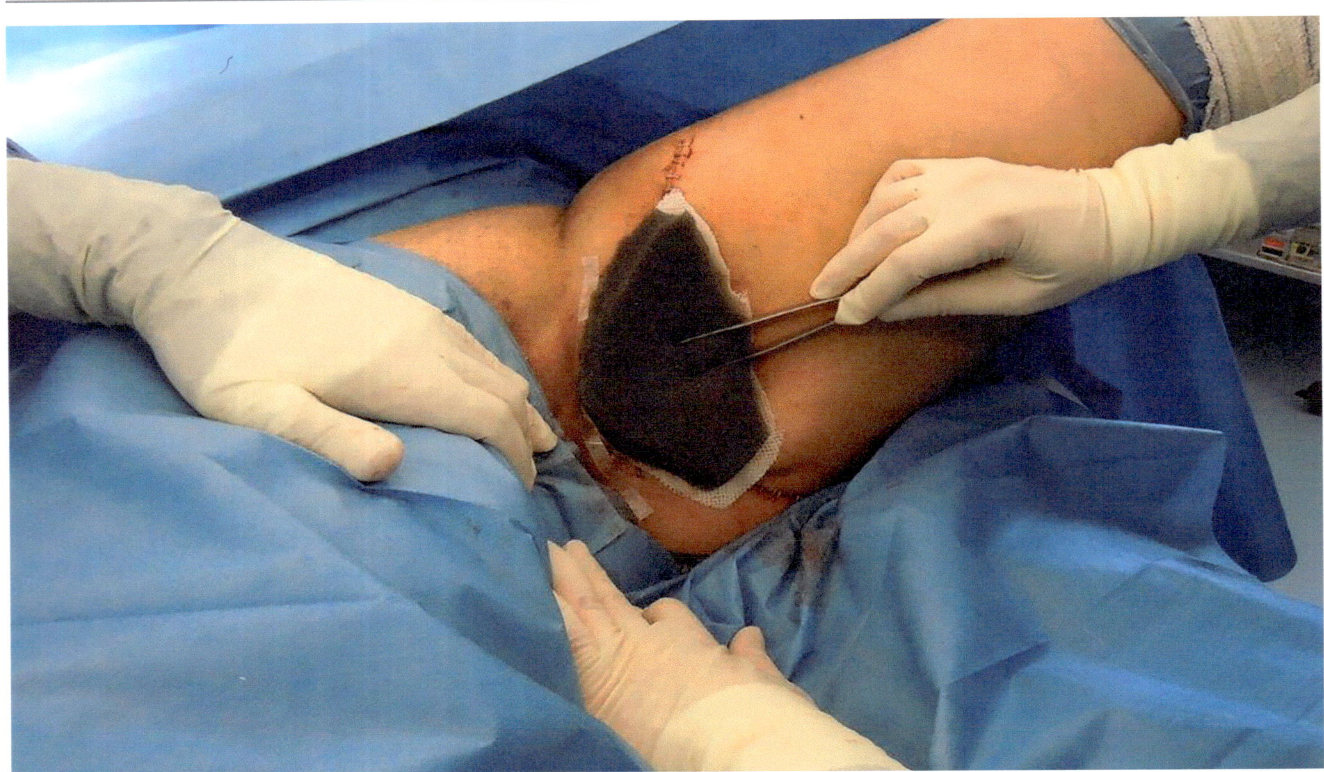

Abb. 17.12 Die Fettgaze in 3 Lagen wird auf die Spalthaut aufgelegt und darüber ein Polyurethanschwamm platziert

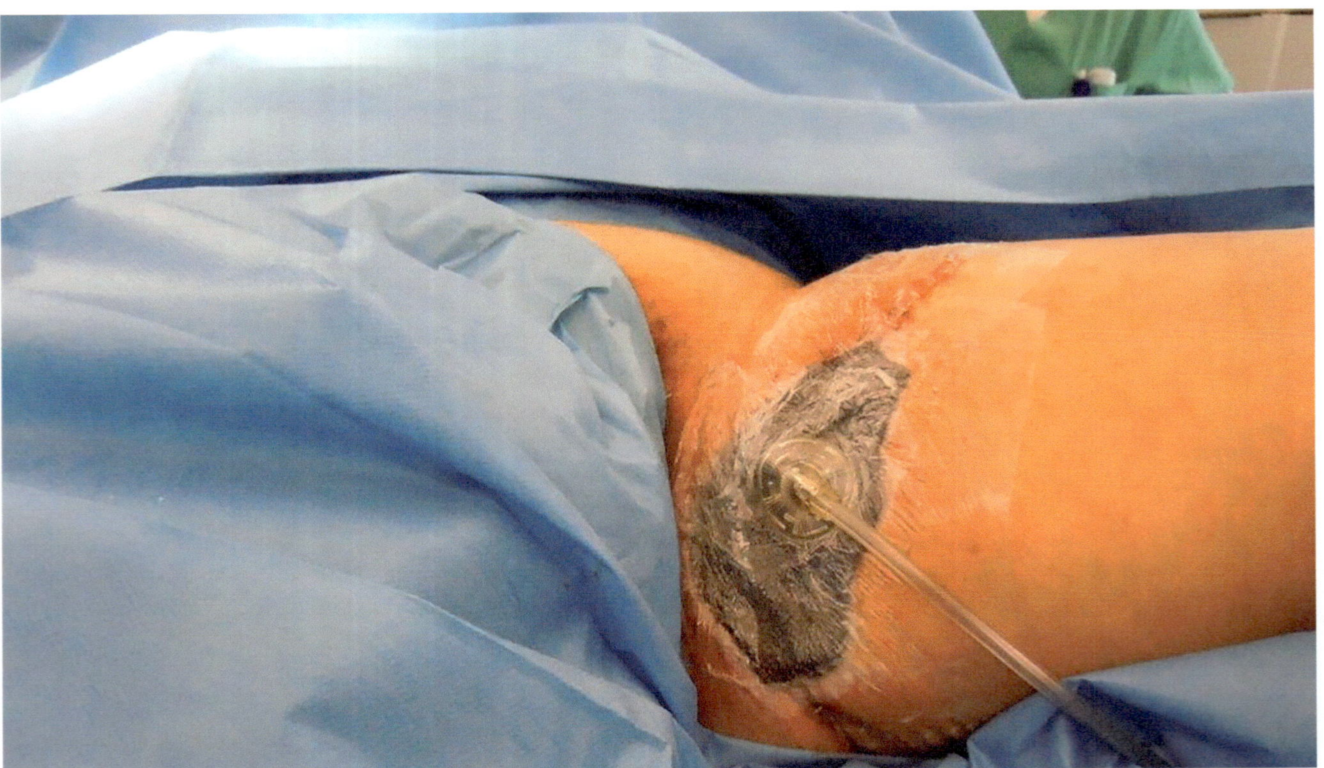

Abb. 17.13 Abschließend erfolgt das Aufbringen der abdeckenden Kunststoff-Folie ohne Faltenbildung. Der Unterdruck der VAC-Therapie wird in der Regel bei 75 mmHg kontinuierlich, eingestellt. Wundkontrollen ohne Abnahme des VAC-Verbandes erfolgen täglich. Die erste Verbandsabnahme erfolgt am 5. postoperativen Tag

17.5 Fazit

Unter Berücksichtigung der Grundlagen der Hauttransplantation kann die Anwendung eines Überknüpfverbandes die Einheilung der Transplantate erfolgreich unterstützen.

Literatur

1. Ehrenfried A (1909) Reverdin and other methods of skin-grafting. Boston Med Surg J 161(26):911–917. https://doi.org/10.1056/NEJM190912231612601
2. OIlier LXEL (1872) Sur les greffes cutanees ou autoplastiques. Bull Acad Med Paris 1:243
3. Thiersch C (1886) tiber Hautverpfianzung. Verhandl deutsch Ges f Chir 15:17
4. Wolfe (1890) Glasg Med Journ, 1876; Brit Med Journ 18th September. 1875; Brit Med Journ, 19th March, 1881; Original contributions to ophthalmic surgery (London: J. & A. Churchill)
5. Krause (1896) Sammlung Klin. Vortrlige, No. 143.
6. Brown JB, McDowell F (1942) Massive repairs of burns with thick split-skin grafts: emergency "dressings" with homografts. Ann Surg 115(4):658–674
7. Tanner JC Jr, Vandeput J, Olley JF (1964) The mesh skin graft. Plast Reconstr Surg 34:287–292
8. Evangelista MS, Kim EK, Evans GRD, Wirth GA (2013) Management of skin grafts using negative pressure therapy: the effect of varied pressure on skin graft incorporation. Wounds 25(4): 89–93

18 Wundverband des Spenderareals

Matthias Rapp

Inhaltsverzeichnis

Spalthauttransplantationen werden in allen chirurgischen Fachrichtungen angewandt, insbesondere in der operativen Behandlung brandverletzter Patienten. Dies betrifft die Entnahme und die Transplantation der Spalthaut von einer intakten Körperpartie auf die debridierte Verbrennungswunde.

Bei Spalthautentnahmestellen handelt es sich um standardisierte Läsionen, die bei einer Dicke der Epidermis von 30–2000 μm und einer Dicke der Dermis von 500–1500 μm bis in das Stratum papillare der Dermis reichen. Die Spalthaut wird je nach Lebensalter und Spenderregion mit einer Dicke von 0,1–0,4 mm entnommen. Bei Kindern werden Entnahmetiefen von 0,1–0,2 mm, bei Erwachsenen Entnahmetiefen von 0,2–0,4 mm bevorzugt.

Die Reepithelialisierung der Spalthautentnahmestellen hängt unter anderem von der Entnahmetiefe der Spalthaut ab. Je dicker die entnommene Spalthaut und damit je tiefer die epidermale Läsion, desto länger benötigt die Reepithelialisierung der Wunde. Bei älteren Menschen mit dünner, pergamentartiger Haut und bei durch langjährige Kortisoneinnahme geschädigter Haut, sollte dünne Spalthaut nur mit einer geringen Entnahmetiefe bzw. Spalthautdicke zwischen 0,2–0,3 mm entnommen werden. Für eine Spalthautentnahme eignen sich besonders die oberen und unteren Extremitäten, der Rücken und bei Kindern häufig der Kopf. Nach erfolgter Spalthautentnahme verursachen freiliegende Nervenendigungen Schmerzen auf der Wundfläche, die als eine der schmerzhaftesten Beschwerden in der frühen

M. Rapp (✉)
Klinik für Orthopädie, Unfallchirurgie und Sporttraumatologie – Zentrum für Schwerbrandverletzte, Marienhospital Stuttgart, Stuttgart, Deutschland
e-mail: matthias.rapp@vinzenz.de

C. Ottomann, B. Hartmann (Hrsg.), *Hauttransplantation*, https://doi.org/10.1007/978-3-662-62060-1_18

postoperativen Phase angesehen werden. Spalthautentnahmestellen neigen zu Infektionen, wenn das Wundsekret nicht durch den Wundverband aufgenommen wird und können akute und chronische Komplikationen einschließlich hypertropher Narbenbildung und Pigmentunregelmäßigkeiten zur Folge haben [4].

Brandverletzte sind durch die Schädigung der gesunden Haut vulnerabler für Bakterien und den durch sie gebildeten Biofilm. Zusätzlich notwendige Spalthautentnahmestelle führen teilweise zu einer erheblichen Vergrößerung der bereits bestehenden Wundfläche [15]. Bei einer häufig auftretenden, begleitenden Störung des Immunsystems Brandverletzter ist eine optimale Wundheilung der Spalthautentnahmestellen umso wichtiger.

Eine erneute Spalthautentnahme an der gleichen Stelle ist nach Abheilung und vollständiger Reepithelialisierung möglich. Dies ist vor allem bei großflächigen Verbrennungen oder aus kosmetischen Gründen wie zum Beispiel bei mehrfacher Spalthautentnahme am Kopf oder am Gesäß bei kindlichen Verbrennungen oder Verbrennungen des Erwachsenen notwendig.

► Je häufiger die gleiche Spalthautentnahmestelle geerntet wird, desto schlechter wird die Qualität der entnommenen und der zu transplantierenden Spalthaut als Sheetgraft-, Meshgraft- oder Micrograft-Transplantat.

Mit steigender Anzahl der Spalthautentnahmen steigen die Zeitspanne bis zur erneuten Ernte der Spalthaut und die Gefahr einer hypertrophen Narbenbildung an.

Das Vorhandensein eines bakteriellen Biofilmes beeinträchtigt nachhaltig die normale Wundheilung einer Spalthautentnahmestelle. Dadurch werden zusätzliche Kosten in gleicher Weise für den Patienten und das Gesundheitssystem generiert. Biofilme sind typischerweise dünn und viskös. Sie schützen äußerlich den bakteriellen Mikroorganismus, indem sie diesem eine Widerstandsfähigkeit sowohl gegenüber der Immunantwort des Wirts als auch gegenüber konventionellen, antimikrobiellen Stoffen verleiht.

Sie enthalten Bakterienansammlungen, die von einer Matrix aus extrazellulären, polymeren Wirkstoffen eingehüllt sind, die Trägerstoffe wie zum Beispiel Wundverbände beeinflussen [15]. Heilen Spalthautentnahmestellen aufgrund verschiedenartiger Faktoren innerhalb von 6 Wochen nicht ab, was einer Veränderung in dem normalen Wundheilungsprozess widerspiegelt, spricht man von einer chronischen Wunde. Anhand von elektronenmikroskopischen Untersuchungen konnte gezeigt werden, dass schätzungsweise 60 % der chronischen Wunden mit einem bakteriellen Biofilm besiedelt sind. Eines der ersten klinischen Anzeichen für eine infizierte Wunde ist eine Verzögerung des normalen Heilungsprozesses. Eine verzögerte Reepithelialisierung der Wunde kann die Ursache von Schmerz und funktionellen Beschwerden sein und beeinflusst letztendlich auch das Aussehen und die Qualität einer Narbe.

Spalthautentnahmestellen heilen mit verschiedenen Methoden der Wundheilung ab, angefangen von einfachen Gazeverbänden bis hin zu komplexen Keratinozyten-basierten Wundverbänden. Viele dieser Wundverbände verursachen jedoch starke Schmerzen. Ein idealer Wundverband sollte ein optimales Umfeld für die Reepithelialisation der Spalthautentnahmestelle bei gleichzeitiger Infektionsvermeidung, Minimierung von Patientenbeschwerden und Verbesserung des kosmetischen Ergebnisses bieten [4]. Er sollte die Abheilung und damit die Reepithelialisierung der Wunde fördern, die Qualität der neu gebildeten Haut verbessern und die Zeitspanne bis zur erneuten Spalthautentnahme verkürzen.

Bis heute herrscht nach wie vor keine Einigkeit darüber, welcher Wundverband im Hinblick auf die Dauer der Reepithelialisierung, der Schmerzkontrolle, der Hautqualität, der Narbenbildung, der Infektionshäufigkeit mit dem Risiko einer Biofilmbildung und dem endgültigen ästhetischen Aussehen am vorteilhaftesten ist.

18.1 Idealer Wundverband

Historisch wurden einem idealen Wundverband Anwendungskomfort, Reduzierung des Flüssigkeitsverlustes und Schutz vor der Umgebung als Eigenschaften zugewiesen. Da Wundverbände eine direkte Wirkung auf die Proliferation von Keratinozyten aufweisen und sowohl die Abheilungszeit als auch den Wundverschluss beeinflussen [19], was sich auf Narbenbildung und das kosmetische Ergebnis proportional auswirkt, muss der ideale Wundverband heutzutage zahlreiche Anforderungen an die Materialeigenschaften, die Wirkungsweise, die Handhabung, den Arbeitsaufwand und die Wirtschaftlichkeit erfüllen.

Ein solcher idealer Wundverband sollte vollständig synthetisch ohne biologische Risiken hergestellt sein. Die Materialeigenschaften wie Elastizität, Wasserdampfdurchlässigkeit und Bakterienundurchlässigkeit sollten analog zu denen der gesunden Haut des Menschen gestaltet sein. Das Material sollte als antiseptische Barriere gegenüber allen Mikroorganismen wirken und keine Fremdpartikel oder toxische Stoffe enthalten oder abgeben.

Ein idealer Wundverband muss ein feuchtes Milieu auf der Wunde aufrechterhalten und die Reepithelialisierung der Wunde fördern. Der Wärmeerhalt und der Gasaustausch der Wunde müssen gewährleistet sein, überschüssiges Exsudat und toxische Wirksubstanzen müssen entfernt und die Degradation und Resorbierbarkeit des Materials ohne Rückstände auf der Wunde erreicht werden. Die Wundheilung sollte ungestört verlaufen. Es sollte nur eine minimale Blutungsneigung bestehen. Am Behandlungsende sollte ein gutes kosmetisches und ästhetisches Ergebnis stehen.

Die Handhabung des Wundverbandes sollte einfach und sicher sein. Er sollte eine gute Adhärenz auf dem Wundgrund besitzen und bis zur Abheilung auf der Wunde verbleiben können. Der Wundgrund muss jederzeit beurteilbar sein, ohne die Integrität des Wundverbandes zu stören. Sowohl die Verbandswechsel als auch die Entfernung des Wunderbandes nach Abheilung sollten atraumatisch erfolgen.

Durch einen idealen Wundverband sollte die Anzahl und der Zeitaufwand („nursing time") für die Verbandswechsel minimiert und sowohl die Operationszeiten als auch die Operationsfrequenz reduziert werden.

Ein solcher Wundverband sollte nur einen geringen Bedarf an Sekundärverbandstoffen benötigen. Er sollte die Möglichkeit einer ambulanten Behandlung verbessern und einen wirtschaftlichen und kosteneffektiven Einsatz garantieren [4].

Gegenwärtig gibt es keinen Wundverband, der als „Golden-Standard" für die Behandlung von Spalthautentnahmestellen bezeichnet werden kann. Über die Jahre wurden viele Wundverbände mit unterschiedlichem Erfolg auf den Markt gebracht: imprägnierte Fettgazen, transparente semipermeable Folien, Alginate, hydrophile Faserverbände, silberhaltige Wundverbände und biosynthetische epidermale Hautersatzmaterialien. Jeder dieser Wundverbände weist Vorteile und Nachteile auf, die zum Beispiel auftretende Schmerzen, Abheilungszeiten und Komplikationen wie Serombildung und Infektionen betreffen.

Im Folgenden sollen daher verschiedene Gruppen von Wundverbänden dargestellt und auf einzelne Produkte näher eingegangen werden. Die Auflistung der vorhandenen Produkte kann nur eine Übersicht der auf dem Markt befindlichen Wundverbände darstellen und erhebt keinen Anspruch auf Vollständigkeit. Aus Platzgründen wird nicht auf jedes aufgeführte Produkt speziell eingegangen.

Anforderungen an einen idealen Wundverband
Anforderungen an die Materialeigenschaften:

- vollständig synthetisch hergestellt
- keine biologischen Risiken
- Eigenschaften analog zur gesunden Haut des Menschen
  - Elastizität
  - Wasserdampfdurchlässigkeit
  - Bakterienundurchlässigkeit
- antiseptische Barriere für Mikroorganismen
- enthält keine Fremdpartikel oder toxische Stoffe
- transparent
- passt sich den Hautkonturen an.

Anforderungen an die Wirkungsweise:

- Aufrechterhaltung eines feuchten Milieus im Wundbereich
- Schmerzfreiheit
- Unterstützung der Reepithelialisierung
- ungestörte Wundheilung
- Schutz vor Sekundärinfektion
- thermische Isolation der Wunde
- Möglichkeit des Gasaustausches
- Entfernen von überschüssigem Exsudat und toxischen Wirksubstanzen
- Resorbierbarkeit ohne Rückstände auf der Wunde
- gutes kosmetisches und ästhetisches Ergebnis

Anforderungen an die Handhabung:

- einfache und sichere Handhabung
- gute Adhärenz auf dem Wundgrund
- Möglichkeit, den Wundgrund zu beurteilen
- Verbleiben auf der Wunde bis zur Abheilung
- atraumatischer Verbandswechsel der Sekundärverbände
- atraumatische Entfernung des Wundverbandes nach Abheilung

Anforderungen an den Arbeitsaufwand:

- Verringerung der Anzahl der Verbandswechsel
- Verminderung der „nursing-time"
- Reduzierung der OP-Zeiten und der OP-Frequenz

Anforderungen an die Wirtschaftlichkeit:

- Möglichkeit der ambulanten Behandlung
- geringer Bedarf an Sekundärverbandstoffen
- Kosteneffektivität
- wirtschaftlicher Einsatz

18.2 Trockene Wundbehandlung

Bei der trockenen Wundbehandlung erfolgt die Behandlung von Wunden mit trockenen und sterilen Wundverbänden. Dabei sollen trockene Wundverbände, Blut und Wundsekret aufnehmen, die Wunde gegenüber Schmutz und Fremdkörper schützen, das Eindringen von Krankheitserregern wie Bakterien und Pilzen verhindern und als Schutz vor mechanischen Belastungen der Wunde dienen. Trockene Wundverbände können mit Arzneistoffen beschichtet werden, die antiinfektiöse Wirkungen aufweisen. Darüber hinaus sollten bei der trockenen Wundbehandlung anaerobe Wundverhältnisse vermieden werden. Die traditionelle, trockene Wundbehandlung wurde bis in die 1960er-Jahre bei oberflächlichen Wunden angewandt und galt als „Golden Standard“ in der Behandlung akuter und chronischer Wunden. Für die trockene Wundbehandlung werden sterile Wundauflagen aus trockenem Gewebe, wie Mullkompressen, Vlieskompressen oder kombinierte Saugkompressen verwendet.

18.2.1 Mullkompressen und Vlieskompressen

Mullkompressen bestehen aus einem Baumwollgewebe. Die Saugkapazität der Mullkompressen steigt mit der Gewebedicke an. Das Wasseraufnahmevermögen der Mullkompressen interkapillär (in den Gewebezwischenräumen) und intrakapillär (in den Baumwollfäden) vergrößert sich mit steigender Anzahl der Gewebelagen.

Vlieskompressen bestehen aus Vliesstoffen, die nichtgewebte Textilien sind. Vliesstoffe entstehen durch die mechanische oder chemische Verfestigung von Vliesfasern. Für die Herstellung von Vliesstoffen werden sowohl nichtsynthetische Materialien wie Baumwolle und Viskose (Zellwolle) als auch synthetische Fasern aus Polyamid, Polyester, Polypropylen und Fasermischungen verwandt.

Aus heutiger Sicht weist die Verwendung von Wundauflagen aus Mull oder Vliesstoffen zahlreiche Nachteile auf. Durch das hohe Saugvermögen dieser Wundauflagen kommt es zu einem Durchnässen des Wundverbandes, wodurch Mazerationen am Wundrand und an der angrenzenden gesunden Haut entstehen können. Hierdurch geht die Keimbarriere verloren. Häufige Verbandswechsel sind notwendig. Das große Saugvermögen führt bei weniger sezernierenden Wunden zum Austrocknen der Wunden. Die Wundauflagen verkleben durch das eingetrocknete Wundexsudat mit dem Wundgrund und haften in der Granulationsphase der Wundheilung am Wundgrund fest. Durch Einsprossen von Kapillarschlingen des Granulationsgewebes in die Gitterstruktur der Mull- und Vlieskompresse werden beim Wechsel der Wundauflage neu gebildetes Granulationsgewebe mit entfernt und die Wundheilung kompromittiert. Der Abheilungsprozess und die Reepithelialisierung oberflächlicher Wunden werden beeinträchtigt und verlangsamt. Der Wundgrund kann erneut bluten. Mull- und Vlieskompressen geben Cellulosepartikel und Cellulosefasern ab, die zu Wundheilungsstörungen führen können. Häufige Verbandswechsel können das Verkleben und Verwachsen der Wundauflage mit dem Wundgrund minimieren. Die Verbandswechsel sind jedoch schmerzhaft, führen zu neuen Schädigungen der abheilenden Wunde und werden von den Patienten als belastend empfunden.

Spalthautentnahmestellen wurden früher mit Adrenalingetränkten Mull- oder Vlieskompressen verbunden, die permanent auf der Wunde belassen wurden. Adrenalin im Mischungsverhältnis 1:100.000 wurde zum Anfeuchten der Mull- und Vlieskompressen benutzt, um die Blutungsneigung der Wunden zu vermindern. Um Wundinfektionen zu verhindern, wurden Mull- und Vlieskompressen auf diesen stark sezernierenden Wunden zum Austrocknen mehrmals täglich mit Jod- oder Brom-haltigen Tinkturen bestrichen und teilweise mehrmals am Tag trockengeföhnt. Die Wundauflagen hafteten starr auf dem Wundgrund und führten zu Schmerzen und Einschränkungen in der Mobilisation. Durch die fehlende Polsterwirkung dieser Verbände war jeder Kontakt mit Textilien (Bettdecke oder Kleidung) für die Patienten äußerst schmerzhaft und unangenehm. Sogenannte „Betttunnel“, halbkreisförmige Gestelle aus Metall, sollten diesen Kontakt verhindern. Am Abend des 9. postoperativen Tages wurden die angetrockneten und auf dem Wundgrund fest anhaftenden Verbände mit einer Vaseline- oder Paraffin-haltigen Salbe bestrichen und am darauffolgenden Tag abgeduscht und entfernt. Die Spalthautentnahmestellen waren häufig nicht abgeheilt und weiter schmerzhaft. Es kam zu Wundinfektionen und einer deutlich verzögerten Wundheilung mit Ausbildung von hypertrophen Narben.

Vorteile und Nachteile von Mull- und Vliesstoffkompressen

Vorteile

- preisgünstig
- hohe Saugkraft
- Absorption von Exsudat, Gewebetrümmern und Bakterien („Löschblatteffekt“)

Nachteile

- Mazerationen von Wundrand und umgebender Haut bei starker Exsudation
- Notwendigkeit häufiger Verbandswechsel
- schmerzhafte Verbandswechsel
- Verlust der Keimbarriere bei großer Exsudatmenge
- ggf. Austrocknen der Wunde
- Verkleben mit dem Wundgrund
- beim Entfernen Schädigung der Reepithelialisierung mit neuen Läsionen

18.2.2 Kombinierte Saugkompressen

Kombinierte Saugkompressen bestehen aus mehreren Materialschichten und besitzen einen hochsaugfähigen Kern aus Zellstoffflocken oder Watte, der von einem Tissue-Zellstoff umhüllt ist. Sie werden bei stark nässenden Wunden eingesetzt und weisen eine große Saugkapazität und gute Polstereigenschaften auf. Sie sind weich, schmiegen sich den Körperkonturen an und verkleben nur wenig mit der Wunde. Es kommt zum Abtrocknen wenig nässender Wunden. Durch die Verwendung hydrophober synthetischer Fasern für die äußere Hüllschicht des Vliesstoffes soll das Wundexsudat schnell in dem Zellstoffkern aufgenommen werden und dadurch eine möglichst geringe Neigung zum Verkleben mit dem Wundgrund aufweisen.

Bei stark sezernierenden Wunden müssen die Saugkompressen teilweise mehrmals am Tag gewechselt werden, um eine Besiedelung oder Infektion der Wunde mit Krankheitserregern zu vermeiden. Bei weniger sezernierenden Wunden kommt es dagegen zum Austrocken des Wundgrundes und damit zum Festkleben des Wundverbandes.

Vorteile und Nachteile von kombinierten Saugkompressen

Vorteile

- große Saugkapazität
- gute Polstereigenschaften
- gute Anpassung an Körperkonturen
- geringeres Verkleben mit der Wundfläche

Nachteile

- häufige Verbandswechsel zum Teil mehrmals täglich notwendig
- ggf. Austrocknen der Wunde

18.2.3 Imprägnierte Wundgazen

Imprägnierte Wundgazen zwischen den trockenen Wundverbänden (Mull-, Vlies- und kombinierten Saugkompressen) und den flächigen Wunden können das Risiko vermindern, dass diese mit dem Wundgrund fest verkleben. Imprägnierte Wundgazen sind grobmaschige Gewirke aus Kunstfasern oder Cellulose, die mit hydrophoben Fettsalben (z. B. Vaseline, dickflüssiges Paraffin) oder Öl-in-Wasser-Emulsionen imprägniert sind. Je größer die Maschenweite des Gittertülls ist, desto mehr Exsudat kann durch das Gewirk abfließen. Die Imprägnierung der Wundgazen verhindert das Festkleben der darüber aufgebrachten Wundkompressen mit dem Wundgrund. Bei nachlassender Wundsekretion können die imprägnierten Wundgazen ebenfalls mit dem Wundgrund verkleben. Ihre hydrophobe Oberfläche kann nicht befeuchtet werden, um das Ablösen und Entfernen der anhaftenden Wundgazen zu erleichtern. Das Entfernen der Wundgazen wird in diesen Fällen als sehr schmerzhaft empfunden. Kommen mehrere Wundlagen der imprägnieren Wundgazen übereinander, kann der Abfluss des Wundsekrets beeinträchtigt werden. Dadurch kann es zu feuchten Kammern unter den Wundverbänden kommen, die durch das keimfreundliche Milieu das Infektionsrisiko erhöhen [27, 28].

Vorteile und Nachteile imprägnierter Wundgazen

Vorteile

- vermindert Festkleben mit dem Wundgrund bei großer Exsudatmenge

Nachteile

- Festkleben mit dem Wundgrund bei nachlassender Exsudatmenge
- Befeuchten der Oberfläche zum besseren Ablösen wegen hydrophober Eigenschaften nicht möglich

Die Wundgaze Scarlet Red™ wurde in Publikationen wegen ihrer guten klinischen Ergebnisse immer wieder empfohlen. Die Verwendung wird wegen der Zusammensetzung der Inhaltsstoffe zwischenzeitlich kontrovers diskutiert. Daher wird hier auf Scarlet Red™ näher eingegangen.

Scarlet Red™

Scarlet Red™ ist eine mit einem Gemisch aus 5 % *o*-tolyl-*o*-tolyl azo-β-naphthol, Lanolin (Wollwachs), Vaseline und Olivenöl imprägnierte Wundgaze, die die Reepithelialisierung begünstigt [3]. Die Anwendung ist einfach, jedoch während und zwischen den Verbandswechseln schmerzhaft. Verglichen mit anderen Wundauflagen wird für Scarlet Red™ eine verzögerte Wundheilungsrate beschrieben. Diese Wundgaze ist adhärent auf dem Wundgrund und neigt dazu, das neue Epithel zu schädigen. Es treten vermehrt Schmerzen auf, wenn die Wundgaze entfernt werden muss, weil sie in die abgeheilte Oberfläche der Spalthautentnahmestelle inkorporiert werden kann.

Tab. 18.1 Imprägnierte Wundgazen

Wundverband	Zusammensetzung	Applikation	Wirkung	Wechsel des Wundverbandes
Adaptic™ KCI Medizinprodukte GmbH	Gewirk aus Celluloseacetat; imprägniert mit Öl-in-Wasser-Emulsion mit Vaseline	Direkt auf die Wunde; ggf. Auflage einer saugenden Wundkompresse	Nicht haftende Wundauflage; verhindert Einsprossen von Granulationsgewebe; verhindert Anhaften	Wechsel nach mehreren Tagen je nach Wundsekretion
Atrauman™ Paul Hartmann	Hydrophober Polyester-Tüll; imprägniert mit Salbenmasse auf Triglyceridbasis	Direkt auf die Wunde; Auflage einer saugenden Wundkompresse	Kein Okklusiveffekt; keine feuchte Kammer; verhindert Anhaften.	Wechsel bei jedem Verbandswechsel
Branolind™ Paul Hartmann	Baumwollgewebe; imprägniert mit Vaseline	Direkt auf die Wunde; Auflage einer saugenden Wundkompresse	Vermeidung eines Exsudatstaus; keine Irritation von Granulationsgewebe und nachwachsendem Epithel	Wechsel bei jedem Verbandswechsel
Cuticell Classic™ BSN Medical	Baumwollgaze; imprägniert mit Weichparaffin	Direkt auf die Wunde; Auflage einer absorbierenden Wundauflage	Vermindert Anhaften; Unterstützung des feuchten Wundmilieus	Wechsel nach Verflüssigung und Absorption der Paraffinbeschichtung
Jelonet™ Smith & Nephew	Baumwollgaze; imprägniert mit Weichparaffin	Direkt auf die Wunde; Auflage einer saugenden Wundkompresse	Kein Okklusiveffekt; keine feuchte Kammern; verhindert Anhaften	Wechsel nach mehreren Tagen; keine genaue Angaben des Herstellers
Scarlet Red™ Kendall HealthCare	Baumwollgaze imprägniert mit *o*-tolyl-*o*-tolyl-azo-β-naphthol, Wollwachs, Vaseline	Direkt auf die Wunde; Auflage einer Wundauflage	Adhärent, verzögerte Wundheilung schmerzhaft	Kein Wechsel notwendig

Der für Scarlet Red™ verwandte Azo-Farbstoff „Sudan 1" kann allergische Hautreaktionen und Reizungen der Haut verursachen. Durch die nachgewiesene Mutagenität besteht eine genetische Gefährdung mit der mutmaßlichen Auslösung genetischer Defekte bei dringendem Verdacht einer kanzerogenen Wirkung [13].

Häufig verwandte imprägnierte Wundgazen sind in Tab. 18.1 aufgeführt.

18.3 Feuchte Wundverbände

Die Abheilung der durch die Spalthautentnahmestellen verursachten Wunden erfolgt in drei Schritten: epitheliale Proliferation, epitheliale Migration und dermale Proliferation. Optimale Bedingungen sowohl für die epitheliale Proliferation und Migration als auch für die Angiogenese bestehen bei Wundverbänden, bei denen ein feuchtes Milieu unter dem Wundverband aufrechterhalten bleibt [29]. Ein feuchtes Wundmilieu bewirkt eine weniger intensive und verkürzte Entzündungsreaktion. Dies kann durch semi-okklusive Wundverbände, okklusive Wundverbände oder Wundverbänden, die Exsudat absorbieren, erreicht werden, bei denen eine feuchte Schicht zwischen Wunde und Wundverband verbleibt.

Die Proliferation von Keratinozyten und deren Migration ist beschleunigt. Die Differenzierung der Keratinozyten erfolgt früher. Dies führt zu einer schnelleren Wiederherstellung der kutanen Barrierefunktion, einer gesteigerten Proliferation der Fibroblasten, einer vermehrten Kollagensynthese und einer früheren und weniger verlängerten Angiogenese. Eine ausgewogene feuchte Wundumgebung und Wundoberfläche erleichtern die Wirkung von diversen Wachstumsfaktoren, Zytokinen und Chemokinen und beeinflussen dadurch das Zellwachstum. Dadurch können das Zellwachstum und die Wundheilung angeregt und beschleunigt werden [24]. Der Wundgrund soll vor Austrocknung und dem Eindringen von Keimen (Bakterien und Pilzen) und den Austausch von Wasserdampf und Gasen nicht verhindern [29]. Auf diesem besseren Verständnis basierend, wurde eine neue Art von synthetischen, adhäsiven, wasserdampfdurchlässigen Wundverbänden entwickelt, die für Flüssigkeiten und Bakterien undurchlässig sind.

Schritte der Wundheilung
- epitheliale Proliferation
- epitheliale Migration
- dermale Proliferation

18.3.1 Hydroaktive Wundverbände

Alginate
Alginate werden aus Alginsäuren von Rot- und Braunalgen hergestellt. Alginat-Wundverbände bestehen meistens aus

Calciumalginatfasern, die zu vliesartigen Kompressen oder Fasersträngen versponnen werden. Alginate verändern in Verbindung mit Wundexsudat ihre Faserstruktur und gelieren. Auf der Wunde kommt es zu einem Ionenaustausch, bei dem Ca^{2+}-Ionen aus dem Verbandstoff gegen Na^{+}-Ionen aus dem Wundexsudat ausgetauscht werden. Dabei wandeln sich trockene Calciumgluconatfasern durch die Aufnahme von Natrium-reichem Wundexsudat in lösliches Natriumalginat um. Durch den Quellvorgang mit Ausbildung des Gels wird ein Verkleben des Verbandmaterials mit der Wundoberfläche verhindert. Auf der Wundoberfläche entsteht ein feuchtes Gel, durch das ein physiologisches Wundmilieu entsteht. Das Alginatgel ist hydrophil und bindet große Mengen an Exsudat. Alginate können etwa das 20-fache des Eigengewichtes an Flüssigkeit aufnehmen. Durch die Freisetzung von Ca^{2+}-Ionen wird die Gerinnungskaskade ausgelöst. Alginate wirken dadurch bei gering blutenden Wunden blutstillend. Das Alginatgel absorbiert Bakterien und Zelltrümmer, fördert damit die Wundreinigung. Bei fehlender Exsudatmenge kann sich das Alginatgel nicht in ausreichender Menge bilden. Dies kann zum Austrocknen der Wunde führen. Es wird empfohlen, Alginat-Wundauflagen je nach vorhandener Exsudatmenge bei stark sezernierenden Wunden täglich, bei mäßig sezernierenden Wunden alle 2–3 Tage und bei schwach sezernierenden Wunden spätestens nach 7 Tagen zu wechseln. Nach einigen Tagen neigen Alginat-Wundverbände dazu, auszutrocknen, was zu Schmerzen und Beschwerden bei den Patienten führt [22].

Vorteile und Nachteile von Alginaten
Vorteile

- können das 20-fache des Eigengewichtes an Exsudat aufnehmen
- Gelbildung bewirkt ein physiologisches Wundmilieu
- wirken durch die Freisetzung von Ca^{2+}-Ionen blutstillend
- absorbiert Bakterien und Zelltrümmer
- fördert die Wundreinigung

Nachteile

- ausreichende Gelbildung abhängig von der Exsudatmenge
- ggf. Austrocknen des Wundgrunds
- ggf. Mazerierung der Wundränder
- ggf. Beurteilbarkeit des Wundgrundes durch Alginatverfärbung (gelblich, bräunlich, grünlich) schwierig.

Weitere Wundverbände bestehend aus Alginaten sind u. a. Askina Sorb™, Cutimed Alginate™,Kaltostat™, Melgisorb Plus™, Suprasorb A Alginat™, Tegaderm Alginat™ (Tab. 18.2).

18.3.2 Semipermeable Wundfolien

Die semipermeablen Wundfolien bestehen aus Polyurethan oder Polyester und sind transparent. Dies ermöglicht die Beurteilbarkeit des Wundgrundes. Das Eindringen von Erregern (Bakterien und Pilze) wird durch die Semipermeabilität der Folien verhindert. Der Sauerstoffaustausch und die Wasserdampfdurchlässigkeit sind gewährleistet. Durch die austarierte Wasserdampfdurchlässigkeit kann eine gewisse Menge an Exsudat nach außen abgegeben werden und verdunsten. Das Austrocknen der Wunde wird verhindert und ein feuchtes Wundmilieu aufrechterhalten, dadurch die Wundheilungsbedingungen gefördert und neu gebildete Epidermiszellen geschützt. Nachteilig wirkt sich aus, dass Folien kein Wundexsudat aufsaugen können. Durch den an der Unterseite zur Fixierung der Folien angebrachten Acrylatkleber haften diese nur auf der gesunden und trockenen Umgebungshaut. Auf feuchtem Wundgrund verlieren sie ihre Adhäsionsfähigkeit. Dadurch können sich die Folien vom Wundgrund abheben und sich Exsudat unter der Folie ansammeln. Bei pergamentartigen Hautveränderungen nach langjähriger Kortisoneinnahme oder im Alter kann es hierdurch zu Läsionen an der gesunden Haut oder an bereits reepithelialisierten Spalthautentnahmestellen kommen. Die Folienverbände können bis zu 7 Tage auf der Wunde verbleiben. Bis zur Abheilung von Spalthautentnahmestellen nach 10–14 Tagen müssen diese aber mindestens einmal gewechselt werden.

Vorteile und Nachteile semipermeabler Wundfolien
Vorteile

- wasserfest, Patienten können baden und duschen
- transparent
- Beurteilung des Wundgrundes möglich
- selbstklebend, Sekundärfixierung nicht notwendig
- ideales feuchtes Wundmilieu

Nachteile

- keine Saugfähigkeit
- bei Entfernung Verletzung gesunder Haut möglich
- durch starke Adhäsion auf gesunder Haut

Tab. 18.2 Alginate

Wundverband	Zusammensetzung	Applikation	Wirkung	Wechsel des Wundverbandes
Askina Sorb™ B.Braun	Calciumalginat 85 %, Carboxymethylcellulose 15 %	Direkt auf die Wunde Rand von mindestens 2 mm überlappend stehen lassen Sekundärverband notwendig	Absorption von Exsudat, erlaubt den Gasaustausch, verhindert Auslaufen des Sekundärverbandes	Wechsel 1x täglich bei starker Wundsekretion bis 2x wöchentlich bei zunehmender Abheilung
Cutimed Alginate™ BSN Medical	Calciumalginat 80 % Natriumalginat 20 %	Direkt auf die Wunde, muss auf ein feuchtes Wundbett aufgelegt werden, Sekundärverband notwendig	Absorption und Retention von Exsudat, blutstillend bei leicht blutenden Wunden.	Kann bis zu 7 Tagen auf der Wunde verbleiben, je nach Wundexsudat früher
Kaltostat™ ConvaTec	Calcium-Natriumalginat	Direkt auf die Wunde, darf **nicht** über den Wundrand hinausragen wegen fehlendem Mazerationsschutz Sekundärverband notwendig	Hoher Guluronsäureanteil bewirkt Formstabilität, rückstandfreies Entfernen Ca2+-Ionen lösen die Gerinnungskaskade aus und wirken blutstillend	Kann bis zu 7 Tagen auf der Wunde verbleiben, bei Durchfeuchtung des Sekundärverbandes früherer Wechsel
Melgisorb Plus™ Mölnycke Health Care	Calcium-Natriumalginat	Direkt auf die Wunde, Sekundärverband notwendig	Absorption von Exsudat	Kann mehrere Tage belassen werden, Wechsel sobald der Wundverband mit Wundexsudat gesättigt ist
Suprasorb A Alginat™ Lohmann & Rauscher	Calciumalginat	Direkt auf die Wunde, Sekundärverband notwendig bei schwach sezernierenden Wunden Anfeuchten mit 0,9 % NaCl-Lösung	Absorption von Exsudat, für stark sezernierende oder infizierte Wunden geeignet	Wechsel spätestens nach 5–7 Tagen bei Durchfeuchtung früher
Tegaderm Alginat™ 3M Medica	Calciumalginat	Direkt auf die Wunde, besonders für mäßig bis stark sezernierenden oder infizierte Wunden geeignet, darf **nicht** bei schwach sezernierenden Wunden verwandt werden	Absorption von Exsudat,	Wechsel alle 2–4 Tage, bei Austritt von Exsudat aus dem Sekundärverband

- fehlende Anhaftung auf feuchten Wundflächen mit Blasenbildung
- ggf. Bildung von vermehrter Exsudat- und Blutansammlung
- steigende Infektionsgefahr im Verlauf

OpSite Flexigrid™-Wundfolien sind preisgünstig und werden daher häufig als Wundabdeckung von Spalthautentnahmestellen eingesetzt. Aus diesem Grund wird auf dieses Produkt exemplarisch für andere semipermeable Wundfolien näher eingegangen.

OpSite Flexigrid™

OpSite Flexigrid™ ist eine transparente Folie aus Polyurethan und Polyacrylatkleber, die verglichen zur offenen Wundbehandlung den Schmerz reduziert. OpSite Flexigrid™-Folien sind wie bei Polyurethanfolie üblich semipermeabel, atmungsaktiv, wasserdampfdurchlässig und für Mikroorganismen undurchlässig. Durch die Transparenz der Folie kann der Wundgrund beurteilt werden. Sie ist anformbar und dehnbar.

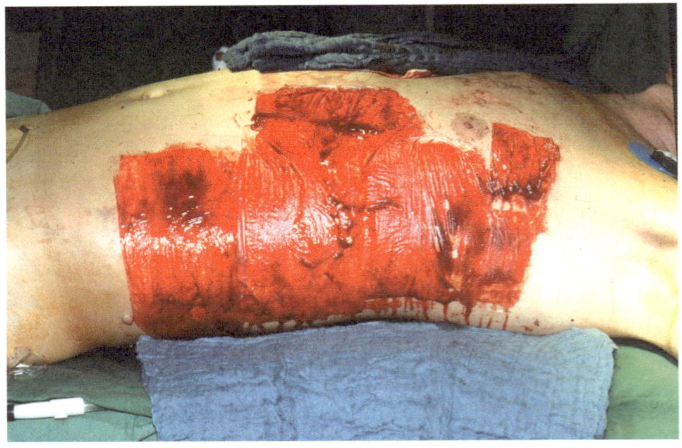

Abb. 18.1 Nach Blutstillung Deckung der Spalthautentnahmestelle mit Omiderm™, intraoprativer Situs Verdunstung während der exsudativen Phase noch unzureichend, kann zu Unterblutung und unerwünschter Blasenbildung führen

Unter der Folie kommt es jedoch zu einer vermehrten Flüssigkeitskollektion von Blut und Wundexsudat (Abb. 18.1). Eine Undichtigkeit mit Auslaufen des Exsudates, massive Geruchsbelästigung und die dadurch entstehende Notwendigkeit des häufigen Verbandswechsels, um die angesammelte Flüssigkeit zu entfernen, bleiben ein großes Manko. Die angesammelte Flüssigkeit neigt im Verlauf dazu, immer dickflüssiger zu werden, wodurch Verbandswechsel zunehmend aufwendiger werden. Das Wundexsudat ist normalerweise steril. Dennoch kann es zu Wundinfektionen kommen. Bei ambulanten Patienten können sich unter der OpSite Flexigrid™-Folie Hämatome entwickeln, die sich nicht mehr aspirieren lassen und im weiteren Verlauf zur vermehrten Wundinfektion führen können. Die Anwendung von OpSite Flexigrid™-Folie wird daher nur für kleine Areale von Spalthautentnahmestellen empfohlen [11].

Weitere Polyurethanfolien sind u. a. Askina Derm™, Kendall Transparenter Folienverband™, Mepore Film™, Omiderm™, PolyMem™, Tegaderm Film™, Telfa™, Suprasorb F Folienverband™ (Tab. 18.3)

Hydrophile Faserverbände

Hydrophile Faserverbände bestehen überwiegend aus gelbildender Natriumcarboxymethylcellulose. Diese Faserverbände werden trocken auf die Wundfläche aufgebracht und saugen sich schnell mit Wundfeuchtigkeit voll. Hierbei werden sie in ein klares, transparentes Gel umgewandelt. Das Gel bleibt formstabil. Das Wundexsudat wird nur in vertikaler Richtung aufgenommen. Im Bereich der feuchten Wundfläche entsteht ein Gel. Der Wundrand und die Wundumgebung bleiben trocken. Die Faser der hydrophilen Faserverbände („Hydrofasern") saugen Wundexsudat, Blut, Gewebetrümmer und Bakterien auf. Die Flüssigkeit wird auch unter Kompression fest in das Gel eingeschlossen.

Weitere gelbildende Eigenschaften haben das formstabile Cellulosepolymer Cellulose-Ethylsulfonat und der vollsynthetisch herstellbare, gelbildende Faserverband aus Polyvenylalkohol, die besonders viel Exsudat absorbieren können.

Vorteile und Nachteile der hydrophilen Faserverbände

Vorteile

- große Saugfähigkeit für Flüssigkeiten
- große Speicherkapazität von Flüssigkeiten
- Beurteilbarkeit der Wunde durch das transparente Gel
- durch vertikale Saugwirkung nur wenig horizontale Flüssigkeitsausbreitung
- ideales feuchtes Wundklima
- problemloses und schmerzfreies Entfernen

Nachteile

- ausreichende Exsudatmenge notwendig zur Gelbildung
- ggf. sonst Austrocknen des Wundgrundes
- sekundäre Fixierung notwendig.

Hydrophile Faserverbände sind u. a. Aquacel Extra™, Exufiber™, Suprasorb Liquacel™.

18.4 Silberhaltige Wundverbände

Silber ist in elementarer, metallischer Form nicht reaktionsfähig. Elementares Silber (Ag) muss erst ein Elektron verlieren und zu positiven Silberionen (Ag^+) werden, um seine bakterizide Wirkung entfalten zu können. Elementares Silber ionisiert an der Luft. Es entstehen aber mehr Silberionen, wenn es einem wässrigen Milieu wie z. B. einem Wundexsudat ausgesetzt wird. Silberverbindungen enthalten ebenfalls positiv geladene Silberionen („Kationen"), die an negativen Ionen („Anionen") oder Moleküle gebunden sind. Einige Silberionen lösen sich bei Kontakt mit wässrigem Milieu aus der Verbindung heraus.

Silberionen sind hochreaktiv. Sie binden an bakterielle Zellmembrane, unterbrechen die bakterielle Zellwand und bewirken Zellleckagen. Die in die Zelle transportierten Silberionen binden sich an Proteine, unterbrechen so die Zellfunktion, stören die Energieproduktion, die Enzymfunktion und die Zellreplikation der Bakterienzelle.

Das Wirkspektrum von Silberionen ist groß. Sie wirken gegen zahlreiche Bakterien, Pilzen und Viren. Sie wirken auch gegen Antibiotika-resistente Bakterien wie Methicillin-resistenter *Stapyhlococcus aureus* MRSA und Vancomycin-resistente Enterokokken VRE.

Silber reduziert die Bakterienadhäsion an der Biofilmmatrix, destabilisiert die Biofilmmatrix selber, tötet Bakterien in der Biofilmmatrix ab und erhöht die Empfindlichkeit von Bakterien gegenüber Antibiotika.

Antibakterielle Wirkungsweise von Silberionen

- binden an Zellmembran
- unterbrechen die Zellwand
- bewirken Leckage der Zelle
- unterbrechen die Zellfunktion
- stören die Energieproduktion
- stören die Enyzmfunktion
- stören die Zellreplikation

Silberhaltige Wundauflage können unterschiedlichen Wundauflagengruppen (Alginate, Aquafilamente, Hydrofiber, Kohle, Schaumstoff, kombinierte Wundverbände und Wundgaze) oder unterschiedlichen Silbertechnologien (elementares Silber nanokristallin oder silberummantelte Fäden/Gazen, Verkohlung, Silbersalze und Ionenaustauscher) zugeordnet werden [30].

Tab. 18.3 Semipermeable Wundfolien

Wundverband	Zusammensetzung	Applikation	Wirkung	Wechsel des Wundverbandes
Askina Derm™ B,Braun	Polyurethanfolie, Acrylatkleber	Direkt auf die Wunde, Aufbringen unter Zug führt zu Spannungsblasen und Verletzungen der gesunden Haut	Semipermeabel, transparent, atmungsaktiv, wasserdampfdurchlässig, undurchlässig für Mikroorganismen	Bei Austreten von Exsudat am Wundverbandrand, kann bis zu 7 Tagen auf der Wunde verbleiben, je nach Wundexsudat oder Anhaften früher
Kendall Transparenter Folienverband™ Covidien	Polyurethanfolie, Polyacrylatkleber	Direkt auf die Wunde, Aufbringen unter Zug führt zu Spannungsblasen und Verletzungen der gesunden Haut	Semipermeabel, transparent, atmungsaktiv, wasserdampfdurchlässig, undurchlässig für Mikroorganismen	Bei Austreten von Exsudat am Wundverbandrand, kann bis zu 7 Tagen auf der Wunde verbleiben, je nach Wundexsudat oder Anhaften früher
Mepore Film™ Mölnlycke Helath Care	Polyurethanfolie, Polyacrylatkleber	Direkt auf die Wunde	Atmungsaktiv	Wechsel nach mehreren Tagen je nach Zustand der Wunde
Omiderm™ Omikron Scientific Ltd / ITG-Medev Inc	Hydrophile Polyurethanmembran	Direkt auf Wunde, Wunde muss bei Applikation feucht sein, 1–2 cm Überlappen der Wundränder elastisch im feuchten, unelastisch im trockenen Stadium	Semipermeabel, transparent, atmungsaktiv, wasserdampfdurchlässig, undurchlässig für Mikroorganismen	Verbleibt bis zur Reepithelialisierung auf der Wunde, löst sich nach Reepitheliasierung schrittweise vom Wundrand; bei Blasenbildung und Unterblutung Wechsel wegen Gefahr einer bakteriellen Infektion
OpSite Flexigrid™ Smith & Nephew	Polyurethanfolie, Polyacrylatkleber	Direkt auf die Wunde, Aufbringen unter Zug führt zu Spannungsblasen und Verletzungen der gesunden Haut	Semipermeabel, transparent, atmungsaktiv, wasserdampfdurchlässig, undurchlässig für Mikroorganismen	Bei Austreten von Exsudat am Wundverbandrand, Wechsel nach spätestens 14 Tagen notwendig, je nach Wundexsudat oder Anhaften früher
PolyMem™ Ferris Manufacturing Corporation.	Hydrophiler Polyurethanschaum, rückseitig semipermeabler Polyurthanfilm mit Wundreinger (F68)	Direkt auf die Wunde Sekundärverband wird empfohlen	Semipermeable, atmungsaktiv, flüssigkeitsundurchlässig, hochabsorbierend reinigt die Wunde	Je nach Wundsekretion mehrmals täglich, alle 2–3 Tage oder nach 2–5 Tagen
Tegaderm Film™ 3M Medica	Polyurethanfolie, Acrylatkleber	Direkt auf die Wunde, Aufbringen unter Zug führt zu Spannungsblasen und Verletzungen der gesunden Haut	Semipermeabel, transparent, atmungsaktiv, wasserdampfdurchlässig, undurchlässig für Mikroorganismen	Bei Austreten von Exsudat am Wundverbandrand, je nach Wundexsudat oder Anhaften früher, für Zeitpunkt eines Wechsels keine Angabe
Telfa™ Covidien	Perforierte Polyesterfolie	Direkt auf die Wunde, Sekundärverband notwendig	Transparent, Abfluss der Wundexsudats in den Sekundärverband verhindert Verkleben der Wunde mit dem Sekundärverband	Wechsel nach Bedarf, spätestens wenn der Sekundärverband durchgeschlagen ist
Suprasorb F Folienverband™ Lohmann & Rauscher	Polyurethanfolie, Polyacrylatkleber	Direkt auf die Wunde, Aufbringen unter Zug führt zu Spannungsblasen und Verletzungen der gesunden Haut	Semipermeabel, transparent, atmungsaktiv, wasserdampfdurchlässig, undurchlässig für Mikroorganismen	Bei Austreten von Exsudat am Wundverbandrand, Wechsel nach spätestens 14 Tagen notwendig, je nach Wundexsudat oder Anhaften früher

Formen der Silbertechnologien
- elementares Silber
- Silbersalze
- Ionenaustauscher
- Verkohlung

Silverlon™

Silverlon™ ist eine antimikrobielle Wundauflage, bei der mikroskopisch kleine Nylonfasern mit metallischem Silber dauerhaft beschichtet sind. Diese sorgen für eine anhaltende Freisetzung antimikrobiell wirkender Silberionen, ohne dass metallisches Silber abfällt und in der Wunde verbleibt. Silverlon™ wirkt sowohl bakterizid als auch fungizid gegen ein breites Spektrum von Bakterien und Pilzen. Die Wundauflage ist flexibel, elastisch und schmiegt sich der Wundoberfläche an. Silverlon™-Verbände können bis zu 7 Tagen belassen werden [10].

Aquacel™ Ag Burn

Aquacel™ Ag Burn ist ein Silber-Hydrofiber®-Wundverband aus Natriumcarboxy-methylzellulose, der 1,2 % Silberionen enthält. Es handelt sich um einen nylonverstärkten, mit Silber imprägnierten, antimikrobiellen und resorbierenden Wundverband aus einem flüssigkeitsbindenden Vliesmaterial mit Hydrofiber®-Technologie, der auf der Wunde nicht selbstklebend ist. Der Wundverband kann eine große Menge Flüssigkeit und Bakterien resorbieren und bildet auf dem Wundgrund ein zusammenhängendes Gel. Mithilfe der Gelbildung kann das feuchte Wundmilieu aufrecht erhalten und durch ein autolytisches Débridement avitales Gewebe am Wundgrund entfernt werden.Der Wundverband sollte die gesunde Haut etwa 2 cm überlappen. Ein Sekundärverband kann angelegt werden. Dieser muss jedoch regelmäßig gewechselt werden. Die Verbände können bei Spalthautentnahmestellen bis zu 21 Tagen belassen werden. Nach Reepithelialisierung der Spalthautentnahmestellen löst sich der Wundverband ab [7].

Mepilex Transfer Ag™

Mepilex Transfer Ag™ besteht aus einem dünnen Polyurethanschaum mit Aktivkohle und Silbersulfat und ist wundseitig mit Silikon beschichtet. Mepilex Transfer Ag™ absorbiert das Wundexsudat und leitet es weiter, hält das feuchte Wundmilieu aufrecht und weist eine antimikrobielle Wirkung auf. Das enthaltende Silbersulfat setzt bei Kontakt mit Flüssigkeit Silberionen frei und bildet eine Barriere gegen Bakterien. Mepilex Transfer Ag™ reduziert die Anzahl der Mikroorganismen und verringert so die Geruchsbildung. Wundspezifische Krankheitserreger können bis zu 14 Tage inaktiviert werden. Der Polyurethanschaum wird direkt auf die Wunde aufgebracht und sollte nicht überdehnt werden. Der Wundverband sollte die gesunde Haut etwa 2 cm überlappen. Ein Sekundärverband sollte angelegt werden und den Wundverband ebenfalls um mindestens 1–2 cm überlappen. Mepilex Transfer Ag™ kann je nach Wundsituation und der die Wunde umgebenden Haut bis zu 14 Tagen belassen werden [30].

Die Eigenschaften der oben beschriebenen, silberhaltigen Wundverbände sind in Tab. 18.4 nochmals zusammengefasst.

Tab. 18.4 Silberhaltige Wundverbände

Wundverband	Zusammensetzung	Applikation	Wirkung	Wechsel des Wundverbandes
Aquacel™ Ag Burn ConvaTec	Natriumcarboxy-methylzellulose, mit 1,2 % Silberionen, nylonverstärkt	Direkt auf die Wunde, sollte die gesunde Haut etwa 2 cm überlappen, Sekundärverband kann angelegt werden	Antimikrobiell, resorbiert Flüssigkeit und Bakterien, entfernt avitales Gewebe durch autolytisches Débridement	Kann bis zu 21 Tagen belassen werden, löst sich nach Reepithelialisierung allein ab
Mepilex Transfer™ Mölnlycke Health Care	Polyurethanschaum mit Aktivkohle und Silbersulfat, wundseitig mit Silikon beschichtet	Direkt auf die Wunde, sollte die gesunde Haut etwa 2 cm überlappen, Sekundärverband sollte den Verband ebenfalls 1–2 cm überlappen	Antimikrobiell, resorbiert Flüssigkeit und Bakterien, verringert die Geruchsbildung	Kann je nach Wundsituation und Wundumgebung 14 Tage belassen werden
Silverlon™ Silverlon	Nylonfasern mit metallischem Silber beschichtet	Direkt auf die Wunde	Anhaltende Freisetzung antimikrobiell wirkender Silberionen, bakterizid, fungizid	Kann bis zu 7 Tagen belassen werden

18.5 Temporärer Hautersatz

18.5.1 Biobrane™

Biobrane™ ist ein aus einer ultradünnen, semipermeablen Silikonmembran und einem darin verankerten Nylongewebe bestehender temporärer Hautersatz, der 1979 erstmalig beschrieben wurde [6, 16]. Das der Wunde zugewandte Nylongewebe ist in einer komplexen 3-D-Struktur aufgebaut, an die Kollagenpeptide Typ 1 aus porciner Haut gebunden sind. Durch das aufgetragene Schweinhautkollagen entsteht ein sehr biegsamer und anpassungsfähiger Hautersatz, der sich den Konturen der betroffenen Körperpartien anpassen lässt. Blut und Serumbestandteile verbinden sich mit dem Nylongewebe und fixieren den Hautersatz biologisch auf der Wunde. Durch ein spezielles Trifilament-Nylon sorgt die 3-D-Matrix von Biobrane™ für eine sichere Haftung. Biobrane™ besitzt eine gute Adhäsion auf dem Wundgrund und eine hydrophile und biokompatible Wundauflagefläche. Die primäre Adhäsion dieses Hautersatzes resultiert aus dem Kontaktverhalten des auf der Wundoberfläche vorhandenen Fibrins. Fibrin versucht, sich mit der aus Schweinhautkollagen bestehenden Kontaktfläche zu verbinden. Die sekundäre Adhäsion entsteht durch das Einwachsen von Fibrin und Hautgewebe in die 3-D-Matrix des Nylongewebes.

Biobrane™ wird mit der dunklen Gewebeseite auf die Wundfläche aufgelegt und sollte mithilfe von Hautklammern, Nahtmaterial, Steristrips oder ähnlichem fixiert werden. Die Anlage eines Sekundärverbandes ist notwendig. Die Beurteilbarkeit und das Monitoring der Wunde werden während des gesamten Heilungsprozesses durch die Transparenz des temporären Hautersatzes gewährleistet [18].

Die Abdeckung der in der Wundoberfläche endenden Nervenendigungen durch Biobrane™ bewirkt eine schmerzarme Behandlung der Spalthautentnahmestellen. Die obere Silikonmembran ist regelmäßig mechanisch perforiert, sodass ein Austritt von Exsudat durch die Silikonmembran möglich ist. Dadurch kann diese Hautersatzauflage auf der Wunde verbleiben, bis die Oberfläche neu epithelialisiert ist. Die Wasserdampfdurchlässigkeit wird durch die Silikonmembran bestimmt und entspricht in etwa der Wasserdampfdurchlässigkeit der gesunden Haut. Aufgrund des verwandten Schweinehautkollagens ist dieser Hautersatz nicht bei allen ethnischen und religiösen Gruppen anwendbar.

Biobrane™ kann nur auf Wundoberflächen mit einer Keimzahl kleiner als 10 Bakterien / g Gewebe eingesetzt werden. Dieser Hautersatz bietet daher einen unzureichenden Schutz gegenüber bakteriellen Infektionen. Biobrane™ passt sich den Konturen der betroffenen Körperoberfläche an, wodurch die Beweglichkeit der Gelenke und dadurch eine frühzeitige Mobilisation der Patienten erleichtert werden. Bei fehlender Anhaftung von Biobrane™ auf der Wundoberfläche müssen nichteitrige Flüssigkeitsansammlungen entfernt werden. Bei Bildung von eitrigen Flüssigkeitsräumen zwischen Wundoberfläche und Hautersatz müssen die eitrigen, nichtadhärenten Anteile von Biobrane™ entfernt und eine topische antiseptische Therapie begonnen werden. 48 bis 72 Stunden nach Anwendung müssen die durch den Hautersatz abgedeckten Spalthautentnahmestellen täglich auf Blasenbildung und Eiteransammlungen kontrolliert werden. Nach Reepithelialisierung der Wundoberfläche löst sich Biobrane™ sukzessive vom Wundgrund ab und kann schrittweise vom Rand her entfernt werden. Kommt es beim Ablösen von Biobrane™ zu Blutungen am Wundgrund oder starken Schmerzen des Patienten, muss der Hautersatz weiter auf der Wundoberfläche verbleiben. Bei einer forcierten Entfernung können erneute Hautläsionen der reepithelialisierten Areale auftreten.

Aufgrund des bestehenden Kontakterhaltens von Fibrin kann es zu einem festen Einwachsen des Hautersatzes in die Wunde kommen. Die Silikonmembran muss dann gegebenenfalls operativ entfernt werden [27].

18.5.2 Dressilk™

Dressilk™ besteht aus dem natürlichen und biokompatiblen Protein Fibroin, das von Seidenraupen hergestellt wird. Seide ist eine hydrophobe Faser, die die Wunde durch das Abfließen von Exsudaten auf natürliche Weise schützt. Seide wird gestrickt. Die Kompresse ist in zwei Dimensionen gespannt. Sie zeigt eine bessere Regeneration von Kollagen verglichen mit Hydrokolloiden. Der Raum zwischen den Fasern lässt Exsudate vorbeifließen. Bei Entzündungen kann ein Antiseptikum aufgesprüht werden [5]. In mehreren Studien fand man heraus, dass sich Keratinozyten und Fibroblasten unter einem Seidengewebe auf dem Wundgrund ausbreiten können. Dressilk™ ist ein widerstandsfähiges Material. Es fördert die Wundheilung und verhindert Entzündungen und Infektionen. Der Wundverband ist semi-transparent und wird auf nassen Wunden transparent. Seine Transparenz während der ersten Tage ermöglicht es, die Entwicklung der Wunde zu Beginn des Reepithelialisierungsprozesses zu verfolgen und sowohl die Wundsituation als auch die Überwachung des Auftretens von Entzündungs- und / oder Infektionszeichen zu beobachten. Der Wundgrund bleibt abhängig von der Exsudatmenge sichtbar, solange sie ausreichend nässt. Dressilk™ haftet nicht am Wundgrund an, sondern an der Haut. Es trocknet und löst sich selber, wenn die Wunde vollständig reepithelialisiert ist. Die Grenzschicht von Dressilk™ schützt den Wundgrund und kann für maximal 30 Tage bis zum Wundverschluss auf der Wundfläche verbleiben [17, 18]. Mehrere Studien kamen zum Schluss, dass dieser Wundverband hinsichtlich einer akuten Toxizität, einer Reizung und Sensibilisierung der Haut sicher sei.

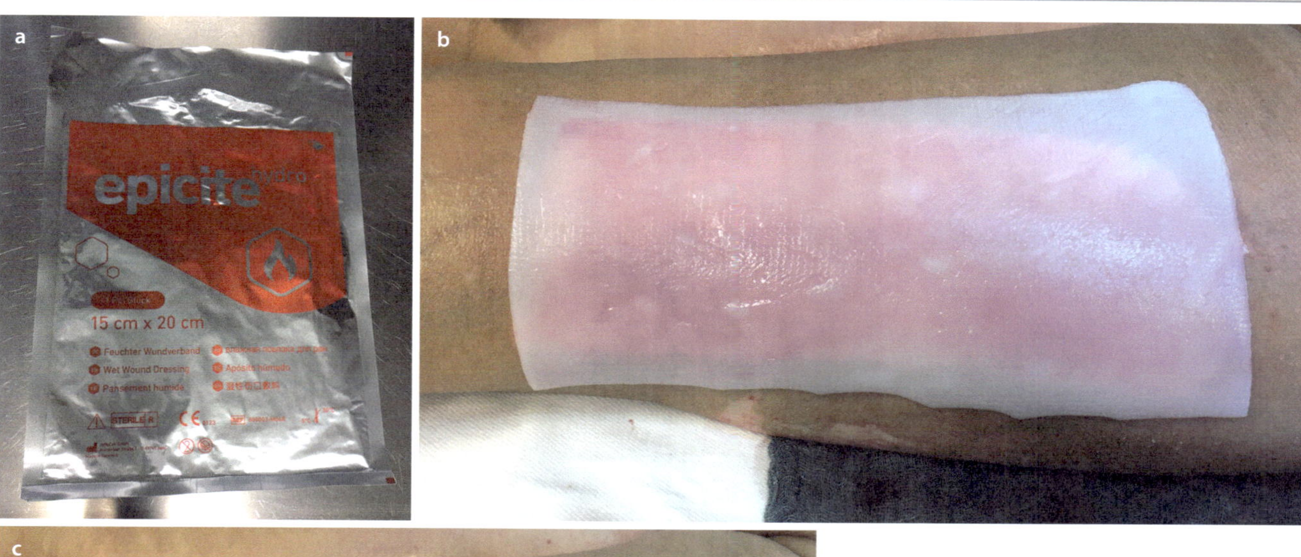

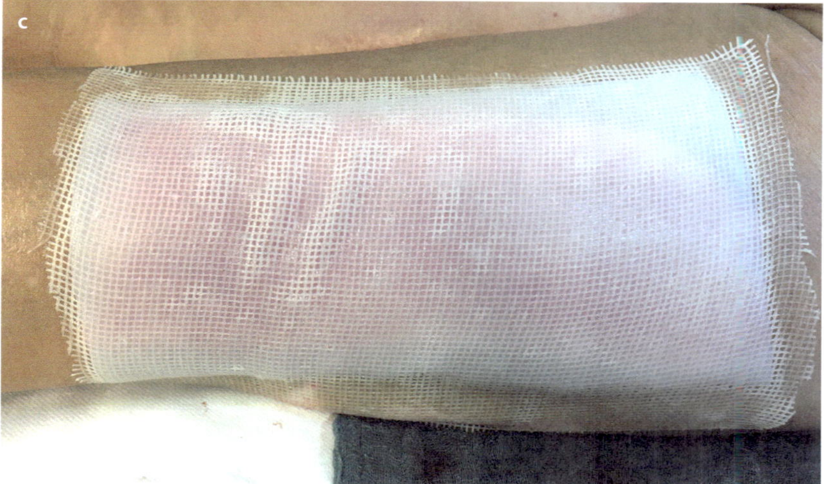

Abb. 18.2 **a–c** **a** Epicite™. **b** Auflage und Zurechtschneiden von Epicite™, etwa 1 cm den Wundrand überlappend. **c** Auflage einer Fettgaze (Jelonet™) als Trennschicht, Epicite™ etwa 1 cm überlappend

18.5.3 Epicite^{hydroTM}

Epicite^{hydroTM} ist ein hydroaktiver Wundverband aus biotechnologisch gewonnener Cellulose (Ursprung Zucker) und isotonischer Kochsalzlösung. Epicite^{hydroTM} hat einen Wassergehalt von mindestens 95 %, versorgt die Haut mit Feuchtigkeit und bietet langfristigen Schutz vor einer dehydrierten Haut. Epicite^{hydroTM} ist durchlässig für Wasserdampf, Luft und Flüssigkeiten, schafft ein feuchtes Wundmilieu, sorgt durch Verdunstung für einen angenehmen Kühleffekt auf der Wunde und schützt vor dem Eindringen von Krankheitserregern. Wundexsudate werden absorbiert [2]. In-vitro-Experimente zeigten eine schnelle Verdampfung des Wassers von Epicite^{hydroTM} bei der sekundären Abdeckung mit Baumwollgaze oder hydrophilem Faserverband. Histologische Ergebnisse einer Tierstudie zeigten, dass Epicite^{hydroTM} in Kombination mit Baumwollgaze oder einem hydrophilen Faserverband vergleichbar hohe Reepithelialisierungsraten aufweisen konnte [24].

Epicite^{hydroTM} wird direkt auf die Wunde aufgebracht, sollte die Wunde 2 bis 3 cm überlappen und muss an die Kontur der Wunde angedrückt werden. Ein Sekundärverband z.B. eine Fettgaze sollte angelegt werden. (Abb. 18.2a–c) Anfangs findet sich eine weiche, halbtransparente Oberfläche, die im hydratisierten Zustand das Anhaften an der Wunde verhindert. Durch das absorbierte Exsudat verändert die Wundauflage ihre Farbe nach gelb und braun und erscheint nicht mehr transparent. Im weiteren Verlauf haftet die Wundauflage starr auf der Haut und dem Wundgrund an und kann Schmerzen auslösen. Nach Reepithelialisierung der Spalthautentnahmestelle löst sich Epicite^{hydroTM} vom Wundrand her ab und kann schrittweise randständig beschnitten werden.

18.5.4 EZ Derm™

EZ Derm™ ist ein xenogenes Schweinehauttransplantat, bei dem Kollagen mit einem Aldehyd vernetzt wird. Xenogene Schweinehauttransplantate sind der menschlichen Haut anatomisch sehr ähnlich. Die Proliferation und Migration der Epithelzellen wird geschützt. EZ Derm™ hält ein geschütztes, feuchtes Wundmilieu während des Heilungsprozesses aufrecht und unterstützt dabei, das Wundexsudat in der Frühphase zu kontrollieren. Es minimiert den Wärme-, Flüssigkeits- und Eiweißverlust. Die Reepithelialisierung und das Wachstum von Granulationsgewebe werden gefördert. EZ Derm™ wirkt sofort nach der Applikation schmerzlindernd, indem die freiliegenden Nervenendigungen des Wundgrundes abgedeckt werden. Die Patienten können ihre Aktivitäten weiter ausüben, ohne dass der Heilungsprozess gestört wird. Zusätzlich zeigt es natürliche, haemostatische Eigenschaften, wirkt als physikalische Barriere gegenüber einer Keimkontamination und schützt die darunter liegende Wunde [23]. EZ Derm™ wird direkt auf die Wunde aufgelegt und kann gegebenenfalls an der Wunde fixiert werden. Eine übermäßige Ansammlung von Wundexsudat kann den Wundverband ablösen. Das perforierte EZ Derm™ lässt eine normale Wundsekretion durch den Wundverband zu. Trockene und nicht anhaftende Teile des Wundverbandes müssen entfernt werden, um ein mechanisches Ablösen zu vermeiden. Der zeitliche Abstand der Verbandswechsel ist abhängig vom Zustand der Wunde und vom klinischen Verlauf.

18.5.5 Oasis™

Oasis™ besteht aus einer azellulären, bioresorbierbaren, extrazellulären Matrix (ECM) aus Dünndarmsubmukosa des Schweines (SIS: „small intestinal submucosa"). Wie bei dermaler ECM enthält die Dünndarmmukosa des Schweines (SIS) Matrixmoleküle wie Kollagen (Typ I, Typ III, Typ IV und Typ VI), Elastin, Glycosaminoglycane (Hyaluronsäure, Chondroitinsulfat A und B, Heparin und Heparansulfat), Glycoproteine (Fibronectin, Laminin) und Wachstumsfaktoren (FGF-2, TGF-β), die eine wichtige Funktion im Wundheilungsprozess einnehmen. Die extrazelluläre Matrix verbessert die Abheilung schwieriger, nicht-abheilender, chronischer Wunden beim Menschen. Präklinische Studien haben gezeigt, dass sich einige Zelltypen an die SIS anlagern, proliferieren, in die Matrix einwandern und dort differenzieren. Die SIS kann die Aktivität der Matrix Metalloproteinasen (MMP) -endogene proteolytische Enzyme- vermindern, deren Serumspiegel und Aktivität bei chronischen Wunden erhöht sind. Im Vergleich zum ursprünglichen, einschichtigen SIS weist der mehrschichtige SIS stärkere mechanische Eigenschaften auf und degradiert langsamer in Wunden [21]. Oasis™ wird trocken auf die Wunde aufgelegt und mit steriler Kochsalzlösung oder einer anderen isotonischen Lösung rehydriert. Über die extrazelluläre Matrix muss ein nichthaftender Sekundärverband angelegt werden, um ein feuchtes Wundmilieu aufrechtzuerhalten. (Abb. 18.3a–g) Eine erneute Auflage von Oasis™ ist bis zur vollständigen Reepithelialisierung der Wunde alle 2 bis 7 Tage erforderlich [1].

18.5.6 PolyMem™

PolyMem™ ist ein auf Maisstärke basierender, synthetisch hergestellter Wundschaum, der aus einer hydrophilen Polyurethanmembran-Matrix besteht. Der Polymerschaum ist auf der Rückseite mit einem dünnen, semipermeablen, kontinuierlichen Polyurethanfilm beschichtet. Dieser Polyurethanfilm enthält einen Wundreiniger und Glycerol. Die Eigenschaften von Glycerol halten das Wundbett kontinuierlich feucht, der Wundreiniger weist zellregenerierende Eigenschaften auf. Die Konzentration körpereigener Wachstumsfaktoren und neu gebildeter Zellen wird durch die Zusammensetzung von PolyMem™ gefördert. Der Wundschaum ist gasdurchlässig, flüssigkeitsundurchlässig und hochabsorbierend. Es kann bis zum 10-fachen seines Eigengewichts an Exsudat aufnehmen und sorgt für eine sichere Speicherung des Exsudats im Verband. PolyMem™ schwemmt das Wundödem aus. Aufgrund dieser Wirkungsweise kommt es in der Anfangsphase der Behandlung zu einer erhöhten Exsudatmenge. Je nach Wundsekretion müssen die Verbände bei sehr starker Wundsekretion eventuell mehrmals täglich, bei mäßiger Wundsekretion alle 2–3 Tage und bei geringer Wundsekretion nach 2–5 Tagen gewechselt werden. Ein Sekundärverband sollte wegen der Wundsekretion angelegt werden. PolyMem™ ist ein nicht adhärenter Wundverband. Die Verbandswechsel sind daher nur wenig schmerzhaft [18].

18.5.7 Suprathel™

Suprathel™ besteht aus einem Copolymer aus mehr als 70 % D, L-Lactid, sowie Trimethylencarbonat und ε-Caprolactonsäure. Suprathel™ ist eine rein synthetische, mikroporöse, resorbierbare und elastische Membran, die sich optimal der Wundoberfläche und den Konturen der betroffenen Körperoberfläche anpasst und auf der Wunde selbständig anhaftet. Durch diese Adhärenz des Wundverbandes kommt es nach der Applikation zu einer zeitnahen Schmerzreduktion. Scherkräfte während der Bewegung werden hierdurch reduziert. Die frühzeitige Beübung der Gelenke, eine weitgehend freie Beweglichkeit der Gelenke sowie die Frühmobilisation der Patienten werden dadurch

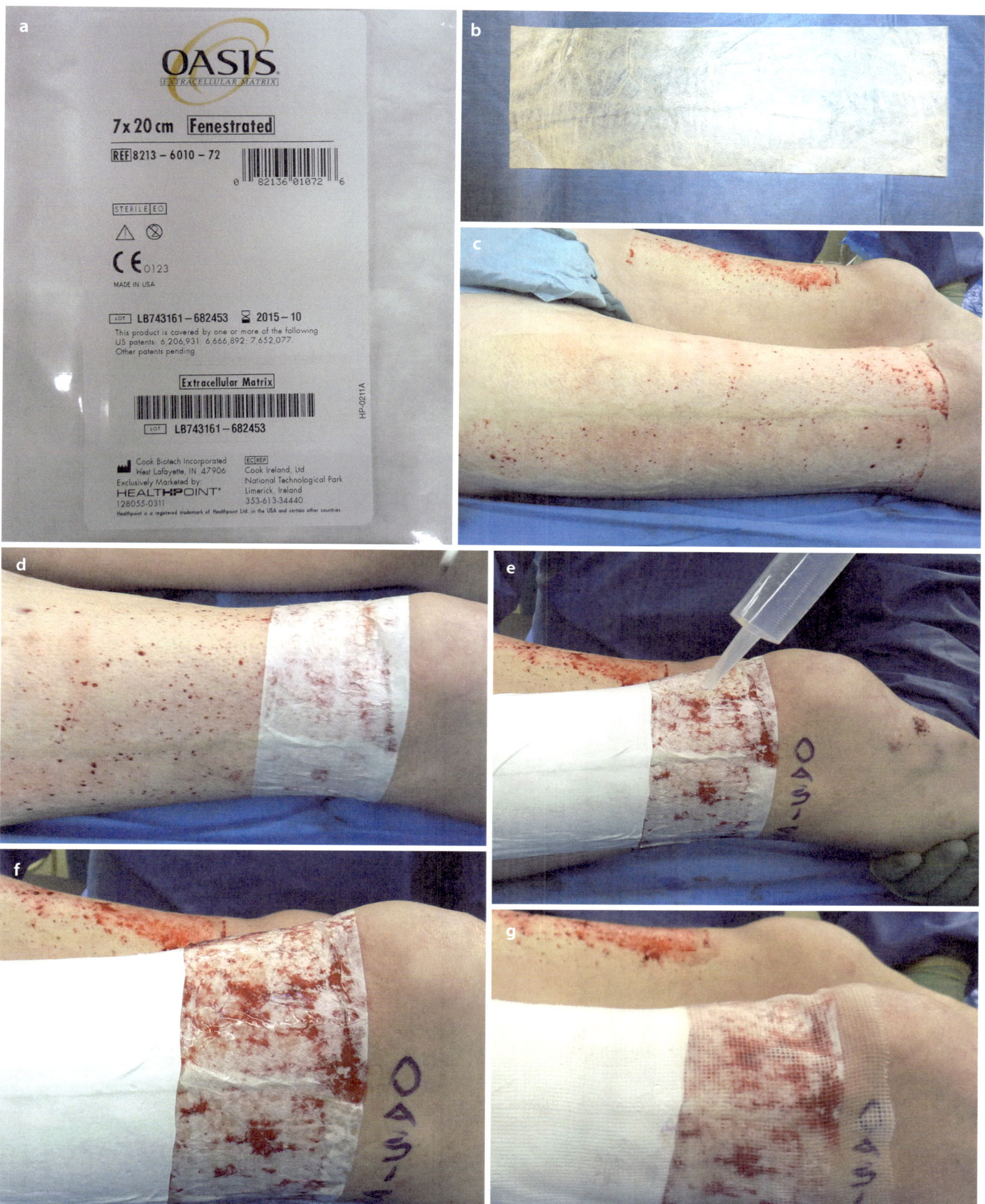

Abb. 18.3 **a–g**, **a** Oasis™. **b** Oasis™-Sheet. **c** Spalthautentnahmestelle. **d** Auflage und Zurechtschneiden von Oasis™. **e** Rehydrieren mit isotonischer NaCl-Lösung. **f** Oasis™ rehydriert. **g** Auflage einer Fettgaze (Jelonet™) als Trennschicht, Oasis™ etwa 1 cm überlappend

ermöglicht. Nach Applikation von Suprathel™ auf die Wundfläche nimmt das Material Wundexsudat auf und haftet besser an. Aufgrund dieser bestehenden Adhärenz des Materials auf dem Wundgrund ist eine weitere Fixierung mit Hautklammern, Nahtmaterial oder Steristrips nicht notwendig. Das anfangs undurchsichtige und weiße Suprathel™ wird nach Applikation auf der Wundfläche transparent. Eine gute Beurteilung des Wundgrundes und des Heilungsprozesses ist somit möglich.

Suprathel™ wurde analog zur menschlichen Haut entwickelt und besitzt mit der natürlichen Haut vergleichbare Eigenschaften wie Elastizität, Wasserdampfdurchlässigkeit und Bakteriendichtigkeit. Mittels Hydrolyse degradiert Suprathel™ mechanisch innerhalb von 4–6 Wochen und wird nach 10–12 Wochen über den Zitronensäurezyklus zu Kohlendioxid (CO_2) und Wasser (H_2O) verstoffwechselt [14]. Der initiale pH-Wert von Suprathel™ beträgt auf der Wunde 5,5. In vitro kann der pH-Wert durch die Milchsäure bis auf einen Wert von 4,0 zurückgehen. Die Regulation und Erniedrigung des pH-Wertes verursacht ein bakterizides Wundmilieu. Dies scheint aufgrund einer gesteigerten antimikrobiellen Aktivität, der Freisetzung von Sauerstoff, sowie der Reduktion der durch Endprodukte von Bakterien verursachten Toxizität vorteilhaft zu sein [8]. Die Reduktion des pH-Wertes führt zu einer Inhibition von Proteasen und einem günstigen Gleichgewicht zwischen Proteasen und Proteaseninhibitoren, wodurch sich das Wachstum von Erregern verzögert. Eine toxische Wirkung auf die Epithelzellen wird nicht beobachtet.

Die Milchsäure zeigt auf der Wundfläche einen vermeintlichen Sauerstoffmangel an. Hierdurch wird sowohl die Vaskulogenese über Stimulation von mesenchymalen Stammzellen als auch die Angiogenese über Stimulation unter anderem von Matrix Metalloproteinasen und VEGF (vascular endothelial growth factor) angeregt. Das gute Anwachsverhalten von Keratinozyten auf Suprathel™ bedingt vermutlich die schnelle Reepithelialisierung der Spalthautentnahmestellen. Bei der Auflage von Suprathel™ sollte darauf geachtet werden, dass das Material die Wundränder jeweils 0,5 – 1,0 cm überlappt. Anschließend wird auf Suprathel™ eine Fettgaze (z. B. Jelonet) einlagig aufgebracht, um ein Festkleben von Suprathel™ mit einem Verband aus Kompressen zu verhindern. Hier sollte die Fettgaze ebenfalls die Ränder des aufgebrachten Suprathels™ 0,5–1,0 cm überlappen. (Abb. 18.4, 18.5, 18.6, 18.7, 18.8, 18.9, 18.10, 18.11, 18.12, 18.13) Je nach Exsudatmenge und je nach Klinik-eigenem Protokoll sollten die Kompressenverbände von täglich bis alle 5–7 Tage gewechselt werden, wobei der Verbund aus Suprathel™ und Fettgaze auf dem Wundgrund belassen werden. Hierdurch kann die Reepithelialisierung weiter ungestört vonstattengehen.

Bei Reepithelialisierung der Wundoberfläche hebt sich Suprathel™ von der Wundfläche ab und kann schrittweise vom Rand her getrimmt werden.

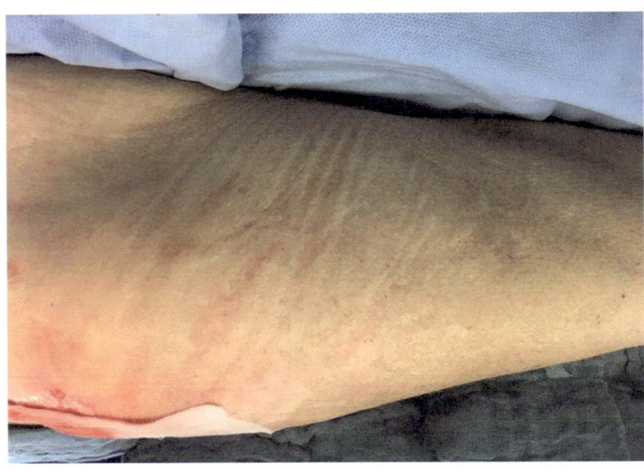

Abb. 18.4 Patientin 45 Jahre, flächige dermale, 3.-gradige Verbrühung mit kochendem Teewasser beide Oberschenkel und Unterbauch über 5 % KOF, ABSI-Score 6; Spalthautentnahmestelle Oberschenkel links für Spalthaut-Meshgraft-Transplantate 1:1

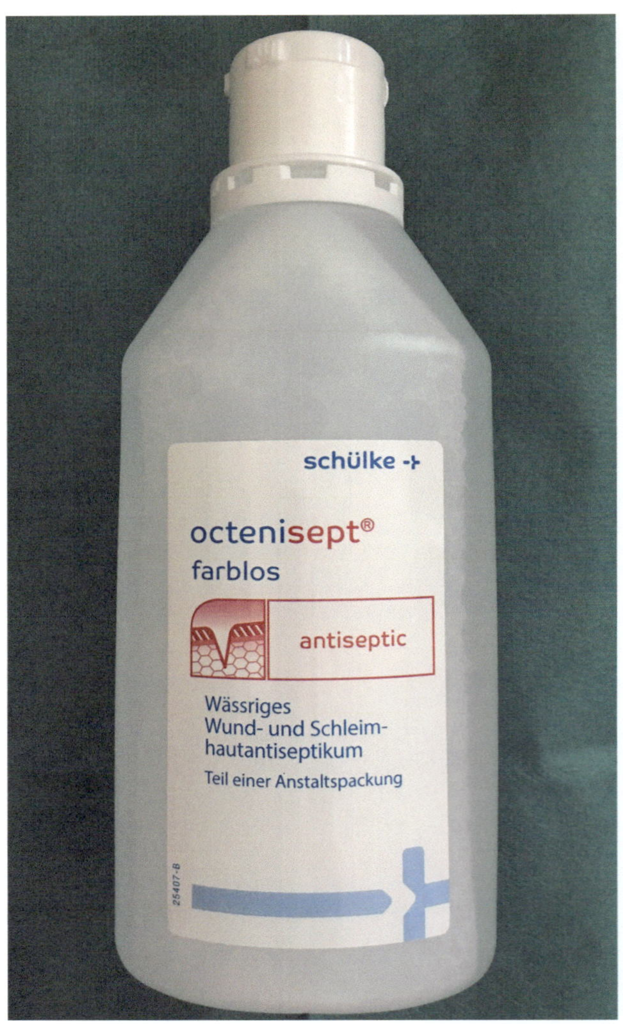

Abb. 18.5 Antiseptische Hautdesinfektion mit Octenidindihydrochlorid-Lösung (Octenisept®); keine Verfärbung der Spalthautentnahmestelle; ggf. Rasur der geplanten Spalthautentnahmestelle und Entfernen der Haare

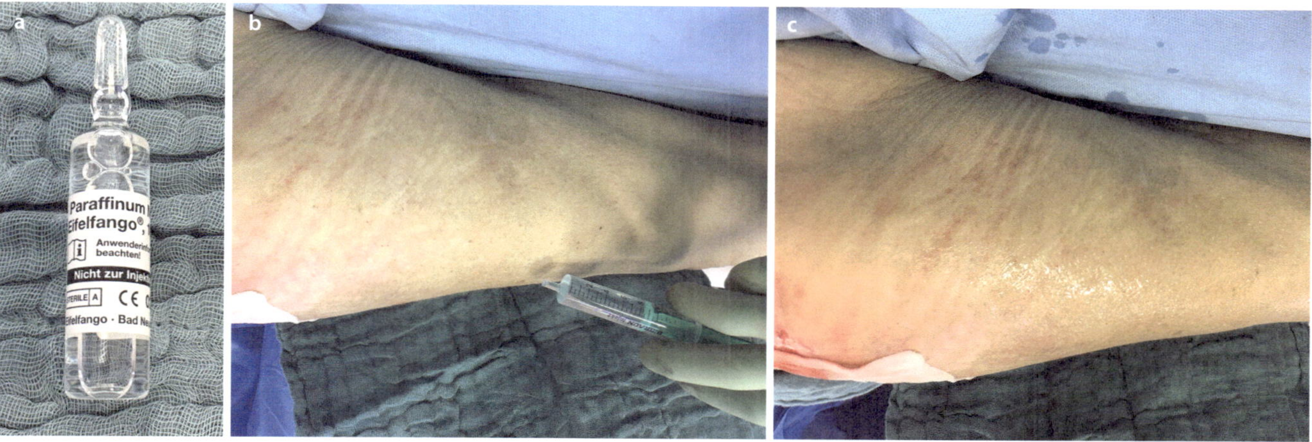

Abb. 18.6 **a–c** **a** Ampulle Paraffinöl (= Paraffinum perliquidum). **b** Dünnschichtiges Auftragen von dünnflüssigem Paraffinöl (= Paraffinum perliquidum) auf die Haut der vorgesehen Spalthautentnahmestelle. **c** Paraffin reduziert die Reibung zwischen Instrument und Haut und erhöht die Gleitfähigkeit des Dermatoms. CAVE: **keine** Verwendung von Paraffinöl bei Spalthautentnahme für MEEK-Transplante

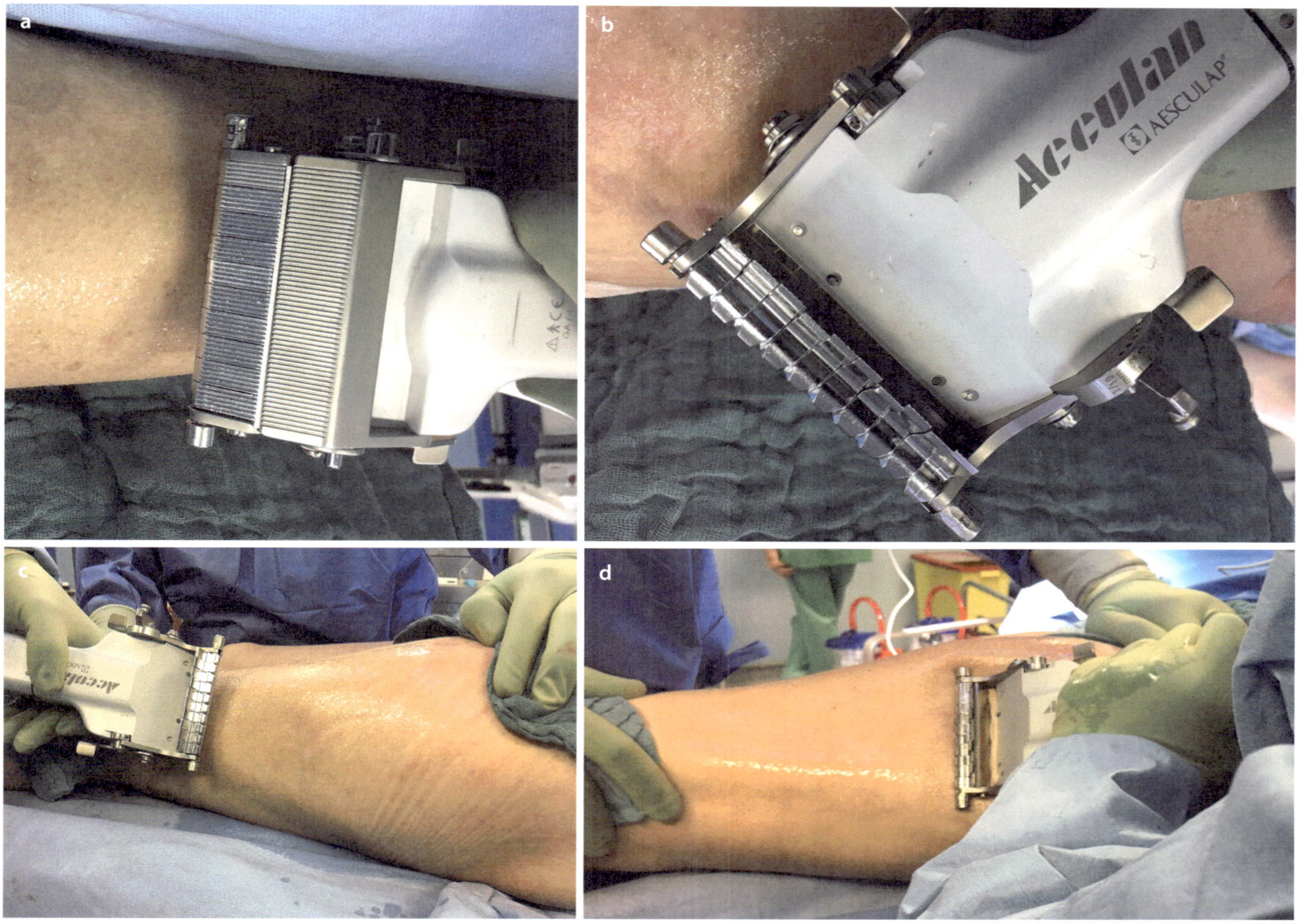

Abb. 18.7 **a–d** **a** Akku-Hautdermatom: Einstellen der Schnittbreite der Entnahmestellen stufenlos über 10 Klappen mit je 8 mm Breite, maximal 78 mm Schnittbreite möglich. **b** Akku-Hautdermatom: Einstellen der Entnahmetiefe bzw. der Schnittdicke der entnommenen Spalthaut schlüssellos von 0,2–1,2 mm in 1/10 mm Schritten. Die Spalthaut sollte dünn zwischen 0,2–0,3 mm entnommen werden. Dünne Spalthaut heilt sicherer ein, das Meshgraft-Transplantat ist leichter herzustellen. **c** Anspannen der Spalthautentnahmestelle mit trockenen Bauchtüchern. **d** Spalthautentnahme mit dem Akku-Dermatom, Entnahmetiefe 0,2 mm, alle 10 Klappen geöffnet, Schnittbreite 78 mm

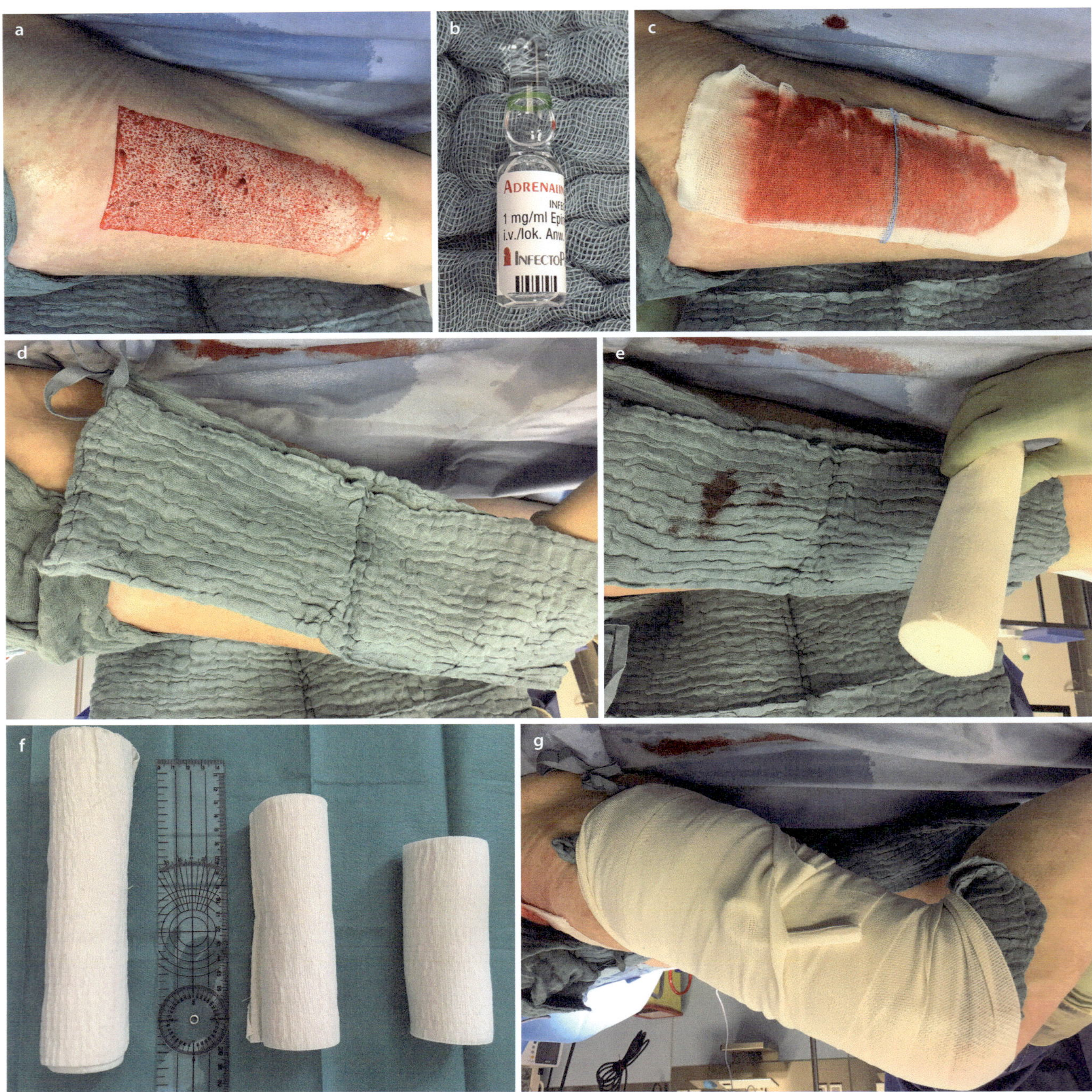

Abb. 18.8 **a–g** **a** Kapilläre Blutung der obersten Entnahmeschicht. **b** 1 Ampulle Epinephrin (Adrenalin) 1 mg/ml in 100 ml 0,9 % NaCl-Lösung. **c** Blutstillung durch Auflage von Kompressen mit einer Adrenalinlösung 1:100.000 getränkt. **d** Blutstillung durch Auflage von feuchten, körperwarmen Bauchtüchern (37 °C). **e** Verwendung elastischer Binden: 20 cm für Oberschenkel, 15 cm für Unterschenkel und Oberarme, 12 cm für Unterarme. **f** Zusätzliche Blutstillung mit elastischen Kompressionsbinden. **g** Angelegter, elastischer Kompressionsverband

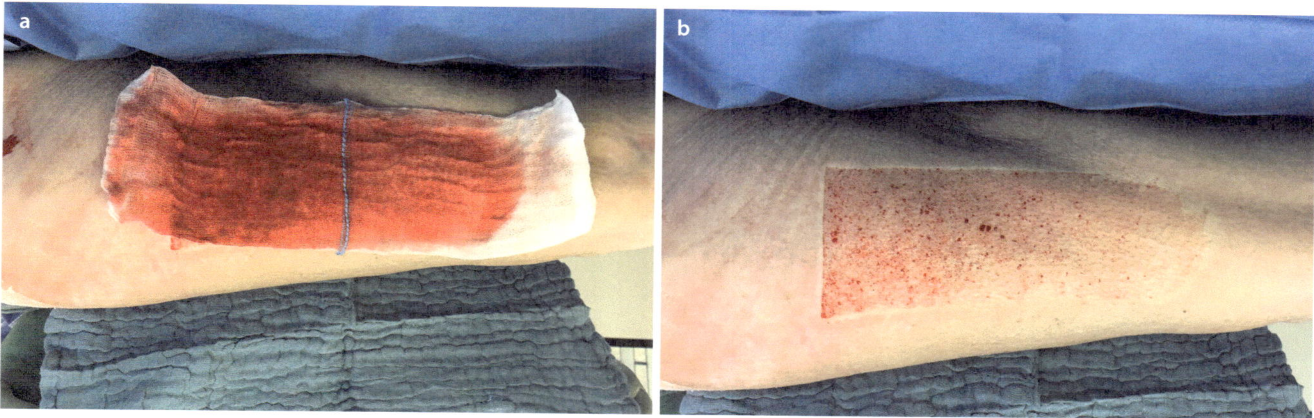

Abb. 18.9 a, b a Entfernen von Bauchtuch und elastischer Binde. b Bluttrockene Entnahmestelle nach Entfernen der Kompresse

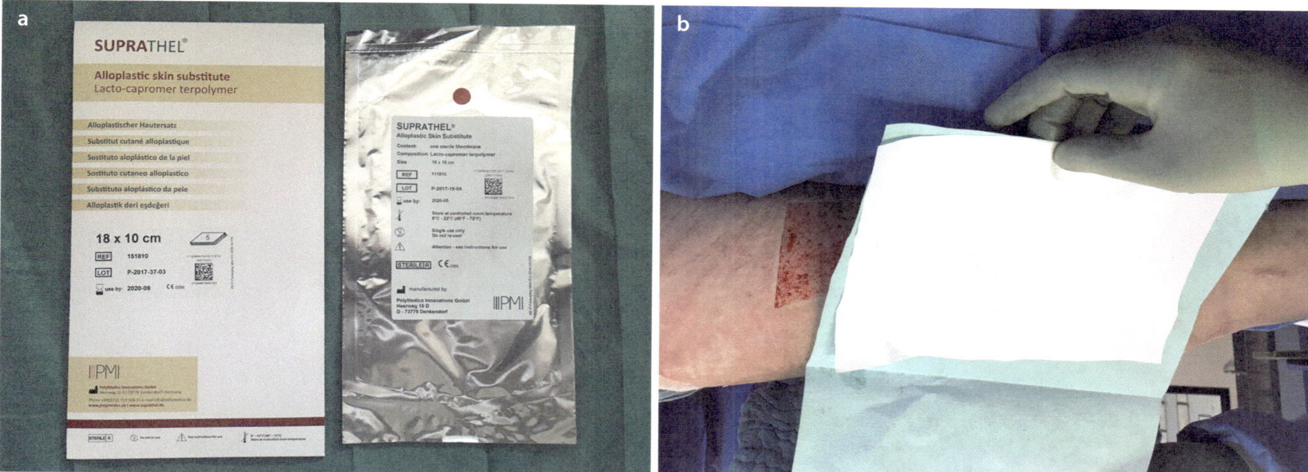

Abb. 18.10 a, b a Suprathel™. b Suprathel™-Sheet

Durch die rein synthetische Zusammensetzung von Suprathel™ bestehen bei der Anwendung keinerlei biologische Risiken und ist bei allen religiösen und ethnischen Gruppen einsetzbar [20, 25, 26].

18.5.8 TransCyte™

Transcyte™ besteht aus einer nicht resorbierbaren, avitalen Nylon- und einer Kollagenmatrix, die aus vitalen, humanen Fibroblasten Neugeborener synthetisiert wird. Die lyophilisierte Matrix enthält die durch die Fibroblasten synthetisierten Matrixproteine und Wachstumsfaktoren. Die noch vorhandenen extrazellulären Strukturen geben den Empfängerzellen Wachstums- und Migrationssignale. Hierdurch soll die Ausbildung von narbenbildendem Granulationsgewebe vermieden werden. TransCyte™ zeigt eine Wundadhärenz über mehr als 40 Tage. TransCyte™ sollte entweder mit Klebestreifen oder mit Hautklammern befestigt werden und mit einer Fettgaze für 24–48 Stunden überdeckt werden. Mit zunehmender Wundheilung trocknet TransCyte™ im 7–10 Tagen aus und löst sich von alleine von den abgeheilten Wundarealen ab [12].

18.5.9 Xenoderm™

Xenoderm™ ist ein biologischer, temporärer Hautersatz, der aus einer aus lyophilisierter Schweinespalthaut gewonnenen, avitalen Kollagenmatrix besteht. Xenoderm™ vermindert den Verlust von Flüssigkeiten, Elektrolyten, Eiweiß, Wärme und Energie, fördert das Wachstum von Epithelzellen und Granulationsgewebe und schützt granulierende Wunden. Zusätzlich sichert es das physiologische Wundmilieu. Vor Ap-

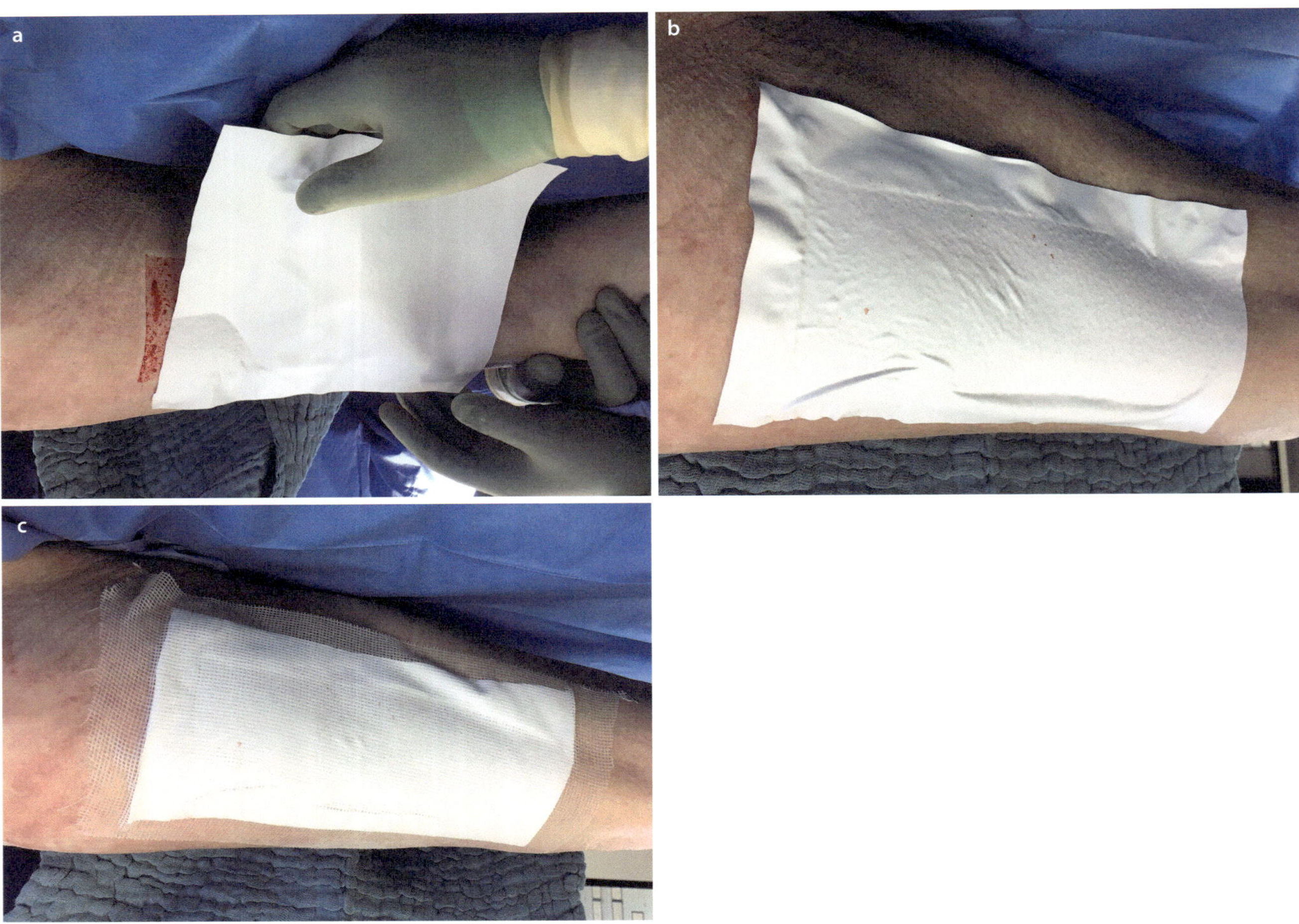

Abb. 18.11 a–c **a** Auflage von Suprathel™, etwa 1 cm den Wundrand überlappend. **b** Zurechtschneiden von Suprathel™. **c** Auflage einer Fettgaze (Jelonet™) als Trennschicht, Suprathel™ etwa 1 cm überlappend

plikation auf die Spalthautentnahmestelle muss Xenoderm™ in isotonischer Kochsalzlösung rehydriert werden. Freiliegende Nervenendigungen werden bedeckt, wodurch die Schmerzen reduziert werden. Xenoderm™ schützt den Wundgrund vor dem Austrocknen und vor dem Eindringen von Bakterien. Durch die Transparenz des Materials ist die Beurteilbarkeit des Wundgrundes gegeben. Eine Vaskularisation erfolgt erst nach 7 Tagen. Xenoderm™ hat keinen negativen Einfluss auf die Durchblutung im zukünftigen Transplantationsbett. Der Verbandswechsel verläuft meist ohne Schmerzen und Blutverlust. Xenoderm™ ermöglicht eine unbehinderte physiotherapeutische Behandlung des Patienten, da es sich optimal an die Wunde anschmiegt und eine gute Haftung hat. Der Zeitpunkt der Verbandswechsel ist je nach Wundheilungsverlauf variabel. Je nach Menge des Wundexsudats müssen Verbandswechsel täglich durchgeführt werden. Xenoderm™ sollte spätestens nach 10 Tagen entfernt werden [9].

Die Eigenschaften der oben beschriebenen, temporären Hautersatzmaterialien sind in Tab. 18.5 nochmals zusammengefasst.

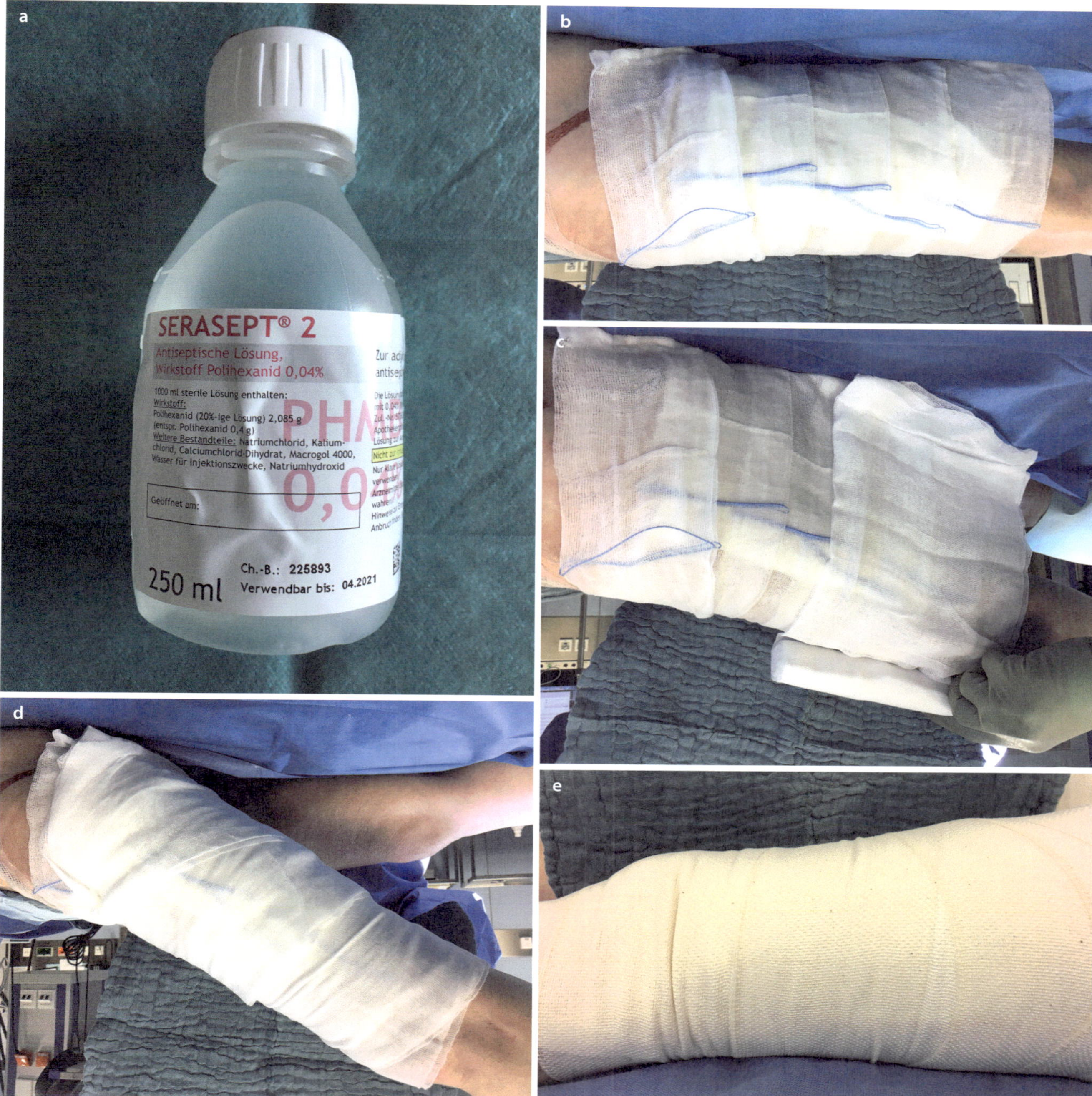

Abb. 18.12 **a–e** **a** Polihexanid-Lösung (Serasept™); alternativ Lavasept™. **b** Verband mit Kompressen in Serasept™-Lösung getränkt zur prophylaktischen, antiseptischen Therapie; bei Wundkontamination mit Pseudomonas aeruginosa Verwendung von Mafenidacetat-Lösung zur prophylaktischen, antiseptischen Therapie. **c** Saug- und Schutzverband mit Gazebinden 20 cm breit. **d** Komplettierung des Gazebinden-Verbandes. **e** Elastischer Kompressionsverband

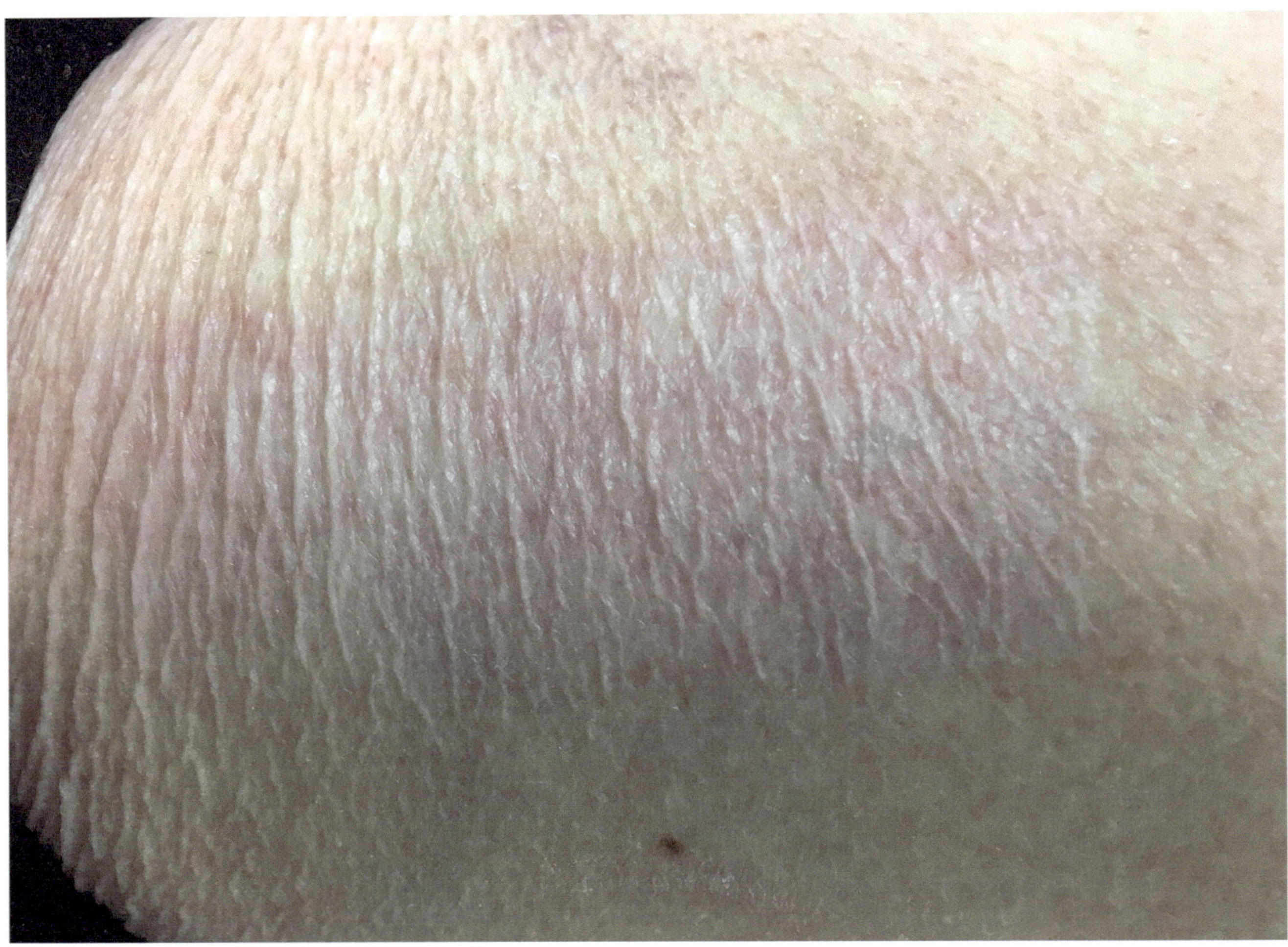

Abb. 18.13 Abgeheilte Spalthautentnahmestelle Oberschenkel 13 Monate nach Spalthautentnahme. Noch sichtbare Textur- und Pigmentstörung

Tab. 18.5 Temporärer Hautersatz

Wundverband	Zusammensetzung	Applikation	Wirkung	Wechsel des Wundverbandes
Biobrane™ Smith & Nephew	äußere Silikonmembran mit verankertem Nylongewebe in 3-D-Struktur, wundseitig mit Schweine-Kollagenpeptiden I beschichtet	Direkt auf die Wunde, Fixierung mit Hautklammrnern, Nahtmaterial, Steristrips ggf. notwendig Sekundärverband notwendig CAVE: aufgrund des Kontaktverhaltens von Fibrin ist ein festes Einwachsen in die Wunde möglich; **nicht für alle** ethnischen Gruppen aufgrund des Schweinekollagens verwendbar	Semipermeabel, semi-transparent, passt sich den Körperkonturen an, wasserdampfdurchlässig, schmerzarme Behandlung, Austritt von Exsudat möglich. hydrophile und biokompatible Wundauflage	Verbleibt bis zur Reepithelialisierung auf der Wunde, löst sich nach Reepitheliasierung schrittweise vom Wundrand bei fehlender Anhaftung auf dem Wundgrund müssen nichteitrige Flüssigkeitsansammlungen entfernt werden, 48–72 Stunden nach Applikation engmaschige Kontrolle auf Blasenbildung oder Eiteransammlungen,

Tab. 18.5 (Fortsetzung)

Wundverband	Zusammensetzung	Applikation	Wirkung	Wechsel des Wundverbandes
Dressilk™ Prevor	Seide aus natürlichem, biokompatiblen Protein Fibroin	Direkt auf die Wunde	Semitransparent, wird auf nassen Wunden transparent, vermindert Entzündungen und Infektionen	Verbleibt bis zur Reepithelialisierung maximal für 30 Tage auf der Wunde, löst sich nach Reepitheliasierung schrittweise vom Wundrand
Epicite[hydro] ™ QRSkin	Biotechnologisch gewonnen Cellulose (Ursprung Zucker) und isotonische Kochsalzlösung	Direkt auf die Wunde, 2–3 cm Überlappen der Wundränder, der Wundkontur andrücken, Sekundärverband notwendig	Hydroaktive Wundverband mit 95 % Wassergehalt, versorgt die Haut mit Feuchtigkeit, durchlässig für Wasserdampf, Feuchtigkeit und Gas; Kühleffekt der Wunde, schützt vor Eindringen von Krankheitserregern, Absorption von Wundexsudat	Verbleibt bis zur Reepithelialisierung auf der Wunde, löst sich nach Reepitheliasierung schrittweise vom Wundrand
EZ Derm™ Mölnlycke Healthcare	Xenogenes Schweinhauttransplantat, Kollagen mit Aldehyd vernetzt	Direkt auf die Wunde, ggf. an der Wunde fixieren	Schützt Proliferation und Migration von Epithelzellen, minimiert Wärme-, Flüssigkeits- und Eiweißverlust, Schmerzlinderung nach Applikation	Abstand der Verbandswechsel ist abhängig vom Zustand der Wunde und vom klinischen Verlauf
Oasis™ Cook Biotech / Smith & Nephew	Azelluläre, bioresorbierbare, extrazelluläre Matrix aus Dünndarmsubmukosa des Schweines (SIS)	Trocken direkt auf die Wunde, Rehydrieren mit steriler Kochsalzlösung oder einer anderen isotonischen Lösung Sekundärverband notwendig	Erhaltung der Beschaffenheit natürlicher Matrixmoleküle, Anlagerung von Zellen an die SIS, fördert Proliferation, Migration in die Matrix und Differenzierung von Zellen	Alle 2 bis 7 Tage erforderlich. bis zur vollständigen Reepitethelialisierung
Suprathel™ PolyMedics Innovation	Copolymer aus DL-Lactid, Trimethylencarbonat und ε-Caprolactonsäure	Direkt auf die Wunde, überlappen der Wundränder 0,5–1,0 cm Auflage einer Fettgaze um ein Festkleben am Kompressenverband zu verhindern, Sekundärverband notwendig CAVE: rein synthetisch, daher bei allen ethnischen Gruppen anwendbar	Semipermeabel, transparent, elastisch, mikroporös, Bakteriendichtigkeit wasserdampfdurchlässig, passt sich den Körperkonturen an, schmerzarme Behandlung, pH-Erniedrigung bakterizider Effekt	verbleibt bis zur Reepithelialisierung Auf der Wunde, löst sich nach Reepitheliasierung schrittweise vom Wundrand
Transcyte™ Advanced Tissue Sciences Inc.	Lyophilisierte, avitale Nylon- und Kollagenmatrix aus vitalen, humanen Fibroblasten Neugeborener	Direkt auf die Wunde, Fixierung mit Klebestreifen oder Hautklammern, zusätzlich Fettgaze für 24–48 Stunden	Vorhandene, extrazelluläre Strukturen geben Wachstums- und Migrationssignale an Empfängerzellen, Vermeidung der Bildung von narbenbildendem Granulationsgewebe	Belassen auf der Wunde, Transcyte™ trocknet nach 7–10 Tagen aus, löst sich nach Reepitheliasierung schrittweise vom Wundrand
Xenoderm™ MBP Medical Biomaterial Products GmbH	Azelluläre Kollagenmatrix aus lyophilisierter Schweinespalthaut	Rehydrierung mit steriler Kochsalzlösung oder einer anderen isotonischen Lösung vor Applikation, Sekundärverband notwendig	Vermindert Verlust von Flüssigkeiten, Elektrolyten, Eiweiß, Wärme und Energie, fördert das Wachstum von Epithelzellen, schützt den Wundgrund vor Austrocknen und Eindringen von Bakterien	Je nach Wundsekretion täglich, Entfernen spätestens nach 10 Tagen

Literatur

1. Brown-Etris M, Cutshall WD, Hiles MC (2002) A new biomaterial derived from small intestine submucosa and developed into a wound matrix device. Wounds 14:150–166
2. de Mattos IB, Holzer JCJ, Tuca AC, Groeber-Becker F, Funk M, Popp D, Mautner S, Birngruber T, Kamolz LP (2018) Uptake of PHMB in a bacterial nanocellulose-based wound dressing: a feasible clinical procedure. Burns. pii: S0305-4179(18)30630-2. https://doi.org/10.1016/j.burns.2018.10.023
3. Dhanraj P (2015) A clinical study comparing Helicoll with scarlet red and OpSite in the treatment of split thickness skin graft donor sites – a randomized controlled trial. Indian J Surg 77(Suppl 2):385–392
4. Ding X, Shi L, Liu C, Sun B (2013) A randomized comparison study of Aquacel Ag and Alginate Silver as skin graft donor site dressing. Burns 39:1547–1550
5. Gil ES, Panilaitis B, Bellas E, Kaplan DI (2013) Functionalized silk biomaterials for wound healing. Adv Healthc Mater 2:206–217
6. Greenwood JE, Clausen J, Kavanagh S (2009) Experience with biobrane: uses and caveats for succcess. Eplasty 9:e25
7. Haith LR, Stair-Buchmann ME, Ackerman BH, Herder D, Reigart CL, Stoering M, Guilday RE, Patton ML, Ross KM (2015) Evaluation of aquacel Ag for autogenous skin donor sites. J Burn Care Res 36:602–606
8. Hakkarainen T, Koivuniemi R, Kosonen M, Escobedo-Lucea C, Sanz-Garcia A, Vuola J, Valtonen J, Tammela P, Mäkitie A, Luukko K, Yliperttula M, Kavola H (2016) Nanofibrillar cellulose wound dressing in skin graft donor site treatment. J Control Release 28:292–301
9. Hosseini SN, Karimian A, Mousavinasab SN, Rahmanpour H, Yamini M, Zahmatkesh SH (2009) Xenoderm versus 1% silver sulfadiazine in partial-thickness burns. Asian J Surg 32:234–239
10. https://www.silverlon.com/global/resources/clinical-studies
11. James JH, Watson AC (1975) The use of OpSite, a vapour permeable dressing, on skin graft donor sites. Br J Plast Surg 28:107–110
12. John Noordenbos J, Doré C, Hansbrough JF (1999) Safety and efficacy of TransCyte* for the treatment of partial-thickness burns. J Burn Care & Rehab 20:275–281
13. Matsumura S, Ikeda N, Hamada S, Ohyama W, Wako Y, Kawasako K, Kasamatsu T, Nishiyama N (2015) Repeated-dose liver and gastrointestinal tract micronucleus assays with CI Solvent Yellow 14 (Sudan I) using young adult rats. Mutat Res Genet Toxicol Environ Mutagen 780–781:76–80
14. Merz KM, Sievers R, Reichert B (2011) Suprathel bei zweitgradigen oberflächlichen Verbrennungen im Gesicht. GMS Verbrennungsmedizin. 4: Doc01; https://doi.org/10.3205/vmed000008; urn:nbc:de0183-vmed0000089
15. Nelea MI, Paek L, Dao L, Rouchet N, Efanov JI, Édouard C, Danino MA (2019) In-situ characterization oft he bacterial biofilm associates with XeroformTM anf KaltostatTM dressings and evaluation of their effectiveness on the skin engraftment donor sites in burn patients. Burns. https://doi.org/10.1016/j.burns.2019.02.024
16. Rogers AD, Adams S, Rode H (2011) The introduction of a protocol for the use of biobrane for facial burns in children. Plast Surg Int 2011:858093
17. Schiefer JL, Rath R, Ahrens E, Grigutsch D, Gräffl SJP, Fuchs PC, Schulz A (2018) Evaluation of scar quality after treatment of superficial burns oft the hands and face with Dressilk or Biobrane – An intra-individual comparison. Burns 44:305–317
18. Schulz A, Depner C, Lefering R, Kricheldorff J, Kästner S, Fuchs PC, Demir E (2016) A prospective clinical trial comparing Biobrane(®) Dressilk(®) and PolyMem(®) dressings on partial-thickness skin graft donor sites. Burns 42:345–355
19. Schulz A, Rothermund I, Lefering R, Fuchs PC, Schiefer J (2018) Long-term scar quality after treatment of standardized partial-thickness skin graft donor-sites. Adv Skin Wound Care 31:109–117
20. Schwarze H, Küntscher M, Uhlig C, Hierlemann H, Prantl L, Noack N, Hartmann B (2007) Suprathel, a new skin substitute, in the management of donor sites of split-thickness skin grafts: results of a clinical study. Burns 33:850–854
21. Shi L, Ronfard V (2013) Biochemical and biomechanical characterization of porcine small intestinal submucosa (SIS): a mini review. Int J Burns Trauma 3:173–179
22. Terrill PJ, Goh RC, Bailey MJ (2007) Split-thickness skin graft donor sites: a comparative study of two absorbent dressings. J Wound Care 16:433–438
23. Troy J, Karlnoski R, Downes K, Brown KS, Cruse CW, David J, Smith DJ, Payne WG (2013) The use of EZ Derm in partial-thickness burns: an institutional review of 157 patients. Eplasty 13. e14 Epub 2013 Mar 7
24. Tuca AC, Holzer JCJ, Funk M, Palackic A, Bernardelli de Mattos I, Groeber-Becker F, Birngruber T, Kampolz LP (2011) Einfluss von sekundären Wundauflagen auf die Wirkung von Epicite Hydro: Ergebnisse einer tierexperimentellen Studie. urn:nbn:de:0183-19dav815
25. Uhlig C, Rapp M, Dittel KK (2007) Neue Strategien zur Behandlung thermisch geschädigter Hände unter Berücksichtigung des Epithelersatzes Suprathel. Handchir Mikrochir Plast Chir 39:314–319
26. Uhlig C, Rapp M, Hartmann B, Hierlemann H, Planck H, Dittel KK (2007) Suprathel-an innovative, resorbable skin substitute for the treatment of burn victims. Burns 33:221–229
27. Vasel-Biergans A (2018) Wundauflagen für die Kitteltasche. 4. Aufl, Wissenschaftliche Verlagsgesellschaft, Stuttgart
28. Vasel-Biergans A, Protz K (2011) Moderne Wundversorgung in der Pflege – Ein Praxisbuch. 2. Aufl, Wissenschaftliche Verlagsgesellschaft, Stuttgart
29. inter GD (1962) Formation oft he scab and the rate of epithelization of superficial wounds in the skin oft he young domestic pig. Nature 193:293–294
30. Wounds International. International consensus (2012) Appropriate use of silver dressings in wounds. An expert working group consensus. London, UK: Wounds Int; [cited 14 Sep 2017]. URL: http://www.woundsinternational.com/media/issues/567/files/content_10381.pdf

Komplikationsmanagement nach Hauttransplantation - Mikrobiologie, topische und systemische Antibiotikatherapie

19

Holger J. Klein, Merlin Guggenheim und Christian Ottomann

Inhaltsverzeichnis

19.1 Einleitung

Infektionen von Brandwunden stellen eine Komplikation von herausragender Bedeutung im Behandlungsablauf von Brandopfern dar. Es hat sich gezeigt, dass die Todesursache von Patienten mit einer verbrannten Körperoberfläche von ≥ 40 % in 75 % der Fälle auf ein septisches Geschehen bedingt durch Wundinfektionen zurückzuführen ist [1]. Neben diesem lebensbedrohlichen Umstand können Infektionen von Brandwunden zu einem Abtiefen der Verbrennung, einer verzögerten Wundheilung, der Verlängerung des stationären Aufenthaltes und zu vermehrter Narbenbildung führen [2–4]. Die Wahrscheinlichkeit für die Entstehung einer Wundinfektion von Brandverletzten ist durch multiple Faktoren bedingt, wie z. B. Ausmaß der Verbrennung, das Alter des Patienten, Vorerkrankungen, der Immun- und Ernährungszustand sowie umgebungsbedingte mikrobielle Faktoren.

H. J. Klein (✉)
Kantonsspital Aarau, Klinik für Plastische Chirurgie und Handchirurgie, Aarau, Schweiz
e-mail: holger.klein@ksa.ch

M. Guggenheim
SWISSPARC, Zürich, Schweiz
e-mail: merlin.guggenheim@swissparc.ch

C. Ottomann
UnitTransferKlinik, Universität zu Lübeck, Lübeck, Deutschland
e-mail: christian.ottomann@uni-luebeck.de

19.2 Pathogenese

Die thermische Zerstörung der Haut sowie die durch das Verbrennungstrauma induzierte Schwächung der lokalen und systemischen Immunabwehr sind Schlüsselfaktoren in der Entstehung von Wundinfektionen bei Brandopfern. Dabei stellt der Eschar als avaskuläres, nekrotisches Gewebe eine proteinreiche Nische für eine mikrobielle Besiedelung dar, in welche eine Migration von körpereigenen Immunzellen und eine Diffusion systemisch verabreichter Antibiotika kaum möglich ist [5]. Unmittelbar nach dem thermischen Trauma ist die verbrannte Haut durch die Hitzeeinwirkung steril. Bleiben sowohl das chirurgische Débridement als auch eine antimikrobielle Therapie aus, lässt sich innerhalb der ersten 48 Stunden nach dem Verbrennungstrauma eine Kolonisation der verbrannten Körperoberfläche mit grampositiven Keimen beobachten [6]. Diese entstammen zu einem Großteil aus der Besiedlung der patienteneigenen Schweißdrüsen und Haarfollikeln. Hierbei finden sich vor allem Staphylokokken (*Staphylococcus aureus*). Als weitere grampositive Organismen lassen sich bei Brandverletzten auch Enterokokken und beta-hämolytische Streptokokken

C. Ottomann, B. Hartmann (Hrsg.), *Hauttransplantation*, https://doi.org/10.1007/978-3-662-62060-1_19

der Gruppe A finden [7]. Nach etwa fünf bis sieben Tagen erweitert sich das Keimspektrum in den gram-negativen Bereich, wobei eine Besiedelung mit *Pseudomonas aeruginosa, Acinetobacter, Escherichia coli* sowie *Klebsiella pneumoniae* am häufigsten beobachtet wird. Die Herkunft dieser Bakterien ist vielen Fällen die patienteneigene gastrointestinale und respiratorische Flora [1, 3]. Ebenfalls können kontaminierte Oberflächen, Wasser, Raumluft und das Krankenhauspersonal die Ursache einer mikrobiellen Besiedelung der Brandwunde sein. Neben bakteriellen Erregern können Wundinfektionen bei Brandopfern auch durch Pilze (z. B. *Candida, Aspergillus*) oder Viren (*Herpes simplex Virus, Cytomegalovirus oder Varicella-zoster Virus*) verursacht werden [8].

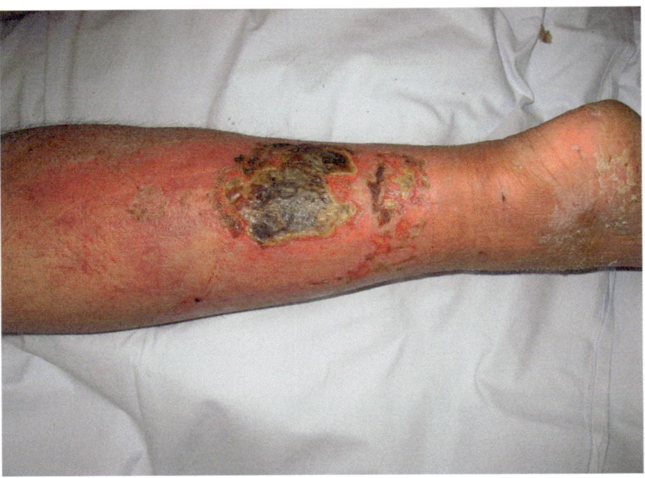

Abb. 19.2 Infizierte Brandwunde am dorsalen Unterschenkel. Fortgeschrittene Infektion mit Erysipel

19.3 Diagnose der Wundinfektion

Klinisch imponiert die lokale Infektion der Brandwunde als dunkelbraune, schwärzliche oder violette Färbung mit einem rot bis hellrot durchbluteten Wundrand (Abb. 19.1, 19.2, 19.3, 19.4, 19.5, 19.6, 19.7). Die Konversion einer ursprünglich oberflächlichen in eine tiefe, operationspflichtige Brandwunde (Abtiefen) mit korrespondierender nekrotischer Demarkierung kann durch die Wundinfektion verursacht worden sein [2]. Ein eher seltenes Zeichen für die Infektion von bereits transplantierten oder spontan geheilten ehemaligen Brandwunden ist die Impetigo, welche sich durch multifokale, oberflächliche Abszesse darstellt [9]. Weitere lokal-klinische Zeichen einer infizierten Brandwunde sind Verfärbungen der Subcutis, die Präsenz des grünen Pigments Pyoyanin im Unterhautfettgewebe, Ödeme oder dunkel bis violette Färbung der angrenzenden gesunden Haut (Abb. 19.3). Bei jedem Verdachtsfall sollten engmaschige Wundabstriche zur mikrobiologischen Keimbestimmung angelegt werden, wenngleich eine Kolonisierung der Brandwunde von einer Infektion nur schwer zu unterscheiden sein kann. Beweisend für das Vorliegen eines invasiven infektiösen Geschehens ist neben der klinischen Diagnose letztendlich nur die histologische Sicherung von Mikroorganismen in unverbrannten Gewebsschichten [5]. Diese findet im heutigen klinischen Alltag jedoch selten Anwendung. Treten begleitende systemische Zeichen im Sinne eines Systemic Inflammatory Response Sydrome (SIRS) auf, sollte vor dem Hintergrund anderer möglicher Infektionsursachen ein großzügiges Sampling stattfinden (Ausschluss Harnwegs- und katheterassoziierte Infektionen, Tracheobronchitis, Pneumonie u.a.) und die systemische antibiogrammgerechte Antibiose unverzüglich eingeleitet werden [10].

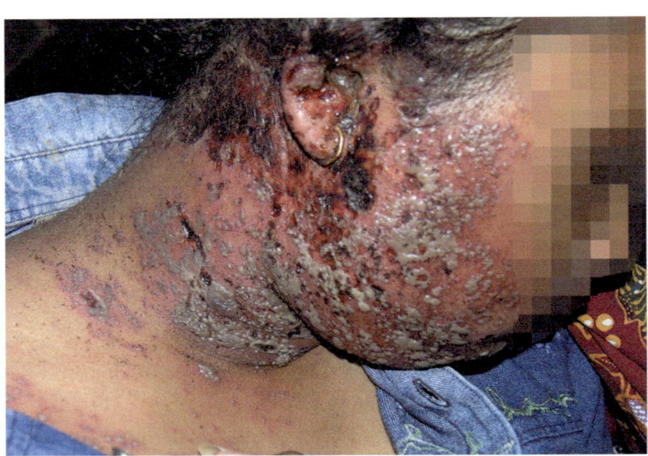

Abb. 19.3 Zweitgradige Brandverletzung mit massiver Bakterienkolonisation und beginnender Wundinfektion

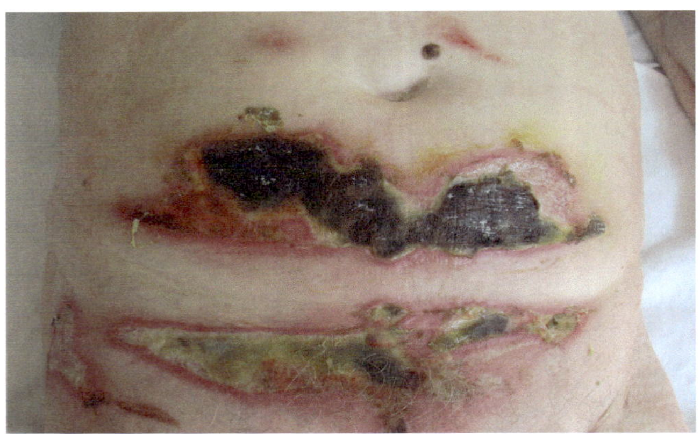

Abb. 19.1 Wundinfektion am Bauch und Unterbauch nach Brandverletzung. Charakterisierend ist der hyperäme Wundrand

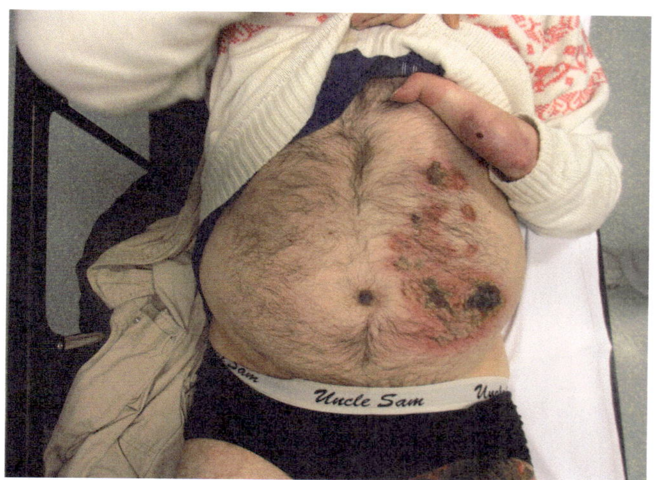

Abb. 19.4 Charakteristischer hyperämer Wundrand bei Wundinfektion nach Brandverletzungen am Bauch

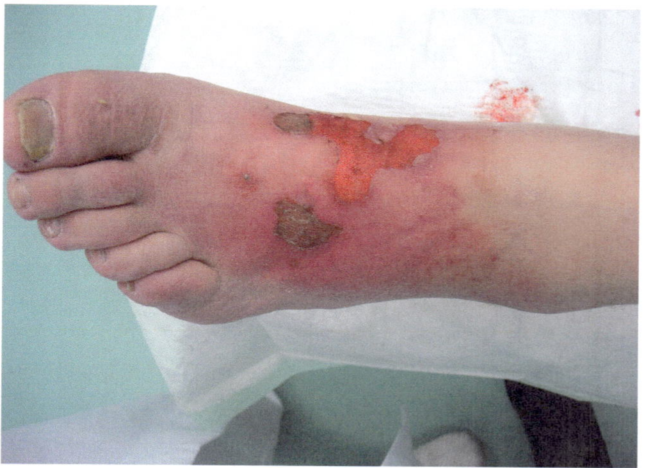

Abb. 19.5 Massive Wundinfektion einer oberflächlichen Verbrennungswunde am linken Fußrücken

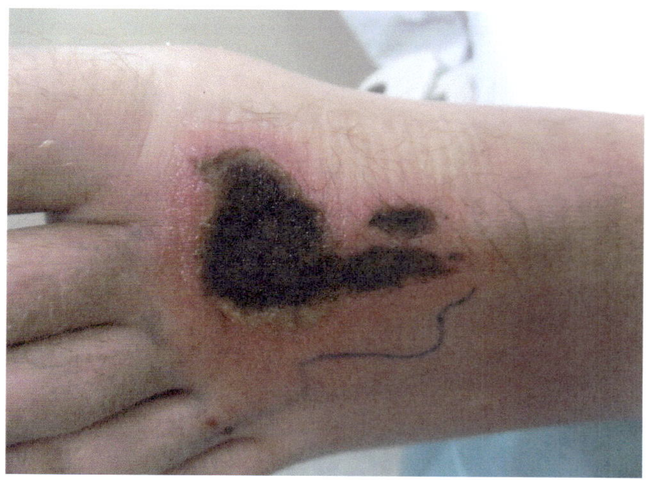

Abb. 19.6 Wundinfektion einer tiefen Verbrennungswunde am linken Fußrücken

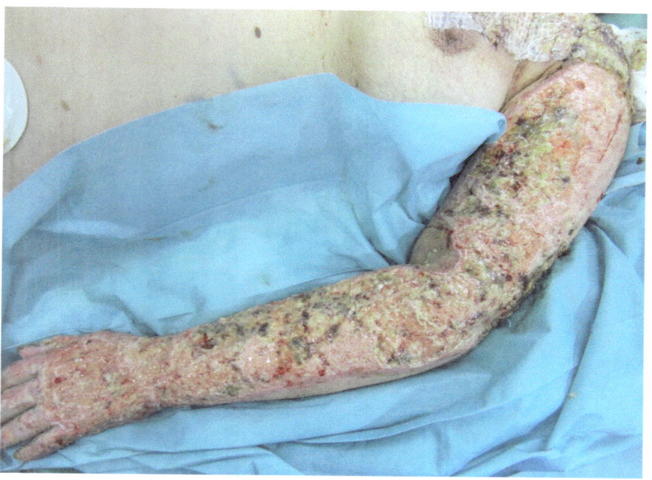

Abb. 19.7 Wundinfektion mit Pseudomonas aeruginosa. Charakteristisch sind die grünliche Verfärbung und der spezifische, süßliche Geruch

19.4 Prävention der Wundinfektion

19.4.1 Antiseptika

Neben dem frühen, aggressiven chirurgischen Débridement der avitalen Gewebeanteile sowie dem strengen Einhalten der Hygienevorschriften im Umgang mit Brandverletzten hat sich die kontiniuerliche Dekontamination mit antiseptischen Lösungen als unabdingbare Strategie zur Reduzierung von Wundinfektionen bei Brandverletzten etabliert [11]. In Zentren für Schwerbrandverletzte findet eine antiseptische und mechanische Wundreinigung im Sinne eines oberflächlichen Débridements in kurzen Abständen statt, um einer regelmäßigen, gründlichen mikrobiellen Dekontamination gerecht zu werden. Dies gilt auch für die postoperative Nachsorge, bei denen alle Wundflächen (debridierte Wunden, Fremd- oder autologen Hauttransplantete, Spalthautentnahmestellen) inspiziert und dekontaminiert werden, um eine mögliche Infektion vorzubeugen [12]. Zu den meist verbreiteten topischen Antiseptika, welche als Lösung, Creme, Gel oder beschichtete Wundauflage zur Behandlung von Brandwunden erhältlich sind, zählen Povidon-Iod, Silbernitrat, Silbersulfadiazin, Mafenidacetat, Natriumhypochlorid und Polyhexanid (Abb. 19.8, 19.9). Ihre unterschiedlichen Eigenschaften sind in Tab. 19.1 aufgeführt.

19.4.2 Transplantatverlust

Ein wichtiger Punkt ist das Vorbeugen eines Transplantatverlustes bzw. das Komplikationsmanagement bei der Abstoßung des Hauttransplantates (Abb. 19.10, 19.11, 19.12). Fast alle Publikationen zur Wundinfektionen bei Brand-

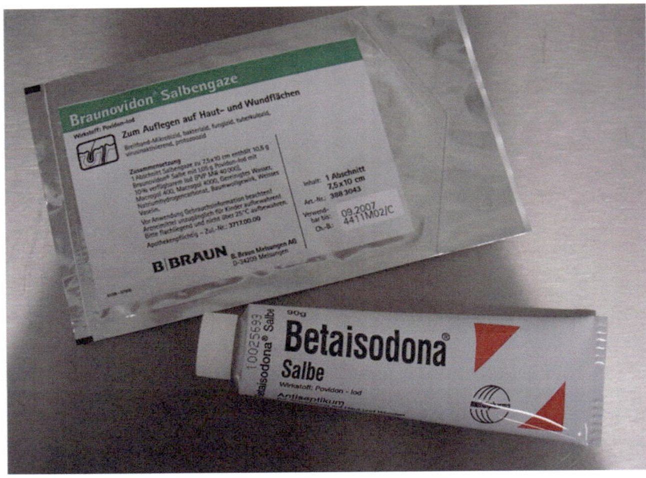

Abb. 19.8 Povidon-Iod-Verbindungen als Gaze und Salbe

Abb. 19.9 Antiseptika in Gel- und Flüssigkeitsform

Tab. 19.1 Übersicht der gängigen topischen Antiseptika zur Prävention von infizierten Brandwunden

Agens	Applikationsart	Vorteile	Nachteile	Bemerkung
Silbernitrat	Lösung (0,5 %); 2-stündlicher Verbandswechsel	- breites antimikrobielles Wirkspektrum - schmerzlose Applikation	- Geringe Gewebepenetration - Elektrolytverschiebungen (v.a. Hyponatriämie, -kalämie) - Methämoglobinämie (selten)	- braun-schwarze Verfärbungen bei Kontakt - aufgrund Verfärbungen weniger weit verbreitet
Silbersulfadiazin (Flammazine®)	Creme (1 %), 1 × tägliche Anwendung	- schmerzlose Applikation - kühlender, schmerzlindernder Effekt	- Geringe Gewebepenetration - passagere Leukopenie (ca. 10 % bei kontinuierlicher Applikation) - mässiger zytotoxischer Effekt	- Bekannt als Goldstandard der initialen Lokaltherapie - Aufgrund Zytotoxität nicht mit autologen Keratinozyten kombinieren
Mafenidacetat	Lösung, Creme (5–10 %), 2 × tägliche Anwendung	- tiefe Gewebepenetration	- metabolische Azidose bei kontinuierlicher Applikation - schmerzhafte Applikation - geringe antimykotische Wirkung - Verzögerte Wundheilung	- bester Wirkungsgrad bei offener Wundbehandlung
Natriumhypochlorit	Lösung (0,025 %), 1 × tägliche Anwendung	- sehr breites antimikrobielles Spektrum	- Wundheilungsstörungen bei höheren Konzentrationen - hohe Zytotoxizität	- auch als „Dakins Lösung" bekannt
Povidon-Iod (Betadine®, Betaisodona®)	Lösung (10 %); 6 stündliche Anwendung	- sehr breites antimikrobielles Wirkspektrum	- Wundheilungsstörungen (Fibroblastentoxizität) - schmerzhafte Applikation - Schilddrüsenfunktionsstörungen	- gut geeignet für infizierte (transplantierte) Wunden - mittlerweile auch als schonendere Gelapplikation (Repithel®) erhältlich
Polyhexanid (Lavasept®, Prontonsan®)	Lösung, Gel; (mehrmals) tägliche Anwendung	- breites antimikrobielles Wirkspektrum - fehlende Zytotoxizität		- v.a. für 2a- und 2b-gradige Wunden geeignet

verletzten beschäftigen sich nicht mit der Infektion bereits transplantierter Areale, sondern mit der Wundinfektion vor der eigentlichen Hauttransplantation [13]. Bakterien sezernieren proteolytische Enzyme und Toxine (Adhäsine, Antiphagozytosefasktoren, Invasionfaktoren, Edo- und Exozotine), die das Einheilen des Transplantates verhindern können [14]. Bei den meisten Erregern ist für eine Infektion eine bestimmte Anzahl notwendig (minimale Infektionsdosis), um eine Infektion auszulösen. Eine Infektion unterscheidet sich von einer „Ansiedlung" oder „Besiedlung" (Kolonisation) durch kommensale Bakterien und Pilze, welche auf der Haut leben, ohne in den Organismus einzu-

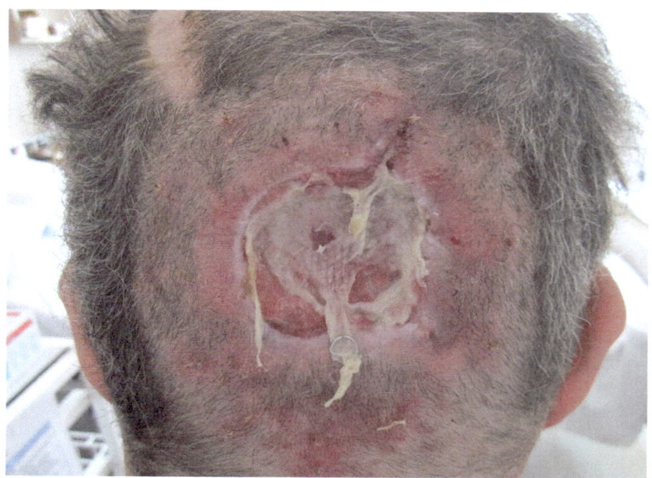

Abb. 19.10 Kompletter Transplantatverlust eines Sheet-Grafts bei Wundinfektion

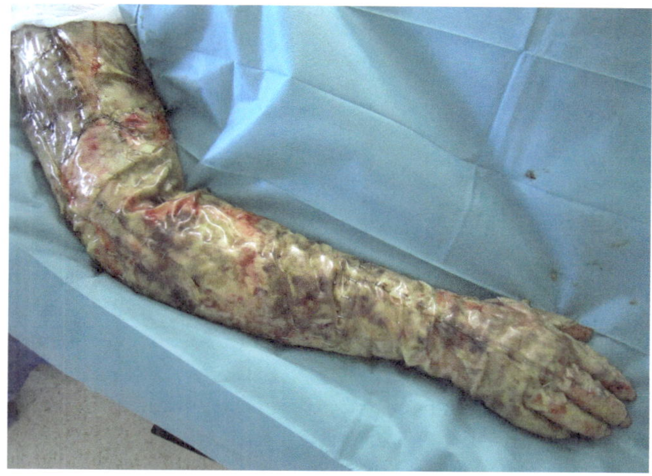

Abb. 19.12 Massive Infektion der transplantierten Dermisersatzmatrix Integra[R]

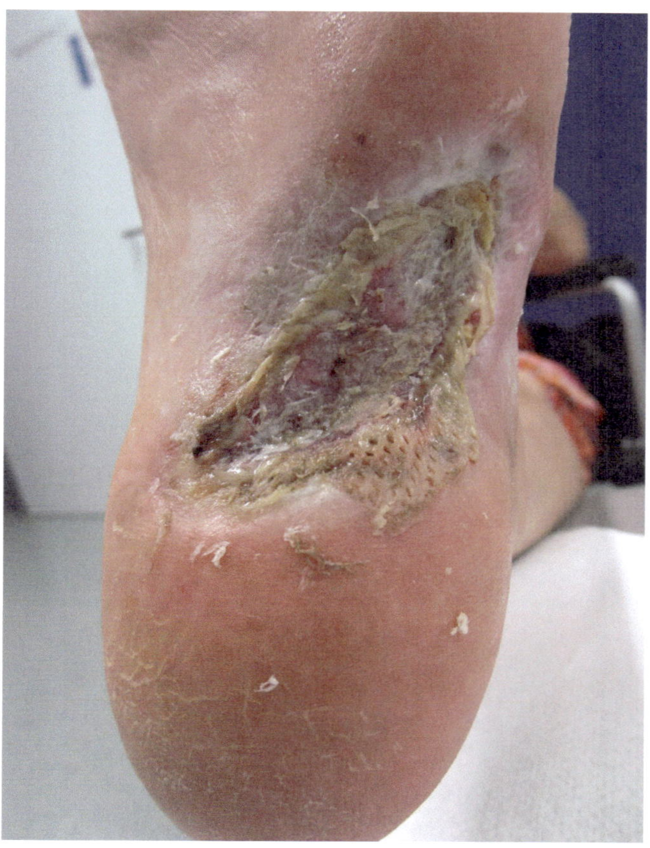

Abb. 19.11 Verlust des Spalthauttransplantates (Mesh-Graft) bei Wundkontamination

dringen. Eine derartige Standortflora (residente Hautflora) verdrängt über die Platz- und Nahrungsmittelkonkurrenz sogar pathogene Keime und bildet dadurch einen sehr wichtigen Teil der Krankheitenabwehr. Residente Keime besiedeln die Haut nicht nur vorübergehend, sondern dauerhaft. Die Epidermis bietet gute Wachstumsbedingungen für überwiegend grampositive Bakterien (z. B. *Staphylococcus epidermitis*, *Micrococcus luteus*, Propioni- und Corynebakterien). Diese Keime haben ein besonders hohes Haftungsvermögen und sind in bis zu 0,3 mm Hauttiefe nachweisbar. Die Keimdichte beträgt 10 000 bis 100 000 pro cm^2 Haut. Die Keime sind als Teil der physiologischen Hautflora nicht pathogen und verursachen eine Infektion erst bei einem Gewebedefekt und ausrechend hoher Keimzahl. In diesem Zusammenhang ist besonders *Staphylococcus aureus* bedeutend, der in Verbindung mit Multiresistenzen bei immunsupprimierten Patienten lebensbedrohend werden kann. Gramnegative Bakterien besitzen zusätzlich in ihrer äußeren Membran Lipopolisaccharidmoleküle mit toxisch wirkenden Lipidankern, die bei der Lyse des Bakteriums freigesetzt werden und das umgebende Gewebe schädigen [15]. Sakir et. al. untersuchten die Ursachen eines infektionsbedingten Transplantatverlusts nach plastischen und rekonstruktiven chirurgischen Eingriffen. Insgesamt 132 Patienten, die entweder Voll- oder Spalthauttransplantate zur Rekonstruktion von Weichteildefekten erhielten, wurden in die Studie eingeschlossen. Bei 31 Patienten (23,5 %) wurde ein infektionsbedingter Transplantatverlust nachgewiesen. Als verursachende Keime konnten in 58,1 % der Fälle *Pseudomonas aeruginosa*, gefolgt von *Staphylococcus aureus*, Enterobacter, Enterococci und Acinetobacter detektiert werden. Bei Verbrennungen zeigten sich häufiger Transplantatverluste aufgrund einer Infektion als nach Hauttransplantation bei anderen Gewebedefekten. Vollhauttransplantate waren infektionsresistenter als Spalthauttransplantate [16]. Rider et. al. untersuchten den Einfluss einer Streptokokkeninfektion auf den Transplantatverlust und konnten als Ursache vorweigend hämolysierende Streptokokken der

Gruppe G detektieren [17]. Pruitt et. al. konnten als Ursache des Transplantatverlustes dagegen immer eine Mischinfektion beobachten. Das größte Risiko eines Transplantatverlusts bestand bei einer Pilzinfektion (56 %), gefolgt von grampositiven (45 %) und gramnegativen (35 %) Bakterien. Bezüglich der Korrelation mit Transplantatverlusten traten die einzelnen Keime in absteigender Reihenfolge auf: *Enterococcus faecalis* (100 %) gefolgt von Aspergillen (86 %), *Proteus mirabilis* (66 %), *Pseudomonas aeruginosa* (44 %), Candida (41 %) und *Staphylococcus aureus* (38 %) [10]. Zur Verhinderung eines möglichen Transplantatverlustes sollten präoperativ Wundabstriche des transplantatpflichtigen Areals abgenommen werden, um eine Kontamination des Empfängerareals zu detektieren und präoperativ zu determinieren.

19.4.3 Topische Antibiotikatherapie

Bei einer im Abstrichergebnis festgestellten Wundkontamination empfehlen die Autoren eine 1–2-tägige präoperative topische Antibiotikatherapie vor der Hauttransplantation, um einen drohenden Transplantatverlust zu vermeiden. Die meisten Transplantatverluste werden durch grampositive Keime, insbesondere Staphylokokken und Streptokokken, verursacht (Abb. 19.13). Die Entwicklung resistenter und multiresistenter Bakterienstämme führten in den letzten Jahren immer wieder zu Diskussionen über den Einsatz topischer Antibiotika [18]. Der Hauptvorteil beim Einsatz der topischen Antibiotika liegt jedoch in den hohen lokalen Gewebespiegeln, die die systemisch erreichbaren Spiegel um ein Vielfaches übertreffen. Ein weiterer Vorteil der topischen Anwendung ist die geringe systemische Resorption der Substanzen, die eine hohe Effektivität bei geringen systemischen Nebenwirkungen ermöglicht (Tab. 19.2).

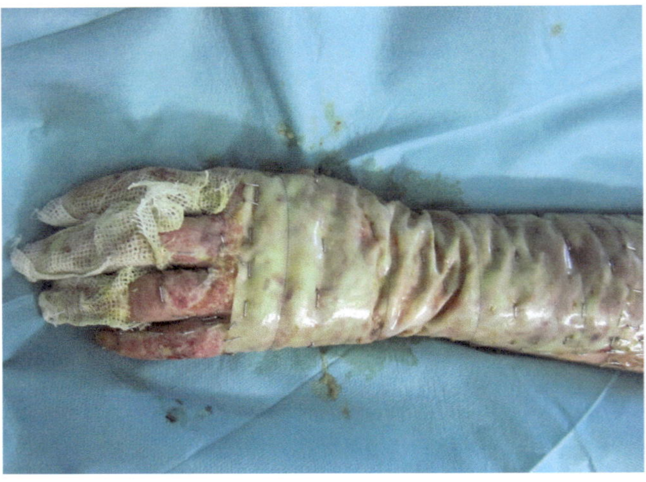

Abb. 19.13 Infektion der Integra[R] Matrices mit *Streptococcus pyogenes*

Tab. 19.2 Übersicht der gängigen topischen Antibiotika zur Therapie von infizierten Brandwunden

Übersichtstabelle zur Anwendung von ausschließlich topisch anzuwendenden Antibiotika				
Antibioti-kum	Wirkspektrum	Allergische Reaktionen/ Hautreaktionen	Resistenzlage	Besonderheiten
Polymyxin	Gramnegative Bakterien wie Pseudomonas aeruginosa	Kontaktdermatitiden möglich	• Resistent sind grampositive Bakterien • Selten Resistenzentwicklung unter Therapie	Meistens in Kombipräparaten
Bacitracin	• Grampositive Bakterien • Neisserien • Haemophilus influenzae		• Resistent sind gramnegative Bakterien (Ausnahme s. oben)	Sehr toxische Substanz (Nephrotoxizität), nur noch lokale Anwendung empfohlen
Fusidinsäure	• Staphylokokken • MRSA • Streptokokken	• Sensibilisierungspotenzial äußerst gering • Keine bekannten Kreuzsensibilisierungen	• Resistent sind gramnegative Bakterien • geringe Resistenzentwicklung bei den Staphylokokken und MRSA	• keine bekannten Kreuzresistenzen
Mupirocin	• Staphylokokken • MRSA • Streptokokken	Keine bekannten Kreuzsensibilisierungen	• Resistent sind gramnegative Bakterien • Primär resistente Staphylokokken in wechselnder Häufigkeit	• Keine bekannten Kreuzresistenzen • Eradikation eines nasalen MRSA-Erregerreservoirs
Neomycin	• Gramnegative Bakterien • Einige Staphylokokkenstämme	• Kontaktsensibilisierung häufig • Kreuzallergie zu Gentamicin möglich • Histaminliberator	Resistent sind: • Streptokokken • Pseudomonaden Staphylococcus aureus ist in 10–20% der Fälle resistent	• Neomycin und Framycetin B sind identisch • Kreuzresistenz zu Gentamicin möglich • Oto-und Nephrotoxizität • Resorptionsgefahr aus großflächigen offenen Hautarealen

Generell ist die ausschließlich topische Anwendung der Antibiotika auf oberflächliche Kontaminationen und Wundinfektionen beschränkt [18].

19.4.4 Systemische Antibiotikatherapie

Alle tiefer reichenden Infektionen der Verbrennungswunde bedürfen einer zusätzlichen systemischen Antibiose [19]. Die Wahl des Therapeutikums richtet sich diesbezüglich nicht nur nach dem Antibiogramm, sondern auch nach der Weichteil- bzw. Gewebegängigkeit. Unter anderen besitzen Antibiotika wie Clindamycin, Amoxicillin und Cefazolin eine entsprechend hohe Gewebegängigkeit, um im Rahmen der Therapie der Wundinfektion bei Brandwunden erfolgreich eingesetzt werden zu können [20].

Literatur

1. Murray CK (2007) Infections in burns. J Trauma 62(6 Suppl):73
2. Singh V, Devgan L, Bhat S, Milner SM (2007) The pathogenesis of burn wound conversion. Ann Plast Surg 59:109–115
3. AT AI-A (1999) Invasive burn wound infection. Ann Burns Fire Disasters 7:4
4. Pruitt B, McManus AT, Seung K et. al. Burn wound infections: current status. World J Surg 1998,22:135–145
5. Barret JP, Herndon DN (2003) Effects of burn wound excision on bacterial colonization and invasion. Plast Reconstr Surg 111(2):744–750. Discussion 751–742
6. Bjornson AB, Lincoln HS, Altemeier WA (1984) Relative roles of burn injury, wound colonization, and wound infection in induction of alterations of complement function in a guinea pig model cf burn injury. J Trauma 24(2):106–115
7. Palmieri T, Greenhalgh D (2012) Topical treatment of pediatric patients with burns. Am J Clin Dermatol 3:529–534
8. Schofiled CA, Murray CK, Horvarth E et. al. Correlation of culture with histopathology in fungal burn wound colonization and infection. Burns 2007; 33(3):341–346
9. Aikins K, Prasad N, Menon S et al (2015) Pediatric burn wound impetigo after grafting. J Burn Care Res 36(2):41–46
10. Pruitt A, Mc Manus AT (1992) The changing epidemiology of infection in burn patients. World J Surg 16:57–67
11. Oryan A, Alemzadeh E, Moshri A (2017) Burn wound healing: present concepts, treatment strategies and future directions. J Wound Care 26:248–252
12. Gwynne B, Newton M (2006) An overview of the common methods of wound Débridement. Br J Nurs 15(4):123–127
13. Daigeler A, Lehnhard M (2016) Behandlung der infizierten Verbrennungswunde. In Lehnhard, Reichert, Hartmann (Hrsg) Springer Medizin
14. Church D, Elsayed S, Reid O, Winston B, Lindsay R (2006) Burn wound infections. Clin Microbiol Rev 19(2):403–434
15. Woods DE, Iglewski BH (1983) Toxins of pseudomonas aeruginosa: new perspectives. Rev Infect Dis 5(4):715–722
16. Sakir Ü, Gülden E, Ferit D et. al. Analysis of skin-graft loss due to infection: infection-related graft loss. Ann Plast Surg 2005;55(1):102–106
17. Rider MA, McGregor JC (1994) Group G streptococcus-an emerging cause of graft loss? Br J Plast Surg 47:346–348
18. Thacci D, Schöfer H (2005) Topische Antibiotika zur Therapie von Hautinfektionen. Hautarzt 56:381–396
19. Tianhong D, Ying-Ying H, Sulbha K (2010) Topical antimicrobials for burn wound infections. Recent Pat Anti-Infect Drug Discov 5(2):124–151
20. Brajas-Nava L, Lopez-Alcalde J et al (2013) Antibiotic prophylaxis for preventing burn wound infection. Cochrane Systematic Review - Intervention Version published: 06 June 2013

Rehabilitation und Nachsorge

20

Hans Ziegenthaler

Inhaltsverzeichnis

20.1 Grundlagen und Ziele

Ein thermisches Trauma ist mehr als nur die Beschädigung der abgrenzenden, schützenden und regulierenden Hülle des Körpers. Es resultiert eine gravierende, den Lebenslauf beeinflussende Beschädigung körperlicher und sozialer Integrität des Betroffenen.

► Am Übergang zwischen Akutbehandlung und Rückeroberung des bisherigen Lebensumfelds erlangt Rehabilitation mit all ihren Facetten an Bedeutung.

Rehabilitation beginnt mit aktivierender Krankenpflege und Bewegungstherapie im Brandverletztenzentrum, findet ihren Schwerpunk in der stationären postakuten Rehabilitation und setzt sich mit ambulanter funktionserhaltender Therapie über Jahre fort (Abb. 20.1).

► Rehabilitation umfasst den koordinierten Einsatz aller medizinischen, sozialen, beruflichen, pädagogischen und technischen Maßnahmen. Sie hat die Verwirklichung der vollständigen Teilhabe behinderter Menschen am Leben in der Gesellschaft zum Ziel [7].

Von Beginn an orientieren sich die **Ziele** der Rehabilitation an größtmöglicher Eigenaktivität, sodass ein eigenständiges und selbstbestimmtes Leben sowie soziale und berufliche Partizipation realisieren (Abb. 20.2).

Rehabilitationsbedürftigkeit besteht bei nicht nur vorübergehender Störung sozialer Teilhabe durch Beeinträchtigung von Körperstruktur und -funktion sowie seelischer Reaktionen. Die Erreichbarkeit der **Rehabilitationsprognose** muss nach Bewertung der individuellen Ressourcen sowie der spezifischen Umfeldfaktoren positiv ausfallen. Körperliche und psychische Belastbarkeit sowie Motivation einschließlich Motivierbarkeit begründen im Zeitbezug die **Rehabilitationsfähigkeit** des Betroffenen.

► In der Sozialgesetzgebung ist „nicht nur vorübergehend" mit „mehr als sechs Monate andauernd" definiert und damit für Bewertung eines Rehabilitationsbedarfes, Erwerbsminderung, Grad der Behinderung, Minderung der Erwerbsfähigkeit bedeutsam.

H. Ziegenthaler (✉)
Moritz Klinik GmbH & Co. KG, Reha Zentrum Brandverletzungen, Bad Klosterlausnitz, Deutschland
e-mail: hans.ziegenthaler@moritz-klinik.de

C. Ottomann, B. Hartmann (Hrsg.), *Hauttransplantation*, https://doi.org/10.1007/978-3-662-62060-1_20

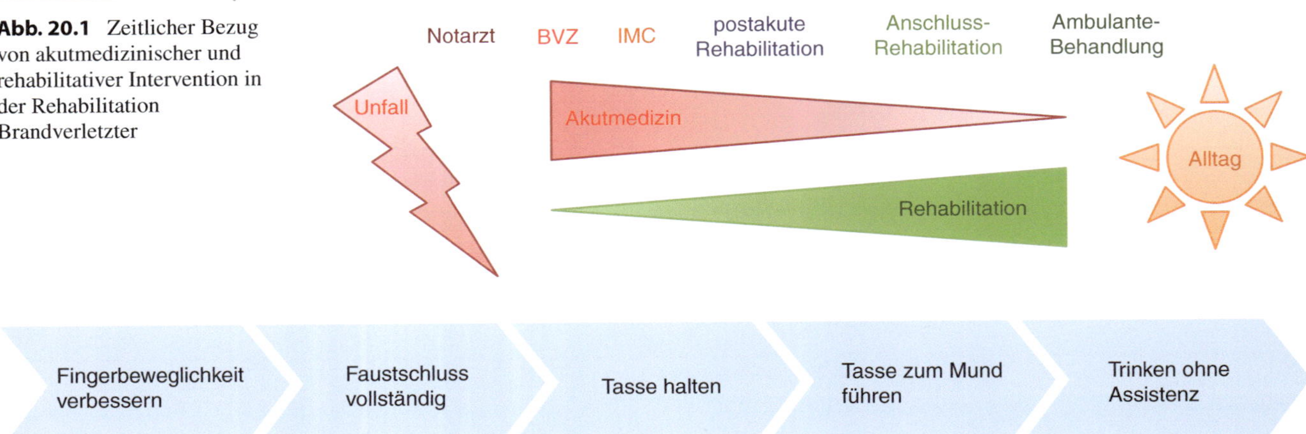

Abb. 20.1 Zeitlicher Bezug von akutmedizinischer und rehabilitativer Intervention in der Rehabilitation Brandverletzter

Abb. 20.2 Die Zielorientierung beginnt mit der Festlegung von einem Fernziel (Trinken ohne Assistenz) und wird schrittweise über die Erreichung mehrerer Nahziele (Faustschluss → genügende Fingerbeweglichkeit), die sich ergänzen (Tasse halten → Kraft ausreichend), erreicht

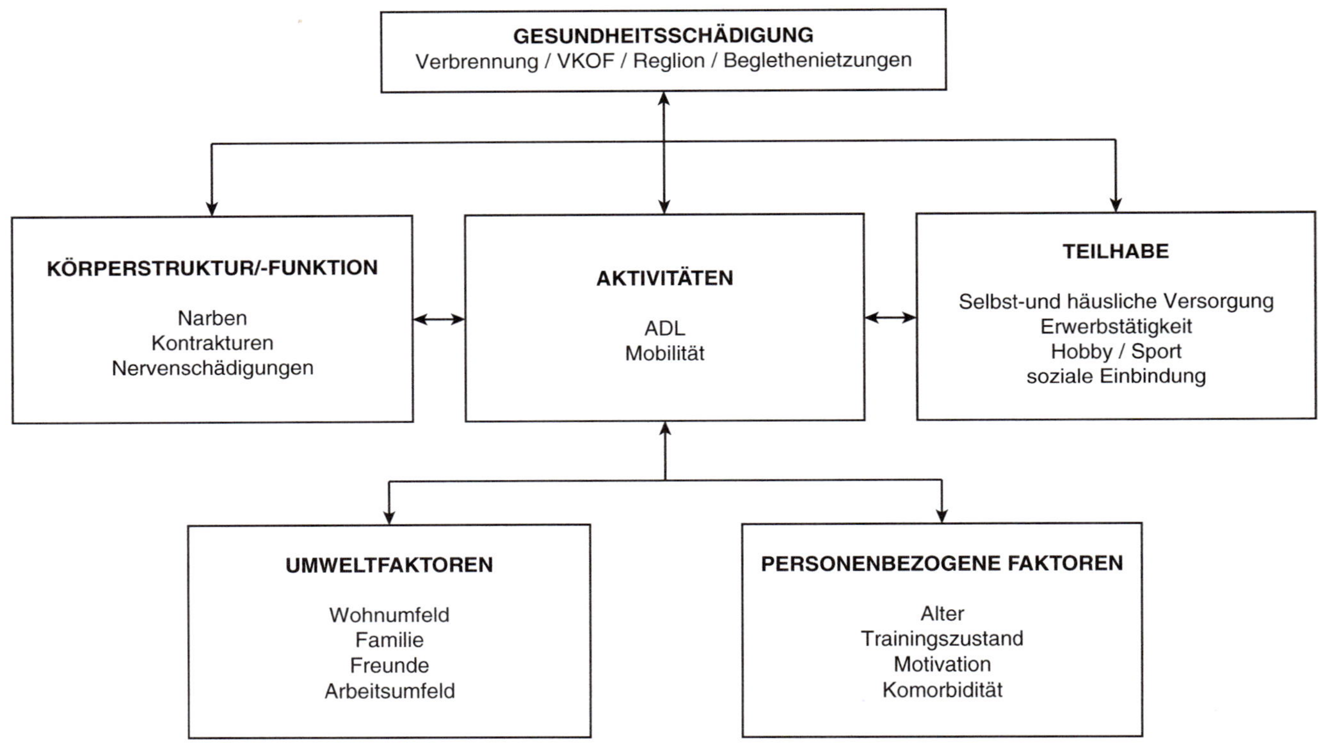

Abb. 20.3 Das ICF-Modell erlaubt die mehrdimensionale Darstellung des Gesundheitsproblems. Dabei werden Körperstruktur/Körperfunktion, Aktivitäten und Teilhabe auf der Funktionsebene unter Berücksichtigung verstärkender sowie hemmender Kontextfaktoren aus dem Umfeld des Betroffenen und personenbezogene Faktoren konkret gewürdigt

20.1.1 Funktionale Gesundheit

In der Internationalen Klassifikation der Funktionsfähigkeit, Behinderung und Gesundheit (ICF) der WHO [33] ist der Grundgedanke der funktionalen Gesundheit verankert (Abb. 20.3). Dieses Konzept ermöglicht Beeinträchtigungen auf der Handlungsebene im Bezug zur konkreten sozialen und physikalischen Umwelt und in allen Lebensbereichen eines Individuums einschließlich sich ergebender mannigfaltige Wechselwirkungen darzustellen (Abb. 20.4).

Umweltfaktoren bilden in diesem Kontext die materielle, soziale und einstellungsbezogene Umwelt ab. Personenbezogene Faktoren erfassen neben der aktuellen und individuellen Lebenssituation zugleich Gegebenheiten, die nicht

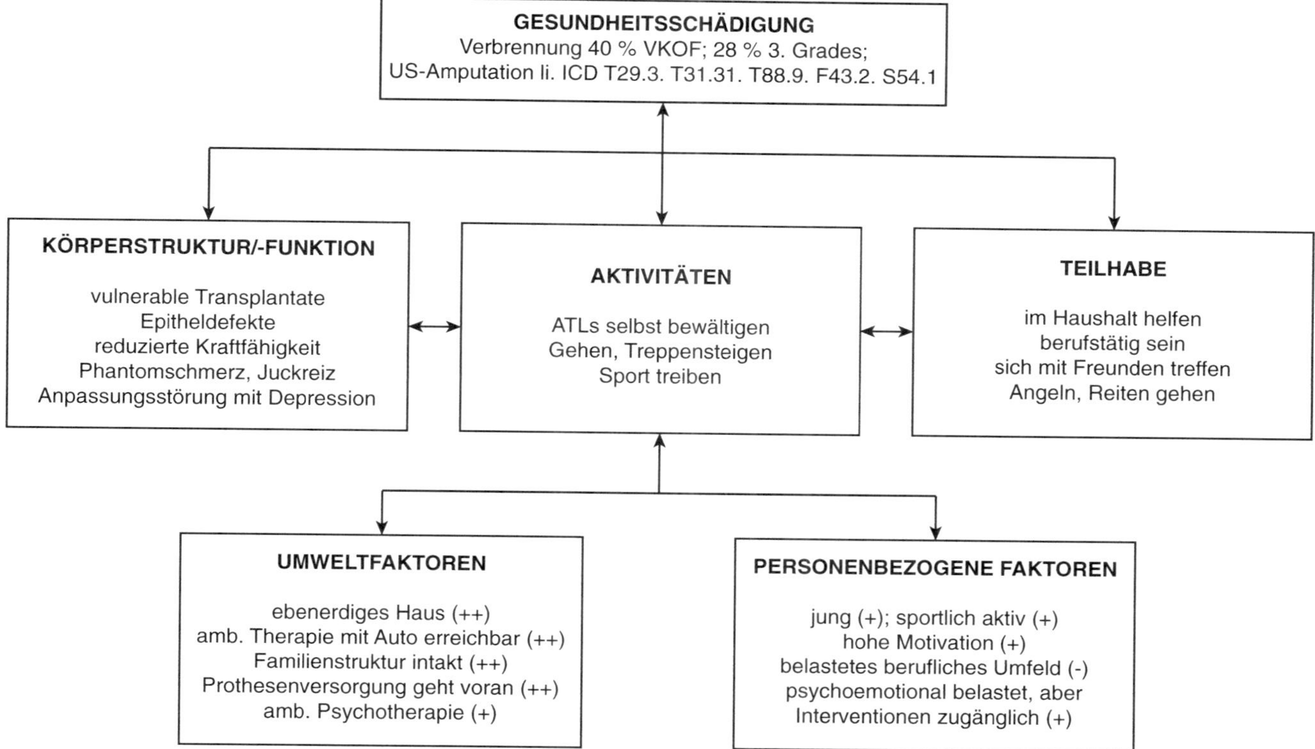

Abb. 20.4 Mit der Übertragung des Grundschemas der ICF auf den Einzelfall lassen sich Fern- und Nahziele, Rehabilitationsbedürftigkeit und Rehabilitationsprognose individuell bewerten und zur Kommunikation zwischen Akut- und Rehabilitationsbereich sowie mit dem Kostenträger nutzen

Teil des Gesundheitsproblems sind (z. B. Alter/Geschlecht, psychosozialen Hintergrund, Bildungsniveau/Tätigkeit und individuelle Lebenserfahrung).

20.1.1.1 Ressourcenorientierung und das Prinzip der Finalität

▶ Rehabilitation ist zur Verbesserung übungsspezifischer Fertigkeiten in all ihren Formen so lange gerechtfertigt, wie hierdurch Teilhabe verbessert werden kann!

Das Maß an Verbesserung der Teilhabe [11] entscheidet im Reha-Prozess über die

- Beurteilung des Rehabilitationsumfanges
- Rehabilitationsdauer
- Evaluierung des Rehabilitationserfolges

Soziale Sicherungssysteme mit solidarischer Gemeinschaftssicherung verfolgen prinzipiell einen ressourcen- und zweckorientierten Ansatz.

▶ Beim Verbrennungstrauma, bei dem *a priori* eine *Restitutio ad integrum* ausgeschlossen ist, muss aus der teilhabeorientierten Zielsetzung erkennbar sein, wie verbesserte Kompensationsfähigkeit in den wichtigen Lebensbereichen eine bessere Partizipation zulässt.

20.1.1.2 Indikationen und Voraussetzungen zur Rehabilitation

Alters-, geschlechts- und ursachenunabhängig ist es Ziel der Rehabilitation, durch konsekutive Narbenbildung verursachte Funktionseinschränkung zu beseitigen, zu minimieren bzw. funktionell zu kompensieren.

Verbesserte Funktion, belastbare Narben sowie minimierte funktionell-ästhetische Handicaps gelten als Voraussetzung für die Rückkehr in das bisherige soziale und familiäre Umfeld sowie in die Arbeits- und Ausbildungswelt.

In Anlehnung an die Empfehlungen der Deutschen Gesellschaft für Verbrennungsmedizin e. V. (DGV) gelten als Hauptindikationen:

- Verbrennungen Grad IIb ≥ 15 % VKOF (bei Kindern 10 %)
- Verbrennungen Grad III ≥ 10 % VKOF (bei Kindern 5 %)
- Verbrennungen im Gesicht, an Händen, Füßen und der Genitalregion
- Narbenbildung mit wesentlichen Einschränkungen der Funktion großer Gelenke

Aufgrund besonderer funktioneller Auswirkungen gelten ferner als Indikationen:

- ein verbleibendes funktionelles neurologisches Defizit
- funktionelle Defizite nach Starkstromunfall
- ein Gliedmaßenverlust
- anhaltender Konditions- und Kraftverlust
- psychosoziale Konfliktsituation, die eine Reintegration behindern
- psychoemotionale Instabilität durch traumaassoziierte Störungen
- ein höheres Lebensalter (> 50 Jahre)

▶ Mit der Erweiterung der medizinischen Versorgungsmöglichkeiten haben sich die Zugangsvoraussetzungen in spezialisierten stationären Reha-Einrichtungen für Brandverletzte verändert.

- Phase der spezifischen Intensiv- und akuten Verbrennungsbehandlung ist abgeschlossen
- Zeitnah besteht keine Indikation für rekonstruktive oder funktionsverbessernde chirurgische Interventionen
- Betroffene ist motiviert, erforderliche Therapiemaßnahmen zu absolvieren und kann durch Eigenaktivitäten aktiv an der Zielerreichung mitarbeiten

20.1.2 Rehabilitationsphasen

Rehabilitation ist ein individuell sehr differenzierter Prozess. Mit der Bewertung der Selbständigkeit in den Aktivitäten des täglichen Lebens (ATL) lassen sich der personell-pflegerische Bedarf und strukturelle Voraussetzungen sowie hieraus ein abgestuftes Phasenmodell ableiten.

Eine wöchentliche Evaluation der ATL-Aktivitäten mittels Früh-Reha (FR)-Barthel-Index oder den Barthel-Index (Tab. 20.1) sichert die phasengerechte Behandlung und dokumentiert über solche standardisierte reliable und valide Assessments Fortschritte in der Funktionalität.

▶ **Sich wiederholende Rehabilitationsmaßnahmen sind als Intervalltherapie indiziert bei:**

- Ausschöpfung ambulanter Therapiemöglichkeiten
- anhaltenden, die Teilhabe beeinträchtigenden Funktionseinschränkungen,
- alltagsrelevanter Konditionsmangel
- therapiebedürftige traumaassoziierte psychoemotionaler Instabilität

▶ Hieraus resultieren die Zielsetzungen für das Heilverfahren:

- alltagsorientiertes Funktionstraining im Rahmen der sozialen Wiedereingliederung
- tätigkeitsspezifische Belastungserprobung und -verbesserung für beruflicher Reintegration
- Abwendung einer erheblichen Gefährdung der Erwerbstätigkeit
- Verhinderung drohender Pflegebedürftigkeit oder Minderung der Pflegebedürftigkeit

20.1.3 Rehabilitations-Team

Im transdisziplinären Kontext (Abb. 20.5) **werden** gemeinsam mit dem Betroffenem Ressourcen erfasst, Ziele definiert und Therapieansätzen abgeleitet und das abgeleitete Therapiekonzept ggf. auch mit Angehörigen kommuniziert und abgestimmt.

Im Interesse der Zielerreichung sind alle nutzbringenden Interventionsmethoden jeder Berufsgruppe zugänglich. Dies erfordert einen offenen, instruierenden und gut reflektierenden Austausch im Team. Mit dem Feedback aus der wöchentlichen Teamkonferenz wird durch individuelles Case-Management der effektive Einsatz aller personellen und apparativen Ressourcen gesichert.

Tab. 20.1 Phasen der Rehabilitation Brandverletzter in Abhängigkeit der ATL-Befähigung mit Nennung von Therapiezielen und Therapieschwerpunkten sowie Intervallen

	ATL-Status über FR- oder Barthel-Index	Therapie-Ziele	Schwerpunkt der Therapie	Intervalllänge
Primär-Rehabilitation				
Frührehabilitation	≤ 30 Punkte oder negative Punkte im FR-Barthel-Index	Überwiegend Selbständigkeit im Bereich der ATL	Aktivierenden Krankenpflege, Ergo- und Physiotherapie	1-3 (6) Monate
Postakute Rehabilitation	≥ 35 bis ≤ 75 Punkte	Verbesserte Selbständigkeit im Bereich der ATL, verbesserte Funktion	Aktivierenden Krankenpflege, Ergo- und Physiotherapie, Psychotherapie	1-3 (4) Monate
Anschluss-rehabilitation	< 75 Punkte	ATL eigenständig oder mit geringer Unterstützung bewältigen, alltagsrelevante Funktionen verbessern, Voraussetzungen für ambulante Versorgung sichern	Ergo- und Physio-therapie in Einzel- und Gruppentherapie, Trainingstherapie traumapsychologische Interventionen, krankheitsspezifische edukative Maßnahmen	1 – 4 (6) Monate
Sekundär-Rehabilitation				
Heilverfahren in allen o. g. Phasen der Primär-Rehabilitation möglich	Phasenabhängig, s. o.	ATL eigenständig oder mit geringer Unterstützung bewältigen, alltagsrelevante Funktionen verbessern, Voraussetzungen für ambulante Versorgung sichern	Ergo- und Physio-therapie in Einzel- und Gruppentherapie, Trainingstherapie traumapsychologische Interventionen, krankheitsspezifische edukative Maßnahmen	4 – 6 Wochen

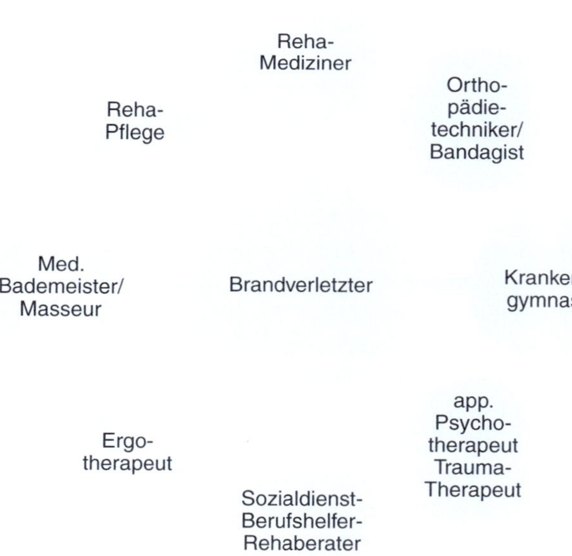

Abb. 20.5 Nur ein komplex aufgestelltes und interdisziplinär agierendes Rehabilitations-Team kann in Kooperation von Verbrennungsmedizinern, Kostenträgern und dem sozialen Kontext des Brandverletzten den Herausforderungen der Brandverletzten-Reha gerecht werden

▶ Das Geheimnis des Gesamterfolgs des Teams liegt:
- im Engagement des Einzelnen
- therapeutischer Vielgestaltigkeit
- dem zielgerichteten Handeln des Einzelnen
- im Bestreben aller, im Einklang dasselbe Ziel anzustreben

20.2 Der Rehabilitationsprozess

20.2.1 Rehabilitative Krankenpflege

Pflegekräfte sind im hohen Maß mit Empathie, Persönlichkeit und Engagement am Reha-Prozess beteiligt. Sie organisieren/strukturieren den Tagesablauf außerhalb der Therapien, stehen für Fragen des Brandverletzten und Angehörigen zur Verfügung, begleiten in der Krankheitsverarbeitung. Körperliche Anstrengung und emotionale Nähe sowie zeitlicher Umfang sind in kaum einer anderen Berufsgruppe so hoch bemessen.

▶ Rehabilitativen Krankenpflege an Brandverletzten setzt neben einem ausgezeichneten pflegerischen Fachwissen ein hohes individuelles Engagement voraus.

Die fachgerechte Versorgung bestehender Epitheldefekte unterschiedlichster Ausprägung – rezidivierender Spannungsblasen, meist oberflächlicher Ulcerationen, aber auch tieferer bzw. großflächigerer Epitheldefekte – erfordern qualifizierter Kenntnisse in der Wundversorgung und über innovative Verbandsmaterialien. Supervision eines zertifizierten Wundmanagers sowie die intensive Auseinandersetzung mit modernen Konzepten zum Wundmanagement einschließlich der Wunddokumentation (Abb. 20.6) sind unumgänglich.

In der Verantwortung des Pflege-Teams liegt es zudem, erarbeitete Fortschritte bei Mobilität, Körperhygiene, Selbstversorgung und den Umgang mit Kompressionsbekleidung zielgerichtet in die Normalität des Alltages zu integrieren.

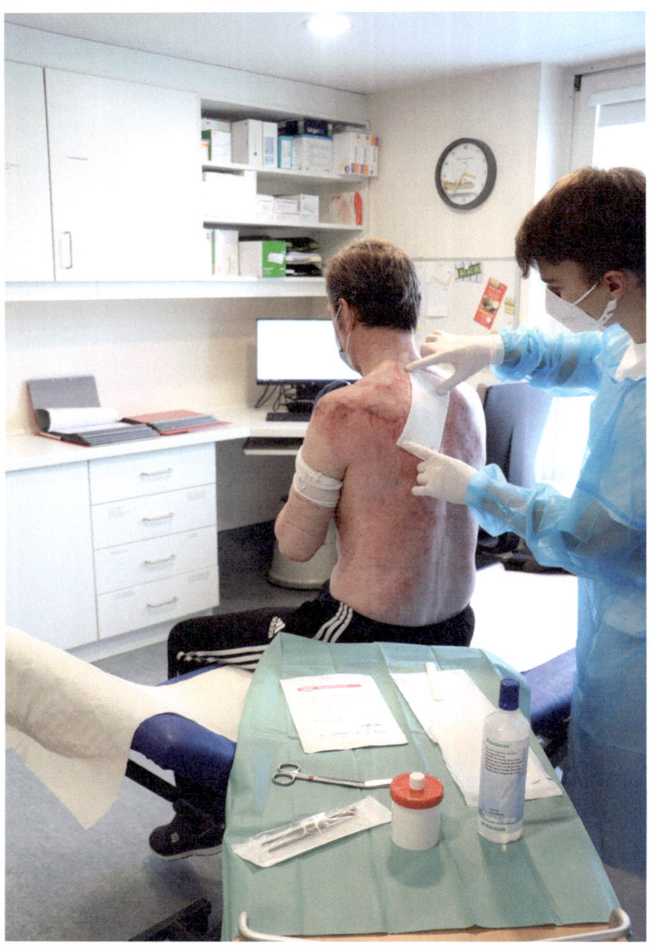

Abb. 20.6 Hygienische Standards, aseptisches Arbeiten, ein speziell ausgestatteter separater Verbandsraum und eine aussagefähige Dokumentation sind Grundvoraussetzungen der Wundversorgung in der Rehabilitation

20.2.2 Narbe und Haut

20.2.2.1 Allgemeines

Narben ersetzen Defekte im Multifunktionsorgan Haut. Neben der Differenzierung zwischen hypertropher Narbe und Narbenkelloid ist es für den Reha-Prozess entscheidend, aus der optischen und palpatorischen Bewertung der Narbe auf deren Belastbarkeit zu schließen (Abb. 20.7a–c).

Narben sind von veränderter Pigmentierung, Struktur der Oberfläche, Dehnbarkeit, Durchblutung und Höhe gekennzeichnet. Hinzu kommen meist negativ empfundene vegetative Empfindungen wie Störung des Temperaturempfindens, Spannungsgefühl, Schmerz, Juckreiz, Vulnerabilität. Großflächige, stark hypertrophe sowie gelenkübergreifende Narben limitieren darüber hinaus die Funktion oder führen zu Kontrakuren.

Lokal bedingte Veränderungen (Abb. 20.8a–d) sind von Weichteilinfektionen und vegetativer Mitreaktion der Narbe i. R. eines anderorts fokussierten Infekts abzugrenzen.

20.2.2.2 Wundverbände

Entscheidend im Reha-Prozess sind flexible und die Aktivität nicht bzw. wenig beeinflussende Wundabdeckungen, die je nach Phase der Wundheilung und Exsudationsmenge ausgewählt werden.

Dem Verbandswechsel muss eine konsequente Wundreinigung mit NaCl 0,9 %-Lösung vorausgehen. Nur bei lokaler Reizung und nach Sicherung einer Probe zur mikrobiologischen Untersuchung kommen chemischen Zusätzen wie Polyhexanid der Octenidin zur Anwendung. Fettgaze, kombiniert mit einem sekundär abdeckenden und fixierenden Verband ist kostengünstig und praktikabel zu gleich (Abb. 20.9). Bei erhöhter Exsudation kommen Hydropolymerverbände, Polyurethanschäume oder Verbandsstoffe mit integriertem Absorber zum Einsatz. Hydrogels und Alginate unterstützen bei avitalem Geweben oder festen Fibrinauflagen das autolytische Débridement und fördern die Bildung von Granulationsgewebe.

Dokumentation der Wundsituation in Wort und Bild sowie des Wundmanagement im zeitlichen Verlauf zur Informationsübermittlung und zur Qualitätssicherung sind unverzichtbar [4].

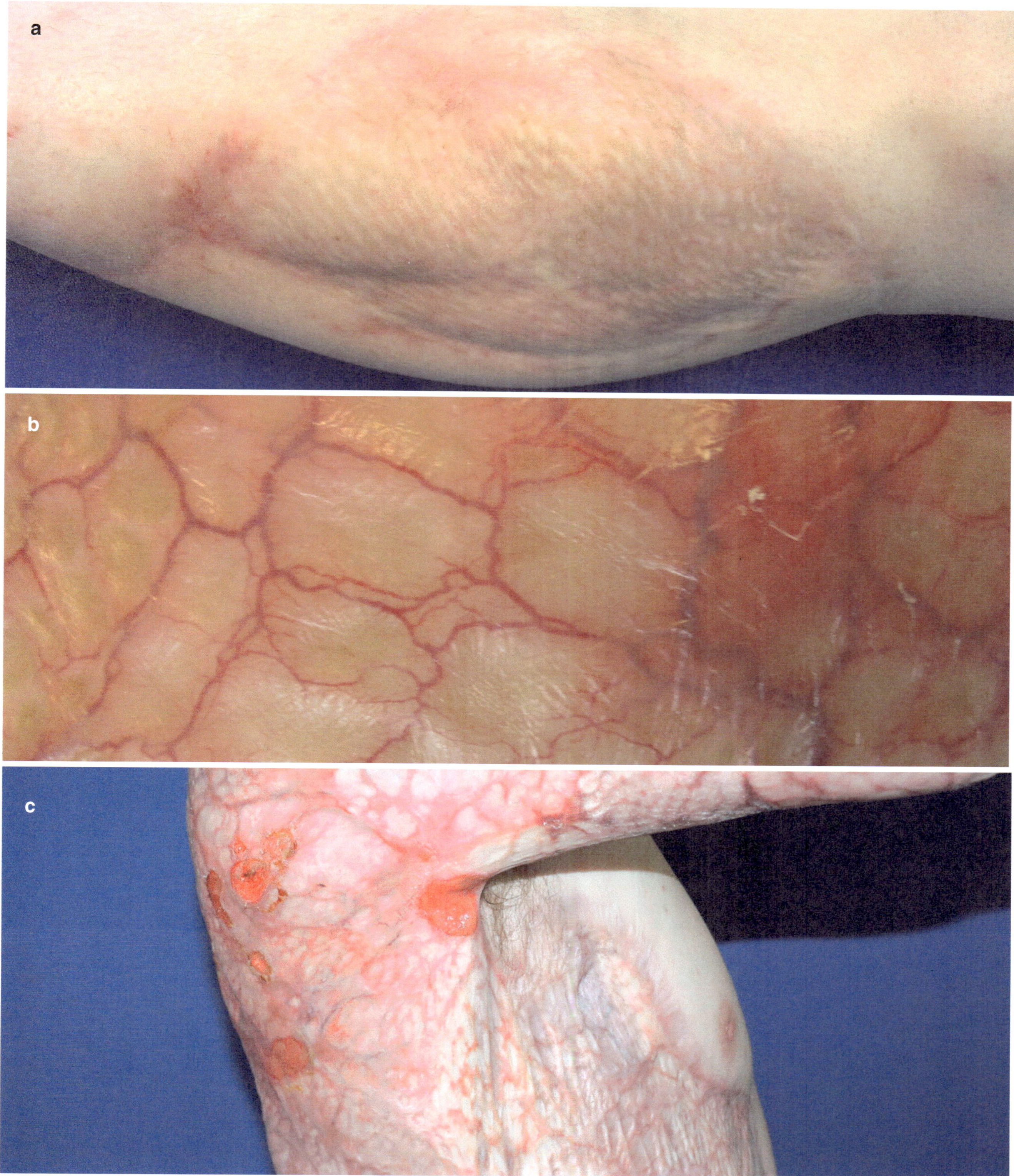

Abb. 20.7 **a–c** Grundlegende Kenntnisse über verschiedene Verfahren mit autologen und alloplastischen Dermisersatz und langjährige klinische Erfahrung erlauben es, auf die Belastbarkeit der betroffenen Hautareale zu schließen. **a** Stabiles Meshgraft, teilweise mit zentraler Verwachsung nach epifaszialer Nekrektomie. **b** Vulnerables pergamentartiges Epithel mit netzförmiger Gefäßzeichnung an der Oberfläche (Makroaufnahme). **c** Mischbild gereizter Narbe nach Meshgraft und hypertrophen Epitheldefekt an mechanisch Belasteter Region (Axilla)

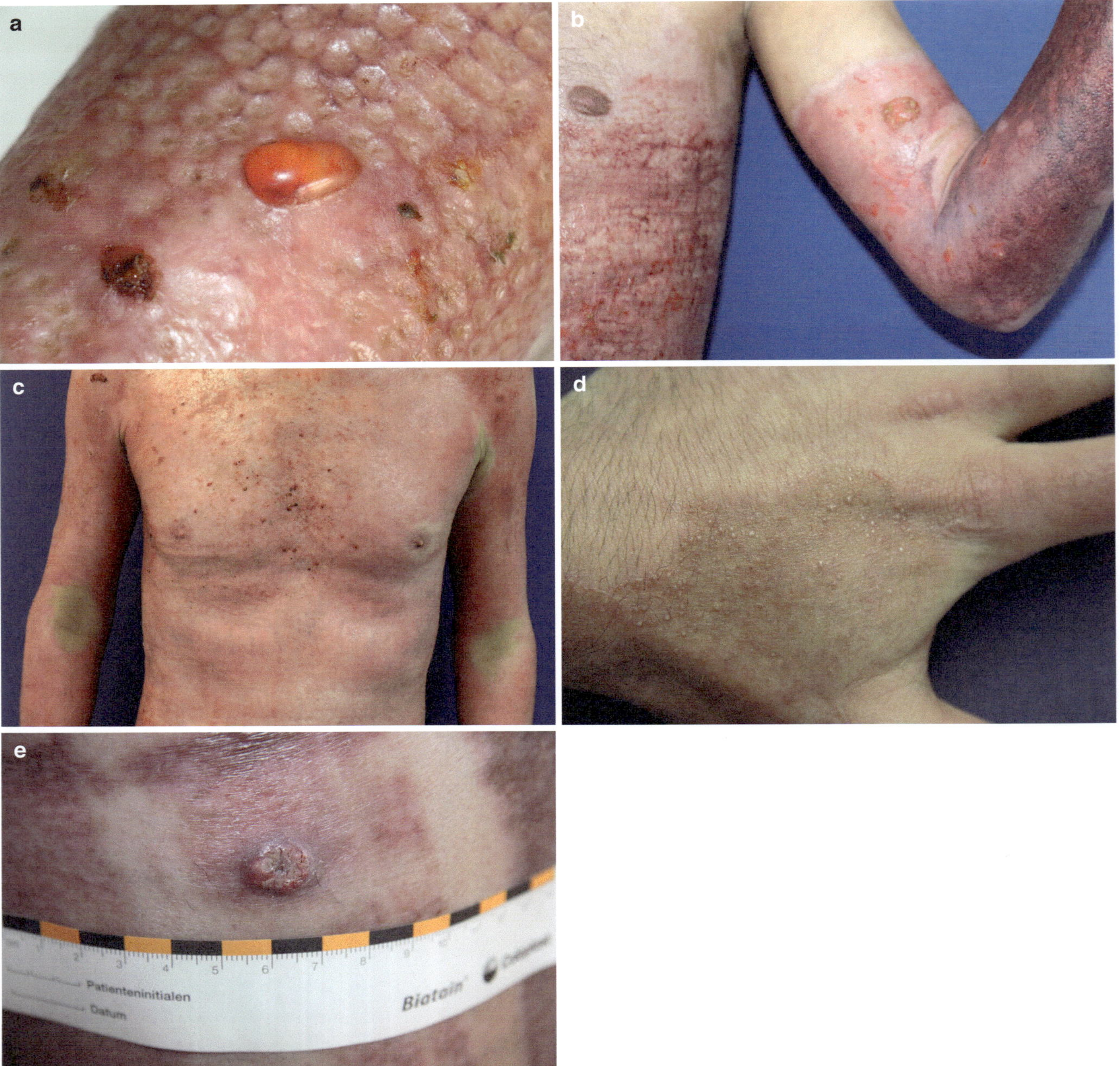

Abb. 20.8 **a–e** Veränderungen wie Spannungsblasen (**a**) oder begrenzte Epithel-Ulcerationen (**b**) sind bei erhöhter Oberflächenspannung zu beobachten. Lokale Reizungen an Hautanhangsgebilden, z. B. eine Pustulosis bei mechanischer Reizung (**c**) oder einem „Over Treatment" mit Pflegeprodukten sind von nicht-entzündlichen Hautreaktionen, z. B. sekundären Milien (**d**) – posttraumatische Verlagerung verhornender Epithelabschnitte unter der Epidermis [1] – abzugrenzen. **e** Entnahmestelle mit halbkugeligem Tumor, zentraler Eindellung oder auch Ulceration, Keratoakanthom – niedrig malignes Plattenepithelkarzinom, daher vollständige chirurgische Entfernung und pathohistologische Untersuchung erforderlich

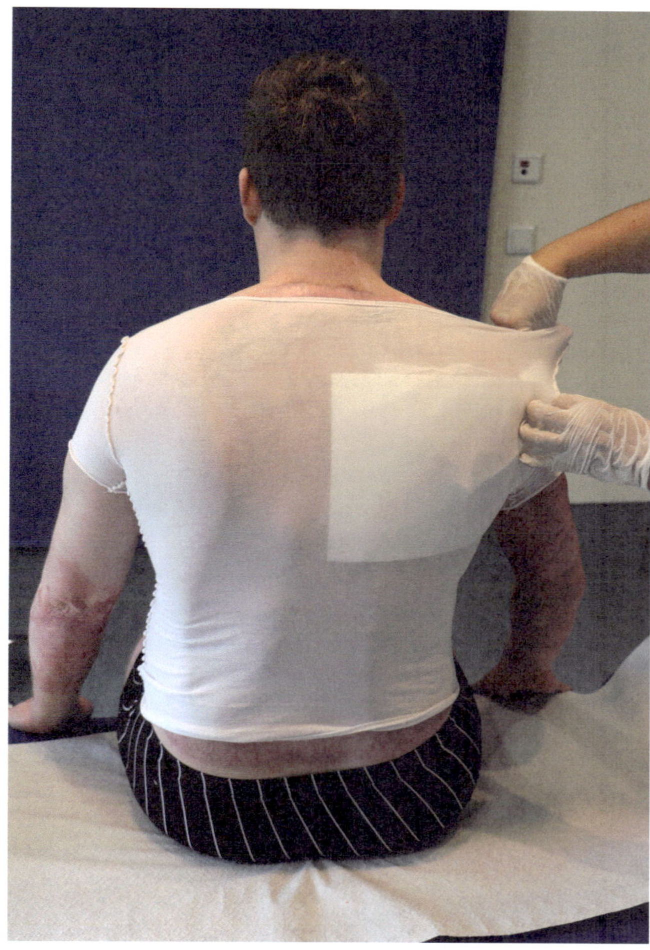

Abb. 20.9 Ein solches Verbandshemd (z. B. Heka fix comfort®) fungiert als flächiger Sekundärverband, ist flexibel, komfortabel an Problemstellen und nach dem Waschen wiederholt zu verwenden

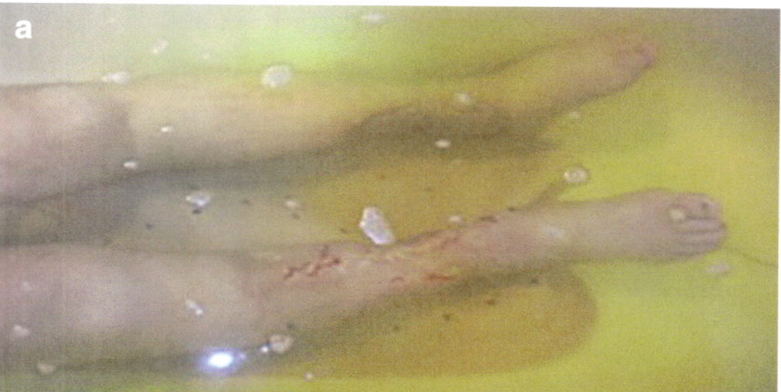

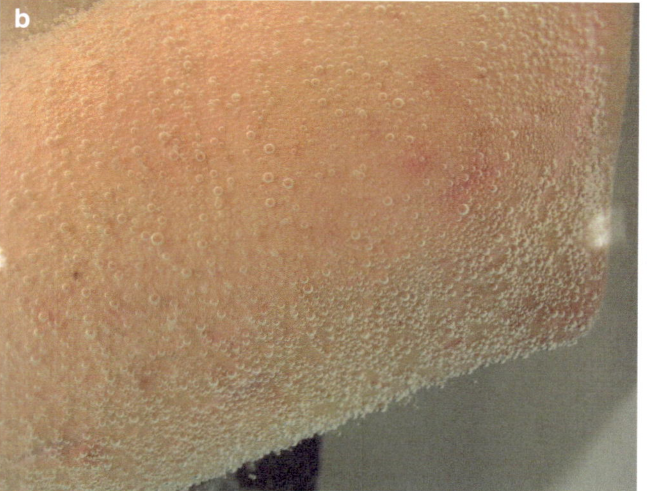

Abb. 20.10 **a**, **b** Medizinische Bäder mit unterschiedlicher Indikationsstellung: Kohlenstoffdioxid zur Steigerungen der lokalen Hautdurchblutung und Wundheilung. Diffundiert direkt über die Hautoberfläche aus dem Badewasser in die Haut, nicht aus den sich an der Hautoberfläche bildenden feinen CO_2-Gasbläschen und vermittelt eine Dilatation der präkapillären Arteriolen

20.2.2.3 Physikalische Anwendungen und Narbenpflege

Ein medizinisches Teil- oder Vollbad mit bei milder Wassertemperatur (36–38 °C) dient je nach Zusatz unterschiedlichen Zielen (Abb. 20.10a–b; Abb. 20.11):

Reinigung	Betaisodona®-Waschantiseptikum/ Meersalzextrakt/Kamille
Rückfettung	Weizenkleie-Extrakt/Molke
Förderung der Durchblutungund des Stoffwechsels	Kohlendioxid

Als Auswahlkriterien für Pflegeprodukte gelten die individuelle Hautverträglichkeit, die Anwenderakzeptanz sowie die Hinterfragung der Kosten/Nutzen-Relation. Wasser-in-Öl-Emulsionen zur Hautpflege zeichnen sich

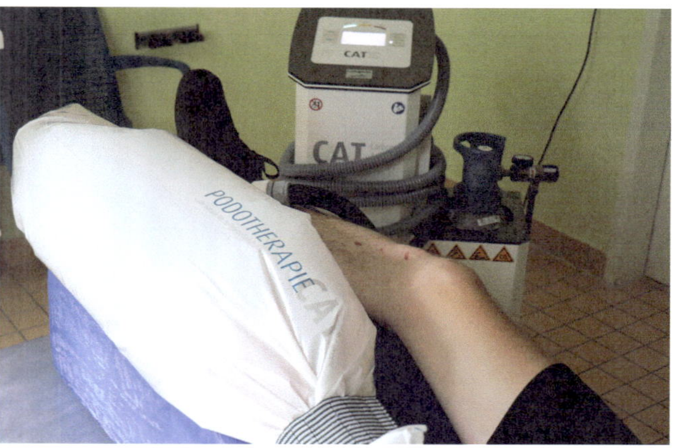

Abb. 20.11 CO_2-Bäder wirken positiven bei dystropher Gewebesituation auf postoperative Wundheilungsstörungen. Durch die Trockenapplikation mit dem mobilen Medical CAT-CO_2-Behandlungssystem ist eine Behandlung u. a. am Krankenbett und bei Isolationsnotwendigkeit möglich. Aufwendige Reinigungs- und Präventionsmaßnahmen (zeitlich, materiell, logistisch) bei problematischer Kontaminationslage sind durch Einmalmaterialien deutlich reduziert

durch einen höheren rückfettenden Effekt aus. Bei stabileren Narbenverhältnissen kann auf feuchtigkeitsspendende Pflegeprodukte als Salbe oder Öl-in-Wasser-Emulsionen gewechselt werden (Tab. 20.2).

▶ Grundsätzlich gilt: „Weniger ist mehr". Die Intervalle der Narbenpflege sind dem aktuellen Hautbefund (Trockenheit, Juckreiz, Schuppung, Rhagadenbildung) anzupassen.

20.2.2.4 Narbenmassage

Regelmäßiges Streichen, Reiben, Walken, Klopfen oder Kneten – also Massieren –fördern sowohl Maturität als auch Charakteristika einer Narbe [19].

In der **manuellen Narbenmassage** werden über 40 bis 60 Minuten zentraler Lymphabflussbahnen vorbereitet, anschließend peripher gelegene ödematöse Flüssigkeitsansammlungen mobilisiert und zuletzt mit „kräftigen" Tiefenfriktionen Bindegewebsschichten (Faszien, Bänder, Kapselstrukturen an Gelenken und Muskeln) mobilisiert (Abb. 20.12). Neben myofaszialen Reizen sind Effekte über cuti-cutane Reflexbögen mit regulierendem Einfluss auf den Tonus von Bindegewebe, Muskeln, Gefäßen und Nerven als auch an inneren Organen zu erwarten [25].

Tab. 20.2 Konservierungsstofffreie Pflegesalbe auf Glycerinbasis, frei von Antioxidantien und Alkohol, Salbenreste sind auch bei niedrigen Temperaturen aus der Kompressionskleidung auszuwaschen

Glycerin	150 g
Wasser	300 g
Unguentum cordes	ad 1000 g

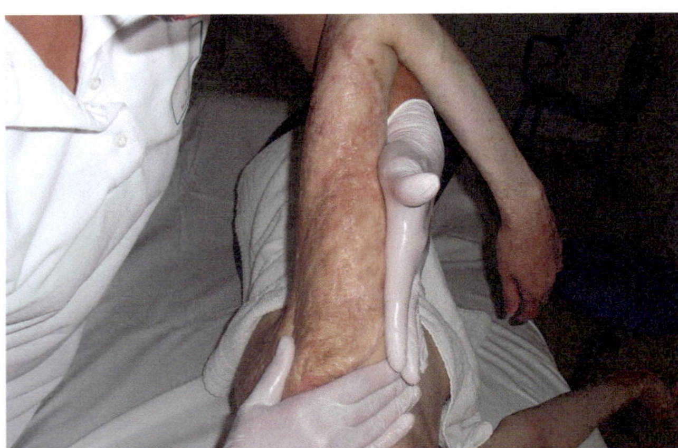

Abb. 20.12 Manuelle Narbenmassage beinhaltet kreisende flächige Griffe zur Entstauung mit einem rhythmischen Wechsel von Druck und Ruhe. Kräftige, quer zur Geweberichtung ausgerichtete Dehnreize lösen Verklebungen im Bindegewebe, senken den Gewebetonus und fördern die Ausbildung längs gerichteter Fasern. Kombiniert wird dies in Gelenknähe mit mobilisierenden Bewegungen

Ein **mechanisiertes Massageverfahren** baut computerassistiert einen Unterdruck zwischen 70 bis maximal 650 mbar, im pulsierenden Modus bis zu 50 %, auf und variiert je nach Zielsetzung in Impulsdauer und –pause [26]. Bereits 6–8 Wochen nach Hauttransplantationen kann die Methode ein bis dreimal pro Woche zur Anwendung kommen. Entstauung und Verbesserung des Lymphstroms sowie Förderung der Narbenreifung (Aktivierung des Kollagenumbaus) sind das Ziel (Abb. 20.13).

20.2.2.5 Narbenkompression

▶ Im klinischen Alltag gehört die textile Kompressionstherapie (Abb. 20.14) zum Standard in der Prophylaxe und Therapie hypertropher Narben [17].

Über individuell maßgefertigte textile Kompressionsbekleidung (Abb. 20.15) wird ein kontinuierlicher Druck von 20–40 mmHg angestrebt dessen Effekt gegenüber der Wirkung eines geringeren Drucks [5] überlegen war. Der generelle und evidenzbasierte Beleg des Effekts textiler Kompressionstherapie ist dagegen bisher nicht erbracht [2].

Unterschiedliche, möglichst hypoallergene, salbenresistente und hautfreundliche Fasern sowie verschiedene Fertigungsmethode – flach oder rundgestrickt, gewirkt oder gewebt – generieren spezielle Trage- und Nutzungseigenschaften.

▶ Multidirektionale Langzuggewebe erweisen sich in der Erstversorgung durch hohe Toleranz gegenüber Volumen- und Umfangsschwankungen und den dadurch effektiven Kompressionsdruck (Abb. 20.16) und eine hohe Dehnfähigkeit, was das Anlegen erleichtert aus.

Erst ein passgerechter faltenfreier Sitz sichert die nötige Compliance für eine konsequente ganztägige Nutzung.

Probleme in der Kompressionstherapie

Mechanische Irritation an Problemzonen (Axilla, Ellen-oder Kniebeuge)	Änderung Fertigungsmuster, kompressionsfreies Material, anfangs Tragedauer variieren
erhöhte Oberflächenspannung mit Epitheldefekten und Spannungsblasen	Cave: instabiles Epithel, u. a. primäre Epithelisierung nach enzymatischen Débridement oder synthetischen Hautersatz
Verklebung	Optimierung Wundverband
Druckverlust an konkaven Vertiefungen	fest installierte und variable Pelotten zum Ausgleich

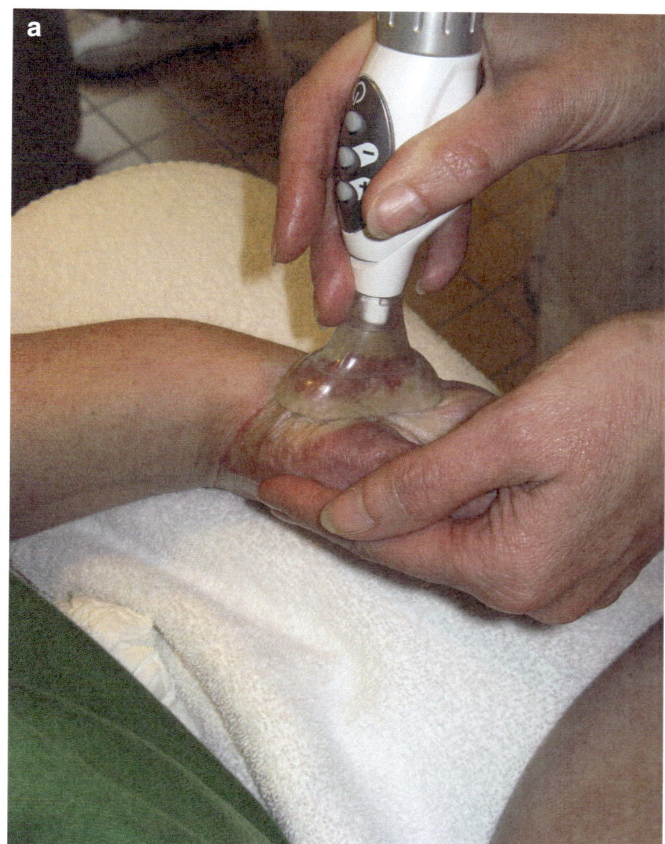

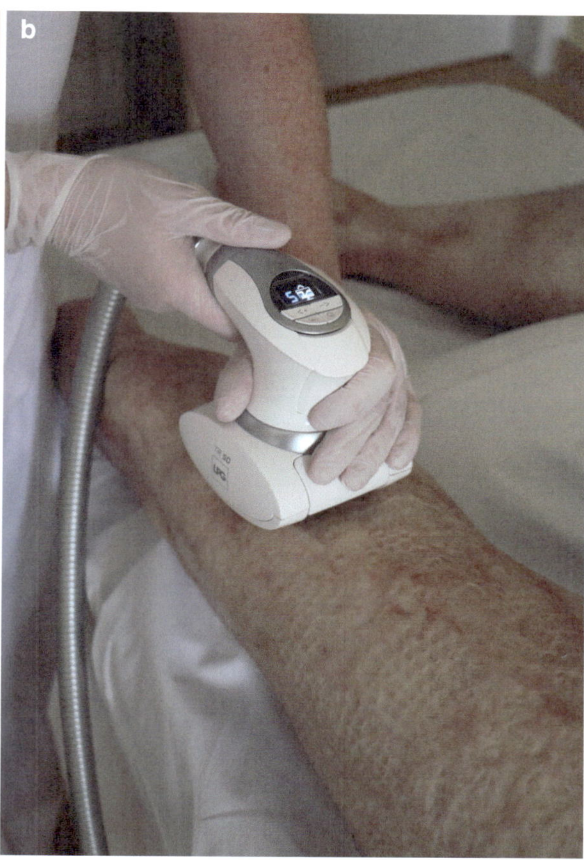

Abb. 20.13 a, b Unterdruckvakuummassage mit dem LPG®-System Cellu M6. **a** Saugender Unterdruck fördert den lokalen Ödemabbau, zugleich werden Dehnfähigkeit und Verschiebbarkeit der Narbe gefördert. **b** Rollende Bewegungen mechanisieren die Narbe vertikal, begünstigen die Kollagensynthese sowie die parallele Ausrichtung der Kollagenbündel entlang der Oberfläche. Effekte sind ebenfalls bei mehreren Jahre alten Narben zu erzielen. Eine verbesserte Dehnfähigkeit der reifen Narbe und die Verminderung von Verklebungen sind dann vorrangige Zielsetzungen der Behandlung

vaskuläre Wirkung

zahlreiche kleine Gefäße obliterieren, es reduziert sich die Sauerstoffzufuhr

Druck textiler Kompressionstherapie

zelluläre Ebene

ischämiebedingte Apoptose der Myofibroplasten begrenzt nachfolgende Narbenentstehung.

mechanische Wirkung

fördert parallele Ausrichtung der Kollagenfasern. Reduzierung der Dicke, größere Geschmeidigkeit

Abb. 20.14 3 Wirkmechanismen zur Limitierung der hypertrophen Narbenbildung durch Gewebedehnung und Kompression. [25]

20.2.2.6 Silikon

Der positive Einfluss von Silikon auf die Narbenentwicklung ist in verschiedenen Studien ([9]; Kerckhove et al. 2001 [13]) sowie vergleichenden Literaturreviews [18] festgestellt und kann aus eigenen klinischen Betrachtungen bestätigt werden. Unterschiede in den Auswirkungen auf Narbendicke und qualitativen Eigenschaften sowie bei der Qualität genutzter Silikone erfordern eine Verbesserung der evidenzbasierten Datenlage.

► Silikon gehört in Europa zur Primärtherapie bei hypertrophen Narben. Dabei ist ein Effekt bei täglicher, mindestens 10-12 Stunden dauernder Nutzung, frühestens nach 2 Monaten abzuschätzen.

Beim Wirkmechanismus werden Einflüsse auf die Kollagensynthese und Reparaturmechanismen diskutiert. Einerseits soll die Okklusion mit resultierender Durchfeuchtung vom Stratum corneum einen Signaleffekt auf Fibroblasten mit Zytokinfreisetzung aus Keratinozyten bedingen [15]. 24 Wochen nach Applikation war außerdem eine Reduktion von Mastzellen sowie die Abnahme der erhöhten Expression von Fas-Antigen, einem

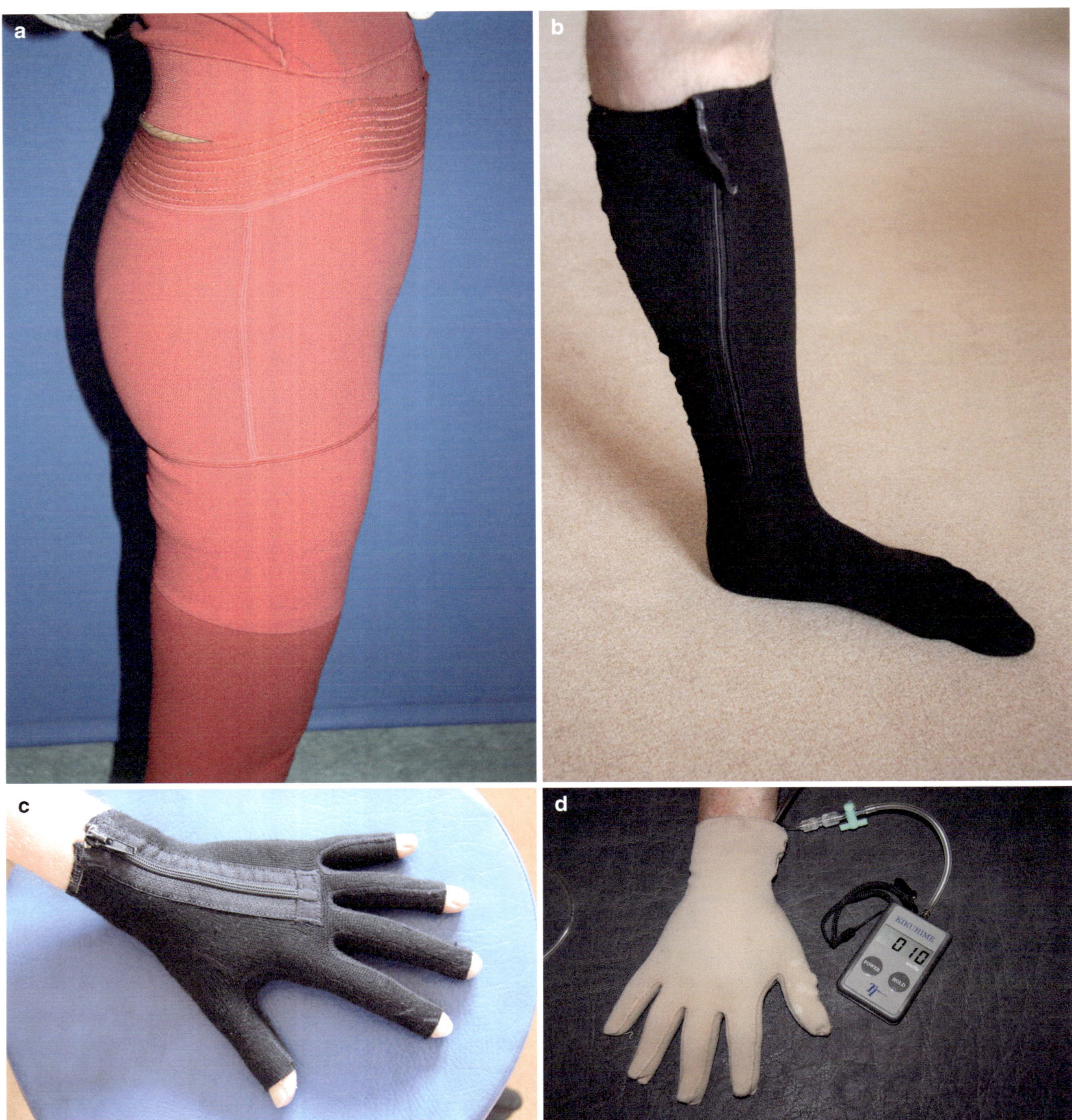

Abb. 20.15 **a–d** Mit textiler Kompressionstherapie kann etwa 10 bis 14 Tagen nach Mesh- bzw. MEEK-Transplantation begonnen werden. Effekte auf die Narbenreifung sind beim Erwachsenen nach 18 bis 24 Monaten konsequenter und ganztägiger Tragedauer bei passgerechter Versorgung (**a**) zu erwarten. Das Haftband am unteren Rand der Jacke verhindert ein Verrutschen. **b** Anfangs kann ein eingearbeiteter Reißverschluss das Anziehen erleichtern und Transplantate schonen. **c** Freie Fingerkuppen sind bei fehlender Schwellneigung möglich und fördern den Einsatz der Hand im Alltag durch verbesserte taktile Rückmeldung. **d** Die Druckverhältnisse sollten mit einer objektivierbaren Methode evaluiert werden. Das Kikuhime®-Messgeräts der Fa. TT Medi Trade erlaubt z. B. statische und dynamische Kontrollen an nahezu allen Körperregionen

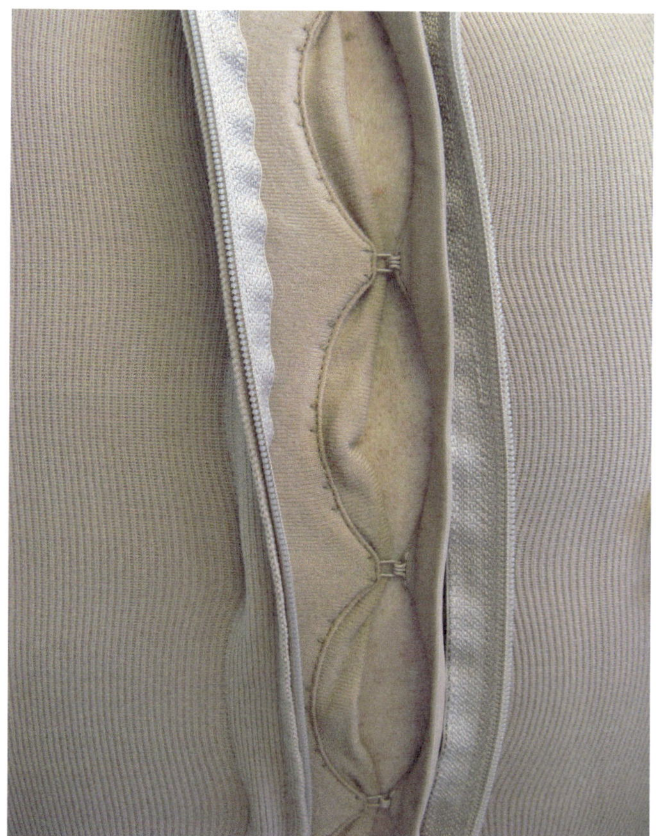

Abb. 20.16 Regelmäßige Kontrollen der Passform, Anpassungen (ggf. über Abnäher, materialabhängig) oder die Neuverordnung und -anfertigung sind notwendig, wenn Muskelzuwachs und Rückgang von Schwellungen die Passform gerade in den ersten Monaten rasch verändern können. Hier Hakenband nur mit Mühe und unter erheblicher Spannung zu schließen → Jacke zu eng.

Membranprotein, dass die zelluläre Apoptose vermittelt [10], aus intraläsionalen Fibroblasten festzustellen.

Bei begrenzter Narbenbildung sind Silikon-Gels einsetzbar. Industriell angefertigte Silikon-Folien variieren in Stärke und Festigkeit. Sie sind mit oder ohne textile Kaschierung in verschiedenen Formen verfügbar und so allein oder in Kombination mit Kompressionsbandagen anwendbar. Spezielle Lokalisationen (Abb. 20.17) mit zugleich konkaven und konvexen Oberflächen wie am Gesicht oder Hals, bedürfen einer individueller und nach Maß gefertigten Lösungen [14].

20.2.2.7 Bewegungstherapie

Grundlegende Ziele der Bewegungstherapie sind die Gelenkmobilisation, die Dehnung von Weichteilstrukturen, das Triggern propriozeptiver Afferenzen sowie die Förderung des Koordinationsvermögens und von Kraftfähigkeiten. Alternativ gilt es, Kompensationsmechanismen zu erarbeiten und deren Umsetzung alltagsrelevant zu trainieren.

► Mit der Priorisierung von Zielen und Ressourcen, ICF-orientierter Ergebniskontrolle als auch individueller Rehabilitationssteuerung wurde die tradierte Zuordnung von Gelenkbeweglichkeit, Mobilität und Kraftfähigkeiten zur Krankengymnastik sowie Handfunktion, Alltagsrelevanz und Hilfsmittelversorgung zur Ergotherapie abgelöst.

Ein transdisziplinär arbeitendes Therapeutenteam erweitert sein Behandlungsspektrum und eröffnet sich neue Perspektiven in der Problemerkennung und im Erkennen von Lösungsstrategien. Dabei kommen befund- und zielorientiert verschiedenste Techniken zur Regulation des Gewebetonus, der Anbahnung physiologischer Bewegungen und der Koordination von Bewegungsabläufen, der Manuellen Therapie neben osteopathischen und Faszientechniken, Verfahren auf neurophysiologischer Grundlage (PNF, Vojta und Bobath) als auch das sensomotorisch-perzeptive Training zum Einsatz. Über jede Therapieoption und deren Sinn ist der Brandverletzte zu informieren. Ihn zur aktiven Mitarbeit in der Therapieeinheit und zum konsequenten selbständigen Üben zu motivieren, ist wesentlich [16].

Krankengymnastik/Sporttherapie

Aufrechte Haltung, Rumpfmobilität, Beweglichkeit der Extremitäten sind gleichberechtig in der Indikationsstellung mit der Förderung vegetativer Funktionen, wie der Atmung. Aus den verminderten Kraftfähigkeiten leitet sich die Indikation für die Arbeit an medico-mechanischen Geräten ab. Mit gleicher Zielsetzung kommen die Kletterwand, Terraintraining bzw. Walking zum Einsatz (Abb. 20.18a–c).

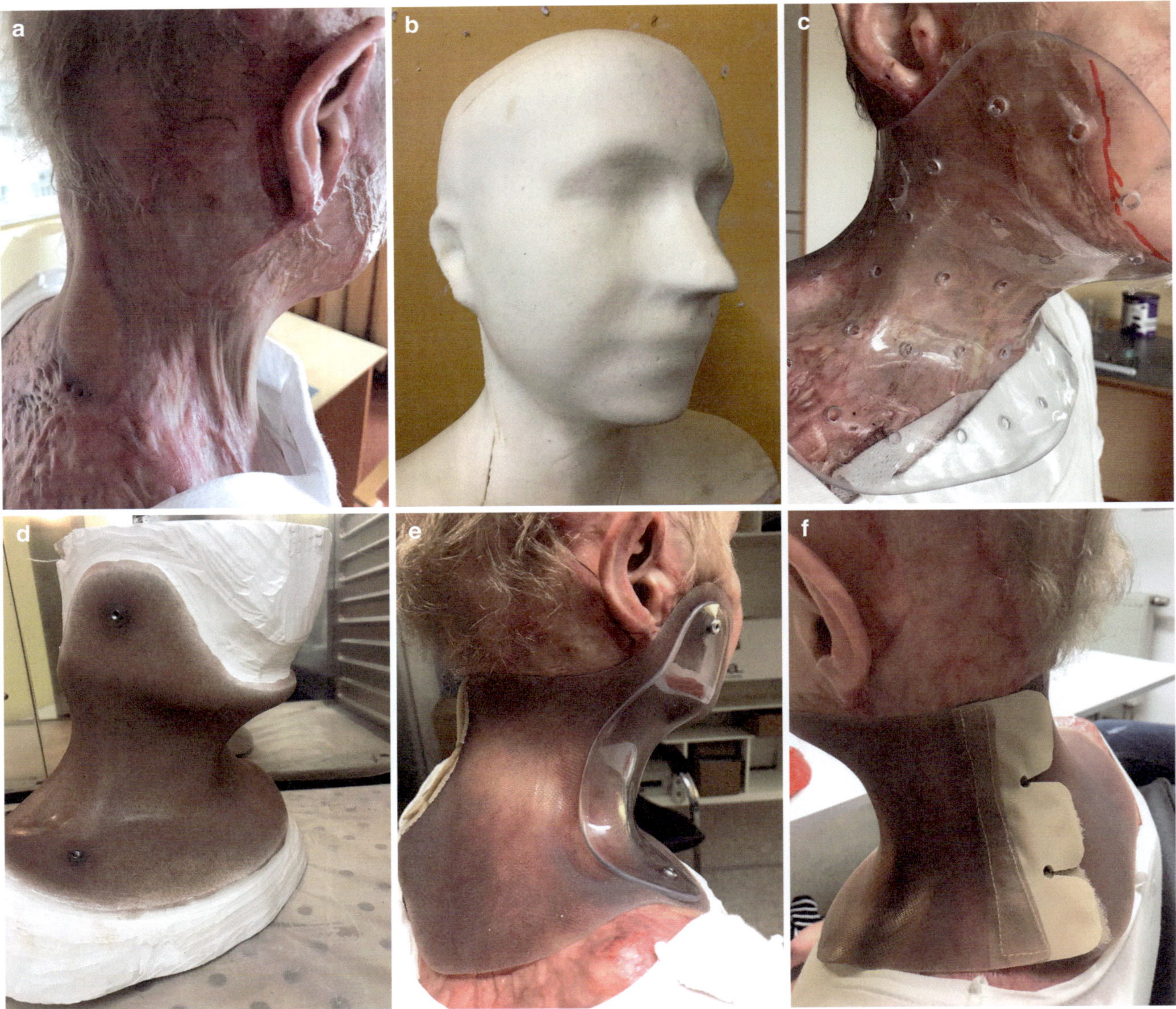

Abb. 20.17 **a–f** Bei kontrakten Narben im Gesicht oder am Hals (**a**) kann ein nach Maß den individuellen Verhältnissen angepasstes Silikon die Reifung durch den Materialeffekt unterstützen und Kontrakturen entgegenwirken. Ein nach Scann gefertigter Dummy ist Grundlage für den ersten Anprobeorthese aus thermoplastischen Copolyester (**b+c**). Dieser wird am Original adaptiert und ermöglicht die Fertigung eines Gipspositivs, auf das dann gewalztes Silikon in unterschiedlichen Shore-Härten (030 weich; 20 fest) im Dünnschichtverfahren aufgebracht (**d**) wird. Ein Hochtemperaturverfahren vernetzt abschließend das Silikon formstabil. Es wird wasser- und temperaturunempfindlich. Die Pelotte rechts (**e**) stützt das Silikon an und wirkt haltungskorrigierend, der Klettverschluss links (**f**) ist so angebracht, dass ein eigenständiger Gebrauch möglich ist

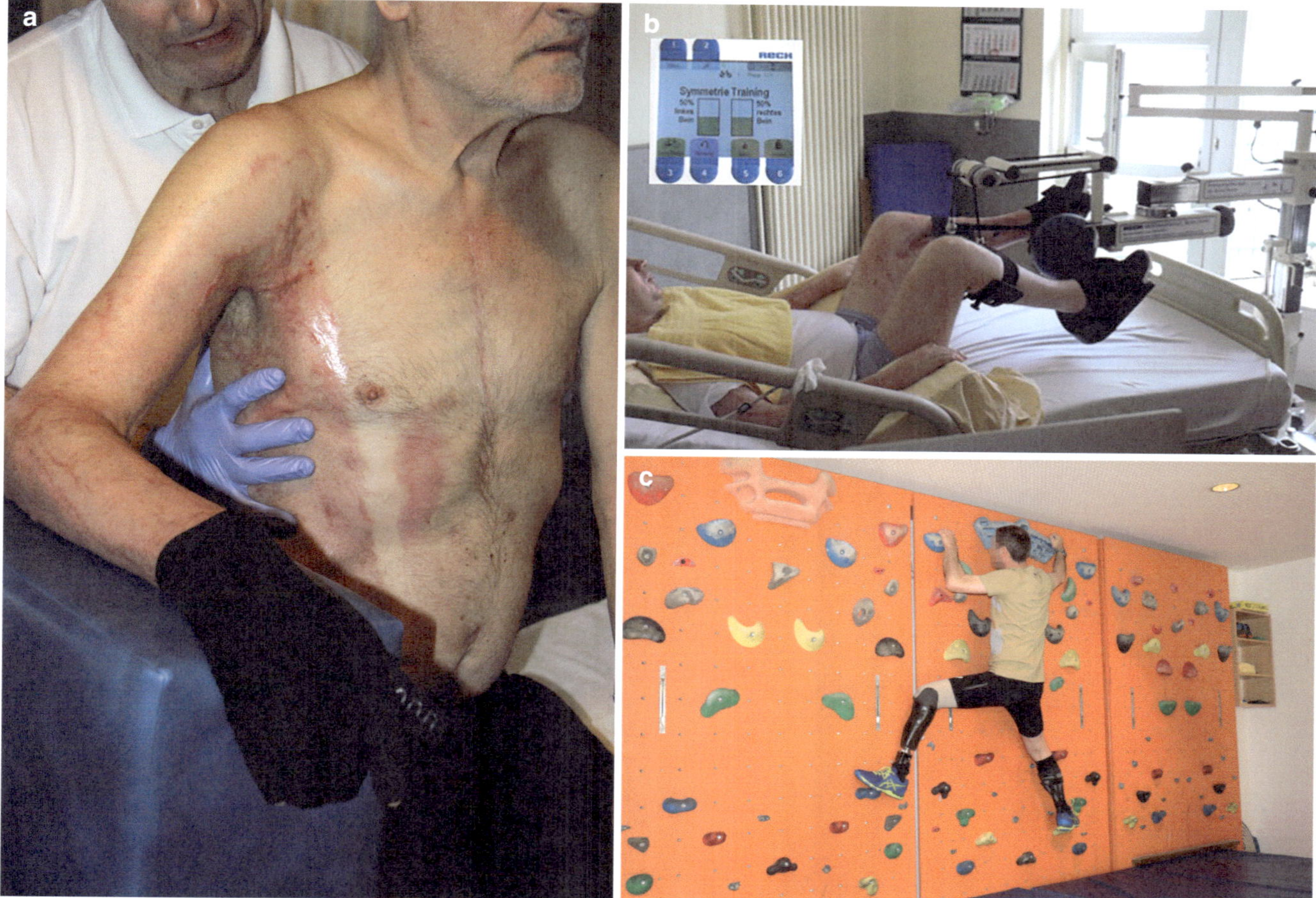

Abb. 20.18 **a–c** **a** Narbenbildung am Rumpf und, wie in diesem Falle, die Kombination mit Z. n. Thorakotomie, behindern die Atemexkursion des Thorax. Fazilitation vertieft die Atembewegung, idie flächige Anstützung mit beiden Händen führt die Bewegungen und mildern so den Schmerz beim Einatmen. **b** Bereits in der frühen Phase der Rehabilitation können die Extremitäten passiv bewegt, motorunterstützt oder aktiv trainieren. Sichere Lagerung der Beine und optimale Einstellung der Kniegelenksbeweglichkeit sind gegeben. Über das optische Feedback (5,7 Zoll Monitor) kann die „schwächere Seite" bewusster eingesetzt werden. **c** Therapeutisches Klettern, eine ursprüngliche Form menschlichen Bewegens, stabilisiert spezielle Gelenke und kräftigt die Muskulatur des gesamten Körpers. Ein positives Köperbild, Selbstvertrauen und Freude werden generiert

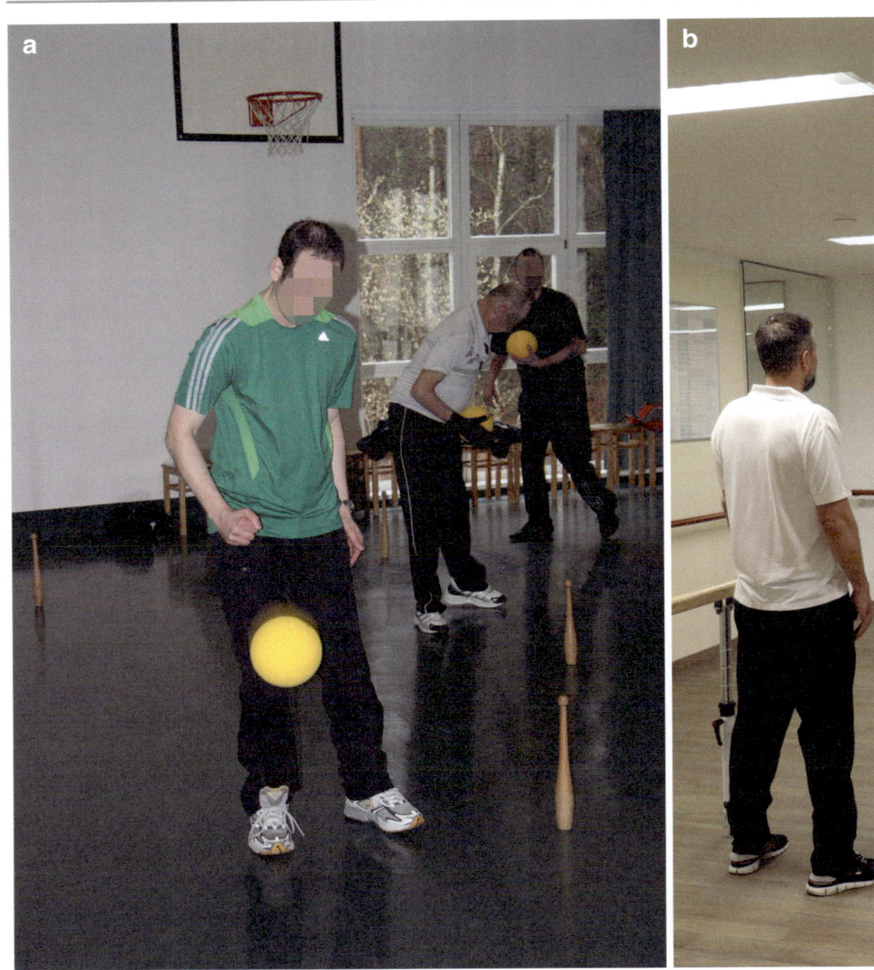

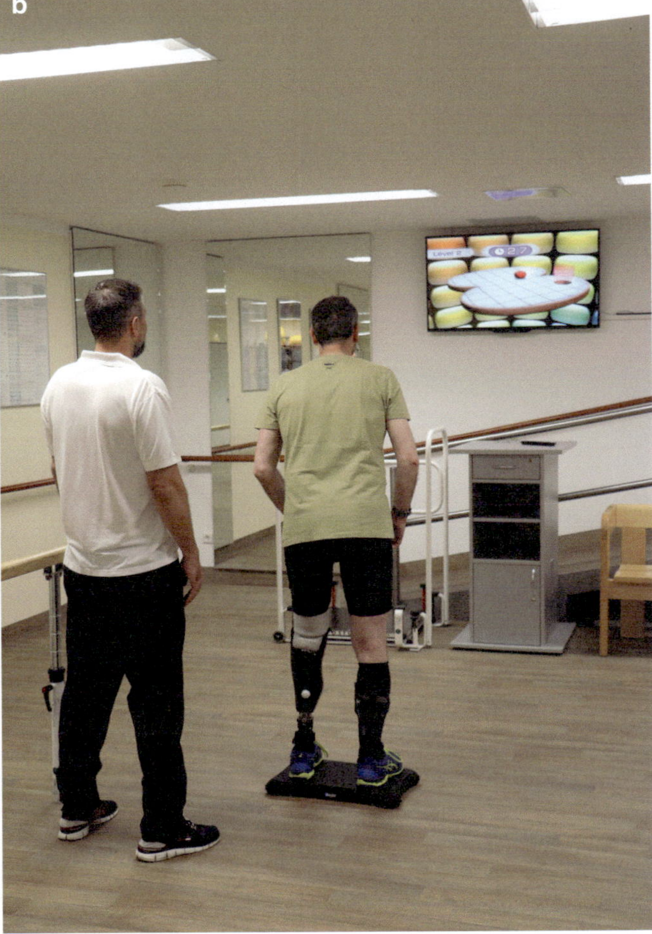

Abb. 20.19 a, b a Koordinatives Training in der Gruppe, Gruppendynamik und Reizsetzung durch den Therapeuten sind wesentliche Stimuli. **b** Spielerische Verbesserung von Koordination, Beweglichkeit und Ausdauer. Stehend steuert der amputierte Brandverletzte über Sensoren im Balance board der Wii fit plus Bewegungsabläufe, die ein Therapeut oder er selbst am Bildschirm kontrolliert. Feste Programme oder individuelle Einstellungen sind möglich, ebenso der Vergleich in der Wiederholung oder in der Kleingruppe

Ziegenthaler et al. [31] zeigten, dass nach einem standardisierten Ausdauertraining nach ca. 14 Trainingseinheiten eine Leistungssteigerung um 27,8 % und damit bei 35 % der Versuchsgruppe Normwerte gleichalter Gesunder bei Brandverletzten zu erreichen war.

In gleicher Weise war eine signifikante Steigerung der anfänglich defizitären sensomotorischen Leistungsfähigkeit bei brandverletzten Patienten, die nach 4 Wochen Training zu 87,5 % über den alterskorrelierten mittleren Normwerten lagen [30], zu verzeichnen (Abb. 20.19a–b).

Anhaltende Therapieeffekte sind nur zu erreichen, wenn es gelingt, den Brandverletzten für Eigenübungen anzuleiten und Motivation hierfür zu schaffen.

Ergotherapie

Neben der Verbesserung der segmentalen Funktion (Abb. 20.20a–e) steht anfangs die Förderung alltagsrelevanter Fähigkeiten mit Bezug zu den ATLs (sich waschen, ankleiden, essen) und zur sozialen Teilhabe (Abb. 20.21a–b) im Vordergrund. Später sind die rehabilitativen Zielsetzungen den Erfordernissen beruflicher Integration sowie individueller Erwartungen an Hobby und Freizeit (Abb. 20.22) anzupassen. Zur Verbesserung von Grob- und Feinmotorik einer Extremität oder der Hand werden traditionelle manuelle Therapiemethoden sowie Alltagssituationen und -materialien (z. B. Naturmaterialien, Zeitungen, Klammern), andererseits taktil-kinästhetische

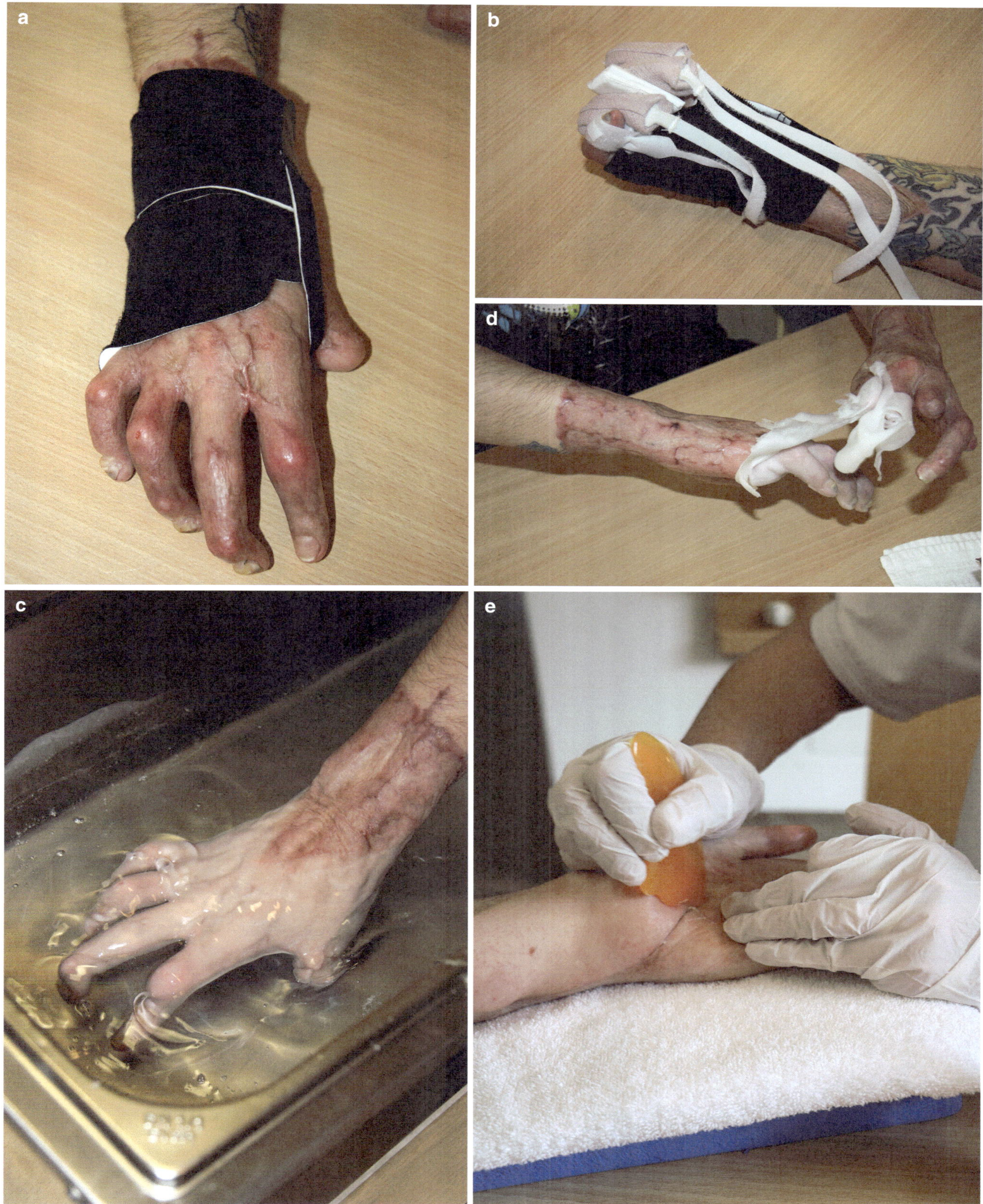

Abb. 20.20 **a–e** **a** Kontrakte Fingerstellung nach drittgradiger Verbrennung mit Teilamputation des Daumens, dehnender Zügel für Interdigitalfalte I/II. **b** Quengelung der Langfinger in Beugung im adaptierbaren Handschuh als Therapievorbereitung. **c** Paraffinbad als Therapievorbereitung, Narben in Bindegewebe werden weicher und geschmeidiger. **d** Selbständiges Entfernen der Paraffinschicht als Bewegungstraining. **e** Mobilisation mittels Faszientool (-schaber), fördert Durchblutung, lockert/löst verklebtes Bindegewebe, reduziert Kraftanstrengung für den Therapeuten und fördert zugleich die Behandlungsintensität

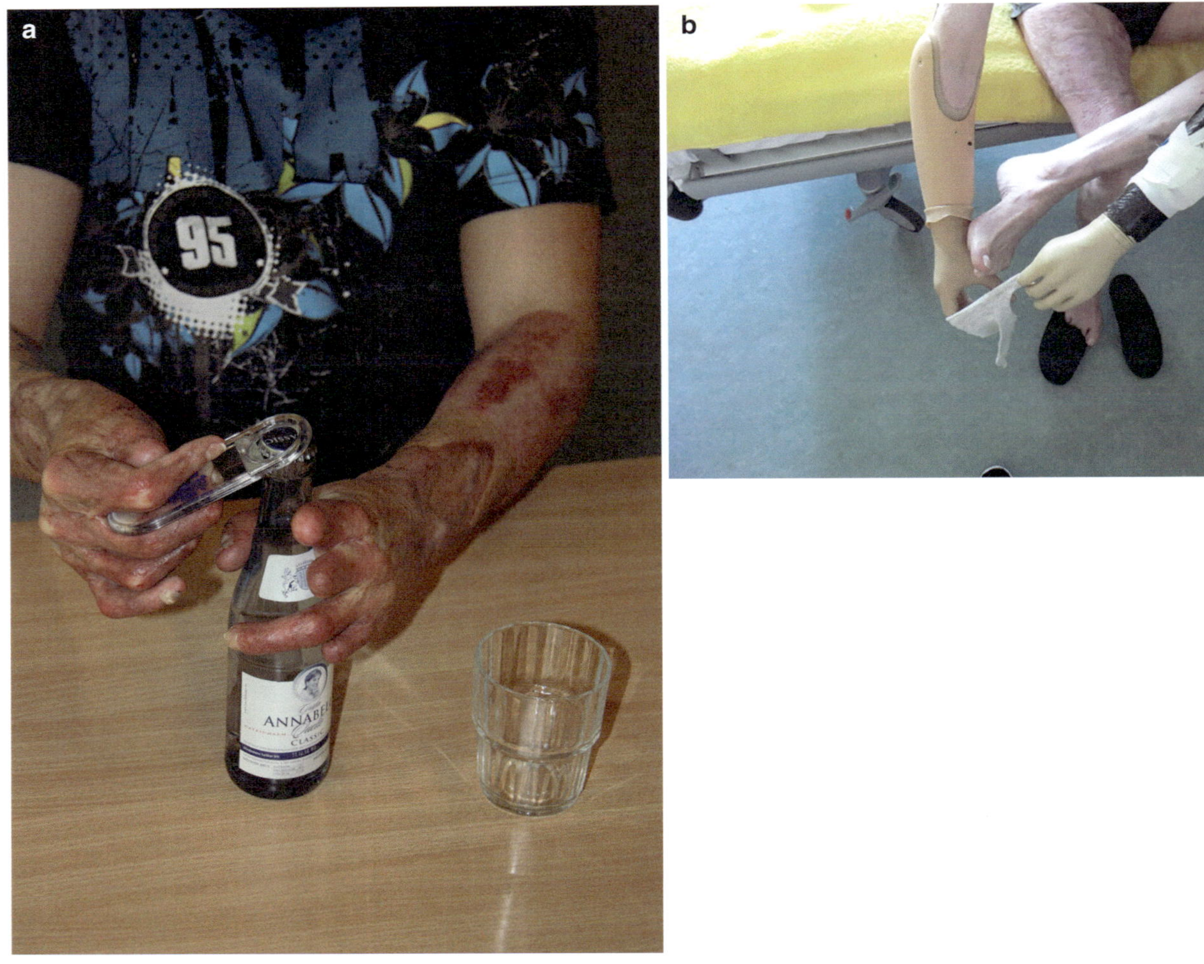

Abb. 20.21 a, b a In der Therapieküche: koordinativer und kraftvoller Einsatz beider Hände trotz beidseitiger Teilamputationen erforderlich. b Anziehtraining ca. 8 Monate nach UA-Amputation nach Flammenverletzung, bds. myoelektrische Prothesenversorgung mit Silikonschaft

Stimulation im Sinne einer Desensibilisierung oder Sensibilisierung sowie computerassistierte Trainingseinheiten (Abb. 20.23) genutzt.

Eine Versorgung und das Training mit notwendigen Hilfsmitteln hilft, das Leben so weit wie möglich selbstständig zu gestalten. Bestehende Handicaps sollen kompensiert und die Selbstständigkeit (Abb. 20.24) gefördert oder wieder ganz hergestellt werden.

Unter Berücksichtigung der aktuellen Lebensumstände müssen der individuellen Zielfindung und -setzungen sowie der Therapieplanung besonderes Augenmerk geschenkt werden.

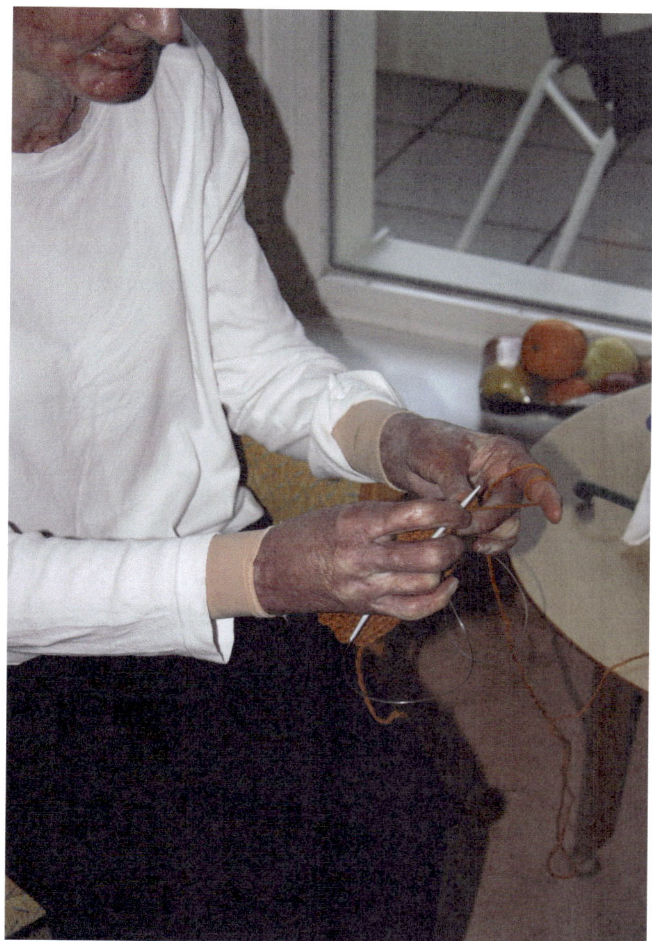

Abb. 20.22 Stricken fördert die feinmotorischen Fertigkeiten und selektive Bewegungen der kleinen Fingergelenke. Im Sinne der Ausdauer ist Haltekraft gefordert

Kontrakturprophylaxe und Schienensysteme

Schnell nachlassende Dehnbarkeit von Narben und Bindegewebe gefährdet vorbestehendes bzw. erweitern ein erarbeitetes Bewegungsausmaß.

- Gefährdeten Regionen (mentosternal, axillär, Hände, Ellenbeuge, Kniekehle oder Sprunggelenk) ist dabei besondere Aufmerksamkeit zu schenken.

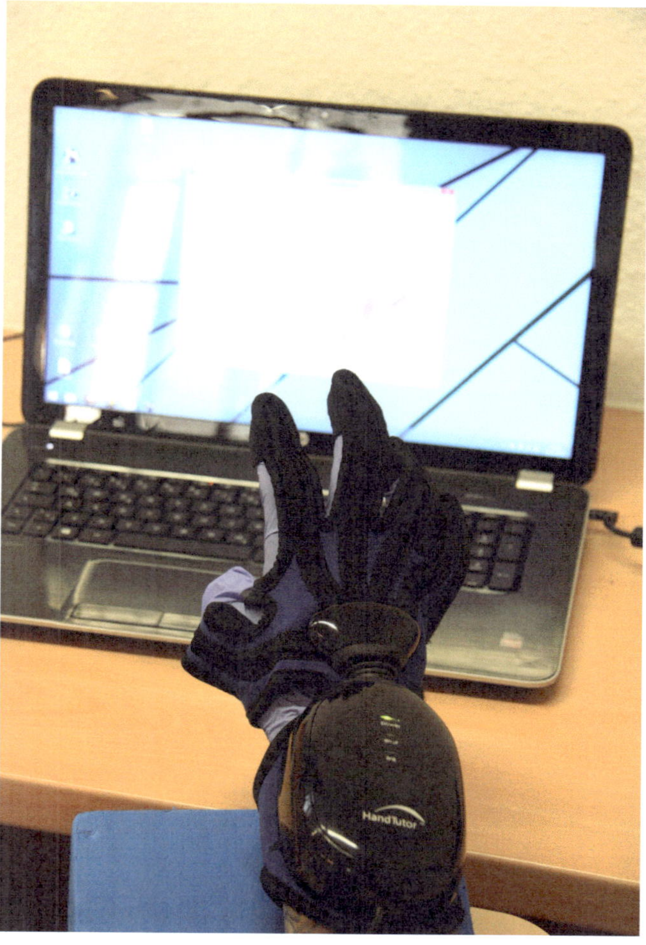

Abb. 20.23 Ein flexibler Handschuh mit Bewegungssensoren, die an allen Fingergelenken und dem Handgelenk integriert sind. Aus den weitergeleiteten Signalen berechnet ein Computer Wegstrecken und stellt diese am Bildschirm da. Dies motiviert zu Handübungen in spielerischer Form, bereits kleine Fortschritt werden sichtbar und ein selektives kontrolliertes Training der Handfunktion mit Spaß ist möglich. Durch das Biofeedback-Verfahren ist es konventionellen Methoden überlegen

Schienensysteme (Abb. 20.25a–b) helfen beim rechtzeitigen und konsequenten Einsatz, aktiv oder passiv erarbeitete Beweglichkeit zu erhalten. Dies ersetzt jedoch weder die Tätigkeit des Therapeuten noch Eigenübungen.

▶ Generell ist vor einer zu forcierten, die Schmerzgrenze nicht beachtenden Mobilisation zu warnen.

Ergotherapeuten fertigen zielorientiert, individuell und zeitnah herstellbare Schienen und korrigieren diese je nach Behandlungsverlauf [12].

▶ Verwendete Materialien sollten über folgende Eigenschaften verfügen:
- thermoplastisch verformbar
- gut hautverträgliche und hygienisch praktikabel
- handwerklich leicht zu bearbeiten.

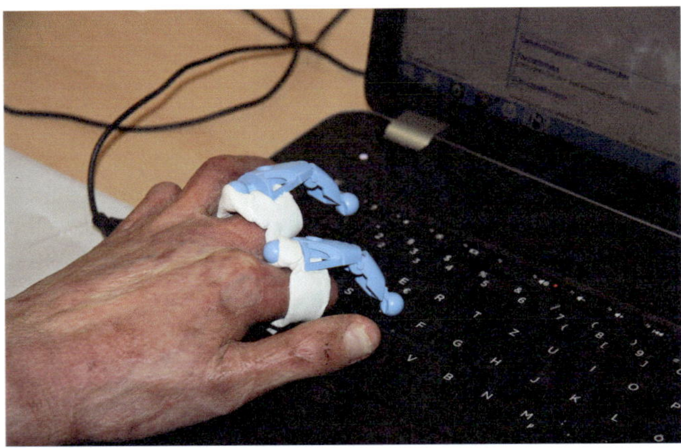

Abb. 20.24 Nutzung von Kommunikationsgeräten – eine Grundlage der Medienwelt. Nutzung der Tastatur durch Teilamputation erschwert. Zur Überbrückung entwickelte der Brandverletzte selbst mit Unterstützung der Ergotherapie diese Fingerverlängerung aus thermoplastischem Material und Lego®-Elementen

Unmittelbar nach der Transplantation schützen statische Schienen die Hauttransplantate fünf bis sieben Tage bis zur beginnenden Mobilisation vor ungünstigen Zug- und Scherkräften. Dynamische Systeme dominieren in die postakute Rehabilitation, da ein funktionell-dynamischer Behandlungsansatz favorisiert wird.

▶ Eine ständige Kontrolle von Kraft und achsgerechter Zugrichtung zur Vermeidung von Fehlbelastungen an Gelenken, Knorpelschäden sowie Mikrotraumata, die an periartikulären Strukturen heterotope Ossifikationen begünstigen, ist unumgänglich.

Amputationen

Amputationen finden sich bei circa 14 % der Brandverletzten, vordergründig nach Flammenverletzung und Stromunfällen. Wegen der Schutz- und Abwehrfunktion in Gefahrensituationen mit Händen und Armen sowie verminderten Rekonstruktionsmöglichkeiten durch die spezifischen Weichteilstrukturen dominiert die obere Extremität mit über 55 % der Major-Amputationen. Beim Unfallzusammenhang dominieren häusliche Unfälle vor Gewerbe- bzw. Verkehrsunfällen [29]. Amputierte Brandverletzte sind auf eine frühzeitige, suffiziente, die Narben- und Weichteilverhältnisse berücksichtigende individuelle Prothesenversorgung zum Nachteilsausgleich angewiesen. Zunächst muss der anfangs lymphatisch-ödematös gestaute Stumpf mit vulnerablen Haut-/Narbenverhältnissen durch konsequente Lymphdrainage und stumpfabhärtenden Maßnahmen in stabile Stumpfverhältnisse überführt werden. Die Prothesenversorgung (Abb. 20.26a–c) erfordert meist mehrere Probe- bzw. Diagnoseschäften. Silikonliner können

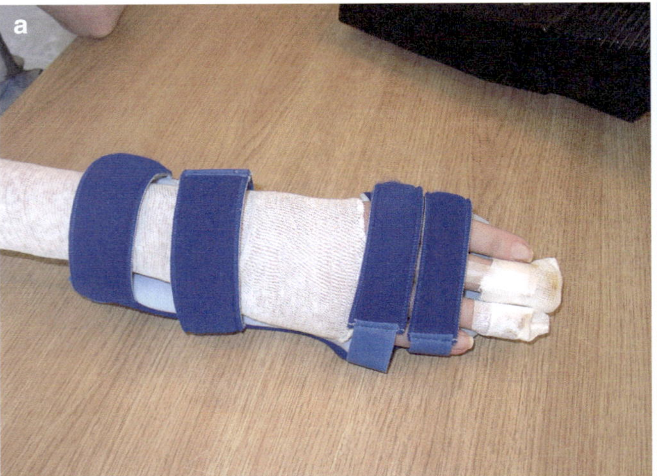

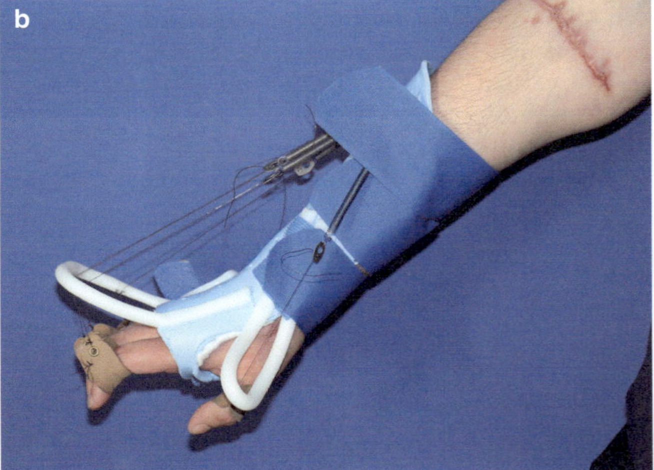

Abb. 20.25 **a**, **b** Trotz eines weitverbreiteten Einsatzes passiver (**a**) und aktiver (**b**) Schienensysteme in allen Rehabilitationsphasen ist nicht evident belegt, für welchen Brandverletzten welche Anwendung am wirksamsten ist [22]. **a** Lagerungsschien (passiv) zur Stabilisierung Handgelenk und Entlastung periartikulärer Strukturen bei Radialis-Parese. **b** Kleinert-Schiene bei Beugesehnenverletzung. Gummizügel ermöglicht passive Beugung und aktiver Streckung Verklebung der Sehnen und Riss der Sehne durch aktive Beübung wird verhindert

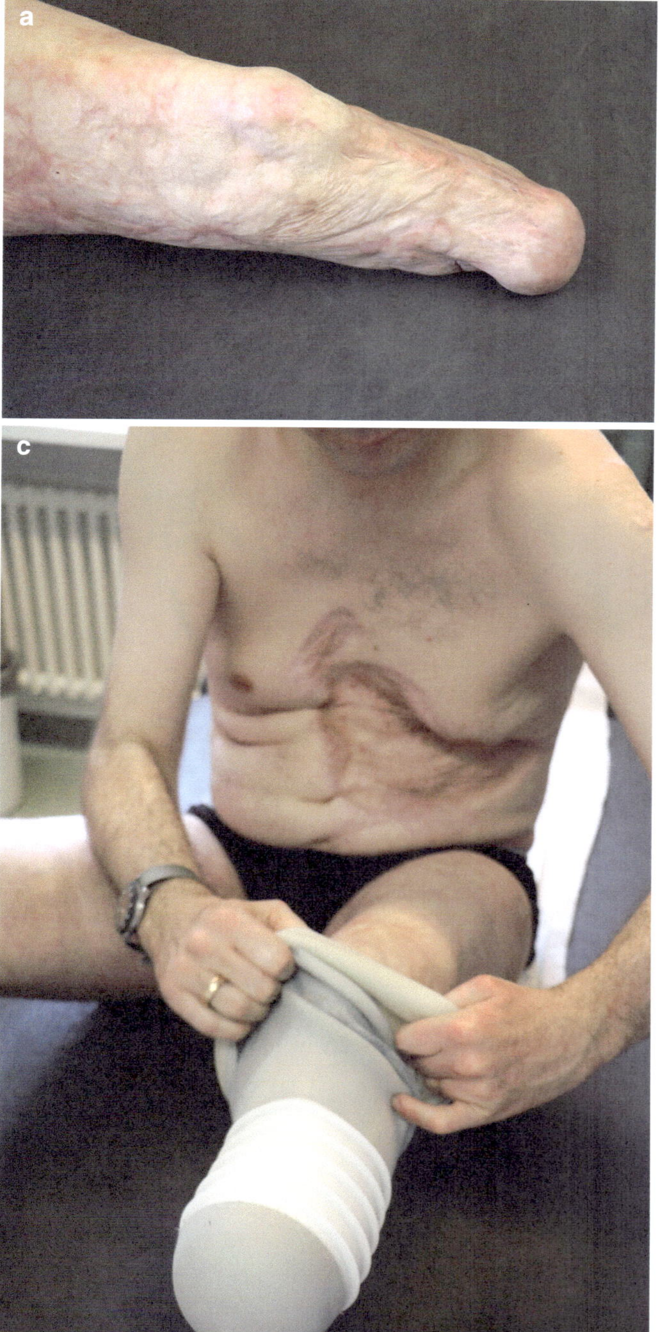

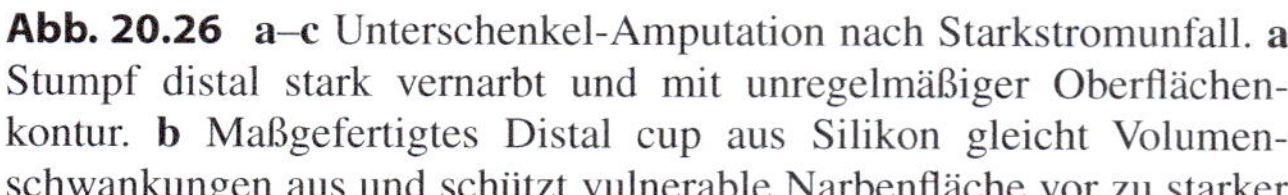

Abb. 20.26 **a–c** Unterschenkel-Amputation nach Starkstromunfall. **a** Stumpf distal stark vernarbt und mit unregelmäßiger Oberflächenkontur. **b** Maßgefertigtes Distal cup aus Silikon gleicht Volumenschwankungen aus und schützt vulnerable Narbenfläche vor zu starker Oberflächenspannung. **c** Seal In-Liner mit Dichtlippen dient letztendlich als Koppelschicht zum Hartwandschaft der US-Prothese in Modularbauweise

Stumpfschwankungen teilweise kompensieren, besonders aber atypische Stumpfformen ausgleichen. Scheitert die belastbare biomechanische Ankopplung des Prothesenschaftes an den Amputationsstumpf, scheint die Oseointegration [3] eine Ultima Ratio darzustellen.

Bei stabilisierten Stumpfverhältnissen und Mobilitätsfortschritten wird die Passteilversorgung (Abb. 20.27) im Team dem Aktivitätsniveau angepasst [28].

► Festlegungen für eine effiziente prothetische Versorgung erfolgen im Team aus orthopädietechnisch kundigem Arzt, gehschulerfahrenem Krankengymnasten und spezialisiertem Orthopädietechniker sowie die Ausgewogenheit zwischen Erwartungshaltung und erwarteten Aktivitätsgrad.

ICF- und evidenzbasierte Assessments [31] können hierbei unterstützen.

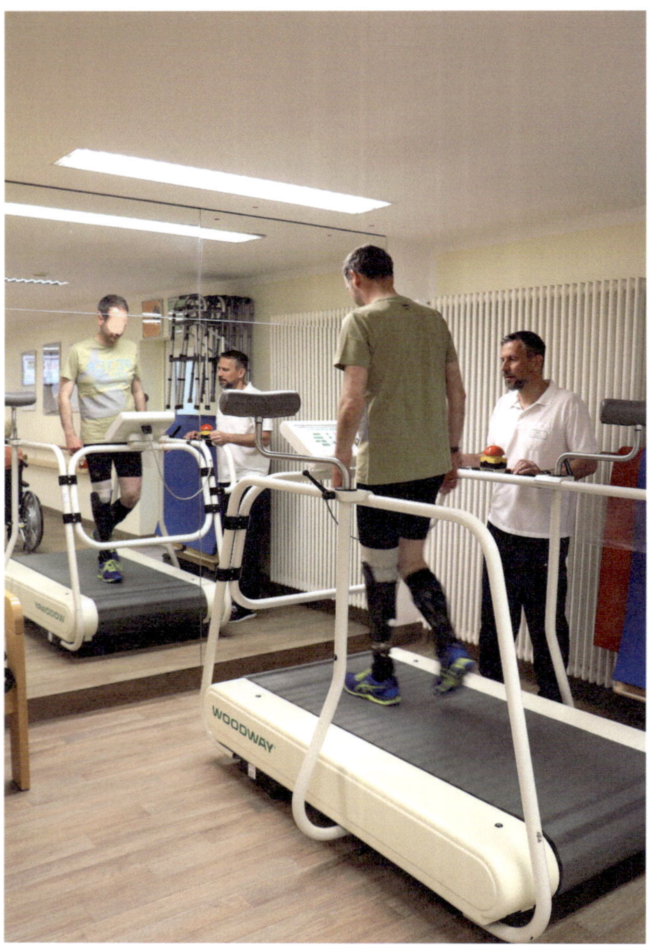

Abb. 20.27 Eine differenziert nach Leistungsanspruch angepasste US-Prothese (Abb. 20.26) und die dynamische Fußheberorthese aus Carbon rechts ermöglichen dem jungen Mann nach Starkstromunfall ein forciertes Laufbandtraining und einen Mobilitätsgrad IV im Außenbereich

20.2.3 Psychologische Aspekte und Schmerz

20.2.3.1 Psychologische Aspekte

Veränderungen im äußeren Erscheinungsbild durch sichtbare Verletzungen und Narben erschüttern zutiefst die persönliche Integrität und Identität sowie die Unversehrtheit des Körpers. Sechs bis 24 Wochen nach Trauma zeigen über 50 % der Betroffenen diagnose- und verhaltensrelevante Störungen neben regulären Anpassungsreaktionen[27].

► Eine frühe standardisierte Diagnostik sowie differenzierte psychotherapeutische Begleitung sind daher fester Bestandteil des Reha-Konzeptes zur Förderung der späteren Teilhabefähigkeit.

Psychischen Anpassungserscheinungen sind von störungsrelevanten Diagnosen mit vielfältigen Charakteristika zu differenzieren. Sie reichen von

- Angststörungen,
- Anpassungsstörungen,
- Posttraumatischen Belastungsstörung über
- Depressionen bis hin zu
- schweren und anhaltenden Identitätsproblemen oder
- dauerhaften Persönlichkeitsveränderungen.

Ein umfangreiches Repertoire an diagnostischen und therapeutischen Möglichkeiten ist erforderlich, um dem rehabilitativen Erfordernis thermisch oder großflächig an der Haut verletzten Menschen gerecht zu werden. Chronifizierte Krankheitsbilder, anhaltend hoher Leidensdruck sowie Frühberentung sollen so vermieden werden.

Repertoire diagnostischer und therapeutischer Verfahren:

- Standard-Screenings, um seelische Traumafolgen frühzeitig zu identifizieren
- Einzelgespräche zur Vermittlung von Strategien zur emotionalen Stabilisierung und Affektregulation sowie Psychoedukation zur Entpathologisierung von Wahrnehmungen
- Erfassung störungsrelevanten Diagnosen durch approbierte Psychotherapeuten mit traumatherapeutischer Weiterbildung oder Facharzt für Psychiatrie
- Therapeutische Gruppenangebote zu Entspannungsverfahren, Selbstachtsamkeit sowie Schmerzbewältigung
- neuropsychologischen Diagnostik, um vorübergehenden / irreversiblen Schädigungen der Hirnfunktion infolge Sauerstoffschuld, toxische bzw. infektiöse Schädigung im Rahmen einer Sepsis zu identifizieren

Verhaltenstherapeutisches Gruppenprogramm positive Effekte auf die posttraumatische Symptomatik und somit auf die allgemeine psychische Lebensqualität hat [24, 32]. Seminare mit psychoedukativem Charakter zu Haut und Narbenbildung sowie über psychische Reaktionsformen nach Traumatisierung ergänzen dieses Programm [21].

▶ Ein thermisches Trauma hinterlässt nicht nur körperliche, sondern auch seelische Narben. Der psychische Heilungsprozess und die Anpassung an ein verändertes Leben bedürfen Zeit und Geduld. Die psychologische Begleitung ist für den Brandverletzter selbst als auch für das Ergebnis der Rehabilitation, gemessen an der Teilhabefähigkeit, von elementarer Bedeutung.

20.2.3.2 Schmerz

Primäre oder sekundäre Schädigungen nozizeptiver und neuronaler Strukturen erzeugen anhaltende Reizung schmerzvermittelnder Systeme. Randverletzte schildern überwiegend einen „dumpfen" *nozizeptiven* Schmerz in Kombination mit einer „brennenden" *neuropathischen* Komponente. Erlebt werden Dauerschmerzen als auch paroxysmale Schmerzattacken mit unterschiedlich ausgeprägten Schwankungen in der Intensität. Eine Objektivierung des individuellen Schmerzempfindens gestaltet sich schwierig, da psychosoziale Faktoren dieses genau so beeinflussen wie Motivation, Emotion und Kognition [6].

Geeignete Therapiestrategien leiten sich aus der Identifizierung der Schmerzpathogenese ab. Praxisrelevante Entscheidungshilfen stellen die S3-Leitlinie zur „Langzeitanwendung von Opioiden bei nicht tumorbedingten Schmerzen" (2015) bzw. die S1-Leitlinie zur Pharmakologisch nicht interventionellen Therapie chronisch neuropathischer Schmerzen (2015) der AWMF dar. Um einer Chronifizierung entgegenzuwirken, ist frühzeitig eine effiziente, individuelle, Mechanismen-orientierte, auf Teilhabe ausgerichtete Schmerz-Therapie einzuleiten und im Verlauf der Beschwerdeausprägung anzupassen.

Dabei kommt es zum kombinierten Einsatz folgender Elemente der Schmerztherapie [3]:
- Nichtopioidanalgetika (NSAR, Metamizol, Paracetamol, u. a.)
- Antikonvulsiva mit Wirkung Na^{+} o. Ca^{++}-Kanäle (Pregabalin, Carbamazepin u. a.)
- Opioidanalgetika (Morphin, Oxycodon, Tramadol u. a.)
- Opioid-Agonist PLUS_SPI NRI (Tarpentadol)
- Antidepressiva (TCA, Amitriptylin; SSNRI Duloxetin; u. a.)
- Co-Medikation (Macrogol u. a.)

Nebenwirkungsarme Therapieoptionen, deren Einsatz in Abhängigkeit von den Hautverhältnissen zu erwägen ist, sind:
- Topische Therapie (Lidocain, Capsaicin),
- reflextherapeutischen Verfahren (Akupunktur, Neuraltherapie u. a.) und
- physikalischen Maßnahmen (Ultraschall, TENS, K-Laser u. a.)
- Entspannungsverfahren.

In der Evaluation der Schmerztherapie [8] dienen folgende Parameter zur Verlaufs- und Erfolgskontrolle:
- Schmerzreduzierung um ca. 30–50 %,
- gesteigerten körperlichen Belastbarkeit,
- ausgewogenes Schlafverhaltung,
- verbesserte psychoemotionale Belastbarkeit,
- Compliance und Nebenwirkungen.

Ein nachvollziehbares Konzept in der Schmerztherapie und dessen verständliche Erläuterung verbessern die Compliance beim Brandverletzten und erlauben eine teilhabeorientierte Anpassung.

20.2.4 Ambulante Nachsorge und soziale Wiedereingliederung

▶ Den ambulanten Versorgungsstrukturen fehlt es an Routine mit Schwerbrandverletzten. Deren ambulante Anbindung an spezialisierten Zentren der Akutversorgung erlaubt eine fachgerechte Bewertung erforderlicher plastisch-rekonstruktiver Maßnahmen im Zeitpunkt und Umfang sowie Kontrolle der Kompressions- und Narbentherapie.

Nach einer stationären Rehabilitation sind ambulant Heilmittel selten häufiger als 2- bis 3-mal pro Woche indiziert.

Dies betrifft Empfehlungen zur:
- Krankengymnastik und Manuellen Therapie an den Extremitäten oder Wirbelsäule
- Ergotherapie zur Funktionsverbesserung an Händen und oberen Extremitäten
- Narbenmassage / Bindegewebsmassage zur Lösung lokaler Verklebungen/Verspannung und regulierendem Einfluss auf Nervenfunktionen

- Manueller Lymphdrainage über 30, 45 oder 60 Minuten zur lokalen Entstauung und Förderung des physiologischen Lymphfluss, ggf. ergänzender Einsatz eines Lymphomaten zur mechanischen Entstauungstherapie
- andere befundorientierten physikalische Verfahren zur Stabilisierung und Erweiterung der Behandlungsergebnisse.

Zu den speziellen sozial- und arbeitsrechtlichen Fragen, zu Fragen im Betreuungsrecht und Regelungen zum Nachteilsausgleich werden der Brandverletzte und seine Angehörigen durch den Sozialdienst der Reha-Einrichtung beraten.

▶ Eine Vermittlung an zuständige Reha-Berater oder Berufshelfer, zu wohnortnahen Behörden, Hilfsorganisationen sowie Selbsthilfegruppen gehört dazu.

Narbenreifung als zeitliche nur protrahiert fortschreitender Prozess oder erforderliche funktionsverbessernde operative Interventionen unterbrechen den Reha-Zyklus Brandverletzter. Auf einer qualitativ oder quantitativ neuen Funktionsstufe sind zeitlich versetzt dann in geeigneter Weise Behandlungen einzuleiten. Neben ambulanten Behandlungen profitiert der Rehabilitationsprozess von sich wiederholenden multimodalen Reha-Behandlung in spezialisierten stationären Einrichtungen.

▶ Voraussetzung hierfür sind:

- anhaltende funktionelle Einschränkungen und
- unzureichende Narbenqualität trotz
- anhaltende Kraftminderung und Dekonditionierung
- fortwährende psychoemotionale Belastung
- ausreichende, aber ggf. nicht hinreichend spezialisierte ambulanter Anwendung von Heilmitteln
- fortlaufende Arbeitsunfähigkeit oder Gefährdung der Erwerbstätigkeit
- positive Prognose bezüglich des Effektes der Reha auf Teilhabe
- Motivation des Betroffenen.

So können mehrere Zyklen rehabilitativer Intervention dazu beitragen, verbesserte Funktionalität, individuelle Unabhängigkeit, soziale Integration und berufliche Partizipation von Menschen nach thermischem Trauma zu gewährleisten.

Literatur

1. Altmeyer P (2010) Enzyklopädie der Dermatologie, Venerologie, Allergologie, Umweltmedizin. http://www.enzyklopaedie-dermatologie.de Zugegriffen am 10.06.2019
2. Anzarut A, Olson J, Singh P, Rowe BH, Tredget EE (2009) The effectiveness of pressure garment therapy for the prevention of abnormal scarring after burn injury: a meta-analysis. J Plast Reconstr Aesthet Surg 62:77–84 Zugegriffen am 10.06.2019
3. Aschoff H, Kennon R, Keggi JM, Rubin LE (2010) Transcutaneous distal femoral intramedullary Attachment for above-the-knee prostheses: an Endo Exo device. J Bone Joint Surg (Am Vol) 92:180–186
4. Burckhardt M, Gregor S, Kleijnen J, et al. (2012) Leitlinienreport. S3-Leitlinie Lokaltherapie chronischer Wunden bei Patienten mit den Risiken periphere arterielle Verschlusskrankheit, Diabetes mellitus, chronische venöse Insuffizienz. In: www.awmf.org/leitlinien/aktuelle-leitlinien.html, RegisterNr 091-001 Zugegriffen am 25.05.2017
5. Candy LH, Cecilia LT, Ping ZY (2010) Effect of different pressure magnitudes on hypertrophic scar in a Chinese population. Burns 36:1234–1241
6. Clark WC, Janal MN, Hoben EK, Carroll JD (2001) How separate are the sensory, emotional, and motivational dimensions of pain? a multidimensional scaling analysis. Somatosens Mot Res 18(1):31–39
7. Deutscher Bundestag (Hrsg) (2004) Bericht der Bundesregierung über die Lage behinderter Menschen und Entwicklung ihrer Teilhabe. Drucksache 15/4575, Berlin
8. Häuser W, Bock F, Engeser P, Tölle T, Willweber-Strumpf A, Petzke F (2014) Clinical practice guideline: long-term opioid use in non-cancer pain. Dtsch Arztebl Int 111:732–740.
9. Eisenbeiss W, Peter FW, Bakhtiari C, Frenz C (1998) Hypertrophic scars and keloids. J Wound Care 7(5):255–257
10. Eishi K, Bae SJ, Ogawa F, Hamasaki Y, Shimizu K, Katayama I (2003) Silicone gel sheets relieve pain and pruritus with clinical improvement of keloid: possible target of mast cells. J Dermatolog Treat 14:248–252
11. Fries W (2007) Reha-Philosophie: Konzepte und Strukturen für eine Teilhabe-orientierte ambulante wohnortnahe Rehabilitation. In: Fries W et al. (Hrsg) Teilhabe! Thieme, Stuttgart, S. 10
12. Gadomski M, Henckel v Donnersmark G, Goede G, Otter B, Fairley A (1993) Die medizinische Rehabilitation des Patienten mit brandverletzter Hand Teil 2: rehabilitation durch Physikalische Medizin. Phys Rehab Kur Med 3:89–94
13. Kerckhove E, Stappaerts K, Boeck W, Bvd H, Monstrey S, Avd K, Cubber J (2001) Silicones in the rehabilitation of burns - a review and overview. Burns 27:205–214
14. Meier P (2012) Silikon und Kompression in der Nachbehandlung Schwerbrandverletzter. Orthopädie-Technik 12:48–51
15. Mustoe TA (2008) Evolution of silicone therapy and mechanism of action in scar management. Aesthet Plast Surg 32:82–92
16. Nakamura D (2006) Occupational therapy principles for the burn patient. In: Sood R, Achauer BM (Hrsg) Achauer and Sood´s burn surgery, reconstruction and rehabilitation. Elsevier, Philadelphia, S 371–387
17. Nast A, Eming S, Fluhr J, Fritz K, Gauglitz G, Hohenleutner S,Panizzon RG, Sebastian G, Sporbeck B, Koller J (2012) Leitlinienreport. S2-Leitlinie Therapie pathologischer Narben (hypertrophe Narben und Keloide). In: www.awmf.org/leitlinien/

aktuelle-leitlinien.html, RegisterNr 013/030 Zugegriffen am16.11.2014
18. O'Brien L, Jones DJ (2013) Silicon gel sheeting for preventing and treating hypertrophic and keloid scars. Cochrane Database Syst Rev https://doi.org/10.1002/14651858.CD003826 Version published: 12 September 2013 Zugegriffen am 25.05.2018
19. Patino O, Novick C, Merlo A et al (1999) Massage in hypertrophic scars. J Burn Care Rehabil 20:268–281
20. Pharmakologische nicht interventionelle Therapie chronisch neuropathischer Schmerzen – Leitlinien für Diagnostik und Therapie in der Neurologie (2014) http:www.awmf.org.uploads/tx_Szleitlinie/030-1141_S1_Neuropathischer_Schmerz_Therapie_abgelaufen_pdf_Zugegriffen am 11.06.2019
21. Renneberg B, Ripper S, Seehausen A, Germann G (2010) Abschlussbericht zum Forschungsvorhaben: Evaluation und Weiterentwicklung psychotherapeutischer Interventionen für die Akut- und Rehabilitationsphase nach schweren Brandverletzungen Teil II. Unveröffentlichter Bericht an den Hauptverband der gewerblichen Berufsgenossenschaften (HVBG). Google Scholar
22. Richard R, Chapmann T, Dougherty M et al (ed) (2005) An Atlas and compendium of burns splint. San Antonio, TX. Reg Richard Inc
23. Schönle PW (1995) Der Frühreha-Barthelindex (FRB) - eine frührehabilitationsorientierte Erweiterung des Barthelindex. Rehabilitation (Stutg) 34:69–73
24. Seehausen A, Renneberg B (2012) Ein Gruppenbehandlungsprogramm zur Bewältigung von schweren Brandverletzungen. Z Klin Psychol Psychother 41:201–210
25. Serghiou MA, Ott S, Farmer S, et al (2007) Comprehensive rehabilitation of the burn patient. In: Herndorn D (ed) Total burn vare. Saunders Elsevier, Philadelphia, pp620-651
26. Suna K, Yun-Busch C, Heeß R, Menke H (2005) Unterdruckvakuummassage - Ein neuer Ansatz zur Optimierung von Verbrennungsnarben. Abstract-Band der 23. Jahrestagung der DAV 11. bis 14. Januar 2005 Falera/Schweiz
27. Ter Smitten MH, de Graaf R, Van Loey NE (2011) Prevalence and co-morbidity of psychiatric disorders 1-4 years after burn. Burns 37(5):753–761
28. Ziegenthaler H (2008) Standardisierte Verfahren zur Bewertung von Mobilität und funktionellem Outcome. In: Greitemann B, Brückner L, Schäfer M, Baumgartner R (Hrsg) Amputation und Prothesenversorgung. Thieme, Stuttgart New York, S 648–653
29. Ziegenthaler H, Neumann U (2012) Extremitätenverlust nach thermischen Trauma – Eine komplexe Herausforderung für zielorientierte Rehabilitation und individuelle prothetische Versorgung. Med Orth Tech 132(4):47–55
30. Ziegenthaler H, Erler K, Hinkeldein Ch (2012) Defizite der Sensomotorik und Trainingsmöglichkeiten bei Brandverletzten in der stationären Reha. Abstract-Band der 30. Jahrestagung der DAV 11. bis 14. Januar 2012 Nassfeld/Österreich
31. Ziegenthaler H, Erler K, Gabler P, Brückner L (2009) Entwicklung der Ausdauerleistungsfähigkeit bei Brandverletzten während einer stationären Rehabilitation. Abstract-Band der 27. Jahrestagung der DAV 14. bis 17. Januar 2009 Leogang/Österreich
32. Wallis H, Renneberg B, Neumann M, Ripper S, Bastine R (2007) Wie geht es Patienten zwei Jahre nach einer Brandverletzung? Ressourcen und Belastungsfaktoren. Verhaltenstherapie und Verhaltensmedizin 28:173–187
33. World Health Organization (2001) International classification of functioning, disability and health (ICF). WHO, Google Scholar, Geneva

Teil IV

Ausblick auf die Zukunft

EPO in Burns

21

Christina Irene Günter, Augustinus Bader
und Hans-Günther Machens

Inhaltsverzeichnis

21.1 Erythropoietin Effekte

In zahlreichen Publikationen konnte demonstriert werden, dass Erythropoietin (EPO) eine Schlüsselrolle bei der Reaktion auf akute, aber auch auf chronische Gewebeschäden einnimmt.

Dabei hemmt EPO die initiale Entzündungsreaktion in einer Vielzahl von Geweben und erleichtert dadurch die Heilung und damit die „Restitutio ad integrum" [2].

Auch in der regenerativen Phase der Wundheilung wurden bereits verschiedene EPO-Effekte publiziert. Darunter fallen beispielsweise die Apoptosehemmung [3, 4], welche insbesondere für Endothelzellen der Kapillaren und anderer kleiner Blutgefäße, welche in unmittelbarer Nähe zur Traumazone verlaufen beschrieben wurde. Diese werden häufig durch die Reaktionen der inflammatorischen Phase geschädigt und fallen in Folge der Apoptose anheim. Das hat wiederum zur Folge, dass Thrombosen entstehen und somit die Traumazone letztlich vergrößert wird.

Die Stammzellrekrutierung ist beispielsweise für Endotheliale Progenitorzellen beschrieben, welche aus dem Knochenmark aber auch lokal rekrutiert werden. Effekte auf Mesenchymale Stammzellen wurden auch beschrieben [5]. *In vitro*-Versuche bestätigten die Wirkung von EPO auf dermale mesenchymale Stammzellen aus der menschlichen Haut, die unter Hypoxie-Bedingungen kultiviert wurden. Zusätzlich wurden dem Kulturmedium erhöhte Konzentrationen von IL-6 zugesetzt, was sich allein deutlich proliferationshemmend auswirkte. Wurde nun zusätzlich EPO ins Kulturmedium gegeben, zeigte sich dagegen eine erhöhte Proliferationsrate [6].

Die Ausschüttung verschiedener Wachstumsfaktoren [7] wird ebenso durch EPO beeinflusst. Eine Zusammenstellung einiger bekannter Faktoren, die in der Wundheilung eine Rolle spielen, ist in Tab. 21.1 dargestellt. Dabei erhebt die

C. I. Günter (✉)
Klinik für Plastische Chirurgie und Handchirurgie, Klinikum rechts der Isar, München, Deutschland
e-mail: ChristinaGuenter@web.de

A. Bader
Center for Biotechnology and Biomedicine, Center for Biotechnology and Biomedicine, University of Leipzig, Leipzig, Deutschland
e-mail: augustinus.bader@bbz.uni-leipzig.de

H.-G. Machens
Klinik für Plastische Chirurgie und Handchirurgie, Klinikum rechts der Isar der TU München, München, Deutschland
e-mail: Hans-Guenther.Machens@mri.tum.de

C. Ottomann, B. Hartmann (Hrsg.), *Hauttransplantation*, https://doi.org/10.1007/978-3-662-62060-1_21

Tab. 21.1 EPO Effekte auf verschiedene Wachstumsfaktoren mit ihren wichtigsten Funktionen

Faktor	Wirkung	EPO-Wirkung auf den Faktor	Referenz
Tumornekrose Faktor α (TNF-α)	Vermittelt „primary-injury-response“	Antagonist	[41]
IL-2, -6, -8 (Interleukin)	Proinflammatorische Zytokine	Hemmung	[42]
γ-Interferon	Proinflammatorisches Zytokin	Hemmung	[42]
MIP 1 u. 2 (Makrophagen Inflammatory Protein)	Proinflammatorisches Protein	Hemmung	[43]
Myeloperoxidase	Invasionsmarker für Makrophagen	Hemmung	[44]
IL-1β (Interleukin)	Proinflammatorisches Zytokin	Hemmung	[42]
VEGF (Vascular Endothelial Growth Factor)	Angiogenese	Stimulierung	[31]
eNOS (endothelial Nitric Oxidase)	Rekrutierung von EPC`s	Stimuliert Freisetzung	[32]
BDNF (Brain Derives Neuroptotic Factor)	Vermittelt neuronale Plastizität	Stimuliert Freisetzung	Viviani (2005)
Thrombopoietin	Reifung von →	Synergist	[45]
EGF (Endothelial Growth Factor)	Angiogenese	Stimulierung	[46]
iNOS (inducible Nitric Oxidase)	Gefäßdilatation, Entspannung der glatten Muskulatur	Stimulierung	[31]
BCL-Xl	Anti-apoptotisch	Stimulierung	[47]
IGF-I (Insulin like Growth Factor I)	Anti-apoptotisch Zellproliferation	Stimulierung	[48]
Caspase - 3	Apoptose	Hemmung	[49]
BCL – 2 (B-cell lymphoma 2)	Anti-apoptotisch Proliferation	Stimulierung	[50]
Heat Shock Protein 70	Intrazelluläre Prozesse Proteinfaltung und Transport	Stimulierung	

Zusammenstellung in diesem schnell wachsenden Forschungsfeld keinen Anspruch auf Vollständigkeit.

Die Angiogenese wird stimuliert, zum einen durch die Ausschüttung relevanter Wachstumsfaktoren und zum anderen durch die oben beschriebenen Effekte der Stammzellrekrutierung und der Apoptosehemmung. Die Steigerung der Reepithelialisierung wird ebenso durch die ausgeschütteten Wachstumsfaktoren bewirkt [7] (Tab. 21.1).

► Experimentelle pro-regenerative EPO-Effekte: Apoptosehemmung, Stammzellrekrutierung, Regulierung verschiedener Wachstumsfaktoren, Angiogenese, Reepithelialisierung.

Umfassende Übersichtsarbeiten der akuten und längerfristigen anti-inflammatorischen und pro-regenerativen Effekte von EPO wurden bereits 2008 in zwei Reviews von *Brines* und *Cerami* sowie von *Arcasoy* publiziert [7, 8].

21.1.1 EPO-Rezeptoren

Die unterschiedliche Wirkung von EPO innerhalb der verschiedenen Organsysteme (Erythropoese, versus anti-inflammatorische und pro-regenerative Wirkungen) können über eine unterschiedliche Affinität zu den einzelnen Rezeptortypen und Rezeptorsubtypen erklärt werden [9]. Die gewebeprotektiven Eigenschaften werden dabei durch den EPO-hetero-Rezeptor vermittelt, dessen Affinität zu EPO geringer ist als die des EPOR2-Rezeptors, welcher die erythropoetische Wirkung von EPO vermittelt. Der EPO-hetero-Rezeptor lässt sich im gesunden Gewebe zumeist nicht nachweisen, post-traumatisch wurde er jedoch bereits mehrfach beschrieben [8]. Dies könnte unter anderem erklären, warum EPO nur nach Trauma pro-regenerativ und pro-proliferativ wirkt [2]. Da der Nachweis des EPO-hetero-Rezeptors bisher nicht zweifelsfrei gelungen ist wird dieser Ansatz noch kontrovers diskutiert.

Ein großes Problem bei der Erforschung der nicht-hämatopoetischen Effekte von EPO ist, dass die bisherigen Antikörper für den EPO-hetero-Rezeptor aller Wahrscheinlichkeit nach nicht spezifisch sind. Es stellte sich heraus, dass die verwendeten Antikörper auch an andere Zytokin-Rezeptoren binden, was die Interpretation der Ergebnisse erschwert. Entsprechend sind zumindest einige der hier geschilderten Ergebnisse mit Vorbehalt zu sehen [10, 11]. Besonders wichtig ist es daher in Zukunft die vorliegenden Ergebnisse mit neuen, hochgradig spezifischen Antikörpern, an deren Entwicklung intensiv gearbeitet wird, zu re-evaluieren. Letztlich wird sich erst mithilfe eines spezifischen Antikörpers klären lassen, ob ein eigener EPO-hetero-Rezeptor existiert und in welchen molekularen Signalwegen er eine Rolle spielt.

21.1.2 Unerwünschte EPO-Wirkungen

Neben den erwünschten Wirkungen von EPO werden auch unerwünschte Wirkungen beschrieben [1]. 3 davon sind nur bei längerfristiger EPO-Therapie bekannt: Eine erhöhte Thromboseneigung [12, 13], eine Antikörperbildung [14] gegen rhEPO und ein Blutdruckanstieg [15, 16]. In Bezug auf die Thrombophilie durch EPO konnte von der Arbeitsgruppe um Corwin allerdings gezeigt werden, dass im polytraumatisierten Patienten bei angemessener, gewichtsadaptierter Thromboseprophylaxe mittels niedermolekularem Heparin die Thromboseneigung unter EPO-Therapie nicht größer ist als in der Kontrollgruppe ohne EPO-Gabe [17].

▶ Unerwünschte EPO-Wirkungen: Thrombogenität, Antikörperbildung, Blutdruckanstieg, erhöhte Mortalität bei Tumorpatienten!

Die Blutdruckanstiegsproblematik wurde bisher nur in Patienten beschrieben, die bereits im Vorfeld Blutdruckauffälligkeiten aufgewiesen hatten. Hier sollte somit durch eine sorgfältige Evaluation und Auswahl der Patienten eine akzeptable Risikominimierung durchführbar sein.

Ein bisher nicht konklusiv diskutiertes Problem stellt die Behandlung von Tumoranämien mit EPO dar. Grundsätzlich ist EPO für die Therapie von Tumoranämien zugelassen. Mittlerweile wurde jedoch in einer Vielzahl von Arbeiten gezeigt, dass sich die EPO-Therapie negativ auf die Überlebenszeit der Patienten auswirkt [16, 17, 18]. Die Diskussion, ob dies allein auf die optimierte Oxygenierungsraten nach Anämiekorrektur oder auch auf die pro-angiogene und anti-apoptotischen oder die pro-thrombotischen Effekte von EPO zurückzuführen ist, konnte bisher nicht abgeschlossen werden.

Eine direkte, aktive onkogene Wirkung von EPO konnte bisher jedoch nicht gezeigt werden [18, 19].

21.2 EPO beim Schwerbrandverletzten

Bereits 1972 wurde das Verhalten von autologen EPO-Werten im Patientenblut bei Anämien nach thermischem Trauma untersucht [20]. Dabei fiel insbesondere auf, dass Patienten mit Verbrennungen unter 30 % KOF in der Regel normale EPO-Blutwerte aufwiesen und nicht transfusionspflichtig waren. Im Gegensatz dazu ließen sich bei Patienten mit Verbrennungen über 30 % KOF in der Regel ausgeprägt niedrige EPO-Werte im Blut nachweisen; zusätzlich waren diese Patienten in aller Regel anämisch. Auffällig ist auch, dass Patienten mit ausgeprägten bakteriellen Wundinfektionen noch niedrigere EPO- und ebenso ausgeprägte Anämiewerte aufwiesen und daher alle Patienten in diesen zwei Gruppen transfusionspflichtig waren [20]. In den 80iger- und 90iger-Jahren folgte eine Reihe von Publikationen, deren Zielsetzung die Anämiekorrektur im schwerbrandverletzten Patienten durch EPO-Applikation war. In keiner der Publikationen konnte eine signifikante Reduktion der Anzahl der benötigten transfundierten Blutprodukte nachgewiesen werden; eine effektive Steigerung der Erythropoese, die ja beabsichtigt gewesen war, konnte ebenso nicht gezeigt werden. Auswirkungen auf die Wundheilung werden jeweils nicht beschrieben, da sie nicht Inhalt der Untersuchungen waren [21, 22].

Mittlerweile ist bekannt, dass die Erythropoese durch EPO-Gaben im kritisch kranken Patienten nicht gesteigert werden kann. Im Mausmodel konnte gezeigt werden, dass es nach einem adäquaten thermischen Trauma zu einer generellen Depletion des Knochenmarks kommt, wobei die Erythropoese und die Lymphpoese stärker betroffen sind als die Myelopoese. Diese Depletion ist EPO-Therapie refraktär [23].

▶ EPO-Therapie refraktäre Depletion der Erythropoese nach thermischem Trauma.

Dieser grundsätzlich unerwünschte Effekt käme jedoch dem Schwerbrandverletzen zugute, da dadurch die befürchteten Komplikationen einer zu starken Erythropoese sehr unwahrscheinlich sind und die pro-regenerativen Effekte von EPO genutzt werden könnten.

21.3 Pro-regenerative EPO-Effekte im Tiermodel

2006 publizierte Galleano die erste Arbeit, welche die pro-regenerativen Effekte von rhEPO nach thermischem Trauma im Mausmodell untersuchte [24]. Es wurden 3 Gruppen gebildet: Verum-Gruppe: rhEPO 400 IE/kg KG/d für 14 Tage, Placebo-Gruppe: destilliertes Wasser, Kontrollgruppe: sie wurden vorweg passiv gegen rhEPO immunisiert und erhielten rhEPO 400 IE/kgKG/d für 14 Tage. Dabei zeigte sich ein signifikant schnellerer Wundverschluss verbunden mit einer schnelleren Reepithelialisierung in der Verum-Gruppe im Vergleich zu den beiden anderen Gruppen. Gegenüber der Placebo-Gruppe (destilliertes Wasser) war die Wundheilung in der immunisierten Gruppe (Kontrolle) noch einmal deutlich verzögert. Die Verum-Gruppe wies, im jeweiligen Vergleich, eine deutlich bessere Epithelproliferation, eine wesentlich reifere Extrazellulärmatrix und eine ausgeprägte Angiogenese auf. Dieses zeigte sich insbesondere durch die höhere mikrovaskuläre Dichte in den histologischen Schnitten, die zudem eine korrespondierende, erhöhte CD31-Expression, sowie erhöhte VEGF- und NO-Werte in den Proben dieser Tiere aufwiesen. Die Blutbildveränderungen waren statistisch nicht signifikant, es zeigten sich jedoch am Tag 14 leicht erhöhte Erythrozyten- und Retikulozytenwerte bei den mit EPO behandelten Tieren.

Nach standardisierten Wasserdampf-Verbrühungen wurden im Mausmodell die Wirkung von topisch appliziertem EPO untersucht. Dabei zeigte sich, dass die tiefdermalen Verbrühungen in den mit EPO-Hydrogel behandelten Tieren deutlich schneller abheilten, auch die Re-Epithelialisierung war früher abgeschlossen. Ebenso zeigte sich eine erhöhte Epithelproliferation, eine schnellere Bildung und Reifung der extrazellulären Matrix sowie eine deutliche Angiogeneseinduktion und daraus resultierend höhere Kapillardichten, die sich auch mittels hoher CD31-, VEGF- und eNOS-Level nachweisen ließen [25]. In einer weiteren Arbeit am Mausmodel konnte das kombinierte Vorhandensein von EPOR und dem EPO-hetero-Rezeptor sowohl in der gesunden als auch in der verbrühten Mäusehaut nachgewiesen werden. In der gesunden Haut ließ sich eine deutliche Reduktion der EPOR-Expression nach EPO-Applikation nachweisen, in der thermisch verletzten nicht, hier bleib die Expressionsrate unverändert hoch. Ebenso konnte die schnellere und qualitativ hochwertigere Wundheilung (Dermis-/Epidermispapillen, Reife der extrazellulären Matrix) unter EPO-Applikation gezeigt werden [26].

21.4 Erfahrungen im Menschen

Eine Pilotstudie zur topischen Anwendung wurde an 11 brandverletzten Patienten durchgeführt. Bei diesem Projekt wurde auf Spalthautentnahmestellen lokal EPO-Hydrogel appliziert oder in den Kontrollen Placebo-Hydrogel verwendet. Dabei konnte eine deutliche schnellere Abheilung der Spalthautentnahmestellen in der Verumgruppe beobachtet werden. So konnte bereits nach 7 Tagen bei 85 % der Patienten eine komplette Abheilung der mit EPO-Hydrogel behandelten Spalthautentnahmestellen beobachtet werden [27].

Weitere Heilversuche mit topisch zu applizierendem EPO wurden bei pädiatrischen Verbrühungsverletzungen durchgeführt. Dabei konnten bei gemischten 2a–2b-gradigen Verbrühungen spontane komplette Abheilungen der betroffenen Areale innerhalb von 10 Tagen beobachtet werden.

Um die vielversprechenden Ergebnisse translational zu überprüfen und ggf. eine zügige Implementierung in die Routinebehandlung schwerbrandverletzter Patienten zu ermöglichen, wurde von 2008 bis 2018 eine deutschlandweite, durch das Bundesministerium für Bildung und Forschung geförderte Multizenterstudie mit systemisch appliziertem niedrig dosiertem EPO durchgeführt (*EPO in Burns,* EuraCT Number: 2006-002886-38, Protocol Number: 0506, ISRCT Number: ISRCTN95777824) [27]. Wie, von wenigen Ausnahmen abgesehen, in allen klinischen Studien am Menschen, welche non-hämatopoetische Effekte von EPO untersucht haben, konnte auch EPO in Burns keinen positiven pro-regenerativen Effekt auf die Wundheilung im Schwerbrandverletzen Patienten zeigen. Insgesamt konnten 116 Patienten in die Studie eingeschlossen werden, 84 davon konnten in der Studienauswertung berücksichtigt werden. Der Primäre Endpunkt untersuchte die vollständige Abheilung einer definierten Spalthautentnahmestelle am Studientag 16. Hier konnte kein Unterschied zwischen den 2 Studiengruppen gezeigt werden. Einer der sekundären Endpunkte, der SOFA-Score, welcher zur Dokumentation der wichtigen Organsysteme (Respiration, Kardiovaskular, Laber- und Nierenfunktion) bei Intensivpatienten verwendet wird, zeigte jedoch hoch signifikante Positive Werte für die EPO-Gruppe. Das zeigt auf, dass es den Patienten in der EPO-Gruppe gesamtheitlich deutliche bessere geht als den nicht EPO-Patienten, leider schlägt sich dies nicht in der Wundheilung nieder. Ein weiterer interessanter Aspekt zeigt auf, dass die Wundheilung bei Frauen signifikant langsamer abläuft als bei Männern, welches möglicherweise der Grund für die erhöhte Sterblichkeit von Frauen nach Verbrennungsverletzungen ist [27].

21.5 EPO-Behandlung zur Prävention vor dem Nachtiefen der thermischen Verletzung

Weitere interessante Berichte über EPO-Effekte im thermischen Trauma beziehen sich auf die Möglichkeit, dass eine „low-dose“-EPO-Applikation innerhalb der ersten Minuten bis maximal Stunden nach Trauma das Nachtiefen der Wunden verhindern kann. Im Tiermodel (Ratte) konnte die intraperitoneale Gabe von low-Dose-EPO innerhalb von 45 min nach standardisiertem Trauma das Nachtiefen signifikant verringern. In der Folgezeit heilten die Wunden auch signifikant schneller ab. Dieser vielversprechende Ansatz lohnt die Weiterverfolgung und bei ausreichender positiver Datenlage die Durchführung ICH-GCP gerechter klinischer Studien.

▶ Experimentell: EPO reduziert das Nachbrennen nach thermischem Trauma.

21.6 EPO in der sekundären Rekonstruktion

Aber auch in sekundären, rekonstruktiven Operationen im schwerbrandverletzen Patienten, insbesondere dem freien mikrovaskulärem Gewebetransfer, kann EPO eine Rolle spielen.

Ausgehend von der Annahme, dass EPO bei ischämischen Schäden Gewebe-protektiv wirken könnte, drängt sich die Untersuchung in experimentellen Lappen, welche modellhaft u. a. eine Zone der anhaltenden Ischämie mit nachfolgender Nekrose bilden, geradezu auf.

Bereits 2003 wurde von Saray und Mitarbeitern [28] diesbezüglich eine erste Arbeit publiziert, die sich mit dem Einsatz von EPO zur Verbesserung des Lappenüberlebens bei randomisiert durchbluteten Lappen (McFarlane Typ) im Rattenmodel beschäftigte. Untersucht wurden das Lappenüberleben, zum anderen mögliche durch EPO induzierte unerwünschte Nebenwirkungen, wie Hämatokrit- und Blutdruckanstieg. Das über 3 Wochen, d. h. langfristig verabreichte, niedrig dosierte EPO und das über 1 Woche, d. h. kurzfristig verabreichte niedrig und hochdosierte EPO ging mit einem statistisch signifikant verbesserten Lappenüberleben einher [29]. Ein statistisch signifikanter Anstieg von Hämatokrit und Blutdruck konnte nur in den Tieren nachgewiesen werden, die über 3 Wochen hochdosiertes EPO erhalten hatten. Dieser signifikante Anstieg korrelierte mit einem statistisch schlechteren Lappenüberleben.

Harder und Mitarbeiter entwickelten ein Mausmodell, in dem ein randomisiert perfundierter, lateral gestielter muskulocutaner Lappen in eine Rückenhautkammer integriert wird [32, 33]. Dieser Lappen entwickelte aufgrund der anhaltenden Ischämie unbehandelt eine Teilnekrose von ca. 50 %. Unter Anwendung der intravitalen Fluoreszenzmikroskopie ist es möglich, sowohl morphologische als auch dynamische Veränderungen im Gewebe und am Gefäßsystem des Lappens wiederholt an derselben Lokalisation im Kammerfenster zu untersuchen (Abb. 21.1) [30, 31]. Eine erste Studie untersuchte die Wirksamkeit von rekombinantem humanem EPO, das in 2 unterschiedlichen Dosierungen erstmals 24 Std. vor Lappenhebung, d. h. vor Induktion des ischämischen Stresses und folgend, wiederholt über 4 Tage, verabreicht wurde. Die Verabreichung von rhEPO zeigte einen signifikanten, dosisabhängigen anti-inflammatorischen (d. h. verminderte Leukozyten-Endothel-Interaktion, eingeschränkte Zellapoptose) und pro-angiogenen Effekt (i. e. mikrovaskuläre Gefäßneubildung). Die geringere Dosierung führte im Vergleich zu den unbehandelten Tieren zu einem signifikant verbesserten Lappenüberleben, wohingegen die 10-fach höhere Dosierung das Lappenüberleben nur marginal verbesserte. Die Verabreichung von rhEPO konnte die Perfusion in den Kapillaren der kritisch durchbluteten Lappenareale aufrechterhalten. Der signifikante Hämatokritanstieg, der ab dem 4. Tag nach Erstverabreichung nur in der hochdosierten EPO-Gruppe nachgewiesen werden konnte, führte zu einer signifikanten Verschlechterung der Fließeigenschaften im Lappen und somit zu einem schlechteren Lappenüberleben – trotz rascher und starker Aufhebung des EPO-induzierten anti-inflammatorischen Effektes, welches durch eine Verminderung der Zellapoptose und der Leukozyten-Endothel-Interaktion gekennzeichnet war [31].

Nachdem nachgewiesen werden konnte, dass EPO dosisabhängig protektiv auf kritisch perfundiertes Lappengewebe wirkt, untersuchten Rezaeian und Mitarbeiter im gleichen Mausmodell den optimalen Zeitpunkt der EPO-Verabreichung in Bezug auf die Lappenhebung, d. h. die Induktion der anhaltenden Lappenischämie [32]. Dafür wurden 3 × low-dose-EPO über einen Zeitraum von 48 Std. entweder vor (Präkonditionierung) oder nach (Postkonditionierung) der Lappenhebung verabreicht. In einer 3. Gruppe erhielten die Mäuse EPO überlappend sowohl 30 Minuten vor und nach Lappenhebung sowie 24 Std. (perioperative Behandlung) nach Lappenhebung. Sowohl die Präkonditionierung als auch die perioperative Behandlung führte zu einer signifikanten Verbesserung des Lappenüberlebens, die als Folge der Aufrechterhaltung der Kapillarper-

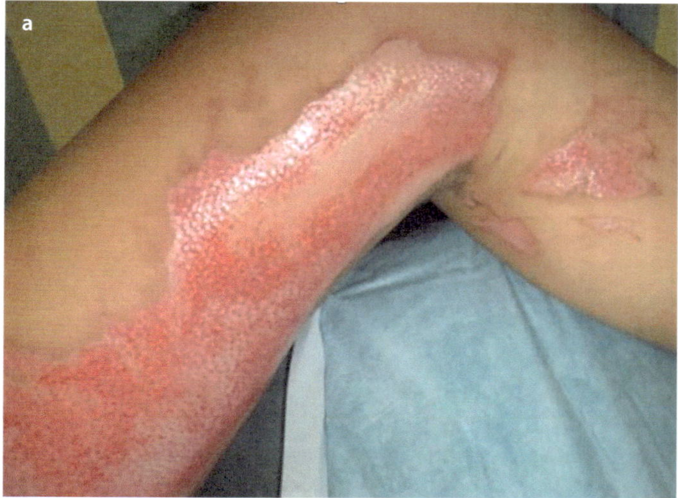

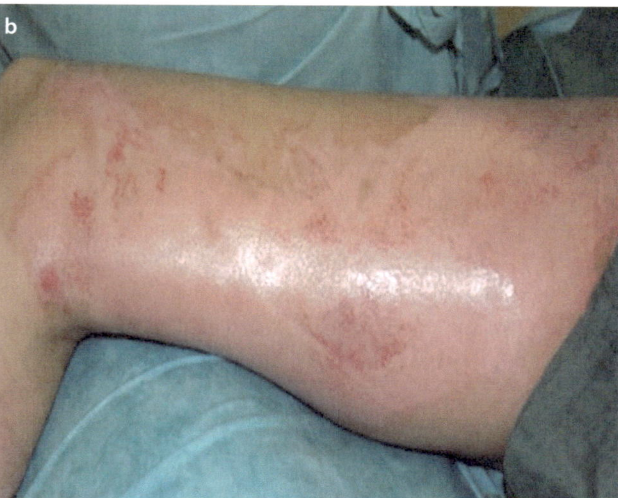

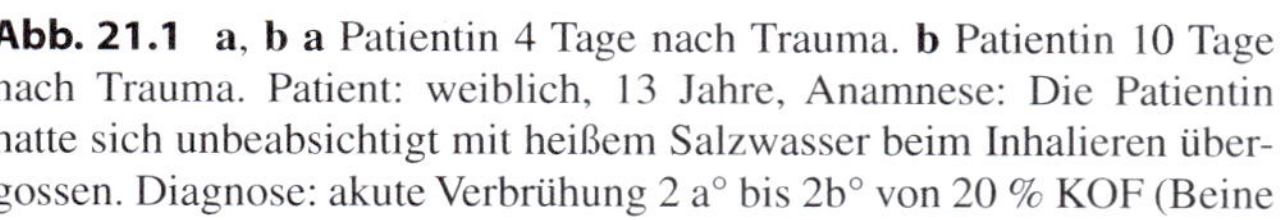

Abb. 21.1 a, b a Patientin 4 Tage nach Trauma. b Patientin 10 Tage nach Trauma. Patient: weiblich, 13 Jahre, Anamnese: Die Patientin hatte sich unbeabsichtigt mit heißem Salzwasser beim Inhalieren übergossen. Diagnose: akute Verbrühung 2 a° bis 2b° von 20 % KOF (Beine partiell, Genitale, Abdomen und Thorax fleckförmig). Therapie: Mit EPO-Hydrogel: 4000 IE EPO auf 15 g Hydrogel 4 x Okklusivverbände. Resultat: Komplette Reepithelialisierung nach 10 Tagen post Trauma

fusion im kritisch perfundierten Lappenanteil zu sehen ist. Diese wiederum resultiert aus einer sehr frühen EPO-vermittelten Hochregulierung der induzierbaren Stickstoffoxidsynthase (iNOS), welche zu einer Dilatation der afferenten Lappengefäße führt. Wird EPO erst nach Ischämieinduktion (Postkonditionierung) verabreicht, kann diese iNOS vermittelte Erhaltung der Lappenperfusion nicht rechtzeitig induziert werden. Zeitlich versetzt wurde zudem eine VEGF-vermittelte angiogene Reaktion verbunden mit einer *de novo*-Bildung von funktionellen Kapillaren nachgewiesen [32].

In einer weiteren Arbeit konnten Rezaeian und Mitarbeiter ebenfalls am Mausmodell aufzeigen, dass die anhaltende Vasodilatation und somit das verbesserte Lappenüberleben nach perioperativer EPO-Gabe nicht nur iNOS vermittelt ist, sondern auch durch die über fünf Tage länger andauernde Hochregulierung von endothelialer NOS (eNOS) bedingt ist [33]. In dieser Arbeit wurde auch untersucht, ob die EPO-induzierte und VEGF-vermittelte Angiogenese tatsächlich am verbesserten Lappenüberleben beteiligt ist. Die Ko-Administration von rhuEPO und Bevacizumab, d. h. ein VEGF-Rezeptorhemmer der als Angiogeneseinhibitor wirkt, führte zu einem Ausbleiben der EPO-induzierten angiogenen Antwort. Interessanterweise zeigte sich keine Veränderung am Lappenüberleben nach alleiniger EPO-Gabe. Die Autoren schlossen daraus, dass die EPO-vermittelte Angiogenese unter diesen Verabreichungsmodalitäten nicht am Lappenüberleben beteiligt ist. Wahrscheinlich ist das auf die zeitliche Verzögerung zurückzuführen, denn die neu gebildeten Kapillaren sind erst 5 Tage nach Lappenhebung funktionell. Diese Zeitspanne liegt jenseits der Ischämietoleranz des Gewebes bzw. der Demarkierung der Nekrose [33]. In Analogie zu mikrovaskulären Lappenplastiken untersuchten Contaldo und Mitarbeiter die Wirksamkeit von EPO auf muskulocutanes Gewebe, welches einer 3-stündigen Ischämiephase unterlag, gefolgt von einer Reperfusion (I-/R). High-dose-EPO wurden entweder 1 oder 24 Std. vor Ischämie systemisch verabreicht [34]. Die mit EPO behandelten Tiere zeigten eine vermehrte Expression sowohl der EPO-Rezeptoren in Haut und Muskelgewebe wie auch der NOS. Diese Lappen und die Tiere zeigten einen geringeren Reperfusionsschaden als unbehandelte Tiere, der sich in einem Erhalt der Kapillarperfusion, einer verminderten Hyperpermeabilität der Gefäße und einer geringeren Entzündungsreaktion äußerte [34].

Des Weiteren untersuchten Contaldo und Mitarbeiter an einem kollateralisierten Insellappen am Hamster NO-vermittelte Gewebeprotektion nach systemischer EPO-Gabe [35]. Dafür wurde rhEPO alleine oder rhEPO zusammen mit einem unspezifischen NO-Blocker L-Nitro-L-Arginin Methyl-Ester (L-NAME) verabreicht. Die rhEPO-Applikation führte zu einer signifikanten Verbesserung der Lappenperfusion sowie zu einer Abschwächung der Entzündungsreaktion und der Apoptoserate. Da die Ko-Administration von rhEPO und L-NAME zu einer vollständigen Aufhebung der Gewebeprotektion führte, schlossen die Autoren, dass der protektive Effekt primär NO vermittelt ist [36].

Großflächige Gewebedissektionen und -transfers führen immer wieder zu Wundheilungsstörungen und Partialnekrosen von randomisiert perfundierten Gewebearealen.

Entsprechend wäre eine Umsetzung der gewonnenen Erkenntnisse in die Klinik sehr wünschenswert, insbesondere die Anwendung von nicht Hämatokrit-wirksamen EPO-Dosierungen oder aber die kurzzeitige Anwendung von höheren EPO-Dosierungen bevor diese in problematischem Ausmaß Hämatokrit-wirksam werden. Dabei ist die lokale EPO-Anwendung, möglicherweise auch hochdosiert oder aber alternativ die Verwendung von modifizierten nicht-erythropoietisch-wirksamen EPO-Molekülen von besonderer Bedeutung [37].

▶ Experimentell: EPO verbessert die akute Gewebedurchblutung und aktiviert die Angiogenese.

21.7 Diskussion und Schlussfolgerungen

Die Ergebnisse der vorgestellten, vor allem tierexperimentellen Untersuchungen zu thermischen Verletzungen sind hinreichend vielversprechend und legen die Durchführung weiterer präklinischer und klinischer, ICH-GCP-konformer Studien nahe, um die Möglichkeiten von EPO als therapeutisches Agens im Bereich der Behandlungsoptimierung durch gezielte Induzierung pro-regenerativer Wirkungen auf die Wundheilung zu untersuchen.

Zusammenfassend kann man sagen, dass im Tiermodell EPO sowohl Schäden am Lappen, welche durch eine akute anhaltende Ischämie hervorgerufen werden, als auch Ischämie-/Reperfusions-Schäden verringern kann. Dabei zeigt sich sowohl eine Zeitabhängigkeit in Bezug auf die Lappenhebung (Ischämieinduktion), wie auch eine Dosisabhängigkeit von EPO. Eine signifikante Hämatokriterhöhung, wie sie in diesen Modellen nach wiederholter Verabreichung von hochdosiertem EPO zu beobachten ist, kann die Fließeigenschaften des Blutes verschlechtern bis hin zu thromboembolischen Komplikationen [38] und so die EPO-vermittelten protektiven, anti-ischämischen Effekte aufheben. Andererseits konnte beispielsweise im Mausmodel [39], aber insbesondere auch im Menschen, bereits eine anti-thrombotische Wirkung von EPO-Applikationen gezeigt werden, sodass diesbezüglich die wissenschaftliche Diskussion keineswegs abgeschlossen ist [40]. Der gewebeprotektive Effekt von EPO scheint im ischämischen Gewebe, z. B. bei Lappenmodellen, primär NO-assoziiert zu sein, indem er v. a. bei anhaltender Ischämie die Perfusion im kritisch perfundierten Lappen (-areal) aufrechterhalten kann. Die Angiogenese scheint dabei nicht die entscheidende Rolle zu spielen, da die neugebildeten Gefäße erst nach ca. 5 Tagen funktionell sind, einem Zeitpunkt, an dem sich die Nekrose des Lappens bereits irreversibel demarkiert hat.

Für einen möglichen individuellen Einsatz von EPO im Rahmen von Heilversuchen bei brandverletzten Patienten muss dennoch zu einer sehr sorgfältigen Patientenevaluation im Einzelfall geraten werden. Insbesondere in Bezug auf problematische Vorerkrankungen wie Hypertonie, thrombembolische Ereignisse oder bekannte Malignome sind zu einer besonders sorgfältigen Anamneseerhebung und Abwägung des Risiko-Nutzen-Verhältnisses zu achten [41].

Eine mögliche Alternative wäre die weitere Entwicklung und Testung von nicht hämatopoetisch-wirksamen EPO-Derivaten. Hier ist jedoch noch mit einer längeren Zeitdauer zu rechnen, bis diese die Hürde der notwendigen Zulassungsstudien und weiteren Vorbedingungen genommen haben und für den breiten klinischen Einsatz zur Verfügung stehen [9, 39].

Wichtig

1. EPO stellt eine vielversprechende Therapie-Option der Zukunft dar.
2. ICH-GCP-konforme Studien im Menschen müssen die vielversprechenden Ergebnisse der präklinischen Untersuchungen erst noch bestätigen.
3. EPO ist bisher lediglich für die Anämiebehandlung zugelassen. Ein Einsatz bei schwerbrandverletzten Patienten mit der Indikation der Wundheilungsoptimierung ist z. Z. nur als „off-label-use“ möglich und somit haftungsrechtlich für den Anwender problematisch.

Literatur

1. Fachinformation (2011) NeoRecormon Multidose 50.000 IE, Roche Pharma AG. Grenzach-Wyhlen, Germany
2. Brines M, Cerami A (2008) EPO-mediated tissue protection: reducing collateral damage from primary injury response. J Intern Med 264:405–432
3. Um M, Lodish HF (2006) Antiapoptotic effects of EPO in differentiated neuroblastoma SH-SY5Y cells require activation of both the STAT5 and AKT signaling pathways. J Biol Chem 281:5648–5656
4. Tramontano AF, Muniyappa R, Black AD et al (2003) EPO protects cardiacmyocytes from hypoxia-induced apoptosis through an Akt-dependent pathway. Biochem Biophys Res Commun 308:990–994
5. Bahlmann FH, De Groot K, Spandau JM (2004) EPO regulates endothelial progenitor cells. Blood 103:921–926
6. Arcasoy MO (2008) The non-haematopoietic biological effects of erythropoietin. Brit J Haematology 141:14–31
7. Brines M, Grasso G, Fiordaliso F et al (2004) EPO mediated tissue protection through an EPO and common beta-subunit heteroreceptor. Proc Natl Acad Sci USA 101:14907
8. Brines M, Patel NSA, Villa P et al (2008) Nonerythropoietic, tissue-protective peptides derived from the tertiary structure of erythropoietin. Proc Natl Acad Sci USA 105:10925
9. Elliott S, Busse L, Bass MB et al (2006) Anti-Epo receptor antibodies do not predict Epo receptor expression. Blood 107:1892–1895
10. Brown WM, Maxwell P, Graham AN et al (2007) Erythropoietin receptor expression in non-small cell lung cancer: a question of antibody specificity. Stem Cells 25:718–722
11. Taylor JE, McLaren M, Henderson IS et al (1992) Prothrombotic effect of erythropoietin in dialysis patients. Nephrol Dial Transplant 7(3):235–239
12. Tobu M, Iqbal O, Fareed D et al (2004) Erythropoietin-induced thrombosis as a result of increased inflammation and thrombin activatable fibrinolytic inhibitor. Clin Appl Thromb Hemost 10(3):225–232
13. Lim VS, Kirchner PT, Fangman J et al (1989) The safety and the efficacy of maintenance therapy of recombinant human erythropoietin in patients with renal insufficiency. Am J Kidney Dis 14(6):496–506
14. Schiffl H, Lang SM (1997) Hypertension induced by recombinant human erythropoietin (rHU-EPO) can be prevented by indomethacin. Pathogenetic role of cytosolic calcium. Eur J Med Res 2(3):97–100
15. Ortega LM, Contreras G (2009) Nefrologia. [The clinical impact of the physiological effects of erythropoietin and erythropoietin-stimulating agents on the incidence of malignancy, and hypertension: beyond anaemia]. 29(4): 288–294. https://doi.org/10 3265/ Nefrologia.2009.29.4.5282
16. Corwin HL, Gettinger A, Fabian TC et al (2007) Efficacy and safety of EPO alfa in critically Ill patients. New Engl J Med 357:965–976
17. Aapro M, Osterwalder B, Scherhag A et al (2009) Epoetin-beta treatment in patients with cancer chemotherapy-induced anaemia: the impact of initial haemoglobin and target haemoglobin levels on survival, tumour progression and thromboembolic events. Br J Cancer 101:1961–1971
18. Bohlius J, Schmidlin K, Brillant C et al (2009) Erythropoietin or Darbepoetin for patients with cancer--meta-analysis based on individual patient data. Cochrane Database Syst Rev 3:CD007303
19. Robinson H, Monafo WW, Saver SM et al (1973) The role of erythropoietin in the anemia of thermal injury. Ann Surg 178:565–572
20. Deitch EA, Sittig KM (1993) A serial study of the erythropoietic response tp thermal Injury. Ann Surg 217:293–299
21. Pajoumand M, Erstad EL, Camamo JM et al (2004) Use of epoetin alfa in critically ill patients. Ann Pharmacother 38:1325–1326
22. Posluszny JA Jr, Muthumalaiappan K, Kini AR et al (2011) Burn injury dampens erythroid cell production through reprioritizing bone marrow hematopoietic response. J Trauma 71(5):1288–1296
23. Galeano M, Altavilla D, Bitto A, et al. et al (2006) Recombinant human EPO improves angiogenesis and wound healing in experimental burn wounds. Crit Care Med 34:1139–1146
24. Bader A, Machens HG (2010) Recombinant human EPO plays a pivotal role as a topical stem cell activator to reverse effects of damage to the skin in aging and trauma. Rejun Res 13:499
25. Bader A, Ebert S, Giri S et al (2012) Skin regeneration with conical and hair follicle structure of deep second-degree scalding injuries via combined expression of the EPO receptor and beta common receptor by local subcutaneous injection of nanosized rhEPO. Int J Nanomedicine 7:1227–1237
26. Dornseifer U, Machens HG, Bader A, et al (2009) Potential der topischen Anwendung von EPO zur Wundbehandlung. Poster, 40. Jahrestagung, DGPRÄC, Hannover
27. Günter CI, Bader A, Dornseifer U et al (2013) A multicenter study on regenerative effects of erythropoietin in burn and scald injuries -EPO in burns-: study protocol for a randomised controlled trial. Trials 14:124. https://doi.org/10.1186/1745-6215-14-124

28. Saray A et al (2003) Effect of chronic and short-term EPO treatement on random flap survival in rats: an experimental study. Laryngoscope 113:85–89
29. Lehr HA, Leunig M, Menger MD et al (1993 Oct) Dorsal skinfold chamber technique for intravital microscopy in nude mice. Am J Pathol 143(4):1055–1062
30. Harder Y, Amon M, Erni D et al (2004) Evolution of ischemic tissue injury in a random pattern flap: a new mouse model using intravital microscopy. J Surg Res 121(2):197–205
31. Rezaeian F, Wettstein R, Manon M et al (2008) EPO protects critically perfused flap tissue. Ann Surg 248:919–929
32. Rezaeian F, Wettstein R, Egger JF et al (2010) EPO-induced upregulation of endothelial nitric oxide synthase but not vascular endothelial growth factor prevents musculocutaneus tissue from ischemic damage. Lab Investig 90:40
33. Harder Y et al (2009) EPO reduces necrosis in critically ischemic myocutaneous tissue by protecting nutritive perfusion in a dose-dependent manner. Surgery 145:372–383
34. Contaldo C, Meier C, Elsherbiny A et al (2007 Jul) Human recombinant erythropoietin protects the striated muscle microcirculation of the dorsal skinfold from postischemic injury in mice. Am J Physiol Heart Circ Physiol 293(1):H274–H283
35. Contaldo C, Elsherbiny A, Lindenblatt N et al (2009) EPO enhances oxygenation in critically perfused tissue through modulation of nitric oxide synthase. Shock 31:599–606
36. Erbayraktar Z, Erbayraktar S, Yilmatz O et al (2009) Nonerythropoietic tissue protective compounds are highly effective facilitators of wound healing. Mol Med 15:235–241
37. Wolf RF, Peng J, Friese P et al (1997) EPO potentiates thrombus development in a canine arteriovenous shunt model. Thromb Haemost 77:1020–1024
38. Lindenblatt N, Menger MD, Klar E et al (2007) Darbepoeitin-Alpha does not promote microvascular thrombus formation in mice. Role of eNOS-dependent protection through platelet and endothelial cell deactivation. Arterioscler Thromb Vasc Biol. online March 14 2007
39. Hasegawa Y, Takamatsu J, Iwase T et al (1999) Effects of rhEPO on thrombosis and fibrinolysis in autologous transfusion for hip surgery. Arch Orthop Trauma Surg 119:384–387
40. Sorg H, Kuhbier JW, Menger B et al (2010) Die Rolle von EPO bei der Verbesserung der Wundheilung. Chirurg 81:993–998
41. Meistrell ME 3rd, Botchkina GI, Wang H et al (1997) Tumor necrosis factor is a brain damaging cytocine in cerebral ischemia. Shock 8:341–348
42. Yazihan N, Karakurt O, Ataoglu H (2008) EPO reduces lopopolysaccharide-induced cell damage and midkine secretion inU937 huamn histiocytic lymphoma cells. Adv Ther 25:502–514
43. Cuzzocera S, Mazzon E, di Paola R et al (2005) EPO reduces the degree of arthritis caused by type II collagen in the mouse. Arthritis Rheum 52:949–950
44. Wiese L, Hempel C, Penkowa M et al (2008) Recombinant human EPO increases survival and reduces neuronal apoptosis in a murine model of malaria. Malar J 7:3
45. Beguin Y (1999) EPO and platelet production. Haematologica 84:541–547
46. Van der Meer P, Lipsic E, Henning RH et al (2005) EPO induces neovascularisation and improves cardiac function in rats with heart failure after myocardial infaction. J Am Coll Cardiol 46:125–133
47. Silva M, Benito A, Sanz C (1999) EPO can induce the exporession of Bcl-XL through Stat 5 in EPO-dependent progenitor Cell ines. J Biol Chem 274:22165–22169
48. Kim I, Kim CH, Yim YS (2008) Autocrine function of EPO in IGF-1-induced EPO biosynthesis. Neuroreport 19:1699–1703
49. Sharples EJ, Patel N, Brown P (2004) EPO protects kidneys against the injury and dysfunction caused by iscemia-reperfusion. J Am Soc Nephrol 15:2116–2124
50. Silva M, Grillt D, Benito A (1996) EPO can promote erythroid progenitor survival by repressing apoptosis through Bcl-XL and Bcl-2. Blood 88(5):1576–1582

Weiterführende Literatur

51. De JD (1863) l´anemie des altitudes et de l´anemie en general dans ses rapports avec la pression del l´atmosphere. Balliere, Paris
52. Jelkmann W (2007) EPO after a century of research: younger than ever. Eur J Haematol 78:183–205
53. Lee-Huang S (1984) Cloning and expression of human erythropoietin cDNA in Escherichia coli. Proc Natl Acad Sci USA 81:2708–2712
54. Bany-Mohammed FM, Slivka S, Hallman M (1996) Recombinant human erythropoietin: possible role as an antioxidant in rabbits. Pediatr Res 40:381–387
55. Gunter CI, Machens H-G, Ilg FP, Hapfelmeier A, Jelkmann W, Egert-Schwender S et al (2018) A randomized controlled trial: regenerative effects, efficacy and safety of erythropoietin in burn and scalding injuries. Front Pharmacol 9(951). https://doi.org/10.3389/fphar.2018.00951
56. Günter CI, Ilg FP, Hapfelmeier A, Egert-Schwender S, Jelkmann W, Giri S, Bader A, Machens HG (2019) Relation between gender and concomitant medications with Erythropoietin-treatment on wound healing in burn patients Post hoc subgroup-analysis of the randomized, placebo-controlled Clinical trial „EPO in Burns“. Frontiers in Pharmacology, accepted, but under editing procedure
57. Tobalem M, Harder Y, Rezaeian F et al (2013 Apr) Secondary burn progression decreased by erythropoietin. Crit Care Med 41(4):963–971
58. Tobalem M, Harder Y, Tschanz E et al (2013 Feb) First-aid with warm water delays burn progression and increases skin survival. J Plast Reconstr Aesthet Surg 66(2):260–266
59. Tobalem M, Harder Y, Schuster T et al (2012) Erythropoietin in the prevention of experimental burn progression. Br J Surg 99(9):1295–1303
60. Viviani B, Gardoni F, Marinovich M (2007) Cytokines and neuronal ion channels in health and disease. Int Rev Neurobiol 82:247–263

SkinDot® als neues Vollhaut-Transplantationsverfahren

22

Christian Ottomann, Karsten Gatz und Gerhard Buntrock

Inhaltsverzeichnis

Die Spalthauttransplantation ist das operative Standardverfahren im Rahmen der akuten und chronischen Wundversorgung, führt jedoch nicht zu einem Ersatz einer dermalen Schicht. Dermale Hautschichten sind als Verschiebeschicht und Träger der Hautanhangsgebilde wie Haare, Schweiß- und Talgdrüsen sowie Nervenrezeptoren für Druck, Vibration- und Temperaturempfinden und somit für die Qualität der transplantierten Haut unverzichtbar. Vollhauttransplantate können aufgrund des limitierten Spenderareals jedoch maximal 2–3 % der Körperoberfläche ersetzen [1, 2]. Kulturhautverfahren, die auf gezüchteten Hautzellen im Labor beruhen, können derzeit noch keinen Vollhautersatz erreichen. SkinDot® entwickelt ein neues Transplantationsverfahren mit korrespondierenden technischen Geräten (Devices), das eine sofortige autologe, intraoperative Wundversorgung ermöglicht und zu einem großflächigen Vollhautäquivalent führt [3–5].

Derzeitige Transplantationsverfahren

- Kein Vollhautersatz bei großflächigen Transplantationsverfahren. Zum Einsatz kommen fast ausschließlich epidermale, dünne Spalthaut-Transplantate ohne Hautanhangsgebilde.
- Begrenztes Vollhaut Spenderareal. Nur 2–3 % der Körperoberfläche kann mit Vollhaut transplantiert werden.
- Deutliche Stigmatisierung durch Narbenbildung bei herkömmlichen Transplantationsverfahren. Die große Hoffnung in die Kultivierung von Hautzellen im Labor konnte nicht realisiert werden.

C. Ottomann (✉)
UnitTransferKlinik, Universität zu Lübeck, Lübeck, Deutschland
e-mail: christian.ottomann@uni-luebeck.de

K. Gatz
SkinDot GbR, Lübeck, Deutschland
e-mail: info@skindot.de

G. Buntrock
Institut für Softwaretechnik und Programmiersprachen, Universität zu Lübeck, Lübeck, Deutschland
e-mail: buntrock@isp.uni-luebeck.de

C. Ottomann, B. Hartmann (Hrsg.), *Hauttransplantation*, https://doi.org/10.1007/978-3-662-62060-1_22

SkinDot® GbR-Verfahren

- SkinDot® ermöglicht die Transplantation eines hochwertigen autologen Vollhautäquivalents, welches der Qualität der Vollhaut entspricht und alle Hautanhangsgebilde einschließlich multipotenter Stammzellen enthält
- Sofortige und unbegrenzte intraoperative Verfügbarkeit (ohne Zellzüchtung)
- Die Vollhaut-Abnahme ist ubiquitär am Körper möglich. Sofortiger Wundverschluss (einzeitiges OP-Verfahren)
- Geringe Spendermorbidität mit kosmetisch günstigen Ergebnissen – fast narbenfreie Entnahme ubiquitär möglich
- Hohe Beanspruchbarkeit durch Transplantate durch dermale Verschiebeschicht

Innovation

Aufgrund des limitierten Vollhaut Spenderareals stellt die Spalthauttransplantation in der Therapie großflächig verbrannter Patienten nach wie vor die State-of-the-art-Methode dar [6]. Maximal 2–3 % der Körperoberfläche können mit autologer Vollhaut transplantiert werden, größere Flächen nur nach aufwendiger und langwieriger operativer Vorbehandlung mittels Expander [7]. Die Spalthauttransplantation führt jedoch nicht zum Ersatz einer dermalen Verschiebeschicht und kann insbesondere durch die Absenz von Hautanhangsgebilden kein ideales Ergebnis für die Patienten darstellen [8]. Der Einsatz allogener und alloplastischer dermaler Ersatzmatrices hat die Qualität der transplantierten Spalthaut in den letzten Jahren zwar wesentlich verbessert, bleibt aber insbesondere durch die ab einer sinnvollen Dermisdicke notwendigen zweizeitigen Anwendung aufwendig, fragil und teuer [9]. In den Jahren 1975–1979 beschrieben Rheinwald und Green die ersten klinischen Ergebnisse der Transplantation im Reagenzglas gezüchteter Epidermiszellen [10]. Seit 1981 werden kultivierte epidermale Transplantate („cultured epidermal autografts", CEA) routinemäßig in der Behandlung schwerbrandverletzter Patienten eingesetzt [11]. Jedoch erst die Arbeiten von Cuono 1987 und Hickersen 1994, die zusätzlich allogene Dermis in das Wundbett vor CEA-Transplantation beschrieben, verbesserten die Take Rate der Transplantation im Labor kultivierter Keratinozyten [12]. Inzwischen stehen bilaminäre Hautersatzmatrices aus Keratinozyten und Fibroblasten kommerziell zur Verfügung, an tri- und multilaminären Konstrukten kultivierter Zellen zur Hauttransplantation wird weltweit geforscht, sodass diese Tissue Engineering Verfahren inzwischen mit dem Begriff "Skingineering" sogar eine eigene Begrifflichkeit entwickelt haben [13]. Weitere dermale engineered dermal Matrices und engineered dermo-epidermal Matrices werden zukünftig transplantierbar werden. Allerdings sind die Erwartungen an die CEA deutlich enttäuscht worden. 40 Jahre nach Rheinwald und Green sind keine mutiplen Hautzell-Layer verfügbar, da die Haut als Organ als Organ mit der korrespondierenden Zell-zu-Zell Kommunikation völlig unterschätzt wurde [14, 15]. Ein anderer Ansatz, wie dermale Schichten bzw. Vollhaut transplantiert werden können, besteht darin, die Methoden nach Reverdin und Davis weiter zu miniaturisieren [16, 17]. Inspiriert von der Transplantationsmethode des Schweizer Jaques-Louis Reverdins aus dem Jahr 1869 beschreibt JS Davis, der Vater und Pionier der amerikanischen plastischen Chirurgie, eine neue Vollhauttransplantationsmethode namens "The small Deep Graft". Davis transplantierte erfolgreich 2–5 mm große Hautinseln einzeln auf die Wunde. Die Inseln wurden mittels Kanülen gewonnen, entsprechend zeitaufwendig war seine Vollhaut-Transplantationsmethode [17]. Aufgrund der fehlenden technischen Möglichlichkeiten Anfang des 20. Jahrhunderts, diese Technik durch ein Device wesentlich zu beschleunigen, wählt Davis einen Abstand von bis zu 0,75 cm zwischen den einzelnen transplantierten Vollhautinseln, wodurch ein kosmetisch ungünstiges Vollhautäquivalent resultierte. Die Arbeiten von Reverdin und Davis im Hinterkopf entwickelt die interdisziplinäre universitäre Forschungsgruppe "SkinDot" an der medizinischen Universität zu Lübeck verschiedene Devices, die eine automatisierte Transplantation von 1–3 mm großen Vollhautinseln ermöglicht.

22.1 Bisherige Transplantationsverfahren: Vor- und Nachteile

22.1.1 Vollhauttransplantation

Vollhaut bestehend aus Epidermis und Dermis wird hauptsächlich an mechanisch beanspruchten Regionen wie Handinnenfläche und Fußsohle benötigt. Autologe Vollhaut wird in der Akutversorgung selten bei kleinen, drittgradig verbrannten Defekten transplantiert, findet jedoch hauptsächlich in der Rekonstruktionsbehandlung der Verbrennungsfolgen (z. B. bei Narbenkontrakturen) Verwendung. Der Hauptnachteil des autologen Vollhaut-Transplantationsverfahrens ist das limitierte Spenderareal (Kap. 13) (Tab. 22.1).

22.1.2 Sheetgraft

Ist das Verbrennungsausmaß begrenzt und stehen genügend Spenderareale zur Verfügung, kann Spalthaut (0,2 mm Dicke) zur Transplantation in ihrer Form belassen und ohne Expansion transplantiert werden. Das Größenverhältnis beträgt dabei 1:1, das Transplantat wird Sheetgraft genannt. Sheetgraft-Transplantate sind kosmetisch günstig, da bei diesen Transplantaten keine Gitter- oder Inselmuster resultieren, die nach der Größenexpansion der Spalthaut auf-

Tab. 22.1 Vor- und Nachteile der Vollhauttransplantation

Autologe Vollhauttransplantation	Vorteil	Nachteil
Hautqualität des Transplantates	Optimal, da alle Hautanhangsgebilde wie Schweißdrüsen, Talgdrüsen, Nozizeptoren für Schmerz, Wärme, Kälte, Druck und Vibration enthalten einschließlich Stammzellen	
Einheilung des Transplantates		Da dickes Transplantat lange Einheilungsdauer
Narbenbildung	Sehr gering, da sehr geringe Kontrakturtendenz des Transplantates	
Spenderareal		Sehr limitiert, maximal 2–3 % der Körperoberfläche
OP-Zeit		Erst Abnahme der Vollhaut und anschließend Transplantation, ggf. parallel durch zwei OP Teams

Tab. 22.2 Vor- und Nachteile der Sheetgraft-Transplantation

Sheetgraft	Vorteil	Nachteil
Hautqualität des Transplantates		Schlecht, da keine Hautanhangsgebilde im Transplantat, keine Stammzellen vorhanden, keine dermale Verschiebeschicht
Einheilung des Transplantates	Da dünnes Transplantat kurze Einheilungsdauer	
Narbenbildung		Anfänglich gut, später vor allem an den Rändern oftmals hypertrophe Narbenbildung
Spenderareal	Großflächige Abnahme an den Oberschenkeln und am Rücken möglich, jedoch ggf. Textur- und Pigmentveränderungen am Spenderareal	
OP-Zeit		Abhängig vom transplantierten Areal, wenig zeitaufwendig

treten. Aufgrund des begrenzten Spenderareals werden Sheetgraft-Transplantate für exponierte Stellen verwendet, beim schwerbrandverletzten Patienten werden sie für das Gesicht und die Hände eingesetzt. Hauptnachteil ist die Kontrakturtendenz der transplantierten Sheets, die das anfänglich oft ausgezeichnete Ergebnis deutlich reduziert (Kap. 11) (Tab. 22.2).

22.1.3 Meshgraft

Bei großflächigen Verbrennungswunden wird die vorhandene Eigenhaut mittels verschiedener zur Verfügung stehender Techniken expandiert, um ausreichend Haut zum Wundverschluss zur Verfügung zu haben. Die Aufarbeitung der Haut mit dem Meshgerät erfolgt zu einem Gitter- oder Netztransplantat (Meshgraft). Damit lässt sich die Fläche des Transplantats im Verhältnis 1:1,5 oder 1:3 oder 1:6 bis zu 1:9 expandieren. Je größer die Expansion jedoch ist, desto länger und komplikationsbehafteter (Wundinfektion) ist die Einheilung, da die Reepithelialisierung von den Rändern der Transplantate in die Maschenlücke erfolgt. Der größte Nachteil des Meshgrafts, insbesondere bei Transplantation nach komplettem Dermisverlust, ist das kosmetisch und funktionell ungünstige Ergebnis. Die Netz- bzw. Gitterstruktur bleibt zum Teil sichtbar, es kommt zur Kontraktion der transplantierten Haut und die dermale Struktur als Verschiebeschicht fehlt. Zusätzlich tritt eine persistierende Vulnerabilität der transplantierten Haut nach Verlust der Schweiß- und Talgsekretion auf (Kap. 11) (Tab. 22.3).

22.2 Meek-Technik

Durch die Meek-Technik ist eine definitive Wundversorgung durch Spalthauttransplantation bis zu einer verbrannten Körperoberfläche von 75 % ohne zusätzliche Transplantation von Kulturhaut möglich. Verglichen mit der Mesh-Technik weist die Meek-Transplantation bei großflächigen Verbrennungen mehrere Vorteile auf. Der wichtigste Vorteil besteht darin, dass auch kleine und ungünstig liegende Spenderareale zur Spalthautgewinnung verwendet werden können. Selbst minimale Spalthautreste, die auf das 4,2 × 4,2 cm große Korkplättchen gelegt werden, können zu Meek-Inseln verarbeitet werden. Ein weiterer Vorteil ist die leichtere Handhabung weit expandierter Spalthaut gegenüber des bei hoher Expansionsrate fragilen Meshgrafts. Nachteile sind der hohe Personalbedarf und ein hoher Zeitaufwand bei der Herstellung der Meek-Transplantate. Um eine lange OP-Zeit zu vermeiden, werden oftmals zwei OP-Teams eingesetzt.

Tab. 22.3 Vor- und Nachteile der Meshgraft-Transplantation

Meshgraft	Vorteil	Nachteil
Hautqualität des Transplantats		Schlecht, da keine Hautanhangsgebilde im Transplantat, keine Stammzellen vorhanden, keine dermale Verschiebeschicht
Einheilung des Transplantats	Da dünnes Transplantat kurze Einheilungsdauer	
Narbenbildung		Gitter bzw. Netzstruktur sichtbar
Spenderareal	Großflächige Abnahme an den Oberschenkeln und am Rücken möglich, jedoch ggf. Textur- und Pigmentveränderungen am Spenderareal	
OP-Zeit		Abhängig vom transplantierten Areal, wenig zeitaufwendig

Tab. 22.4 Vor- und Nachteile der Meek-Transplantation

Meekgraft	Vorteil	Nachteil
Hautqualität des Transplantates		Schlecht, da keine Hautanhangsgebilde im Transplantat, keine Stammzellen vorhanden, keine dermale Verschiebeschicht
Einheilung des Transplantats	Da dünnes Transplantat schnelle Einheilungsdauer	
Narbenbildung		Inselstruktur sichtbar
Spenderareal	Kleinflächige Abnahme an allen verbleibenden gesunden Hautflächen möglich	
OP-Zeit		Zeitaufwendig da Anwendung bei großen Verbrennungsflächen

Während ein Team die Verbrennungswunden zur Transplantation vorbereitet und die Spalthaut abnimmt, stellt das zweite, parallel arbeitende Team die Meek-Transplantate her (Kap. 12) (Tab. 22.4).

22.2.1 Cultured Epithelial Autograft (CEA)

Cultured Epithelial Autograft (CEA) als Sheet
Die inzwischen routinemäßig eingesetzten CEA Transplantate bestehen aus einer mehrlagigen Schicht von patienteneigenen Keratinozyten (CEA-Sheets). Die Vorteile liegen in der nahezu unlimitierten kultivierbaren Zellzahl bei limitiertem Spenderarealen des schwerbrandverletzten Patienten. Im Rahmen von oberflächlichen, im Bereich der Dermis liegenden Wunden führen diese Transplantate zu kosmetisch einwandfreien postoperativen Ergebnissen. Dagegen sind die Ergebnisse bei Verlust der Dermis und der Transplantation auf Fett- bzw. Muskelgewebe sowohl funktionell als auch ästhetisch äußerst schlecht. Erst Arbeiten von Cuono 1987 und Hickersen 1994, die zunächst allogene Dermis in das Wundbett transplantierten, führten zu besseren klinischen Ergebnissen. Es gilt also, vor dem Einsatz von CEA Transplantaten im Wundbett dermale Komponenten zu etablieren, um die Take Rate (Anheilungsrate) der kultivierten Keratinozyten zu erhöhen. Dies gelingt bei Vollhautverlust vor allem durch die vorbereitende Wundkonditionierung mittels glycerol- oder kryokonservierter allogener Leichen bzw. Fremdhaut. Die Fremdhaut heilt zunächst aufgrund der mit der Schwerbrandverletzung einhergehenden Immunsuppression ein und kann für den 3–4-wöchigen Zeitraum der Zellkultivierung als Ersatzhaut dienen. In zum Teil mehreren operativen Schritten gelingt es auf diese Weise, allogene dermale Bestandteile im Wundbett zu fixieren, um die Transplantation der CEA nach Vollhautverlust zu ermöglichen. Nach Möglichkeit werden Kulturhautverfahren in Kombination mit einer autologen Spalthauttransplantation durchgeführt. Aufgrund der Scherkräfte auf den mechanisch strapazierten Arealen des Körpers (Gesäß, Rücken) wird, soweit vorhanden, die expandierte autologe Spalthaut transplantiert. Mit diesem Verfahren lassen sich auch großflächige Verbrennungen von über 90 % Körperoberfläche versorgen (Kap. 14) (Tab. 22.5).

Cultured Epithelial Autograft (CEA) als Zell-Suspension
Transplantiert werden können nicht nur ausdifferenzierte, mehrlagige transplantierbare Keratinozytenzellverbände als Sheets, sondern auch die Suspension einer überwiegend gering differenzierten, proliferationsfähigen Keratinozytenpopulation. Hunyadi et. al. waren die ersten, die trypsinisierte, nicht kultivierte Keratinozyten in Fibrinkleber auf chronische Wunden suspendierten. Später kamen Vorrichtungen hinzu, die es ermöglichen Zellsuspensionen auf die Wunde aufzusprühen, um so die gleichmäßige Verteilung der Zellen gegenüber der Transplantation durch Aufpipettieren zu erhöhen, was in dem kommerziell erhältlichem Produkt ReCell® mündete. Bei dieser Methode können Hautzellen direkt nach Präparation aus einem kleinen Spalthautstück gewonnen werden und intraoperativ ohne Kultivierung als Mischzellpopulation auf die Wunde aufgesprüht werden. Allerdings ist die Methode der Zellsprühung aufgrund der notwendigen dermalen Komponente nur für oberflächlich zweitgradige Wunden geeignet und hat sich daher im Rah-

Tab. 22.5 Vor- und Nachteile der CEA-Sheetgraft-Transplantation

CEA Sheet	Vorteil	Nachteil
Hautqualität des Transplantates		Schlecht, da keine Hautanhangsgebilde im Transplantat, keine Stammzellen vorhanden, keine dermale Verschiebeschicht, nur aus Keratinozyten bestehend
Einheilung des Hautqualität des Transplantates		Schlecht, da sehr druckempfindlich
Narbenbildung	Gering	
Spenderareal	Kleinflächige Abnahme an allen verbleibenden gesunden Hautflächen möglich	
OP-Zeit		Komplizierte Technik, lange Herstellungszeit der Transplantate in speziell zugelassenen Instituten notwendig, zweizeitiger Eingriff

Tab. 22.6 Vor- und Nachteile der der CEA-Suspensionen

CEA-Suspension	Vorteil	Nachteil
Hautqualität des Transplantates		Schlecht, da keine Hautanhangsgebilde im Transplantat, keine Stammzellen vorhanden, keine dermale Verschiebeschicht, Mischzellpopulation
Einheilung des Transplantates		Schlecht, da sehr druckempfindlich
Narbenbildung	Gering	
Spenderareal	Kleinflächige Abnahme zur Zellkultivierung an allen gesunden Hautflächen möglich	
OP-Zeit		Abhängig vom Verfahren, bei Kultivierung im Labor kompliziert und zeitaufwendig. Die intraooperativ gewonnenen Zellsuspensionen haben dagegen schnelle Verfügbarkeit.

men der Therapie schwerbrandverletzter Patienten nicht flächenmäßig durchgesetzt. Der Vorteil liegt in einem schnellen Wundverschluss insbesondere bei oberflächlichen Verbrennungen vor allem im Gesichtsbereich mit ausgezeichneten ästhetischen Ergebnissen (Kap. 14) (Tab. 22.6).

SkinDot®

Das SkinDot®-Verfahren ermöglicht eine deutliche qualitative Verbesserung der transplantierten Haut gegenüber den bisherigen Transplantaten aus Spalthaut (state-of-the-art). Die Vorteile liegen in der großflächige, ubiquitären Entnahmemöglichkeit und Transplantation eines Vollhautäquivalents einschließlich Hautanhangsgebilden und dermaler Verschiebeschicht (beyond-state-of-the-art) bei geringer Spendermorbidität. (Tab. 22.7 und 22.8).

Tab. 22.7 Vor- und Nachteile des SkinDot®-Verfahren

SjinDot^R	Vorteil	Nachteil
Hautqualität des Transplantates	Vollhaut mit dermaler Verschiebeschicht und Hautanhangsgebilden	
Einheilung des Transplantates	Sichere Einheilung bei Kombination mit Unterdruck	
Narbenbildung	Gering	
Spenderareal	Vollhautstanzen im Millimeter Bereich, geringe Spendermorbidität	
OP-Zeit		Ohne Device sehr zeitaufwendig

Tab. 22.8 SkinDot® im Vergleich zu bestehenden Transplantationsverfahren

	Autologe Vollhaut	Spalthaut			CULTURED EPITHELIAL AUTOGRAFT (CEA)		ENGINEERED DERMAL MATRICES	ENGINEERED DERMO-EPIDERMAL MATRICES	Autologe Vollhaut
BEZEICHNUNG	TRANSPLANT	SHEET GRAFT	MESH GRAFT	MEEK-GRAFT	SHEET	SUSPENSION	THREE DIMENSIONAL MATRIX	THREE DIMENSIONAL MATRIX	TRANSPLANT
PRODUKTNAME	REIN OPERATIVES VERFAHREN	REIN OPERATIVES VERFAHREN	DIVERSE (v.a. HUMECA DERMATOM)	HUMECA	DIZG BERLIN	RECELL®	INTEGRA LIFE SCIENCE	ORCEL®	**SkinDot**
VERFAHREN	VOLLHAUT	SPALTHAUT	SPALTHAUT	SPALTHAUT	KERATINOZYT LAYER	KERATINOZYTEN SUSPENSION	KEIN TRANSPLANTAT (NUR DERMISERSATZ)	EPIDERMAERL UND DERMALER ERSATZ OHNE HAUTANHANGSGEBILDE	VOLLHAUT
HAUTQUALITÄT (TRANSPLANT)	● grün	● rot	● rot	● rot	● rot	● rot	● rot	UNBEKANNT	● grün
EINHEILUNG (TAKE RATE)	● rot	● rot	● grün	● grün	● rot	● rot	● rot	UNBEKANNT	● grün
EINHEILUGS-DAUER	14 - 21 TAGE	7 - 14 TAGE	7 - 14 TAGE	7 - 14 TAGE	7 - 14 TAGE	7 - 14 TAGE	14 - 21 TAGE	UNBEKANNT	10 TAGE
INTRAOPERATIVE VERFÜGBARKEIT	● grün	● grün	● grün	● gelb	● rot	● grün	● grün	● grün	● grün
INTRAOPERATIVER AUFWAND	● grün	● gelb	● gelb	● rot	● rot	● grün	● gelb	● gelb	● gelb
DERMALE VERSCHIEBESCHICHT	● grün	● rot	● rot	● rot	● rot	● rot	● grün	● gelb	● grün
HAUTANHANGSGEBILDE	● rot	● rot	● rot	● rot	● rot	● rot	● rot	● rot	● grün
EST. DONOR MORBIDIITÄT	● rot	● gelb	● gelb	● gelb	● grün	● grün	● gelb	● gelb	● grün
VERSORGUNGSAREAL	SEHR GERING (3-5%)	GERING (5-10%)	GROSS (50%)	SEHR GROSS (75%)	SEHR GROSS (90%)	GERING (5-10%)	GERING (5-10%)	GERING (5-10%)	SEHR GROSS (90%)
NARBENBILDUNG	● grün	● gelb	● gelb	● gelb	● gelb	● grün	-	UNBEKANNT	● grün
BEANSPRUCHBARKEIT DER HAUT	● grün	● rot	● rot	● rot	● rot	● rot	● rot	● rot	● grün
OP ZEIT UND AUFWAND	● gelb	● gelb	● gelb	● rot	● rot	● gelb	● rot	● rot	● gelb

22.3 SkinDot® – Step by Step: Transplantation von 3 mm Vollhautinseln

Obwohl sich die SkinDot®-Devices derzeit noch im Prototypenstadium befinden, kann das Verfahren bereits ohne Devices angewendet werden. Das SkinDot®-Verfahren dauert ohne Device entsprechend länger und ist zeitaufwendig, die operativen Ergebnisse allerdings sehr vielversprechend (Abb. 22.1, 22.2, 22.3, 22.4, 22.5, 22.6, 22.7, 22.8, 22.9, 22.10, 22.11, 22.12, 22.13, 22.14, 22.15, 22.16, 22.17, 22.18, 22.19, 22.20, 22.21, 22.22, 22.23, 22.24, 22.25, 22.26, 22.27, 22.28).

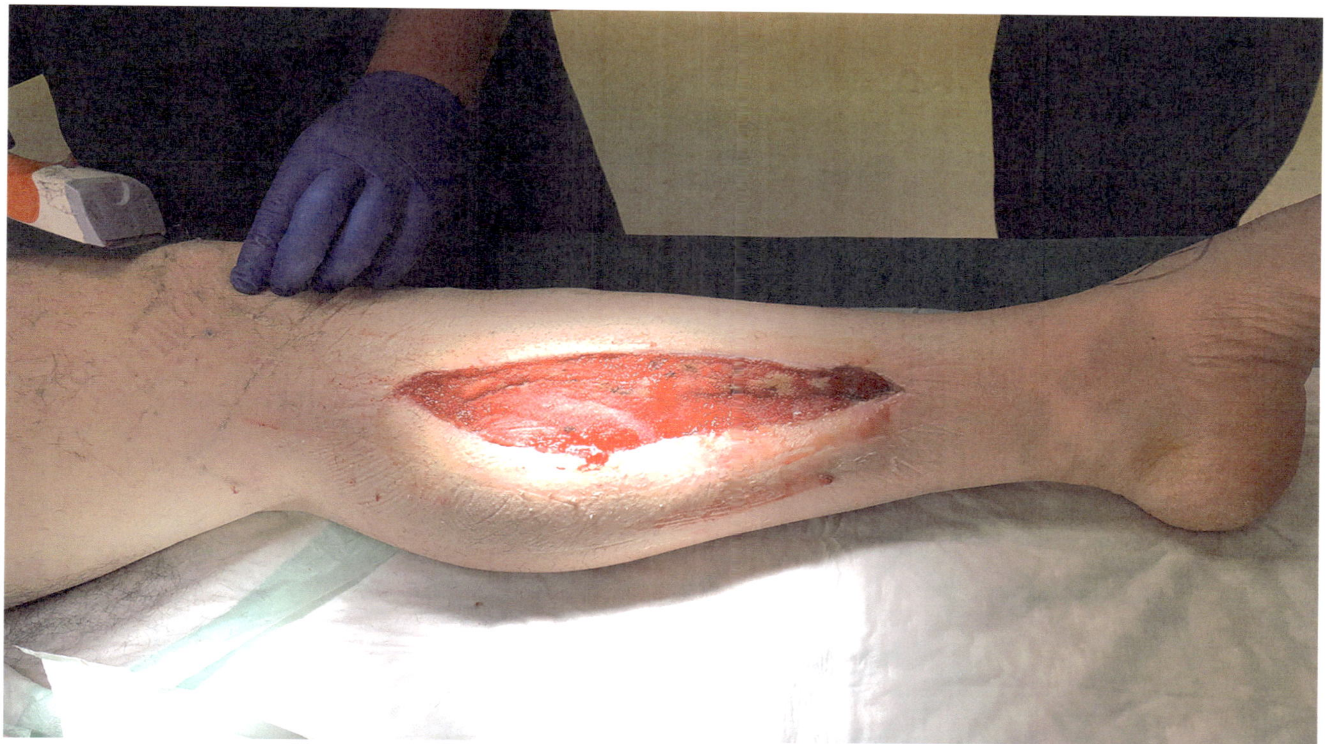

Abb. 22.1 Befund: 15 cm × 5 cm großer Vollhautdefekt nach Fasziotomie am linken Unterschenkel. Abgeschlossene Wundkonditionierung mittels VAC®-Therapie.

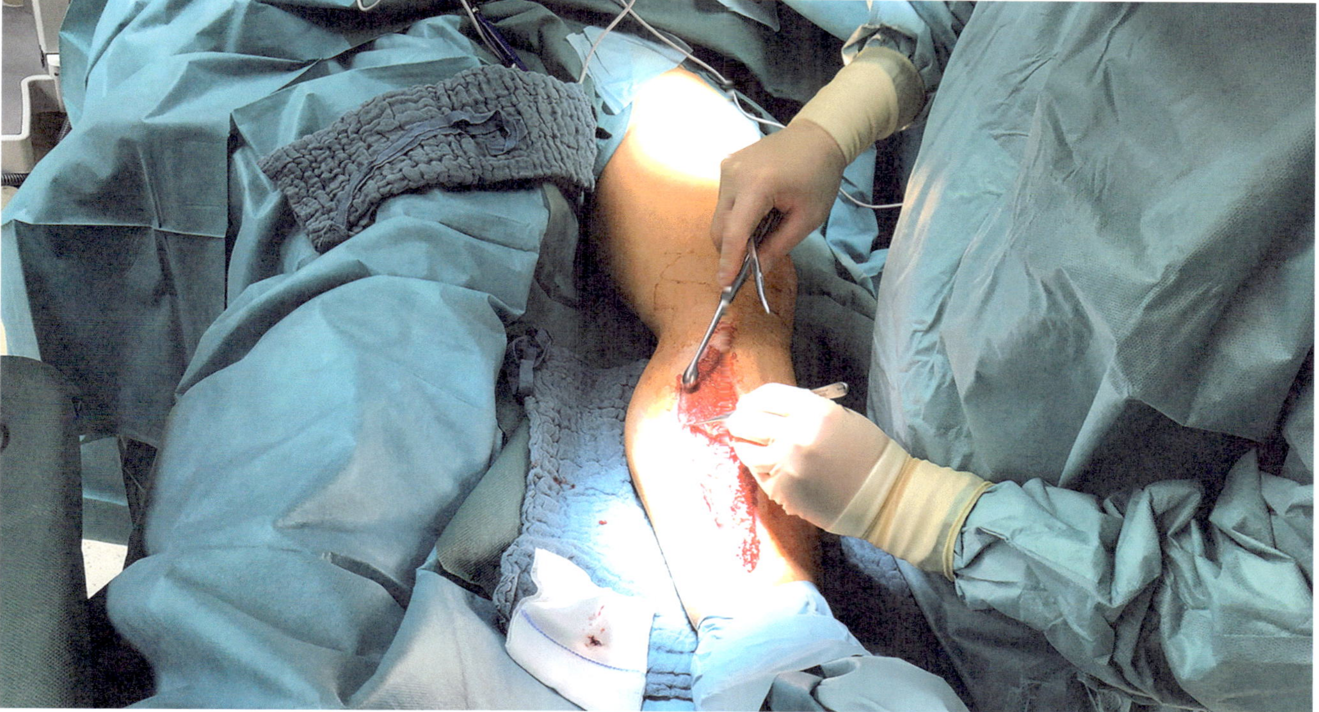

Abb. 22.2 Step 1: Anfrischen des Wundgrundes und Entfernung des Granulationsgewebes

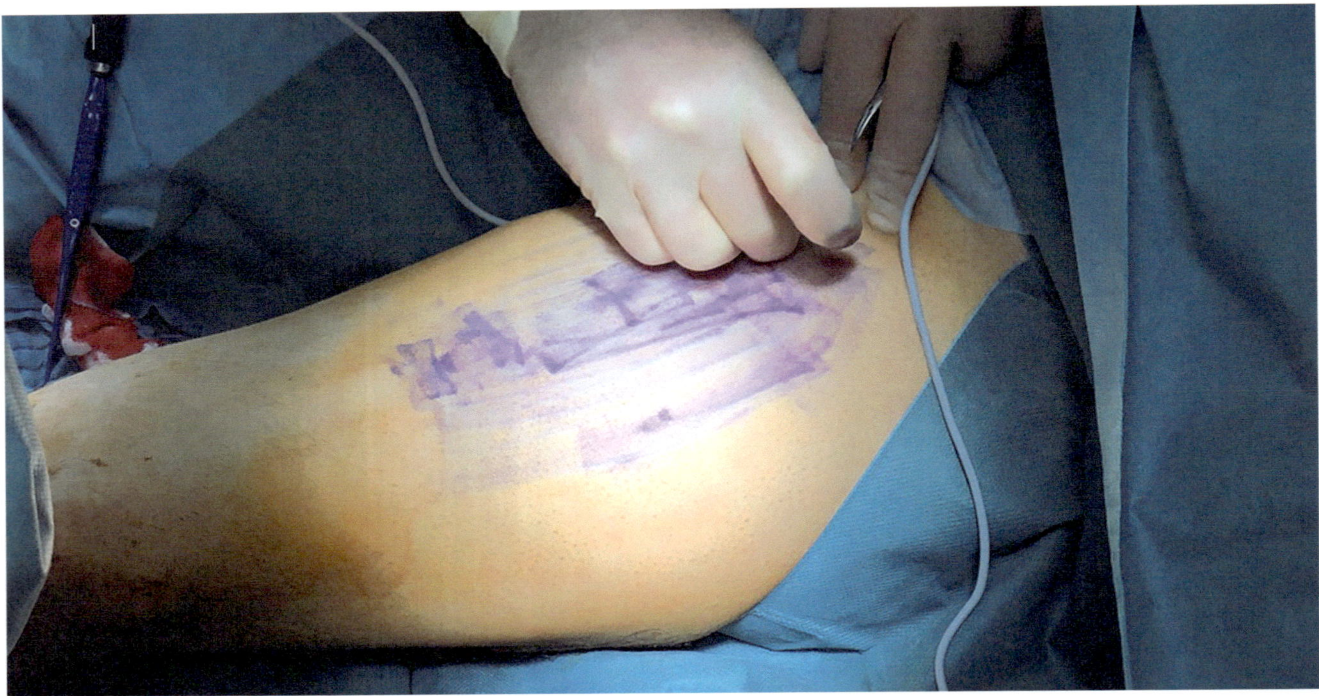

Abb. 22.3 Step 2: Anzeichnen der Entnahmestelle, um die Epidermis der Vollhautinseln besser detektieren zu können

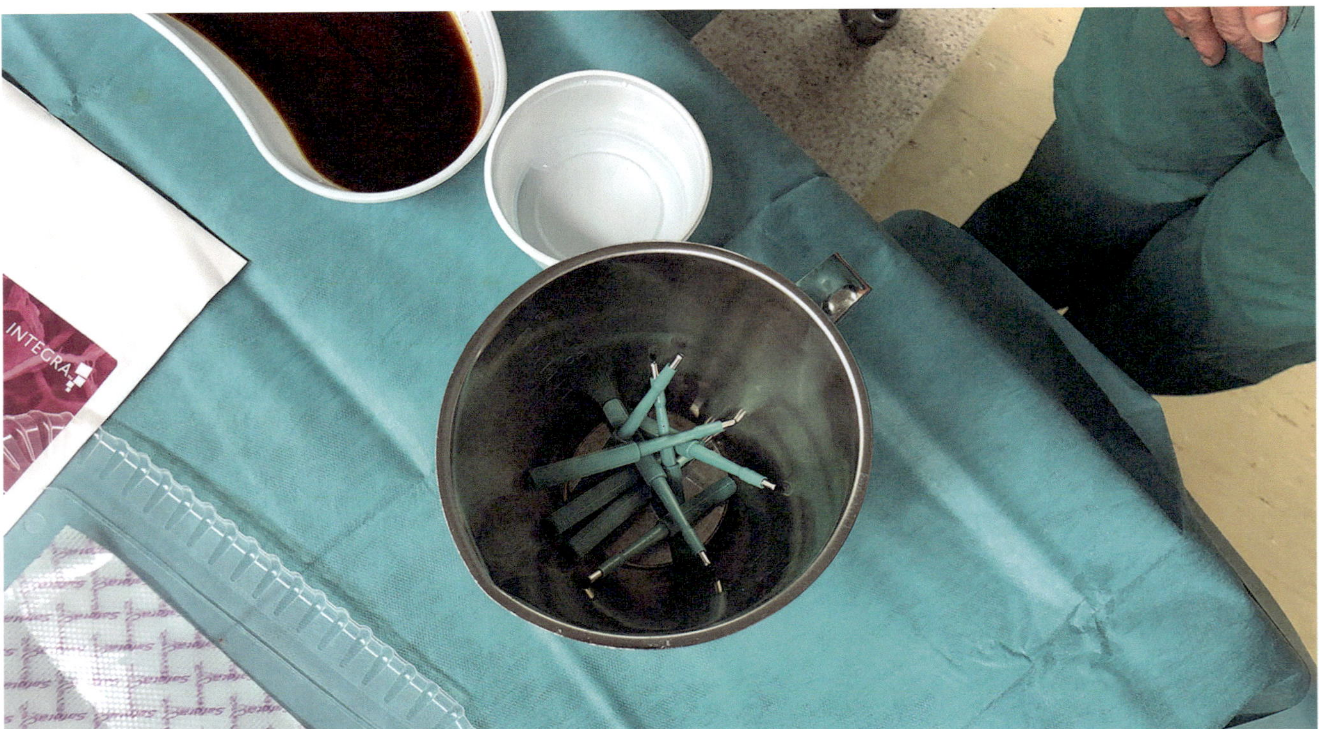

Abb. 22.4 Step 3: Verwendung herkömmlicher 3 mm KAI®-Biopsiestanzen zur Vollhautinsel Abnahme

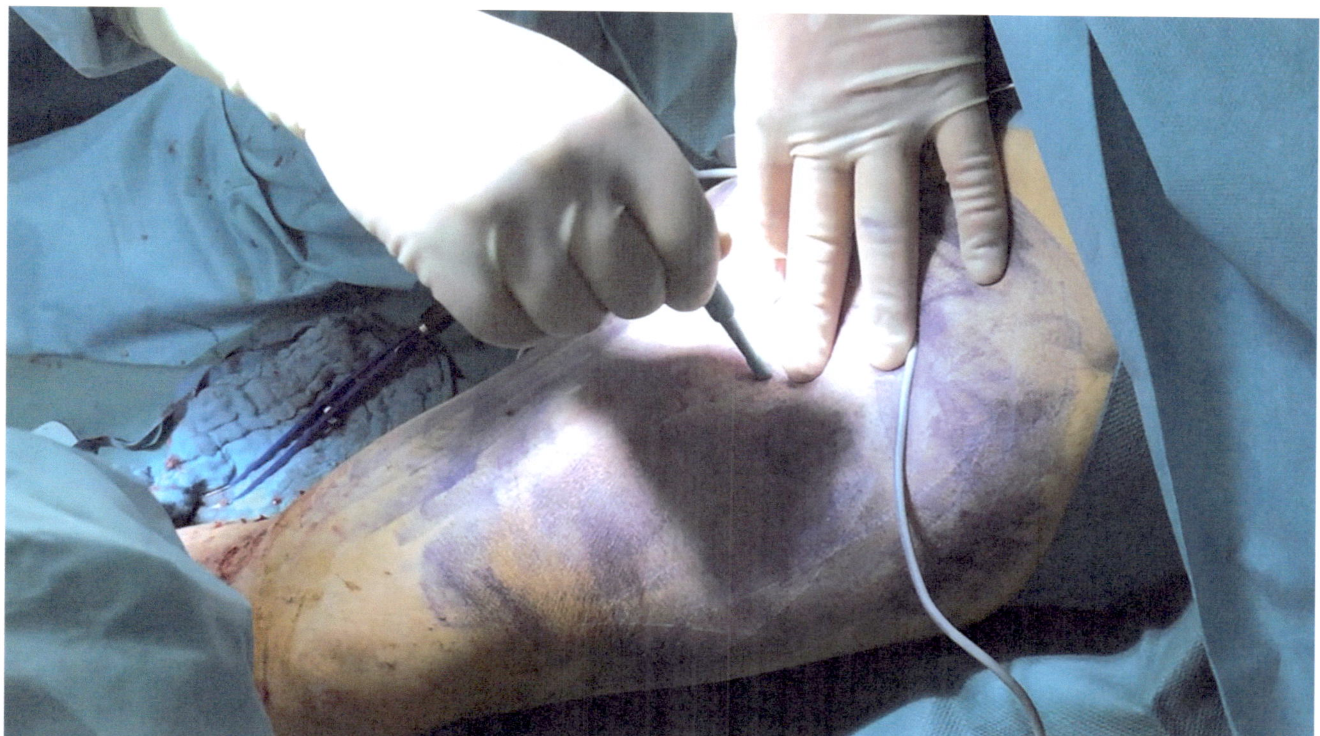

Abb. 22.5 Entnahme der 3 mm Vollhautinseln mittels 3 mm Biopsiestanzen am linken Oberschenkel

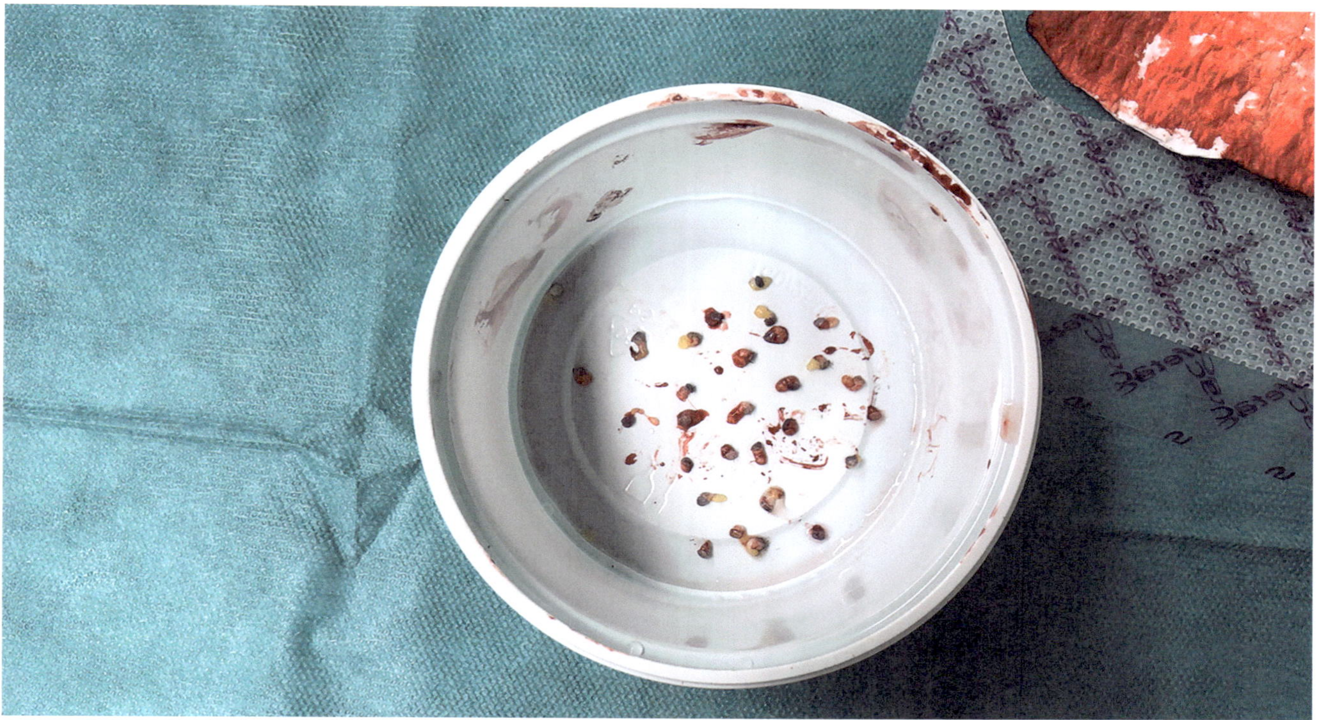

Abb. 22.6 Temporäre Aufbewahrung der 3 mm Vollhautinseln

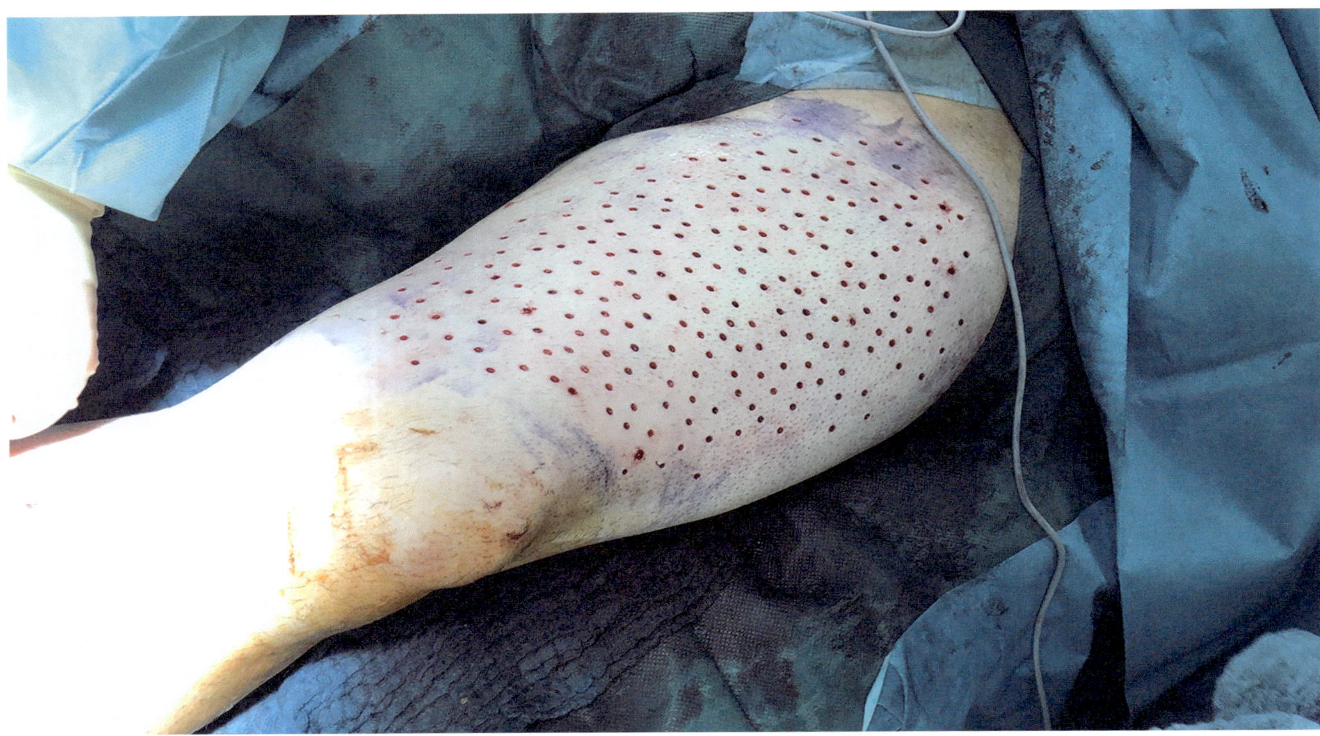

Abb. 22.7 Zustand nach Entnahme vom 100 × 3 mm Vollhautinseln am linken Oberschenkel

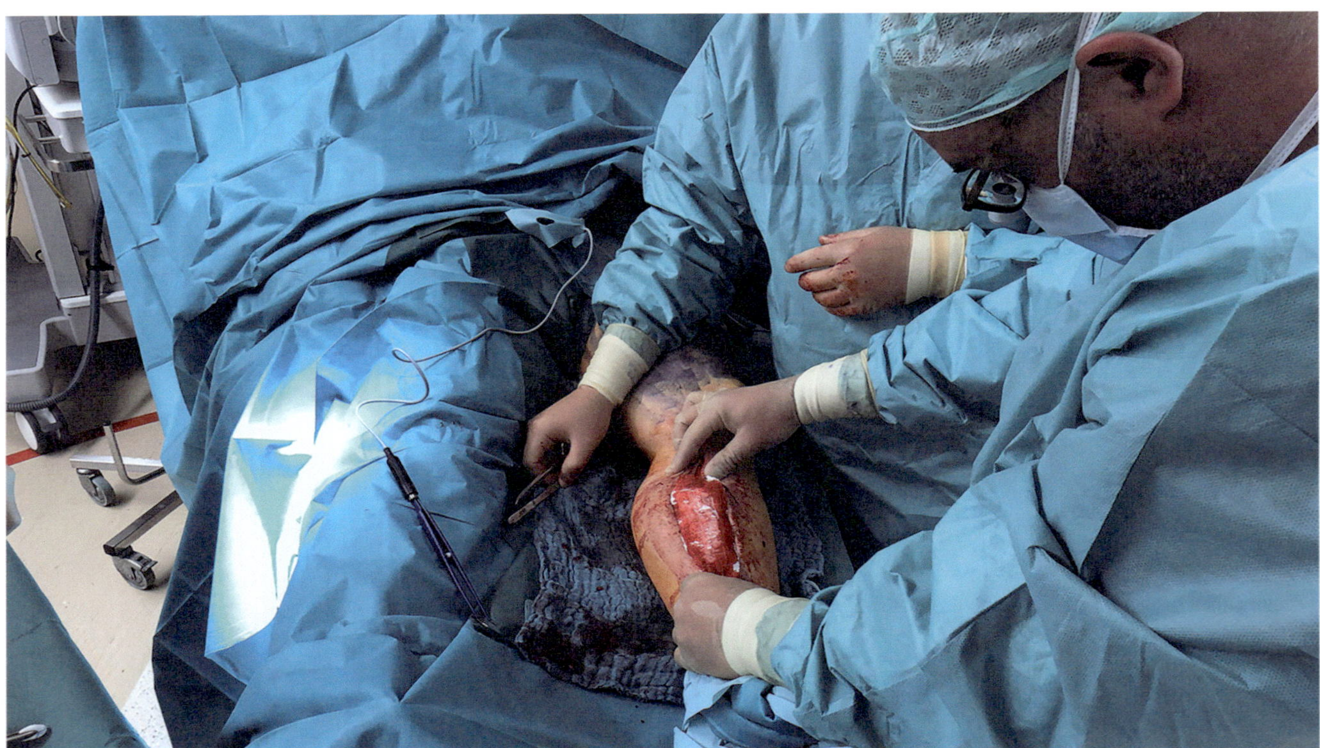

Abb. 22.8 Step 4: Für die richtige Transplantatgröße wird eine Schablone aus Papier geschnitten

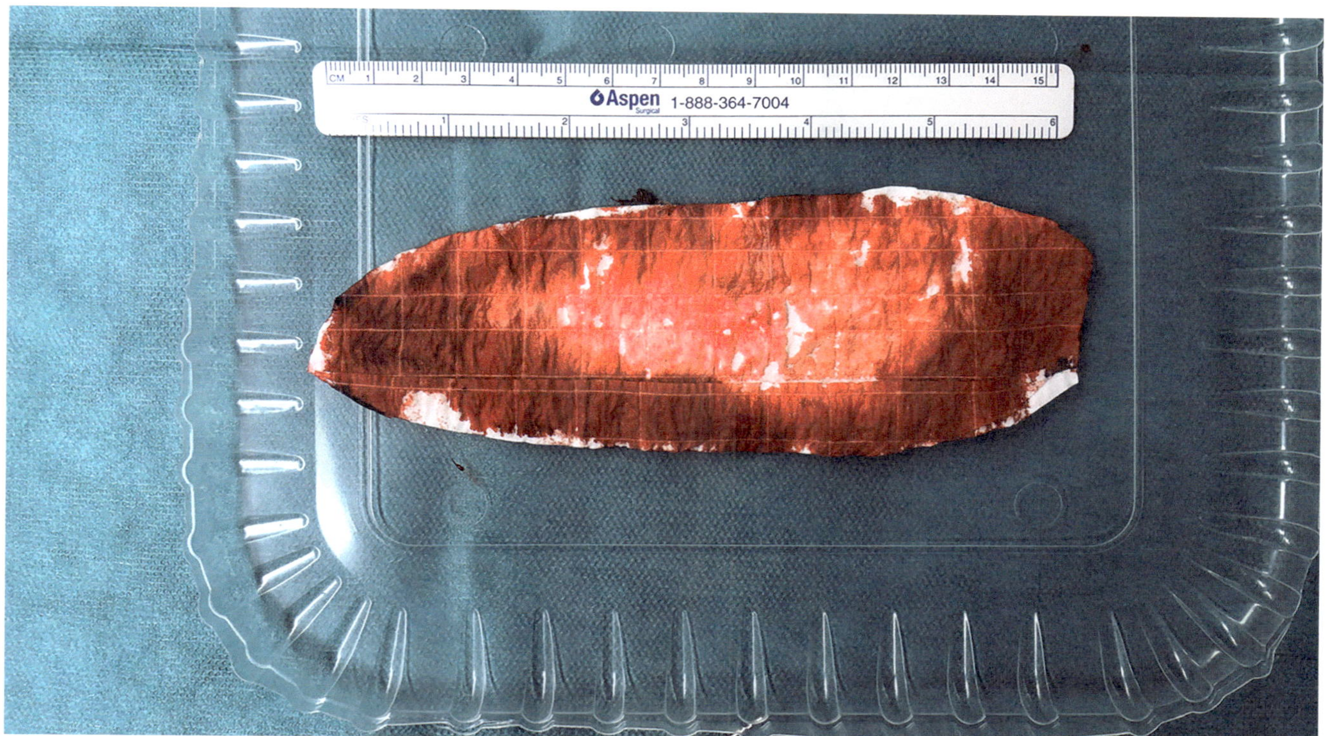

Abb. 22.9 Es resultiert eine 15 cm × 5 cm große Schablone aus Papier

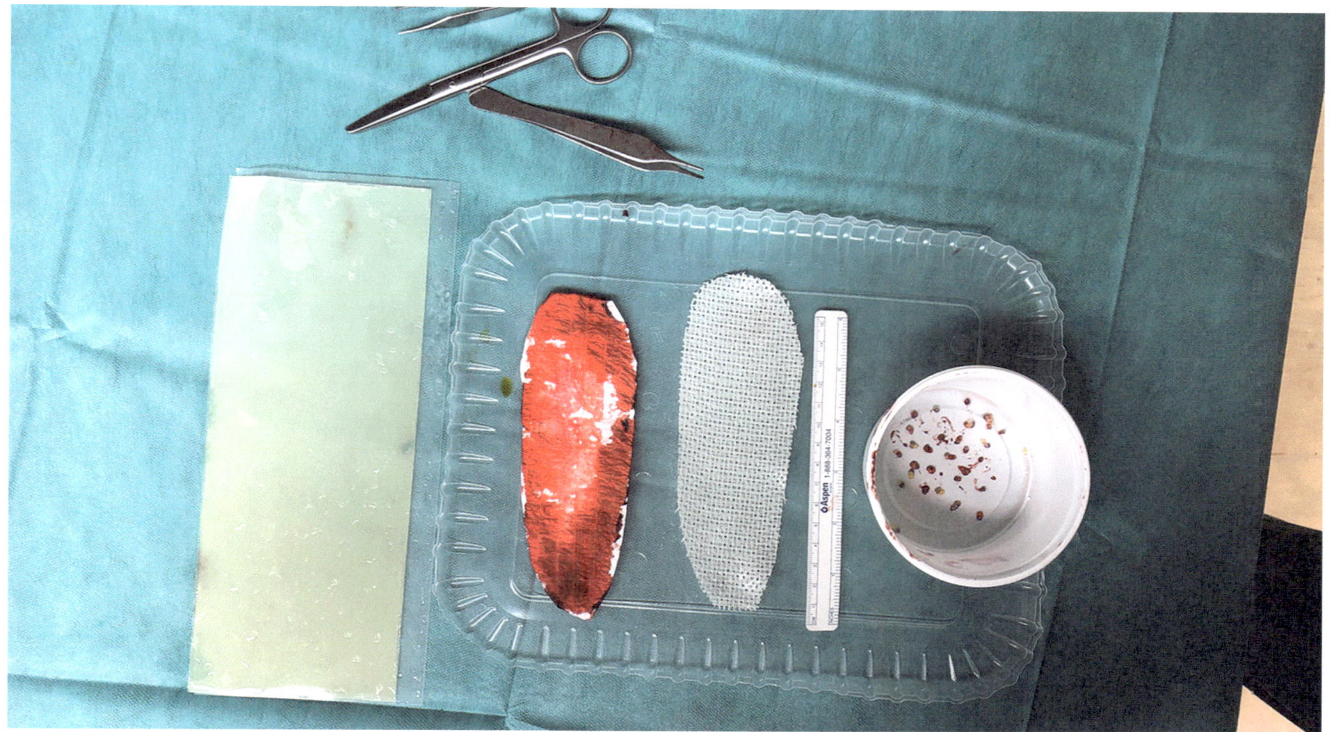

Abb. 22.10 Als Matrix für die Vollhautinseln wird die dermale Ersatzmatrix Integra® verwendet.

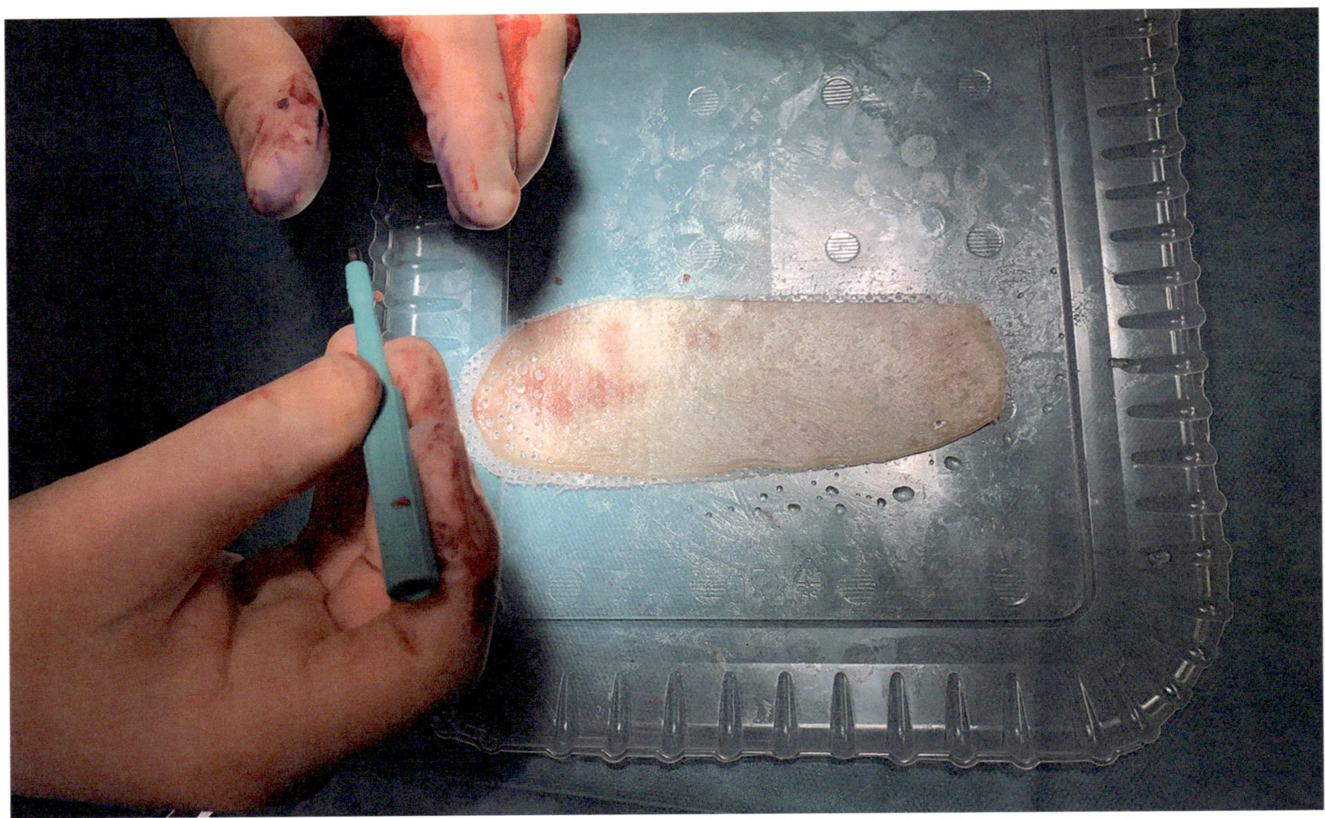

Abb. 22.11 Step 5: In die nach der Schablone zugeschnittene Integra®-Matrix werden 3 mm Löcher mit einem Abstand von 1–2 mm gestochen

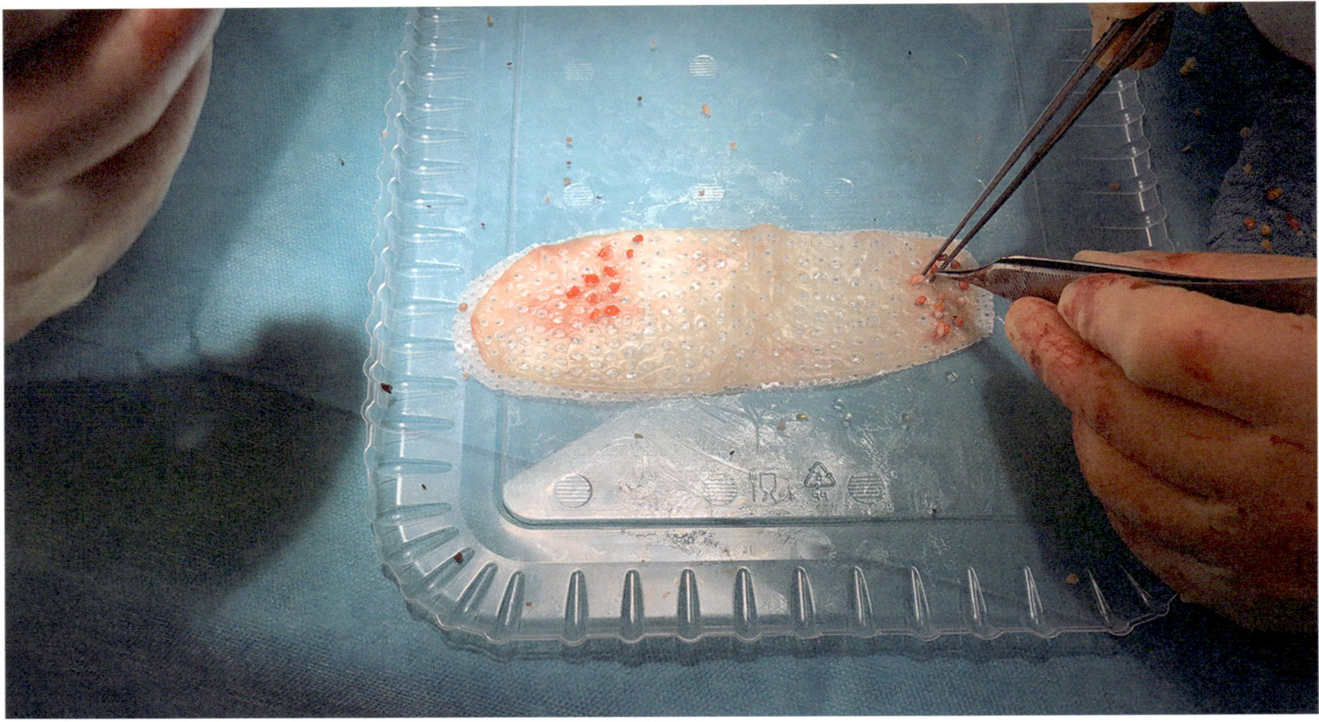

Abb. 22.12 Step 6: Transplantation der 3 mm Vollhautinseln in die Integra®-Matrix mit der violett angefärbten Epidermis nach unten (upside-down)

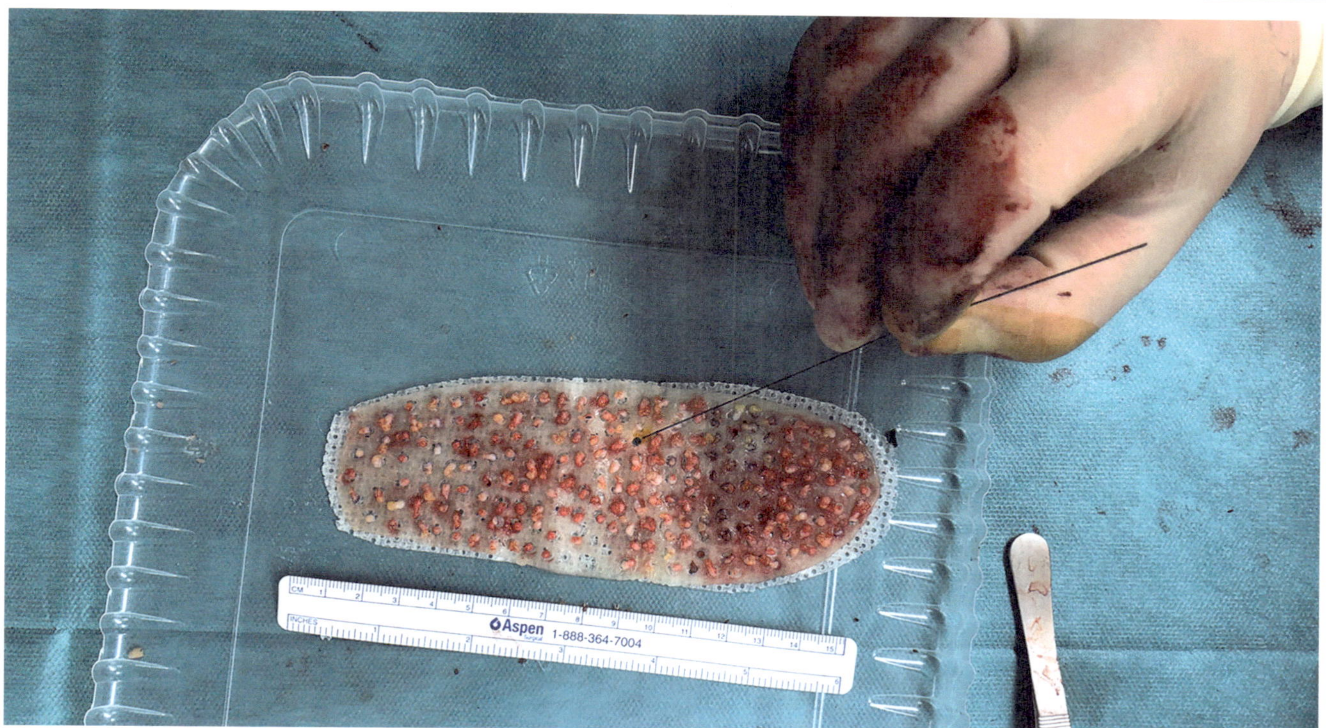

Abb. 22.13 Step 7: Aussparung von 3-4 Löchern für einen möglichen Abfluss des Wundsekrets

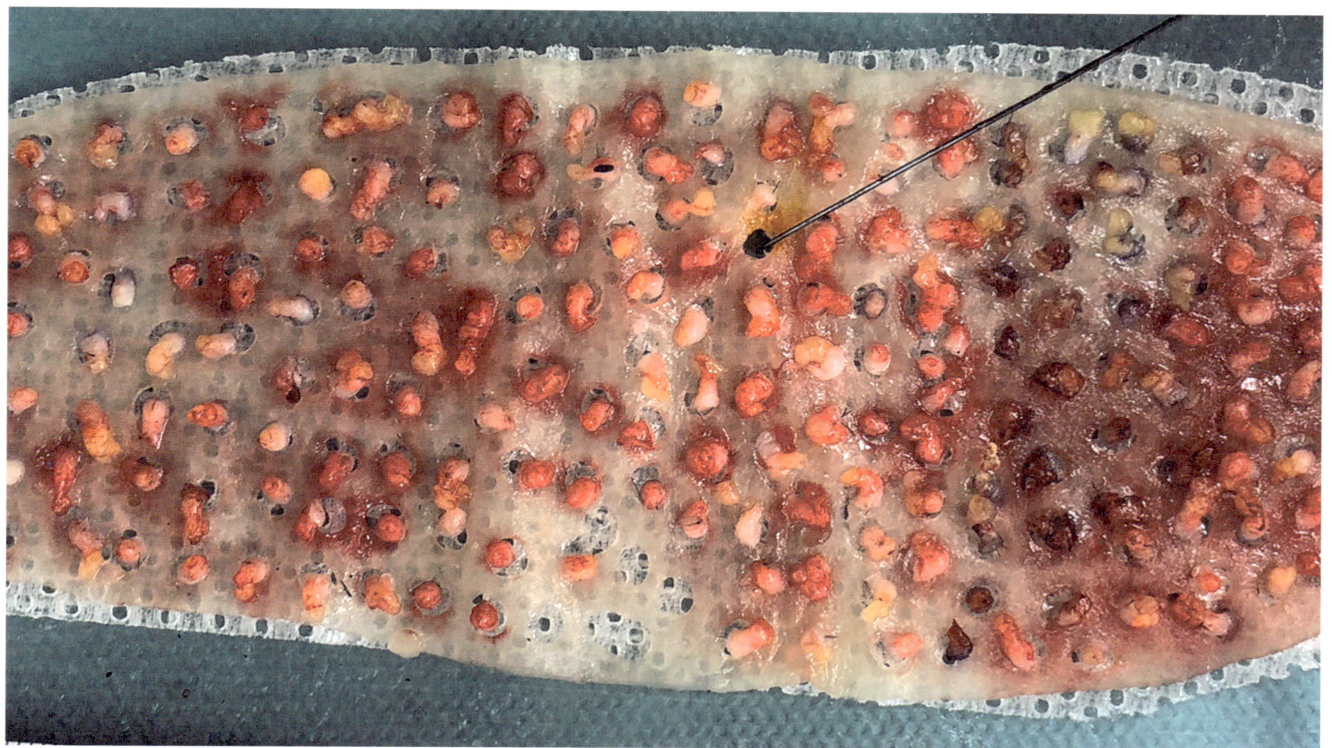

Abb. 22.14 Detailaufnahme der transplantierten Vollhautinseln. Das subdermale Fettgewebe liegt oben (upside-down)

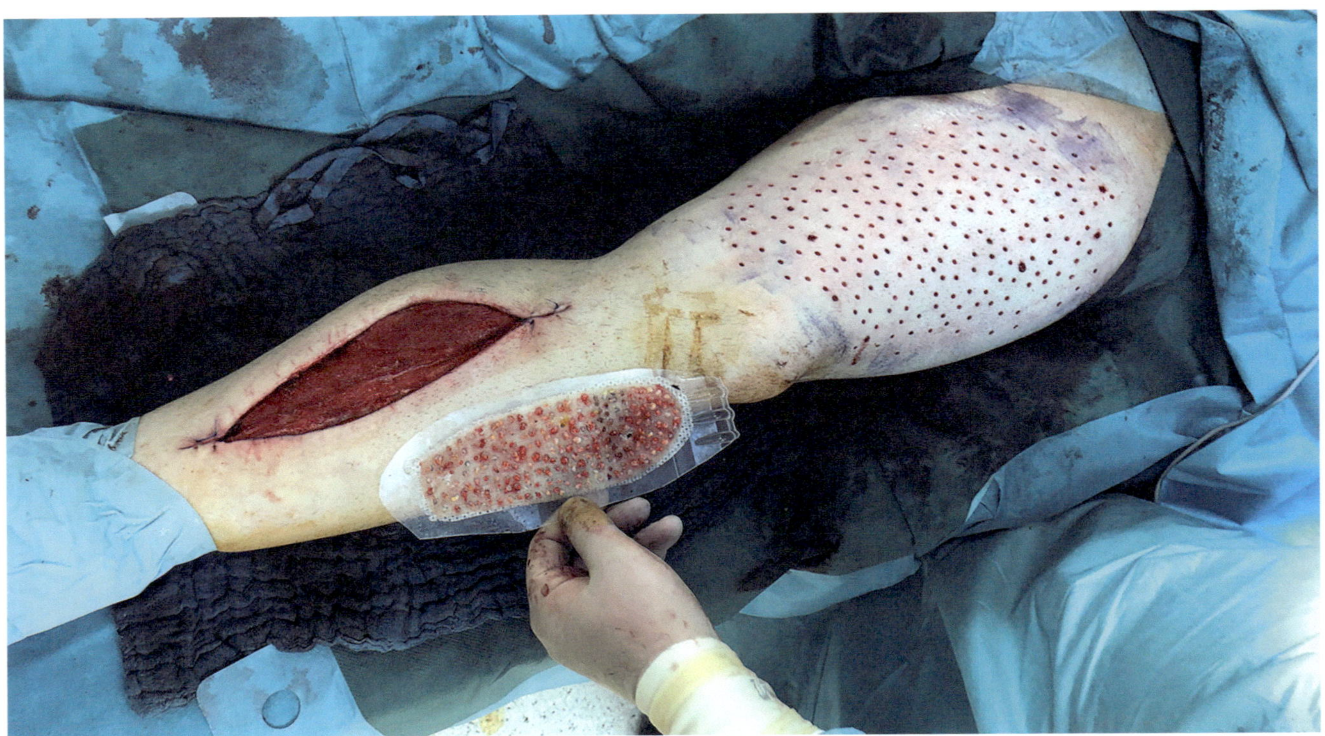

Abb. 22.15 Entnahmestelle (Spenderareal) am Oberschenkel, Wundgrund und SkinDot®-Transplantat kurz vor der Transplantation

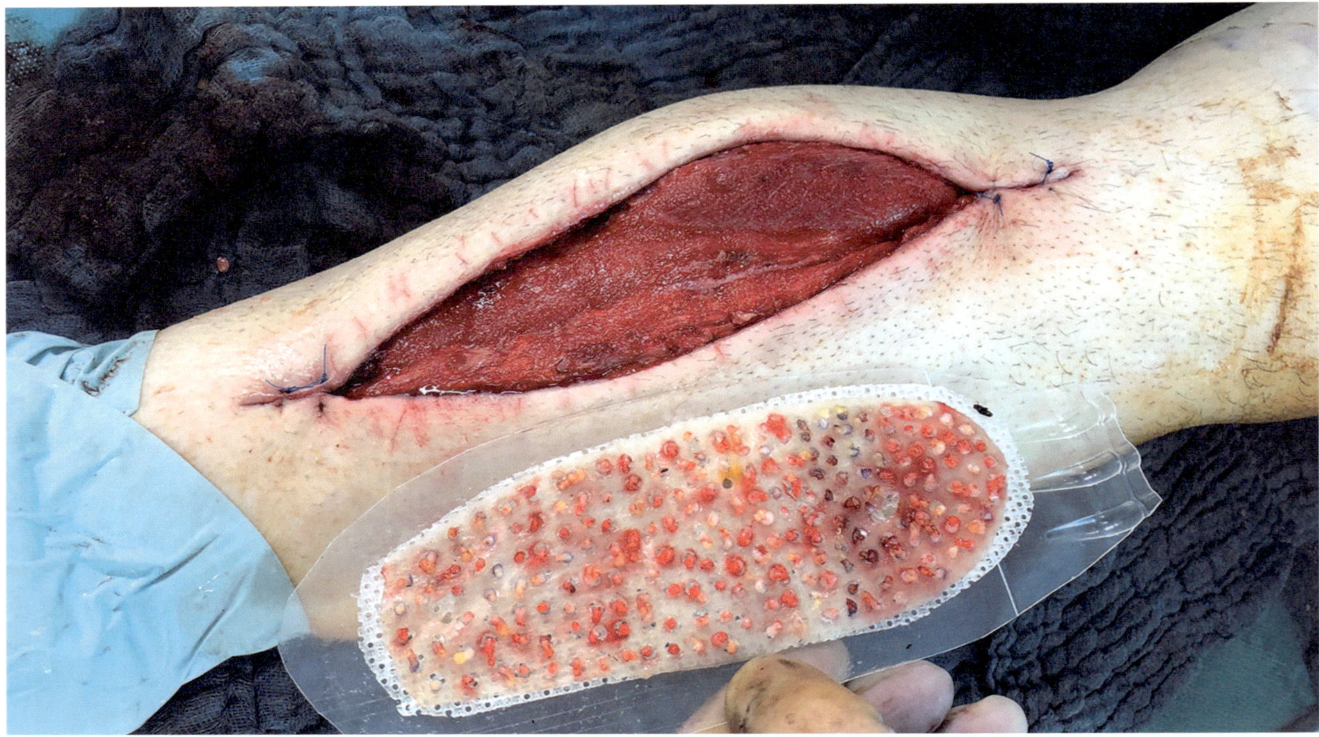

Abb. 22.16 Step 8: Das Transplantat wird nun downside-up auf die Wunde transplantiert, sodass das subdermale Fettgewebe der Inseln die Wunde berühren und die zuvor violett gekennzeichnete Epidermis oben liegt

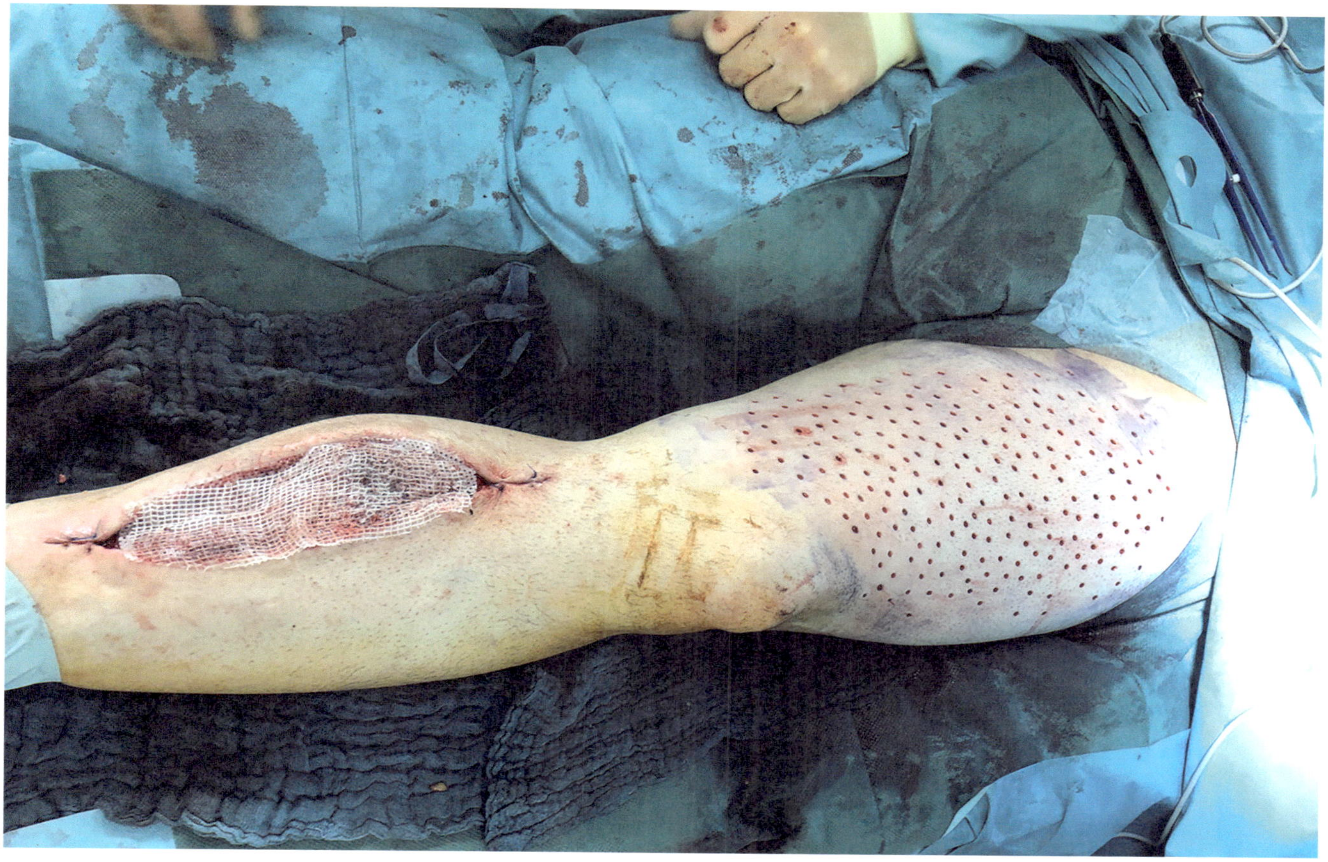

Abb. 22.17 Step 9: Auf das Transplantat wird eine zugeschnittene Fettgaze gelegt und ein darüber Unterdruck angelegt.

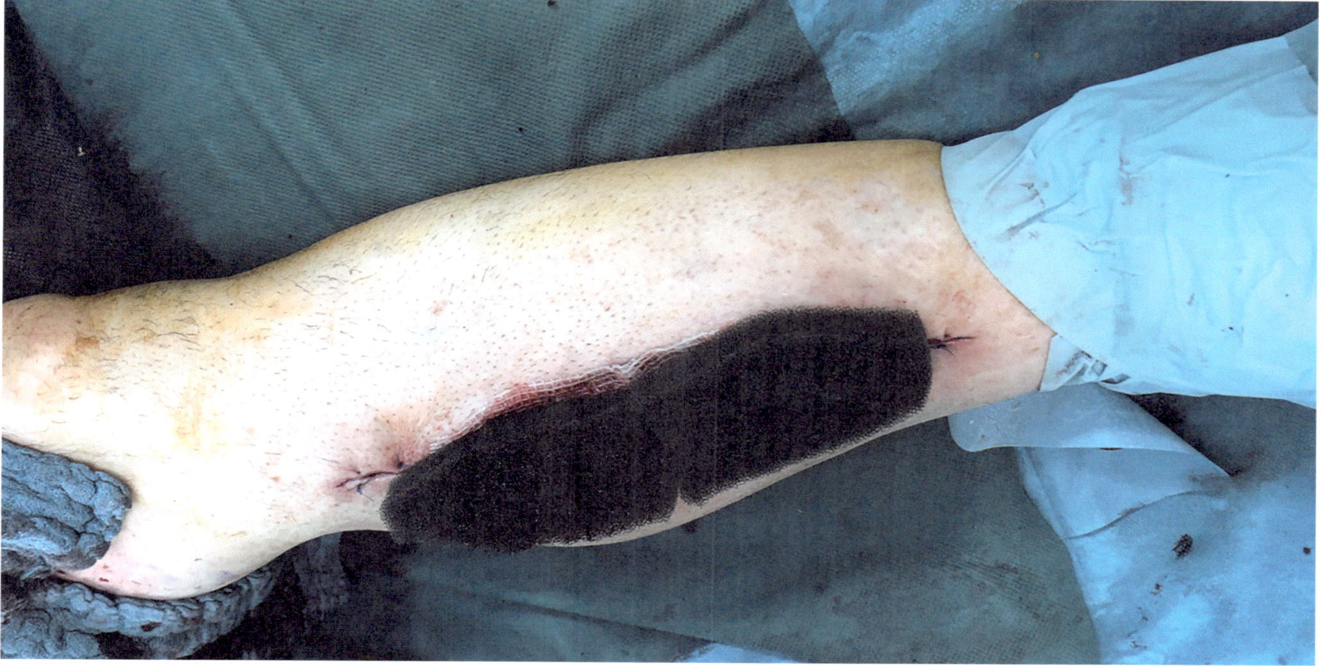

Abb. 22.18 Zuschneiden des VAC®-Schwammes, der in der Dicke halbiert wurde.

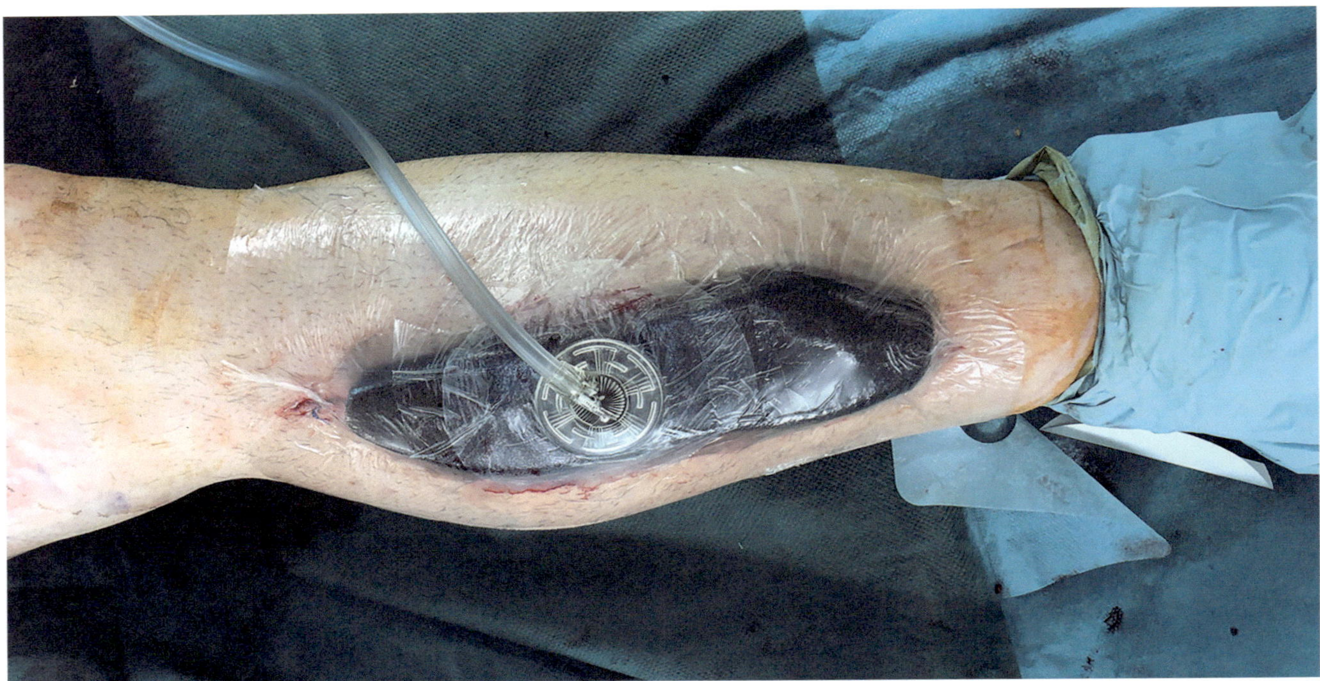

Abb. 22.19 Zur Vermeidung von Scherkräften wird eine Unterdrucktherapie mit einem milden Unterdruck von -75 mmHg angelegt

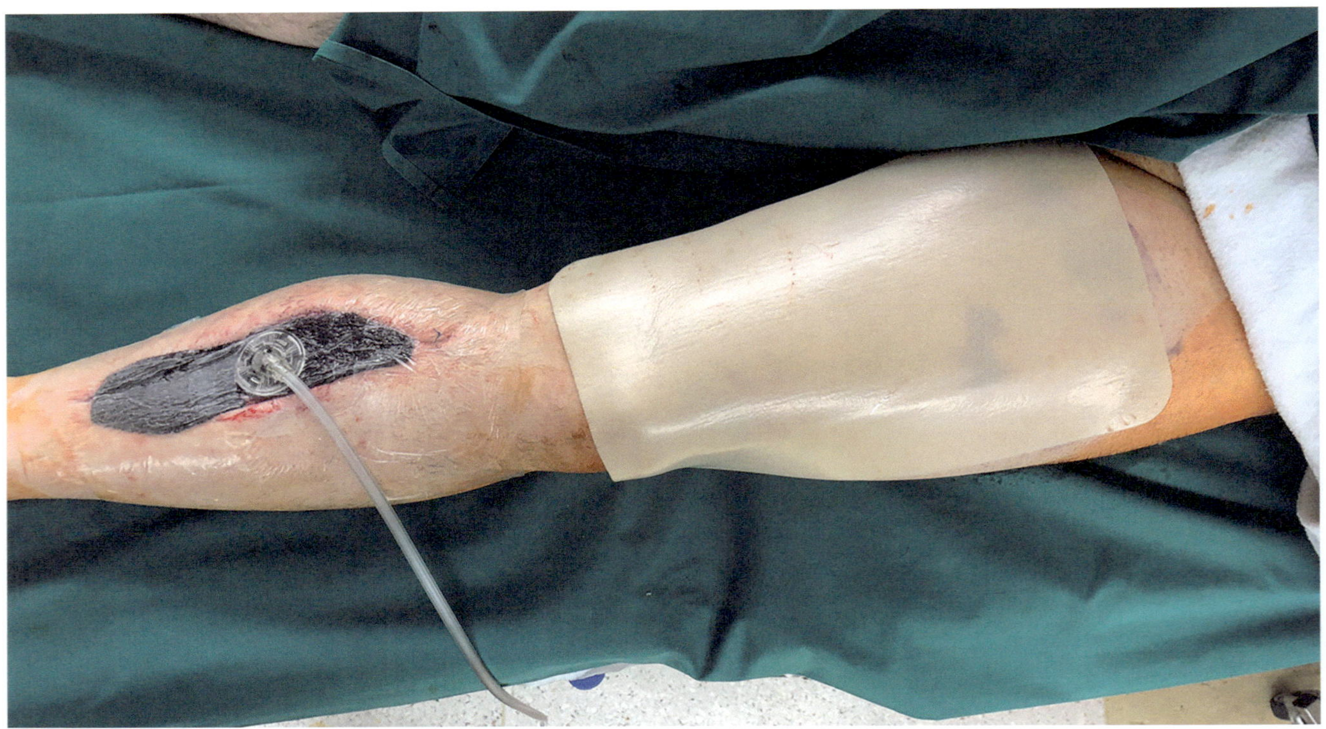

Abb. 22.20 Step 10: Wundverband des Spenderareals und Unterdruckverband

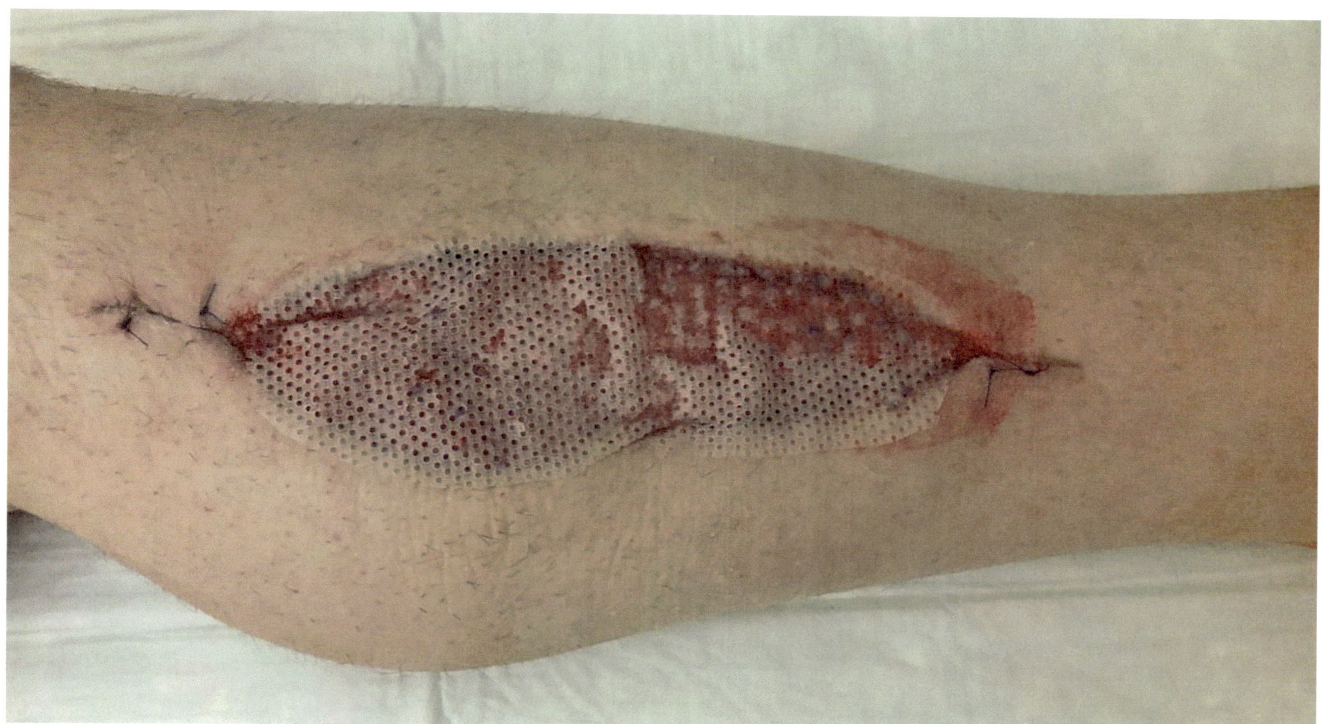

Abb. 22.21 Befund beim ersten Verbandswechsel am 10. postoperativen Tag. Es zeigen sich vitale Vollhautinseln unter dem Mepithel® -Verband

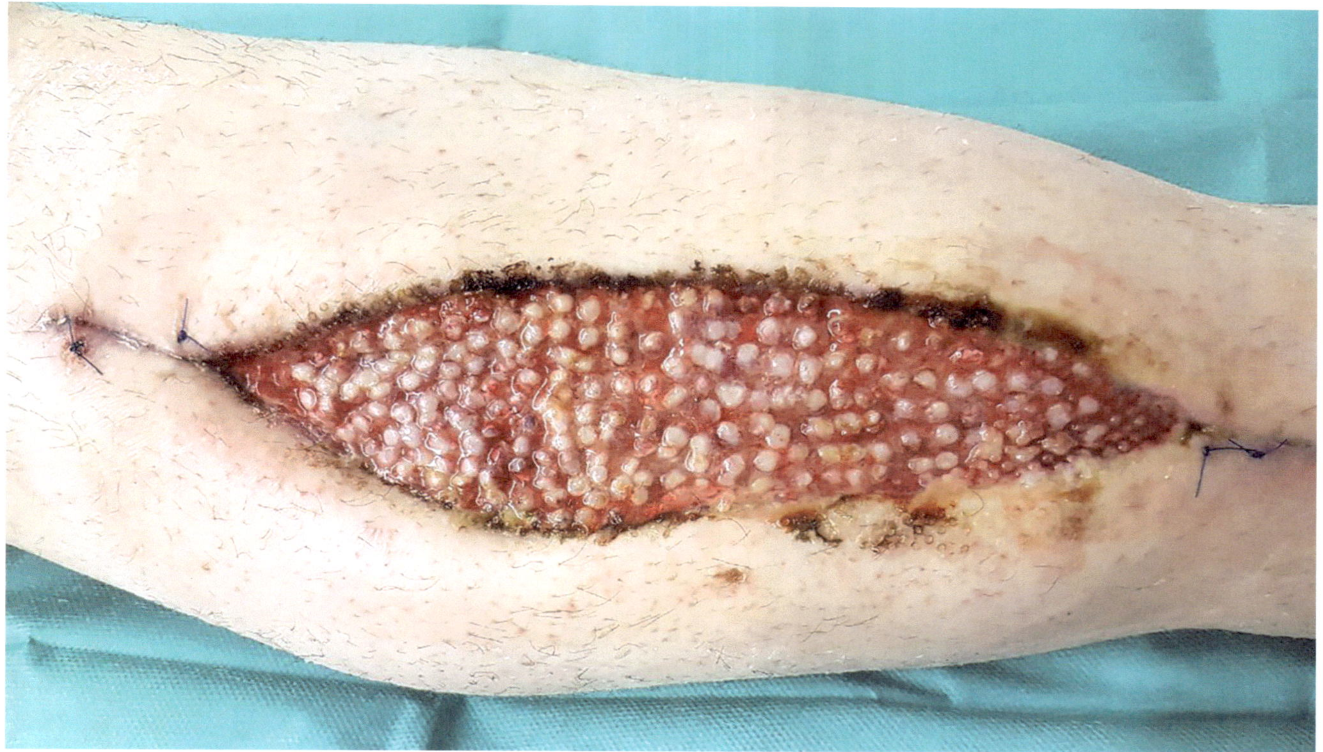

Abb. 22.22 Postoperativer Befund am Tag 14 mit 100 % Take-Rate der Vollhautinseln

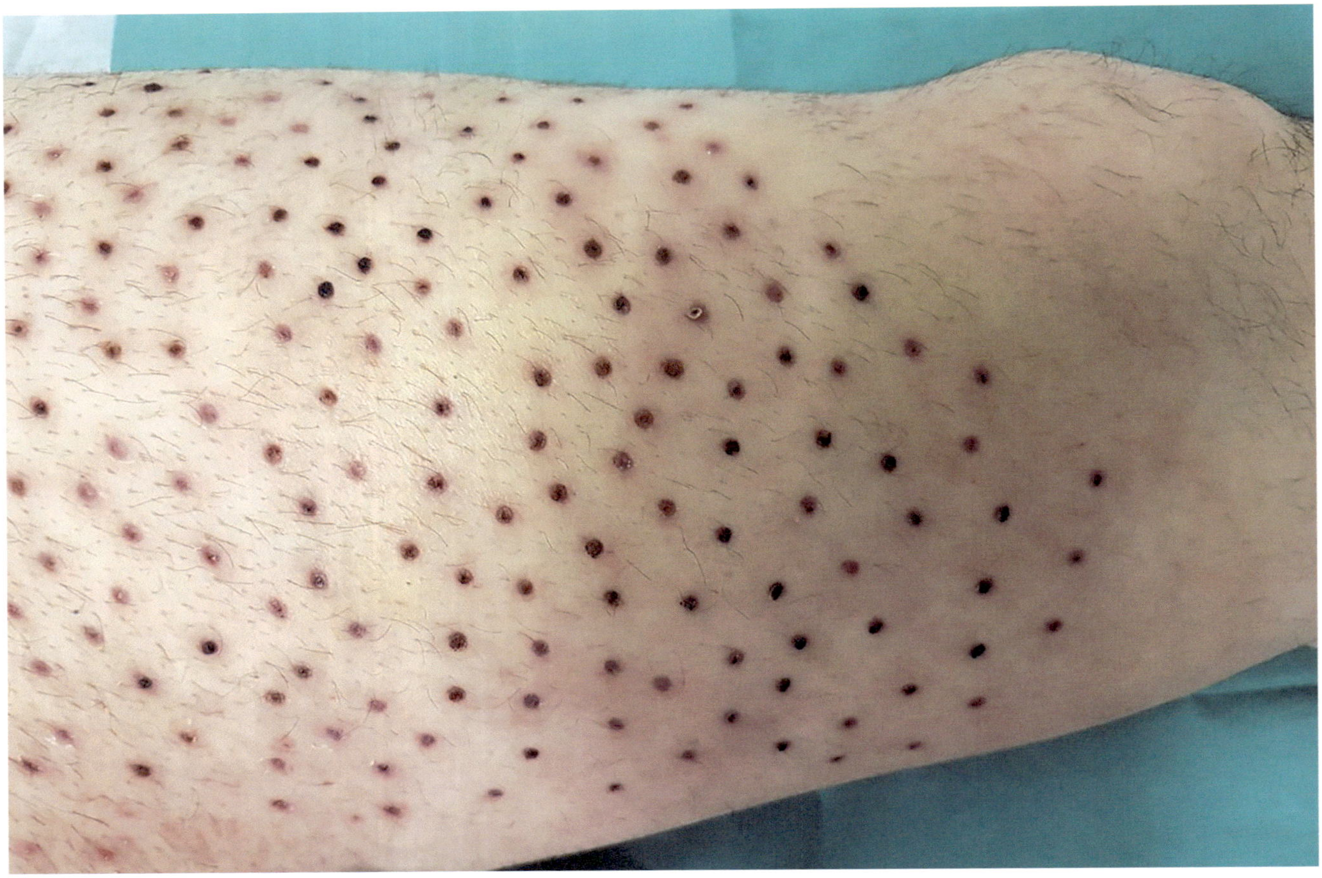

Abb. 22.23 Spenderareal am Tag 14 mit reizfreien Wundverhältnissen

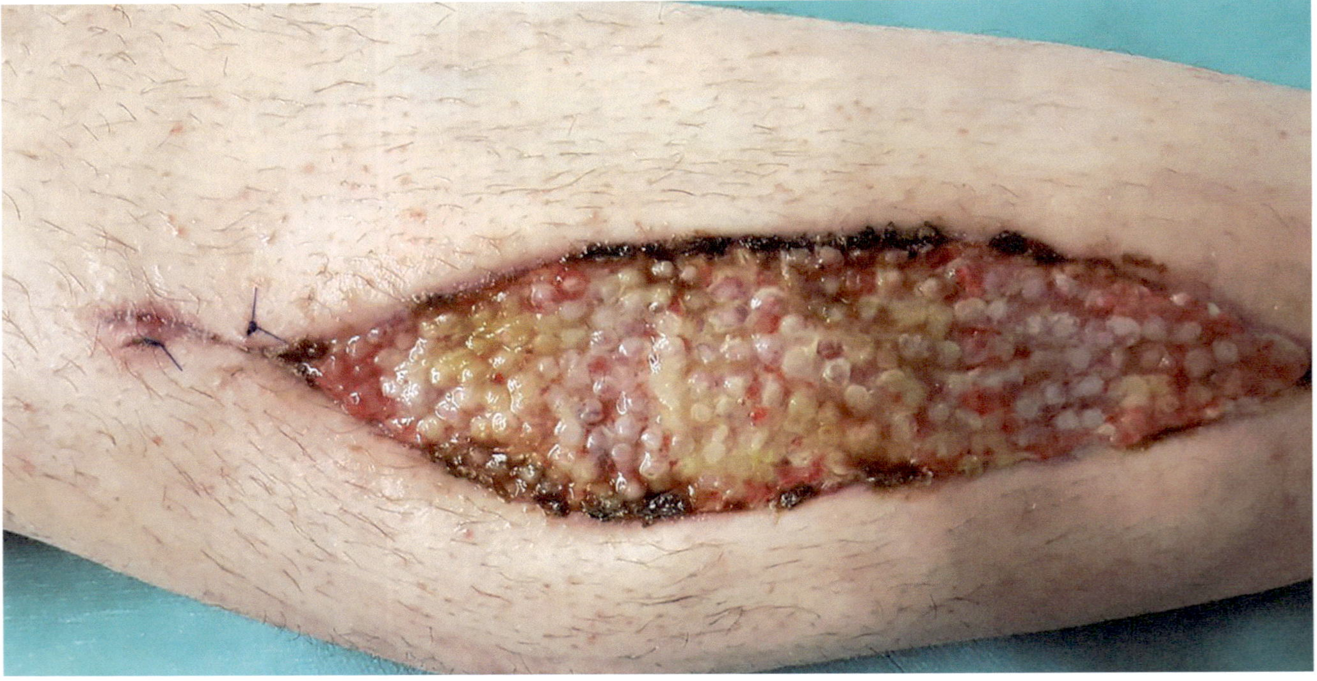

Abb. 22.24 Befund am postoperativen Tag 20 mit deutlicher Konfluation der transplantierten Vollhautinseln

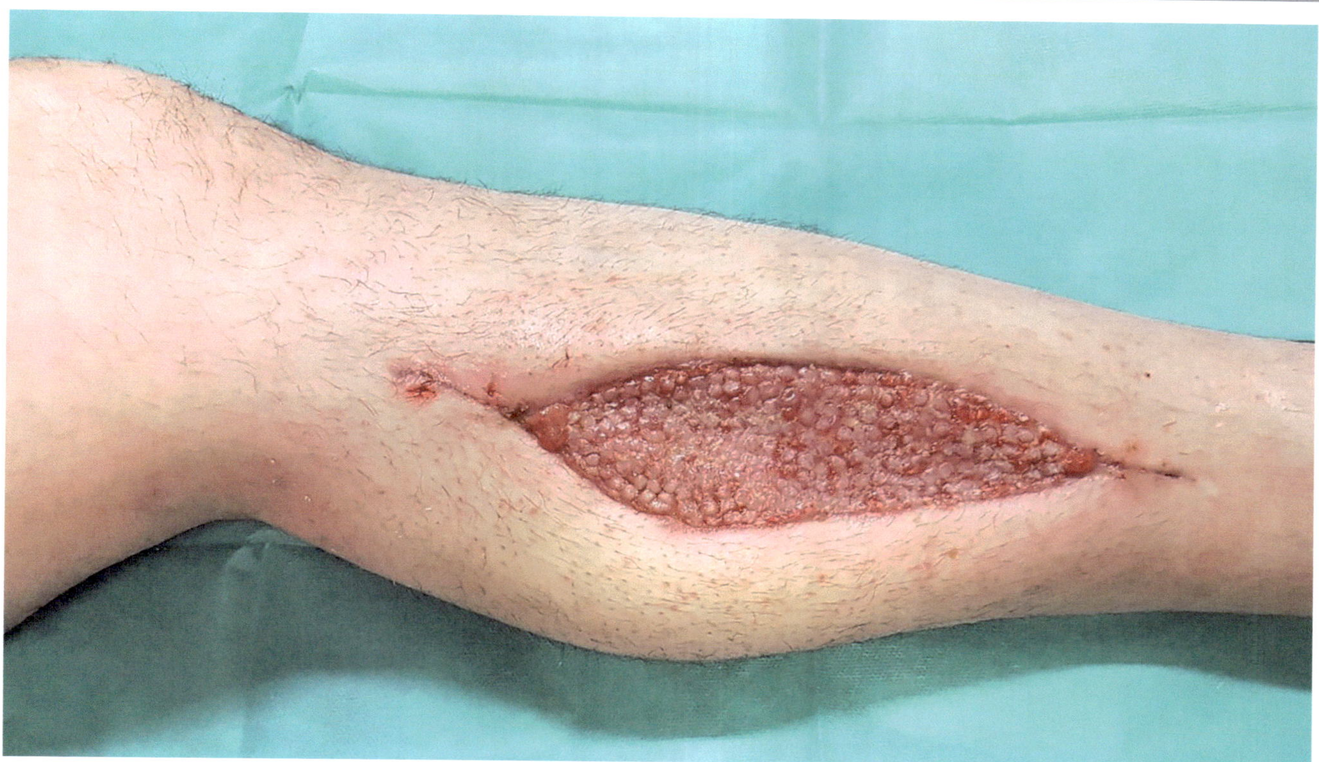

Abb. 22.25 Befund am postoperativen Tag 25. Zunehmende Reepithelialisierung und Wundverschluss

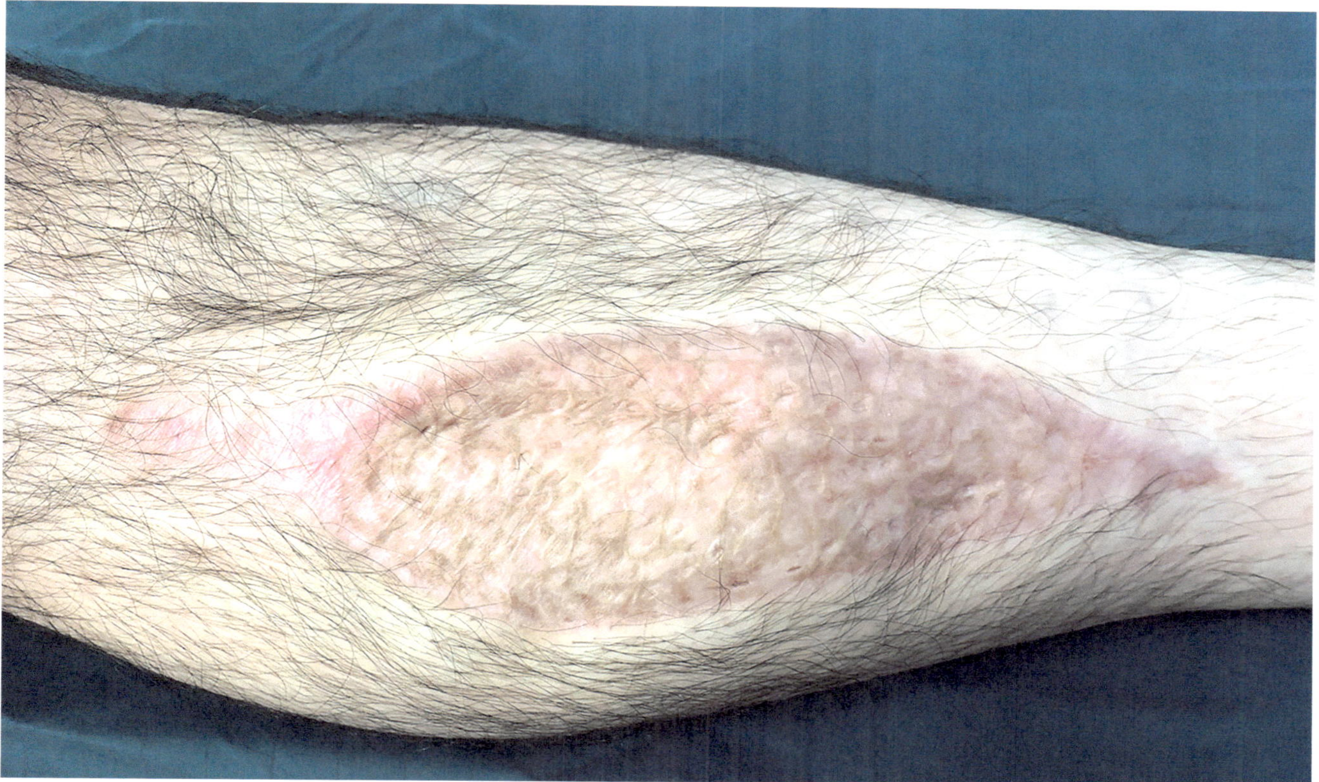

Abb. 22.26 Postoperativer Befund nach 6 Monaten. Stabiles Vollhauttransplantat mit dicker dermaler Verschiebeschicht

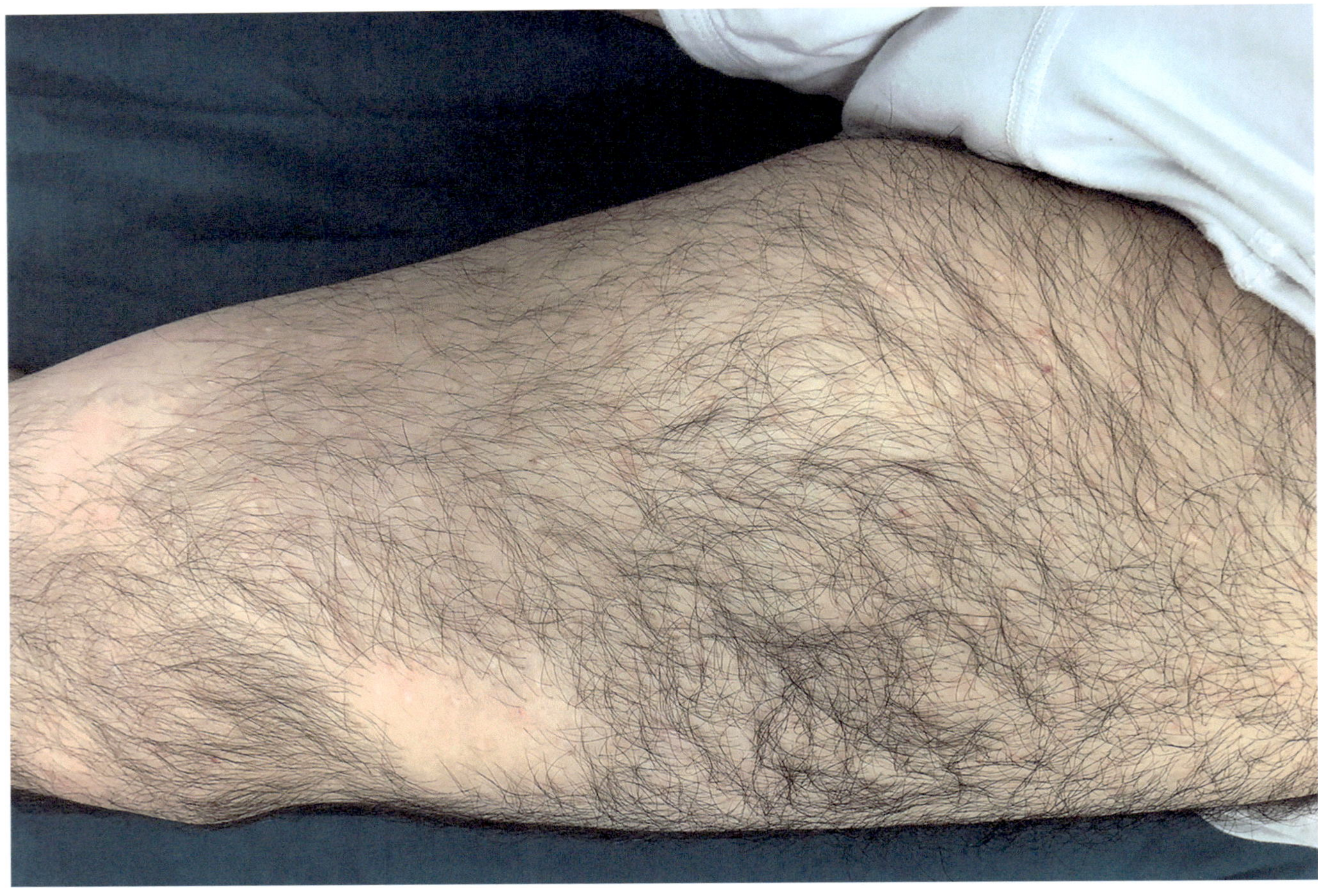

Abb. 22.27 Spenderareal 6 Monate postoperativ. Minimale Pigmentverschiebung am Spenderareal

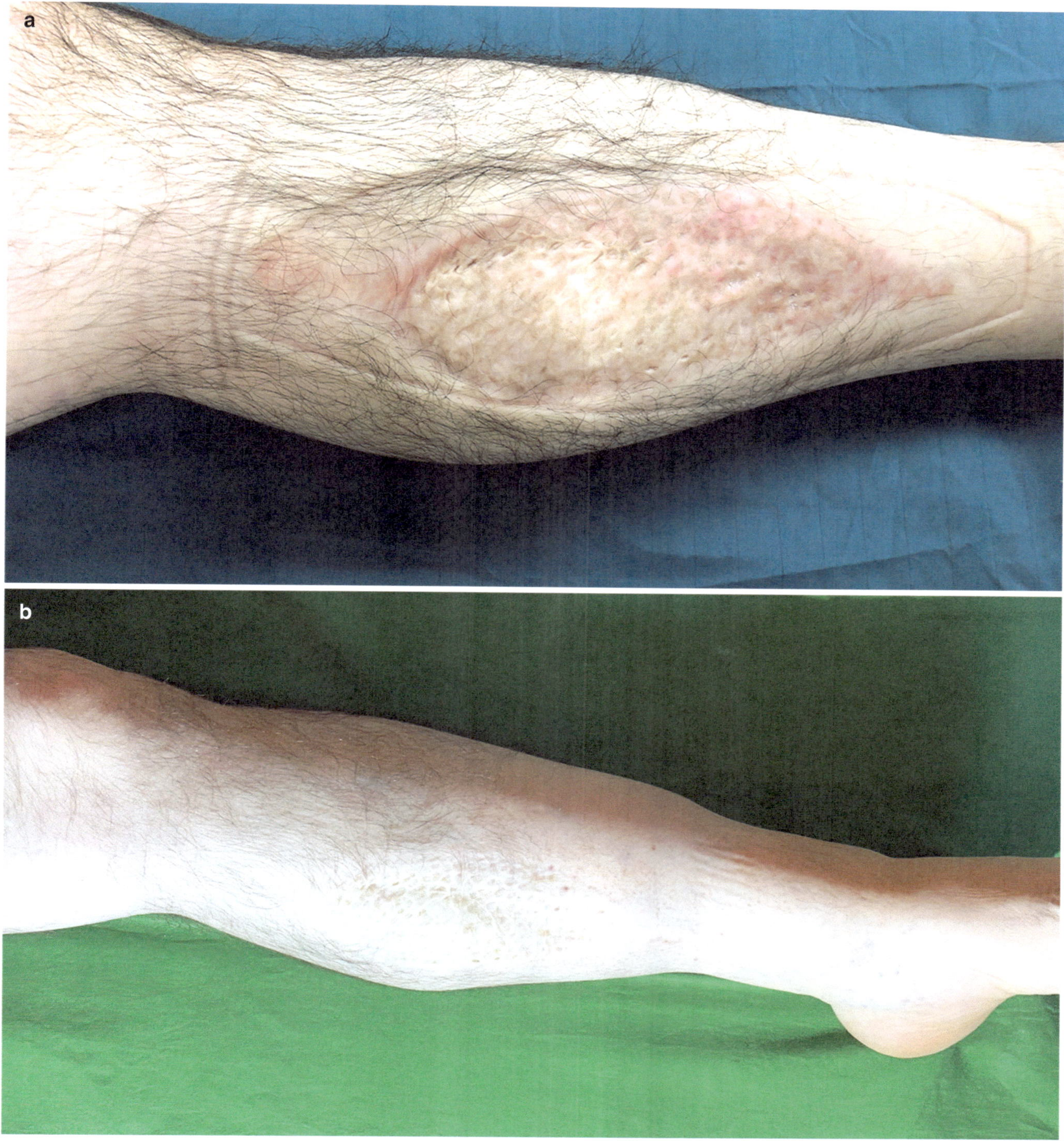

Abb. 22.28 **a** Befund sechs Monate nach Transplantation 3 mm großer Hauptinseln mit dem SkinDot® Verfahren. **b** Befund ein Jahr nach Transplantation 3 mm großer Hauptinsel mit dem SkinDot® Verfahren. Es zeigt sich ein stabiles, belastbares Vollhauttransplantat. Durch Transplantation des subdermalen Fettgewebes an denVollhautinseln ist der Konturunterschied aufgehoben

22.4 SkinDot® – Step by Step: Transplantation von 2 mm Vollhautinseln

Die nachfolgenden Fotos zeigen dieses Verfahren auf:

(Abb. 22.29, 22.30, 22.31, 22.32, 22.33, 22.34, 22.35, 22.36, 22.37, 22.38, 22.39, 22.40, 22.41, 22.42, 22.43, 22.44, 22.45, 22.46, 22.47, 22.48, 22.49)

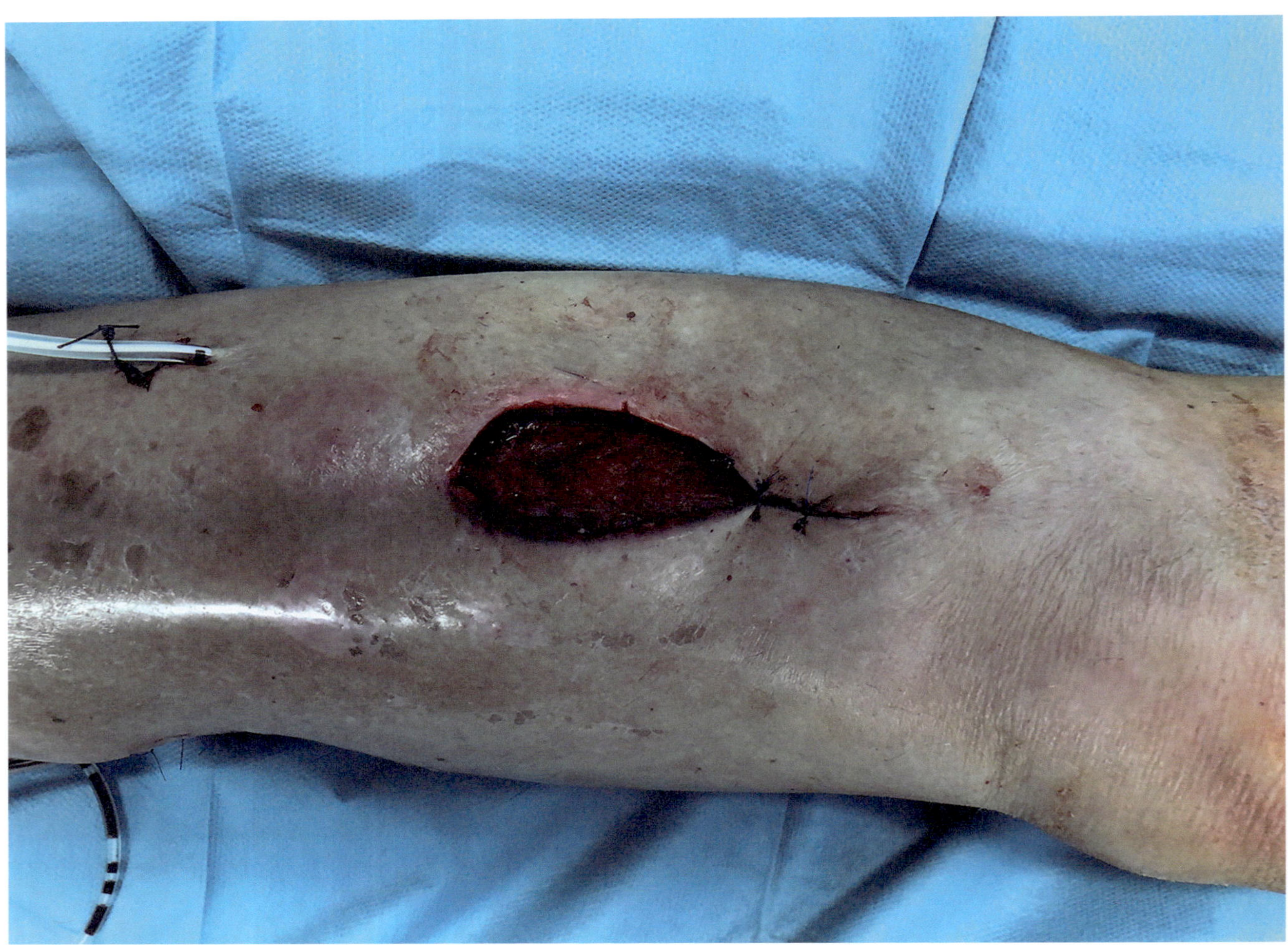

Abb. 22.29 Befund: 7 cm × 4 cm großer Vollhautdefekt am rechten Unterschenkel nach Fasziotomie

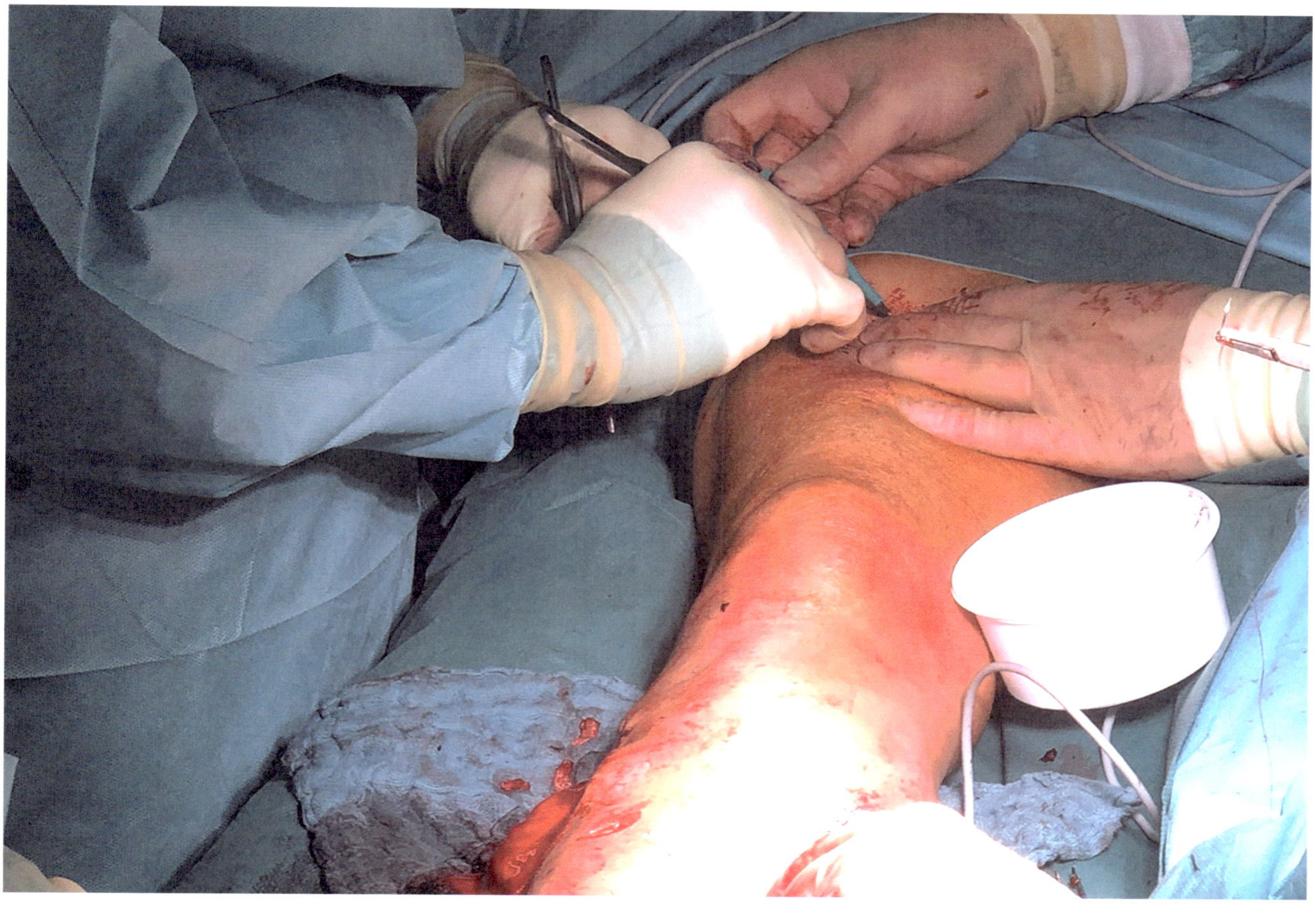

Abb. 22.30 Step 1: Entnahme von 100 × 2 mm Vollhautstanzen am rechten Oberschenkel

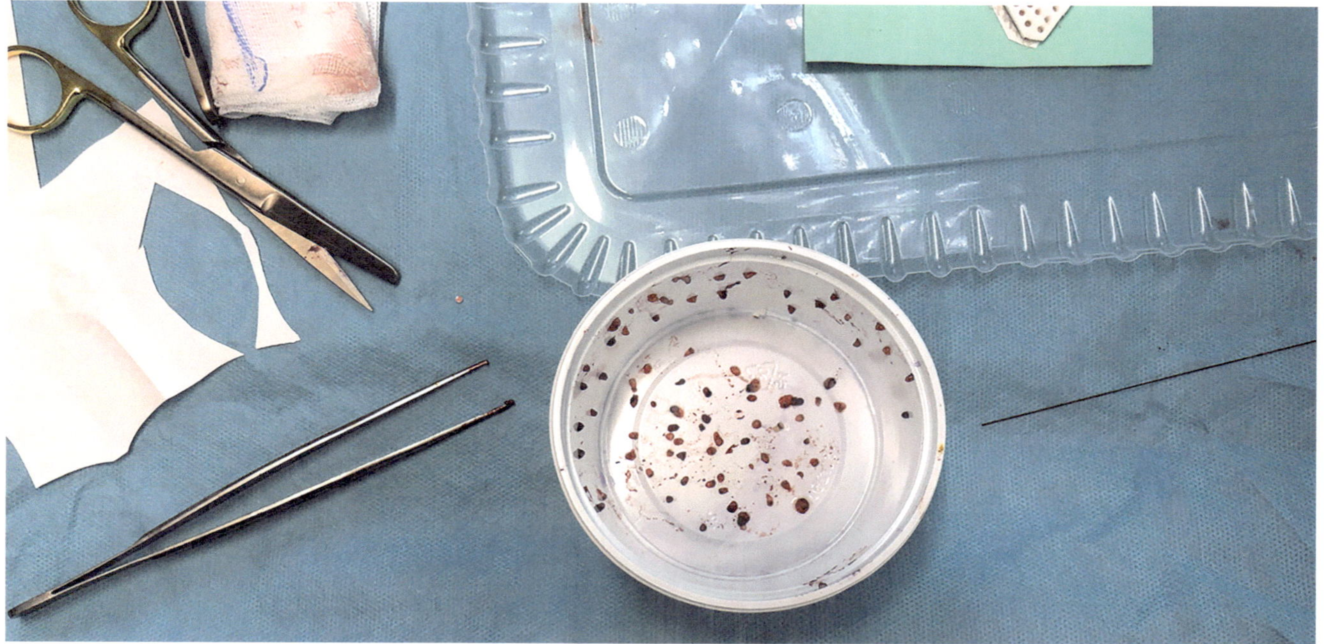

Abb. 22.31 100 × 2 mm Vollhautinseln

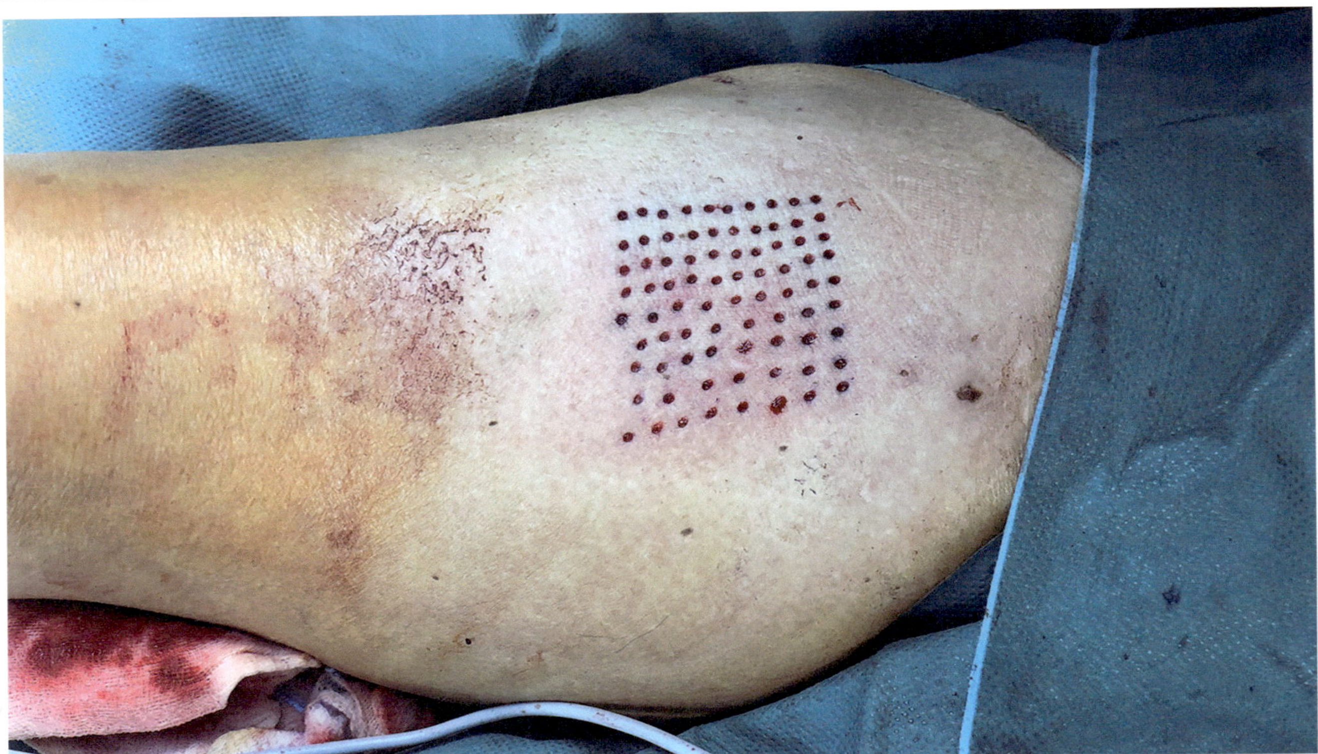

Abb. 22.32 Das Spenderareal nach Abnahme der 100 × 2 mm Inseln

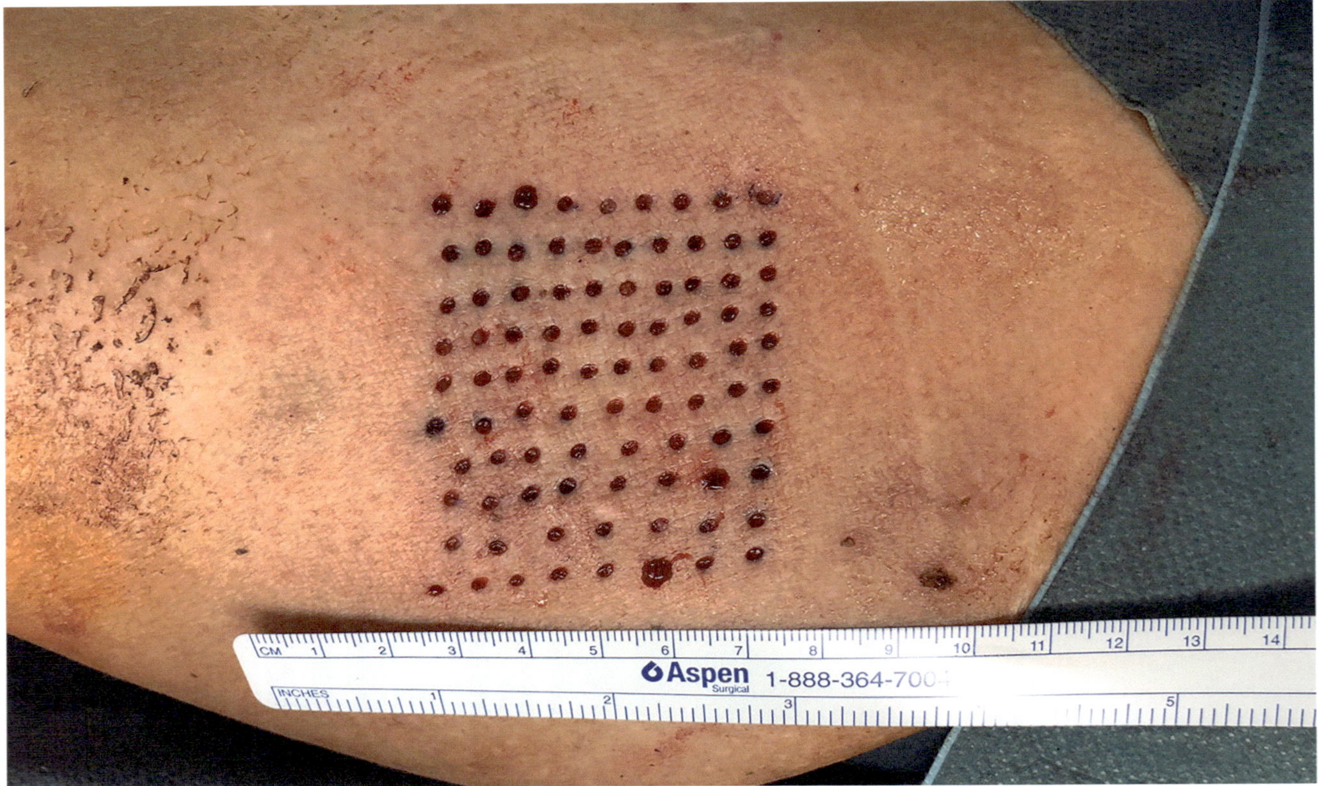

Abb. 22.33 Detailaufnahme des Spenderareals

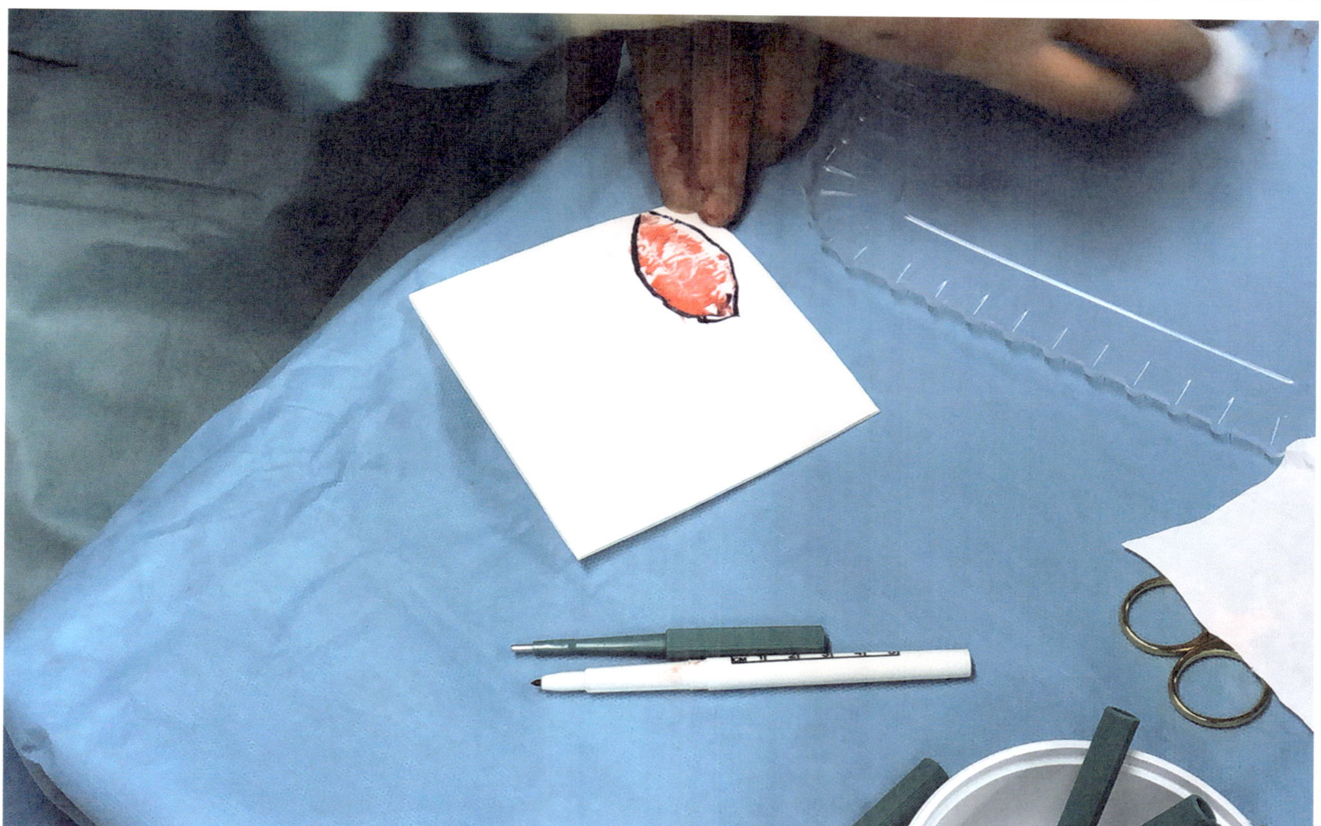

Abb. 22.34 Step 2: Zuschneiden einer Papierschablone als Vorlage für die Matrixgröße

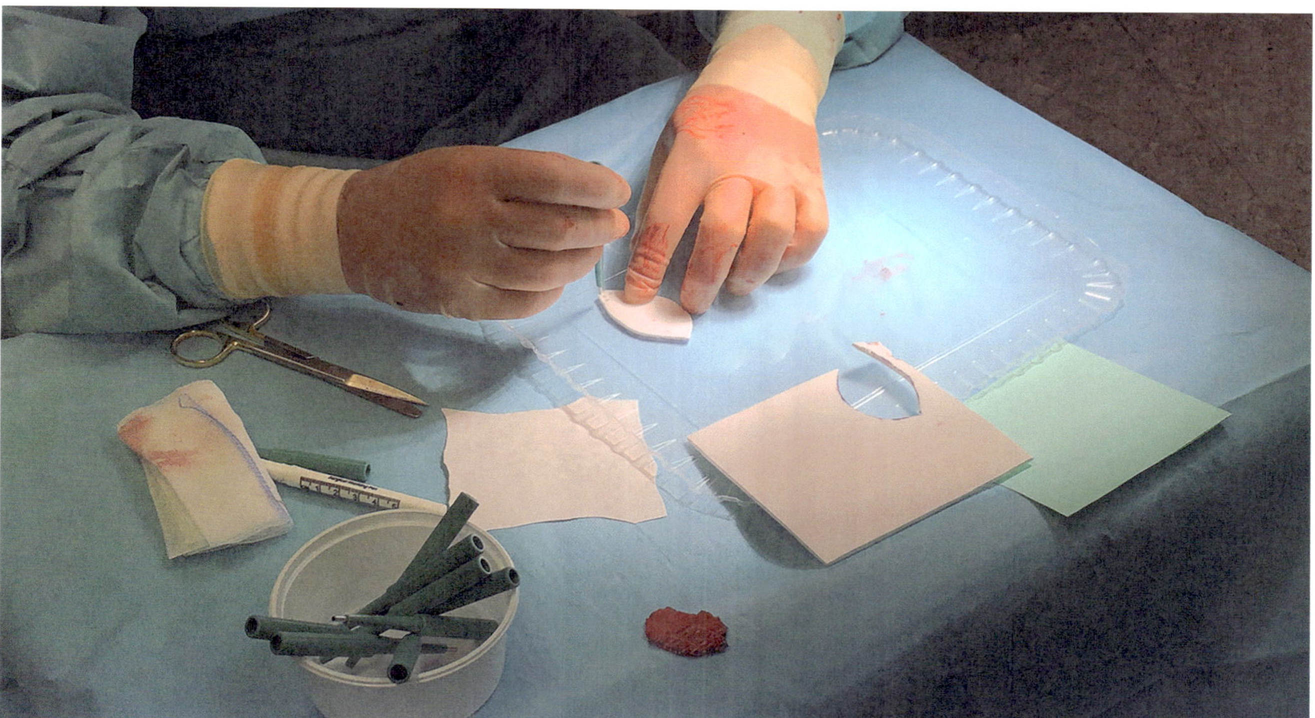

Abb. 22.35 Step 3: Auschneiden der Elastin-Kollagen Matrix (custome made Matriderm®-Matrix) und Stanzen der Löcher für die 2 mm Volhhautinseln mittels 2 mm KAI®-Stanzen

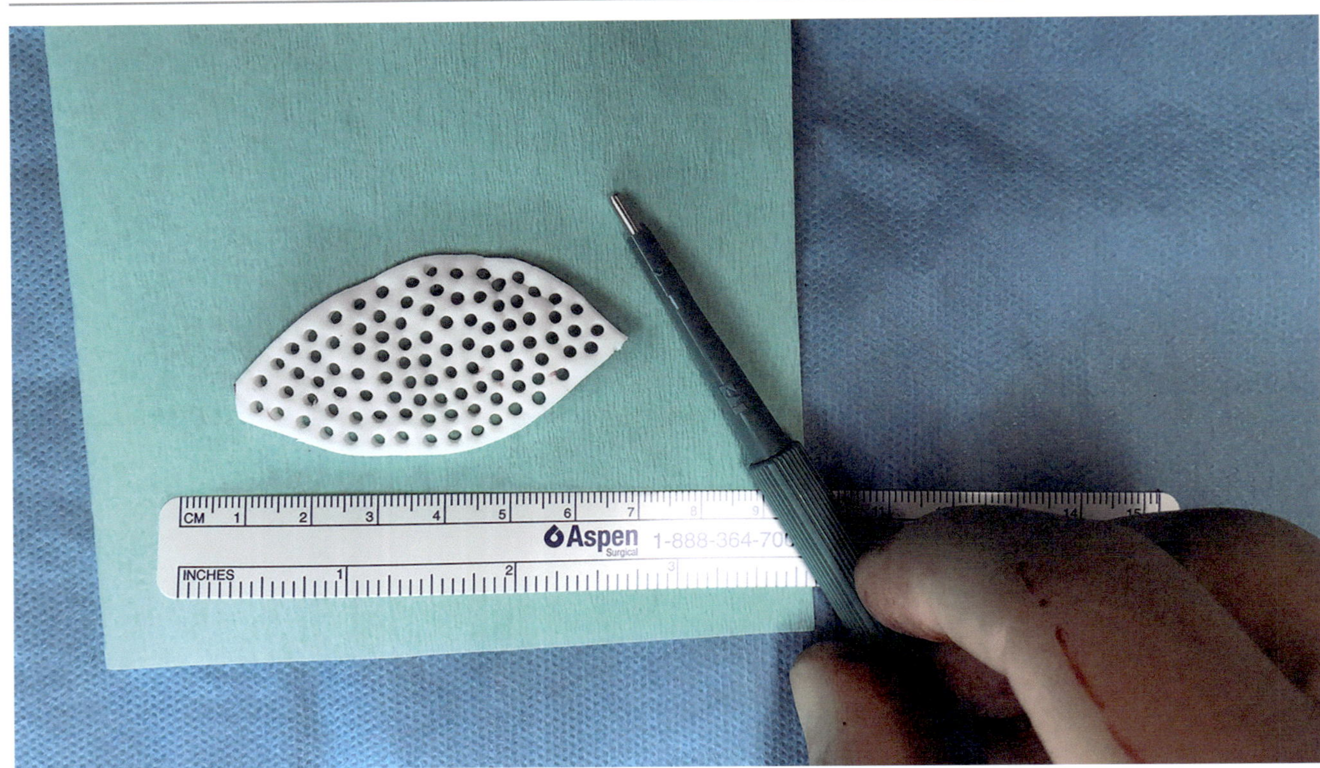

Abb. 22.36 Gestanzte Matriderm®-Matrix. Die Abstände zwischen den Löchern sollen so gering wie möglich sein

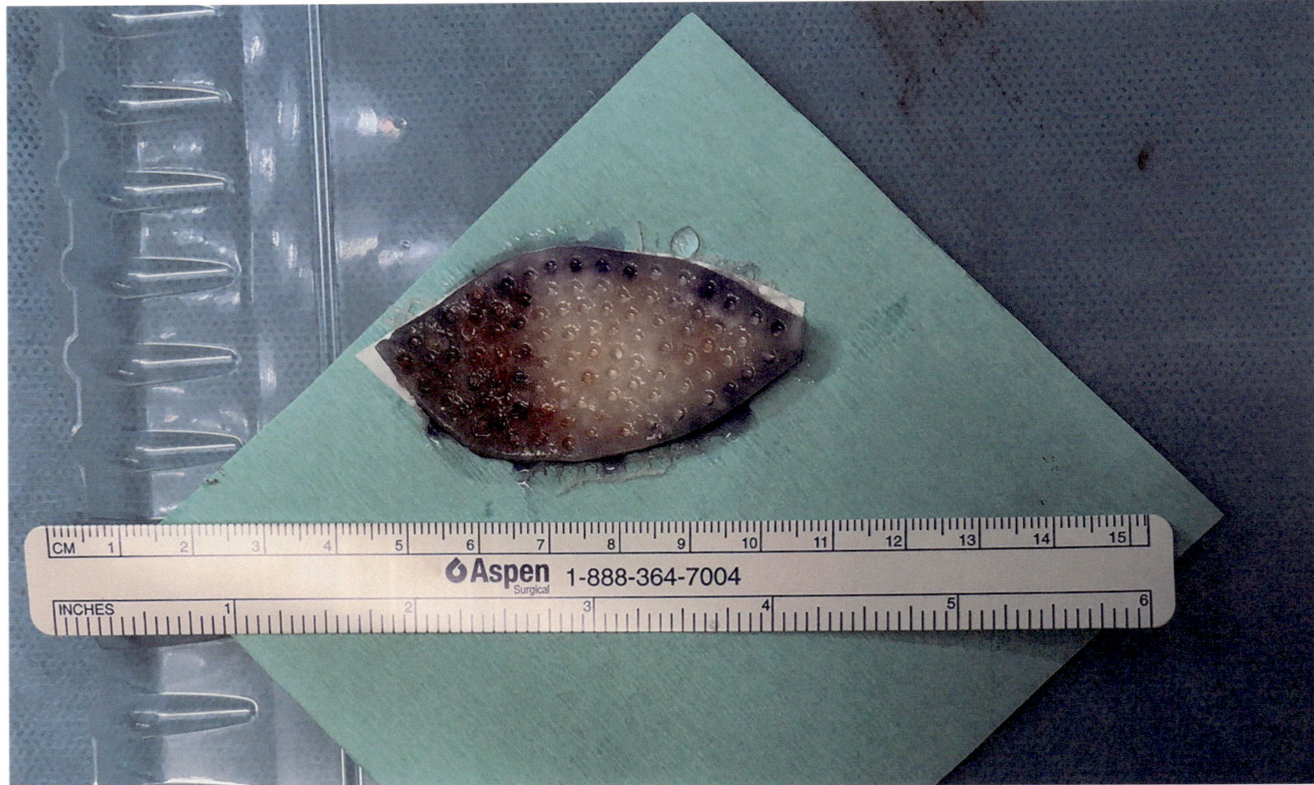

Abb. 22.37 Step 4: Transplantation der 2 mm Vollhautinseln in die Matriderm®-Matrix mit einer Mikropinzette. In der linken Hälfte sind die Inseln bereits implementiert. Die Epidermis der Vollhautinseln zeigt nach unten (upside-down)

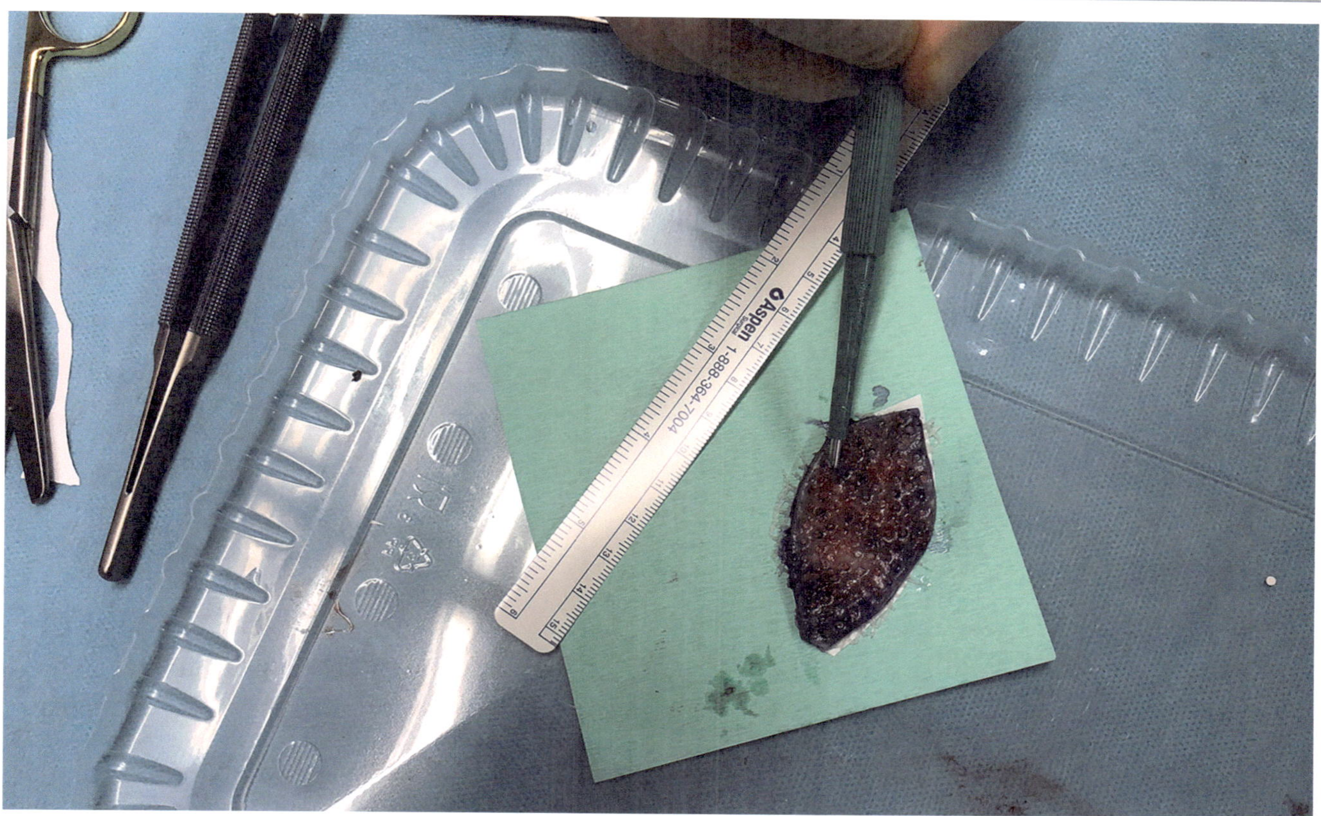

Abb. 22.38 Fertiges Transplantat mit 100 × 2 mm Vollhautinseln

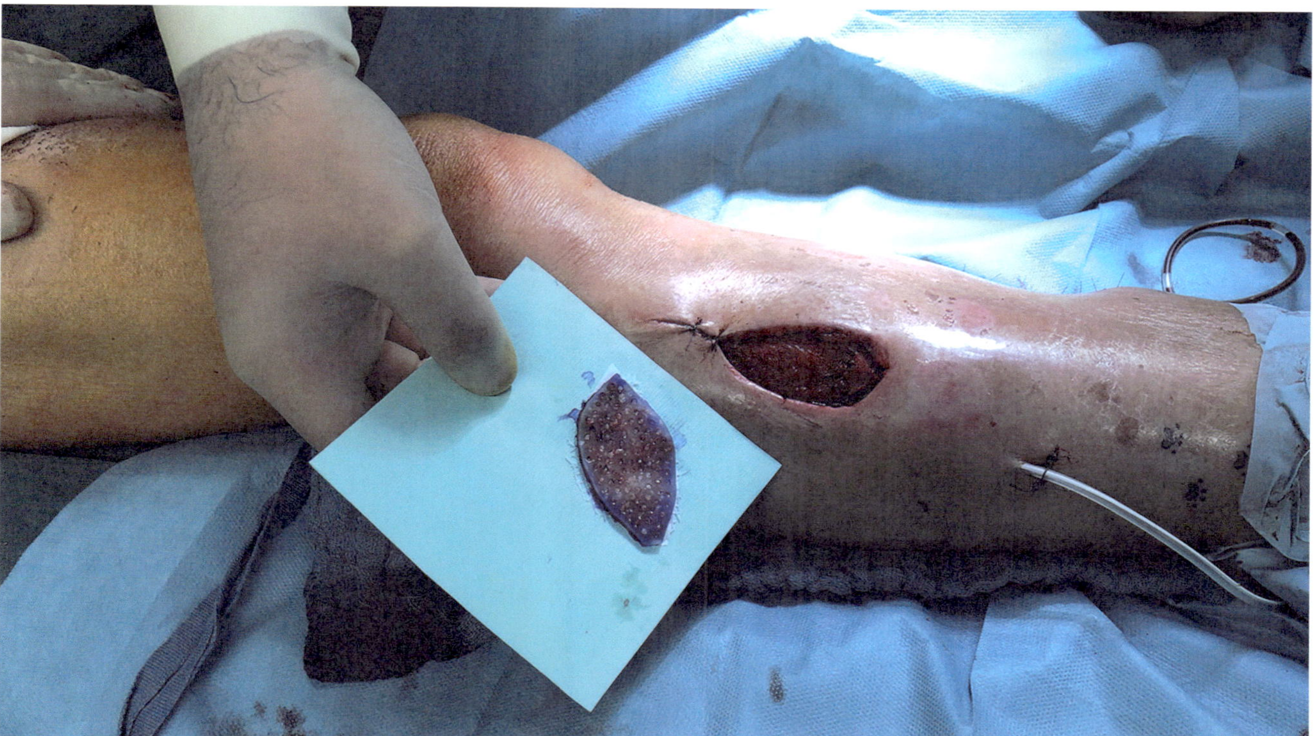

Abb. 22.39 Step 5: Transplantation auf die Wunde. Wichtig ist, dass die subdermale Seite der Vollhautinseln den Wundgrund berühren und die Epidermis außen liegt (downside-up)

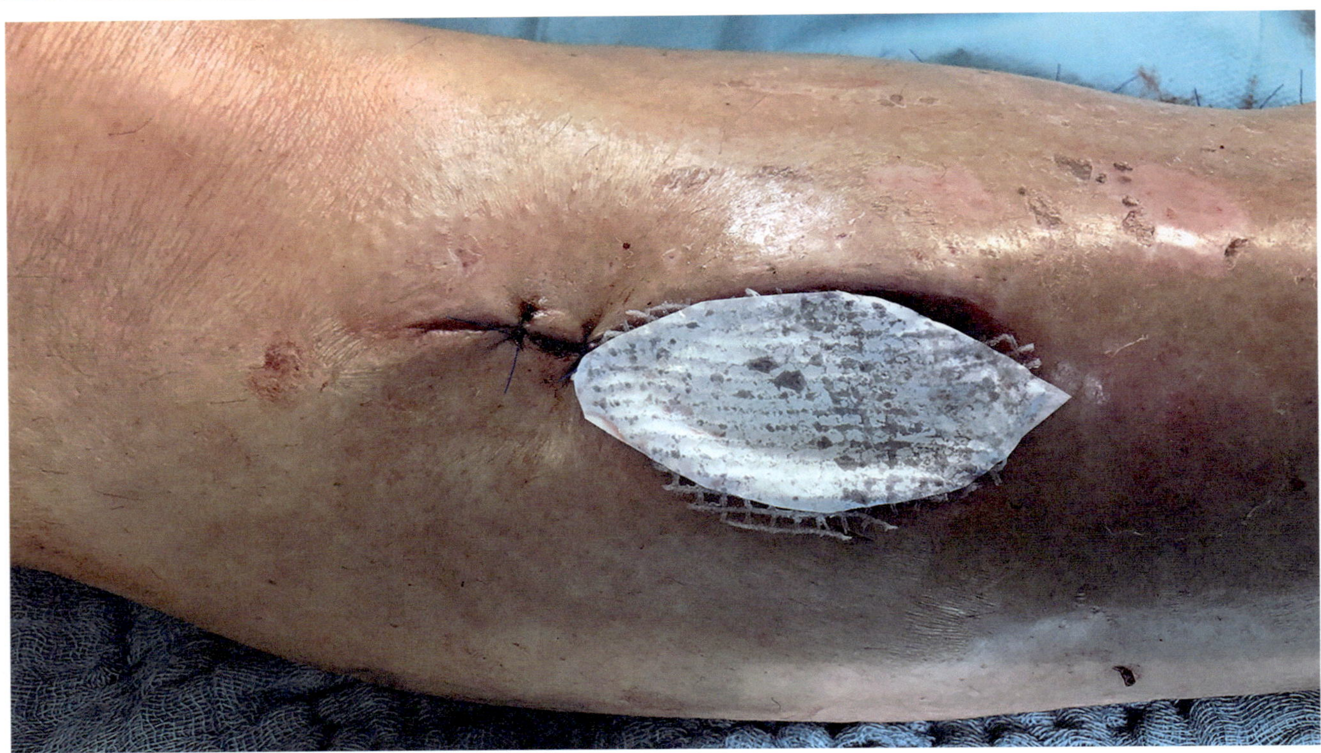

Abb. 22.40 Step 6: Wundverband des Empfängerareals mit Fettgaze und Suprathel®

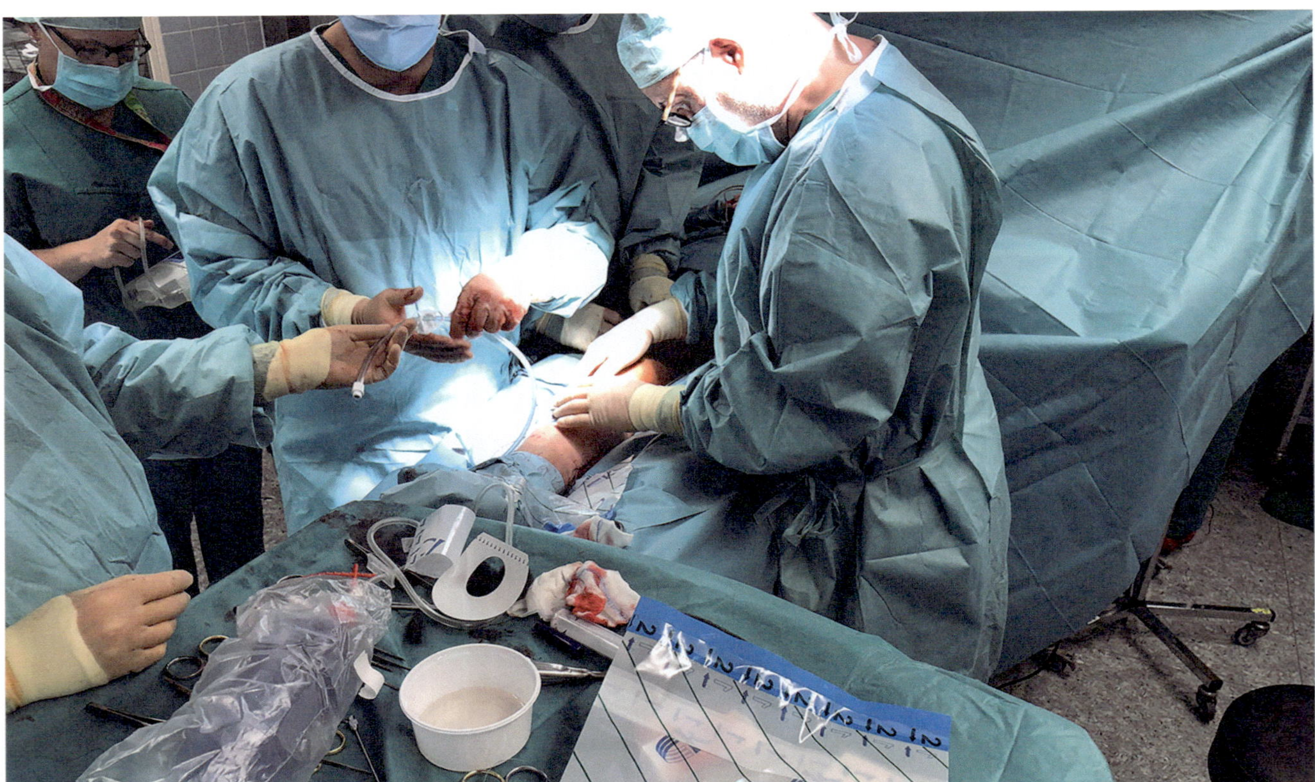

Abb. 22.41 Step 7: Anlage einer Unterdrucktherapie (VAC®) zur Vermeidung von Scherkräften. Belassen des VAC® Verbandes bei Absenz von Entzündungszeichen für 10 Tage mit einem milden Unterdruck von -75 mmHG

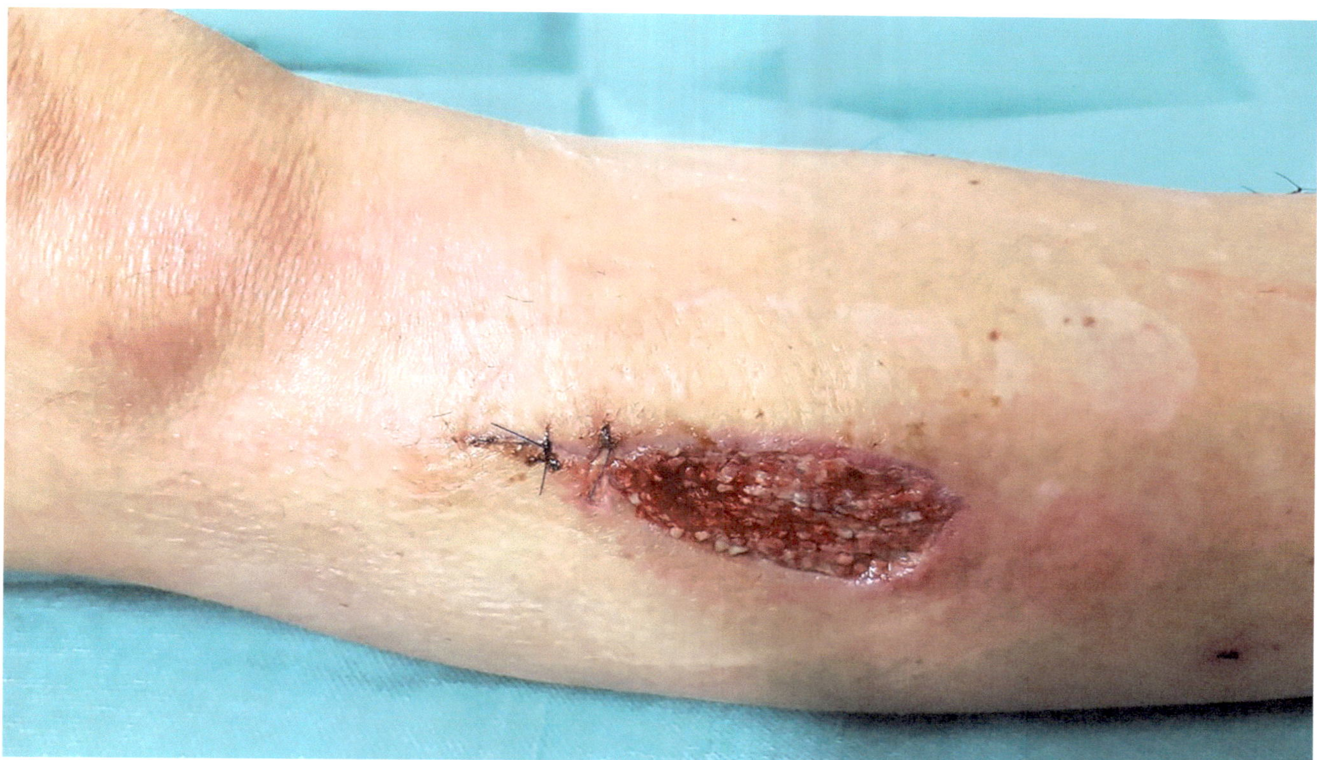

Abb. 22.42 Befund beim ersten Verbandswechsel am 10. postoperativen Tag. Die transplantierten 2 mm Vollhautinseln sind nur schwer zu erkennen

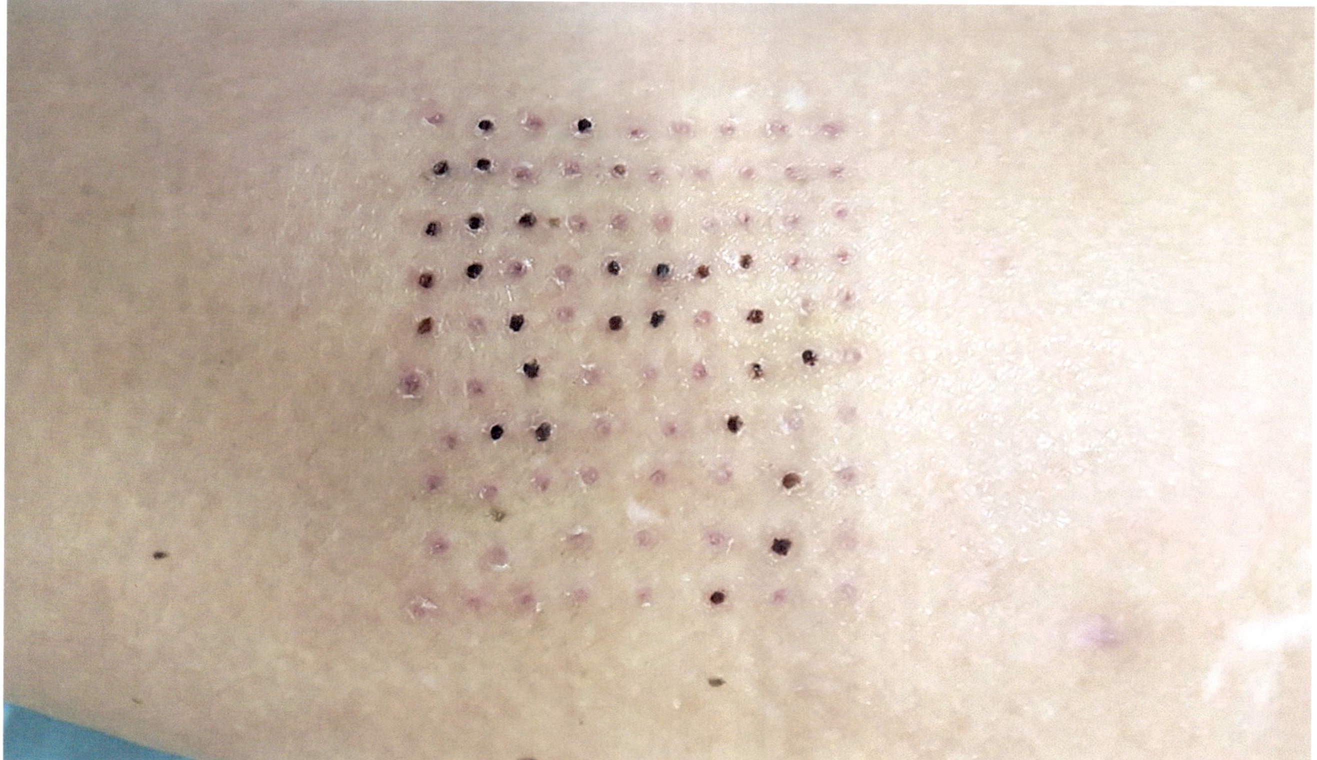

Abb. 22.43 Verheiltes Spenderareal am Tag 7 mit reizfreien Wundverhältnissen

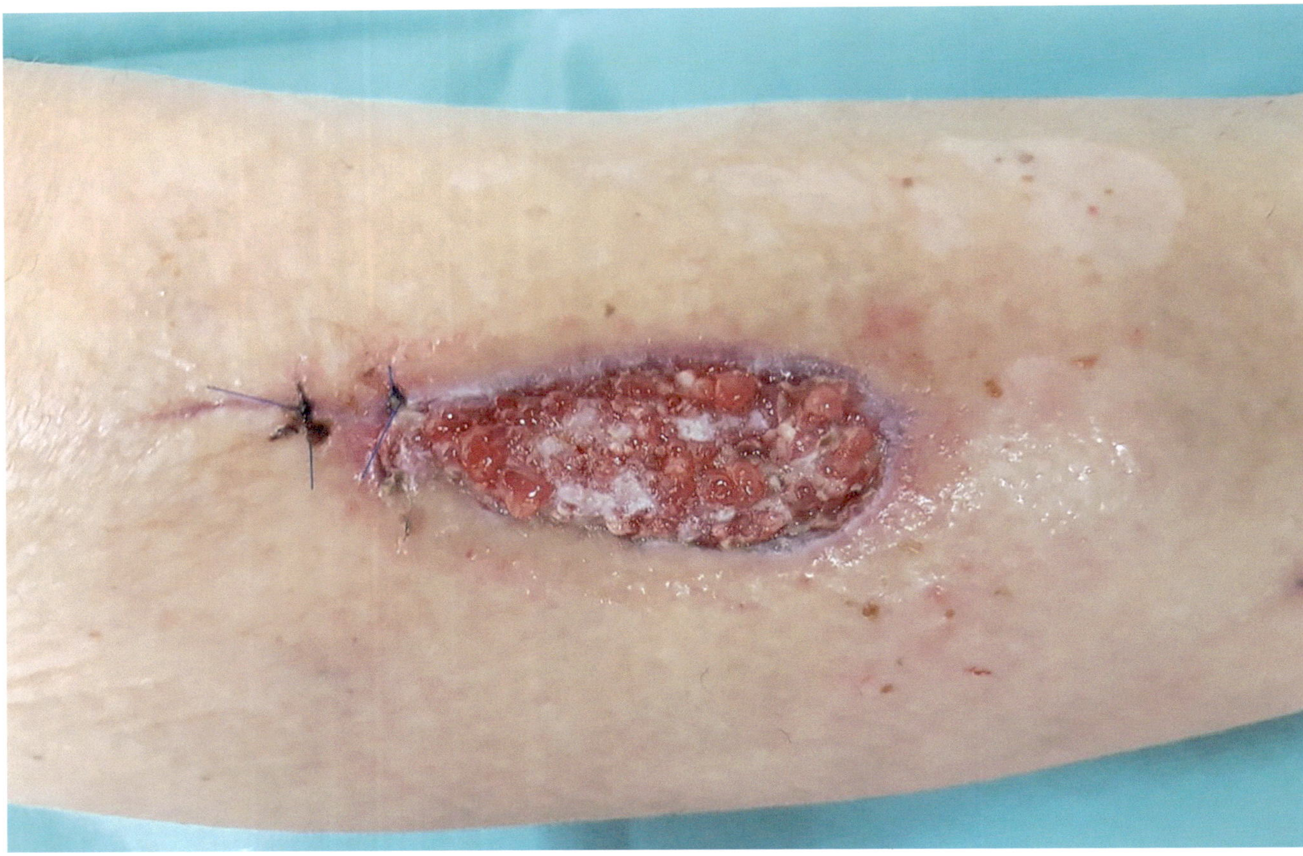

Abb. 22.44 Beginnende Reepithelsierung am Tag 14 postoperativ. Partielle Hypergranulation

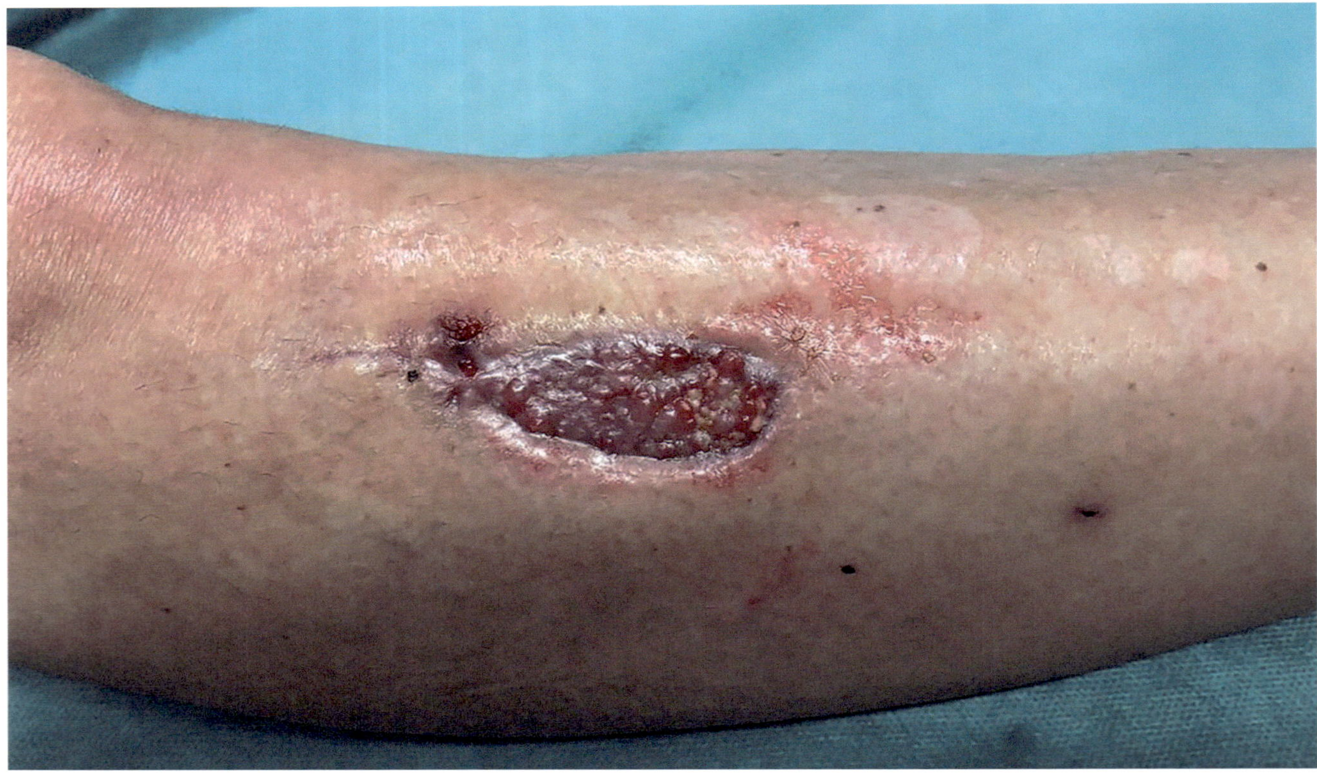

Abb. 22.45 Fast kompletter Wundverschluss 25 Tage nach der SkinDot®-Transplantation

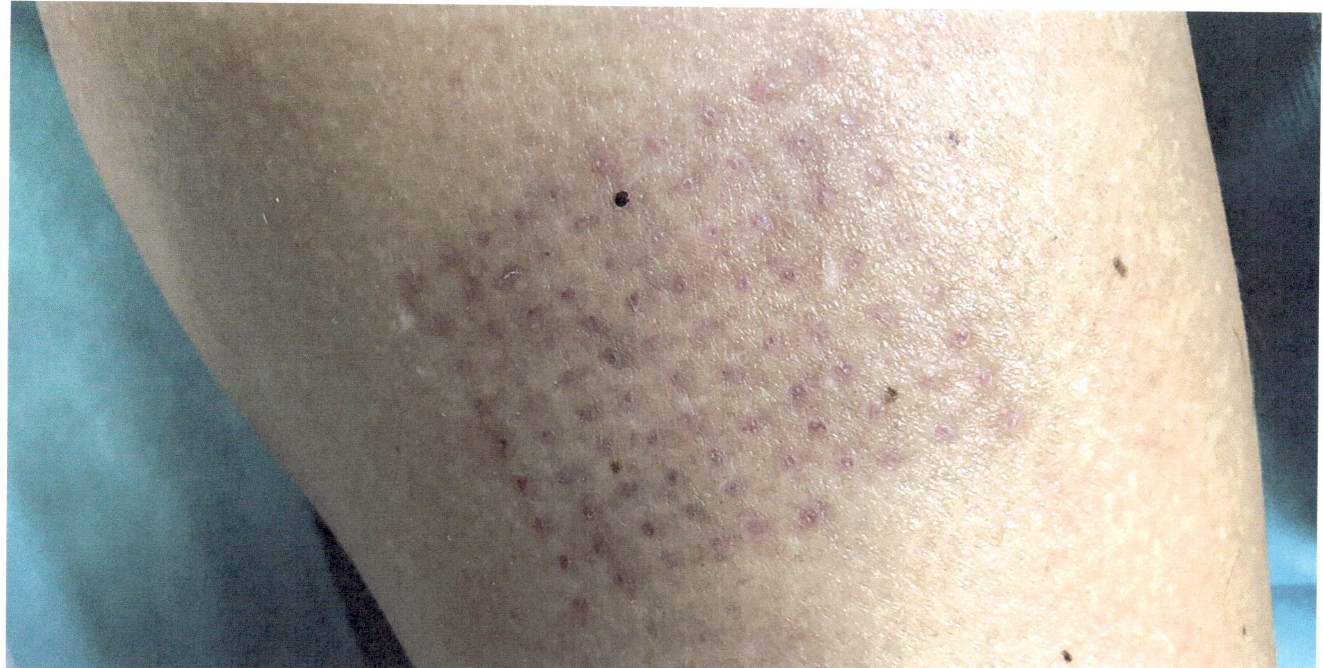

Abb. 22.46 Spenderareal am postoperativen Tag 25

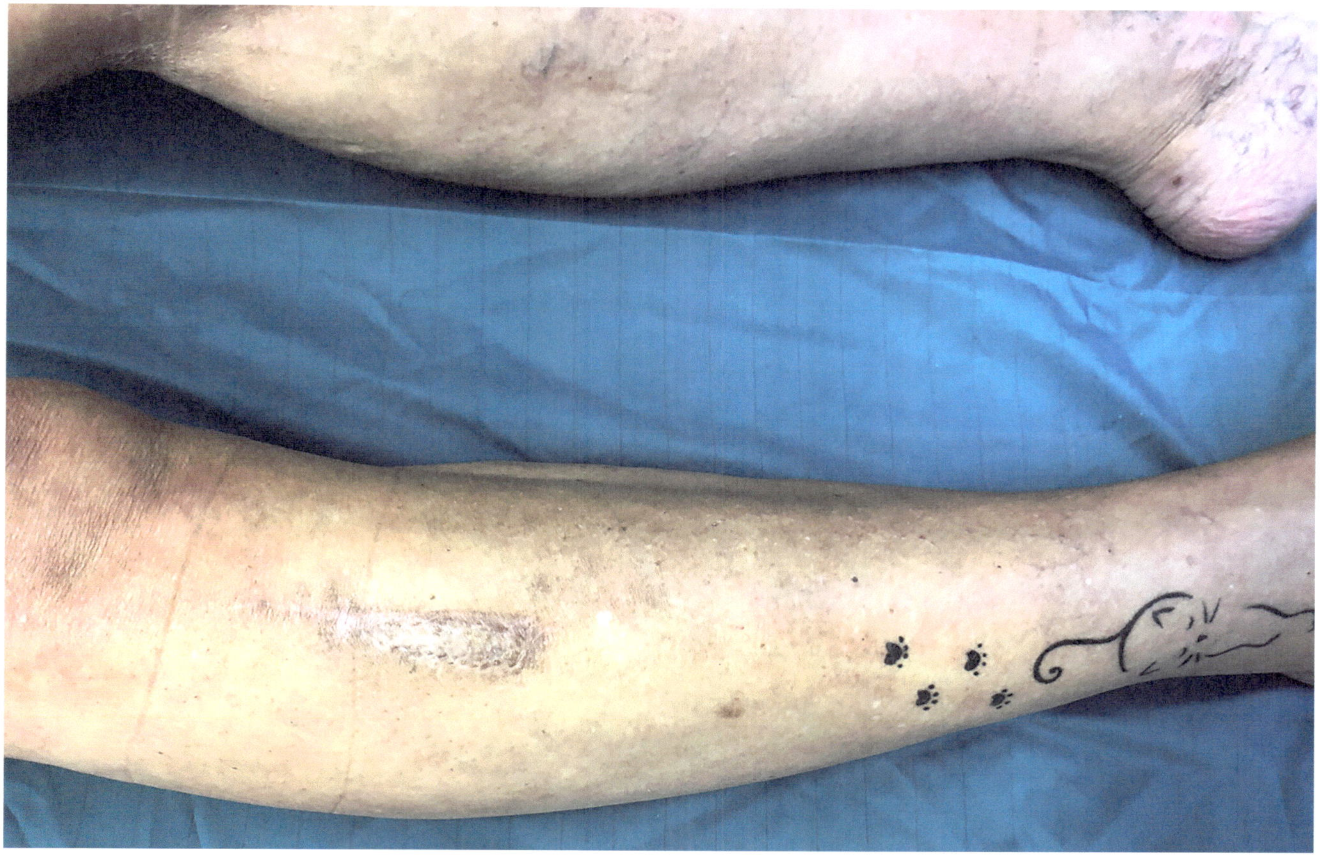

Abb. 22.47 Zustand ein Jahr nach der Vollhauttransplantation mittels SkinDot®

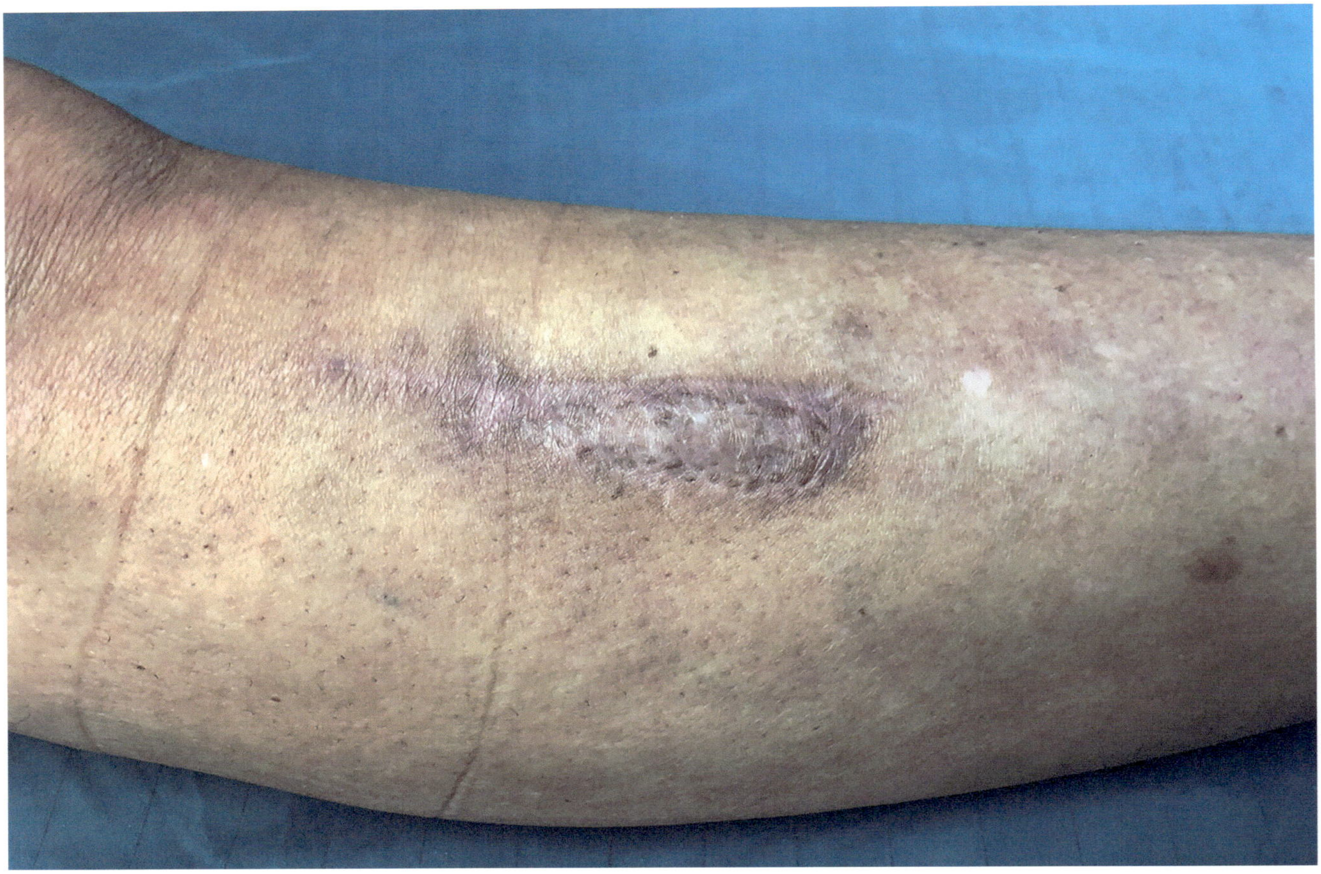

Abb. 22.48 Befund ein Jahr nach dem SkinDot®-Verfahren, Detailaufnahme. Stabiles, belastbares Vollhaut-Transplantat mit dicker dermaler Verschiebeschicht

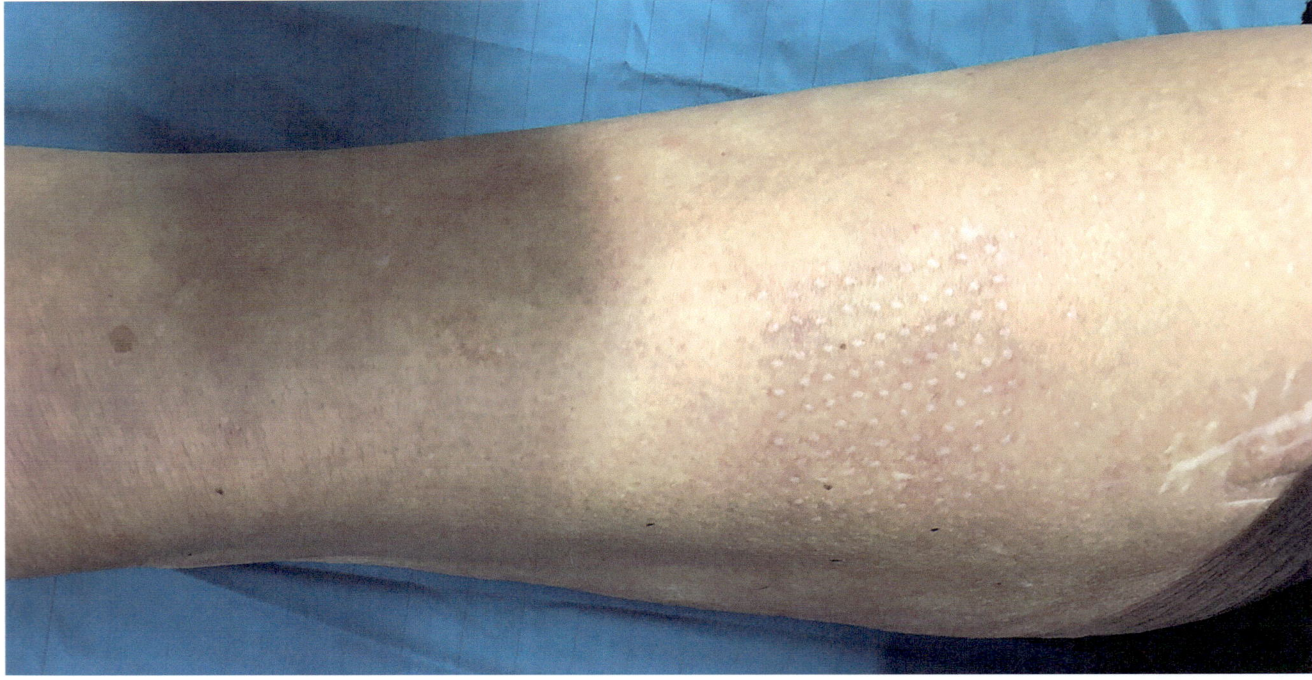

Abb. 22.49 Spenderareal ein Jahr nach der Entnahme der 2 mm Vollhautinseln mit bestehender Pigmentverschiebung

22.5 Zusammenfassung

SkinDot® ist ein neues, innovatives Verfahren zur Vollhauttransplantation. Die ersten OP-Ergebnisse sind sehr vielversprechend. Als primärer Vorteil gegenüber bisherigen Transplantationsverfahren besticht die Stabilität und die dicke dermale Verschiebeschicht des Transplantats sowie die geringe Spendermortalität. Der derzeitige Nachteil des hohen operativen Zeitaufwands wird durch die SkinDot®-Devices aufgehoben, da sie eine vollautomatisierte Abnahme und Implementierung der Inseln in die Matrix ermöglichen.

Literatur

1. Rives JM, Sellam P, Karcenty B (1994) Cultured epithelial autografts (CEA) management and colonization control in extensive burn injuries: "Thoughts on local dressing", 9th Congress of the International Society for Burn, 1994.
2. Ottomann C, Gatz K, Buntrok G et al (2020) SkinDot: a modified full-skin transplantation technique. Ann Surg 229(5):151454
3. Ottomann C, Buntrock G, Wiegel M et al (2017) Feed motion resection force analysis of 1 mm and 2 mm biopsy punches ontempered human cadaver skin use for the acquisition of full skin islets for skin transplantation. Int J Biotechnol Bioeng 3(5):57–64
4. Ottomann C, Krziminski S, Buntrock G et al (2017) Development of an intraoperative procedure for producing an autologous full skin equivalent – prototype design and pilot resection force and tensile strength measurements. Int J Biotechnol Bioeng 3(5):65–70
5. Ottomann C, Kranz S, Weyers I et al (2017) Resection force analysis of 1 and 2 mm punch biospies combined with rotation on temperature-controlled cadaver skin use for the acquisition of full skin islets for skin transplantation. Int J Biotechnol Bioeng 3(5):57–62
6. Smolle C, Brinskelle P, Steiner A et al (2017) Skin graft fixation in severe burns: use of topical negative pressure. In: Recent clinical techniques, results, and research in wounds. Springer Medizin, Cham
7. Motamed S, Niazi F, Atarian S et al (2008) Post-burn head and neck reconstruction using tissue expanders. Burns 34(6):878–884
8. Guogiene I, Kievisas M, Varkalys K et al (2018) Split-thickness skin grafting using grafts of different thickness. Eur J Plast Surg 41:583–590
9. Debels H, Hamdi M, Abberton K, Morrison W (2015) Dermal matrices and bioengineered skin substitutes: a critical review of current options. Plast Reconstr Surg Glob Open 3(1):e284
10. Rheinwald JG, Green H (1975) Formation of a keratinizing epithelium in culture by a cloned cell line derived from a teratoma. Cell 6(3):317–330
11. Still JM, Orlet HK, Law EJ (1994) Use of cultured epidermal autografts in the treatment of large burns. Burns 20(6):539–541
12. Cuono C, Langdon R, McGuire J (1986) Use of cultured epidermal autografts and dermal allografts as skin replacement after burn injury. Lancet 327(8490):1123–1124
13. Hartmann B, Ottomann C (2016) Tissue engineering der Haut. In: Lehnhardt M, Hartmann B, Reichert B (Hrsg) Verbrennungschirurgie. Springer, Berlin, Heidelberg
14. Atiyeh BS, Costagliola M (2007) Cultured epithelial autograft (CEA) in burn treatment: three decades later. Burns 33(4):405–413
15. Nyame T, Chiang HA, Abraham M (2015) Tissue-engineered skin substitutes. Plast Reconstr Surg 136(6):1279–1388
16. Ehrenfied A (1909) Reverdin and other methods of skin-grafting. Boston Med Surg 161:911–917
17. Davis JS (1914) The use of small deep skin grafts. JAMA LXIII(12):985–989

Stichwortverzeichnis

C. Ottomann, B. Hartmann (Hrsg.), *Hauttransplantation*, https://doi.org/10.1007/978-3-662-62060-1

X

Z

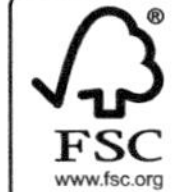

MIX
Papier aus verantwortungsvollen Quellen
Paper from responsible sources
FSC® C105338

If you have any concerns about our products,
you can contact us on
ProductSafety@springernature.com

In case Publisher is established outside the EU,
the EU authorized representative is:
Springer Nature Customer Service Center GmbH
Europaplatz 3, 69115 Heidelberg, Germany

Printed by Libri Plureos GmbH
in Hamburg, Germany